实用神经外科学

刘　松等◎编著

吉林科学技术出版社

图书在版编目（CIP）数据

实用神经外科学/刘松等编著. 一长春：吉林科
学技术出版社，2017.5
ISBN 978-7-5578-2455-6

Ⅰ．①实… Ⅱ．①刘… Ⅲ．①神经外科学Ⅳ.
①R651

中国版本图书馆CIP数据核字（2017）第117141号

实用神经外科学
SHIYONG SHENJING WAIKE XUE

编　著　刘　松等
出 版 人　李　梁
责任编辑　刘建民　韩志刚
封面设计　长春创意广告图文制作有限责任公司
制　　版　长春创意广告图文制作有限责任公司
开　　本　889mm×1194mm　1/16
字　　数　844千字
印　　张　24.5
印　　数　1—1000册
版　　次　2017年5月第1版
印　　次　2018年3月第1版第2次印刷

出　　版　吉林科学技术出版社
发　　行　吉林科学技术出版社
地　　址　长春市人民大街4646号
邮　　编　130021
发行部电话/传真　0431-85635177　85651759　85651628
　　　　　　　　　　85652585　85635176
储运部电话　0431-86059116
编辑部电话　0431-86037565
网　　址　www.jlstp.net
印　　刷　永清县晔盛亚胶印有限公司

书　　号　ISBN 978-7-5578-2455-6
定　　价　78.00元

编委会

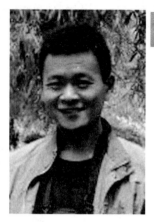

刘　松

男，毕业于咸宁医学院（现湖北科技学院），本科学历，学士学位。从事神经外科十余年，擅长颅脑损伤、脑血管疾病、脑肿瘤和功能神经外科。中华医学会输血分会会员，山东省医学会神经外科分会会员。曾先后在北京大学航天中心医院和山东大学齐鲁医院进修学习神经外科。参与编写著作一部，在省部级刊物发表医学论文六篇，获实用新型专利三项，获市级科技进步奖一次，县级科技进步奖两次。

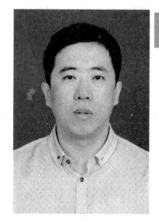

张　伟

男，现就职于淄博矿业集团有限责任公司中心医院神经外科。大学毕业后一直从事神经外科临床工作，曾在天津环湖医院进修学习，在神经外科的颅内动脉瘤、脑动静脉畸形的介入治疗和显微手术方面有丰富的临床经验。擅长高血压脑出血的微创手术。在重型颅脑损伤病人的救治、神经外科的各种疑难病例的诊疗方面有丰富的临床经验。目前担任山东省脑血管病防治学会脑血管病中西医结合诊疗委员会委员。

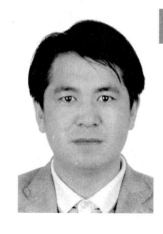

孙守元

男，主治医师，硕士研究生，毕业于兰州大学。擅长脑血管病的介入及外科治疗，具有丰富的神经外科临床经验，对神经外科各类脑出血、脑外伤、脑肿瘤具有独到的见解。曾多次在国内外多家医院培训学习；主持在研甘肃省卫生行业计划一项，甘肃省科技厅青年基金项目一项；参于已完成课题两项，发表学术论文四篇。

前　言

21 世纪是脑研究迅速发展的世纪。神经外科是学术气氛十分活跃和飞速发展的临床学科之一。越来越多的高新技术应用到本专业领域,使之发生了巨大的变化与发展。无论是从基础理论、临床科学还是手术技术等方面都取得了长足进步。当前,针对神经病学方向的年轻住院医生的专业书籍品种繁多,但尚缺乏携带、查阅方便,能对神经外科学基本理论和临床实践具有针对性的工具书。为此,我们对神经外科常见病的临床表现、诊断、治疗及预后进行归纳总结,特编撰了《实用神经外科学》一书,以使读者在较短时间内掌握神经外科专业知识并能应用于临床实践。

全书共十八章,内容涵盖神经外科的各个方面,包括神经系统绪论、常见症状与体征、病史采集与体格检查、影像学检查、神经系统解剖生理与定位诊断、颅内压增高和脑疝、脑水肿、颅脑与脊髓损伤、脑血管疾病、肿瘤、先天性脑发育畸形、脑积水、脑神经疾病及功能性疾病、中枢神经系统感染、锥体外系疾病、癫痫等。内容以编者们自己多年的教学和临床经验为主,同时吸收国内外最新研究成果。希望本书能对年轻的神经外科医师、研究生及护理工作者学习和工作有较大的帮助。

在本书编写过程中,始终贯彻百家争鸣的方针,尽量尊重作者的学术思想,不强求一致,但由于每个人的构思方式、写作风格、知识水平不尽相同,错误和不虞之处在所难免,恩请广大读者批评指正。

《实用神经外科学》编委会

2017 年 3 月

目　录

第一章

绪 论

19世纪末叶以来,神经外科从探索、初创、发展直至从普通外科分离出来成为独立的神经外科专业。20世纪初脑瘤手术死亡率高达50%~60%,小脑手术死亡率逾80%。1927年,Moniz发明脑血管造影术,他首次报道的6例二氧化钍颈动脉内注射造影在术后数天内全部死亡。Dandy于1939年报道16例大脑中动脉动脉瘤于造影术后均先后不治,结果令人忧伤。随着医学科学的飞跃进步,特别是从20世纪下半叶以来,尤其是60年代手术显微镜的问世,70年代放射影像学CT、MRI的发明和神经外科血管内治疗技术的应用,脑立体定向功能神经外科的开展,80年代颅底外科和微创神经外科的推广应用,及90年代神经导航技术的实施,麻醉方法的进步,器械的改进,内镜和激光的应用等,使神经外科技术迅速发展。术前诊断的精确性、开颅手术的安全性已达到先进水平,神经外科的手术禁区被逐一突破。新一代年轻神经外科医师在如此优良的条件下工作似乎已理所当然,却不知道无数先辈们在创业之初经受了何等艰巨的苦难,通过长期坚韧不拔的努力,不断更新、失败、再创新,历经磨难,几代人付出了巨大的代价才逐步开拓和创建了神经外科这门尖端学科。我们既要珍惜今日来之不易的成就,更要缅怀先辈们艰苦卓绝奋斗创造的丰功伟绩,学习他们持之以恒的献身精神。追思过去,展望未来,加倍努力,使神经外科不断发展和进步。现将世界各国神经外科发展简要历史介绍如下。

一、古代神经外科发展史

19世纪下半叶,在法国发现个别新石器时代的颅骨上有生前钻孔的佐证,因为在颅孔周围出现骨质增生。嗣后在墨西哥、玻利维亚、非洲、英、德、瑞士、瑞典均有散在类似发现。特别是在秘鲁发现了印卡文化时期的大量钻孔头颅。印卡人改进了颅骨钻孔的技术,采用一种称"Tumi"的青铜刀或一种黑曜岩石片,将颅骨逐步刮薄。有些颅骨上可见到圆形钻孔,相互之间借黑曜岩石片锯开连接起来;有些则似乎有用钻头钻的。有关这类钻孔的意义的最古老的传说似起源于一种宗教仪式:灵魂超脱!但在活人身上的操作,或许是一种治疗手段,印卡人所做开颅术,似曾用于颅脑伤、精神障碍、头痛,或用于驱魔,消除癫痫等。但似乎远在印卡人之前很久业已尝试过一些治疗性颅骨钻孔术。

在Walker主编的《神经外科的历史》一书的序言中提到,曾搜集到巴尔干、印度、北非、太平洋岛屿上有过一些治疗性颅骨钻孔的佐证,而且钻孔技术日益改进。公元前1700年的一位埃及医师录下了公元前3000年的48例头、颈、脊柱损伤病例。Hippocrates曾建议用颅骨钻孔治疗颅脑外伤、癫痫、头痛、失明等。中国大汶口文化遗址也曾发现5000年前的颅骨钻孔化石。

神经外科最初起源于英语国家,这已被众多的文献所证实。大多数神经外科手术是在过去100年内才发展起来的,但环钻却发生在大约公元前7000年至3000年,相当于新石器时期。法国、秘鲁等世界其他地方的建筑学家曾发现古代用锐利石块开颅的颅骨标本,但因为在新石器时期没有文献记载,这些手术的理论仍不清楚。然而,可以想象患者可能发生颅骨畸形、头痛或精神变化等已达到难以忍受的程度,才不得不应用这些治疗方法。现已证实这些颅骨有骨缘愈合和尸解时不能移动颅骨片,说明当时某些患者手术后幸存。

最早环钻的颅骨标本是在美国秘鲁人海岸南部的墓穴里发现的,大约是公元前 500 年以前的颅骨,从墓穴发现的工具推断,环钻以木制的把手固定黑曜岩,形似三角刀,直或弧的岩片可能是重复切割颅骨用的。黑曜岩制成长片状,末端成尖形可能是迅速旋转把柄钻孔用的,所钻的孔形成一个环形,用来切割中间大骨片。骨缺损偶尔见到有用金片充填,头皮切口边缘粗糙。某些病例是用另一侧的头发穿过伤口进行缝合,表面敷盖棉花,伤口无感染征象,极少有颅骨炎性反应。

在公元前 17 世纪,最早的神经外科论文作者 Edwin Smith,首次描述了颅缝、脑膜、脑表面、脑脊液、颅内搏动、脑损伤后身体其他部位的功能变化、偏瘫挛缩、颈椎脱位伴截瘫和尿失禁等症状。Edwin Smith 的文稿是唯一的症状性形式的论文,包括 48 个不同类型的设想病例及治疗和预测指征,虽然他未提到环钻,但治疗是合理的,而且有手术治疗。这些病例包括不同类型的头部及脊柱损伤。

最早记录环钻钻颅的是 Hippocrates(生于公元前 460 年),同时他还对有关癫痫、先天性脊髓畸形伴肺结核脊髓减压的效果、减轻脊柱脱位的方法、持续性和暂时性面瘫、复合性头痛、视力分布、呕吐等进行了论述。他还仔细观察了不同脑功能失调伴随的不同体征,如失语、昏迷、呼吸不规则和心律不齐、摸索动作、瞳孔不等大、眼肌麻痹等。他认识到头的一侧受打击伴随对侧肢体的抽动或瘫痪,认识到头外伤引起硬脑膜裂伤的患者预后差。他的这些观察曾作为一种理论,指导外科医生工作,长达 2000 多年。直到 19 世纪出现了麻醉、无菌术、脑定位理论以后才建立了现代神经外科。

二、近代神经外科发展的前提

1846 年发明了麻醉术。1867 年出现了抗菌和 1891 年出现了无菌术以后,使神经系统疾病的外科治疗成为可能。然而,由于当时神经病学方面的知识不足,手术前不能进行脑或脊髓损伤的定位,因此,神经外科医生产生了对中枢神经系统功能定位的概念。

19 世纪前 50 年医学会议时,争论到脑不同部位的功能定位,当时多数人认为脑的作用是个整体,并非特殊部位具有特殊重要功能。但是,少数的临床医生(例如,Jean Bouillaud)对这种观点持有疑义。

1861 年 2 月至 3 月巴黎会议讨论大脑功能定位时,有些医生认为智力与颅腔的容积有关。36 岁的外科医生 Pierre Paul Broca 对会议的讨论很感兴趣。出于巧合,会后 1 个月一位患右下肢严重感染的患者收入 Broca 的外科服务中心,此患者 21 年前曾突然失语,只能讲单音节词,患者入院后 6 天死亡。尸体解剖发现患者左侧额叶脑回的后半部损害。6 个月后,第 2 个患者因股骨骨折收入此院,此患者曾因卒中失语。死后尸体解剖发现与上位患者类似,这两个患者使 Broca 认识到语言中枢在左侧额叶后下部位。这是外科医生第一个基础发现。

1870 年,德国 Gustav Fritsch 和 Eduard Hitzig 两位学者做实验刺激犬的大脑产生了对侧肢体活动。4 年后,Roberts Barthalow(美国俄亥俄州医学院教授)在人体类似部位测试得到了同样的结果。一个女孩患头皮恶性溃疡,手术中暴露了大脑,在征得女孩的同意下,Barthalow 插进脑内一个很细的孤立电极,刺激后产生了对侧肢体运动。

这些临床观察和精心设计的动物实验及一些其他的报道,建立了大脑的定位概念,包括人体神经系统中枢及末梢神经的功能定位。这些资料使外科医生能开颅暴露较大范围的中枢神经系统。因此,1889 年 Wilhelm Wagner 首次进行了骨瓣开颅,开辟了神经外科的新领域。

过去的许多实验手术,虽然许多学者和医生经过艰苦的努力,但得到的结果仍不甚理想。例如,1886—1896 年有 500 名不同的外科医生从事神经外科工作,并报道了他们的脑部手术不佳结果。从 1896—1906 年却只有不到 80 名外科医生报道了他们的脑部手术成果。幸运的是,神经病学专家和外科医生不屈不挠,他们把毕生的精力投入到神经外科工作中,推动了神经外科的发展。

三、神经外科的新纪元

神经外科的真正历史开始于 19 世纪末叶,大约可分为先后 3 个时期。

第一期(先驱者期):一些热衷于神经系病变外科治疗的普外科医师开拓了这方面的工作,散在地获得一些发展。第二期(神经外科初建期):各国进展先后不一。第三期(成熟期):各方面都有重大发展,成长迅速,手术技术日臻完善,显微外科的发展进一步扩大了手术适应证,神经放射学的革命性发展提高了神经外科的诊断和治疗水平。

(一)先驱期

处此萌芽期,解剖学和生理学无疑至关重要。此时,Bichat 的五大册解剖学巨著起着开拓作用。Magendie开始了实验生理学研究,明确了脊神经根的功能及脑脊液的成分和循环。继而 Claude Bernard 奠定了生理学基础。随后,Virchow 的病理解剖学、Cruveilhier 的病理生理学图谱、Hunter 的实验外科学、Petit JL 和 Pott 对颅脑伤和脑脓肿的临床研究、Jackson 的颅内压增高综合征及 Craft 的相应眼症描述等均做出了奠基贡献。

在上述知识基础上,神经病学首先受惠。1867 年,Lister 提倡施行无菌术,使手术感染减少,死亡率下降。1861 年,Broca 创立了脑功能定位学说。1870—1879 年,Ferrier 先后发表脑定位实验研究专著。

第 1 次正式开颅术归功于 MacEwen。他于 1879 年在英国格拉斯哥进行了左前颅窝扁平状脑膜瘤摘除获得成功。随之于 1881 年又为 1 例脑脓肿行切开引流术,为最早的 2 例神经外科手术。1883 年,MacEwen又成功施行了 2 例慢性硬脑膜下血肿清除术和第 1 例截瘫椎板切除减压术,并于 1888 年发表论著,报道 21 例开颅术和 6 例椎板切除术。Durante 于 1884 年在罗马施行 1 例脑膜瘤开颅手术摘除获得成功。

1880—1890 年间是神经外科的诞生期,主要应归功于英国 MacEwen 和 Horsley 两人,开拓创建神经外科的道路。故 Penfield 曾宣称:"神经外科诞生于英国 1870—1900 年之间。"Horsley 于 1857 年出生于伦敦,1886 年任皇后广场医院外科医师,报道 3 例开颅术,其中 2 例癫痫灶切除术,1 例脑结核瘤摘除术,均获成功。次年又发表 10 例手术,其中仅 1 例死于休克。1887 年又施行第 1 例椎管内脊膜瘤摘除手术,术后截瘫完全恢复。1889 年又施开创了半月神经节后神经根切断术治疗三叉神经痛。在第一次世界大战时期,Horsley 为军队服务远征中东,不幸于 1916 年中暑身亡。

(二)神经外科初建期(1890—1910 年)

值此过渡期内,神经外科存在许多亟待解决的问题,诸如手术器械残缺、手术技术操作经验不足,术前后处理欠周密、感染、全身麻醉导致脑水肿、颅内压增高等。所以,1898 年 Ferrier 认为,这是充满忧伤的篇章。例如,1888 年 Starr 报道 84 例脑瘤手术中,大脑瘤死亡率 50%、小脑瘤死亡率 80%。1886 年 Auvray 的 86 例脑瘤中,47 例仅作减压术。Agnem 的 18 例脑脓肿手术全部死亡。

1903—1910 年间,Frazier 处于与 Cushing 竞争的地位,1903 年 Frazier 报道 5 例脑瘤手术。1905—1910 年,Frazier、Cushing 及其他学者致力于姑息性外科,用减压术治疗一些功能障碍、头痛等。同时期内,椎管内手术虽有 MacEwen 和 Horsley 开创在前,而进展甚慢。Abbe 于 1888—1890 年共报道 8 例脊膜外结核瘤手术。Chipault 于 1894 年发表《脊髓外科学:历史,手术及治疗》一书,共收集 22 例。

1898 年,VonBergmann 收集文献 273 例脑瘤手术,死亡率高达 61.9%。但技术操作有所改进:如 Wagner 提出骨瓣成形开颅法,Doyen 改用球形钻头,头皮止血有 Meidenhaim 连续缝合止血法、Kredel 止血片等。

Jabouray 从 1889 年起先后进行硬脑膜下血肿清除、脑胶质瘤切除、脊髓压迫、癫痫、脑积水等手术,1902 年出版《中枢神经系外科学》一书,继而又开创交感神经手术,出版《交感神经和甲状腺外科学》一书。

1910 年,Frazier 率先报道 1 例胸髓后索切开术。而 1891 年 Abbe 早已进行了 31 例脊髓空洞症手术。

(三)神经外科成熟期(1911—1950 年)

Cushing 和 Dandy 是神经外科创始人和杰出的巨人。由于他们的贡献,20 世纪初神经外科从"死亡的学科"中逐渐恢复和发展起来。经过他们不懈的努力,神经外科患者死亡率大大降低,而且患者术后病残率也大幅度下降，并能顺利和安全地切除人们以前认为不能切除的脑肿瘤。

神经外科的诞生大约比 William Mecewen 于 1886 年在格拉斯哥成功切除第 1 例脑瘤和 Victor Horsley 成功切除第 1 例脊髓肿瘤早 1/4 世纪。在 Macewen 和 Horsley 分别成功地切除脑和脊髓肿瘤以后，德国的 Fedor Krause，奥地利的 Von Eiselbery，美国的 W. W. Keen 也相继开展了神经外科手术。然而，他们的手术死亡率高达 65%，并且术后患者一般情况差，病残率高，生存质量不理想。因此，人们将神经外科与"死亡学科"等同起来看待。是 Cushing 和 Dandy 给神经外科带来了生机，最终将其发展成了一个有活力的外科独立专业。

Cushing 和 Dandy 并不是神经外科唯一杰出的人物，除他们以外，美国纽约的 Charles Elsberg 还确立了诊断和治疗脊髓肿瘤的方法。Frazier 指出了三叉神经节前纤维切断治疗三叉神经痛的方法。Jefferson 及 Cushing 的学生 Dott 和 Cairns 给英国神经外科的发展注入了新的活力。德国的神经科医生 Otfrid Foerster 证实了不同的脊神经根在大脑皮质的定位和感觉分布情况，他还指出具有局灶源的癫痫可通过切除皮质癫痕来治疗。斯德哥尔摩的 Olivecrona 在欧洲发展了神经外科技术，并且使许多欧洲神经外科医师受到了教育。DeMartel 在法国开创了神经外科，并且对神经外科技术进行了多项革新。另一位神经科专家 Clovis Vincent 是法国神经外科的鼻祖，他训练了许多法国和其他国家的神经外科医生。Sachs，Adson 和 Peet 在美国中西部成立了神经外科，而 Carl Rand，Howard Naffziger 则在美国西海岸成立了神经外科。Jason Mixter 和他的矫形外科同事 Barr 发现坐骨神经痛最常见的原因是腰椎间盘脱出，并且指出可采用手术切除脱出的椎间盘来治疗。Percival Bailey 通过对 Cushing 所切除的肿瘤进行研究，成功地进行了胶质细胞瘤的分级，并且应用显微镜下特点解释其临床表现，他也对血管畸形和其他脑肿瘤进行了分级。Wilder Penfield 创建了世界上神经外科的第 1 个专门机构——蒙特利尔神经病学研究所（Montreal Neurological Institute）。他进一步发展了 Foerster 有关癫痫和脑定位方面的理论，美国及世界其他地区的许多神经外科先驱前后到他那儿进修学习。尽管上述几位专家不如 Cushing 和 Dandy 对神经外科贡献那样大，但他们也都是神经外科中的真正巨人，在这里列举他们的目的是说明神经外科的发展依赖于世界各个国家的许许多多医生们的共同努力。

Cushing 和 Dandy 有许多相似方面，他们都能在艰苦的条件下工作，自尊心都很强。据说他们不能容忍被别人超过。对这两个人来说这并不奇怪，其他人也都是如此。他们说一不二，且易急躁，这些是由于他们所处的环境所决定的。尽管他们的患者经济困难，医院诊断条件简陋，但他们都能尽一切力量想方设法弄清病因，进行治疗。当时他们处在几乎没有诊断仪器的时代。Cushing 用于神经外科的 X 线诊断技术，只对极少数患者有帮助，他们也没有降低颅内压的有效方法，他们所拥有的仅仅是很不完善的术中止血方法。当时神经科同行们轻视他们、贬低他们的成果，并且常常使被手术的患者丧失信心。他们医院的领导对他们亦不满意，在领导们看来，死亡率高影响了医院的声誉。而接受他们俩训练的年轻人所遭受的则是他们俩人的专横，然而奇怪的是，他们的每一位学生都完成了各自的学业，他们之所以能做到这些是因为他们认为人生相对短暂。他们大多数人在 Cushing 的指导下只学习 1 年，但是 Bailey 跟 Cushing 学习的时间较长，可他以后越来越觉得有必要换个较舒心的环境工作。因此，只有心地善良的外科硕士 Horrax 与 Cushing 一起工作，能忍受他时常暴发的不满情绪。Dandy 并不像 Cushing 那样困难，然而，他常常觉得工作太累，需要调节一下，Cushing 和 Dandy 长期不和，对巴尔的摩和波士顿而言，他们之间的不和使人们更易联想起阿巴拉契亚山脉。巧合的是法国的 De Martel 与 Vincent 也不和。Cushing 和 Dandy 虽然第一次见面就开始不和，但在网球赛中却友好相处。

他们的不和源于很多原因，当他们第一次在巴尔的摩的约翰霍普金斯（Johns Hopkins）医院一起共事时矛盾就开始了。当时 Dandy 是 Cushing 的助手，Dandy 习惯用左手拿脑压板，而 Cushing 则告诉他不要用左手操作，而 Dandy 右手操作却极不熟练。后来 Dandy 在实验室内开始治疗脑积水时，Cushing 就很看不起。当 Cushing 离开约翰霍普金斯医院去波士顿工作时，将 Dandy 的研究资料一起带走了。后来 Dandy 发现此事，把资料追回，并告诉 Cushing 这些资料是属于我 Dandy 自己的，而 Cushing 则认为那些资料毫无价值。几年以后，当 Dandy 发表关于手术全切除听神经鞘瘤的初稿时，Dandy 只字未提 Cushing

有关听神经鞘瘤的早期专题文章,这才真正将他们之间的关系搞糟了。Cushing 写信给 Dandy 说他在撒谎,Cushing 认为在当时的条件下不可能完全切除听神经鞘瘤。当然,Dandy 正在为现代治疗方法铺平道路。他们之间的矛盾不仅局限在严厉的言辞上,而且也波及到其他方面,因此,妨碍了他们的手术改进。Dandy 曾拒绝使用 Bovie 和 Cushing 发明的电凝器及 Mckenzie 与 Cushing 发明的银夹;而 Cushing 则不用脑室造影技术诊断疾病。必须承认,Cushing 往往是主动者,而 Dandy 则认为这丝毫不影响他的声望。Dandy 拒绝参加由 Cushing 组建的神经外科医生学会(The Society of Neurological Surgeons)和 Harvey Cushing 学会,此学会后来发展成为美国神经外科学会(American Association of Neurological Surgeons)。他们之间的不和就像乌云一样,笼罩着美国神经外科领域多年。

四、神经外科技术发展史

(一)颅骨钻孔

最初是局限的开颅术,利用圆钻头钻孔后用咬骨钳扩大钻孔。关键是定位准确与否。1876 年 Broca 的脑定位学说颇有助益。1889 年 Wagner 改进为骨瓣成形开颅术:采用头皮马蹄形切口,尽可能保留供血动脉,保留头皮下肌层,颅骨钻孔 3~4 个,继用咬骨钳咬成骨槽使钻孔之间相互连接。有人剥离骨膜,齐根摘去骨瓣;或将骨瓣与覆盖皮肌层一起翻开保留。Leriche 则先将骨瓣取下,术毕回纳。

颅骨瓣取材于不同部位,如额、颞区等。枕骨瓣则选用较迟,而较长期用中线直切口或 T 行切口咬去枕骨。此期内幕上区采用骨瓣成形切口已成常规。

嗣后,进一步改用三角钻头取代圆钻头,进而用螺旋钻头。两孔之间改用 Gigli 钢丝线锯锯开,并预先置入导引金属条保护硬脑膜。咬骨钳不断改进,有大小不等型号。

De Martel 设计了电锯,有钻、锯功效,并可保护硬膜。

Cushing 对开颅技术和器械改进最多:①切皮前先用普鲁卡因-肾上腺素(0.5%)溶液局部注射浸润头皮及皮下、帽状腱膜下层;②用止血钳夹住帽状腱膜并外翻止血,直至术毕才取下;③切头皮时先用手指压迫预定切口两侧以利止血;④肌层动脉用结扎或电凝止血;⑤术毕仔细单独缝合帽状腱膜层。现在有些医师为了节省时间,头皮仅做一层缝合,帽状腱膜不能密封,易致脑脊液漏和继发感染。

广泛切开硬脑膜是神经外科发展的一大进步。硬膜瓣之基底应相当宽阔以保证其血供。术毕可有两种不同处理方法:①完全缝合硬膜,继以数点悬吊固定;②广泛打开硬膜,将其边缘与外层骨膜或帽状腱膜缝扎。现在则已选作硬膜袋取代之。以上这些改进都是逐步完善的。

后颅窝手术长期被神经外科医师视为畏途。一般多用中线或一侧纵切口,钻孔后用咬骨钳扩大咬除骨层。Cushing 作 T 形切口,直切口上起枕外粗隆,下至 C₂。De Martel 设计特制坐椅行坐位手术。Frazier 作单侧骨瓣;Krause 作双侧骨瓣。自此,各家选用切口不同,从一侧乳突至对侧乳突上弧形大切口至中线或旁中线纵切口不等。但骨瓣成形在后颅窝出血甚殷,已摒弃不用。

手术体位的选择,如坐位、侧卧位等均有不同意见。

Cushing、Dandy、Bailey 等倡行的术前、中、后脑室引流渐被广泛采用。寰椎椎板切除术作为对后颅窝肿瘤部分切除术或减压术的补充亦渐被确认为有益的措施。

(二)止血

神经外科手术务求严密止血。

头皮止血:Weir 曾用一橡皮管预先压迫切口两旁。Keen、Kocher、Cushing 曾用过不同类型止血带。Heidenhain 在切口两侧做缝合术后维持 8~10 天。Cushing 用止血钳分别夹住帽状腱膜后外翻止血,血管钳用橡皮筋扎在一起。此法沿用至今不衰。Vincent、Bailey 用皮肤止血夹代替止血钳。Souttar、Adson、Rancy 在术毕放掉钳、夹后再补充止血。

颅骨止血:Horsley1886 年倡用"可塑性骨蜡"。现已事先高压消毒后备用。

颅内止血:颅内血管细脆,不能用普外科方法丝线结扎止血。仅于大血管干、动脉瘤基底部或硬膜静脉窦可予结扎。Cushing 曾用无损伤缝针以丝线或尼龙线结扎皮质血管。1911 年起，Cushing 用特制细银丝结扎止血，后改用钽丝呈 V 形夹闭血管止血，最后才制成银夹及其附件如银夹钳、银夹台等雏形。嗣后，在血管畸形手术中设计了大小不等形状各异的不同类型夹子。

1884 年，Bennet 与 Godlee 大胆创始用直流电电灼止血。Roberts 用烧红的针止血。Horsley 反对，认为这是野蛮方法。他主张用一海绵块轻压出血处，并用轻粉或用热盐水冲洗止血，但 Krause 认为易致感染而反对。Cushing 在 Horsley 海绵块启发下改用湿棉片敷贴法而沿用至今。

止血剂方面，过去曾用碘仿沙条填塞(McKgage)、陈血块、肌肉块(Horsley，Borhardt)或动物(鸽、兔)肌肉块(De Martel)止血。Cushing 曾用 Zenker 氏液，Putnam、Ingraham、Bailey 用过氧化氢(H_2O_2)液、单纯凝血酶、赛璐璐片或纤维素浸以凝血酶等止血。现都改用明胶海绵。最后，采用电凝止血才成为决定性关键措施。

电凝法：Cushing 与其哈佛同学物理学家 Bovie WT 合作设计了一架仪器，1926 年首次用于 1 例颅顶骨髓瘤。起初，仪器很原始，要求用一木制手术台，忌用吸入性全身麻醉，由一助手持一手枪型物，扳机后即通电流。虽缺点殊多，效果尚称不凡。1929 年改进成 Bovie 手术电刀，可用于颅内手术止血，亦可用电刀切割止血。嗣后，续有改进，改用脚踏开关，可由术者自行控制操作。现已普遍改用双极电凝器止血。

（三）切除术

在 Cushing 之前，一般仅限于清除血肿，穿刺或多次穿刺抽出积血或积液，最多只不过切开皮质小块部分摘除肿瘤而已。继而 Frazier、Puusepp 等主张两期手术法：第一期为减压术，希冀在两次手术间期内肿块会自行外突以利二期切除手术。神经组织具有特殊的反应性，轻微的损伤(手法、器械等)或出血都会招致严重反应，突然发生急性脑肿胀，使脑组织突出创面而措手不及。故 Cushing 在其老师 Halsted 的原则基础上提出耐心、无损伤、严密止血、湿棉片、可塑形脑压板等手法，均为后世所遵循。上述改进主要应归功于 Cushing 及 Dandy、Frazier、Starr。

（四）引流术

以往术后引流曾用橡皮管（Horsley、Keen）、银管（Kocher、Cushing）、橡皮片（Frazier）、纱条（Cushing）。目前，术后引流已严格化，限于止血不保证之病例、硬膜下血肿清除术后负压囊引流 1～2 天。

脑脊液引流迄今仍有价值。脑室穿刺由 Dandy 倡行，一般取三角区。Dandy 建议双侧穿刺以证实脑脊液是否通畅无阻。亦可在额角、枕角穿刺。鉴于长时间外引流有招致感染之虞，Torkildsen(1939)倡行脑室－脑池内转流术。1936 年，Stookey 与 Scarff 倡行Ⅲ脑室底造口术。Anton 与 Von Bramann 曾行胼胝体切开术。外分流术均属姑息性手术，可从脑室分流至右心房、腹腔、上矢状窦；从腰蛛网膜下腔分流至输尿管、腹腔、胸腔等。

（五）神经外科麻醉

早期吸入性全身麻醉中，有选用乙醚或氯仿之争，迄无定论。1906 年，Horsley 仍采用氯仿。但很快认识到对开颅患者危险太大。Niemann 1880 年分离出可卡因，1884 年用作局麻，1904 年 Heidenhain 始用作头皮局麻。1905 年，Elinhorn 与 Uhlfelder 发现普鲁卡因比可卡因毒性低得多，遂用普鲁卡因＋肾上腺素 0.5％作为局麻剂浸润头皮，颇称满意。De Martel 是传播者。以后 Cushing 等大多数神经外科医师都采用了此法。二次大战后，法国大多选用局麻，术前用药有氯醛、吗啡、阿托品、东莨菪碱、巴比妥等。Robineau 于半月神经节后根切断术之前主张合用橄榄油乙醚灌肠。1929 年起，术前用药常为阿佛丁灌肠（德国、美国 Dandy 等）。局麻带来一些问题，如术中发生癫痫发作或急性脑肿胀膨出，则无法控制。

1878 年起英国 MacEwen 采用经口气管插管麻醉。当时按白喉插管法用手指感触。1914—1918 年间 Magill 加以改进。

静脉麻醉：在强效短作用巴比妥注射剂问世之后才开始。1932 年，德国 Weese 用环己巴比妥(evipan)，1934 年美国 Dandy 用硫喷妥钠(penthobarbital)，但迟至二次大战右旋氯化筒箭毒碱(intocostrin)(1940 年)、右旋筒箭毒(d－tubocurarine)(1941 年)问世之后，才在神经外科应用。

现代神经外科全身麻醉的诞生：1950年现代神经外科全身麻醉的要求是毒性低、麻醉浅、不抑制呼吸。气管插管不可或缺，以利吸痰、防止呕吐窒息。头皮普鲁卡因－肾上腺素0.5％浸润。硫喷妥钠静脉麻醉不会引起脑充血，显然优于乙醚。硫喷妥钠＋箭毒＋喉头气管局麻能很快顺利气管内插管。可选用箭毒作用短暂的三碘季铵酚（flexedil），特别适用于气管插管。此剂于1947年由Bovet发现，1949年由Huguenard用于麻醉。氧化亚氮（笑气）＋50％氧气、三氯乙烯、哌啶缓滴用作术中止痛。这种混合麻醉或称平衡麻醉，适用于神经外科的需要。

注射用药物的引入：20世纪50年代药物迅速发展。神经生理学在人工低血压、人工冬眠、人工辅助呼吸、颅内血流动力学反应、脑代谢诸多方面进行了基础研究。Laborit与Huguenard探讨了异丙嗪、盐酸二乙嗪、氯丙嗪等的药理效应。随后，1959年后又有氟哌啶醇、氯普噻吨（泰尔登）、γ-羟问世。这些药物的联合应用起所谓强化作用，可使神经安定剂（neuroleptics）和神经松弛剂（neuroplegics）的协同作用加强。遂使其他药物麻醉相形见绌。Lazorthes与Campan曾使用过羟二酮琥钠（viadril）。另有二乙磺酸氯甲噻唑（hemi-neurine）、detroval等。以后又一些箭毒问世，如司可林（suxametholium），其作用短暂，便于插管，由Huguenard选用而推广。另一新的强力镇痛剂吗散痛（palfium）的问世，用于术中辅助镇痛，很快得到推广。

由于许多新药的应用，麻醉方法发生了根本性变化。强化麻醉（potentialised anesthesia）使全麻的用量大为减少，而其效用则被辅佐药如安定剂、神经节阻滞剂、镇痛剂所加强。对长时间的神经外科手术而言，全麻的毒性明显减少。随后又出现了分离麻醉（disconnection anesthesia），可单独使用，或加微量全麻作为催眠之用。嗣后，又有安定镇痛清醒麻醉（neuroleptanalgesia）可在患者完全清醒、不用箭毒（用喉头、气管局麻）插管下开颅，主要适用于立体定向功能神经外科手术。

有些辅佐措施有助于麻醉时减少术中出血或减轻脑水肿：坐位手术、人工低血压（Guiot与Damoiseau）、人工冬眠（Laborit）、人工辅助呼吸（1957，Deligne与Wertheimer）。

1960年后的神经外科麻醉：问世的新药有卤族吸入麻醉氟烷（fluothane）、地西泮（安定，valium）、樟磺咪芬（arfonad）、γ-OH。人工深低温用于颅内血管畸形手术。人工呼吸机也有明显改进和推广。利尿剂如乙酰唑胺（diamox）、尿素、甘露醇、呋塞米（速尿）等的应用，减轻了术中脑水肿。

五、垂体神经外科发展史

手术器械、照明、麻醉的改进，手术显微镜的问世，抗生素的日新月异，外科医师经验的积累，使垂体手术日臻完善。

由于位处脑底中线深部，垂体手术从一开始就困难重重。1887年，Marie首先描述肢端肥大症的临床征象。1889年，Horsley首次经额施行垂体瘤摘除术，难求完美。1900年，Krause探查视交叉区弹伤时，认识到用额骨瓣径路能达到垂体区。1906年，Horsley报道10例垂体瘤手术，死亡2例。

1894年Giordano、1900年Koenig、1905年Loewe、1906年Schloeffer先后在尸体上探索经鼻蝶手术。继而1907年，Schloeffer经上鼻腔入路摘除1例垂体瘤。各家又相继报道改良方法：1907年Von Eiselbery经鼻手术1例；1908年Hochenegg加以改良并于1910年报道6例；1909年Hirsch提出经鼻中隔黏膜下入路经蝶窦手术的优点；1910年Cushing采用此法，1912年报道43例，1914年专著问世，发表124例，至1930年累计达300例。Hirsch于维也纳1926年报道100例。

上路手术亦并未放弃。1909年，Krause对一例肢端肥大症患者分二期开颅手术成功。1909年，Cushing为向后上发展的垂体瘤行颞路手术。1912年，Bogoiavlevski 1例垂体瘤二期手术成功。1912年，Mac Arthur提出额下硬膜外入路。Frazier 1913年改进方法切除眶缘，1919年又改用硬膜内入路，不再切除眶缘。1918年，Heuer与Dandy将额骨瓣缩小。

在发展过程中，经蝶窦入路手术的对象渐被严格限于鞍内小垂体瘤。

1925年，当时经额手术死亡率（30％）显然高于经蝶窦下路手术者（4％），但Frazier仍主张选用经额手术。嗣后大多数神经外科医师都赞同经额下手术，理由是感染率低、视交叉显露清楚、全切除的可能性大。

1931 年，经额入路得到公认，如 Cushing、Kanavel、Fleming、Horrax、Penfield、Grandt、Davis、Rand、Keegan、Naffziger、MacKenzie 等，但有些人仍坚持经鼻蝶手术，如 Dott、Hirsch。抗生素的问世、术中放射学监测、手术显微镜的出现等，使经鼻蝶手术又逐步恢复活力。20 世纪 70 年代起，由于激素超微量测定成功、放射学的革命、术中内镜、监护技术、垂体微腺瘤的早期诊断，使经鼻蝶手术更趋精细，能够达到选择性地摘除微腺瘤而保留正常垂体组织，实为前所未有之成绩。

六、神经放射学发展史

Dandy 的脑室造影术(1918)、Sicard 的脊髓腔碘油造影(1921)、Moniz 的脑血管造影术(1927)的发明都显示了个人独创性，对神经外科和神经放射科的发展意义重大。

（一）开端

1885 年，Roentgen 发现 X 线。1895 年，奥地利 Schuller A 首先研究颅骨 X 线形态，描述 Schuller-Christian 病。继后在颅骨平片上观察到异常变化的有：1899 年，Oppenheim 指出蝶鞍的变化；1902 年，Beclere 指出蝶鞍变化与肢端肥大症的关系；1910 年，Krause 颅内肿瘤与颅骨增生、Kolz knecht 颅内肿瘤与钙化点、Cushing 脑膜瘤伴颅骨变化等；1912 年，Henschen 听神经瘤与内听道变化等。

在颅脑伤后偶尔出现气颅的启发下，Dandy 设想将空气直接注入脑室进行诊断，并于 1918 年在 Ann Surg 杂志上发表论文，名噪一时。脑室空气造影术的发明使神经放射学大放异彩，继而开展了气脑造影、脊髓腔空气造影术(1919)。1919 年，Dandy 发表《脊髓腔空气注射法 X 线造影术》专著。1937 年，DyKe(纽约)与 Davidoff 合著《正常气脑》一书问世，后又与 Epstein 合著出版《病态气脑》一书，成为美国神经放射学的奠基人。1952 年，Ruggiero 倡行《部分性气脑》，由于仅注入少量空气(20～30mL)，使患者减少痛苦和危险。

Sicard(法国)从 1921 年起致力于坐骨神经痛的诊治，选用 1mL 碘油(lipiodol)注入腰硬脊膜外腔进行观察。一次失误碘油注入蛛网膜下腔，发现 X 线透视下碘油循椎管内移行，遂发明椎管内碘油对比造影法诊断脊髓压迫症，并于 1923 年在 Rev Neurol(Paris)上发表《脊髓压迫症碘油放射学诊断》论著，引起巨大反响。嗣后，1944 年，Ramsay 等改用碘水 Pantopaque 取代 lipiodol，收效更佳。目前，Dimer X、Metrizamide、Amipaque、Omnipaque 等可吸收性水溶性碘剂已广泛用于临床，进展殊多。

1927 年，Moniz(葡萄牙神经内科医师)发明脑血管造影术(CAG)，由其学生 Lima(神经外科医师)具体操作。1934 年发表《脑血管造影术基础》专著。为以后推动脑血管疾病、颅内占位性病变的诊治工作，贡献殊大。可惜当时因造影剂毒性太大，迟迟未能推广。至 1944 年 Dandy 发表《颅内动脉瘤》专著时，尚未常规采用 CAG。

（二）跃进

1961 年，CAG 已成为神经外科诊断的主要检查方法，并不断改进，如直接放大法，连续快速摄片法等。二次大战前，Ziedses des Plants、de Rotterdam 倡行消影法。现已成为神经放射诊断中心的常规方法。导管法的推行可经肱动脉或股动脉插管作选择性 CAG。尤其是经股动脉导管法开拓了小动脉造影技术。巴黎 Djindjian 倡行经股动脉插管脊髓动脉造影诊断脊髓血管畸形，从而开创了高选择性导管造影法。不仅有助于精确诊断，而且广泛用于治疗。例如，导管远端携带一可脱卸小囊，用以阻塞脑动－静脉瘘口，或经导管注入栓塞剂阻断畸形血管和肿瘤供血动脉蒂。苏联 Serbinenko 1974 年首先倡行带可脱卸小囊导管行颈动脉－海绵窦瘘瘘口阻塞术获得成功。巴黎 Debrun 继起，渐被推广。高选择性导管内血管栓塞法神经介入放射学目前已不仅限于治疗不能手术的脑血管畸形、脊髓血管畸形，而且扩大至全身各区域巨大血管畸形的治疗，并可分次完成。术前预先阻塞脑或脊髓肿瘤的主要动脉蒂，有助于术中出血减少，手术简易，时间缩短，损伤减少。

1972 年，英国 Hounsfield 发明电子计算机辅助 X 线脑扫描仪，简称 CT，成为放射学上一次革命。此法利用密度对比原理,将颅脑结构按密度不同定为 Hounsfield 单位(Hu)＋1000～－1000,通过电子计算机加工,可显现出脑室、脑白质、灰质等不同结构,经静脉注入对比剂后,更可使异常病变如肿瘤得到强化后显示出清晰的轮廓及其周围的脑水肿区形态。1976 年,Hounsfield 工程师荣获诺贝尔生理医学奖,是为非医师而获医学奖之第一人。目前,CT 不断更新换代,螺旋 CT、CTA 等的发展在医学上开创了高效无损伤诊断技术的先河。

磁共振技术近年来急起直追。目前,医学上磁共振成像(MRI,MRA,fMRI)已后来居上,许多方面已优于 CT,发挥了无伤无害无痛诊断技术的最大优势。

七、脑血管神经外科发展史

脑血管病开展神经外科治疗较迟。1927 年 Moniz 报道 CAG 之后,才有散在脑血管畸形切除手术的个案报告。

(一)脑血管瘤(angioma)或脑动静脉畸形(AVM)

1863 年,Virchow 指出脑血管病中存在一种独立类型的血管瘤(angioma),系由于动静脉短路所引起。

脑血管瘤外科是在极悲观论调下开始的。处于 Cushing 和 Dandy 时代,认为血管瘤手术分外危险不能根除。1928 年,Cushing 在其《起源于脑血管的肿瘤》专著中结论认为"根除脑血管畸形是不可能的"。1928 年,Dandy 报道 8 例并收集文献 12 例,结果欠佳,结论认为除个别严格选择之病例外,因危险太大,例属禁忌。但经过他们不屈不挠的努力,续有进展。1928 年,Cushing 和 Bailey 遇到 1 例脑血管瘤 3 年前曾行放疗,手术发现血管瘤硬化已无血供,故建议术前放疗。1929 年,Trupp 与 Sachs 主张电凝血管瘤闭塞血管。

Olivecrona 力排众议,主张血管瘤全切除术。1932 年行首例后颅窝广泛血管瘤全切除术获得成功。1936 年 4 例,1948 年达 42 例,其中 24 例全切除,死亡率 9.3％。在其《脑动静脉性动脉瘤及其诊治》专著中,Olivecrona 强调全切除术,并严厉批评一些流行的姑息性疗法如:单纯结扎浅血管蒂无所助益,放疗有损正常脑组织且无疗效,减压术罕有适应证,颈动脉结扎术之危险性尤甚于切除术等。Olivecrona 详述了全切除术技术要点:预先显露颈内动脉以备暂时性钳闭不时之需,继而开颅辨认供应血管蒂(动脉供血支)并阻断之,逐步解剖游离病灶,最后结扎引流静脉。位于额极、枕极者可整块切除。禁忌证仅限于极广泛病灶或侧裂内血管瘤。Olive crona 从而奠定了脑血管瘤现代外科的基础。继起者有 Pilcher、Tonnis、Petit-Dutaillis 等。国内上海史玉泉开展脑 AVM 全切除术获得高效,并拟定出新的分类标准,获得国内外的高度评价。

脑血管瘤外科的成功和发展得益于麻醉和术中复苏术的进展,诸如神经安定剂、人工呼吸、人工低血压、深低温、输血及抗脑水肿药物的应用等。

(二)颅内动脉瘤

19 世纪以来,业已明确年轻卒中患者往往归因于颅内动脉瘤的自发性破裂出血。但是经历了学派之间的长期纷争才定下合理的治疗方针:动脉瘤囊颈部直接结扎术或金属夹钳闭术。

1850—1927 年经历了长期多次挫折。1927 年倡行 CAG 后,神经内、外科医师才能区分出动脉瘤的各型临床特征而作出诊断。

1923 年,Cushing 提到的临床指标有:凡一次或多次出血发作后出现脑底动脉环邻近结构损害征象如脑神经Ⅲ麻痹伴眼睑下垂,枕－额痛及 V_1 辖区痛觉减退,视网膜出血或脑脊液(CSF)血性、黄变者,均应疑及动脉瘤。

19 世纪时,苦无确诊,罕行手术治疗,或仅行颈部颈动脉结扎术。1902 年,Horsley 为一脑瘤患者开颅,发现为颈内动脉动脉瘤,遂率先采用颈部颈总动脉结扎术而获益。1926 年,Sosman 与 Cogt 为一 Meckel 窝脑膜瘤患者开颅时证实为动脉瘤,遂打开瘤囊行缝闭术(动脉瘤缝术),术后偏瘫,6 个月后死亡。1926年，Turner主张改行颈部颈内动脉结扎术以防止颈外动脉从对侧逆流供血之弊。从此，颈内动脉结扎术一度成为唯一的有效疗法。但通过失败经验教训，Walsh与Love（1937—1939）、Jefferson（1938）等认为此法应限于Willis环近侧颈内动脉系动脉瘤病例选用。由此，逐步产生对Willis环远侧之动脉瘤行直接手术的设想。

1931年，Dott（英）为一颅内颈内动脉分叉处动脉瘤行肌肉瓣包裹术（Trapping）。

1927年CAG倡行后，得以明了动脉瘤的精确位置、大小、形态等，使神经外科能够大胆创新，进行直接手术，彻底改变了保守的手术方法。首选的动脉瘤囊颈结扎术或动脉瘤夹钳闭术或继以瘤囊电凝切除术，较保守的方法有瘤囊肌瓣包裹术，动脉瘤远、近侧载瘤血管结扎术，颈部颈内动脉结扎术及床突上段颈内动脉结扎术等。

1938年，German报道首例动脉瘤切除术成功。1938年，Dandy 1例床突上颈内动脉瘤囊颈部钳闭术成功。1944年，Dandy《颅内动脉瘤》一书问世，30例直接手术死亡率30%。继起者有Poppen 1951年报道143例：101例颈动脉结扎术死亡3%，18例动脉瘤包裹术死亡5%，14例切除术死亡15%。目前各国已普遍广泛开展动脉瘤直接手术。动脉瘤夹品种和相应手术器械及手术显微镜日新月异，手术死亡率锐减。

国内上海史玉泉教授从20世纪50年代开始动脉瘤直接手术的研究，继以北京王忠诚教授，均收良效，蜚声国内外。

近年来，国内各地已较普遍地开展了脑血管病外科治疗，包括脑动静脉畸形、颅内动脉瘤及脑缺血性卒中和脑出血等的各种类型的外科疗法，发表论著日见增多。其中颇具代表性的有南京刘承基教授所著《脑血管病的外科治疗》一书等。

目前，神经介入已经是比较成熟的技术，动脉瘤栓塞术已在省市级医院开展并在不断普及之中，相信神经外科的发展面临极大的机遇，未来前景广阔。

八、我国立体定向与功能神经外科发展史

1949—1983年间，我国只有几所医院，个别医师，零星开展一些立体定向和功能性神经外科工作。在此首推王忠诚教授，他于1957年利用苍白球切开器徒手穿刺，开展外科手术治疗帕金森综合征，论文发表在1960年《中华神经精神科杂志》上[题目：帕金森综合征治疗的新方法，1960，6（2）：80]。此后，王茂山、蒋大介教授、许建平教授等也开展了锥体外系疾病的定向手术治疗，并研制了一些立体定向设备。段国升教授、史玉泉教授、赵雅度教授等关于癫痫等文章相继发表在我国各种期刊上，逐渐引起国内同仁的高度重视。

（一）我国立体定向和功能性神经外科发展历程

我国立体定向和神经外科手术在近20年进展迅速，为神经外科患者提供了有效的诊治新方法。

1.功能性神经外科疾病

对于帕金森病选择性损毁法早在20世纪60年代王忠诚、王茂山、蒋大介等学者就使用简单的立体定向设备，注入普鲁卡因、酚甘油丸、乙醇或机械性毁损法。几十年过去了，仪器设备、导向方法较以前更加准确，疗效更好。其中，许建平、汪业汉、吴声伶等医师在1986年、1995年先后报道了千余例以上帕金森病毁损法治疗方法和效果，他们使用XZ-V型定向仪、Todd-wells定向仪、Leksell-D和G型定向仪、FY802Ⅱ型、FY852Ⅲ型仿Leksell定向仪，在X线、CT引导下进行手术，取得了显著效果。1984年以后，汪业汉、李勇杰、张建国、孙伯民等应用立体定向毁损和脑深部电刺激（DBS）治疗帕金森病。80年代以后，很多医院均能开展癫痫各种术式，如颞叶前部切除术、胼胝体切开术、多处软脑膜下横纤维切断、立体定向术及小脑慢性电刺激术。在此首推谭启富、刘宗惠、陈炳桓、蒋万书、李龄、栾国明等，他们均作了大宗病例报告。对于精神障碍外科手术，我国起步更晚，20世纪70年代末，许建平医师试用立体定向毁损法治疗数例精神分裂症和精神运动性癫痫。同时，我国一些医院还开展其他功能性疾病外科治疗，均取得可喜成绩。

2.CT 或 MRI 导引下的脑立体定向神经外科

在 CT 和 MRI 没有出现之前,定向活检和大脑疾病的治疗已经开始实施,但是,立体定向技术应用很局限,确诊率低。随着 CT 和 MRI 在我国应用日益普及,由 CT 和 MRI 导引下的立体定向神经外科迅速普及。CT、MRI 和立体定向技术的结合,促使了神经外科的发展。它包括两种技术,一种是诊断性手术,另外一种是治疗性手术。很多学者通过 CT 和 MRI 导向手段,开展了神经外科其他疾病微创治疗。间质近距离放疗治疗脑胶质瘤、立体定向治疗恶痛等。我国很多神经外科中心,在神经外科疾病的诊断和治疗上实施了 CT 和 MRI 导引的立体定向手术,并作为常规措施。从 1987 年以来,安徽省立体定向神经外科研究所、海军总医院、北京、上海、广州、山东、哈尔滨、南京、西安等地学者,在我国立体定向神经外科的发展中做出了很大贡献。

3.立体定向放射外科(γ 刀和 X 刀)

立体定向放射外科在我国是一个新的课题,CT、MRI 和血管造影都被用来辅助定位。1993 年第一台 Leksell 伽玛刀被引进到山东省万杰医院。1994 年我国设计出旋转式伽玛刀(OUR-XGD),其中的钴放射源由 201 个减少为 30 个,用来治疗包括颅脑肿瘤、脑血管畸形和功能性疾病在内的颅内疾患。此外,北京天坛医院、上海华山医院应用伽玛刀治疗疾病各自均在万例以上。Linac X 刀立体定向放射神经外科是神经外科医生治疗颅内疾病的又一个强有力的工具,我国已有近百台 X 刀在临床上为患者服务。

4.脑立体定向内镜

脑立体定向内镜应用,使立体定向穿刺的过程从盲目到可视性,在没有特殊的暴露情况下,加宽了手术的视野,增加了手术的安全性,用于深部脑组织或主要功能区的手术,包括脑肿瘤的切除、异物的取出、大脑囊性或脓肿的吸除、脑囊虫的取出、活检、血肿的清除及脉络丛的烧灼术。刘宗惠、田增民、张亚卓等均作了大量工作。他们不但用内镜治疗梗阻性脑积水造瘘术,还用在胆脂瘤、颅咽管瘤、囊虫病、动脉瘤夹闭、垂体瘤等方面,扩大了立体定向神经外科手术范围。

5.神经外科导航系统和机器人辅助立体定向神经外科系统

无框架立体定向系统(navigation)对于脑和脊髓手术,尤其是深部脑病灶切除有很大的帮助。它准确的定位,保护正常脑组织不受损伤。神经外科导航系统正在改变着传统神经外科手术的模式,也在确保着微创神经外科的安全。2000 年,田增民等使用国产 CRAS-HBI 机器人辅助立体定向手术,主要应用在脑肿瘤间质内放疗、囊液排空和脑组织活检。赵继宗、周良辅、傅先明等先后在各种医学杂志上报道无框架立体定向系统在神经疾病中应用,病灶和重要的解剖结构的定位误差均在 2mm 以内。机器人辅助的系统主要包括导航、电子、机械硬件平台,图像引导软件,立体定向神经外科的机器人的应用是一个新的阶段。它可以在微损伤、无定位框架的情况下定位,目前已在神经外科中应用。

6.细胞移植术

立体定向技术被用于我国的神经细胞移植是在 1985—1989 年,当时吴若秋、张瓦城、唐镇生、吴承远等学者先后报道了细胞移植治疗帕金森病。吴承远等在英国 Br J Neurosurg 上报道采用胎儿黑质移植和立体定向丘脑毁损术结合的方法,治疗了 5 例帕金森患者,移植后的 2 周起患者症状有所改善。另外,还通过酪氨酸脱氢酶基因修饰的神经母细胞,注入到帕金森病模型的两只猴子的尾状核内,手术后 5～7 天猴子的症状(肌张力、震颤、扭转)改善了,6 个月以后移植的区域用组织学和免疫组织化学检测,在猴子的脑微囊中用酪氨酸脱氢酸修饰的细胞,可以通过免疫组织学染色观察到成浅棕色,在受体组织中有转基因 TH 细胞存活,且有能力形成新的细胞,进而提高中枢神经系统的功能。细胞移植还用于小脑萎缩、扭转痉挛、脑脊髓损伤等研究。

7.立体定向和功能性神经外科其他方面

许建平、王忠诚、孟广远是在我国最早采用经皮射频温控热凝术治疗三叉神经痛。左焕琮等应用显微外科血管减压术治疗三叉神经痛。多个立体定向仪在我国被研制出来:1964—1997 年由安徽省立医院设计的 XZ-Ⅰ 至 XZ-Ⅴ 型定向仪;1985 年在西安研制的立体定向仪 FY85-Ⅱ 型定向仪;1985 年在南京研制的 DZY-A 型立体定向仪;山东设计的 SXFY-Ⅰ 型定向仪;PJ-4 型定向仪;ASA-601、602 型定向仪,HB 型定向仪,CJF-N 定向仪,及武汉陈信康设计的用电脑辅助和激光导引的立体定向仪。

(二)学术活动、杂志、书籍和培训

我国的立体定向和功能性神经外科专业委员会是中华医学会神经外科学分会的一个专业学组,成立于 1997 年。我国第一届立体定向和功能性神经外科会议于 1987 年 6 月 8～15 日在安徽省合肥市举行。1998 年 11 月在南京市召开我国首届精神外科研讨会,并成立全国精神外科协作组。1991 年 10 月 16～19 日在山东曲阜市召开全国第二届精神外科研讨会和全国第一届癫痫外科研讨会。第一届全国脑组织和神经细胞移植会议于 1990 年 1 月在昆明举行。1990 年,全国癫痫外科协作会成立。1995 年 6 月,第一届中、日、法立体定向神经外科会议在安徽合肥举行,促进我国立体定向和功能性神经外科飞跃发展。1986 年,我国《立体定向和功能性神经外科杂志》开始编辑,杂志介绍有关立体定向和功能性神经外科基础和临床经验等前沿领域知识。《癫痫外科通讯》从 1992 年起由谭启富主编,不定期出版。立体定向和功能性神经外科相关的一些论文也在《中华神经外科杂志》《中国微侵袭神经外科杂志》和其他的杂志上发表。在过去的 20 年中,大量优秀的有关立体定向神经外科书籍先后在我国出版。1988 年,陈炳桓所写的《功能性及立体定向神经外科学》;1993 年,易声禹和吴承远所著的《脑组织移植》;1993 年,吴承远所著的《脑内移植》;2000 年,刘道宽等所著的《锥体外系疾病》;1998 年,邢诒刚、陶恩祥所著的《帕金森病》;1995 年,谭启富所著的《癫痫外科学》;1983 年,姚家庆和戴衡茹所著的《脑内一些灰质结构的立体定位解剖学》;1997 年,田增民所著的《现代立体定向神经外科》;1987 年,陈玉敏、彭长平著《人脑内主要核团立体定向图谱》;1994 年,陈炳桓主编《立体定向放射神经外科》;2000 年,庞琦主编《帕金森病外科治疗学》;2001 年,江澄川等主编《疼痛的基础与临床》;2003 年,江澄川等主编《颞叶癫痫》;2004 年,傅先明、牛朝诗主编《立体定向和功能性神经外科学》;2005 年,汪业汉、吴承远《立体定向神经外科手术学》;2006 年,刘宗惠《实用立体定向与功能性神经外科学》;谭启富、李龄、吴承远主编《癫痫外科学》等著作先后问世,体现了我国立体定向和功能性神经外科进入世界行列。不久,有更多的具有阅读和参考价值的立体定向和功能性神经外科书籍将面世。1983 年,安徽省立体定向神经外科研究所成立,立体定向神经外科医生从那时起开始接受规范培训。如今,在北京、上海、哈尔滨、广州、西安等城市的医学中心,每年都在进行立体定向和功能性神经外科技术的培训,接受国内外访问学者。

(三)当今立体定向和功能性神经外科发展趋势

(1)由于计算机和神经影像学发展,立体定向技术已从有框架定向仪发展到无框架导航系统,从神经外科走向其他外科领域。为了纠正神经外科导航手术中脑脊液丢失,病灶组织切除及脑肿胀等因素可能产生的目标移位,又出现了术中实时扫描影像导航手术,即术中 CT 或术中 MRI 引导下的导航手术,来弥补术中目标移位。同时,为了切除位于运动、感觉、言语、视觉皮层质病灶,降低病残率,近年来又出现了功能性影像导航手术,其中以功能性磁共振(fMRI)导航手术发展最快。

(2)机器人技术:现今发展着的机器人技术,也同样具备了神经导航的功能。根据美国神经外科学会介绍的一种机器人辅助的显微外科系统,它不需要使用立体定向仪,术前手术者将图像资料输入到机器人的计算机工作站,确定手术靶点,避开重要结构,设计出手术轨迹。在手术过程中,只需下达指令,机器人就会按预设的手术计划使用环钻锯开颅骨,用机械臂将特定的神经外科器械,如内镜、活检针、激光器、电凝器等送到手术区进行手术,并能将可携式微型摄像机送到脑局部以观察病变情况。相信在不远的将来,机器人不仅能进行精确的导航定位,而且能模拟人的思维模式进行智能化操作,切除病灶,妥善处理术中出现的紧急情况,成为神经外科医生得力助手。

(3)虚拟现实(virtual reality,VR)技术:VR 技术有两大基础——计算机融合技术和导航技术。“融合”是计算机将 CT、MRI、DSA 等图像配准融合为一体,包括使用立体定向显微镜,轨迹监视后得到一个整合的计算机图像。“导航”技术包括将患者的 CT 或 MRI 图像输入计算机工作站进行三维重建,从而建立一个虚拟的病灶实体图像。通过头带一个显示屏镜的设备,触觉反馈感,使人产生视、听、触的虚拟的肿瘤空间环境,在虚拟的内环境中体验,成为肿瘤世界的一部分,从各个方向检查肿瘤,这是一种术前模拟手术过程,以便手术时达到最小损伤脑组织的真正"微创"境地。我们正期待着 VR 技术进入到真正的实施时代。

(4)计算机网络技术:医用计算机网络工程是指通过电话线、电缆、卫星通讯等不同设备,将计算机系统之间进行连接和分享信息,从而打破地域界限,更好地为立体定向神经外科服务。它与虚拟现实技术相结合,促进了远程医疗的发展。即使患者与医生分隔两地,医生可以通过网络,将手术机器人与自己的计算机相连接,通过计算机设计出手术方案,然后经过网络的传输,运用 VR 技术指导另一地的机器人完成远程手术。

(5)立体定向放射外科:立体定向放射外科(γ刀、X 刀)进行颅内肿瘤、血管性病变和功能性疾病中的恶痛、精神病、癫痫、帕金森病等治疗,取得可喜的成绩,已为医患共识。新一代 γ刀、X 刀配合 CT、MRI、DSA 等影像,使治疗过程更自动化、程序化,提高了精确性,控制肿瘤组织或正常组织的放射剂量,从而减少细胞反应和有利于放射损伤后的细胞修复。未来研究的目标是寻找最大限度地杀伤肿瘤的同时,又能保证正常组织的分次放射剂量及其总剂量,分次放疗在未来的立体定向放射治疗中将充当主要角色。

(6)立体定向技术与分子生物学:随着分子生物学的发展,人类基因组破译,基因治疗在临床上的作用显得尤为突出。对于颅内肿瘤及其他神经系统疾病,如 PD、阿尔茨海默病,立体定向技术将起着更重要的作用。通过立体定向技术可将某些药物注入病变处,进行局部定时地释放性治疗来减少药物毒性,又可方便地检测局部药物疗效。通过立体定向术可直接向肿瘤区注入治疗基因载体病毒,进入靶细胞。也可凭借非病毒载体,直接将治疗基因(裸体 DNA/RNA)注入到靶细胞或通过胞饮,进入靶细胞,起到基因治疗作用。随着分子生物学的发展,基因转移具有十分诱人的临床应用前景,立体定向神经外科是基因治疗导入的根本手段,将发挥重要作用。科技在不断进步,微创技术逐步提高,未来的立体定向技术和功能性神经外科将会与计算机系统、内镜系统、显微镜等更有机地融为一体,打破现有的侵入性手术模式,对人体内病损结构进行修补,预防功能损失、康复丢失的功能。

我国立体定向和功能性神经外科近年来确实取得了瞩目的进步与成绩,其发展水平已得到世界同行们的认可。这些成绩的取得与老一辈神经外科医师的奋斗是分不开的,他们具有精湛的医术,高尚的医德,渊博的知识和良好的学风。我国年轻神经外科医师思想活跃、知识面广、求新上进、勇于进取的精神,促进我国立体定向和功能性神经外科事业的发展。立体定向和功能性神经外科在工作中应尽快建立规范,因为规范是保证患者恢复正常的神经功能和独立的生活能力的措施,通过规范能发现更多有价值的诊疗技术,形成正规立体定向和功能性神经外科体系。让我们继承和发扬老一辈的敬业精神及优良的医德医风,鼓励和支持年轻神经外科医师拼搏和创新,通力合作,团结奋斗,为我国立体定向和功能性神经外科事业发展贡献力量。

(郭成永)

第二章

神经外科常见症状与体征

第一节 不自主运动

一、概述

不自主运动是指患者在意识清醒的状态下出现的不能自行控制的骨骼肌不正常运动。其表现形式有多种,可以是肌肉的某一部分、一块肌肉或某些肌群出现不受意识支配的运动。一般睡眠时停止,情绪激动时增强。为锥体外系病变所致。

（一）不自主运动的分类

不自主运动表现为运动过多和运动过少两大类,常见的有震颤、舞蹈、手足徐动、偏身投掷等。

（二）相关解剖生理

锥体外系的功能主要是调节肌张力以协调肌肉运动,维持姿势和习惯动作,如走路时双手摆动。锥体系所进行精细的随意运动,是在锥体外系保持肌张力的适宜和稳定的条件下实现的。锥体外系的主要结构是基底核,其中新纹状体病变时出现肌张力降低,运动过多,以舞蹈为主;旧纹状体（苍白球）病变时出现肌张力增高,运动减少,以震颤为主。

纹状体与大脑皮质及其他脑区之间的纤维联系相当复杂,其中与运动皮质之间联系环路是基底核实现其运动调节功能的主要结构,包括:①皮质－新纹状体－苍白球（内）－丘脑－皮质回路。②皮质－新纹状体－苍白球（外）－丘脑底核－苍白球（内）－丘脑－皮质回路。③皮质－新纹状体－黑质－丘脑－皮质回路。并通过不同的神经递质实现其间的联系与功能平衡（见图2-1）。

二、临床表现

（一）震颤

震颤是指身体的一部分或全部的不随意的节律性或无节律性的颤动。临床将震颤分为静止性、运动性和姿势性震颤三种。

1.静止性震颤

静止性震颤是指主动肌与拮抗肌交替收缩引起的一种节律性颤动,以帕金森病（PD）的震颤为典型,可出现在四肢、下颌、唇、颈部和手指。手指的震颤状如搓丸,频率$4\sim6/s$,静止时出现,紧张时加重,随意运动时减轻,睡眠时消失。

2.运动性震颤

运动性震颤是指运动时出现、静止时不出现的震颤。与静止性震颤相比,呈无节律性,振幅大,因受情绪影响而增强。易出现意向性震颤,其原因是拮抗协调功能障碍。是小脑病变的重要体征。

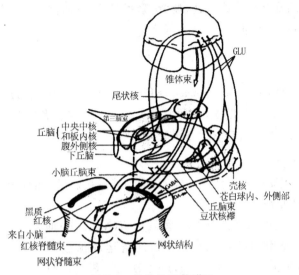

图 2-1　锥体外系的联系

3.姿势性震颤

姿势性震颤是指在静止状态下不出现,只有当患者处于某姿势时才出现的震颤,故属于运动性震颤的一种。此种震颤多见于上肢及头部,以上肢明显,尤其当手指接近目的地时出现震颤,而且振幅大无节律。

(二)舞蹈症

舞蹈症是锥体外系疾病中最常见的一种,表现突然发作无任何目的、无先兆、无节律、不对称、暴发性的肌肉收缩。可见肢体及头面部迅速、不规则、无节律、粗大的不能随意控制的动作,表现皱额、瞬目、挤眉弄眼、咧嘴、弄舌等扮鬼脸动作或转颈、耸肩、手指间断性屈伸、摆手和伸臂等舞蹈样动作,上肢较重,肢体张力低;步态不稳且不规则,重症时可出现从一侧向另一侧快速粗大的跳跃动作(舞蹈样步态);随意运动或情绪激动时加重,安静时减轻,睡眠时消失。

(三)手足徐动症

手足徐动症是指肢体远端游走性的肌张力增高或减低的动作,表现缓慢的如蚯蚓爬行样的扭转样蠕动,并伴有肢体远端过度伸张如腕过屈、掌指关节过伸等,且手指缓慢逐个相继屈曲,呈“佛手”样特殊姿势;由于过多的自发动作使受累部位不能维持在某一姿势或位置,随意运动严重扭曲,出现奇怪的姿势和动作,可伴有异常舌运动的怪相,面肌受累时的“鬼脸”,咽喉肌受累时发音不清、吞咽困难等。病程可长达数年,症状多在精神紧张时加重,入睡后消失。可见于多种神经系统变性疾病等。

(四)偏身投掷运动

偏身投掷运动系因肢体近端受累,表现其不自主运动更为强烈,而以粗大的无规律的跨越和投掷样运动为特点。多数为中年以上发病,表现单侧粗大的、无目的、急速投掷动作或跳跃样运动。是由于对侧丘脑底核及与其联系的苍白球外侧部急性病损如梗死或小量出血所致。

(五)扭转痉挛

扭转痉挛又称扭转性肌张力障碍,是因身体某一部位主动肌和拮抗肌同时收缩造成的姿势固定,以躯干和肢体近端扭曲为特点,表现手过伸或过屈、足内翻、头侧屈或后伸、躯干屈曲扭转、眼睛紧闭及固定的怪异表情,患者没有支撑则不能站立和行走。见于原发性遗传性疾病等。

(六)抽动秽语综合征

抽动秽语综合征又称 Gilles de la Tourette 综合征,是指突发的多发性不自主的肌肉抽动,并以有污秽性语言为特征。多见于儿童,80%患者出现抽动,20%出现发声性抽动。当首发症状是抽动时,最常影响的是面部,以鼻吸气、眨眼、闭眼等形式出现。从面颈部开始,由上而下蔓延,抽动的部位和形态多种多样,千姿百态。静息或入睡后症状消失或减轻,疲劳、紧张、失眠可加重。抽动频繁者一日可达十余次至数百次。症状在数周或数月内可有波动。

三、治疗

这里着重提一下帕金森病(Parkinson disease,PD)和帕金森综合征的治疗,其他症状的治疗见有关章节。PD的治疗目标是减轻症状,延缓进程,提高生存质量。应依据患者的个体情况,如年龄、病情的严重程度及对药物的反应等因素选择下列的治疗方法。

(一)神经保护治疗

这类治疗试图通过保护黑质中尚存活的神经元,达到减慢疾病进展的目的。

1.单胺氧化酶(MAO)抑制剂

单胺氧化酶(MAO)抑制剂以选择性B型单胺氧化酶(MAD-B)抑制剂应用较广,经阻断MAD-B的多巴胺(DA)代谢途径,提高纹状体内的DA浓度。改善运动徐缓症状并能振奋精神。常用得普尼抹(Depreny)又称司来吉兰(selegiline),每次5 mg,1~2次/天,晨间口服。兴奋、失眠、幻觉、妄想和胃肠不适为常见不良反应。

2.其他

某些抗组胺能药物、神经营养因子、免疫调节剂、抗氧化剂和自由基清除剂等都有神经保护作用,目前正在研究中。

(二)非多巴胺能药物治疗

1.抗胆碱能药物

抗胆碱能药物通过阻滞中枢毒蕈碱类乙酰胆碱(ACh)受体和突触对DA的再摄取发挥作用,对静止性震颤和肌肉强直的治疗有效。但这类药物有口干、便秘、尿潴留、视物模糊及精神症状等不良反应,因此较适用于年龄<60岁的轻症病例。常用的药物有:苯海索每次1~4 mg,每日3次。丙环定每次2.5~5.0 mg,每日3次。

2.金刚烷胺

金刚烷胺能增加突触前DA的合成和释放,减少DA的再吸收,同时具有抗胆碱能作用。常用量为每次0.1 g,每日3次。

3.其他

其他包括抗抑郁药物(治疗抑郁症状)、β-受体阻滞剂(治疗姿势性震颤)、氯硝西祥(氯硝安定、治疗痛性强直和构音困难)、氯氮平(治疗幻觉和其他精神症状)的应用。

(三)多巴胺能药物治疗

治疗的目的是提高黑质—纹状体内已降低的DA水平,减轻或逆转已出现的功能障碍。

1.左旋多巴及其复方制剂

可补充黑质—纹状体内DA的不足,故又称DA替代疗法。由于DA不能透过血脑屏障,而DA的前体左旋多巴(L-Dopa)能直接进入脑内,在黑质脱羧后成为多巴胺。为避免L-Dopa的外周脱羧作用,减轻不良反应,提高疗效,L-Dopa常与外周的脱羧酶抑制剂(甲基多巴肼或苄丝肼)联合应用。常用的复方制剂有:美多巴(Madopar125或Madapar250)按L-Dopa：苄丝肼＝4：1组成;信尼麦(Sinemet),按L-Dopa：甲基多巴胺＝10：1或4：1组成。服用时从小剂量开始,逐渐增加达到有效的最适剂量。临床上有片剂、胶囊剂、控释型或弥散型等多种制剂供选择使用。

患有前列腺肥大、窄角型青光眼和严重肝、肾功能不全者,不宜使用这类药物。较长时间或较大剂量应用多巴胺制剂,常出现症状波动和运动障碍,又称异动症等不良反应。

(1)症状波动:随着服药后每个剂量药物作用时间逐渐缩短,血浆药物浓度不稳定,常出现剂末运动不能和双向运动障碍。突发性僵直和运动不能,持续数分钟后又突然可以运动称开关(on-off)现象;低张力性冻结现象与 L-Dopa 的慢性中毒和病情加重有关。改变用药途径或给予液体型、控释型和弥散型复方多巴胺制剂及阿扑吗啡,可缓解症状波动。

(2)异动症:常表现为口、舌、面、颈部的异常运动,呈舞蹈样或手脚徐动样运动障碍,或肌阵挛性运动异常,可累及全身。异动症与纹状体受体的超敏感有关,减少用药剂量或给予 DA 受体阻滞剂硫必利(泰必利)治疗有效。

2.多巴胺能受体激动剂

激动多巴胺 D_1 或(和)D_2 受体,可减少 L-Dopa 的用量,对 DA 神经元有保护作用,常与 L-Dopa 合用,可选用下列几种。

(1)溴隐亭(Bromocriptine):每次 1.25 mg,每日 1 次,逐渐增加剂量,最适剂量为每日 10～20 mg。

(2)培高利特(Pergolide):从每日 25 μg 开始,逐渐增加剂量,可至每日 200～300 μg。

(3)吡贝地尔(Trastal):从每日 20 mg 开始,可增至每日 200 mg。

(4)卡麦角林(Cabergoline):每日 2～4 mg。

3.儿茶酚胺甲基转移酶抑制剂(COMT)

能阻止 DA 的降解,延长 L-Dopa 的半衰期和生物利用度,减少运动波动的发生。可选用托卡朋(Tolcapone,tasmar)及恩他卡朋(Entacapone)治疗。

对所有的 PD 患者教育、锻炼和营养支持是有益的。许多药物的应用都需要从小剂量开始,逐渐增加达到最适的治疗剂量。如果独立的生活能力没有受到明显损害,对各种年龄的患者都可首选得普尼林治疗。对病情缓慢进展,年龄<50 岁者,应首先给予苯海索、金刚烷胺治疗或 DA 受体激动剂治疗。如果效果不佳或不能耐受不良反应者,应给予 L-Dopa 或复方制剂治疗。当出现药物疗效减退或运动波动时,宜改用 L-Dopa 复方制剂的控释剂或弥散剂治疗。对高龄或症状急剧出现的患者,宜首先给予 L-Dopa 复方制剂治疗,疗效不佳者可与 DA 受体激动剂或 COMT 抑制剂联合应用。

在 PD 的治疗中没有一个固定的模式适合每一个病情各异的 PD 患者,因此重视个体化治疗原则是十分必要的。

在 PD 的治疗应避免应用甲基多巴、DA 受体拮抗剂(氯丙嗪、氟哌啶醇等)、某些钙拮抗剂(氟桂嗪或氟桂利嗪等)等,这些药物可诱发或加重 PD 症状。维生素 B_6 不应与 L-Dopa 合用,但与 L-Dopa 复方制剂合用是有益的。

(四)外科治疗

基于基底核区的解剖生理研究,动物实验和患者的研究结果,备受重视的外科治疗方法有两类。

1.重建性手术

通过胎儿多巴胺能神经元的纹状体内移植,试图重建脑内产生 DA 的细胞源,临床上已有成功的病例报道,但症状改善缓慢,长期疗效未明。

2.破坏性手术

常用的方法有以下几种。

(1)苍白球毁损术:可立即或很快改善少动、震颤、强直和异动症状,但长期疗效和安全性问题有待进一步评价。

(2)丘脑毁损术:对震颤、强直和异动症状改善明显。双侧丘脑毁损术易出现言语障碍。

(3)深部脑刺激(deep brain stimulation):丘脑的慢性高频刺激对震颤、强直和异动症状改善明显,但长期疗效问题有待进一步评价。

通常,外科治疗适合那些经药物治疗效果不佳者,应严格选择病例,细心操作,减少手术中的并发症,如基底核区的血肿、缺血性脑卒中、脑组织的物理性损伤和其他的意外事件等。

（五）辨证论治

1.风痰阻络

方药：二陈汤加天麻钩藤饮加减。陈皮、半夏、茯苓、天麻、钩藤、川芎、菊花、赤芍、丹参、生栀子、石决明、白蒺藜等。

2.气血亏虚，虚风上扰

方药：八珍汤合羚羊钩藤汤加减。党参、黄芪、天麻、钩藤、羚羊粉、珍珠母、白芍、当归、川芎、丹参、鸡血藤等。

3.肾精不足，血淤风动

方药：滋补肝肾方。山萸肉、何首乌、生地、熟地、白芍、赤芍、钩藤、白蒺藜、丹参、元参、川芎、鹿角胶等。

（六）针灸

取穴：百会、四神聪、本神、曲池、少海、合谷、足三里、三阴交。

配穴：①风痰阻络：风池、中脘、丰隆。②气血亏虚，虚风上扰：中脘、气海。③肾精不足，血淤风动：肾腧、肝腧、膈腧、血海、太溪、太冲。

（刘　松）

第二节　眩　晕

眩晕是临床常见症状，多为自身或周围物体沿一定方向与平面旋转，或为摇晃浮沉感，属运动性或位置性幻觉，是一种人体空间定位平衡障碍。患者自觉自身或外界物体呈旋转感或升降、直线运动、倾斜、头重脚轻感，有时主诉头晕常缺乏自身或外界物体的旋转感，仅表现为行走不稳、头重脚轻感。正常情况下，机体在空间的平衡由视觉、本体感觉及前庭迷路感觉的相互协调与配合来实现，视觉认识并判断周围物体的方位及其与自身的关系，深感觉了解自身的姿势、位置、运动的范围及幅度，前庭系统辨别肢体运动的方向及所处的位置，并经相关大脑皮质及皮质下结构的整合不断调整偏差平衡人体的空间定位。

一、发生机制

人体平衡与定向功能依赖于视觉、本体觉及前庭系统，以前庭系统对躯体平衡的维持最为重要。前庭系统包括内耳迷路末梢感受器（半规管中的壶腹嵴、椭圆囊和球囊中的位觉斑）、前庭神经、脑干中的前庭诸核、小脑蚓部、内侧纵束及前庭皮质代表区（颞叶）。前庭神经起源于内耳的前庭神经节的双极细胞，其周围突分布于3个半规管的壶腹嵴、椭圆囊斑和球囊斑，中枢突组成前庭神经，与耳蜗神经一起经内听道至脑桥尾部终止于4个前庭核。一小部分纤维直接进入小脑，止于顶核及绒球小结，前庭核通过前庭小脑束与小脑联系；前庭核又发出纤维形成前庭脊髓束参与内侧纵束，与眼球运动神经核、副神经核、网状结构及脊髓前角等联系。

前庭受到刺激时可产生眩晕、眼球震颤和平衡失调等症状。前庭系统中神经递质，如乙酰胆碱、谷氨酸、去甲肾上腺素和组胺等参与了眩晕的发生与缓解。正常时，前庭感觉器在连续高强频率兴奋时释放神经经动作电位，并传递至脑干前庭核。单侧的前庭病变迅速干扰了一侧紧张性电位发放率，引起左右两侧前庭向脑干的动作电位传递不平衡，导致眩晕。

眩晕的临床表现、症状的轻重及持续时间的长短与起病的快慢、单侧或双侧前庭损害、是否具备良好的前庭代偿功能等因素有关。起病急骤，自身的前庭代偿功能来不及建立，患者眩晕重，视物旋转感明显，稍后因自身调节性的前庭功能代偿，眩晕逐渐消失，故前庭周围性眩晕大多呈短暂性发作；双侧前庭功能同时损害，如耳毒性药物所致前庭病变，两侧前庭动作电位的释放在低于正常水平下基本维持平衡，通常不产生眩晕，仅表现为躯干平衡不稳和摆动幻觉，但因前庭不能自身调节代偿，症状持续较久，恢复慢。前庭核与眼球运动神经核之间有密切联系，前庭感受器受到病理性刺激时常出现眼震。前庭各核通过内侧纵束、前庭脊髓束及前庭－小脑－红核－脊髓等通路，与脊髓前角细胞相连接。因此，前庭损害时可出现躯体向一侧倾倒及肢体错误定位等体征；前庭核还与脑干网状结构中的血管运动中枢、迷走神经核等连接，损害时伴有恶心、呕吐、苍白、出汗，甚至有血压、呼吸、脉搏等改变。前庭核对血供和氧供非常敏感，内听动脉供应前庭及耳蜗的血液。该动脉有两个分支：大的耳蜗支供应耳蜗和前庭迷路的下半部分，小的前庭动脉支供应前庭迷路上半部包括水平半规管和椭圆囊，两支血管在下前庭迷路水平有吻合，但在前庭迷路的上半部则无吻合。由于前庭前动脉的血管径较小，又缺乏侧支循环，前庭迷路上半部分选择性地对缺血更敏感，故颅内血管即使是微小的改变（如狭窄或闭塞）后血压下降，均影响前庭系统的功能而出现眩晕。

二、病因

根据病变部位及眩晕的性质，眩晕可分为前庭系统性眩晕及非前庭系统性眩晕。

（一）前庭系统性眩晕

由前庭系统病变引起。

1.周围性眩晕

见于梅尼埃病、前庭神经元炎、中耳炎、迷路炎、位置性眩晕等。可有：①眩晕。突然出现，左右上下摇晃感，持续时间短（数分钟、数小时、数天），头位或体位改变症状加重，闭目症状不能缓解。②眼球震颤。是指眼球不自主有节律的反复运动，可分急跳型和摇摆型两型。急跳型是眼球先缓慢向一个方向运动至眼窝极限，即慢相；随后出现纠正这种偏移的快动作，即快相。因快相较慢相易识别，临床上以快相方向为眼震方向。周围性眩晕时眼震与眩晕同时并存，为水平性或水平加旋转性眼震，绝无垂直性，眼震幅度细小，眼震快相向健侧或慢相向病灶侧。向健侧注视眼震加重。③平衡障碍。站立不稳，上下左右摇晃、旋转感。④自主神经症状。伴严重恶心、呕吐、出汗和脸色苍白等。⑤伴明显耳鸣、听力下降、耳聋等症状。

2.中枢性眩晕

因前庭神经颅内段、前庭神经核、核上纤维、内侧纵束及皮质和小脑的前庭代表区病变所致，多见于椎基底动脉供血不足、小脑、脑干及第四脑室肿瘤、颅高压、听神经瘤和癫痫等。表现为：①持续时间长（数周、数月甚或数年），程度较周围性眩晕轻，常为旋转或向一侧运动感，闭目后症状减轻，与头位或体位变化无关。②眼球震颤。粗大，持续存在，与眩晕程度不一致，眼震快相向健侧（小脑病变例外）。③平衡障碍。站立不稳，摇晃、运动感。④自主神经症状。不明显，可伴有恶心、呕吐。⑤无耳鸣，听力减退、耳聋等症状，但有神经系统体征。

（二）非前庭系统性眩晕

非前庭系统性眩晕由前庭系统以外的全身系统疾病引起，可产生头晕眼花或站立不稳，无眩晕、眼震，不伴恶心、呕吐。常由眼部疾病、贫血、血液病、心功能不全、感染、中毒及神经功能失调。视觉病变（屈光不正、眼肌麻痹等）出现假性眼震，即眼球水平来回摆动、节律不整、持续时间长。很少伴恶心、呕吐。深感觉障碍引起的是姿势感觉性眩晕，有深感觉障碍及闭目难立征阳性。

三、诊断

（一）询问病史

仔细询问病史，了解眩晕发作的特点、眩晕的程度及持续的时间、发作时伴随的症状、有无诱发因素、有无耳毒性药物及中耳感染等相关病史，应鉴别真性或假性眩晕及周围性或中枢性眩晕（见表 2-1）等。

表 2-1　周围性眩晕与中枢性眩晕的鉴别要点

	周围性眩晕	中枢性眩晕
1.起病	多较快,可突然发作	较缓慢,逐渐加重
2.性质	真性眩晕,有明显的运动错觉(中毒及双侧神经则以平衡失调为主)	可呈头晕,平衡失调,阵发性步态不稳
3.持续时间	多较短(中毒及炎症除外)数秒(位置性眩晕)至数小时(梅尼埃病一般 20min 至数小时)	多持续较长(轻度椎—基底动脉供血不足也可呈短暂眩晕)
4.消退	逐渐减轻,消退	多持续不退,逐渐加重
5.间歇(缓解期)	梅尼埃病有间歇期,间歇期无眩晕或头晕,中毒及炎症无间歇期	无间歇期,但可持续轻晕,阵发性加重或突然步态歪斜
6.听力症状	可伴耳鸣、耳堵及听力下降,梅尼埃病早期呈波动性听力下降	桥小脑角占位病变可有耳鸣及听力逐渐下降,以高频为重也可呈听力突降,其他中枢性眩晕也可无听力症状
7.自主神经性症状	眩晕严重时伴冷汗、苍白、唾液增多、恶心、呕吐、大便次数增多(迷走神经症状及体征)	可无自主神经性症状
8.自发性眼震	在眩晕高潮时出现,水平型或旋转型,有快慢相之分,方向固定,持续时间不长	如伴眼震,可持续较长时间,可出现各种类型眼震,如垂直型、翘板型等,可无快慢相之分,方向不固定,可出现凝视性眼震
9.眼震电图	无过冲或欠冲现象,固视抑制正常,视动性眼球震颤(OKN)正常,诱发眼震方向及类型有规律可循,可出现前庭重振现象	可出现过冲或欠冲现象,固视抑制失败,OKN 可不正常,可出现错型或错向眼震,可出现凝视性眼震
10.其他中枢神经系统	无其他中枢神经系统症状和体征,无意识丧失	可同时伴有展神经、三叉神经、面神经症状与体征,可伴意识丧失
11.周围其他情况	梅尼埃病患者血压可偏低,脉压小	可有高血压、心血管疾病、贫血等

（二）体格检查

对神经系统作详细检查尤其应注意有无眼震,眼震的方向、性质和持续时间,是自发性或诱发性。伴有眼震多考虑前庭、迷路和小脑部位的病变:检查眼底有无视神经盘水肿、有无听力减退和共济失调等。注意血压、心脏等情况。

（三）辅助检查

疑有听神经瘤应作内听道摄片,颈性眩晕摄颈椎片,颅内占位性病变、脑血管病变选择性行头颅 CT 或 MRI 扫描,任何不能用周围前庭病变解释的位置性眩晕和眼震均应考虑中枢性病变,应行颅后窝 MRI 检查,还应作前庭功能、脑干听觉诱发电位检查及贫血、低血糖、内分泌紊乱等相关检验。

四、治疗

眩晕是一大综合征,包括许多疾病,但患者一般发病较急,需要立即果断处理,以减轻症状。

（一）临时一般处理

（1）应立刻卧床,给予止晕、止吐。常用药物东莨菪碱 0.3mg 或山莨菪碱 10mg 肌内注射。地西泮可减轻患者眩晕、紧张、焦虑。口服地芬尼多(眩晕停)或茶苯海明等抗组胺药,控制眩晕。

（2）输液、纠正水电解质失衡。

（3）脱水:适用用于颅内压增高、梅尼埃病、内分泌障碍而致水潴留等引起的眩晕,如 20％甘露醇静滴,呋塞米 20mg 静注或口服。

（4）血管扩张药:用于脑血管供血不足引起的眩晕,如盐酸培他定 500mL 静滴,5％碳酸氢钠 250mL 静滴。对锁骨下盗血综合征,禁用血管扩张药和降压药,以免"盗血"加重。

（5）肾上腺皮质激素：适用于梅尼埃病，颅内压增高、脱髓鞘疾病等。

（二）病因治疗

积极寻找原发病，如为中耳炎引起，可抗感染或耳科手术治疗；由颅内占位引起，应尽快手术，解除压迫；颈椎病引起者，经对症处理效果不好，可考虑颈椎牵引或手术。

（三）辨证论治

1.肝阳上亢

治法：平肝潜阳，滋养肝肾。

方剂：天麻钩藤汤。

加减：肝火过旺加龙胆草、丹皮；手足麻木，甚则震颤，有肝动化风之势，加龙骨、牡蛎镇肝息风；发生突然昏倒、不省人事、半身不遂、语言不利等，改用羚羊钩藤汤加全蝎、地龙、蜈蚣、僵蚕等虫类搜风药。

2.气血亏虚

治法：补养气血，健运脾胃。

方剂：归脾汤。

加减：食少便溏，加砂仁、炒麦芽；伴心悸不宁，失眠者，加酸枣仁、生龙牡；气血亏虚日久则使中气不足，清阳不升，表现为眩晕兼见气短乏力，纳差神疲，便溏下坠，脉象无力，治宜补中益气，方用补中益气汤。

3.肾精不足

治法：补肾填精，偏阴虚者兼滋阴，偏阳虚者兼温阳。

方剂：偏阴虚者用左归丸加减，偏阳虚者用右归丸加减。

加减：五心烦热，舌红，脉细数，加知母、黄柏、地骨皮；眩晕心悸，心烦不寐，腰酸足软，耳鸣健忘，遗精口干，五心烦热，舌红少苔，脉细而数，治宜滋阴降火，清心安神，方用六味地黄丸合黄连阿胶汤；眩晕身肿，腰以下肿甚，按之凹陷不起，心悸气短，腰部酸重，尿量减少，四肢厥冷，怯寒神疲，舌质淡胖，苔白，脉沉细，治宜温肾助阳，化气行水，方用济生肾气丸合真武汤。

4.痰浊中阻

治法：燥湿祛痰，健脾和胃。

方剂：半夏白术天麻汤。

加减：呕吐频作，加旋覆花、代赭石、竹茹；眩晕心悸，时发时止，失眠多梦，口干口苦，大便秘结，小便短赤，舌红苔黄腻，脉弦滑，治宜清安神，方用黄连温胆汤。

（刘　松）

第三节　头　痛

头痛（headache）一般是指眉以上至枕下部的头颅上半部之疼痛。大多数头痛是由头颅的疼痛感受器受到某种致痛因素（物理性或化学性）刺激，形成异常神经冲动，经痛觉传导通路传递到人脑皮质而产生痛觉。头部的致痛结构：颅外的有头皮、肌肉、帽状腱膜、骨膜、血管及末梢神经，其中以动脉、肌肉、末梢神经最敏感；颅内的有血管（脑底动脉环及其分支、脑膜动脉、静脉窦及其引流静脉）、硬脑膜（特别是颅底部）、颅神经（主要是三叉、舌咽、迷走神经）和 $C_{1\sim3}$ 脊神经分支。

一、常见原因

（一）原发性头痛

偏头痛、丛集性头痛、紧张型头痛。

（二）继发性头痛

1.颅腔内疾病

（1）炎症性疾病：脑膜炎、脑炎、脑脓肿、蛛网膜炎。

（2）占位性病变：颅内肿瘤、寄生虫性囊肿及肉芽肿。

（3）脑血管疾病：脑血管意外、高血压脑病、动脉瘤、静脉窦血栓形成。

（4）头颅外伤：脑震荡、脑挫裂伤、硬脑膜外及硬脑膜内出血、脑震荡后综合征。

（5）颅内低压性头痛。

（6）头痛型癫痫、癫痫后头痛。

2.颅腔邻近结构的病变

（1）骨膜炎、骨髓炎。

（2）三叉神经、舌咽神经、枕大神经、枕小神经。

（3）青光眼、屈光及调节障碍，副鼻窦炎、鼻咽癌，中耳炎及内耳炎，齿髓炎。

（4）颈椎病。

（5）颞动脉炎。

3.全身及躯体某些系统疾病

（1）传染病：流行性感冒、伤寒、肺炎、疟疾等。

（2）中毒：一氧化碳、酒精、颠茄、鸦片、铅、汞等。

（3）内脏疾病：尿毒症、糖尿病、痛风、心脏病、肺气肿、高血压、贫血、更年期综合征、甲状腺功能亢进。

4.精神性因素

抑郁症、神经症。

二、诊断

头痛是临床上最常见的一种症状，涉及头痛的疾病很多，其病因及发病机制非常复杂，应详细收集病史资料，并进行必要的检查，加以客观分析，大多数可获明确的诊断。

（一）病史

详细了解头痛发生的诱因和形式、部位、性质及伴随症状，可提供进一步检查的线索，有助于诊断。询问病史时必须注意下列几方面。

1.头痛的部位

由于病变刺激不同的神经而形成疼痛部位的差异。颅外组织的疼痛一般是局限性的，多在受刺激处或其神经支配的区域。颅内幕上敏感结构所致的疼痛由三叉神经传导，常出现在额、颞、顶区；幕下结构所致的疼痛由舌咽、迷走神经及 $C_{1\sim3}$ 脊神经传导，出现于枕部、上颈部、耳和咽喉部。

2.头痛的时间

各种原因头痛的发作时间各不相同。突然发生，持续时间极短，多为功能性疾病，神经痛可短至数秒或数十秒，频繁发作；偏头痛常持续数小时或 $1\sim2d$；慢性持续性头痛以器质性病变多见，如头部邻近器官（眼、鼻、耳）的疾病，可持续多日；而持续性进行性头痛，则可见于颅内高压、占位性病变；但神经症的头痛可长年不断，波动性较大，随着情绪或体内外因素而变化；早晨头痛加剧者，主要是颅内压增高所致，但也可见于炎性分泌物蓄积的额窦炎或筛窦炎；丛集性头痛多在每日睡眠中发生。

3.头痛的性质

一般不同原因的头痛各有特性。如电击样或刀割样的放射性疼痛多为神经痛；搏动性跳痛，常见于血管性头痛，尤以偏头痛为典型；眼、耳、鼻疾病所伴发者，大多数是胀痛或钝痛；抑郁症、神经症则是隐隐作痛，时轻时重。

4.头痛的程度

头痛严重程度不能直接反映病变的严重程度,但可受病变部位、对痛觉敏感结构的侵害情况、个体反应等因素的影响。通常剧烈头痛见于神经痛、偏头痛、脑膜炎、蛛网膜下腔出血等;中等度头痛,主要出现于占位性病变;轻度头痛,可见于神经症及某些邻近器官(耳、眼、鼻)病变。

5.头痛发生的速度及影响因素

急性突发性头痛,多为脑出血、蛛网膜下腔出血等;亚急性发生的头痛可见于颅内感染;缓慢发生的头痛见于紧张型头痛;而呈进行性加重者,多为颅内占位性病变;反复发作的头痛多为血管性头痛。咳嗽、用力或头部转动,常使颅内压增高而头痛加剧;直立位可使紧张型头痛、低颅压性头痛等加重,而使丛集性头痛减轻;压迫颞、额部动脉或颈总动脉可使血管性头痛减轻。

6.伴随症状

头痛时伴恶心、呕吐、面色苍白、出汗、心悸等自主神经症状,主要见于偏头痛;头痛伴进行性加剧的恶心、呕吐,常为颅内高压的征兆;体位变化时出现头痛加重或意识障碍,见于脑室内肿瘤、后颅窝或高颈段病变;头痛发作时伴有视力障碍、复视,多为偏头痛;头痛伴眼底视盘水肿或出血,常为颅内高压症或高血压性脑病;头痛伴明显眩晕,多见于后颅窝病变;在头痛早期出现精神症状,如淡漠或欣快,可能为额叶病变。

7.其他病史

必须注意全身其他系统器官的病史,尚应该了解清楚家族史、用药史、外伤史、手术史、月经及烟酒嗜好等情况。

(二)体征

可以引起头痛的疾病甚多,临床检查比较复杂,通常必须包括下列几方面。

1.内科检查

许多内脏器官或系统的疾患可发生头痛,除了测量体温、血压、呼吸等一般项目外,应按系统详细检查。如高血压、感染性疾病的发热、中暑、缺氧(如一氧化碳中毒)、慢性肺部疾患的高碳酸血症、严重贫血或红细胞增多症等,均可因脑血流增加而致头痛;而内源性和外源性毒素作用、大量饮酒,则可因脑血管扩张而出现头痛。

2.五官检查

头部邻近器官的疾病也是头痛常见的原因,因此,对头痛患者应仔细检查五官的情况,以便及时查出有关的疾患。如在眼部的视神经炎、儿童的屈光不正、青光眼、眼部表浅炎症(结膜炎、角膜炎、睑板腺炎、泪囊炎等)及眶部组织的炎症;在耳鼻喉方面有鼻炎、鼻旁窦炎、咽炎、中耳炎或鼻咽部肿瘤,另外颞颌关节病及严重的牙病也可反射性引起头痛。

3.神经系统检查

颅内许多疾病均可引起头痛,故全面的神经系统检查是非常重要的,必须逐项进行,其中头颈部及颅神经尤应仔细检查。通过对阳性体征的综合分析,大多可推断病变的部位,如颅内占位性病变、急性脑血管病、脑或脑膜的炎症等。

4.精神检查

有不少精神科疾病可伴有头痛。神经症是最常见的,头痛部位多变,疼痛的程度与心境的好坏密切相关;隐匿性抑郁症的情绪症状可被躯体症状所掩盖,常呈一些包括头痛在内的全身不典型的疼痛,有些患者拒绝探讨心理和情绪的问题,仅以头痛为唯一主诉。因此,在排除了器质性病变后还应考虑到某些精神因素,需经过仔细的精神检查才能发现其原因。

(三)辅助检查

为了彻底查明引起头痛的病变原因,必须进行有关的辅助检查,但应根据患者的具体情况和客观条件来选择性地应用。

1.颅脑方面

为排除或明确颅内病变,通常根据病情和医疗单位的条件来选择相应的检查,如颅 X 线摄片(包括颅底、内听道)、脑电图、经颅多普勒超声检查、脑血管造影、放射性核素脑扫描、CT 或磁共振成像检查等。必须指出脑脊液检查,对确定颅内炎症和出血(特别是蛛网膜下腔出血)有重要价值,但若怀疑肿瘤等占位性病变,特别是后颅窝的占位性病变,务必谨慎从事,防止导致脑疝的危险。

2.内科方面

依据临床表现及体格检查所提供的线索,根据需要选择必要的检查,如血常规、尿常规、血糖、红细胞沉降率(血沉)、尿素氮、肝功能、血气分析、心电图及内分泌功能等检查。

3.五官方面

主要是眼、耳、鼻、喉及口腔等专科检查,以检查出可能引起头痛的有关疾病。

三、鉴别诊断

头痛病因众多,多以病因结合发病机制来分类,诊断时首要根据临床特点来决定的。

(一)原发性头痛

1.偏头痛

青年女性多见,多有家族史,特征为突然发作性头部剧烈疼痛,可自行或药物缓解,间歇期无症状,易复发。

(1)有先兆的偏头痛:临床较少见,多有家族史,常在青春期发病,呈周期性发作,发作过程分 4 期:①先兆期。在头痛发作前 10～20min 出现视觉先兆,如闪光、暗点、黑矇,少数可出现烦躁、眩晕、言语含糊、口唇或手指麻木等。②头痛前期。颅外动脉扩张引起的搏动性头痛,多位于一侧的前头部,也可为双侧或两侧交替。③头痛极期。头痛剧烈,范围可扩散,伴面色苍白、恶心、呕吐、畏光,症状持续数小时或 1～2d,数日不缓解者,称偏头痛持续状态。④头痛后期。头痛渐减轻,多转为疲劳感、思睡,有时见兴奋、欣快,1～2d 后消失。

(2)无先兆的偏头痛:临床最多见,先兆症状不明显,头痛程度较有先兆的偏头痛轻,持续时间较长,可持续数日。

(3)特殊类型偏头痛:临床上很少见。①基底动脉型偏头痛。常见于青年女性,与经期有密切关系,先兆症状累及脑干、小脑和枕叶,类似基底动脉缺血的表现,如视力障碍、眩晕、耳鸣、共济失调、构音障碍等,数分钟至半小时后出现枕部搏动性头痛,伴恶心、呕吐,甚至出现短暂意识障碍。②眼肌瘫痪型偏头痛。头痛以眼眶和球后部为主,头痛减轻后出现同侧眼肌瘫痪,常表现为动眼神经麻痹,数小时至数周内恢复。③偏瘫型偏头痛。头痛发作的同时或过后出现同侧或对侧肢体不同程度的瘫痪,并可持续一段时间,脑电图可见瘫痪对侧半球出现慢波。

2.丛集性头痛

丛集性头痛以青壮年男性多见,多无家族史。特征为无先兆的突然一侧头痛,起于眶周或球后,向同侧颅顶、颜面部扩散,伴同侧结膜充血、流泪、鼻塞、面红。多在夜间睡眠中突然发生,每次持续数十分钟至数小时;每天一至数次,并规律地在相同的部位和每天相同的时间出现,饮酒、精神紧张或服用血管扩张剂可诱发,丛集期持续 3～6 周。间隔数月或数年后再发。

3.紧张型头痛

紧张型头痛是慢性头痛中最常见的一种。主要是由于精神紧张或因特殊头位引起的头颈部肌肉的持久性收缩所致。可发生于枕部、双颞部、额顶部或全头部,有时还可扩散至颈、肩及背部,呈压迫、沉重、紧束样钝痛,颈前后屈伸可诱发,局部肌肉可有压痛和僵硬感。头痛虽然可影响日常生活,但很少因头痛而卧床不起。通常持续数日至数月,常伴紧张、焦虑、烦躁及失眠,很少有恶心、呕吐。

（二）继发性头痛

1.颅内压变动性头痛

由于颅内压改变,牵引颅内疼痛敏感结构(主要是血管)引起头痛。颅内高压性头痛大多为全头痛,在晨间和疲劳后加剧,咳嗽、喷嚏、低头、屏气用力时,促使头痛加重,幕上占位性病变常以额颞部头痛为多,幕下占位性病变以后枕部头痛为著。颅内低压性头痛常见于腰穿后,偶见于脱水、禁食、腹泻后,部分患者原因不明,为额部或枕部持续性胀痛、钝痛,直立时加剧,平卧后减轻或消失,卧床和补盐可使症状消失。

2.颅脑损伤性头痛

颅脑损伤性头痛多为受伤部位的头皮、脑膜神经受损或压迫所致,如颅骨骨折、继发性蛛网膜下腔出血、硬膜下血肿等。

3.感染引起的头痛

中枢神经系统或全身性感染性疾病均可出现头痛,多为枕部痛,后转为全头痛,性质为钝痛或搏动性,活动后加剧,下午和夜间较重,体温、血象和病原学检查常可提供感染的证据。脑膜炎的头痛可因直立或屈颈而加剧,卧位时减轻,随炎症消退而缓解。

4.头部邻近器官组织病变的头痛

头部附近的器官病变也可引起头痛,常有扩散性疼痛,如眼部病变多在眶及额部疼痛,鼻、鼻窦及咽部所致多为额部或额颞部疼痛,严重牙痛也扩散至同侧额颞部。

5.全身性疾病的头痛

发热、中毒、缺氧、高血压、高碳酸血症均可通过增加脑血流,甚至扩张脑血管而引起头痛,同时具有全身各系统功能障碍的征象。常为持续性全头部搏动性疼痛,早晨较重,低头或屏气用力时加剧。

6.脑血管病变导致的头痛

脑血管病变导致的头痛见于脑出血、颅内动脉瘤、脑动脉炎、脑动脉硬化、脑血管畸形,可伴有相应的定位体征。颞动脉炎常呈持续性和搏动性颞部疼痛,平卧位时加剧,常有视力损害,颞动脉明显扩张、隆起、压痛。

7.精神性头痛

神经症、抑郁症等,经常出现头痛,部位不定,性质多样,呈钝痛、胀痛,易受环境和情绪的影响,持续数周甚至数年,常伴记忆力、注意力及睡眠等精神方面的症状。

四、辨证论治

（一）风寒头痛

主证:头痛时作,痛连项背,恶风畏寒,遇风尤剧、常喜裹头、口不渴、苔薄白、脉浮。

治则:疏风散寒。

方药:川芎茶调散——川芎、荆芥、薄荷、羌活、细辛、白芷、防风、甘草。兼有寒邪侵犯厥阴,用吴茱萸汤去人参、大枣,加姜半夏、藁本、川芎等。

（二）风热头痛

主证:头痛面胀,甚则头痛如裂,发热恶风,面红目赤,口渴欲饮,便秘溲黄,舌质红苔黄,脉数。

治则:疏风清热。

方药:芎芷石膏汤——川芎、白芷、石膏、菊花、藁本、羌活。兼有热盛者加黄芩、薄荷、山栀;热盛伤津加知母、石斛、天花粉;大便秘结,口鼻生疮合用黄连上清丸加大黄、芒硝。

（三）风湿头痛

主证:头痛如裹,肢体困重,纳呆胸闷,小溲不利,大便或溏,苔白腻,脉濡。

治则:祛风胜湿。

方药:羌活胜湿汤——羌活、独活、川芎、蔓荆子、防风、甘草。若湿重纳呆,胸闷便溏者加苍术、厚朴、枳壳、陈皮。若恶心呕吐加半夏、生姜。头痛发于夏季,暑湿内侵,身热汗出,口渴胸闷者可用黄连香薷饮去扁豆加藿香、佩兰、蔓荆子、荷叶、竹茹、知母等。

（四）肝阳头痛

主证:头痛而眩,心烦易怒,夜眠不宁或兼胁痛,面红目赤,口苦舌红,苔薄黄,脉弦有力。

治则:平肝潜阳。

方药:天麻钩藤饮——天麻、钩藤、石决明、川牛膝、桑寄生、杜仲、山栀、黄芩、益母草、朱茯神、夜交藤。若肝肾阴虚加生地、何首乌、女贞子、枸杞子、旱莲草、石斛。肝火偏旺加龙胆草、山栀、夏枯草。

（五）肾虚头痛

主证:头痛且空,眩晕,腰痛酸软,神疲乏力,遗精带下,耳鸣,舌红少苔,脉细无力。

治则:养阴补肾。

方药:大补元煎——人参、炒山药、熟地、龟板、猪脊髓;兼有外感寒邪可用麻黄附子细辛汤。

（六）血虚头痛

主证:头痛头晕,心悸不宁,神疲乏力,面色苍白,舌淡苔薄白,脉细弱。

治则:滋阴养血。

方药:加味四物汤——当归、白芍、川芎、蔓荆子、菊花、黄芩、甘草。气虚明显者加黄芪、白术。肝血不足、肝阳上亢加钩藤、石决明、牡蛎、女贞子。

（七）痰浊头痛

主证:头痛昏蒙,胸脘满闷,呕吐痰涎,舌苔白腻,脉滑或弦滑。

治则:化痰降逆。

方药:半夏白术天麻汤——半夏、白术、天麻、陈皮、茯苓、甘草、生姜、大枣。痰湿久郁化热去白术加黄芩、竹茹、枳实。

（八）瘀血头痛

主证:头痛经久不愈,痛处固定不移,痛如锥刺,或有头部外伤史,舌质紫,脉细或细涩。

治则:活血化瘀。

方药:通窍活血汤——赤芍药、川芎、桃仁、麝香、老葱、鲜姜、大枣、酒。兼有寒邪加细辛、桂枝,以温经通络散寒。

五、其他疗法

(1)夏枯草30g,水煎服,或用菊花6～10g,决明子10g,开水冲泡,每日代茶常饮,适用于肝阳上亢之头痛。

(2)川芎、蔓荆子各10g,水煎服,适用风邪上犯的头痛。

(3)制川草乌各10g,白芷、僵蚕各6g,生甘草9g,研细末,分成6包,每日1包,分3次用绿茶茶送服,适用于顽固性风寒头痛。

(4)全蝎、地龙、甘草各等分,研末,每服3g,一日3次,适用于顽固性头痛。

(5)白凤仙一株捣烂,火酒浸,露七夕,去渣、饮酒,治寒湿性头痛。

(6)山羊角15～30g(锉成细末,先煎),白菊花12g,川芎6g,水煎服,治偏头痛。

(7)白附子3g,葱白15g,白附子研细末,与葱白捣成泥状,取如黄豆大一粒,堆成小圆形纸上,贴在痛侧太阳穴处,约1h左右取下,治偏正头痛。

(8)蓖麻同乳香、食盐捣,贴在太阳穴上治气郁头痛。

(9)鹅不食草30g,白芷15g,冰片1.5g,共研细末备用,发作时用棉球蘸药粉少许塞鼻孔,适应于偏头痛。

(10)针灸：近取印堂、攒竹；远取合谷、内庭用治前额痛；近取太阳、悬颅,远取外关、足临泣治侧头痛；近取天柱,远取后溪、申脉治后头痛；近取百会,远取太冲、内关、涌泉,治头顶痛；取风池、百会、太冲治肝阳头痛；取百会、气海、肝俞、脾俞、肾俞、合谷、足三里治气血不足之头痛。

(11)穴位注射法。①取穴：风池或压痛点。②方法：采用普鲁卡因和咖啡因混合液(25％普鲁卡因3.5mL,咖啡因0.5mL)注入风池,每穴0.5～1mL,或在压痛点内注入0.1mL。③疗程：隔3～5日1次,5次为1个疗程。本法适用顽固性头痛。

(12)耳针法。①取穴：枕、额、颞、皮质下、脑、神门。②方法：每次取2～3穴,留针20～30min,间隔5min行针一次,或埋针3～7d。顽固性头痛可在耳背静脉放血。③疗程：毫针隔1～2d1次,埋针3～7d1次。5～7次为1个疗程。

六、预防调护

(1)平时生活应有规律,起居有常,参加体育锻炼,增强体质,避免精神刺激,保护情志舒畅。

(2)饮食有节,宜食清淡,以免过食肥甘,损伤脾胃,聚湿生痰。痰浊中阻,清阳不展,肝阳上亢者,禁食公鸡、猪头肉、螃蟹、虾等以免动风,使病情加重。

(3)头痛剧烈者,宜卧床休息,环境要清静,光线不要过强。

(刘　松)

第四节　昏　迷

一、诊断思路

昏迷是脑功能衰竭的突出表现,是各种病因引起的觉醒状态与意识内容及身体运动均完全丧失的一种极严重的意识障碍,对剧烈的疼痛刺激也不能觉醒。

意识是自己处于觉醒状态,并能认识自己与周围环境。人的意识活动包括"觉醒状态"与"意识内容"两个不同但又相互有关的组成部分。前者是指人脑的一种生理过程,即与睡眠呈周期性交替的清醒状态,属皮质下激活系统的功能；后者是指人的知觉、思维、情绪、记忆、意志活动等心理过程(精神活动),还有通过言语、听觉、视觉、技巧性运动及复杂反应与外界环境保持联系的机敏力,属大脑皮质的功能。意识正常状态即意识清醒,表现为对自身与周围环境有正确理解,对内外环境的刺激有正确反应,对问话的注意力、理解程度及定向力和计算力都是正常的。意识障碍就是意识由清醒状态向着昏迷转化,是指觉醒水平、知觉、注意、定向、思维、判断、理解、记忆等许多心理活动一时性或持续性的障碍。尽管痴呆、冷漠、遗忘、失语等,都是意识内容减退的表现,但只要在其他行为功能还能做出充分和适当的反应,就应该认为意识还是存在的。

按照生理与心理学基础可将意识障碍分为觉醒障碍和意识内容障碍两大类。根据检查时刺激的强度和患者的反应,可将觉醒障碍区分为以下5级：①嗜睡。主要表现为病理性睡眠过深,患者意识存在,对刺激有反应,瞳孔、角膜、吞咽反射存在,唤醒后可作正确回答,但随即入睡,合作欠佳。②昏睡或朦胧。这是一种比嗜睡深而又较昏迷稍浅的意识障碍。昏睡时觉醒水平、意识内容及随意运动均减至最低程度。患者不能自动醒转,在持续强烈刺激下能睁眼、呻吟、躲避,意识未完全丧失,对刺激反应时间持续很短,浅反射存在,可回答简单问题,但常不正确。③浅昏迷。仅对剧痛刺激(如压迫眶上神经)稍有防御性反应,呼之偶应,但不能回答问题,深浅反射存在(如吞咽、咳嗽、角膜和瞳孔光反射)。呼吸、血压、脉搏一般无明显改变。④中度昏迷。对强烈刺激可有反应,浅反射消失,深反射减退或亢进,瞳孔光反射迟钝,眼球无转动,呼吸、血压、脉搏已有明显改变,常有尿失禁。⑤深昏迷。对一切刺激均无反应,瞳孔光反射迟钝或消失,四肢张力消失或极度增高,并有尿潴留,呼吸不规则,血压下降。

意识内容障碍常见于以下 3 种:①意识混浊。包括觉醒与认识两方面的障碍,为早期觉醒功能低下,并有认识障碍、心烦意乱、思考力下降、记忆力减退等。表现为注意力涣散,感觉迟钝,对刺激的反应不及时,不确切,定向不全。②精神错乱。患者对周围环境的接触程度障碍,认识自己的能力减退,思维、记忆、理解与判断力均减退,言语不连贯并错乱,定向力亦减退。常有胡言乱语、兴奋躁动。③谵妄状态。表现为意识内容清晰度降低,伴有睡眠-觉醒周期紊乱和精神运动性行为。除了上述精神错乱以外,尚有明显的幻觉、错觉和妄想。幻觉以视幻觉最为常见,其次为听幻觉。幻觉的内容极为鲜明、生动和逼真,常具有恐怖性质。因而,患者表情恐惧,发生躲避、逃跑或攻击行为,及运动兴奋等。患者言语可以增多,不连贯,或不易理解,有时则大喊大叫。谵妄或精神错乱状态多在晚间加重,也可具有波动性,发作时意识障碍明显,间歇期可完全清楚,但通常随病情变化而变化,持续时间可数小时、数日甚至数周不等。

(一)病史和检查

任何原因所致的弥漫性大脑皮质和(或)脑干网状结构的损害或功能抑制均可造成意识障碍和昏迷。因此,对昏迷的诊断需要详询病史、细致而全面的体检及必要的辅助检查。

病史应着重了解:①发生昏迷的时间、诱因、起病缓急、方式及其演变过程。如突然发生、进行性加剧、持续性昏迷者,常见于急性出血性脑血管病、急性感染中毒、严重颅脑损伤等;缓慢起病、逐渐加重多为颅内占位性病变、代谢性脑病等。②昏迷的伴随症状及相互间的关系。如首先症状为剧烈头痛者要考虑蛛网膜下腔出血、脑出血、脑膜炎;高热、抽搐起病者结合季节考虑乙型脑炎、流行性脑脊髓膜炎;以精神症状开始应考虑脑炎、额叶肿瘤等;老年患者以眩晕起病要考虑小脑出血或椎—基底动脉系的缺血。③昏迷发生前有无服用药物、毒物或外伤史,既往有无类似发作,如有则应了解此次与既往发作的异同。④既往有无癫痫、精神疾患、长期头痛、视力障碍、肢体运动受限、高血压和严重的肝、肾、肺、心脏疾患及内分泌代谢疾病等。

体格检查时,应特别注意发现特异性的体征,如呼吸气味(肝臭、尿臭、烂苹果、酒精、大蒜等)、头面部伤痕、皮肤瘀斑、出血点、蜘蛛痣、黄疸、五官流血、颈部抵抗、心脏杂音、心律失常、肺部哮鸣音、水泡音、肝脾肿大、腹水征等,及生命体征的变化。全面的神经系统检查应偏重于神经定位体征和脑干功能的观察:①神经定位体征。肢体瘫痪如为单肢瘫或偏瘫则为大脑半球病变;如为一侧脑神经麻痹(如面瘫)伴对侧偏瘫即交叉性瘫则为脑干病变。双眼球向上或向下凝视,为中脑病变;眼球一上一下,多为小脑病变;双眼球向偏瘫侧凝视,为脑干病变,向偏瘫对侧凝视,为大脑病变;双眼球浮动提示脑干功能尚存,而呈钟摆样活动,提示脑干已有病变(如脑桥出血),双眼球固定则示脑干功能广泛受累;水平性或旋转性眼球震颤见于小脑或脑干病变,而垂直性眼球震颤见于脑干病变。②脑干功能观察。主要观察某些重要的脑干反射及呼吸障碍类型,以判断昏迷的程度,也有助于病因诊断。双侧瞳孔散大,光反射消失,提示已累及中脑,也见于严重缺氧及颠茄、阿托品、氰化物中毒;一侧瞳孔散大,光反射消失,提示同侧中脑病变或颞叶钩回疝;双侧瞳孔缩小见于安眠药、有机磷、吗啡等中毒及尿毒症,也见于脑桥、脑室出血。垂直性头眼反射(头后仰时两眼球向下移动,头前屈时两眼球向上移动)消失提示已累及中脑;睫毛反射、角膜反射、水平性头眼反射(眼球偏向头转动方向的对侧)消失,提示已累及脑桥。吞咽反射、咳嗽反射消失,提示已累及延髓。呼吸障碍如潮式呼吸提示累及大脑深部及脑干上部,也见于严重心力衰竭;过度呼吸提示已累及脑桥,也见于代谢性酸中毒、低氧血症和呼吸性碱中毒;叹息样抑制性呼吸提示已累及延髓,也见于大剂量安眠药中毒。③其他重要体征包括眼底检查、脑膜刺激征等。实验室检查与特殊检查应根据需要选择进行,但除三大常规外,对于昏迷患者,血液电解质、尿素氮、二氧化碳结合力(CO_2CP)、血糖等应列为常规检查;对病情不允许者必须先就地抢救,视病情许可后再进行检查。脑电图、头 CT 和 MRI,及脑脊液检查对昏迷的病因鉴别有重要意义。

(二)判断是否为昏迷

临床上可见到特殊类型的意识障碍,呈现意识内容活动丧失而觉醒能力尚存。患者表现为双目睁开,眼睑开闭自如,眼球无目的地活动,似乎给人一种意识清醒的感觉;但其知觉、思维、情感、记忆、意识及语言等活动均完全丧失,对自身及外界环境不能理解,对外界刺激毫无反应,不能说话,不能执行各种动作命令,肢体无自主运动,称睁眼昏迷或醒状昏迷。常见于以下3种情况。

1.去大脑皮质状态

去大脑皮质状态是由于大脑双侧皮质发生弥漫性的严重损害所致。特点是皮质与脑干的功能出现分离现象:大脑皮质功能丧失,对外界刺激无任何意识反应,不言不语;而脑干各部分的功能正常,患者眼睑开闭自如,常睁眼凝视(即醒状昏迷),痛觉灵敏(对疼痛刺激有痛苦表情及逃避反应),角膜与瞳孔对光反射均正常。四肢肌张力增高,双上肢常屈曲,双下肢伸直(去皮质强直),大小便失禁,还可出现吸吮反射及强握反射,甚至伴有手足徐动、震颤、舞蹈样运动等不随意运动,双侧病理征阳性。

2.无动性缄默

无动性缄默或称运动不能性缄默,以不语、肢体无自发运动,但却有眼球运动为特征的一种特殊类型意识障碍。可由于丘脑下部－前额叶的多巴胺通路受损,使双侧前额叶得不到多巴胺神经元的兴奋冲动而引起。但临床上以间脑中央部或中脑的不完全损害,使正常的大脑皮质得不到足够的脑干上行网状激活系统兴奋冲动所致者更为常见。有人把前者原因所致者称无动性缄默Ⅰ型,后者称无动性缄默Ⅱ型。主要表现为缄默不语或偶有单语小声稚答语,安静卧床,四肢运动不能,无表情活动,但有时对疼痛性刺激有躲避反应,也有睁眼若视、吞咽等反射活动,有觉醒-睡眠周期存在或过度睡眠现象。

3.持续性植物状态

严重颅脑损伤后患者长期缺乏高级精神活动的状态,能维持基本生命功能,但无任何意识心理活动。

神经精神疾病所致有几种貌似昏迷状态:①精神抑制状态。常见于强烈精神刺激后或癔病性昏睡发作,患者表现出僵卧不语,对刺激常无反应,双眼紧闭,扒开眼睑时有明显抵抗感,并见眼球向上翻动,放开后双眼迅速紧闭,瞳孔大小正常,光反射灵敏,眼脑反射和眼前庭反射正常,无病理反射,脑电图呈现觉醒反应,经适当治疗可迅速复常。癔病性昏睡,多数尚有呼吸急促,也有屏气变慢,检查四肢肌张力增高,对被动活动多有抵抗,有时四肢伸直、屈曲或挣扎、乱动。常呈阵发性,多属一过性病程,在暗示治疗后可迅速恢复。②闭锁综合征。是由于脑桥腹侧的双侧皮质脊髓束和支配第Ⅴ对脑神经以下的皮质延髓束受损所致。患者除尚有部分眼球运动外,呈现四肢瘫,不能说话和吞咽,表情缺乏,就像全身被闭锁,但可理解语言和动作,能以睁眼、闭眼或眼垂直运动示意,说明意识清醒,脑电图多正常。多见于脑桥腹侧的局限性小梗死或出血,亦可见于颅脑损伤、脱髓鞘疾病、肿瘤及炎症,少数为急性感染后多发性神经变性、多发性硬化等。③木僵。常见于精神分裂症,也可见于癔病和反应性精神病。患者不动、不语、不食,对强烈刺激也无反应,貌似昏迷或无动性缄默,实际上能感知周围事物,并无意识障碍,多伴有蜡样弯曲和违拗症等,部分患者有发绀、流涎、体温过低和尿潴留等自主神经功能失调,脑干反射正常。④发作性睡病。是一种睡眠障碍性疾病。其特点是患者在正常人不易入睡场合下,如行走、骑自行车、工作、进食、驾车等时均能出现难以控制的睡眠,其性质与生理性睡眠无异,持续数分钟至数小时,但可随时唤醒。⑤昏厥。仅为短暂性意识丧失,一般数秒至1min即可完全恢复;而昏迷的持续时间更长,一般为数分钟至若干小时以上,且通常无先兆,恢复也慢。⑥失语。完全性失语的患者,尤其是伴有四肢瘫痪时,对外界的刺激均失去反应能力,如同时伴有嗜睡,更易误诊为昏迷。但失语患者对给予声光及疼痛刺激时,能睁眼,能以表情来示意其仍可理解和领悟,表明其意识内容存在,或可有喃喃发声,欲语不能。

(三)昏迷程度的评定

目前国内外临床多根据格拉斯哥昏迷评分(Glasgow coma scale,GCS)进行昏迷计分(见表2-2)。

1.轻型

GCS 13～15分,意识障碍20min以内。

2.中型

GCS 9～12分,意识障碍20min至6h。

3.重型

QCS 3～8分,意识障碍至少6h以上或再次昏迷者。有人将QCS 3～5分定为特重型。

表 2-2 GCS昏迷评分标准

项目	分值	项目	分值	项目	分值
自动睁眼	4	正确回答	5	按吩咐动作	6
呼唤睁眼	3	错误回答	4	刺痛能定位	5
刺痛睁眼	2	语无伦次	3	刺痛时躲避	4
不睁眼	1	只能发音	2	刺痛时屈曲	3
刺痛时过伸	2			不能言语	1
				肢体不动	1

昏迷的判定以患者不能按吩咐动作,不能说话,不能睁眼为标准。一旦能说话或睁眼视物就是昏迷的结束。除外因醉酒、服大量镇静剂或癫痫发作后所致昏迷。

（四）脑死亡

脑死亡又称不可逆性昏迷,是颅内结构的最严重损伤,一旦发生,即意味着生命的终止。许多国家制定出脑死亡的诊断标准,归纳起来如下：①自主呼吸停止。②深度昏迷,患者的意识完全丧失,对一切刺激全无知觉,也不引起运动反应。③脑干反射消失(眼脑反射、眼前庭反射、光反射、角膜反射和吞咽反射、瞬目和呕吐动作等均消失)。④脑生物电活动消失,EEG呈电静止,AEP和各波消失。如有脑生物活动可否定脑死亡诊断,但中毒性等疾患时,EEG可呈直线而不一定是脑死亡。上述条件经6～12h观察和重复检查仍无变化,即可确立诊断。

二、病因分类

昏迷的病因诊断极其重要,通常必须依据病史、体征和神经系统检查,及有关辅助检查,经过综合分析,做出病因诊断。

（一）确定是颅内疾病或全身性疾病

1.颅内疾病

位于颅内的原发性病变,在临床上通常先有大脑或脑干受损的定位症状和体征,较早出现意识障碍和精神症状,伴明显的颅内高压症和脑膜刺激征,提示颅内病变的有关辅助检查如头CT、脑脊液等通常有阳性发现。①主要呈现局限性神经体征,如脑神经损害、肢体瘫痪、局限性抽搐、偏侧锥体束征等,常见于脑出血、梗死、脑炎、外伤、占位性病变等。②主要表现为脑膜刺激征而无局限性神经体征,最多见于脑膜炎、蛛网膜下腔出血等。

2.全身性疾病

全身性疾病又称继发性代谢性脑病。其临床特点：先有颅外器官原发病的症状和体征,及相应的实验室检查阳性发现,后才出现脑部受损的征象。由于脑部受损为非特异性或仅是弥散性功能障碍,临床上一般无持久和明显的局限性神经体征和脑膜刺激征,主要是多灶性神经机能缺乏的症状和体征,且大多较对称。通常先有精神异常,意识内容减少。一般是注意力减退,记忆和定向障碍,计算和判断力降低,尚有错觉、幻觉,随病程进展,意识障碍加深。脑脊液改变不显著,头CT等检查无特殊改变,不能发现定位病灶。常见病因有急性中毒、内分泌与代谢性疾病、感染性疾病、物理性与缺氧性损害等。

（二）根据脑膜刺激征和脑局灶体征进行鉴别

1.脑膜刺激征(＋),脑局灶性体征(－)

(1)突发剧烈头痛：蛛网膜下腔出血(脑动脉瘤、脑动静脉畸形破裂等)。

(2)急性发病：以发热在先,如化脓性脑膜炎、乙型脑炎、其他急性脑炎等。

(3)亚急性或慢性发病：真菌性、结核性、癌性脑膜炎。

2.脑膜刺激征(－),脑局灶性体征(＋)

(1)突然起病者：如脑出血、脑梗死等。

(2)以发热为前驱症状：如脑脓肿、血栓性静脉炎、各种脑炎、急性播散性脑脊髓炎、急性出血性白质脑病等。

(3)与外伤有关:如脑挫伤、硬膜外血肿、硬膜下血肿等。

(4)缓慢起病:颅内压增高、脑肿瘤、慢性硬膜下血肿、脑寄生虫等。

3.脑膜刺激征(一),脑局灶性体征(一)

(1)有明确中毒原因:如酒精、麻醉药、安眠药、CO中毒等。

(2)尿检异常:尿毒症、糖尿病、急性尿卟啉症等。

(3)休克状态:低血糖、心肌梗死、肺梗死、大出血等。

(4)有黄疸:肝性脑病等。

(5)有发绀:肺性脑病等。

(6)有高热:重症感染、中暑、甲状腺危象等。

(7)体温过低:休克、酒精中毒、黏液性水肿昏迷等。

(8)头部外伤:脑挫伤等。

(9)癫痫。

根据辅助检查进一步明确鉴别。

三、急诊处理

(一)昏迷的最初处理

1.保持呼吸道通畅

窒息是昏迷患者致死的常见原因之一。通常引起缺氧窒息的原因有头部位置不当、咽气管分泌物填塞、舌后坠及各种原因引起的呼吸麻痹等。有效方法:①仰头抬颏法。食指和中指托起下颏,使下颏前移,舌根离开咽喉后壁,气道即可通畅。简单易行,效果好。②仰头抬颈法。一手置于额部使头后仰,另一手抬举后颈,打开气道。③对疑有颈部损伤者,仅托下颏,以免损伤颈髓。④如有异物,需迅速清除,或在其背后猛击一下。如仍无效,则采用HeimLich动作。⑤放置口－咽通气道。⑥气管插管或气管切开。⑦清除口腔内异物。⑧鼻导管吸氧或呼吸机辅助呼吸。

2.维持循环功能

脑血灌注不足影响脑对糖和氧等能源物质的摄取与利用,加重脑损害。因此,尽早开放静脉,建立输液通路,以利抢救用药和提供维持生命的能量。

3.使用纳洛酮

纳洛酮是吗啡受体拮抗剂,能有效地拮抗β-内啡肽对机体产生的不利影响。应用纳洛酮可使昏迷和呼吸抑制减轻。常用剂量每次0.4～0.8mg,静注或肌内注射,无反应可隔5min重复用药,直达效果。亦可用大剂量纳洛酮加入5％葡萄糖液缓慢静点。静脉给药2～3min(肌内注射15min)起效,持续45～90min。

(二)昏迷的基本治疗

1.将患者安置在有抢救设备的重症监护室

原则上应将患者安置在有抢救设备的重症监护室内,以便于严密观察,抢救治疗,加强护理。

2.病因治疗

针对病因采取及时果断措施是抢救成功的关键。

3.对症处理

对症处理包括:①控制脑水肿、降低颅内压。②维持水电解质和酸碱平衡。③镇静止痉(抽搐、躁动者)。

4.抗生素治疗

预防感染,及时做痰、尿、血培养及药敏试验。

5.脑保护剂应用

脑保护剂能减少或抑制自由基的过氧化作用,降低脑代谢从而阻止细胞发生不可逆性改变,形成对脑组织起保护作用。

6.脑代谢活化剂应用

临床上主要用促进脑细胞代谢、改善脑功能的药物,即脑代谢活化剂。

7.改善微循环,增加脑灌注

对无出血倾向,由于脑缺氧或缺血性脑血管病引起的昏迷,可用降低血液黏稠度和扩张脑血管的药物,以改善微循环和增加脑灌注,帮助脑功能恢复。

8.高压氧治疗

高压氧治疗提高脑组织与脑脊液的氧分压,纠正脑缺氧,减轻脑水肿,降低颅内压,促进意识的恢复。

9.冬眠低温治疗

冬眠低温治疗使植物神经系统及内分泌系统处于保护性抑制状态,防止机体对致病因子的严重反应,以提高机体的耐受力;同时在低温下,新陈代谢降低,减少耗氧量,提高组织对缺氧的耐受性;且可改善微循环,增加组织血液灌注,从而维护内环境的稳定,以利于机体的恢复。

10.防治并发症

积极防治各种并发症。

（刘　松）

第五节　感觉障碍

感觉是作用于各感受器对各种形式的刺激在人脑中的直接反映。其可分为两类:①普通感觉包括浅感觉、深感觉和复合感觉(皮质感觉)。浅感觉指皮肤、黏膜感受的外部感觉,包括痛觉、温度觉和触觉;深感觉指来自肌肉、肌腱、骨膜和关节的本体感觉,如运动觉、位置觉和振动觉;复合感觉包括实体觉、图形觉、两点辨别觉、皮肤定位觉和重量觉。②特殊感觉如嗅觉、视觉、味觉和听觉。

一、临床分类

感觉障碍根据其病变的性质可分以下两类。

(一)刺激性症状

感觉径路刺激性病变可引起感觉过敏(量变),也可引起感觉障碍如感觉倒错、感觉过度、感觉异常及疼痛(质变)。

1.感觉过敏

感觉过敏是指轻微的刺激引起强烈的感觉,如较强的疼痛感受。

2.感觉倒错

感觉倒错是指非疼痛刺激却诱发疼痛感觉。

3.感觉过度

感觉过度一般发生在感觉障碍的基础上,感觉刺激阈增高,达到阈值时可产生一种强烈的定位不明确的不适感,且持续一段时间才消失,见于丘脑和周围神经损害。

4.感觉异常

感觉异常是指在无外界刺激的情况下出现的麻木感、肿胀感、沉重感、痒感、蚁走感、针刺感、电击感、束带感和冷热感等。

5.疼痛

依病变部位及疼痛特点可分为局部性疼痛、放射性疼痛、扩散性疼痛和牵涉性疼痛。

(1)局部性疼痛:如神经炎所致的局部神经痛。

(2)放射性疼痛:神经干、神经根及中枢神经刺激性病变时,疼痛可由局部扩展到受累感觉神经的支配区,如脊神经根受肿瘤或突出的椎间盘压迫,脊髓空洞症引起的痛性麻木。

(3)扩散性疼痛:疼痛由一个神经分支扩散到另一分支支配区产生的疼痛,如手指远端挫伤,疼痛可扩散到整个上肢。

(4)牵涉性疼痛:实属一种扩散性疼痛,是由于内脏和皮肤的传入纤维都汇聚到脊髓后角神经元,故内脏病变的疼痛,是由于内脏和皮肤的传入纤维都汇聚到脊髓后角神经元,故内脏病变的疼痛冲动可扩散到相应的体表节段而出现感觉过敏区,如心绞痛时引起左胸及左上肢内侧痛,胆囊病变引起右肩痛。

(二)抑制性症状

感觉径路受破坏时出现的感觉减退或缺失。同一部位各种感觉均缺失称完全性感觉缺失;同一个部位仅某种感觉缺失而其他感觉保存,则称分离性感觉障碍。

二、临床表现

感觉障碍的临床表现多种多样,病变部位不同,其临床表现各异。

(一)末梢型

肢体远端对称性完全性感觉缺失,呈手套袜子形分布,可伴有相应区的运动及自主神经功能障碍。见于多发性神经病。

(二)周围神经型

感觉障碍局限于某一周围神经支配区,如桡神经、尺神经、腓总神经、股外侧皮神经等受损;神经干或神经丛受损时则引起一个肢体多数周围神经的各种感觉障碍,多发性神经病变时因病变多侵犯周围神经的远端部分故感觉障碍多呈袜或手套状分布,且常伴有运动和自主神经功能障碍。

(三)节段型

1.单侧节段性完全性感觉障碍(后根型)

后根型见于一侧脊神经根病变(如脊髓外肿瘤),出现相应支配区的节段性完全性感觉障碍,可伴有后根放射性疼痛,如累及前根还可出现节段性运动障碍。

2.单侧节段性分离性感觉障碍(后角型)

后角型见于一侧后角病变(如脊髓空洞症),表现为相应节段内痛、温度觉丧失,而触觉、深感觉保留。

3.双侧对称性节段性分离性感觉障碍(前连合型)

前连合型见于脊髓中央部病变(如髓内肿瘤早期及脊髓空洞症)使前连合受损,表现双侧对称性分离性感觉障碍。

(四)传导束型

1.脊髓半切综合征

脊髓半切综合征表现病变平面以下对侧痛、温觉丧失,同侧深感觉丧失及上运动神经元瘫痪;见于髓外肿瘤早期、脊髓外伤。

2.脊髓横贯性损害

脊髓横贯性损害是指病变平面以下传导束性全部感觉障碍,伴有截瘫或四肢瘫、尿便障碍;见于急性脊髓炎、脊髓压迫症后期。

(五)交叉型

交叉型表现为同侧面部、对侧偏身痛温觉减退或丧失,并伴其结构损害的症状和体征。如小脑后下动脉闭塞所致的延髓背外侧（Wallenberg）综合征,病变累及三叉神经脊束、脊束核及对侧已交叉的脊髓丘脑侧束。

（六）偏身型

脑桥、中脑、丘脑及内囊等处病变均可导致对侧偏身（包括面部）的感觉减退或缺失,可伴有肢体瘫痪或面舌瘫等。丘脑病变时深感觉重于浅感觉,远端重于近端,常伴有自发性疼痛和感觉过度,止痛药无效,抗癫痫药可能缓解。

（七）单肢型

因大脑皮质感觉区分布较广,一般病变仅损及部分区域,故常表现为对侧上肢或下肢感觉缺失,有复合感觉障碍为其特点。皮质感觉区刺激性病灶可引起局部性感觉性癫痫发作。

三、处理

总的说来,感觉障碍的处理有以下两类方式。

（一）代偿法

代偿法指就是采用各种措施,补偿患者已减退或丧失的感觉功能,使之免受不良刺激的伤害。主要应从几方面着手:①刺激要反复给予。②刺激的种类要多样化。③根据感觉障碍的恢复情况,循序渐进地进行刺激,不可操之过急。④配合使用视觉、听觉和言语刺激,以加强效果。⑤对有些患者,在刺激后可能会产生不适,应注意有无眩晕、恶心、呕吐、出汗等;是否有情绪变化或异常行为出现等。如有不适应反应,则应立即停止刺激。⑥实施感觉刺激前,应先向患者解释清楚以获得其合作。⑦尽可能把感觉刺激融会在日常活动中进行,如在洗脸时,配合做触觉刺激。

（二）感觉刺激法

感觉刺激法是指使用各种感觉刺激以图促进感觉通路功能的恢复或改善。如触觉刺激、实体觉训练等。要遵循的要点是:①刺激要反复给予。②刺激的种类要多样化。③根据感觉障碍的恢复情况,循序渐进地进行刺激,不可操之过急。④配合使用视觉、听觉和言语刺激。以加强效果。⑤对有些患者,在刺激后可能会产生不适,应注意其反应,如有无眩晕、恶心、呕吐、出汗;是否有情绪变化或异常行为出现等。如有不适反应,则应立即停止刺激。⑥实施感觉刺激前,应先向患者解释清楚以获得其合作。⑦尽可能把感觉刺激融会在日常活动中进行,如在洗脸时,配合做触觉刺激。

四、一般感觉的训练

（一）皮肤感觉的训练

皮肤感觉包括痛、温、触觉,对这些感觉功能进行训练的目的,主要为了使患者学会保护自己不受有害物的伤害。

1.有痛、温觉障碍的患者

对有痛、温觉障碍的患者一定要告诫他们,有些物体会在他们没有痛苦知觉的情况下造成伤害。如洗澡时用热水,可能会因温度过高而造成烫伤。因此一定要学会通过水蒸气的有无或多少来辨别水温的高低,而且在入浴前一定要用健手或让家人试探水温的高低。

2.进行触觉的刺激与训练

进行触觉的刺激与训练可使用的材料有:①柔软的物品,如法兰织布、羽毛,气球等。②可塑性强的物质,如水、黏土、沙等。③手感粗糙的物品,如各种沙子等。④感觉压力的器材,如把垫子、棉被或治疗球压在身上等。

训练中,可用上述材料在患者身上磨擦或让其触摸、把玩,以体验对各种物体的不同感觉。需要注意的是,训练中,刺激的强度要从最小开始,逐渐增大,要避免过强的刺激,否则会使患者生厌。同时,刺激的部位应从较不敏感的肢体末端开始,慢慢移向肢体近端和躯体。

（二）躯体感觉意识的训练

有些患者有自身的感觉的障碍,从而导致一系列的动作困难,包括:①对自己身体部位的认识和识别困难,因而不能意识身体的哪部分在动,不能有意识地控制身体动作。②对自己身体特有的空间认识不够完整,因此很难区别宽窄、大小等。③偏侧忽略,即忽略一侧的身体或环境,仿佛那一侧不存在,并由此导致左、右辨认障碍等。④躯体动作缺乏直辖市性和节奏性,导致动作笨拙。⑤手-眼协调不良。⑥不能模仿他人动作。

培养躯体感觉意识的方法:①触觉刺激法。如前所述。②本体感受器刺激法。通过被动运动、挤压和牵伸等手段刺激手腕或肘关节、踝关节、膝关节等处的本体感受器;以加强患者对这些部分的空间位置和运动的意识程度。③身体运动法。如摇晃、旋转、跳跃等活动,可帮助培养平衡感觉,学习空间关系,增强运动觉、前庭觉和本体觉。④使用视、听觉代偿法。配合言语刺激,让患者找中身体各个部分,并反复让其练习辨认和命名躯体的各个部位。

（田恒超）

第六节　肌肉萎缩

肌肉萎缩是指肌肉的容积、形态较其正常缩小、变细,组织学上其肌纤维变小或数量减少甚而消失而言。正常成年人中,男性肌纤维直径为 48～65 μm,女性为 33～53 μm,如男性<35 μm,女性<28 μm,则可认为肌萎缩。

一、病因及发病机制

（一）肌源性疾病

因肌膜功能障碍、肌肉结构异常、神经-肌肉传递障碍或直接压伤而致。

1.先天性肌病

肌纤维中央轴空性肌病、肌管性肌病、棒状体肌病、良性先天性肌病等。

2.肌营养不良症

进行性肌营养不良症、营养不良性肌强直症等。

3.炎性肌病

多发性肌炎、肌炎、皮肌炎、混合性结缔组织病及病毒、细菌、寄生虫等引起的感染性肌炎。

4.外伤性肌病

直接损伤或局部断裂、挤压、缺血所致。

5.代谢性肌病

（1）与遗传有关的代谢性肌病:糖原沉积病、家族性周期性瘫痪、脂蛋白异常症、家族性肌球蛋白尿症、脂质代谢异常性肌病等。

（2）非遗传性代谢性肌病:糖尿病性肌病、周期性瘫痪、线粒体肌病、亚急性酒精中毒及营养代谢障碍性肌病。

6.内分泌性肌病

甲状腺、甲状旁腺功能紊乱,脑垂体功能不足,皮质醇增多症等引起的肌病。

7.中毒性肌病

亚急性或慢性酒精中毒性肌病,氯贝丁酯（安妥明）、6-氨基己酸、长春新碱、依米丁、氯奎等药物中毒性肌病等。

8.其他

缺血性肌病、癌性肌病、恶液质性肌病、激素性肌病、重症肌无力晚期、反射性肌萎缩、失用性肌萎缩、局部肌内注射引起的针性肌病、顶叶性肌萎缩、交感性营养不良症等。

(二)神经源性疾病

神经源性疾病系周围神经元各部病损导致神经营养障碍及失用性肌萎缩。

1.脊髓前角细胞病损

脊髓前角细胞病损脊髓灰质炎后遗症、脊髓性肌萎缩症、脊髓空洞症、脊髓内肿瘤、脊髓炎、脊髓卒中和多发性硬化症。

2.脑干病变

脑干病变包括：脑干炎、脑干肿瘤、脑干卒中、延髓空洞症、进行性延髓麻痹症等主要引起头面部、眼球运动肌、咽喉肌、舌肌、咀嚼肌萎缩。

3.脑、脊髓神经根病损

脑、脊髓神经根病损包括：多发性神经根炎、脊膜神经根炎、神经根型脊椎关节病、椎管内脊髓外病损、脑底蛛网膜炎。

4.脑、脊神经病

脑、脊神经病包括：脑、脊神经炎，多发性神经炎，单神经炎，神经外伤，神经性进行性肌萎缩症，末梢神经炎，神经丛损伤，胸出口综合征，肘管、腕管、跗管综合征，神经卡压综合征，肩手综合征，斜角肌间隙综合征，周围神经肿瘤，中毒性周围神经病等。

二、诊断

(一)临床表现

1.症状

(1)起病年龄：先天性肌病多起于儿童或青年，运动神经元疾病多起于壮年。

(2)起病情况：肌炎、多发性肌炎多急或亚急性起病；先天性肌病、遗传性肌病多为隐匿性起病。

(3)家族史：先天性肌病、遗传性疾病常有家族史、遗传史。

(4)萎缩肌的分布：多发性肌炎以颈肌、近端肌为重；肌营养不良症可为面-肩-肱型，肢带型为多见；神经根、神经病损其萎缩与其相应支配部位相附和。

(5)主要表现为受累肌肉易疲劳及肌肉无力感。

(6)其他：肌炎常有疼痛及压痛；神经炎常有压痛及感觉障碍或其他感染(麻风、白喉)、中毒(铅、药毒)等症状及病史；代谢障碍及内分泌疾病亦有相应疾病史及病症。

2.体征

(1)病损肌肉呈现萎缩、变细、肌腹变平、不丰满，测周径双侧相差2cm以上。

(2)肌肥大：肌强直症可呈真性肥大；肌营养不良症可呈假性肥大。

(3)肌肉压痛：炎症性肌病常有压痛。

(4)肌强直：肌营养不良性强直症可见肌强直或叩击性肌强直。

(5)肌张力减退：萎缩肌肉肌张力减退。

(6)肌纤维颤动和肌束震颤：前者见于核性损害，后者现于根性损害。

(7)肌腱反射：肌源性、神经源性病损均呈现病损肌肉腱反射低下或消失。

(8)肌力检查：各种轻瘫试验阳性，肌力减退。

(二)实验室检查

1.血液检查

(1)肌酶谱检查：血清肌酸磷酸激酶(CPK)、乳酸脱氢酶及其同工酶(LDH$_{1,2,3,4,5}$)、丙酮酸激酶(PK)、醛缩酶(ALD)、天门冬氨酸氨基转移酶(AST)、丙氨酸氨基转移酶(ALT)等均有增高,见于肌源性疾病。

(2)血液生化检查:血钾降低见于周期性瘫痪,血肌红蛋白、肌酐亦可见升高。

(3)其他:血糖、内分泌测定可示相应疾病的特征,血抗横纹肌抗体、抗乙酰胆碱受体抗体测定有助于肌炎、重症肌无力症的诊断,风湿、类风湿检查、免疫球蛋白测定有助于判别结缔组织疾病。

2.尿液

肌肉广泛损害时,尿肌酸多增高。

(三)特殊检查

1.肌电图检查及脊髓诱发电位测定

有助于鉴别肌肉、神经、脊髓源性疾病。

2.肌活检

行组织化学或病理检查有助于肌病类型的鉴别。

(四)鉴别诊断

1.神经源与肌源性肌萎缩的鉴别(见表 2-3)

表 2-3　神经源与肌源性肌萎缩的鉴别

	神经源性肌萎缩	肌源性肌萎缩
发病年龄	成年	儿童、青年
家族性	较少	较多
受累部位	肢体远端重	肢带为主(近端重)
肌束纤维震颤	常有	无
感觉障碍	可有或无	无
肌肥大(或假性)	无	可有
锥体束征	可有(肌肉萎缩性侧面硬化病,ALS)	无
肌酶谱	无改变或轻度增高	多明显增高
肌电图	呈神经源性受累	呈肌源性受累
肌活检	呈神经源性改变	呈肌源性改变

2.肌萎缩与消瘦的鉴别

消瘦因全身营养不良或久病缠绵后引起,为全身性普遍表现,肌电图及肌酶谱多属正常。肌萎缩多限于部分区域或以局部为重的特征性分布。

三、治疗

(一)病因治疗

病因治疗针对感染、缺血、压迫、卡钳、肿瘤等病因进行针对性治疗。

(二)营养支持疗法

营养支持疗法除饮食应加强营养外,尚可予以营养性药物,如大量维生素(B 族维生素、维生素 E)、蛋白质、氨基酸、脂肪乳、能量合剂等,必要时可选用胰岛素低血糖疗法。国内有肌生注射液(含灵芝孢子粉)注射治疗有效的报道。

(三)改善微循环

改善微循环可用扩血管药物及循环代谢改善药物。

（四）辨证论证

1.药物

本症多属中医痿证,中医认为:脾主肉、脾主四肢,故治法中以补脾益肾、补中益气为主,可选用补中益气汤（丸）、右归丸、黄芪桂枝五物汤等加减或辨证论治。

（1）肺热伤津:清燥救肺汤加减。生石膏、桑叶、枇杷叶、杏仁、玉竹、石斛、花粉、当归、桂枝等。

（2）脾胃虚弱:补中益气汤加减。炙黄芪、人参、白术、当归、陈皮、升麻、柴胡、白芍、赤芍、鸡血藤、桂枝、鹿角胶等。

（3）肝肾阴虚:虎潜丸合地黄饮子加减。枸杞子、麦冬、狗脊、杜仲、鸡血藤、当归、黄柏、牛膝、桂枝、木瓜、山萸肉、石斛、菖蒲、远志、钩藤等。

2.针灸、水针、电针

治痿独取阳明,放以本经穴为主,常选取:肩髃、臂臑、曲池、尺泽、手三里、外关、合谷、鱼际、环跳、髀关、风市、血海、伏兔、足三里、阳陵泉等。

（五）康复治疗

康复治疗包括:按摩、推拿、医疗体操及其他理疗。

（六）肌细胞移植术及基因治疗

此治疗方法还正在研究之中。

（田恒超）

第七节　大小便障碍

一、概述

（一）排尿障碍

1.尿潴留

尿潴留是指膀胱内充满尿液而不能排出,常常由排尿困难发展到一定程度引起。尿潴留分为急性与慢性两种。前者发病突然,膀胱内胀满尿液不能排出,十分痛苦,临床上常需急诊处理;后者起病缓慢,病程较长,下腹部可扪及充满尿液的膀胱,但患者却无明显痛苦。

2.尿失禁

尿失禁是由于膀胱括约肌损伤或神经功能障碍而丧失排尿自控能力使尿液不自主地流出。

（二）排便障碍

排便困难是神经系统疾病常见症状。便秘是老年人经常发生的问题,由缺乏排便的动力所致或排便反射经常受到抑制,直肠对粪便刺激敏感性下降,粪便在肠内停留过久,水分被吸收过多,粪便干燥不能排出。粪便失禁则由于肛门内、外括约肌功能失常导致粪便不能正常储存于肠道。

（三）神经源性膀胱

正常膀胱功能的实现依赖于躯体神经和自主神经的运动与感觉成分相互协调。控制排尿功能的中枢神经系统或周围神经受到损害而引起的膀胱功能障碍称神经源性膀胱。

近年来国际上多根据膀胱功能障碍类型将神经源性膀胱分成两类。

（1）逼尿肌反射亢进:逼尿肌对刺激有反射亢进现象,在测量膀胱内压时出现无抑制性逼尿肌收缩,可伴或不伴尿道括约肌的功能障碍,多为骶髓排尿中枢以上的损害引起,具有如下特征:①膀胱容量的减少。②不自主的逼尿肌收缩。③排尿时膀胱内高压。④膀胱壁显著肥大。

（2）逼尿肌无反射：逼尿肌对刺激无反射或反射减退，在测量膀胱内压时不出现无抑制性逼尿肌收缩，可伴或不伴尿道括约肌的功能障碍，多为骶髓排尿中枢或以下的损害引起，具有如下特征：①膀胱容量增大；②缺乏自主逼尿肌收缩。③膀胱内低压力。④轻度的膀胱壁小梁形成（肥大）。

二、病因和发病机制

（一）排尿障碍

1.排尿的神经生理机制

与膀胱排尿活动有关的反射通路可分为骶髓反射通路和骶上反射通路两部分。前者是指负责排尿活动的基础反射弧，后者则通过发放抑制性冲动控制骶髓反射弧的活动，使排尿过程在高级中枢的支配下成为可由意识控制的生理性活动。与下尿路储尿、排尿功能有关的神经活动是通过4个神经解剖环路实现的。

环路Ⅰ是由往返于大脑额叶皮质与脑干网状结构间的神经通路组成（其中包括来自基底神经节、丘脑神经核及小脑的神经纤维），它们对脑干排尿维持中枢发挥抑制性作用。此环路内的损害，可使排尿反射部分或完全失去有意识的控制，逼尿肌出现无抑制性反射。在临床上，脑血管意外、脑肿瘤、颅脑外伤、多发性硬化、帕金森病等可能影响此通路，造成下尿路功能障碍。

环路Ⅱ相当于早先提出的骶髓反射弧，但盆神经的传入、传出神经并不在骶髓平面内发生突触，而是经过一长程环路在脑干发生突触的。它们的基本作用是保证并维持逼尿肌的有效收缩直至完成膀胱的排空。

在环路Ⅰ的控制下，环路Ⅱ可使排尿活动成为有意识的生理活动。脊髓横断后常可切断此环路，导致逼尿肌无反射，失去排尿能力，即所谓"脊髓休克"。此时伤后脊髓内潜在的节段反射中枢可显露出来，或损伤的神经元可出现"侧支生长"使长传导束反射转变为脊髓节段性反射。骶髓内出现新的排尿反射中枢。此节段反射的兴奋阈较低，所以最终将出现逼尿肌的反射亢进。脊髓部分横断时逼尿肌亦将出现亢进的低阈值节段性反射，此时逼尿肌收缩常失去控制且不持久，导致排尿效率降低，出现残余尿。临床上，此种情况可见于脊髓损伤、多发性硬化、脊髓肿瘤等疾病。

环路Ⅲ是逼尿肌、骶髓中枢（逼尿肌核、阴部神经核）、尿道横纹肌外括约肌间的神经通路，负责排尿时逼尿肌收缩与尿道外括约肌松弛间的协调性活动。此环路损害可影响逼尿肌与外括约肌间的协调活动，导致逼尿肌、外括约肌协同失调。

环路Ⅳ由大脑皮质运动区与骶髓内的阴部神经核间的神经通路组成，使外括约肌的活动处在高级中枢随意性控制之下。脊髓损伤、肿瘤、感染或脱髓鞘性疾患可能损害此环路，使尿道外括约肌失去随意控制能力。

膀胱、尿道平滑肌的外周神经支配系自主神经（交感神经和副交感神经），而横纹肌性质的尿道外括约肌由躯体神经支配。与下尿路功能有关的外周神经主要有：①盆神经（副交感性，来自$S_{2\sim4}$分布至整个膀胱逼尿肌及尿道平滑肌）。②腹下神经（交感性，来自$T_{11}\sim L_2$，亦分布于膀胱逼尿肌及近侧尿道平滑肌）。③阴部神经（躯体神经，来自$S_{2\sim4}$，分布于尿道外括约肌、肛管外括约肌、肛周皮肤、女性阴唇阴蒂和男性阴茎阴囊、球海绵体肌、坐骨海绵体肌）。这些神经的传出、传入纤维与腹膜后、盆腔内及膀胱壁内的许多神经丛或神经节有复杂的突触联系。许多因素如广泛的盆腔手术（根治性子宫切除术，直肠癌的经腹会阴切除术）及自主神经病变（糖尿病）、感染、中毒、带状疱疹、骶髓发育不全、马尾肿瘤与创伤等可损害这一复杂的外周神经系统，导致下尿路储尿、排尿功能障碍。

此外，膀胱体部和底部有大量胆碱能受体和β-肾上腺素能受体（近侧尿道亦有一定数量的这类受体存在）。副交感神经的冲动可使胆碱能受体兴奋，逼尿肌收缩发生排尿；交感神经冲动则可使β-受体兴奋，逼尿肌松弛，膀胱充盈储尿。而在膀胱颈部和近侧尿道（包括前列腺尿道）平滑肌内则以α-肾上腺素能受体占优势，交感神经冲动可以兴奋这些受体，使这些部位的平滑肌收缩，增加排尿阻力控制排尿。

2.病因

(1)尿潴留病因:①膀胱颈梗阻:最常见的是前列腺病变,包括前列腺增生、纤维化或肿瘤、膀胱内结石、有蒂肿瘤、血块或异物及邻近器官病变如子宫肌瘤、妊娠子宫嵌顿在盆腔等也可以阻塞或压迫膀胱颈引起梗阻。②尿道梗阻:最常见的是炎症或损伤后的尿道狭窄。尿道结石、异物、结核、肿瘤、憩室等也可引起尿道梗阻。③神经系统病变:包括肿瘤、脑卒中、脑炎、脊髓结核、糖尿病、多发性硬化等。④颅脑或脊髓损伤。⑤先天性畸形:脊柱裂、脊膜膨出、脊髓脊膜膨出等。⑥麻醉后。⑦药物作用:抗胆碱药、抗抑郁药、抗组胺药、阿片制剂等。⑧精神因素。

(2)尿失禁病因:①神经系统疾病:脑炎、脑卒中、癫痫、脑外伤、脊髓炎、脊髓损伤、周围神经损伤等均可引起尿失禁。②膀胱结石、炎症、肿瘤:这些病变可导致逼尿肌过度收缩、尿道括约肌松弛或麻痹,使得膀胱失去储尿功能。③应力性尿失禁:由于尿道括约肌松弛,当患者咳嗽、大笑、打喷嚏等使腹压突然升高时,有少量尿液可不自主排出,见于老年人尿道括约肌退行性变、青壮年妇女功能性尿道括约肌松弛、肿瘤压迫膀胱。④充溢性尿失禁:见于下尿路梗阻的各种疾病。慢性尿潴留可导致膀胱过度膨胀,膀胱内压升高,使尿液被迫溢出,称充溢性尿失禁。⑤先天性尿路畸形。

(二)排便障碍

1.排便的神经生理机制

直肠和肛门内括约肌接受盆神经($S_{2\sim4}$,副交感性)和腹下神经($T_{11}\sim L_3$,交感性)支配,肛门外括约肌接受阴部神经($S_{2\sim4}$,躯体神经)支配。盆神经兴奋时直肠收缩,肛门内括约肌松弛。腹下神经兴奋时直肠松弛,肛门内括约肌收缩。阴部神经兴奋时则肛门外括约肌收缩,内括约肌不受意识控制,而外括约肌则受意识控制。肛门内括约肌的反射是由直肠壁内神经丛所司。排便反射的高级中枢在旁中央小叶、丘脑下部及脑干,当粪便聚集直肠时,刺激直肠壁内的机械感受器。冲动经盆神经和腹下神经到达 $S_{2\sim4}$ 排便中枢,再经脊髓丘脑束上达丘脑及大脑皮质,产生排便感觉,再由下行纤维兴奋排便中枢,使盆神经兴奋,腹下神经和阴部神经受到抑制,引起直肠收缩,肛门内、外括约肌扩张,出现排便。同时膈肌和腹肌收缩作屏气动作,加强腹腔压力,协助排便。

2.病因

(1)功能性便秘:便秘是由于排便反射受到抑制,直肠对粪便刺激敏感性下降,粪便在肠内停留过久,水分被吸收过多、粪便干燥所致。下列原因造成的便秘属于功能性便秘:①进食量少或食物缺少纤维素。②排便习惯受干扰。③滥用泻药。④结肠运动功能障碍。⑤腹肌及盆肌张力不足。⑥结肠冗长。⑦应用吗啡类药、抗胆碱药、神经阻滞药等。

(2)器质性排便障碍:①神经系统疾病:脑血管疾病、脑瘤、严重颅脑外伤时常出现便秘症状,且较顽固,尤其颅内压增高时更易发生。脊髓损害严重者可出现便秘,高位脊髓病变因呼吸肌麻痹而使排便困难。骶段以上的慢性横贯性损害呈自动性排便。昏迷、脊髓病变时可引起排便失禁。②结肠、直肠、肛门病变:这些部位的良恶性肿瘤、炎症、肠梗阻等均可引起排便障碍。③腹腔或盆腔内肿瘤压迫。

三、诊断思路

(一)询问病史

(1)询问排尿排便障碍发生的缓急及病程。

(2)是否有脑血管病史,是否伴有肢体活动不灵、感觉障碍等。

(3)是否伴有意识丧失、抽搐及舌咬伤等症状。

(4)有无脊柱外伤史,是否伴有根痛,是否存在横贯性脊髓损伤表现。

(5)是否有前列腺疾病病史。

(6)是否存在尿频、尿急、尿痛。

(二)体格检查

(1)是否存在神经系统定位体征。

（2）有无意识障碍。

（3）脊柱检查对于脊髓疾病的判断有一定意义。

（4）肛诊可确定前列腺的情况，了解尿潴留的程度。

（5）尿潴留时，耻骨上区常可触到半球形膨胀的膀胱，用手按压有明显尿意，叩诊为浊音。

（三）辅助检查

（1）实验室检查：前列腺液对于诊断前列腺疾病有重要意义；前列腺特异抗原（PSA）测定对诊断前列腺癌有一定意义；血糖、尿糖检查可确诊糖尿病；尿常规检查可了解有无尿路感染；尿细胞学检查对泌尿系肿瘤亦具诊断价值。

（2）膀胱及下尿路 B 超、膀胱镜检查：有助于了解有无尿潴留、前列腺疾病、膀胱或下尿路结石、肿瘤等。

（3）X 线、CT 及 MRI 检查：X 线对脊柱裂的发现和脊柱外伤有意义，MRI 检查不但可发现脊柱病变，同时可了解脊髓损害的情况，是诊断脊髓疾病的最佳手段。CT 及 MRI 检查对于中枢神经系统疾病具有诊断意义。

四、鉴别诊断

（一）脊髓压迫症

脊髓压迫症是神经系统常见疾患，它是一组具有占位性特征的椎管内病变，包括肿瘤、腰间盘突出、脊柱损伤、脊髓血管畸形等。脊髓受压时功能丧失可导致括约肌功能障碍，髓内压迫排尿排便障碍出现较早，而髓外压迫则出现较晚。早期表现为排尿急迫、排尿困难，一般在感觉、运动障碍之后出现。而后变为尿潴留，顽固性便秘，最终排尿排便失禁。病变在脊髓圆锥部位时，括约肌功能障碍常较早出现。病变在圆锥以上时，膀胱常呈痉挛状态，其容积减少，患者有尿频、尿急，不能自主控制，同时有便秘。而病变在圆锥以下时，则产生尿潴留，膀胱松弛。当膀胱充满尿液后自动外溢，呈充溢性尿失禁。肛门括约肌松弛可导致排便失禁。

诊断要点：①不同程度的脊髓横贯性损害表现。②具有各种原发病自身特点。③脊柱 X 线检查、脊髓 MRI 检查有助于诊断。

（二）急性脊髓炎脊髓休克期

急性脊髓炎的脊髓休克期可出现尿潴留。此时膀胱无充盈感，逼尿肌松弛，导致尿潴留。过度充盈时可出现充盈性尿失禁。此期需留置导尿管，引流尿液。随脊髓功能的恢复，膀胱逼尿肌出现节律性收缩，但此时膀胱收缩不完全，有较多残余尿。绝大部分患者在病后 3～6 个月，可望恢复排尿功能。

诊断要点：①急性起病，首发症状多为双下肢麻木、无力，背痛，相应部位的束带感等。②大多在数小时至数天内进展至高峰，出现病变水平以下的脊髓完全性横贯性损伤，症状包括截瘫或四肢瘫、感觉障碍和膀胱直肠功能障碍。③MRI 检查可见髓内片状或较弥散的 T2 异常信号，脊髓可见肿胀。

（三）多发性硬化

多发性硬化是一种中枢神经系统脱髓鞘疾病，青、中年多见，临床特点是病灶播散广泛，病程中常有缓解复发的神经系统损害症状。少数患者起病时即有尿频、尿急，后期常有尿潴留或失禁。有的患者出现肠道功能紊乱，包括便秘与排便失禁。

诊断要点：①青壮年发病。②有中枢神经系统损害的表现，病灶多发。③病程波动，有缓解、复发的特点。

（四）马尾综合征

马尾神经损害在临床较为常见，大多是由于各种先天或后天的原因致腰椎管绝对或相对狭窄，压迫马尾神经而产生一系列神经功能障碍，其中包括排尿排便障碍。

诊断要点:①大部分患者有明确病因,如腰椎疾病。②疼痛多表现为交替出现的坐骨神经痛。③神经损害呈进行性,感觉障碍表现为双下肢及会阴部麻木、感觉减弱或消失;括约肌功能障碍表现为排尿排便乏力、尿潴留、排尿排便失禁,阳痿。④放射科辅助检查可清楚直观地反映椎管和椎管内硬膜囊及马尾情况。

(五)多系统变性

病因不明,病理上表现为程度不等的黑质、尾状核、壳核、下橄榄核、脑桥腹核、小脑皮质等部位神经细胞脱失,胶质细胞增生。

诊断要点:①临床上表现为锥体外系统、小脑系统和自主神经系统损害的症状和体征。②部分患者还可出现锥体束损害的症状和体征。③排尿障碍是最重要的自主神经功能障碍。

(六)脑血管病

脑血管病可影响尿便高级中枢而引起排尿排便障碍,尤其常见于多发性脑梗死及病变范围大的患者。

诊断要点:①脑血管病史。②神经系统功能损害及定位体征。③通过 CT、MRI 检查可确定诊断。

(七)癫痫发作

诊断要点:①癫痫发作的主要临床表现是意识丧失、抽搐、感觉障碍、自主神经紊乱及精神异常;②这些症状可单独或联合出现,以意识丧失和抽搐为常见。③膀胱与腹壁肌肉强烈收缩可发生尿失禁;④除确切的发作病史外,脑电图诊断意义最大。

(八)正常颅压脑积水

多与蛛网膜下腔出血等因素造成的交通性脑积水有关。以痴呆、共济失调、排尿排便障碍三联症为主要临床表现。智能障碍一般最早出现,智能障碍的程度差异很大,可以表现为轻度淡漠、记忆力减退、痴呆、表情呆板、反应迟钝等。排尿排便障碍以尿急、尿失禁多见,大多出现较晚。共济失调以步态异常开始,表现为行走慢、步距短、走路不稳、迈步费力等特点。

诊断要点:①痴呆、共济失调、排尿排便障碍三联症。②CT 或 MRI 表现是诊断正常颅压脑积水的重要依据。③有明确的蛛网膜下腔出血病史有助于诊断。

(九)前列腺增生

前列腺增生是老年男性很常见的疾病,因性激素平衡失调使前列腺内层的尿道周围腺体呈结节样增生,以致前列腺部尿道受压变窄、弯曲、伸长,使排尿阻力增加,引起排尿困难。最早的症状是增生腺体刺激所引起的尿频,以夜间为明显。继而出现进行性排尿困难,最终发展为尿潴留。

诊断要点:①直肠指检一般能触及肿大的前列腺。②膀胱镜检可以观察到腺体增生情况和膀胱内有无憩室、结石或炎症。③B 超检查,特别是经尿道或经直肠,可以准确测量前列腺体积。

(十)尿道结石

多来自上尿路,在排出过程中嵌顿于尿道内,突然发生排尿困难乃至尿潴留,伴有剧烈疼痛。

诊断要点:①排尿困难伴剧烈疼痛、血尿。②嵌顿于前尿道的结石可通过扪诊发现,后尿道结石可作直肠指检或借尿道探条触及。③X 线、B 超检查可确定诊断。

(田恒超)

第八节　共济失调

一、概述

共济失调是指因小脑、本体感觉及前庭功能障碍所致的运动笨拙和不协调,可累及四肢、躯干及咽喉肌,引起姿势、步态和语言障碍。小脑对完成精巧动作起着重要作用。每当大脑皮质发出一次随意运动的指令,总是伴有小脑发出的制动性冲动,如影随形,以完成准确的运动或动作。上述任何部位的损害均可出现共济失调。

（一）临床分类

共济失调依其病变部位不同,可分为小脑性、大脑性、感觉性及前庭性共济失调4类。

（二）相关解剖生理

1.小脑系统

小脑位于后颅窝,通过3对小脑脚(绳状体、桥臂、结合臂)与大脑、基底核、脑干、前庭、脊髓等密切联系(见图2-2)。是皮质下一个重要的运动调节中枢。小脑并不直接发起运动,而是通过对支配下运动神经元主要是红核及网状结构的下行通路,以维持躯体的平衡和自主运动的准确、协调,称共济运动。因此,有人认为,小脑像计算机一样能扫描和协调感觉传入并调节运动传出。

2.大脑－脑桥－小脑系统

大脑额、颞、顶、枕叶与小脑半球之间有皮质桥束(额桥束、颞枕桥束)及脑桥小脑纤维相联系,故当大脑损害时使这一调节精细随意运动的反馈通路中断而出现共济失调,但大脑性共济失调通常不如小脑性共济失调症状明显,较少伴发眼球震颤。

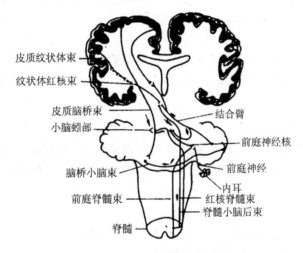

图 2-2　小脑的传导纤维联系

3.感觉系统

在此不再详述。

4.前庭系统

在此不再详述。

二、临床表现

（一）小脑性共济失调

小脑性共济失调表现为随意运动的速度、节律、幅度和力量的不规则,即协调运动障碍,还可伴有肌张力减低、眼球运动障碍及言语障碍。

1.平衡障碍

平衡障碍表现为站立不稳,两足分开,足基底变宽,左右摇晃不定,并举起上肢以维持平衡,如令其坐于板凳上亦见躯干摇晃不稳而四肢平衡障碍不明显,此谓躯干性共济失调,又称姿势性共济失调,严重躯干共济失调患者甚至难以坐稳。多见于小脑蚓部病变。上蚓部受损易向前倾倒,下蚓部受损易向后倾倒,小脑半球损害时行走则向患侧倾斜。

2.步态异常

步态异常表现为行走时两足分开,足基底增宽,步幅小不规则,不能走直线,左右摇晃不定,呈醉汉步态。患者行走每一步时都非常小心谨慎,头和躯干常呈前倾的姿势。

3.协调运动障碍

协调运动障碍表现为随意运动的协调性障碍,一般上肢较下肢重,远端比近端重,精细动作比粗大动作影响明显,运动的速度、节律、幅度和力量不平稳。如令患者两指拾取针线等细小物品,则患者两指张展奇阔,与欲取之物品体积不相称,此为辨距不良;如令患者做指鼻试验,刚开始就有震颤待食指接近鼻尖时出现明显的震颤,此为意向性震颤;若不能协调地进行复杂的精细动作,称协同不能;此外,患者尚有轮替运动异常、书写障碍等。

4.言语障碍

因发音器官唇、舌、喉肌共济失调,可使说话缓慢,含糊不清,发音量的大小和强弱均不相等或不同,声音呈断续、顿挫及暴发式,表现为吟诗样语言和暴发性语言。

5.眼震

眼球运动肌协同失调可出现粗大的共济失调性眼球震颤。小脑病变时出现眼震多为水平性,旋转性和垂直性眼震较少见。小脑病变时眼震可以逆转,即眼震初向病变侧,经过一段时间后眼震转向对侧,亦可由水平性眼震变为旋转性眼震;再就是出现位置性眼震。

6.肌张力减低

小脑急性病变时,于病变同侧肌张力减低。可导致姿势或体位维持障碍,较小的力量即可使肢体移动,运动幅度增大,行走时上肢摆动的幅度增大;膝腱反射呈钟摆样,上肢回弹现象阳性。

(二)大脑性共济失调

1.额叶性共济失调

出现于额叶或额桥小脑束病变时,较小脑性共济失调表现轻,单侧性,常见体位性平衡障碍、步态不稳、向后或向一侧倾倒,伴有腱反射亢进、肌张力增高、病理反射阳性,及精神症状、强握反射和强直性跖反射等额叶损害表现。

2.顶叶性共济失调

顶叶性共济失调表现对侧患肢不同程度的共济失调,常伴有深感觉障碍但多不重或呈一过性,闭眼时症状明显。如累及旁中央小叶可出现大小便障碍。

3.颞叶性共济失调

颞叶性共济失调较轻,可表现为一过性平衡障碍,临床不易被发现。

(三)感觉性共济失调

患者不能辨别肢体的位置及运动方向,表现为站立不稳,迈步不知远近,落脚不知深浅,踱步明显,常目视地面,在黑暗处步行更加不稳。其特点是:睁眼时共济失调不明显,闭眼时明显,洗脸因闭眼身体易向前倾倒,即视觉辅助可使症状减轻;闭目难立(罗姆博格 Romberg)征阳性,闭眼时身体立即向前后左右各方向摇晃,且幅度越来越大,甚至倾倒;音叉震动觉及关节位置觉缺失;跟—膝—胫试验阳性。脊髓后索损害时症状最明显。

(四)前庭性共济失调

前庭性共济失调系因前庭损害时失去身体空间定向功能所致。其表现除伴有眩晕、眼震外,主要以平衡障碍为主,特点是站立或步行时躯体易向病侧倾斜,摇晃不稳,沿直线行走时更为明显,改变头位可使症状加重,四肢共济运动多正常。前庭功能检查如内耳变温(冷热水)试验或旋转试验反应减退或消失。病变越接近内耳迷路,共济失调症状越明显;闭目难立征阳性,患者闭眼后躯体并不立即出现摇晃,须经过一定时间后才出现躯体摇晃,且摇晃程度逐渐增强。

(田恒超)

第九节　意识障碍

意识(consciousness)在医学中指大脑的觉醒程度,是中枢神经系统(CNS)对内、外环境刺激做出应答反应的能力,或机体对自身及周围环境的感知和理解能力。意识内容包括定向力、注意力、感知力、思维、记忆力、情感和行为等,是人类的高级神经活动,可通过语言、躯体运动和行为等表达出来。

一、概念

意识障碍(disorders of consciousness)包括意识水平(觉醒或清醒)受损,如昏迷和急性意识模糊状态;及意识水平正常而意识内容(认知功能)改变,如痴呆和遗忘等。本节讨论的内容是指意识水平下降所致的意识障碍。

二、临床分类

意识水平异常以觉醒障碍为特点,可为上行性网状激活系统或双侧大脑半球急性病变所致。

(一)根据意识障碍程度分类

1.嗜睡

嗜睡是意识障碍早期表现,唤醒后定向力基本完整,能配合检查,常见于颅内压增高患者。

2.昏睡

昏睡是指处于较深睡眠,较重的疼痛或言语刺激方可唤醒,模糊地作答,旋即熟睡。

3.昏迷

昏迷是指意识水平严重下降,是一种睡眠样状态,患者对刺激无意识反应,不能被唤醒。患者的起病状态、症状体征可能提示昏迷的病因。例如,突然起病的昏迷常提示为血管源性,特别是脑干卒中或蛛网膜下腔出血;数分钟至数小时内,由半球体征如偏瘫、偏身感觉障碍或失语等迅速进展至昏迷是颅内出血的特征;较缓慢(数日至1周或更长)出现的昏迷可见于肿瘤、脓肿、脑炎或慢性硬膜下血肿等;先有意识模糊状态或激越性谵妄、无局灶性体征的昏迷可能由于代谢紊乱或中毒所致。临床可分为浅、中、深昏迷(见表2-4)。

表 2-4　昏迷程度的鉴别

昏迷程度	对疼痛刺激	无意识动作	腱反射	瞳孔对光反射	生命体征
浅昏迷	有反应	可有	存在	存在	无变化
中昏迷	重刺激有反应	很少	减弱或消失	迟钝	轻度变化
深昏迷	无反应	无	消失	消失	明显变化

(二)特殊类型的意识障碍

1.无动性缄默症(akinetic mutism)

无动性缄默症是指患者对外界刺激无意识反应,四肢不能动,出现不典型去脑强直姿势,肌肉松弛,无锥体束征,无目的睁眼或眼球运动,觉醒－睡眠周期保留或呈过度睡眠,伴自主神经功能紊乱,如体温高、心律或呼吸节律不规则、多汗、尿便潴留或失禁等。为脑干上部或丘脑网状激活系统及前额叶－边缘系统损害所致。

2.去皮质综合征(decorticate syndrome)

去皮质综合征是指患者无意识地睁眼闭眼,瞳孔对光反射、角膜反射存在,对外界刺激无意识反应,无自发言语及有目的动作,呈上肢屈曲、下肢伸直的去皮质强直姿势,常有病理征,保持觉醒－睡眠周期,可无意识地咀嚼和吞咽。见于缺氧性脑病,脑血管疾病及外伤等导致的大脑皮质广泛损害。

3.谵妄(delirium)状态

谵妄是指患者的觉醒水平、注意力、定向力、知觉、智能和情感等发生极大紊乱,常伴激惹、焦虑、恐怖、视幻觉和片断妄想等,可呈间歇性嗜睡,有时彻夜不眠;可伴发热,酒精或药物依赖者戒断性谵妄易伴癫痫发作;常见于急性弥漫性脑损害、脑炎和脑膜炎、感染中毒性脑病等。

4.模糊(confusion)状态

起病较缓慢,定向力障碍多不严重,表现淡漠、嗜睡、注意力缺陷,见于缺血性卒中、肝肾功能障碍引起代谢性脑病、感染及发热、高龄术后患者等。

三、鉴别诊断

临床上,昏迷须注意与闭锁综合征(locked-in syndrome)鉴别。后者由于双侧皮质脊髓束及皮质延髓束受损,导致几乎全部运动功能丧失,脑桥及以下脑神经均瘫痪,表现不能讲话和吞咽,四肢瘫,可睁闭眼或用眼球垂直活动示意,看似昏迷,实为清醒。脑电图检查正常。多见于脑血管病或脑桥中央髓鞘溶解症引起脑桥基底部病变。当检查疑诊昏迷患者时,可让患者做"睁开你的眼睛""向上看""向下看"等动作来进行鉴别。

四、治疗

(一)急救处理

1.体位

一般取平卧位,头偏向一侧。如颅内压高的患者可抬高床头 30°~45°。

2.保持呼吸道通畅

患者头偏向一侧,及时清除口、鼻腔的分泌物及呕吐物,深昏迷患者可行气管插管,必要时气管切开。若患者呼吸急促或缓慢时,无论是否伴发绀,都应吸氧,必要时可予人工气囊辅助呼吸。

3.定时监测生命体征

定时监测体温、脉搏、呼吸及血压的变化。维持有效的呼吸循环功能。

4.病因治疗

明确病因,积极治疗原发病。休克的患者,应首先纠正休克,给予患者保暖,静脉补充液体,保持有效的微循环,必要时应用抗休克药物。药物中毒者应及时催吐洗胃、导泻,大量输液以促进毒物的排除。颅内占位病变者如有手术指征应尽快手术治疗。严重感染性疾病应及时应用抗生素,必要时进行药敏试验以提高疗效。对低血糖昏迷应立即静脉输注高渗葡萄糖;对高血糖性昏迷应用胰岛素、补液等治疗。脑血管意外应判断是脑梗死还是脑出血,并分别进行处理。

5.对症处理

如颅内压增高者行脱水治疗,高热者降温,水电解质紊乱者及时纠正。

(二)一般护理

1.维持正常的排泄功能

昏迷患者一般要留置导尿,在导尿或更换尿袋时注意无菌技术操作并做好相关护理,防止尿路感染;有便秘者可给予开塞露,服缓泻药或灌肠。

2.维持身体的清洁与舒适

定时翻身、被动活动肢体并保持肢体位于正常的功能位置、保持床单整洁、防止压疮形成。

3.五官护理

每日 2 次口腔护理,眼睑不能闭合者,涂四环素软膏。

4.预防坠积性肺炎

定时翻身、叩背,及时吸痰。

5.预防发生意外伤害

及时修剪指甲,避免抓伤皮肤;躁动不安的患者要使用床栏,必要时可适当使用约束带,以防止受伤或自我伤害。

(三)辨证论治

1.清热开窍法

方药:安宫牛黄丸,紫雪散,局方至宝丹。

2.温通开窍法

苏合香丸、通关散。

3.针灸

主穴:百会、人中、十二井穴、神阙。

配穴:四神聪、风池、大椎、关元。

(田恒超)

第三章

神经外科病史采集与体格检查

详尽地询问病史和进行细致的体格检查对于神经外科疾病的诊断有十分重要的意义。其步骤原则上与其他系统疾病的检查相类似,即先询问病史,然后进行检查。询问病史时,要详细、客观地了解发病的全过程,对一些重要阴性症状亦应了解,但切忌暗示和臆测。体格检查则力求系统和全面,除一般检查与常规的神经系统检查外,必要时尚需进行自主神经系统、语言、计算等功能检查。根据病史及检查结果,进行综合分析,推测病变的部位和性质,得出初步印象,随之选择必要的辅助检查,以求进一步作出临床诊断。

第一节　病史采集

采集病史是神经系统疾病诊断的第一步。病史的可靠性直接影响医师对疾病的判断,因此,应尽可能做到全面、准确。通常采集方式分为两种,首先是患者或亲属的主动陈述,其次是医师针对相关问题的询问。

一、病史采集方法

(一)主动陈述

给患者或亲属一定时间陈述患病过程,并对最痛苦的症状加以描述是必不可少的程序。医师不仅可以从患者的陈述中获取诊断信息,还可通过患者的语言表述来判断有无失语或构音障碍。但不同文化层次的患者对病情陈述具有很大差异,有些人甚至描述发病的枝节多于主症(是指发病的主要表现。这里是指有些患者详细描述发病场景,忽略了发病症状)。因此,作为神经科医师不能成为患者陈述的简单记录员,而应对其表述不清的概念进行提问,以便抓住病变主症进行定位,这是神经科医师在临床诊断中必须掌握的基本功。

(二)询问技巧

神经科医师的提问应当具有专业性,针对那些不确切神经系统定位含义的症状描述进行质询。例如,当患者使用"活动不灵或不听使唤"的字眼儿描述他的肢体运动时,其神经系统损害的定位可能涉及两个系统,即锥体系损害的无力或小脑系统损害的运动协调不良。因此,需进一步询问搞清病变部位。

二、病史采集内容

(一)主诉

主诉是指患者就诊的主要原因,即患病过程中感受最痛苦的症状,也是现病史的高度概括。主诉的描述力求言简意赅,通常不超过20个汉字,包括患病症状和时间。

（二）现病史

现病史是以主诉为中心展开的患病过程描述，一般包括主要症状出现的时间、起病特点、具体表现和发展过程及伴随症状的发生时间、临床表现和发展经过（也包括曾经就医的诊治经过）。现病史的描述顺序是按患病症状出现时间的先后依次记录的，这有助于医师判断原发病灶的部位及可能累及的范围。

起病特征和进展过程可为定性诊断提供线索。例如，血管性病变的特征通常是起病急骤、在短时间内病情达高峰；变性或肿瘤类疾病多具有隐袭起病、渐进性发展特征，而变性病变的病程较长；炎症性疾病的特征则介于前两者之间；具有反复发作和散在多发病灶的病变则提示脱髓鞘类病变的可能，如多发性硬化症。

伴随症状可为病变的确切定位提供诊断与鉴别的依据。例如，当患者主诉视物成双时，其可能损害的结构是与眼球运动有关的动眼神经、滑车神经和展神经；若伴上睑下垂和瞳孔变化则提示动眼神经受累。在现病史中刻意地否认一些重要症状的存在也是进一步定位诊断的需要。例如，动眼神经损伤部位可能从中脑动眼神经核至眶内动眼神经分支均可受累，而有无伴随锥体束损害的无力是提示脑干受累的依据；有无伴随第Ⅱ、Ⅳ、Ⅵ、Ⅴ对脑神经损害是定位眶尖、颅内眶上裂病变的依据。

总之，现病史应为定位与定性诊断提供全部信息，且语言描述尚需具有准确的神经科含义，尽量避免使用"肢体活动不灵活"或"二便正常"等这些神经系统定位模糊或含义不清的词句。准确的语言描述也有助于病变定位，如"肢体运动无力"表明锥体系统的受累，"肢体活动不准"反映小脑系统的病变，而"二便障碍"的神经科含义则提示尿便中枢所在的脊髓部位损害。

（三）既往史

通常为了不遗漏对既往发生疾病的了解，采用系统回顾的方式。但围绕与本次病症有侧重点的询问相关疾病则是事半功倍的方法。例如，当患者被怀疑患有脑血管疾病时，则更应重视询问既往血压、血脂和血糖的状况。

（四）个人史

患者独具个性的生活方式也是某些疾病发生的重要原因。例如，不良的烟酒嗜好，对某种药物的依赖性服用，生活与工作的特定环境，甚至患者的个性特征及某些疾病分布与流行所特有的地域特征。

（五）婚育史与月经史

对女性患者还应补充询问月经与孕育情况，即月经的初潮时间、来潮时间、出血量及月经周期和规律性等；已婚者的妊娠与分娩次数及有无流产等。

（六）家族史

神经系统疾病中有不少系遗传性疾病，如进行性肌营养不良症，但也有些神经系统疾病并非属于遗传疾病，却具有明显的家族遗传基因的传递特征，如偏头痛，故了解家族成员相关疾病的患病情况则是诊断中必不可缺的。

（李占成）

第二节 一般检查

一、意识状态

意识状态是反映病情轻重的重要指标，应进行详细的观察和检查。

（一）清醒

患者意识清楚。

（二）嗜睡

嗜睡是指精神倦怠或持续睡眠,但唤醒后可正确回答问题。

（三）意识模糊或朦胧

反应迟钝,思维和语言不连贯,回答问题不正确,不能配合检查,但自己可在床上翻身。

（四）半昏迷或浅昏迷

意识大部分丧失,但对强烈痛刺激有痛苦表情,或有些防御性动作,角膜、瞳孔、咽反射等可引出或较迟缓,腱反射情况不定。

（五）昏迷

意识完全丧失,无大脑皮质功能。角膜、瞳孔对光反射和咽、咳嗽反射等大多消失或明显减弱,腱反射和病理反射可以存在,但深度昏迷时也均消失。

二、生命体征

（一）呼吸

应严密观察患者呼吸的节律和深度,如潮式呼吸、叹息样双吸气呼吸或呼吸暂停等呼吸节律不整,常为深昏迷患者的晚期或是脑干中枢性呼吸衰竭的一种表现。呼吸深而慢同时伴有脉搏徐缓有力和血压升高,为颅内压增高的表现。如有呼吸困难,其原因可能是黏痰坠积、呕吐物堵塞或深昏迷患者舌后坠等引起呼吸道梗阻所致,亦可能为严重肺部感染、肺不张和继发性肺水肿等引起。

（二）脉搏

脉搏徐缓有力常见于颅内压增高者,脉速则常见于脑疝前期、脑室或脑干出血、继发感染、癫痫、缺氧等。

（三）血压

颅内压增高常引起血压增高,而周围循环衰竭、严重的酸中毒、脑干或下丘脑受损或疾病恶化等常引起血压下降。

（四）瞳孔

参阅动眼神经、滑车神经和展神经检查。

（五）体温

下丘脑体温调节中枢受损可引起中枢性高热或体温不升。躯干及四肢汗腺分泌和散热功能受损（如高颈段病变）或感染等亦可引起高热。患者衰竭或临终时,其体温下降或不升。

三、智力

（一）理解力

询问患者姓名、年龄及工作、学历、生活等情况,观察其理解和回答情况,了解其分析和判断能力。

（二）记忆力

如患者遗忘很早发生的事和物,称远记忆丧失;对近几日或几小时发生的情况不能记住,称近记忆丧失;如颅脑损伤患者不能记忆起负伤前一段时间和负伤当时的情况,称逆行性健忘。

（三）定向力

对人物、时间和地点不能识别,称定向力障碍。

（四）计算力

根据患者的文化程度,给一些数字令其进行加、减、乘、除计算,判断其计算能力。

检查中,若发现患者智力与年龄、文化程度很不相称,为智力障碍;若讲话幼稚,上述能力均有明显或严重障碍,则为痴呆。

四、语言

观察患者回答问题是否流利。若优势半球的语言中枢受损,则患者言语困难;若小脑和锥体外系受损,则患者语言讷吃。

五、精神状态

检查患者有无幻觉、错觉、妄想、猜疑、欣快、易激动、稚气、淡漠、缄默不语和强迫哭笑等。

六、身体各部位检查

身体各部位检查与一般内科检查相同,但应特别注意脑膜刺激征的检查,亦应注意头颅大小,头面部瘢痕、杂音,小儿前囟门大小和张力,面部形状、表情动作,耳鼻有无流液、流血,颈动脉搏动情况及四肢有无畸形等。

(李占成)

第三节　神经系统检查

一、脑神经检查

(一)嗅神经

1.检查方法

在患者清醒、鼻腔无阻塞的情况下,用樟脑丸、香水等刺激性较小的挥发性物质分别测试两侧鼻孔的嗅觉。

2.临床意义

嗅觉减退或消失,表明嗅觉通路受损,多见于鼻黏膜病变、颅前窝骨折、颅底脑膜炎、额叶底部肿瘤、鞍上肿瘤、癔症等。钩回和海马回刺激性病变可引起幻嗅(钩回发作),多为癫痫发作的先兆。

(二)视神经

1.检查方法

(1)视力:根据视力障碍程度不同,分别以视力表、手指数、指动和光感依次检查而定。

(2)视野:用手试法或视野计检查,后者较准确。以白色视标测定时,正常视野颞侧 $90°$,鼻侧 $60°$,上方 $60°$,下方 $70°$。色视野则白色＞蓝色＞红黄色＞绿色。

(3)眼底:用眼底镜检查,应注意视乳头颜色、形状、边界、生理凹陷及突出度,血管的充盈度、弹性、反光强度,静脉搏动,动静脉比例(正常 2：3),视网膜色素、渗出物、结节、出血等情况。

(4)视反射:乘患者不备时,试者突然将手指置于患者眼前,可见立即闭目和躲避现象。

2.临床意义

(1)全盲:多示病变直接侵犯神经,见于球后视神经炎、视神经损伤、视神经肿瘤和蝶鞍附近肿瘤等。

(2)双颞侧偏盲:提示病变侵犯视交叉中部,见于垂体肿瘤和鞍上肿瘤。

(3)双鼻侧偏盲:提示病变侵犯视交叉两外侧非交叉纤维,少见,但可见于两侧颈内动脉瘤或颈内动脉硬化。

(4)同侧偏盲:有完全半侧性和不全的 1/4(象限性)盲,提示病变累及视束或视辐射,多见于视束、颞叶、顶叶或枕叶病变,如脑血管病或肿瘤等。视束和视辐射病变,其黄斑视野(中心视野)不保留。枕叶视皮质病变有黄斑回避(中心视野保留)现象。

(5)向心性视野缩小:见于视神经萎缩、多发性硬化和癔症。

(6)视乳头水肿:见于颅内肿瘤、脑脓肿、脑出血等引起颅内压增高的疾病。

(7)视神经萎缩:见于垂体或视交叉肿瘤、视神经损伤、脱髓鞘疾病等。

(8)Foster-Kennedy综合征:即病变侧为原发性视神经萎缩,而对侧为视乳头水肿,见于额叶底部、蝶骨嵴内1/3的肿瘤。

(9)动脉粥样硬化:视网膜动脉狭窄变细,光反射增强,动脉横过静脉处有交叉征。

(10)视反射消失:见于反射通路损害,外侧膝状体水平以上的颞、顶、枕叶病变不影响瞳孔对光反射,但有视野缺损。

(三)动眼神经、滑车神经和展神经

1.检查方法

(1)眼裂:注意两侧眼裂是否对称、等大,局部有无瘢痕、外伤和炎症等。

(2)眼球运动:令患者正视前方,注意有无斜视,然后嘱患者随检查者手指向上、下、左、右各方向注视,观察其眼球运动有无受限和受限的方向及程度,询问其有无复视。

(3)检查眼球有无外突和内陷。

(4)眼球震颤:用肉眼或眼震图观察,如有眼震,请注意其方向、幅度、频率与形式(水平、垂直、旋转),以快相为准。

(5)瞳孔:注意大小、形状、位置、边缘及两侧的对称性。检查瞳孔反射:①光反射:用电筒照射一侧瞳孔,观察同侧(直接反应)和对侧(间接反应)瞳孔的收缩情况。②调节和集合反射:请患者先向远处平视,然后注视距眼数厘米处的近物,正常时两眼内聚(集合运动),双侧瞳孔缩小(调节反射)。③睫脊反射:即抓捏下颌部或颈外侧皮肤时引起瞳孔扩大。其传入神经为三叉神经下颌支或第2~3颈神经支,传出神经为颈交感神经。

2.临床意义

(1)眼裂改变:眼裂变窄或眼睑下垂,有真性和假性之分。前者为提上睑肌麻痹,由动眼神经受累引起,常伴有其他眼肌麻痹和瞳孔散大;后者是睑板肌麻痹,为交感神经麻痹所致,常伴有瞳孔缩小,称Horner综合征,亦可见于重症肌无力。眼裂变宽可见于面神经麻痹,亦可见于甲状腺功能亢进,常伴有眼球突出,多为双侧性。

(2)眼外肌麻痹:眼外肌系由动眼神经、滑车神经、展神经支配。①动眼神经损害:患侧眼球向外下斜视与向上、向下、向内运动受限,双眼向健侧注视时出现复视,同时伴有上睑下垂、眼裂变小、瞳孔散大、对光反射消失。②展神经损害:患侧眼球内斜,外展受限,双眼向患侧注视时出现复视。③滑车神经损害:少见,且不易查出。④动眼神经、展神经、滑车神经同时受损则出现全眼麻痹,其表现为眼睑下垂、瞳孔散大、光反射和调节反射消失、眼球固定不动,可见于脑底、眶上裂及眶内的感染、外伤、肿瘤及血管性疾病等。⑤核上性损害可产生眼球同向运动障碍,如一侧皮质刺激性病变引起双眼向健侧凝视,而皮质毁坏性病变引起双眼向患侧凝视。松果体肿瘤等四叠体附近的病变可引起两眼向上同向运动障碍。⑥动眼神经核损害仅一部分该神经支配的眼肌发生麻痹,可见于脑干肿瘤、弥散性脑炎等。⑦展神经核损害常伴有面神经麻痹,见于脑干肿瘤、脑炎、延髓空洞症等。⑧眼球突出见于眶内或眶上裂附近肿瘤、海绵窦血栓形成、颈动脉海绵窦瘘和颅内压增高等,眼球内陷则见于交感神经麻痹。

(3)瞳孔改变:①瞳孔扩大:一侧瞳孔扩大多为动眼神经麻痹的表现,可见于颅脑损伤、肿瘤、脑疝、颅底感染、动脉瘤等。双侧瞳孔扩大多见于双目失明、深昏迷、缺氧性脑病、颠茄药物中毒、癫痫大发作等。②瞳孔缩小:一侧瞳孔缩小见于同侧脑干、颈交感神经损伤或封闭后所致的交感神经麻痹,并伴有同侧眼裂变小,面部少汗或无汗,时有结合膜充血,即Horner综合征。双侧针尖样瞳孔缩小见于脑桥损伤、出血、肿瘤或脑室出血,亦可见于吗啡、哌替啶或冬眠药物中毒等。③光反射消失:一侧视神经损害引起同侧直接光反射和对侧间接光反射消失;一侧动眼神经损害引起同侧直接和间接光反射消失,但对侧的间接光反射存在。光反射消失,调节反射存在,瞳孔缩小且不规则,称 Argyll-Robertson 瞳孔,系神经梅毒、脑炎、肿瘤等引起中脑被盖中间神经元受损所致。

（四）三叉神经

1.检查方法

(1)感觉:在三叉神经分布区内以棉丝轻触试触觉,以针轻刺试痛觉,以金属或玻璃试管盛冷水(5℃～10℃)、热水(40℃)试温度觉。如有障碍,应注意其分布情况、性质及程度。

(2)运动:令患者咀嚼,检查者用手触颞肌及咀嚼肌以测试其肌力,观察颞肌与咀嚼肌有无萎缩。令患者张口,观察其下颌有无偏斜。

(3)反射:①角膜反射:以棉丝从侧方轻触角膜,观察同侧(直接反应)及对侧(间接反应)眼睛的闭合运动。该反射传入支为三叉神经眼支,传出支为面神经的一小分支。②下颌反射:令患者微张口,检查者将拇指置于其颏部,用叩诊锤轻叩拇指,正常可引起下颌轻微闭合。

2.临床意义

(1)三叉神经任何一支或数支发生感觉过敏或自发性疼痛,并常有激发点,见于三叉神经痛、半月节与小脑脑桥角肿瘤及上颌窦疾患等。

(2)三叉神经周围性损害:该神经任何一支损害,可引起同侧颜面部及口腔黏膜相应区域感觉减退或消失,眼支损害还可见角膜反射减退或消失,见于颅中或后窝肿瘤、外伤,海绵窦和眶上裂病变及脑膜炎等。

(3)三叉神经脊束核损害:引起面部分离性感觉改变,即痛、温觉丧失而触觉保留。此核下部腹外侧受损仅可引起同侧眼支分布区的感觉改变;核的中部受损则引起眼支与上颌支分布区的感觉改变;损害再向上则引起所有 3 支分布区的感觉改变,见于小脑下后动脉血栓形成、脑干肿瘤和延髓空洞症等。

(4)三叉神经运动根损害:患侧颞肌萎缩,咀嚼肌肌力减弱,张口时下颌向患侧倾斜,见于颅底肿瘤、颅中窝骨折或半月节手术损伤等。下颌支受刺激可引起下颌强直性收缩或咀嚼肌痉挛,见于脑桥或颅后窝炎症、破伤风等。

(5)反射消失:角膜反射消失见于该反射通路受损,如三叉神经眼支的损伤或面神经麻痹,亦见于深昏迷。下颌反射消失见于三叉神经下颌支或脑桥运动核损害,该反射亢进则常见于假性球麻痹等的双侧锥体束损害。

（五）面神经

1.检查方法

(1)面肌运动:观察患者两侧鼻唇沟及前额皱纹深浅,两侧眼裂大小是否对称,鼻及口角有无歪斜,注意患者皱额、挤眉、闭眼、鼓颊吹气、露齿、笑等动作时双侧是否对称。

(2)味觉:以棉签蘸有味(酸、甜、咸、苦)试液少许分别测试舌两侧前 2/3 味觉。

2.临床意义

(1)周围性面瘫:上、下两组面肌均出现瘫痪,表现为患侧鼻唇沟变浅或消失、眼裂变宽、额纹变浅或消失、闭眼无力或不能、嘴歪向健侧。①面神经核性损害:常与同侧展神经麻痹并发,可见于脑桥肿瘤及血管性疾病等。②小脑脑桥角损害:常与三叉神经和听神经损害并存,并伴有患侧舌前 2/3 味觉障碍,见于小脑脑桥角病变及蛛网膜炎等。③内耳孔处的损害:因与听神经同时受损,故可伴有耳鸣、耳聋、前庭功能减退等,也可引起泪腺、唾液腺分泌障碍。④膝状神经节损害:伴有舌前 2/3 味觉及泪腺分泌障碍,见于膝状神经节炎或疱疹性面神经炎。⑤面神经管损害:伴有舌前 2/3 味觉障碍、唾液腺分泌缺乏等,见于面神经炎及中耳炎等。

(2)中枢性面瘫:因面神经核上部接受两侧锥体束支配,面神经核下部接受对侧锥体束支配,故一侧锥体束受损时,仅出现对侧下组面肌瘫痪,无萎缩、无电变性反应,见于大脑半球及内囊部血管疾病、肿瘤、外伤等。双侧锥体束损害则引起双侧面肌瘫痪、表情呆板,故又称面具脸,为假性球麻痹的症状之一。

（六）听神经

1.检查方法

（1）听力:可用音叉、电听力计等方法测试。①Rinne 试验:比较一侧骨导与气导的时间。将振动的音叉置于患者一侧乳突处,待听不到声音时,再立即置于其耳前测气导,如能听到,则气导大于骨导为阳性,表示正常;听不到为阴性,表示气导障碍。②Weber 试验:比较两侧骨导的强度。将振动的音叉置于患者前额部中央,正常人两耳声响大小相等,称试验居中。如两耳声响大小不等,称试验偏向一侧,表示有听力障碍。在传导性耳聋时患侧声响强,神经性耳聋时健侧声响强。③Schwabach 试验:比较患者与检查者听力的差别。以震动的音叉置于患者的乳突部,待其听不到声响时即刻置于检查者乳突部,与检查者的正常骨导相比较。传导性耳聋骨导较正常人长,神经性耳聋则骨导比正常人短。④听力计检查:应用电流振荡发生不同频率和强度的纯音,更精确进行的一种听力检查。检查时,依照患者听到的最低强度作记录,将每一频率所得的单位(dB)记录在表格上,所得结果成曲线,即听力曲线。如曲线靠近零度线,则听力正常,距零度线越远,表示听力损失越大。传导性耳聋,听力损失为低频音的气导;神经性耳聋,听力下降为高频音气导和骨导。

（2）前庭功能:应询问患者有无眩晕,观察有无眼球震颤及身体倾倒,必要时可做下列前庭功能试验检查。①旋转试验:患者坐旋转椅内,闭目,头前倾30°,在 20 s 内转 10 圈,然后突然停止,睁眼后观察患者有无眼球震颤、倾倒、自主神经反应等,并询问患者有无眩晕。该试验因同时检查两侧水平或垂直半规管(检查时头前倾 120°角或后仰 60°角),且幕上病变可诱发癫痫,故神经外科少用。②冷热水试验(Hapllpike法):冷水 30℃,热水 44℃(均与体温相差 7℃)。盛水吊筒距耳高度 70cm,患者仰卧,头高 30°角,两眼注视屋顶或对面墙上顶点,以导管或注射针头向外耳道内注入冷水 250～300mL,40 s 后出现眼球震颤。冷水试完后休息 5 min 再试热水。进行正常冷水试验时,眼球震颤持续 2 min,热水时持续 100 s,如不出现眼球震颤,即说明前庭功能障碍。

2.临床意义

（1）耳鸣:为内耳听神经的刺激症状,见于听神经损害的早期,如听神经瘤、梅尼埃综合征、椎-基底动脉供血不足及神经官能症、疲劳、药物中毒等。

（2）耳聋:神经性耳聋见于听神经瘤、小脑脑桥角蛛网膜炎、颅内压增高、颅中窝骨折、药物中毒、迷路炎等。传导性耳聋见于中耳炎、耳硬化症及外耳道堵塞等。混合性耳聋兼有两者的临床特点。

（3）眩晕:为前庭神经刺激症状,患者自觉周围景物或自身旋转不稳,常伴有呕吐、耳鸣、耳聋、颜面苍白、出汗等,见于脑干肿瘤、炎症、外伤或延髓空洞症、药物中毒及梅尼埃综合征等。

（4）眼球震颤:系眼球不自主、有节律的往复运动,依据眼球运动方向,可分为水平性、垂直性、旋转性、斜向或混合性眼球震颤。往复速度可相同,亦可不同(即快、慢相),不同时则以快相的方向表示眼球震颤的方向:①眼性眼球震颤:见于屈光不正或先天性眼病,其临床特点多为钟摆样,无快、慢相之分,不伴旋转性眩晕,但可觉外环境来回摆动,闭眼时可消失;②前庭性眼球震颤:多为水平-旋转性眼球震颤,幅度较大,常伴有眩晕或听力减退,闭眼时眩晕不减轻,见于迷路炎、迷路水肿与外伤等。

（七）舌咽神经和迷走神经

1.检查方法

注意患者发音有无鼻音或声音嘶哑,了解其有无吞咽困难或饮水呛咳。让患者张口,用压舌板压舌,观察静止和发"啊"音时,软腭上举是否有力,腭垂是否居中,腭弓两侧是否对称等。咽反射:用棉签或压舌板分别轻触两侧咽后壁。正常可引起作呕反应。必要时应检查舌后1/3的味觉和一般感觉。注意呼吸、脉搏和肠蠕动情况。

2.临床意义

（1）核及核下损害:一侧损害引起腭垂偏向健侧,患侧腭弓下垂、声音嘶哑、吞咽呛咳及咽反射消失等,因内脏为双侧支配,故无内脏障碍,见于颅底肿瘤、小脑脑桥角肿瘤、脑底脑膜炎等;双侧受损引起真性球麻痹,患者严重吞咽呛咳、发音困难、咽反射消失,见于脑干肿瘤、延髓出血、延髓空洞症和脑底脑膜炎等。

(2)核上损害:因疑核受双侧锥体束支配,故一侧锥体束或皮质受损不引起症状。双侧损害引起假性球麻痹,患者双侧软腭麻痹,发音及吞咽不能,但有较迟钝的咽反射,可伴有双侧面肌及四肢瘫痪、精神症状及脑干病理反射(掌颏、吸吮反射)等,见于脑血管病、脑炎、颅脑损伤等。

(八)副神经

1.检查方法

检查者以手抚摸两侧的胸锁乳突肌和斜方肌,再令患者做转头和耸肩动作,并用手抵抗之,比较两侧是否对称,肌力是否相等。

2.临床意义

一侧副神经或其脊髓核受损时,同侧胸锁乳突肌和斜方肌瘫痪、萎缩,下颏转向患侧,用力向对侧转头时无力,患侧肩下垂,耸肩不能,见于脊髓肿瘤、脊髓空洞症及肌萎缩性侧索硬化症等。双侧受损时,患者头向后仰,并常伴迷走神经与舌咽神经受损,见于颅后窝或枕大孔区肿瘤、颅脑损伤及炎症等。

(九)舌下神经

1.检查方法

令患者将舌伸出并向左、右和向上运动,观察有无偏斜,舌肌有无萎缩或纤维震颤。亦可令患者以舌尖抵住一侧颊部,检查者用手指在颊部外按压,以试其肌力。

2.临床意义

(1)核及舌下损害:一侧损害引起患侧舌肌萎缩,有时见肌纤维震颤(核性)或肌束震颤(核下性),伸舌偏向患侧;双侧损害时,则舌无运动,进食及构音困难,并可引起呼吸困难。因面神经的口轮匝肌运动纤维系由舌下神经核发出,故该核受损时可出现口唇变薄、不能吹口哨等,见于枕骨大孔区肿瘤或炎症及延髓空洞症等。

(2)核上损害:一侧锥体束受损,伸舌偏向健侧,无舌肌萎缩和纤维震颤,多伴有中枢性面瘫。双侧锥体束受损时舌全瘫、伸出困难、舌肌萎缩,见于脑血管病、脑干肿瘤及感染等。

二、感觉功能检查

感觉障碍是神经系统常见的临床症状,对神经系统受损的水平提供了有价值的线索。通过细致检查,不仅可以了解支配病变区的皮神经,而且可以确定其所属脊髓节段。检查结果一般分为正常、过敏、减退、消失或异常。

(一)检查方法

1.触觉

令患者闭目,用棉絮或毛笔轻触其皮肤,并询问是否觉察及其灵敏程度。每次轻触皮肤时应注意在一个脊神经分布区,不能划过两个脊神经分布区。

2.痛觉

令患者闭目,以针尖轻刺其皮肤,并询问有无痛感及疼痛程度。若发现有感觉障碍区,检查应由感觉障碍区向正常区方向进行,并测定其范围。对于意识不清的患者,应根据针刺时肢体回缩、面部表情等反应来判断。

3.温度觉

以分别盛冷水(0℃～10℃)和温水(45℃左右)的试管,紧贴患者皮肤,询问其是否有冷热感及其程度。

4.运动觉和位置觉

嘱患者闭目,轻轻移动其指、趾、踝、腕,甚至整个肢体,令其回答是否觉察移动及方向。

5.震动觉

将震动的音叉置于体表骨骼浅面或突起部位(如足的内踝、胫骨前面、髂前上棘、桡骨茎突等),询问是否有震动感及程度。

6.实体觉

令患者闭目后,用手辨别物体形状(立方、长方、三角、圆柱形等)、大小、硬度、质地(粗糙、平滑)、材料(绸子、布)等。

7.两点辨别觉

以两脚规的尖端接触身体不同部位,测定患者两点分辨的能力。其正常值为:手指掌面 1.1mm,手掌 6.7mm,手背 31.5mm,前臂和小腿 40.5mm,面颊 11.2mm,上臂和大腿 67.7mm。

8.图形觉

在患者皮肤上写数字或画十字、圆形等简单图形,让其在闭目的情况下予以辨识。

(二)临床意义

1.感觉障碍的性质

(1)感觉过敏:轻微的刺激引起强烈的感觉,为神经末梢和神经干的刺激症状。

(2)自发性疼痛:未受外界刺激而发生的疼痛。①局部性疼痛:疼痛感觉的区域与病变位置相符,如多发性末梢神经炎,在肢体末端出现局部性疼痛;②放射性疼痛:疼痛沿神经受刺激部位的远端放射,如腰椎间盘突出压迫坐骨神经根,疼痛放射到腿和足的外侧部;③扩散性疼痛:疼痛从病变神经分布区扩散到邻近神经分布区,如三叉神经痛可从一支分布区扩散到另一支分布区;④牵涉性疼痛:又称感应性痛,内脏患病时,脏器疼痛冲动可扩散到脊髓后角,引起躯体相应区域疼痛,如心绞痛引起左上肢痛。

(3)感觉减退或消失:为周围和中枢神经损伤不同程度的症状。如神经分布区内所有感觉的缺失,为完全性感觉障碍;一种感觉正常而另一种感觉缺失,为分离性感觉障碍。

(4)感觉异常:为感觉神经或脊髓受刺激的一种表现,如麻木感、蚁行感等。

(5)压痛:为压迫病变表浅部位或其邻近的骨性突起而引起的疼痛,如椎间盘突出患者的椎旁压痛。

(6)神经牵拉痛:牵拉病变神经时引起的疼痛,如脑膜炎行克氏征检查时引起的神经根牵拉痛。

(7)感觉倒错:对刺激产生的错误感觉,如把触觉误认为是疼痛等。

2.感觉障碍的定位诊断

(1)周围神经损害:在其相应分布区有综合性的感觉障碍,并常伴有下运动神经元麻痹,见于神经炎和周围神经损伤等。

(2)脊神经节损害:有其相应的根分布区,患病初期有疼痛和带状疱疹,见于脊神经节炎。

(3)脊神经后根损害:有按节段分布的感觉缺失、减退或过敏,常伴有放射性疼痛,亦可引起深部组织的自发性疼痛。由于相邻神经根的重叠分布,故在一个后根受损时,其感觉障碍不易查出,如小的脊髓外肿瘤、椎间盘突出等。

(4)脊髓后角损害:引起同侧节段性分离性感觉障碍,即节段内痛、温觉消失,而触觉仍存在,因为脊神经后根进入脊髓后,只有痛、温觉纤维进入后角,而触觉和关节运动觉纤维则进入后索上行。

(5)脊髓中央部损害:引起双侧对称性、相应节段性分离性感觉障碍,因为仅痛、温觉纤维在前白质连合交叉,见于脊髓空洞症、脊髓内肿瘤或出血等。

(6)脊髓横断性损害:①半侧损害:患侧损伤部位以下深感觉和识别觉障碍,并伴有患侧痉挛性截瘫,腱反射亢进,病理反射阳性,健侧痛、温觉障碍,而触觉无明显障碍,见于脊髓刺伤;②后索损害:损伤部位以下深感觉消失而痛、温觉正常,临床表现为感觉性共济失调步态,走路不知深浅,昂伯征阳性,见于梅毒或该部肿瘤;③完全横断性损害:损伤平面以下各种感觉均消失,并伴有痉挛性截瘫。

(7)脑干损害:一侧损害引起交叉性感觉障碍,即病灶同侧面部及对侧躯体的感觉减退或消失。根据该侧脑干损害完全与否,可产生分离性或完全性感觉障碍,见于该部血栓形成、肿瘤等。

(8)内囊损害:对侧半身感觉障碍;并伴有偏瘫和偏盲等,见于该部出血、血栓形成等。

（9）丘脑损害：对侧半身感觉障碍，并伴有对侧自发性疼痛、感觉过度、共济失调、不自主运动、一过性轻偏瘫，称丘脑综合征，见于丘脑血栓形成和肿瘤等。

（10）大脑皮质中央后回损害：一般产生部分性对侧偏身麻木，深部感觉和实体感觉障碍较重，而浅感觉障碍较轻。其分布多不完整，可为一肢体或半侧身体，亦可有单瘫，局灶性感觉性或运动性癫痫，见于血栓形成、肿瘤和外伤等。

三、运动功能检查

（一）检查方法

1.肌体积

观察肢体肌肉有无萎缩或肥大，并将两侧肌肉互相比较，必要时测量肢体周径，并记录之。

2.肌张力

肌张力是指肌肉为随时准备实现收缩运动而在静止状态下维持的一定程度的紧张度。检查时，嘱患者放松肢体，检查者用手触摸其肌肉，观察其肌肉硬度和肢体在被动运动时的阻力强弱。一般以肌张力正常、增强（齿轮状或铅管状、折刀状抵抗）和减低来表示。

3.肌力

观察各关节自主运动的力量、幅度和速度，及抵抗阻力的力量和握力的大小等。对于肌力轻度减弱的患者，可用下述方法检查：①分指试验：令患者伸直双臂，两手掌相对而不接触，用力伸开五指，肌力减弱侧指间隙较小；②Barre征：令患者平举双臂，肌力减退侧下垂；或令患者俯卧屈腿呈直角，肌力减弱侧小腿下垂或摇摆不定，即阳性；③Magazini征：令患者仰卧，并抬腿使膝、髋关节均屈呈直角，肌力减弱侧下肢逐渐下垂或摇摆不定，即阳性。

对于昏迷患者，则给予刺激，观察其肢体活动情况。

肢体瘫痪程度一般分为6级：0级，肌肉完全不能收缩；1级，可见肌肉收缩，但无肢体运动；2级，在床面上可自主移动，但不能作抵抗重力运动；3级，能克服重力作自主运动；4级，能抵抗外加阻力而自主运动，但较正常肌力减弱；5级，正常肌力。

4.不自主运动

不自主运动是指不受主观意志支配的动作。

（1）震颤：为肢体的一部分或全部迅速而有节律的颤动，又可分为静止性震颤和运动（意向）性震颤两种。前者特点是在肢体休息时出现，情绪激动时加重，运动时减轻或消失，入睡时消失；后者则在肢体运动时出现，越接近目标，震颤越重，静止时减轻或消失。检查时，注意观察震颤的节律性、幅度、部位及其变化情况。

（2）肌纤维震颤和肌纤维束颤：肌纤维震颤是单个或一组（比肌束小）肌纤维的连续细小的颤动样收缩，一般要肌电图检查才可以发现。肌纤维束颤是脊髓前角细胞和脑神经核所支配的肌束细而快的收缩，可在皮肤表面观察到。

（3）痉挛：为一种阵发性、有节律、不自主的肌肉收缩。检查时，注意其为局限性还是全身性，是阵挛性还是强直性。

（4）抽搐：为一组肌群的刻板样而重复的急促抽动，其产生和某些周围刺激有关。检查时应注意其部位、范围及伴随的症状等。

（5）舞蹈动作：为某一或某些肌群的一种快速抽动，引起身体的某部位不自主、无节律性的急速跳动，在受刺激或激动时加重。

（6）手足徐动症：为肢体一种间歇性、缓慢而不规则的蠕动样动作。检查时，应注意其发生部位、波及范围、肌张力的变化等。

5.伴随运动

伴随运动又称联合运动，是指患者在走动时伴随的动作，如走路时两手前后摆动和姿势的维持等。检查时,应注意伴随动作是否适当、协调。

6.共济运动

共济运动是指在完成某一动作时,肢体的主动肌、拮抗肌和辅助肌的配合与协调。如有障碍则称共济失调。

(1)运动性共济运动:①指鼻试验:令患者用手指指鼻尖,若动作笨拙、不准,则为共济失调;②对指试验:令患者两手示指互相对指,或一手指与检查者手指对指,动作不准确为共济失调;③轮替试验:令患者两手作迅速的旋前、旋后的交替动作,两手动作笨拙、快慢不一为共济失调;④跟膝胫试验:令患者仰卧,抬高一侧下肢,将一足跟置于另一侧膝上,然后沿胫前下滑,抬腿过高或下滑不稳、不准,为共济失调;⑤精细动作检查:令患者扣衣扣或系鞋带等,若动作笨拙、困难,则为共济失调。

(2)平衡性共济运动:令患者闭目直立,双足并拢,双臂平伸,若身体摇摆且向一侧倾倒即为昂白试验阳性;或令患者沿直线行走,若足迹向一侧偏斜,则示平衡有障碍。

7.姿势与步态

观察患者行、立、坐、卧时的姿势及行走的步态。根据病变和临床表现的不同,可分为蹒跚(醉汉)步态、偏瘫步态、剪刀步态、慌张步态、肌无力步态和拖曳步态等。

(二)临床意义

1.肌体积异常

(1)肌萎缩:见于下运动神经元或周围神经损害,上运动神经元损害或肢体长期不活动引起的失用性肌萎缩。

(2)假性肌肥大:见于进行性肌营养不良。

2.肌张力异常

(1)肌张力减低:见于下运动神经元损伤、小脑疾病、休克或深昏迷时及深层感觉障碍等。

(2)肌张力增高:见于锥体束或锥体外系受损害。前者多呈"折刀样"增高,即刚开始活动时阻力较大,至一定程度后则阻力突然消失,这种肌张力增高在上肢屈肌和下肢伸肌表现明显。后者多呈齿轮状肌张力增高,在屈伸关节时有如扳动齿轮的顿挫感,伸肌和屈肌均较明显。

3.瘫痪

按肌力障碍程度可分为完全性和不完全性瘫痪,按照其损害部位的不同,又可分为上运动神经元瘫痪和下运动神经元瘫痪。按瘫痪范围和部位的不同,可分为:①单肢瘫:见于大脑皮质运动区的局限性损害;②偏瘫:常见于一侧大脑半球运动区或内囊的损害;③交叉性瘫痪:见于一侧脑干病变,引起病灶侧脑神经周围性瘫痪及对侧上下肢的上运动神经元性瘫痪;④截瘫:多见于脊髓横贯性损害,亦可见于矢状窦中1/3的损害;⑤二肢瘫:可见于矢状窦中1/3损害;⑥四肢瘫:多见于颈段脊髓损害,亦可见于矢状窦中1/3损害。

4.不自主运动

不自主运动包括:①肌纤维震颤:见于失神经支配的肌肉;②肌纤维束颤:为脊髓前角细胞和脑干运动核受刺激的表现,见于脊髓内肿瘤、脊髓空洞症和脊髓前角灰白质炎等;③震颤:静止性震颤见于纹状体、苍白球损害,如帕金森病;运动性震颤常见于小脑病变;④痉挛:见于大脑皮质运动区受刺激时,亦可见于癫痫等;⑤抽搐:见于某些脑部器质性病变,低血钙等亦可引起手足抽搐;⑥舞蹈动作:见于纹状体为主的基底核损害;⑦手足徐动症:见于尾状核为主的纹状体损害。

5.共济失调

(1)小脑性共济失调:由于小脑及其传入、传出纤维损害所致。小脑蚓部病变主要引起躯干(平衡性)共济失调;小脑半球病变则主要引起同侧肢体运动性共济失调。该共济失调还常伴有蹒跚步态,眼球震颤,言语滞涩、忽高忽低、肌张力降低等。

(2)大脑性共济失调:由大脑半球病变引起额叶脑桥小脑束和颞叶脑桥小脑束受损所致。其表现与对侧小脑半球病变引起的失调相似,主要为对侧肢体运动性共济失调。其区别在于大脑性共济失调表现在病变对侧肢体,且伴有肌张力增高和病理反射阳性,而小脑性共济失调则表现在病变同侧肢体,且伴有肌张力减低和病理反射阴性。

(3)前庭、迷路性共济失调:由前庭、迷路系统受损所致。主要表现为平衡障碍、眩晕、眼球震颤,且睁眼时减轻,闭眼时加重。

(4)脊髓性共济失调:由脊髓后根、后索及脑干内侧丘系受损引起深感觉系统传导障碍所致。患者不能了解肢体的确切位置及运动方向,故走路抬脚高,落脚重,睁眼时平衡性和肢体运动性共济动作尚正常,而闭眼时则难以完成。

6.姿势及步态异常

姿势及步态异常包括:①蹒跚(醉汉)步态:见于小脑损害;②偏瘫步态:走路时瘫侧上肢屈曲内旋,下肢僵直,迈步抬腿困难,膝关节不能屈曲,下肢向内划圈,见于颅脑损伤、脑血管意外等引起的一侧上运动神经元受损而偏瘫的患者;③剪刀步态:又称截瘫步态,行走时两腿交替地向内划圈,两侧膝关节前后交叉呈剪刀状,见于脊髓病变和先天性脑性瘫痪等所致双腿上运动神经元瘫痪者;④慌张步态:又称帕金森病性步态,行走时躯干稍前倾,双臂不动,小步疾速向前,难于立刻止步,见于帕金森综合征等;⑤肌无力步态:又称"鸭步",因两腿肌无力,肌张力减低,难以持重,故行走时迈步困难,两腿分开,髋关节和躯干左右摇晃,见于马尾神经损伤、肌营养不良等;⑥拖曳步态:行走时患脚举足无力,足尖下垂,拖曳前进,见于腓神经损伤。

深感觉障碍引起的步态改变见脊髓性共济失调。

四、反射检查

反射是指机体在中枢神经系统的参与下,对内、外环境刺激作出的反应。其变化在神经系统损害中出现较早,检查不受意识状态的影响,结果较为客观。临床上一般将反射分为浅反射、深反射与病理反射3类。检查时,应注意两侧对比。

(一)检查方法

1.浅反射

(1)腹壁反射($T_{7\sim12}$):令患者仰卧屈腿并放松腹部肌肉,检查者用钝器分别轻划腹壁两侧上($T_{7\sim8}$)、中($T_{9\sim10}$)、下($T_{11\sim12}$)部,引起相应部位腹肌收缩。

(2)提睾反射($L_{1\sim2}$):以钝器由下而上轻划患者大腿内侧皮肤,引起同侧睾丸上提。

(3)跖反射($S_{1\sim2}$):以钝器划足底外侧缘,引起所有足趾向跖侧屈曲。

(4)肛门反射($S_{3\sim5}$):以钝器轻划肛门周围皮肤,引起肛门外括约肌收缩。

2.深反射

(1)二头肌反射($C_{5\sim6}$):置患者前臂于轻度旋前的半屈曲位,检查者置拇指于二头肌腱部,再以叩诊锤轻击拇指,引起前臂屈曲运动。

(2)三头肌反射($C_{6\sim7}$):置患者前臂于旋前的半屈曲位,检查者以手握其前臂,以叩诊锤轻击鹰嘴上方的三头肌腱,引起前臂伸展。

(3)桡反射($C_{7\sim8}$):置患者前臂于轻度屈曲的半旋前位,以叩诊锤轻击桡骨茎突上方,引起前臂旋后及屈曲运动。

(4)尺反射($C_8\sim T_1$):置患者前臂于轻度屈曲的半旋后位,以叩诊锤轻击尺骨茎突上方,引起前臂旋前。

(5)膝反射($L_{2\sim4}$):检查者以左臂托住患者两腿腘窝部,使其膝关节置于约120°的屈曲位,再以叩诊锤轻击髌骨下缘的髌韧带,引起膝关节伸直并触知股四头肌收缩。

(6)跟腱反射($S_{1\sim2}$):检查者用手握住患者足前部并使踝关节轻度向背侧屈曲,以叩诊锤轻击跟腱,引起足向跖侧屈曲。

3.病理反射

（1）阵挛：为腱反射亢进的极度表现：①踝阵挛：置患者膝关节半屈曲位,检查者一手握住其小腿,另一手握住足趾部并突然使踝关节背屈,引起踝关节连续的伸屈运动；②髌阵挛：令患者膝关节伸直,检查者用拇指和示指按住髌骨上缘并突然用力向下推,引起髌骨连续的上下运动；③腕及手指阵挛：检查者突然用力背屈患者手腕和手指,引起其腕或手指的连续伸屈运动。

（2）Babinski 征：以钝器划患者足底外侧皮肤,引起踇趾背屈,其余四趾张开并跖屈,或仅出现踇趾的背屈均为阳性。

（3）Chaddock 征：以钝器划患者足背外侧皮肤引起与 Babinski 征相同的反应。

（4）Oppenheim 征：检查者用拇指和示指沿着患者胫骨前缘用力自上向下推压,引起与 Babinski 征相同的反应。

（5）Gordon 征：用手指挤压患者腓肠肌,引起与 Babinski 征相同的反应。

（6）Schaffer 征：用拇指和示指紧捏患者跟腱部,引起与 Babinski 征相同的反应。

（7）Gonda 征：用力扭转或下压患者第 3 或第 4 足趾,引起与 Babinski 征相同的反应。

（8）Rossolimo 征：用叩诊锤轻击或用手轻弹患者足趾趾端或手指指端,引起足趾或手指的屈曲反应。

（9）Hoffmann 征：检查者一手握住患者腕部,另一手中、示指挟住患者中指并稍背屈,轻弹中指指端,引起拇指和其他四指的屈曲运动。

（10）口反射：包括吸吮反射和掌颏反射。前者是轻触患者口唇部或叩击人中、口角等处引起的吸吮动作；后者是快速轻划患者大鱼际或小鱼际皮肤引起同侧口角上提反应。

（二）临床意义

（1）皮质运动区和内囊损害：病灶对侧深反射亢进,而浅反射消失,并出现病理反射。额叶广泛病变出现强握反射和口反射。双侧皮质延髓束受损时,口反射亢进。

（2）脑干损害：一侧损害少见；双侧损害时,两侧深反射亢进,浅反射消失并出现病理反射。

（3）脊髓损害：若为横贯性损害,则损害节段以下两侧深反射亢进,浅反射消失并出现病理反射；若为半横贯性损害,则损害节段以下同侧深反射亢进,浅反射消失并出现病理反射。

以上深反射亢进是指休克期过后。在上述部位损害的休克期,深反射减退或消失。小脑或锥体外系疾病亦可引起深反射减弱或消失。

（4）神经系统兴奋性改变：中枢神经系统的兴奋性降低,如深昏迷、深睡或服用大量镇静剂等,深反射和浅反射均减弱或消失；神经系统兴奋性增高,如神经官能症、甲状腺功能亢进（简称"甲亢"）、破伤风、手足搐搦症、精神过度紧张等,则引起对称性深反射普遍提高。

（5）深、浅反射改变：脊髓反射弧上任何部位的损害均可引起相应部位的深、浅反射减弱或消失。

（6）其他反射改变：严重肌肉病、严重感染、中毒、全身衰竭或内分泌功能减退等引起的肌肉应激性降低,及肌张力过高或关节病变引起的活动受限,可致深反射减弱或消失；而腹壁松弛、肥胖、紧张或瘢痕等,则常使腹壁反射不易引出；老年人及阴囊、睾丸局部病变可使提睾反射减弱或消失。

五、脑膜刺激征检查

脑膜刺激征是指颅内感染、蛛网膜下腔出血、颅内压增高及颈部疾病等刺激脑脊膜和神经根引起的症状。临床表现除头痛、恶心、呕吐、体温升高等症状外,还可出现下列体征。

（一）颈强直

系颈部神经根受刺激所致。检查时,令患者仰卧,检查者用一手轻轻托起患者头部,使颈前屈,如颈部有抵抗且感疼痛,或下颏不能接近前胸壁为阳性。其程度可以下颏与胸骨柄间的距离表示,距离越大则颈强直的程度越重。严重时患者颈部向后过伸,呈强直位,不能活动,甚至整个脊柱向后弯曲,呈角弓反张状。

（二）Kernig 征

Kernig 征系脊髓腰部神经根在受牵拉刺激时引起疼痛所致。检查时患者仰卧，检查者以一手托起患者一下肢，先使膝、髋关节均屈曲成直角，后伸直其膝关节，如未达到 135°时就有抵抗，并感大腿后及腘窝部疼痛者为阳性。

（三）Brudzinski 征

令患者仰卧，检查者突然用力将其颈部向前屈曲（颈征），或用手压迫其耻骨联合（耻骨征），引起患者两下肢髋、膝关节反射性自动屈曲为阳性。检查者屈曲一下其肢膝关节，再强力使该肢髋关节向腹部屈曲，引起对侧下肢发生反射性自动屈曲，称 Brudzinski 对侧小腿征阳性。

六、自主神经系统检查

（一）血管运动

注意皮肤颜色（苍白、潮红或发绀）、粗细、湿度及毛发、指甲等情况。

皮肤划纹试验：用叩诊锤柄或其他钝器划压皮肤，正常在 3～5 s 出现红色条纹。若皮肤上出现凸出的条形水肿（皮肤划纹症），则表示副交感神经极度兴奋；若皮肤上出现白色条纹，则表示交感神经兴奋性异常增强。

（二）发汗试验

洗净并干燥患者皮肤，用含碘溶液（纯碘 2g，蓖麻油 10mL，无水乙醇 100mL）涂于体表（外阴部和眼睑不宜涂布），待皮肤晾干后撒以淀粉，当皮肤出汗时，碘使淀粉变蓝色，观察其颜色改变及分布情况。促使发汗的方法有以下几种：

（1）毛果芸香碱法：皮下注射 1‰毛果芸香碱溶液 1mL。其作用部位是交感神经末梢。

（2）加温法：采用被罩式热光浴，开热风扇或置热水袋等加温。该法是通过脊髓侧角细胞引起脊髓发汗反射。

（3）阿司匹林法：口服阿司匹林 0.6～0.9g 和饮热开水一杯，使患者发汗。其作用于下丘脑散热中枢，引起发汗反应。

①周围神经损害：3 种方法试验时，损害神经支配范围内的皮肤均少汗或无汗。②脊髓侧角、前根及灰交通支损害：用阿司匹林和加温法试验时，损害平面支配范围内皮肤少汗或无汗，而用毛果芸香碱法时无改变。③脊髓横贯性损害：用阿司匹林法和加温法时，损害平面以下皮肤少汗或无汗，毛果芸香碱法试验时无改变。④间脑或皮质损害：用阿司匹林法试验时，见单肢或偏身的皮肤少汗或无汗，而其他两法试验时无改变。

（三）立毛运动

置乙醇、乙醚棉球或冰块于患者颈后或腋下，可引起皮肤鹅皮样改变。受损脊髓的皮肤节段及受损周围神经分布区内无此改变。

（四）皮肤营养

注意皮肤光泽及干燥与否，有无脱屑、溃疡或发亮变薄，及毛发多少，指甲的纹理、厚薄及形状等。皮肤营养障碍可见于周围神经受损和脊髓横贯性损伤等。

（五）膀胱功能

注意有无尿潴留或尿失禁，必要时作膀胱压力测定。膀胱功能障碍见于骶反射弧上任何部位的损害，腰段以上脊髓横贯性损害，及丘脑、矢状窦旁病变等。一般来说，上运动神经元受损引起尿失禁（高张力膀胱），但在休克期，亦可引起一时期的尿潴留；下运动神经元受损则引起尿潴留（低张力膀胱）。

（六）排便情况

注意有无便秘或失禁，必要时作直肠指诊检查了解肛门内括约肌的松紧度等。排便障碍见于脊髓圆锥以上部位的损害。

（七）Horner 综合征

眼睑轻垂、瞳孔缩小、眼球凹陷、面部无汗等，见于脑干、T1 段以上脊髓或星状交感神经节疾病等。

（八）其他检查

必要时作皮肤温度、皮肤电阻测定，如疑及下丘脑或垂体病变时，应注意患者发音、胖瘦、性征、性器官，并了解性功能及月经等内分泌情况。

七、失语、失用、失认、失写、失读和失算的检查

（一）失语

1.检查方法

检查前须排除精神状态的异常，及因咽、喉、唇、舌和面部表情肌运动障碍而引起的发音与构音困难。

（1）对语言理解能力的检查：提问题让患者回答，或由简到繁地嘱患者做各种动作，以了解患者对语言的理解能力。

（2）对语言表达能力的检查：听其自发性发言，注意其用字是否恰当，陈述是否流利等。

（3）对其命名能力的检查：示钢笔、茶杯等日常用品，观察其能否说出名称和用途。

2.分类和临床意义

（1）运动性失语：对语言仅能理解，但不能表达，见于运动语言中枢受损。

（2）感觉性失语：能说话，但对语言不理解，往往答非所问，见于感觉性语言中枢受损。

（3）混合性失语：具有上述两者特征者。

（4）命名性失语：对物名、人名不能讲出，但对物品的用途常能说清，见于优势半球颞叶后部和顶叶下部受损。

（二）失用

患者能正确地理解语言，随意运动良好，但不能正确执行要求做的日常动作。

1.检查方法

患者应有正常智力和对语言有正确的理解能力，并排除肌肉瘫痪、不自主运动及共济失调等运动障碍。检查时，嘱患者做某些日常动作，如握笔、持筷、穿鞋、系鞋带等，观察其动作的顺序有无错误，及动作的准确性；嘱其用火柴摆简单几何图形等，观察其能否完成。

2.分类和临床意义

（1）运动性失用：患者能理解要求完成动作的顺序，但在执行中却笨拙不灵，不能完成穿针等精细动作，并能意识到自己的动作达不到要求；或肢体有轻度瘫痪，但与完成动作的笨拙程度不相称。见于皮质运动区或运动前区受损。

（2）观念性失用：在进行较复杂动作时，患者不能意识到要求完成的某一动作所必需的顺序，使动作颠三倒四，失去条理性。如让患者吸烟，则一手拿烟，一手拿火柴，不知所措，或将烟放在口中，将火柴也放在口中等，但看他人示范后，仍可完成这一动作。常见于动脉硬化等引起的双侧皮质弥散性损害。

（3）观念—运动性失用：兼有上述两者特征的失用，且模仿动作也不能完成。此型临床较多见，见于优势半球缘上回损害及弥散性脑功能不全者。少数患者在胼胝体损害时可产生孤立的左手失用。

（4）结构性失用：丧失空间概念，不会画简单几何图形，或不会用火柴棒摆几何图形，或不会用积木构筑等。常见于顶叶病变，且右侧顶叶病损时比左侧病损时更为明显。

（三）失认

失认是指患者意念清楚，视觉正常，但对日常事物不认识。根据其失认的事物不同，又可分为物体失认、躯体失认、符号失认等。

(1)物体失认:把一些不同形状或不同颜色的物体如笔、玩具等放在一起,不能正确地从中取出某物。

(2)躯体失认:对自己躯体某一部位不认识。

(3)符号失认:对各种数字、字母不能认识。

失认见于弥散性脑病,特别是顶叶或颞、顶、枕区受损。

(四)失写

失写是指没有肢体瘫痪,但不会写字,见于优势半球额中回后方的书写中枢及角回受损。

(五)失读

失读是指没有视力障碍,但不能阅读,见于左侧角回受损。

(六)失算

失算是指智力正常,但不会进行简单的计算,见于左顶叶区受损。

(张云峰)

第四章

神经外科影像学检查

第一节　经颅多普勒超声检查

经颅多普勒超声(transcranial doppler,TCD)是利用超声波的多普勒效应来研究脑底大血管及其分支的血流动力学的一门新技术。国外于1982年由挪威Aaslid等首推,国内1988年陆续引进。由于TCD能无创伤性地穿透颅骨,直接获得颅内动脉,包括颅底Willis环的血流动态信息,在诊断脑血管病、研究脑循环有独特的使用价值。

一、TCD应用范围

(1)诊断脑底大血管狭窄、闭塞性病变及治疗前后随访对照。

(2)诊断脑血管痉挛发生的时间、部位和程度,指导治疗。

(3)诊断脑动脉硬化,了解其程度,评价脑供血。

(4)诊断颅内动静脉畸形、颈内动脉海绵窦瘘的部位,供养血管、手术前后的评价等。

(5)诊断颅内大动脉瘤,判定病变部位。

(6)诊断脑血管功能性疾病,如偏头痛、眩晕、血管性头痛等。

(7)诊断缺血性脑血管疾病及各种疾病引起的脑供血不足。

(8)诊断锁骨下动脉盗血综合征。

(9)诊断颅内压增高及脑死亡。

(10)脑血管外科手术前后的评价。

(11)对任何可能影响脑血流的治疗方法进行监测。

(12)栓子监测。

(13)脑血管的自动调节功能评价。

(14)了解Willis环是否完整及其代偿功能。

(15)病理生理的研究:观察和研究不同生理和病理条件下血压、二氧化碳分压、氧分压、颅压等对脑血流的影响。

二、对TCD技术的评价

TCD技术在国内的应用已10余年,由于它具有简便、快速、无创伤、易重复、可监测等特点而迅速发展,不论是用于临床诊断,还是用于科学研究,都有较高的实用价值。它可与数字减影斑管造影(DSA)、磁共振血管成像(MRA)、CT血管造影(CTA)相辅相成,相互弥补。它可以提供这些影像学检查所不能得到的重要的血流动力学资料。当然,TCD技术也还存在许多有待解决的问题,TCD主要检侧指标之一是血流速度,而缺乏相应的管径,因此,不能计算出局部血流量。另外,影响脑血流的因素很多,如心脏、主动脉、颈内动脉、脑底大动脉、脑内的中、小动脉及全身情况,因此,必须密切结合临床分析其结果,做出综合性评价。

三、脑血管解剖

（一）脑动脉的构成

脑动脉由两大动脉系,即颈内动脉系和椎－基底动脉系构成。两个系统的供血范围大致划分为:以小脑幕为界,幕上部分基本由颈内动脉系统供血,幕下部分基本由椎－基底动脉系统供血;或以顶枕裂为界,脑前 3/5 即大脑前都及部分间脑由颈内动脉系统供血,脑后 2/5,包括颞叶和间脑一部分、枕叶、小脑和脑干由椎－基底动脉供血。左颈总动脉发自主动脉弓,右颈总动脉发自无名动脉,两条椎动脉分别起源于左右锁骨下动脉。脑底动脉环(Willis)由双侧颈内动脉与椎－基底动脉及其主干分支所构成。脑底动脉的中膜内含有大量的平滑肌,在一定程度上可根据生理需要适当地调节血液供应,TCD 技术所能探测到的颅内动脉主要是这些动脉及其分支。

（二）颈动脉系

1.颈动脉颈段

约在第 4 颈椎水平、下颌角下方、甲状软骨上缘处,颈总动脉分为颈内和颈外动脉。这一分叉位置的高度可有一定变异,根据颈内动脉的行程,可将其看作是颈总动脉的直接延续,颈内动脉初居颈外动脉后外方,继而转到其后内侧,沿咽侧壁上升至颅底,这部分颈内动脉称颈内动脉颈段,此段动脉无分叉,起始都呈棱形膨大称颈动脉窦。

颈外动脉与颈内动脉不同,自颈总动脉分出后,发出甲状腺上动脉、面动脉、舌动脉、咽升动脉、耳后动脉、枕动脉、颞浅动脉等。颈内动脉闭塞后,颈外动脉可成为脑部侧支循环来源之一。

2.颈内动脉颅内段

颈内动脉达颅底进入颞骨岩部颈动脉管后移行为颅内部分,按其行走分为 4 段,即岩骨段、海绵窦段、床突上段和终末段。其海绵窦段和床突上段又称虹吸段。颈内动脉颅内段与颈段行程不同点在于各段行程弯曲,具有分支。因此,TCD 探测时可出现双向或多向血流频谱。

3.颈内动脉主要分支

(1)眼动脉:一般自颈内动脉内侧面发出,与视神经伴行经视神经孔入眶。颈内动脉闭塞时,颈外动脉也可通过眼动脉提供侧支血流。

(2)后交通动脉:起始于颈内动脉床突上段后壁,向后连于椎－基底动脉系的大脑后动脉。后交通动脉的血流方向主要取决于大脑后动脉和颈内动脉的压力。

(3)大脑前动脉:在视交叉外侧由颈内动脉发出,左右大脑前动脉由一横支交通,为侧支血流的重要途径。

(4)大脑中动脉:是颈内动脉的直接延续,自发出后以水平方向在外侧裂内沿脑岛表面往后行,然后再折向外侧至皮质表面,沿途发出分支。

（三）椎－基底动脉系

两侧椎动脉起自锁骨下动脉,发出后不久即穿经第 6 至第 1 颈椎横突孔向上行走,绕环椎上关节突后方,向前内突穿过硬膜,经枕骨大孔进入颅后窝,然后于延髓腹侧面向前内行走。至脑桥下缘,左右椎动脉汇合成一条基底动脉。椎动脉颅内段主要分支有:脑膜支,脊髓前、后动脉,小脑后下动脉。基底动脉位于脑于的脑桥基底沟内,主要分支有脑桥支、内听动脉、小脑前下动脉、小脑上动脉和大脑后动脉。椎－基底动脉系的变异较多见,应予以重视。

（四）Willis 环及侧支循环

在正常情况下,来自两侧颈内动脉和椎动脉的血液各有其供血区,互不相混,当供应脑的 4 支动脉中的一支慢慢发生闭塞时,而动脉环又发育良好时,则血液可通过此环而重新分配,建立新的平衡。动脉环有许多变异、发育不全等,异常率较高,且最常发生在动脉环的后部。

其他脑动脉侧支循环有:颈内动脉与颈外动脉间的吻合,椎-基底动脉与颈外动脉间的吻合及脑与脑膜动脉间的吻合等。

四、检查方法

(一)颈总动脉和颈内、外动脉近端

患者仰卧,头置正位,在锁骨上缘、胸锁乳突肌下内侧触及颈总动脉搏动,沿其走行方向,用 4 MHz 探头,尽可能将超声束与血管走行方向保持 45°的位置进行探测,正常情况下对颈总动脉及颈内、外动脉检测识别不困难,因其频谱形态和声频有明显区别。

(二)颅内血管

1.颞窗

颞窗为探测脑底动脉的主要窗口,探测时患者取仰卧或侧卧,用 2 MHz 探头,置于颞弓之上,耳屏和眶外缘之间,成人通常将起始深度调至 50 mm,寻找大脑中动脉,小儿酌减。经颞窗可探测到大脑中动脉(MCA),大脑前动脉(ACA),大脑后动脉(PCA)的交通前、后段及颈内动脉终末段。颞窗的检出率与年龄、性别等因素有关,老年、女性肥胖者较难检测。

2.枕骨大孔窗

枕骨大孔窗为天然的颅孔,探测时患者取坐位或侧卧位,头前倾,颈屈曲,探头置于颈项中线,声束对准枕骨大孔区,经枕窗可探测椎动脉(VA)颅内段、小脑后下动脉(PICA)、基底动脉(BA)。此窗检出率为99%～100%。

3.眶窗

受检者取仰卧位,两眼闭合,探头轻置于跟睑上,声束对准眶后视神经孔,眶上裂,与矢状面夹角小于15°,可探测同侧眼动脉(OA)、颈内动脉虹吸段(CS),此窗检出率达100%。

此外,有额上窗和前囟窗,主要适用于新生儿和 1 岁以下小儿。

脑底动脉的识别在很大程度上取决于操作者丰富的脑血管解剖知识和实践经验。一般根据超声探头位置、声束角度、取样深度、血流方向、信号的音频特点和颈总动脉压迫试验,区别多普勒来自哪条血管并不困难,但不能忽略某些血管的变异和病变时的侧支通道。

五、TCD 检测指标

(一)频谱形态

血流频谱的波动与心动周期基本一致。在心动周期开始时,首先出现一陡直上升的曲线称上升支,达顶点形成频谱图中的最高峰称收缩峰1(SP1),高峰后以较缓斜度下降的曲线称下降支。约在下降支的上2/3处常有一向上凸曲线称收缩峰2(SP2),当下降支出现第 3 个明显的回升切迹时称之为舒张峰(DP)。正常健康成人 SP1＞SP2＞DP,三峰清晰,外层包络线光整,上升支陡直,可见频窗存在。某些病变情况下,SP1 和 SP2 触合,或 SP2＞SP1,频窗消失,出现湍流或涡流。上升支时间延长,外层包络线毛糙,为动脉壁顺应性减退或血管狭窄等病变引起。

(二)血流速度(V)

血流速度随年龄变化各异,5～6 岁时血流速度达一生中最高值,之后随年龄增高而逐渐下降,16 岁左右基本接近成人,血流速度分收缩期流速(Vs),舒张期流速(Vd),或平均流速(Vm),一般成人 MCA Vm在 50～90 cm/s(厘米/秒),ACA Vm 45～85 cm/s,PCA Vm 30～60 cm/s,BA、VA Vm 30～55 cm/s,ICA Vm 25～55 cm/s,血流速度降低多见于血管狭窄的前后段、脑梗死、脑动脉硬化症、各种原因引起的脑供血不足、频发早搏、脑内盗血、各种脑病等。血流速度增高则见于狭窄段血管、代偿性流速增高、血管痉挛、缺氧后血管麻痹、过度灌注、血管收缩状态、动静脉畸形、感染、甲状腺功能亢进、贫血等。

(三)脉动指数和阻力指数(PI、RI)

上述两种指数均是反应血管顺应性的指标,也就是血管阻力的大小和弹性扩张的程度。当外周阻力增大、动脉弹性减弱、血流量减少时,PI 值和 RI 值增高。正常 PI 值为 0.56～0.96。小孩、新生儿和大于 60 岁的老年人,PI 值呈生理性增高。病理性 PI 值增高主要见于脑动脉硬化、颅内压增高、动脉瘤等,而 PI 值降低则多见于动静脉畸形、颈内动脉海绵窦瘘、重度血管狭窄或狭窄后血流、过度灌注、大动脉炎等。

(四)血流方向

血液沿一定路径流动,当血流朝向探头时呈正向频移,否则为负向频移。如 MCA 主干应为正向频移,ACA 为负向频移。当血流方向改变时,提示有血管狭窄或闭塞、侧支循环或脑内盗血现象。

(五)音频信号

正常血液以层流形式流动,其音频信号呈平滑哨笛样声音,由于某种原因造成血管腔径较大改变时,会使血流紊乱,产生粗糙杂音。

(六)脑底动脉血流速度排列

按动脉流速的高低,正常排列为 MCA＞ACA＞PCA＞BA＞VA＞ICA＞OA。当排列顺序颠倒时,除了考虑血流速度不对称和先天血管变异外,还应注意探测对侧是否有狭窄的血管存在,排除代偿性流速增高。

(七)左右两侧相应动脉的对称性

一般左右两侧相应动脉流速非对称值应小于 20 cm/s。颈内动脉颅外段和椎动脉小于15 cm/s,不对称多见于偏头痛和血管狭窄性病变。

(八)其他比值

(1)MCA：ICA 正常比值为 2.5：1,如大于 3：1 应视为异常,如大于 6：1 多为血管痉挛或血管狭窄等病变引起。

(2)S：D 即收缩峰值比舒张峰值,正常为 3：2 或 2：1,大于 3：2 或小于 2：1 均为异常。

六、功能试验

(一)颈总动脉压迫试验

(1)用于进一步区分脑底动脉,了解生理或病理状态下 Willis 环的侧支循环功能。

(2)了解脑血管的自动调节功能。

(3)有助于动静脉畸形、动脉瘤等病变血管的识别。

(4)为颈动脉系手术效果的评价提供客观依据。

(二)转颈试验

(1)用于椎—基底动脉疾患及颈椎病的辅助诊断。

(2)评价脑血管的代偿能力。

(三)过度换气和二氧化碳吸入试验

(1)评价脑血管舒缩反应能力。

(2)区分脑动静脉畸形的供养血管。

七、TCD 的临床应用

(一)脑底动脉狭窄和闭塞

引起脑底动脉狭窄和闭塞的病因很复杂,最常见的原因是脑动脉粥样硬化、脑血栓形成和脑栓塞,其他原因有脑动脉炎、先天性血管畸形、外伤、肿瘤、手术损伤、结缔组织病等。TCD 对脑底动脉狭窄和闭塞的诊断率较高,其特征有以下几点。

(1)狭窄段的血流速度异常增高,PI 值降低。

(2)狭窄近端和远端的流速较狭窄段减低。

(3)当狭窄程度大于 90% 时,流速减慢消失。

(4)侧支循环效应,表现为血流方向逆转。

(5)频谱异常,出现频谱充填、湍流、涡流。

(6)可闻及血管杂音。

(二)脑血管痉挛

常见的病因有脑蛛网膜下腔出血、脑出血、高血压脑病、重症颅脑损伤后、颅内感染、头面部感染、偏头痛及颅脑手术后等。由于血管管腔截面积与血流速度呈反比,故用 TCD 技术测量血流速度,可间接测定血管痉挛的范围及其程度,TCD 表现有以下几点。

(1)血流速度增高,多表现为多支血管流速增高,呈非节段性。轻度痉挛 Vm 90~140 cm/s,中度痉挛 Vm 140~200 cm/s,重度痉挛 Vm＞200 cm/s。

(2)频谱异常,可出现湍流现象。

(3)MCA∶ICA 比值大于 3∶1。

(4)PI 值降低。

(5)当病因控制后,血流速度可恢复正常。

(三)脑动静脉畸形

由于动静脉直接短路、供血动脉管腔内压力降低、血流阻力降低、流速增快,TCD 表现为以下几点。

(1)供血动脉流速增快。

(2)供血动脉搏动指数明显降低。

(3)呈低阻力型频谱,似静脉样伴频谱充填。

(4)二氧化碳分压反应试验和压颈试验血管反应性降低或消失。

(5)脑内盗血现象由于畸形血管阻力降低,导致供应正常脑组织区域的血液向畸形血管中灌注,可出现流速增高和血流方向逆转。

(四)颈内动脉海绵窦瘘(CCF)

CCF 是指颈内动脉和海绵窦之间形成异常的动脉海绵窦沟通,TCD 诊断为以下几点。

(1)病侧颈内动脉及瘘口下端流速明显增快,而瘘口上端流速降低。

(2)搏动指数明显降低。

(3)频谱波形紊乱,波峰融合,包络线不清晰,呈毛刺样。

(4)可闻及血管杂音。

(5)压迫同侧颈总动脉,紊乱的频谱及杂音均消失,压迫对侧颈总动脉则无变化。

(6)经眼眶可测及粗大眼上静脉。

(五)动脉瘤

动脉瘤是颅内动脉壁上异常膨出部分,瘤体大多很小,直径在 1 cm 以下,TCD 检测阳性率较低,若巨大动脉瘤时典型 TCD 改变为以下几点。

(1)瘤体内呈高阻力低流速频谱。

(2)PI 值明显增高。

(3)收缩峰呈锯齿样改变。

(4)可闻及水泡样血管杂音。

（六）偏头痛

偏头痛为周期性发作性神经-血管功能障碍,以反复发作的偏侧或双侧头痛为特征,间歇期正常,TCD表现为以下几点。

(1)多见于两侧或单侧大脑中动脉或前动脉流速轻到中度增高,或全脑流速轻度增高。

(2)两侧流速可不对称,差值大于 20 cm/s。

(3)PI 值及频谱形态均正常。

（七）脑动脉硬化症

脑动脉硬化症是指供应脑组织血液的小动脉内皮下平滑肌纤维发生玻璃样变性,或小动脉内皮下出现纤维素样变性,动脉内膜增厚致血管管腔变窄,血管阻力增大,血流量减少,从而引起慢性缺血性脑功能障碍。TCD 特征为以下几点。

(1)频谱波形异常:可表现为转折波,波峰融合呈平顶状,波幅降低。亦可呈陡直的高阻力波形。

(2)PI 值增高:当血管弹性严重减退和外周阻力极度增加时,PI 值明显增高。

(3)血流速度下降:动脉硬化晚期,血管阻力增大,脑灌注减少,血流速度降低。

(4)对二氧化碳的反应性降低。

（八）颅内压增高

颅内压增高常见的病因有颅内占位性病变、炎性病变、血管性病变、外伤性疾病、全身性疾病等。由于颅内压增高的程度不同,TCD 频谱改变也不同,主要表现为以下几点。

(1)高阻力型频谱,因颅内压增高、血管外周阻力增大,收缩期流速及舒张期流速均降低,以后者明显。S：D＞2：1。

(2)PI 值明显增高。

(3)平均血流速度降低。

(4)无血流:当颅内压高于动脉压时,收缩期及舒张期血流信号均消失。

（九）脑死亡

快速、准确地判断脑循环停止和脑死亡的全过程,TCD 有肯定价值。

(1)平均流速降低,以舒张期流速降低明显,Vm 为 20 cm/s 以下。

(2)呈极高阻力频谱,收缩期为正向,舒张峰为负向,即震荡血流、来去血流。当颅内压进一步增高,收缩期波形呈钉尖状,舒张期血流信号消失。

(3)PI 值极高或因无舒张期血流而不显示。

(4)无血流信号,频谱图零位线上、下均无血流信号。

（张　伟）

第二节　X 线检查

尽管 CT 与 MRI 检查对神经精神疾病的诊断有其独到之处,但其价格昂贵,多数基层医院尚难以开展,况且其也有一定的局限性,比如空间分辨率远远不如 X 线摄片,尤其是对头颅骨、脊椎疾病的诊断,CT 与 MRI 远不如 X 线片检查直观。相当多数 CT 片与 MRI 片又必须以 X 线摄片为基础进行对照分析。因此,X 线检查仍不失为神经精神疾病诊断的最基本和重要的检查手段之一。

一、头颅 X 线检查

（一）正侧位片

正侧位片是最规范的头颅 X 线摄片。

1.后前位片

标准前后位像上岩骨与眼眶重叠,矢状缝应成一条直线与蝶骨嵴垂直,居颅骨之正中。可观察头颅之大小、形状及颅盖骨,并可通过眼眶观察岩骨及内听道。

2.侧位片

侧位像上,蝶鞍之前床突两侧应重叠,下颌关节也应彼此重合。可观察头颅大小及形状,清楚地显示蝶鞍形态;还能看到前、中、后颅窝的关系,颅缝、血管压迹、脑回压迹及钙化松果体的位置。

3.头颅正侧位片的适应证

(1)颅脑先天发育和后天因素所致头颅的大小与外形异常。儿童头颅的增大可见于各种脑积水征,儿童佝偻病、婴儿慢性硬膜下血肿等。成人的头颅增大多见于垂体嗜酸细胞腺瘤,常伴有该病的其他特征如蝶鞍的扩大、鼻旁窦扩大、颅骨增厚、枕外粗隆肥大、下颌前突等。头颅的狭小则多见于大脑发育障碍、狭颅症等。由于涉及的颅缝不同可形成各种头颅的畸形,如舟状头、尖头、短头、偏头等。

(2)颅内压力增高。颅缝分裂与囟门增宽是幼儿、儿童颅内压增高的表现。成人颅内压增高引起蝶鞍的骨质吸收和扩大。骨质变化开始于后床突和鞍背,表现为骨质疏松模糊。进一步加重时,鞍底亦萎缩吸收,鞍背和后床突可完全破坏消失,蝶鞍扩大类似鞍内肿瘤所引起的改变,但鞍背并不向后竖起,前床突和鞍结节的形态保持正常。

(3)颅内病理性钙化。脑寄生虫病、脑膜及脑的结核、脑肿瘤及某些脑部退行性病变(结节性硬化)可出现病理性钙化灶。

(4)局限性骨质破坏和增生。颅骨的破坏缺损常见开放性颅脑损伤、先天性颅骨裂、多发性神经纤维瘤病、颅内上皮样囊肿、颅脑手术后及某些溶骨性的颅骨病变,如颅骨结核、炎症、转移瘤和肉芽肿等。颅骨的局限性增厚见于颅骨瘤、颅骨纤维结构不良及某些成骨性的肿瘤,如颅骨血管瘤、颅骨成骨骨肉瘤等。

(5)颅颈交界的畸形。如扁平颅底、颅底凹陷症时,齿状突高过腭枕线 3 mm 以上。

(二)颅底片

颅底片用来观察颅底中颅窝的情况,一些后颅窝的结构如颅底的卵圆孔、棘孔、破裂孔、翼内外板和岩骨及中耳乳突均可清楚显示。内听道也经常显示较好。鼻咽癌常有颅底骨破坏。

(三)内听道片

内听道片用来观察后颅窝的情况,尤其是内听道、岩椎、枕大孔和枕骨。正常人内听道管径为 4～7 mm,两侧常不完全等大,但相差不应超过 2 mm,超过此限度应提示病变存在。听神经纤维瘤可引起病变侧内听道扩大。

(四)蝶鞍侧位片

蝶鞍侧位片用于观察蝶鞍。蝶鞍的大小因人而异,用径线测量其前后径为 8～16 mm,平均11.5 mm,深度为 7～14 mm,平均 9.5 mm。老年骨萎缩时,蝶鞍的轮廓因骨质稀疏而欠明显。鞍内肿瘤引起蝶鞍骨壁的压迫而使之呈球状扩大,严重时可有骨质结构的吸收破坏。鞍旁肿瘤常使一侧鞍背侵蚀而缩短,蝶鞍呈蝶形,上口较宽,前后径加大,亦可伴骨质吸收破坏。

(五)视神经孔片

投射时要求患者俯卧于摄影台上,肘部弯曲。两手放于胸旁,头部转向对侧,被检侧眼眶放于暗盒中心。颧骨、鼻尖和下颌隆凸部三点紧靠暗盒,使头部矢状面与暗盒成 53°角,听鼻线与暗盒垂直。视神经孔在眼眶下方显影。视神经孔扩大见于视神经和视神经鞘的原发性或继发性肿瘤。

气脑造影和脑室造影是向脑室及蛛网膜下腔注气或碘油使之显影,然后摄前后、后前及左右侧位片等,观察脑室系统及蛛网膜下腔,根据其大小、闭塞、变形、移位及充盈缺损等,判断有无脑萎缩、畸形蛛网膜粘连、脑占位性病变、脑积水等。

二、脊柱 X 线检查

各椎骨的椎孔相连成为椎管,脊椎由其内通过,椎管前为椎体及椎间盘,后为椎板及黄韧带,两侧为椎弓根。椎管两侧相邻椎骨的椎弓切迹形成椎间孔,脊神经由此穿出。椎骨骨折、椎间盘突出、骨质增生及骨质退行性变时,常引起脊髓和脊神经损伤。脊柱前后位平片用来观察椎管的形态及椎骨骨质结构;侧位片用来观察椎管间隙和椎管的情况;斜位片用来观察椎间孔,椎间孔扩大和破坏是神经根肿瘤常见的征象。在腰椎并可观察椎弓有否断裂。

脊椎 X 线检查,主要观察脊柱的生理弯曲,椎体有无发育异常、骨质破坏、骨折、脱位、变形或骨质增生,椎弓根的形态及弓根间距有无变化,椎间孔有无扩大、椎间隙有无狭窄,椎板及棘突有无破裂或脊柱裂,脊椎横突有无破坏,椎旁有无软组织阴影。

椎管内肿瘤的 X 线表现为:①正位片表现为椎弓根距离增大;侧位片显示椎管前后径增宽。其增大的范围和肿瘤的大小密切相关。②椎体和附件的骨质改变。椎体的变形或破坏最易出现于它的后缘。呈弧形向前凹陷;附件的改变最常见于椎弓根和椎板,亦可延及其他结构,表现为椎弓根变形、变薄甚至消失,椎板的吸收腐蚀等。③椎间孔的改变。表现为椎间孔的扩大或破坏,是神经根肿瘤常见征象。④椎管内异常钙化。见于少数脊膜瘤和血管母细胞瘤,表现为斑片状钙化影。⑤椎旁软组织块影,是肿瘤通过椎间孔向外生长所致。

椎体或附件的病变累及脊髓,引起脊髓压迫征。常见的 X 线表现有:①脊椎外伤性骨折或脱位,脊椎骨折多见为椎体压缩或楔形变,可表现为椎体或附件的断裂。脱位为椎体之间位置排列的异常,可向前后或左右移位。②脊柱结核,显示椎间隙狭窄,伴相邻椎体骨质缺损,严重者可累及数个锥体,成后凸畸形、椎旁常有梭形软组织肿胀。③脊柱先天畸形,常见的有脊柱裂、椎体分节不全和半椎体畸形。④脊柱肿瘤,以转移瘤、脊索瘤、血管瘤等多见,可出现骨质破坏和增生。良性肿瘤的破坏边界清楚、边缘常有硬化;恶性肿瘤的骨质破坏边界模糊、形态不规则,一般都不累及椎间盘。⑤脊柱退行性骨关节病及椎间盘病变,可见椎体、附件和关节等有增生肥大,关节面及椎体边缘有硬化增生和骨刺形成。椎间盘突出病变包括变性或突出。椎间隙狭窄是椎间盘突出常见征象。

颈椎病时,X 线上常常显示颈椎前凸消失或呈反曲线,椎间隙变窄、骨质增生,斜位片有时可见骨刺,使椎间孔变小,颈脊神经根、椎动脉或颈髓受压而产生上肢麻木、疼痛、椎动脉供血不足及颈髓受压症状。

腰椎病时,正侧位显示腰椎侧凸,侧位片可见腰椎生理性前凸消失,病变椎间隙变窄,相邻椎体边缘有骨赘增生,使腰脊神经根受压产生下肢麻、痛等症状。

(张　伟)

第三节　计算机体层检查

计算机体层摄影(computed tomography,CT)是 1973 年才开始应用临床诊断的 X 线检查新技术,它具有快速、安全、无痛苦、定位和定性准确的优点,能早期发现较小的病变。由于 CT 的应用改变了我们对某些病变的认识,如小脑、脑干出血、脑出血和脑梗死的鉴别诊断等。CT 扫描完全或部分取代了既往的创伤性检查,如气脑造影、脑室造影和脑血管造影,使临床医生能够直观地看到脑室或脊髓内病变,大大提高了临床诊断准确率。

一、颅脑 CT 检查适应证及限度

(一)颅脑损伤

CT 确定颅内血肿和脑挫裂伤比较容易而且可靠。颅内血肿在急性期表现为边界清楚的均匀高密度灶,可显示血肿的位置、大小和范围,并能明确有无并发其他的脑损伤。依据血肿密度与形状变化可分为以下。

1.急性硬膜外血肿

急性硬膜外血肿表现为颅骨内板下方局限性梭形均匀高密度区,与脑表现接触缘清楚。占位表现较轻微。

2.急性硬膜下血肿

急性硬膜下血肿表现为颅骨内板下方新月形,薄层广泛的均匀高密度区。亚急性期形状不变,但多为高或混杂密度或等密度。等密度血肿需依脑室与脑沟移位来确定。慢性期血肿呈低密度,也可呈等密度。

3.急性脑内血肿

急性脑内血肿表现为脑内圆形或不整形均匀高密度区,轮廓清楚,周围有脑水肿,破入脑室或蛛网膜下腔时,可见积血处高密度影。

4.脑挫裂伤

脑挫裂伤表现为边界清楚的大片低密度水肿区,区内有斑片状高密度出血灶。单纯脑挫伤只表现为低密度水肿区,边界清楚,于伤后几小时至 3 d 内出现,以 12～24 h 最明显,可持续几周。

5.慢性硬膜下积液

表现为颅骨内板下方新月形或半月形近于脑脊液的低密度区。多见于额颞区,累及一侧或两侧,无或只有轻微占位表现。慢性硬膜下积液多见于脑外伤后,也可能是慢性硬膜下血肿的表现之一。

(二)脑瘤

CT 对脑瘤的定位定量诊断相当可靠,定性也优于其他方法,三四代 CT 对直径不小于 0.5 cm 的病灶亦能清楚显示。根据显影病灶的位置和脑室、脑池的改变多不难确定肿瘤位置,结合冠状面与矢状面的图像重建,可显示肿瘤在三维空间的位置,使定位诊断更为准确。

常见肿瘤多有典型的 CT 表现,70％～80％的病例可做出定性诊断。例如,脑膜瘤多表现为高密度、边界清楚、球形或分叶状病灶,且与颅骨或小脑幕或大脑镰相连。增强后明显强化。脑转移瘤多在皮质及皮质下区,呈小的低、高或混杂密度病灶,增强后呈环状强化或均匀强化,病灶多发对诊断意义较大。鞍上低或混杂密度病灶,有增强多为颅咽管瘤。听神经瘤为桥小脑角区低或稍高密度病灶,有增强,同时可见内听道扩大与破坏。颅内肿瘤的特征性征象为瘤体周围组织广泛水肿,邻近脑结构及中线结构的偏移。位于脑中线处肿瘤尤其是颅后窝肿瘤,即使瘤体较小亦可引起中重度的脑积水征象,由于常见肿瘤有时出现不典型 CT 表现,而一些小肿瘤还可出现常见肿瘤的典型表现,致使 CT 对颅内肿瘤的定性诊断受到局限。

(三)脑血管病

1.高血压性脑内血肿

CT 表现与血肿的病期有关。新鲜血肿为边缘清楚、密度均一的高密度区。CT 值为 50～70 HU。2 d 后血肿周围出现水肿带。1 周后周边开始吸收密度变淡。4 周后则变成低密度的边缘整齐的软化灶。血肿好发于基底节和丘脑区,且破入脑室的概率较高。血肿破入脑室可不同程度地缓冲由血肿而引起的颅内压增高,但脑室内积血亦可引起脑脊液循环梗阻,导致脑积水而使颅压增高加重。然而由脑室内积血引起的脑积水毕竟少见。脑室内积血较脑实质血肿的吸收快而迅速,多于 1 周内完全吸收消散。

2.脑梗死

缺血性脑梗死多发生于大脑中动脉供应区,动脉主干闭塞多累及多个脑叶的皮质和髓质,呈扇形或楔形,边界不清,有占位表现。增强后出现脑回状或斑状强化。由终末小动脉闭塞引起的腔隙性梗塞多见于基底节区和顶叶放射冠区,表现为直径小于 1 cm 的边界清楚低密度灶,无占位效应。出血性脑梗死表现为大片低密度区中出现不规则的略高密度出血斑。

3.动静脉畸形与动脉瘤

显然 CT 对动静脉畸形和动脉瘤的诊断不如 MRI 和 DSA（数字减影）可靠。但 CT 诊断其并发症却很准确。部分病例 CT 亦可做出定性诊断。动脉瘤好发于基底动脉环或交通支动脉，平扫呈类圆形略高密度影，边界清楚，无占位效应，增强后均一明显强化。动静脉畸形多表现为不规则低密度灶中见斑点状钙化，亦无占位表现，增强扫描可见明显强化和病灶周围异常强化、迂曲粗大的血管影。动脉瘤畸形破裂出血可见蛛网膜下腔、脑内或脑室积血影。

（四）脑部退行性疾病

脑部退行性疾病即脑萎缩。弥漫性脑萎缩表现为脑室、池系均匀对称性扩大与脑沟、裂增宽变深。局限性脑萎缩可以单独存在，但多数为某些疾病后表现，或与某些疾病伴行。见于脑血管病性萎缩。老年性痴呆、阿尔茨海默病、Pick 病、皮质下动脉硬化性脑病、Hontingtons 舞蹈病等。

（五）炎症性疾病

典型脑脓肿表现为边缘密度稍高中心密度低的病灶，增强后呈薄壁环状强化。无论脓肿大小如何，及数目多少，均可表现为广泛的水肿区，部分脑肿瘤增强后征象不典型，与脑瘤不易鉴别。在急性脑炎阶段可仅表现为边缘的不清的低密度区，增强后不强化，与其他类型脑炎不易鉴别。各种类型脑炎的 CT 表现无特异性，多表现为一个脑叶或数个脑叶内的局灶性低密度区，占位表现不明显，增强后不强化，其 CT 征象与脑梗死不易鉴别，应结合临床才能做出诊断。

（六）脱髓鞘疾病

本病表现为侧脑室周围白质区对称性略低密度斑，CT 值较梗死灶略高，部分可融合成片状，无占位表现，多伴程度不等脑萎缩。此征象见于多种疾病，如皮质下动脉硬化性脑病、阿尔茨默病、多发性硬化等。多发性硬化的低密度斑还见于基底节区、小脑半球和脑干，CT 扫描往往不能显示。

（七）其他

CT 扫描对于有形态改变的脑部病变结核病、颅内寄生虫病、蛛网膜囊肿和有脑室改变的疾病，如脑先天发育异常、脑萎缩均有诊断价值。

二、脊柱 CT 检查

（一）脊椎退行性变

病变可以发生在椎间盘间隙和两侧后椎间关节。每个椎间隙的检查范围应从上一个椎体的椎弓根起到下一个椎体的椎弓根止，扫描层面应与椎间隙平行。脊椎退行性变多见活动范围较大的腰椎和颈椎。病变脊椎可见椎体增生、椎间盘突出、后纵韧带增生骨化、黄韧带肥厚、椎后小关节增生。以腰椎退行性变最为常见。早期改变为纤维环的放射状"撕裂"。因为环尚未断裂导致一个薄弱点，该区域内的髓核向四周扩展，虽然仍包含在椎间盘的后缘内，但可向最薄弱点突出，突出部由变薄的环和环内的髓核组成。当一个或更多的撕裂波及椎间盘后缘时，可出现环真正破裂，可引起附近神经的压迫。椎间盘后缘于中线偏向外侧处（后侧型突出或疝出）、或正中线处（中央型）的突出和破裂最为常见，侧缘型破裂最少见。

有两类临床综合征必须明确区分：第一类是马尾压迫综合征，表现为背痛并放射至双侧下肢。疼痛于站立时加重，行走时更剧，令人惊讶的是神经系统检查却是阴性。当出现行走无力时，呈双侧对称，深肌腱受的抑制时也为双侧性。第二类为髓核突出引起的神经根压迫综合征，造成坐骨神经痛，可能伴有背痛。疼痛沿受累的神经根通路放射，椎间孔可能伴神经根分布区域的感觉、肌力和深肌腱反射的消失。直腿抬高征阳性和劳塞格（Lasegue）试验阳性也提示神经根受压迫。髓核突出所压迫的常常是从破裂椎间盘的一个平面的椎间孔内发出的神经根，当突出的椎间盘碎片很大时，马尾也会受压，出现两类综合征同时存在临床征象和特征。同样椎间盘突出伴椎管狭窄时，临床上也出现两类综合征合并存在的特征。

脊椎退行性变的 CT 表现有：①椎间盘后缘变形。②硬膜外脂肪移位。③硬膜外间隙中的软组织密度。④硬脊膜囊变形。⑤神经根鞘的压迫与移位。⑥突出的髓核钙化。⑦椎间盘内或骨性椎管的"真空"现象(积气)。

(二)椎管内肿瘤

在肿瘤与非肿瘤病变之间,各种类型的肿瘤之间,有时甚至肿瘤与正常组织之间,CT值入测量也是缺乏鉴别意义的。然而明显的密度差异对囊肿、低密度肿瘤、高密度病变或钙化的识别却很有帮助。椎管内肿瘤的钙化或骨化虽罕见,但脊柱骨质的状况对诊断却是很有帮助的,如转移性病变常有骨质破坏,而侵蚀或穿凿状改变则见于生长缓慢的膨胀性病变。髓内肿瘤的特征为脊髓节段的增宽或口径增大,而髓外肿瘤则表现为脊髓的受压变形、移位,绝大多数肿瘤与周围结构无明显密度差异,即使静脉造影后也不出现选择性增强或碘浓度差异,需凭借甲糖葡胺脊髓造影辅助诊断。

(三)脊椎外伤

CT轴面扫描图适合于诊断脊髓压迫、测定椎管的大小和椎管内有否碎片存在,常见的损伤类型为椎体的"爆裂"、椎弓断裂或崩解,椎管失去正常形态。椎管变形和椎管内游离骨碎片等导致脊髓受压和损伤。脊髓出血可表现为密度分明的高密度区,但外伤所致的脊髓水肿并不能显示,尤应注意的是伴有退行性椎管狭窄和特发性发育异常造成的椎管狭窄的外伤,即使见不到明确的骨折征象,但脊髓损伤症状却往往较典型。这是因为本已狭窄的椎管在受到外力冲击时极易引起脊髓的间接挫裂伤。此种损伤尽管临床表现出很重的症状,然而CT扫描却多无异常发现(损伤征象)。MRI扫描对此诊断较为可靠,这种损伤以颈椎多见。

(四)其他

脊柱和脊髓的某些先天发育畸形,脊椎结构等均在CT片上得到良好的显示。

CT诊断由于它的特殊诊断价值。已广泛应用于临床,但CT对直径小于1 cm的肿瘤或其他病变常不能很好地显示,在一些情况下也只能提供病变部位、大小、数目而不能确定病变的性质。

(张　伟)

第四节　磁共振成像检查

磁共振成像(magnetic resonance imaging,MRI)是一种新的生物磁学核自旋成像技术,它于20世纪70年代中期发明,80年代技术得到完善,成为医学影像诊断的重要工具。MRI能显示人体任意断面的解剖结构,还可通过发射核的弛豫时间T1及T2、血流扩散率和磷等反映受检器官代谢功能,生理生化信息的空间分布,对疾病的早期诊断开发了新的领域,因而发展十分迅速。

一、磁共振成像的基本原理

含单数核子的原子核如^1H、^7Li、^{13}C、^{19}F、^{23}Na等,置于均匀强磁场中,用特定频率的无线电波使之激发,然后它们将吸收的能量释放出来,形成射电信号。这种现象就是磁共振。磁共振成像就是在磁场中的射频辐射来产生人体的断层图像。MRI没有特定的射线束或特别排列的探测器,对哪个剖面感兴趣,就可收集哪一剖面的数据,通过调节磁场可获得冠状面、矢状面、横断面的各种图像,使三维立体成像成为可能。

MRI主要包括3个系统,即磁场、射频场和电子计算机图像重建系统,后者与CT类似,而射频场也比较简单,技术关键是主磁场系统。目前产生主磁场有3种方式:①永久磁铁。②电磁铁。③超导电磁铁。超导电磁铁可产生很高的磁场强度,从而作为人体多核信号成像,进行多功能诊断。

二、人体磁共振成像

人体内有大量氢原子核(质子),各组织的质子密度是不同的。正常组织的质子密度与病变组织也不同,不同质子密度可产生不同的共振信号,通过成像系统可测得人体组织的密度图像。人体器官图像的灰阶特点是:脂肪信号最强、最亮,呈白色;脑、脊髓、肌肉次之,为灰色;流动血流无信号,呈黑色;空气信号强度最低,呈黑色。

大量质子磁矩受外磁场影响,偏离平衡状态以后,由于与周围原子的相互作用及各种热运动,逐渐恢复到平衡状态,这个过程叫"弛豫过程"。完成此过程所需时间称"弛豫时间"。纵向弛豫时间为T1,横向弛豫时间为T2。人体各组织T1和T2值有较大差别;正常组织与病变组织的T1和T2也不相同;在肿瘤不同阶段,T1和T2也有明显差异;这些都有助于诊断。

颅腔内的血管有血液不断流动,血液中被射频场激发的质子在其释放MR信号时,由于流动超出了接收线圈的接收范围即成像区域,未能收到MR信号,因此MRI显示为黑色。流空现象产生的重要因素是流速,如果流速较慢,或被激发的质子又随静脉回流到成像区,均可表现血管结构的高强度信号,例如动脉瘤中的湍流现象及上矢状窦中常见的高强度信号。

三、磁共振的弥散与灌注成像

$$PI = \frac{Vs - Vd}{Vm} \qquad RI = \frac{Vs - Vd}{Vs}$$

传统的磁共振技术以静态图像为主,而弥散成像与灌注成像是磁共振的功能成像,而功能成像是目前临床影像、神经病学及心理学研究的热点。

弥散成像在神经系统中有广泛的临床应用:可用于神经束的定位研究;判断神经髓鞘的成熟程度及病理变化;在缺血性脑血管病中,可超早期发现病灶;对癫痫病灶的研究也有潜在的用途。

灌注成像技术在脑功能成像方面应用广泛。急性脑梗死的灌注成像诊断附和率远远高于常规磁共振成像。灌注成像脑血流定位图也可用于组织活检的定位和放射治疗的随访。

四、神经系统疾病MRI诊断基础

(一)脑内血肿

急性期无显著信号强度差异,T2加权图像可显示血肿信号强度降低,有占位效应。亚急性和慢性期血肿信号强度增高。

(二)脑外血肿

硬膜下血肿及硬膜外血肿在不同阶段出现不同的异常信号,急性硬膜下血肿在T2加权图像呈现低信号强度区,慢性阶段为高信号强度区。硬膜外血肿的表现相似,但因有硬膜相隔,界限更清楚。

(三)脑缺血

脑梗死数小时之后就可因水肿而引起信号的变化,因此MRI显示脑梗死优于CT,早期缺血呈现低信号于T1加权图像上,T2加权图像为高信号。随时间的发展,梗死软化灶呈现T1和T2延长。

(四)脑肿瘤

其信号强度特征与肿瘤的含水量有关,凡T1和T2时间延长者,在T1和T2加权图像上分别显示为低和高信号区,但瘤内和瘤周的出血、水肿、坏死、囊变、钙化等改变,均可影响肿瘤的信号强度和特征。

(五)颅内动脉瘤和血管畸形

MRI显示均良好,因流动血流呈现为暗黑色无信号区,故MRI对动脉瘤的诊断优于CT,但肿瘤直径<1 cm者易漏诊。MRI不仅可显示血管畸形的部位和大小,有时还能显示其供应动脉及引流静脉。

(六)磁共振血管造影(magnetic resonance angiography,MRA)

磁共振血管造影对颅内血管、颈部大斑管病变的价值与常规血管造影相似,但对极慢血流的病变可能漏掉,空间分辨低于目前常规血管造影。

（七）颅内感染

MRI诊断脑膜炎急性期可见脑膜及脑皮质条状信号增强,脑组织广泛水肿,脑沟裂及脑室变小;经过一段时间,可见皮质及皮质下脑梗死及硬膜下积脓,脑室周围出现间质性水肿;慢性期可见交通性脑积水、脑室扩大、硬膜下积液及脑萎缩。

（八）椎管和脊髓病变

MRI是目前检查椎管和脊髓的最佳手段。在矢状面MRI图像上,可直接地观察椎骨骨质、椎间盘、韧带和脊髓。对椎间盘后突、椎管狭窄、椎管内肿瘤或脊髓空洞症等疾病,可一目了然。颈段脊柱斜位图像可直接看到从椎间孔发出的神经根。脊柱骨折和脱位,及感染也可在MRI图像上发现。一般认为,除价格昂贵的缺点外,椎管病变的MRI是最佳诊断方法。

（张　伟）

第五节　脑脊液检查

一、概述

脑脊液是存在于各脑室系统及蛛网膜下腔内的一种无色透明的液体。正常成人脑脊液总量为130～150 mL,平均每日产生量为500 mL。

脑脊液大部分是血浆的一种超滤液,也含有脉络丛主动分泌的成分,主要产生部位是脑室内的脉络丛,自侧脑室经室间孔进入第三脑室,经导水管至第四脑室,通过第四脑室中孔和侧孔进入蛛网膜下腔,再由蛛网膜颗粒汇入上矢状窦。脑脊液广泛存在于脑室及蛛网膜下腔内,具有保护脑、脊髓和神经的功能,并能通过血管周围间隙,起到供给营养、维持神经细胞的渗透压、酸碱平衡和运出代谢产物的作用,类似于身体其他部位淋巴液。

二、脑脊液的采取

（一）腰椎穿刺术

腰椎穿刺术是指通过腰椎间隙进行腰部脊髓蛛网膜下腔穿刺,收集脊髓蛛网膜下腔脑脊液标本,供临床脑脊液检查最常用的一种穿刺技术。

1.适应证

(1)疑为颅内病变患者行腰穿检查以了解其压力,根据临床需要进行脑脊液的常规、生化、细胞学、免疫学、酶学,及感染等多种病原学的检查。

(2)鉴别脑震荡、脑挫裂伤,颅内血肿和蛛网膜下腔出血。

(3)中枢神经系统感染性疾病、脱髓鞘疾病和变性疾病的诊断及鉴别诊断。

(4)颅内手术后检查颅内压及出血情况。

(5)脊髓、脊髓蛛网膜病变,进行脑脊液动力学检查,以明确脊髓腔有无梗阻及梗阻程度。

(6)特殊检查,如脊髓造影、气脑造影和核素脑池扫描等。

(7)不明原因的昏迷、抽搐等疾病的鉴别诊断。

(8)向蛛网膜下腔注入药物(如麻醉剂、皮质类固醇、抗生素、抗肿瘤药等)。

(9)出血性脑血管病与缺血性脑血管病的诊断和鉴别诊断。

2.禁忌证

(1)病情危重,体位变动有可能影响呼吸道通畅和生命体征者。

(2)全身性败血症,穿刺部位的皮肤、皮下组织或椎骨有感染灶,疑有腰段脊膜外脓肿者均不宜进行,以免将感染原带入中枢神经系统。

（3）已出现较明显的颅内压增高征象者（如，颅内占位病变特别是后颅凹占位病变等），因腰穿可引发或（和）加剧脑疝，引起呼吸甚至心搏骤停。

（4）高颈段脊髓肿物或脊髓外伤急性期，腰穿可加重脊髓受压，使症状加重甚至引起呼吸，心搏骤停。

（5）脑脊液鼻漏或耳漏者。

（6）凝血机制有缺陷和有出血体质者。

（7）对麻醉药过敏者。

（8）未做神经系统检查，特别是未做眼底检查者。

3.操作方法

患者取去枕侧卧位（床垫下置一木板则更佳），躯体紧靠床沿，头前屈及双膝尽量屈曲抵向腹部，使背呈虾弓状，腰背部与床面保持垂直。

通常选两侧髂嵴最高点连线上，即第3～4腰椎椎间隙为进针点，也可以在第4～5腰椎或第5腰椎与第1骶椎椎间穿刺，但最高不得超越第2～3腰椎椎间隙（见图4-1）。

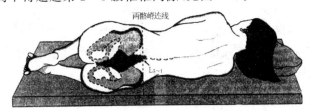

图4-1　腰椎穿刺术定位意图

定位选好后，于穿刺部位常规消毒、铺孔巾后，进行皮肤、皮下组织及棘间韧带逐层局部麻醉（一般多用2％普鲁卡因或5％利多卡因）。

术者持腰椎穿刺针（通常用7或9号针）沿腰部正中线在所选择椎间隙的上下两棘突间刺破皮肤。进入皮肤后将针体与腰部垂直、针尖稍偏向头侧慢慢推进，成人进针4～6 cm（小儿3～4 cm）时，即可穿破硬脊膜（有轻微的落空感）而达到脊髓蛛网膜下腔，可缓缓拔出针芯，可见有脑脊液流出，提示穿刺成功。如不成功，可将针芯置回针管内，将针体退回至皮下，重新定位穿刺。

穿刺成功后以测压管紧接针柄以进行脑脊液压力测定。测压时令患者全身放松、头部伸展（以免颈静脉受压）。如测压管中的脑脊液平面随呼吸、脉搏或腹部加压波动明显者表明穿刺针位置正确。待测压管中的脑脊液液面平稳后，读数并记录其压力，为初压。

测压完毕后，缓慢放出脑脊液，依次盛于3～4个试管中备检，一般取脑脊液量为3～4 mL。若脑脊液压力初压过高（超过2.9 kPa）则不宜放液，仅取测压管内的脑脊液送检。

留够送检的脑脊液后，重复测定脑脊液压力，为终压，以便与初压相比较。然后将穿刺针芯置入针管内，迅速拔出穿刺针。穿刺点以碘伏消毒，敷盖消毒纱布，并以胶布固定之。

术后嘱患者去枕平卧至少4～6 h，酌情多饮水，以减少低颅压反应。

4.操作时注意事项

（1）穿刺时针体要与腰部垂直，注意勿歪斜、太浅或过深。

（2）穿刺针选择应合适。

（3）患者不能过分紧张、乱动，这些动作可使椎间隙变小，影响穿刺操作。

（4）另应注意患者脊柱侧凸畸形、过度肥胖等影响。

5.并发症

（1）低颅压综合征：是腰穿后较常见的并发症，多系脑脊液自脊膜穿刺孔不断外流或一次放液过多所致。患者于坐起后头痛明显加剧，重时可伴有恶心、呕吐，平卧后头痛即可减轻或缓解，一般持续数日后常可自愈。使用细针穿刺，术后去枕平卧（最好为俯卧）至少4～6 h，适当多饮水可预防。一旦发生，除继续平卧和多饮水外,可作以下处理:①静滴 5%葡萄糖盐水 1 000 mL,每日 1~2 次。②向椎管内推注生理盐水或蒸馏水 10~15 mL,连续数日后常可恢复。

(2)脑疝形成:在颅内压增高,特别是颅内占位性病变,可在腰穿放液当时或术后数小时内发生脑疝。故可采取在腰穿前 30~60 min 先快速静滴 20%甘露醇液 250 mL,细针穿刺,不要全部拔出针芯以减缓脑脊液的滴出和控制其滴出量(够化验用时即可)等措施预防。如一旦发生,应立即抢救,如维持呼吸、循环功能(如气管插管、机械通气和心脏复苏等),静脉迅速推注 20%甘露醇 250 mL 加呋塞米(速尿)60 mg,必要时还可自侧脑室穿刺放液或于椎管内快速推注生理盐水 40~80 mL。

(3)蛛网膜下腔出血及硬膜下血肿:一般腰穿均有可能损伤蛛网膜或硬膜的静脉,此时出血量少,不引起临床症状。如损伤较大的血管,如马尾的根血管时,可能有较多出血,类似原发性蛛网膜下腔出血,临床上出现脑膜刺激征。如患者突然出现背部剧烈性疼痛,迅速出现截瘫时提示有硬膜下血肿可能,根据患者具体情况进行检查及手术清除血肿。

(4)原有脊髓、脊神经根症状:突然加重多见于脊髓压迫症,可因腰穿放液后的脑脊液压力改变,使原有的瘫痪、排尿障碍等症状加重,高颈髓段病变还可致呼吸停止。必要时可向椎管内快速推注生理盐水 40~80 mL。

(5)颅内感染、马尾神经根损伤:均较少见。必要时可予对症处理。

(6)虚性脑膜炎:多见于腰穿后出现头痛及脑膜刺激征,却不伴发热,脑脊液复查时可以发现轻度细胞增加及蛋白含量增加,对症处理后在 1~2 周内症状消失。

(二)小脑延髓池(脑大池)穿刺术

小脑延髓池穿刺即枕骨下穿刺,因其穿刺部位邻近颅脑重要敏感部位延髓,施行手术风险较大,选择此项术时须慎重。

1.适应证

(1)有肥大性脊柱炎病、曾行脊椎椎板融合术、各种原因引起的脊髓蛛网膜炎、脊髓肿瘤或腰骶段脊髓蛛网膜下腔有粘连梗阻等,不能由腰穿术取得脑脊液的患者,但又需要通过脑脊液检查协助诊断者。

(2)腰穿部位皮肤有感染或压疮而不能进行腰穿时。

(3)向小脑延髓池内注入药物(如造影剂、抗生素、皮质类固醇、抗肿瘤药等)。

2.禁忌证

(1)颈项后部穿刺部位有局灶性感染。

(2)疑有后颅凹或枕骨大孔部位占位病变及颅内压增高者。

(3)颅颈区畸形,如先天性小脑延髓下疝畸形(Amold-Chiari 畸形)。

(4)高度怀疑有脑大池粘连者。

(5)不能充分合作者,尤其是婴幼儿等。

(6)有明显出血体质者等。

3.操作方法

(1)准备:术前剃去患者枕外粗隆至颈部皮肤即枕下三角区的毛发,如以普鲁卡因局麻,应作皮试。选择针斜坡较短的 20 号腰穿针,并在针尖后 3 cm 处及其后每隔 1 cm 处分别作记号,用骨髓穿刺针的固定套环固定在 6 cm 处防止穿刺针滑入脑深部。

(2)体位:患者取侧卧位,肩部与检查台垂直,头略向前屈,以小枕垫于头下,使头与脊椎一起保持水平位置。

(3)穿刺点选择:以枕外粗隆与第 2 颈椎棘突间的凹陷正中处为穿刺点。

(4)消毒和麻醉:定位选好后,于穿刺部位常规消毒、铺孔巾后,进行皮肤、皮下组织及棘间韧带逐层局部麻醉(一般多用 2%普鲁卡因或 5%利多卡因)。

(5)穿刺方法:术者持已作深度标记的腰椎穿刺针刺入皮肤,针尖朝上对准眉间方向沿正线缓慢推进。一般进针至 3~4 cm 时即可触及枕骨大孔后缘,此时将针略后退,针柄略微抬高,再紧贴枕骨大孔后缘缓缓推进 0.5 cm 左右,即可进入小脑延髓池。一般小脑延髓池距离皮肤深度为 4~6 cm,当刺入 3~4 cm 后,每进入 1 mm 时即应拔出针芯观察 1 次,最深不能超过 6 cm。穿刺成功后收集脑脊液备检或注入相应药物。

4.并发症

(1)继发感染同腰椎穿刺术。

(2)穿刺针损伤椎动脉或其分支小脑后下动脉,引起颅内出血。

(3)穿刺针损伤延髓造成肢体瘫痪甚至死亡。

三、动力学检查

(一)脑脊液压力检查

脑脊液压力检测在腰穿成功后,用压力管或压力表检测。正常成人脑脊液压力卧位为 0.78~1.76 kPa(80~180 mmH$_2$O)。

1.颅内压增高

脑脊液压力超过 1.96 kPa(200 mmH$_2$O)时,提示颅内压增高。可发生于任何使脑组织体积或脑脊液量增加的病变,常见有颅内肿瘤、脑水肿、颅内炎症、脑血管病、脑积水,或全身性疾病如尿毒症、肝性脑病和肺性脑病等。

2.颅内压减低

脑脊液检查脑脊液压力低于 0.78 kPa(80 mmH$_2$O)时,提示颅内压减低。可发生于任何使脑脊液循环阻塞或分泌减少的病变,常见有脊髓肿瘤、蛛网膜下腔粘连、持续脑室引流、脑外伤后脑脊液漏、脑外伤后或病毒感染所致脑脊液分泌减少,或全身性疾病严重脱水后,及原因不明低颅压症。

3.影响因素

在测压时,应尽量避免各种能促使静脉压升高的各种生理因素,如咳嗽、用力、鼓腮、屏气、头位不正甚至轻微的紧张等,这些动作均能使脑脊液压力急骤升高,而导致误诊。

4.注意观察

测压时应注意观察脑脊液压力可随呼吸而产生 0.098~0.19 kPa(10~20 mmH$_2$O)的波动,如这种呼吸性波动消失,提示椎管内有梗阻或腰穿针放置位置不当。另应注意观察脑脊液终压,当终压低于原来初压的 1/2 时为异常。腰穿时取脑脊液 1~2 mL,脑脊液的终压降低一般不超过 0.098~0.19 kPa(10~20 mmH$_2$O)或保持不变,若终压降低 0.29~0.39 kPa(30~40 mmH$_2$O)时,提示椎管内有不同程度梗阻,若终压下降更明显或为零时,提示下胸段或腰段椎管内有完全性梗阻。

(二)压腹试验(斯氏试验)

1.机制

以手部持续用力压迫患者腹部或令患者屏气约 15 s,可使下腔静脉及下胸段以下的脊膜外静脉淤血,引起上述水平以下脊髓蛛网膜下腔的脑脊液压力上升,借以了解下胸段及腰骶段脊髓蛛网膜下腔及腰穿针和测压管有无梗阻。

2.操作方法

先按常规予患者行腰椎穿刺,并测得脑脊液初压后,助手用手部持续压迫患者腹部或令患者屏气 15 s,术者观察并记录脑脊液压力的变化。如有可疑,可小心地扶患者坐起重复进行检查 1 次。

3.观察分析

用手部持续压迫腹部时,若脑脊液压力迅速上升,可达到初压的 2 倍或以上,提示下胸段以下脊髓蛛网膜下腔通畅,但不能反映颈段或上胸段梗阻情况。若压力上升缓慢或不升,提示下胸段及腰段脊髓蛛网膜下腔有梗阻或腰穿针尖位置不对。

（三）颈静脉压迫试验（奎氏试验）

1.机制

压迫颈静脉后,可造成暂时性颅内静脉系统充血和颅内压力增高,根据增高的颅内压引起脑脊液压力上升的情况,以推测脊髓蛛网膜下腔有无梗阻及其梗阻程度。

2.操作方法

先按常规予侧卧位患者行腰椎穿刺,并测得脑脊液初压后,让患者全身放松,测压管内脑脊液应保持稳定,可见水平面随呼吸有轻微波动,并可行压腹试验,初测蛛网膜下腔是否通畅。助手以血压计气袋缠好患者颈部,然后向血压计气袋内充气加压到 2.7 kPa(20 mmHg),术者每隔 5 s 报告脑脊液压力一次,至最高点不再上升时为止,或持续 30 s 后嘱助手速将血压计气袋内的空气完全放出,术者仍每隔 5 s 报告脑脊液压力一次直到脑脊液压力下降不再下降,或持续 30 s 为止。整个过程为 1 min。每次读数均分别记录之。再按上法分别将血压计气袋充气至 5.3 kPa(40 mmHg)及 8.0 kPa(60 mmHg),各重复上述检查 1 次并记录之。2 次检查之间应休息数分钟。最后将 3 次结果分别绘成曲线(以时间为横坐标,脑脊液压力为纵坐标),以供分析。

3.观察分析

(1)当加压于颈静脉后,脑脊液压力 5 s 左右迅速上升至最高点,去除压力后 15 s 左右降至初压水平,提示脊髓蛛网膜下腔通畅无梗阻。

(2)当加压于颈静脉后,脑脊液压力上升及下降均缓慢或上升快而下降慢,或不能降到原来初压水平时,提示脊髓蛛网膜下腔部分梗阻。

(3)当加压于颈静脉压力特别是压力达到 8.0 kPa(60 mmHg)时脑脊液压力仍不上升,提示脊髓蛛网膜下腔完全梗阻。

4.特别说明

颈静脉压迫试验是检查椎管内有无阻塞的一种十分粗糙的方法,绝非腰穿的常规检查项目。特别是颅内压明显增高者应为禁忌。临床上可遇到脊髓肿瘤患者的脊髓蛛网膜下腔梗阻严重,但颈静脉压迫试验并不呈现梗阻,因为此时脊髓蛛网膜下腔梗阻处允许脑脊液自由通过的空隙要大于腰穿针口径的横切面,故不能显示梗阻。另如疑有一侧静脉窦血栓形成,以手指分别压迫两侧颈静脉时,正常侧指压 10 s 后脑脊液压力很快上升,去压后 10~20 s 降至初压水平;血栓形成侧则脑脊液压力不升或上升极微。

四、实验室检查

（一）一般常规检查

1.脑脊液外观

正常脑脊液为无色透明水样液体。脑脊液呈粉红色常见于穿刺损伤或出血性病变。用三管连续接取脑脊液,其红色依次变淡最后转清,提示穿刺损伤性出血;如各瓶皆为均匀一致的血色,提示病理性出血,多见于原发性蛛网膜下腔出血。将红色脑脊液离心后,上清液无色,提示为新鲜出血或损伤;如上清液为黄色提示出血后的黄变,或椎管阻塞脑脊液蛋白质高度增加的郁滞性黄变症。离体后的脑脊液不久自动凝固,提示脑脊液中蛋白过高(Froin弗洛因综合征),多见于脊髓肿瘤造成完全阻塞。脑脊液呈脓样、米汤样、云雾状,甚至有凝块形成,提示脑脊液内白细胞计数显著增高,多见于化脓性脑膜炎。脑脊液呈毛玻璃样浑浊,提示脑脊液内白细胞计数中度增高,放置 12~24 h 后,表面可有纤维蛋白薄膜形成,提示脑脊液纤维蛋白原含量过高,多见于结核性脑膜炎,有此膜检查的结核杆菌阳性率较高。

2.脑脊液白细胞计数

正常成人脑脊液的白细胞计数为 $(0\sim5)\times10^6/L$,儿童为 $(0\sim10)\times10^6/L$。如白细胞计数达 $(10\sim50)\times10^6/L$ 为轻度增高,$(50\sim100)\times10^6/L$ 为中度增高,$200\times10^6/L$ 以上为显著增高。白细胞计数完毕后,可在计数池中用高倍镜进行细胞分类。此法仅能分辨出多核细胞和单核细胞,故临床上常需常规地进行脑脊液细胞学检查。

3.脑脊液生化检查

（1）蛋白质：正常成人脑室内蛋白质为 50～150 mg/L，脑池内蛋白质为 100～250 mg/L，腰池内蛋白质含量为 200～400 mg/L。脑脊液中蛋白质增高见于中枢神经系统感染（如，化脓性脑膜炎可高达 50 g/L，结核性脑膜炎可达 10 g/L）、脑肿瘤、脑出血、脊髓压迫症和格林－巴利综合征等。

（2）糖：正常脑脊液中的葡萄糖含量为血糖的 60%～70%，即为 2.5～4.4 mmol/L（45～75 mg/100 mL）。脑脊液内糖量减少提示有颅内感染，结核性脑膜炎糖含量可降低，化脓性脑膜炎、隐球菌性脑膜炎和癌性脑膜病时可显著降低或很低。糖尿病或注射葡萄糖后可使脑脊液内糖含量增高。

（3）氯化物：正常脑脊液中的氯化物含量为 100～130 mmol/L（695～792 mg/100 mL，以氯化钠计算）。各种脑膜炎（化脓性、细菌性或真菌性）的氯化物含量均可降低。全身性疾病或进食量减少等使血中电解质下降时，氯化物亦可随之降低。脑脊液氯化物含量如低于 85 mmol/L（500 mg/100 mL）时，可能导致呼吸中枢功能抑制而出现呼吸停止。因此，及时纠正氯化物含量具有十分重要的临床意义。

4.脑脊液细菌学检查

脑脊液涂片、培养和动物接种等检查有助于查明致病菌和治疗方案等的确定。应注意标本的及时送检及反复多次送检。

（二）脑脊液细胞学检查

细胞玻片离心法收集脑脊液细胞简便、快速且收集的细胞形态完整、结构清晰，并可根据病情需要进行各种特殊染色。对脑脊液细胞的准确分类及形态观察（如发现免疫活性细胞、吞噬细胞、白血病细胞及肿瘤细胞等），可为疾病的诊断提供客观依据。对脑脊液细胞的动态观察，可为疾病的预后和疗效判断提供可靠资料。是目前较实用的诊断中枢神经系统疾病的一种新的脑脊液细胞检查方法。

1.正常和异常脑脊液中常见的细胞类型

正常脑脊液中的细胞多为淋巴细胞及单核细胞，两者之比为 7∶3 或 6∶4。异常脑脊液中常见的细胞类型有：

（1）免疫活性细胞（圆细胞）：小淋巴细胞、中淋巴细胞、大淋巴细胞、激活淋巴细胞、浆细胞。

（2）单核－吞噬细胞：单核细胞、激活（单核样）细胞、吞噬细胞。

（3）巨噬细胞：良性巨细胞、肿瘤性巨细胞。

（4）粒细胞：中性粒细胞、嗜酸性粒细胞、嗜碱性粒细胞。

（5）脑脊液腔壁细胞：脉络丛细胞、室管膜细胞、蛛网膜细胞。

（6）肿瘤细胞：中枢神经系统原发性肿瘤细胞、转移性肿瘤细胞、白血病细胞、淋巴瘤细胞。

（7）污染细胞：骨髓细胞、红细胞。

（8）其他细胞：退化细胞、皮肤细胞、裸核细胞、神经元细胞及神经胶质细胞。

2.中枢神经系统感染性疾病的脑脊液细胞病理学

（1）化脓性脑膜炎：化脓性脑膜炎又称细菌性脑膜炎，是一种由细菌直接侵入中枢神经系统的严重的感染性疾病。常见致病菌为脑膜炎双球菌、肺炎球菌和流感杆菌等。脑脊液外观早期仍清亮，稍后显浑浊或脓性。糖及氯化物含量降低，细胞计数可显著增加（可达 1 000×10⁶/L 以上）。脑脊液细胞学特点分为3期。

渗出期（发病 3 d 内）：以中性粒细胞反应为主，最高可达 90% 以上。且以杆状核多见（很快成为分叶核）。此外尚可见有少量淋巴细胞、浆细胞、嗜酸性粒细胞和单核细胞，碱性粒细胞极少见（且以儿童患者为主）。在中性粒细胞和单核－吞噬细胞浆内外可见相应的致病菌。

增殖期（发病 3 d 后）：以单核－吞噬细胞反应为主。在有效的抗生素治疗后，白细胞总数，特别是中性粒细胞计数急剧减少，呈退化状态。单核样细胞明显增多，后期可见到吞噬粒细胞和浆细胞。

修复期（发病 10 d 后）：以淋巴细胞反应为主。白细胞总数接近正常，中性粒细胞完全消失。小淋巴细胞和单核细胞增多，两者的比例日趋正常。

化脓性脑膜炎的上述不同期相及其脑脊液细胞学的改变相关因素较多,常见的有细菌的毒性、患者的自身抗病能力和抗生素疗效等。增殖期可出现炎症的再次暴发,表现为脑脊液的中性粒细胞再次增加,或进入慢性期,表现为脑脊液的单核样细胞、淋巴细胞和中性粒细胞的数量大致相等。

(2)结核性脑膜炎:结核性脑膜炎为细菌性非化脓性脑膜炎,是一种严重的结核病,多为结核杆菌血行播散的结果。脑脊液外观清亮或呈毛玻璃样,蛋白含量增高,糖和氯化物降低。白细胞计数增高,可达$(100\sim1\,000)\times10^6/L$。病初 10 d 左右,以中性粒细胞增多明显,后渐发展至中性粒细胞、淋巴细胞和激活淋巴细胞、单核细胞、激活单核细胞和浆细胞同时并存的混合型细胞学反应,比例相差常不甚悬殊,且持续时间较长,为此病的显著特征。经有效治疗后,脑脊液细胞日趋以淋巴细胞和单核细胞为主,中性粒细胞渐消失。

(3)病毒性脑膜炎:病毒性脑膜炎可由多种多样的病毒引起,均可引起脑脊液细胞学的改变。脑脊液外观无色透明,糖含量正常,蛋白含量轻度增高,氯化物含量正常,白细胞计数多在$(50\sim500)\times10^6/L$之间。起病早期($24\sim48$ h)内可见明显的中性粒细胞增多,因患者一般就诊较迟,故临床中很难见到这种细胞反应。其后则多见淋巴样细胞和浆细胞为主,可出现单核细胞和激活单核细胞。

单纯疱疹病毒性脑膜脑炎:脑脊液细胞多以淋巴细胞为主,在淋巴样细胞中,常可见到特征性的浆内包涵体,并有大量红细胞。在其后的修复期主要为激活单核细胞、吞噬细胞。

流行性乙型脑炎:系由蚊蚊传播,感染乙型脑炎病毒所致一种严重的流行性脑炎。急性期脑脊液细胞计数多在$(50\sim500)\times10^6/L$之间,早期主要以中性粒细胞和单核细胞增多为主,1周后以淋巴和淋巴样细胞为主,伴少量浆细胞。

其他病毒感染:淋巴脉络丛病毒、埃可病毒和腮腺炎病毒脑炎,脑脊液细胞计数多在$(500\sim1\,500)\times10^6/L$之间,淋巴细胞占 90%,浆细胞比例升高。柯萨奇病毒脑炎脑脊液细胞计数多在$(100\sim200)\times10^6/L$,早期为混合型细胞反应,恢复期以小淋巴、单核细胞为主。巨细胞病毒脑炎脑脊液细胞以淋巴细胞为主,可在其胞浆内或核内见到包涵体。

(4)真菌性脑膜炎:真菌性脑膜炎中以新型隐球菌性脑膜炎最常见。其脑脊液外观清亮或微浑,蛋白质含量增高,糖和氯化物降低,白细胞计数多在$100\times10^6/L$左右,以激活淋巴细胞和单核-吞噬细胞反应为主。单核-吞噬细胞常可吞噬隐球菌,类似脂肪吞噬细胞和红细胞吞噬细胞。脑脊液经细胞玻片离心仪制片后,MGG 染色可发现成簇的隐球菌。还可用墨汁(印度墨汁或国产碳素墨水)染色、培养及动物接种等方法来检查隐球菌和进行验证。

(5)脑寄生虫病。①脑猪囊虫病:本病由猪囊虫的囊尾蚴寄生于脑组织内而引起。脑脊液外观清亮,生化检查多正常,白细胞计数在$100\times10^6/L$左右。几乎都可见到典型的激活淋巴细胞反应。急性期嗜酸性粒细胞增加(占 4%$\sim$10%,最高可达 95%),嗜碱性粒细胞和激活淋巴细胞也多见。慢性期激活单核细胞和浆细胞所占百分数较高。恢复期以小淋巴细胞和单核细胞为主。嗜酸性粒细胞再升高,提示再次感染。②弓形体病(或弓浆虫病):为弓形体原虫所引起的一种人畜共患的传染病。脑脊液清亮,颅内压可增高或正常。脑脊液细胞计数多在$(30\sim200)\times10^6/L$。急性期马上出现中性粒细胞增加,随后可有持续的嗜酸性粒细胞增多,伴有不同数量的单核-吞噬细胞和浆细胞。白细胞胞质内外常可见到弓形虫滋养体。

3.中枢神经系统肿瘤的脑脊液细胞病理学

(1)中枢神经系统原发性肿瘤:如髓母细胞瘤、星形胶质细胞瘤(Ⅰ~Ⅳ级)、室管膜瘤、少突胶质细胞瘤、松果体瘤、脑膜瘤和脉络丛乳头状瘤等,只要侵及蛛网膜下腔和软脑膜,均可在脑脊液中查到肿瘤细胞。

(2)中枢神经系统转移癌:如肺癌(25%~41%)、黑色素癌(50%)、乳腺癌、胃癌等转移癌患者的脑脊液中,常可查得肿瘤细胞。

中枢神经系统肿瘤细胞的主要形态特征为胞核和核仁增大,增多、大小不一,形状多变和极不规则;核膜增厚,边缘不整齐并带有皱褶;核染色质凝集。核浆比例增大。核仁增大变多,染色呈强嗜碱性。胞体增大或很大,大小不一,形状多变,胞膜界限不清,常呈簇或特殊排列。常见活跃的有丝分裂和异常核分裂。

原发性肿瘤细胞常较小,中度染色性,胞质少,核界不清晰;而继发性肿瘤细胞常较大,染色淡,胞浆内空泡较多,核界清晰。

4.脑血管瘤的脑脊液细胞病理学

(1)缺血性脑血管病。①缺血性脑梗死:90%以上患者的脑脊液白细胞计数正常,偶有嗜酸性粒细胞增高,无吞噬细胞出现。单核细胞的非特异性酯酶较正常为低。②出血性脑梗死:脑脊液中可见少量红细胞。70%红色脑梗死的早期脑脊液中可见以中性粒细胞为主的细胞计数增高。1周以后为单核样细胞反应,还可见红细胞吞噬细胞和含铁血黄素吞噬细胞。

(2)出血性脑血管病:出血早期可见大量红细胞与明显的中性粒细胞反应,这种反应性的中性粒细胞2~3 d达高峰,1~2周后消失。此时激活单核细胞增加,出血2~3 d后可见中性粒细胞与激活单核细胞的并存。出血3 d后可见红细胞吞噬细胞,5 d后可见含铁血黄素吞噬细胞,7~10 d后可见胆红质吞噬细胞及其共存,且可持续数周或数月(为清除红细胞及其分解产物)。

5.中枢神经系统白血病和淋巴瘤的脑脊液细胞病理学

(1)中枢神经系统白血病。①急性淋巴细胞白血病。此病最容易侵犯中枢神经系统,患者脑脊液中白血病细胞以原始和早幼淋巴细胞为主。应用玻片离心沉淀仪制片的阳性检出率高于一般方法。急性淋巴细胞白血病细胞的过氧化酶和苏丹黑染色为阴性,可与急性粒细胞白血病作鉴别。②急性粒细胞白血病:患者脑脊液中白血病细胞以原始和早幼粒细胞为主。急性粒细胞白血病细胞的过氧化酶和苏丹黑染色为阳性。可与以中幼和晚幼粒细胞为主的慢性粒细胞白血病作鉴别。③急性单核细胞白血病:患者脑脊液中白血病细胞以原始和幼稚单核细胞为主。非特异性酯酶染色呈强阳性,PAS反应阳性率增高。④慢性淋巴细胞白血病:患者脑脊液中白血病细胞以小淋巴细胞为主。

(2)中枢神经系统淋巴瘤:淋巴瘤的脑脊液中常见大量非典型的淋巴细胞。胞质量少,嗜碱性,呈淡蓝色。胞核圆形或椭圆形,染色质丛集,可见明显核仁,常见其有丝分裂相。以B细胞型淋巴瘤病常见,T细胞型淋巴瘤少见且预后差。感染所致的激活淋巴细胞中以T细胞为主,且无淋巴瘤的恶性变特征。

6.中枢神经系统免疫性疾病的脑脊液细胞病理学

(1)多发性硬化:脑脊液中的细胞计数正常或轻度增加,一般在$15×10^6/L$左右,以淋巴细胞为主。可见到淋巴细胞、吞噬细胞(主要为吞噬脂肪颗粒)和不成熟的浆细胞。大多数病例的T细胞增加。细胞学正常也不能排除多发性硬化的诊断。

(2)急性炎症性脱髓鞘性多发性神经病(格林-巴利综合征):95%以上的患者有蛋白细胞分离现象,即脑脊液蛋白含量增高,而细胞计数正常或基本正常。脑脊液中主要为淋巴样细胞和浆细胞的活性免疫细胞的增多。

(3)重症肌无力:有个别报道其脑脊液中可发现免疫活性细胞及其异常,提示该病可导致中枢神经系统的损伤。

(三)脑脊液免疫学检查

中枢神经系统作为体内的一个特殊免疫器官,直接或间接参与身体内各种免疫反应,脑脊液与中枢神经系统联系紧密,故脑脊液的免疫学检查对许多中枢神经系统疾病具有重要的临床意义。在临床检验中还应同时进行外周血液的相应免疫功能检查和动态检测,并与脑脊液免疫学检查相对照,以提高此项检测的应用价值。

1.蛋白质电泳检查

正常脑脊液蛋白电泳值:前清蛋白0.03~0.59;清蛋白0.55~0.66;球蛋白:$α_1$ 0.025~0.089,$α_2$ 0.06~0.09,$β$ 0.07~0.109,$γ$ 0.04~0.117。脑脊液总蛋白量正常或稍高,而$γ$球蛋白升高提示诊断可能为恶性脑肿瘤、多发性硬化、亚急性硬化性全脑炎及细菌性脑膜炎。$α_1$球蛋白高于$α_2$球蛋白提示脑动脉硬化症。$β$球蛋白升高多见于肌萎缩性侧索硬化。前清蛋白降低提示神经系统炎症,而其升高提示变性病。

在γ球蛋白区带的阴极端出现寡克隆带,提示γ球蛋白增高,对多发性硬化的诊断有重要价值(90%阳性)。格林-巴利综合征、视神经炎、无菌性脑膜炎及脑梗死和脑肿瘤等病例亦可出现γ球蛋白增高表现。

2.免疫球蛋白(Ig)检查

正常脑脊液中的IgG极少,其中IgG为40～50 mg/L,IgA为1～6 mg/L,不含IgM。为了了解脑脊液中的IgG变化,可计算鞘内24 h的IgG合成量。其计算公式为:[脑脊液IgG－(血清IgG/369)]－[脑脊液Alb－(血清Alb/230)]×(血清IgG/血清Alb)×0.43]×5。

IgG增高多见于多发性硬化、亚急性硬化性全脑炎、格林-巴利综合征、病毒性脑炎等。结核性脑膜炎和化脓性脑膜炎等中枢神经系统感染时,早期先出现IgM增高,恢复期IgG、IgA才均上升。单纯疱疹病毒脑炎早期IgM即可明显增高。流行性乙型脑炎急性期IgG正常,恢复期IgG、IgA、IgM均轻度增高。

3.细胞免疫学检查

(1)淋巴细胞的检查:建议应用识别脑脊液中T细胞的简易方法,即改良的非特异性酯酶染色法检查,可在成熟的T细胞胞质中见到致密而局限的粒状棕黄色沉淀物者为阳性[正常值为(53.15±10.72%)],免疫功能低下者的阳性率也相应下降。B细胞的酯酶反应极少呈阳性,单核细胞虽可呈阳性反应,但其酶反应物色淡量多而弥散,形态欠清晰。另外,此项检查还能进行对细胞免疫功能的快速检测、免疫调节剂的临床选用及其疗效评价。

(2)淋巴细胞亚群的检查:可选用混合花环法、ABC、APAAP和单克隆抗体法等,进行脑脊液淋巴细胞亚群的检测,对脑脊液细胞免疫功能的进一步了解能提供更多的客观资料。

(3)嗜酸性粒细胞的检查:嗜酸性粒细胞主要为参与免疫反应的一种效应细胞,临床检测中发现提示可能与变态反应及寄生虫感染相关。

(张 伟)

第六节 脑电图检查

脑电图(EEG)是指将脑多数神经细胞活动电位或突触电位的电生理现象进行总和,导出、记录两个电极间的电位差。一般经头皮上设置的电极导出,即表面脑电图(一般所说的脑电图);亦可直接由大脑皮质和脑深部所设置的电极记录电活动,分别称皮质脑电图和深部脑电图。

一、脑电图记录法

脑多数神经细胞电现象总和在两个电极间的电位差以1～100 μV的振幅记录下来。电位变动的记录方法有一定的方式。

脑电图导出的方法有单极导程和双极导程两种。前者以耳垂为无关电极,显示与头皮上各处所放置的相关电极间的电位差;后者显示在头皮上的各电极间的电位差。因此,一般来说,单极导程所记录的脑电图波振幅较高。

在阅读脑电图时,要注意记录纸输送的速度及电位单位。一般记录纸以3 cm/s的速度输送。电位的表示有5 mm=50 μV或7 mm=50 μV。这些标志在描绘开始及终了时都要明确地记录下来。

二、脑电图分类

脑电图的电位差以振幅表示,可分为高振幅、中振幅、低振幅及平坦波。以周波数分为α波(8～14 Hz)、β波(14 Hz以上)、θ波(4～8 Hz)、δ波(4 Hz以下)。β波又称速波,θ波、δ波又称慢波。其他波形还命名有棘波、尖波、棘慢波综合及突发的活动波。

棘波持续时间在80 ms(12.5/s)以内呈尖锐的波形;尖波持续在80 ms以上,亦呈尖锐的波形,但较棘波的振幅稍高。

三、正常脑电图

(一)正常成人脑电图

在诊断脑电图时首先要明确被检者是成人(临床脑电图定为 14 岁以上)或是小儿,因为两者在正常脑电图上有很大的差异。

正常成人脑电图仅波(10/s ×50 μV)与速波相混,α 波主要见于顶、枕部,速波的振幅为 10～20 μV,如呈 50～100 μV 则为异常。在描记脑电图时,于睁眼时(EO,eye open)记入的 α 波突然消失,而于闭眼时(EC,eye closed)α 波又出现,此现象被称 α 波抑制,为正常的反应。这种现象不仅见于 α 波,亦可见于速波,特别是老年人常见,称此为低振幅速波(low voltage fast record),为正常范围脑电图。

(二)正常小儿脑电图

总的来看,小儿脑电图周波数慢、振幅高。随着年龄增长慢波向 α 波转化,即婴幼儿以 δ、θ 波,幼儿期以慢 α 波,学龄期以 α、θ 波为优势,到青春期(14 岁)出现成人脑电图波形。

(三)正常成人睡眠脑电图

正常成人睡眠脑电图与觉醒时脑电图不同,如果不认识睡眠脑电图,则将造成诊断上的很大误解。根据入睡深度的不同脑电图有不同的表现。刚刚入睡时脑电图出现小的细波(ripple wave);随着睡眠的深入,波变快,出现 α、θ 100 μV 以上的大波,多见于顶部,称此为瘤波(hump wave);继而于全导程出现 14/s 的速波,呈纺锤形排列,称此为纺锤波;当睡眠更加深时则出现非常慢的波形,称之为丘波(hill wave)。

(四)正常小儿睡眠脑电图

与成人脑电图相比最大的差异是,在刚入睡时即出现高振幅、慢波,而成人则相反出现细波。此外,于轻睡眠初期的瘤波振幅在 2～4 岁时才明显出现,轻睡眠期只见明显的纺锤波,中等度或深度睡眠时与成人无大差异。

四、脑电图诱发法

安静闭眼状态描记不出现异常脑电图,而当给予种种刺激时才出现异常脑电图,这些刺激方法即诱发法。

(一)过呼吸诱发法

过呼吸时血中 PCO_2 低下,脑血管收缩,引起可逆性脑缺血症状。如有病灶存在则出现一过性异常波。主要见于小儿及一部分成人,称"增大"。此现象以额、顶部明显,呈高振幅,以 α、θ 波速度一过性但连续出现。在正常状态下过呼吸终止后 30 s 以内消失,但如持续出现 30 s 以上则认为是病态。

(二)睡眠诱发法

睡眠诱发法有自然睡眠及药物诱发睡眠法两种,后者常用于小儿。睡眠诱发的出现率为 82%,较觉醒时出现的异常(36%)明显增高。

其他诱发法还有闪光刺激诱发法、戊四氮、贝美格(美解眠)法。

五、异常脑电图

异常脑电图系指正常应该描记出的脑电图不出现,及正常描记时所见不到的脑电图。前者称基础波异常、非突发性异常,后者称突发性异常。

(一)非突发性脑电图异常

周波数、振幅、持续时间与正常脑电图的基础波形相异的脑电图称非突发性脑电图。主要有下述 4 种改变,即节律变化、慢波化、速波化、振幅低下。

1.节律变化

α波振幅的递增或递减消失。振幅增大,部位差亦消失称弥漫性α节律。

2.慢波化

α波周波数减少,向慢波移行称慢波化,其原因为脑功能低下。θ波持续延长,局限于特定部位时或呈明确的非对称性,则意味病态。δ波的出现常被认为是异常的。

3.速波化

α波的周波数增加称速波化,表示脑功能亢进。可是单纯速波化并不能就判定是异常,只在伴有振幅的增加时才是异常。

4.振幅低下

α波的振幅为 $50\ \mu V$,电位下降到 $20\ \mu$ 以下时称振幅低下。其极限为平坦化脑电图(flat EEG)。

(二)突发性脑电图异常

正常脑电图不出现的棘波、高振幅慢波,如在基础节律中出现时称突发性脑电图异常。

1.棘波与尖波

棘波是指持续 $20\sim80\ ms$ 短的尖锐波形,尖波指持续 $80\sim200\ ms$ 较长的尖锐波形。两者的差异只是神经细胞放电周期同期化的程度不同而出现的波形,其本质为同一机制。

2.高振幅慢波

高振幅慢波见于种种病态,呈高振幅 $2\sim7\ Hz$ 的慢波 $1\sim3\ s$ 群化出现。其特异的是 $1\sim4\ Hz$ 慢波群规则地出现于额、枕部,呈间歇的节律慢波,显示脑基底部障碍。

(三)异常脑电图出现的部位及其意义

对异常脑电图要明确下述各点:①是否经常在特定部位局灶性出现(焦点性、局限性)。②是否全脑底广泛出现(泛发性)。③局限性时为两侧性或一侧性。④是否左右对称。⑤是否同期性或非同期性。⑥诱发后位相是否逆转等。

(四)不同疾病的脑电图所见

除癫痫病外其他疾病无特异性脑电图,但可根据其疾病的特征推断出原因疾病。

1.癫痫

癫痫的脑电图特征为以棘波为主的突发性异常脑电图。依癫痫的局限、分布样式所出现的异常波,在某种程度上有规律性。癫痫的临床分类与脑电图的所见有对应性。

2.全面性癫痫

发作时左右两半球出现对称性同期性发作波,相当于临床发作型的大发作及小发作。在发作的间歇期可出现散发性慢波或尖波,但亦可为正常脑电图。

3.大发作

发作开始前全导联出现持续几秒钟的低电压速波,继而呈高振幅的脑电图。当大发作开始时,出现与强直性痉挛一致的 $15\sim16Hz$ 规律棘波,见于全导联,继而周波数下降振幅增大,痉挛向阵挛性移行。在阵挛性痉挛的脑电图,还混有节律性慢波,有时亦可为棘慢波样,但逐渐周波数减少。痉挛发作终止时呈平坦的脑电图,其后出现慢波化,再恢复到间歇期脑电图。

4.小发作

小发作有 3 种发作型,即纯粹小发作、肌阵挛及失张力发作。纯粹小发作时突然出现 $2\sim15\ s$ 的意识丧失,此时的脑电图呈 $3\ Hz$ 的棘慢波综合,见于全部导联。此发作易被过呼吸或睡眠诱发,间歇期多呈正常脑电图(60%)。

5.精神运动发作

精神运动发作亦称颞叶癫痫,有 3 种发作类型,自动性发作、主观性发作及强直性焦点发作。主观发作还包括精神发作、梦幻状态发作及钩回发作。这些类型的脑电图于间歇期在颞叶前部可见棘波存在,觉醒时有 30% 存在,睡眠时有 88% 出现,因而一定要做睡眠脑电图检查。于发作时脑电图可见规则的或不规则的慢波及平坦波形。

6.焦点发作

焦点发作是指由于外伤或占位性病变,使皮质出现局限性、表在性障碍的焦点。其中包括反射性癫痫或光源性癫痫,亦有 Jacksonian 癫痫,这些都显示有病灶部位。

7.自主神经性发作

自主神经性发作多合并大发作,通常有自主性先兆。在临床上有自主神经的症状,如因胃痉挛而发生的剧痛。脑电图以在睡眠纺锤期出现 14/s 阳性棘波为特征。但是多数学者认为这种改变完全是正常的波形,亦有学者认为是视丘性视丘下部癫痫,提示在间脑有病灶。

(五)脑神经外科领域所见的异常脑电图

脑神经外科领域所见的异常脑电图主要出现大的慢波及棘、尖波这两种改变。慢波主要见于肿瘤或慢性全脑功能低下时,皆为脑器质性病变;而突发性出现的棘、尖波则代表癫痫类的功能障碍。成为颞叶癫痫原因的小星形细胞瘤即可出现棘波改变。

1.病变的定位

为了使病灶定位得更清楚,要注意 4 点:①位相逆转:易见于双极导联,即病灶部所放置的电极为共有的导联,脑波形对着的方向恰恰相反的状态,故于逆转导联,电极共有的部分为病灶。②左右差:虽然与病灶部位的深浅有关,但周期、振幅的左右差,对定位的决定是有意义的。当然,左右差最明显的部位是与病灶一致的。病灶位于脑表面时,在肿瘤部所导出的脑电图为平坦脑电图,肿瘤周围脑水肿区的脑电图为慢波。位于深部的肿瘤,慢波可向两侧半球投射,故可见无左右差的慢波。③懒活动:由于病变轻微,较对侧健部的周波数慢,或正常状态该出现的波形不出现的状态称懒活动,如睡眠脑电图的纺锤波不出现。④局限的异常波:病灶浅表且有皮质破坏时,多形性 S 波连续地见于睡眠时。远隔性病灶(脑底部、脑干部)有时于额部或枕部出现单一节律性慢波。

2.病变所致脑障碍的程度

高度脑障碍时脑电图呈平坦化,脑死亡时脑电图完全平坦。可是,平坦脑电图并非都是脑死亡。脑障碍中度时出现慢波,轻度时出现棘波。

(六)脑血管病脑电图

慢性期脑血管病的脑电图仅仅表现慢波振幅轻度低下,亦可有棘波,但多数为正常脑电图。多发性脑梗死时可见 8/s 振幅大的 α 波呈泛发性。

(七)头部外伤脑电图

头部外伤急性期于挫伤一致的部位出现慢波或全部导联慢波。经 2 周到 1 个月后急性期脑电图变化消失。依外伤的部位及程度,脑电图可为完全正常,亦可出现慢波、电位差及棘波。

六、脑电图的阅读及记录

(一)记录觉醒时基础节律的性状

脑电图的记录首先由基础节律开始(背景脑电图)。要记录有无最标准的 α 波、周波数、振幅度、连续性、睁闭眼对 α 波抑制是否良好。进而要记录对速波、慢波及基础节律全体的规则性有无。

(二)对异常波及诱发法效果的记录

要记录异常波的种类、出现样式(散发性、律动性、持续性)及局在部位(泛发性、用的各种诱发方法及其结果。

（三）综合判定

综合判定分 3 个等级，即正常、境界和异常（轻度、中等度、高度）。

七、脑死亡

脑的功能全部丧失时称脑死亡。脑电图呈平坦化，完全看不到脑波。可是，在通常头皮脑电图上即使呈平坦化，有时对判定其为可逆性或非可逆性会发生困难，只有判定其为非可逆性平坦化脑电图才能判定其为脑死亡。因此，要反复多次描记来观察，同时要用 2～4 倍的增幅度来描记，最后来判定其为非可逆性。

（周瑞涛）

第七节　肌电图检查

肌电图（EMG）系指肌细胞兴奋时活动电位的记录。来自脊髓前角运动细胞的神经纤维经运动神经终支与横纹肌纤维相连。一组前角细胞支配由多数肌纤维构成的一组肌束，称此为运动单位或神经肌单位。用针电极刺入肌束将肌活动电位记录下来称针电极肌电图，由被检肌表面皮肤放置电极记录肌肉全体的活动电位称表面肌电图。与上述不同，记录刺激支配神经诱发肌肉收缩活动的电位称诱发肌电图。

一、正常肌电图

静息时，正常人肌电图处于电静止状态。此时做随意收缩运动时，可记录出尖波放电。针电极法不论是强收缩还是弱收缩，其活动电位的振幅不变，而放电频度随收缩增强而增加。表面电极与针电极不同，由于是记录多数运动单位，故随着运动的增大，肌电图的振幅随着放电频度增加而增大。

二、异常肌电图

（一）刺入电位异常

将针电极刺入肌肉时，在正常状态下亦可记录出 1～3 mV，持续时间 100 ms 的多相性复杂电位，这是由于肌膜损伤所致，称刺入电位。

强直性肌病时，刺入电位时间延长，称肌强直放电。重症肌营养不良或失用性肌萎缩时，刺入电位的振幅小，持续时间亦短。

肌纤维震颤电位或阳性锐波等见于支配肌肉纤维的周围神经障碍。前角肌肉单位（NMU）发生不随意收缩出现肌纤维束震颤电位。帕金森病现异常运动，可见群化放电。

位数目等四项变化可见于肌电图上的改变。根据这 4 项变化可以识别胞障碍、肌肉纤维障碍及神经肌肉连接处障碍。一般来说，神经源性幅电位或多相电位。高振幅电位被认为是前角运动细胞本身的障碍，围运动神经障碍。

记录出活动电位的方法称诱发肌电图。在诱发肌电图上，被刺激神；当被刺激神经一旦传递到脊髓，经突触使肌肉收缩时则发生 H

波。弱刺激作用周围神经时 Gla 纤维兴奋,经反射弧,前角细胞亦兴奋,使肌肉收缩,故 H 波需 20~30ms 的潜时。当刺激增强时,运动纤维直接受到刺激,5~10ms 潜时即可发生肌肉收缩,可记录 M 波。

作为诱发肌电位之一的三叉神经-面神经反射检测瞬目反射,可了解此反射径路的情况。用电刺激眶上神经在下眼轮匝肌表面肌电图记录,刺激后约 10ms 出现第 1 波(R1)。其后第 2 波(R2)以多相性波形出现。R1 受神经本身的变化影响,R2 与延髓的网状结构的活动有关。

(周瑞涛)

第八节　诱发电位

应用光、电、声等各种外部刺激通过感觉感受器或周围感觉神经,经过一定的潜伏期在脑或脊髓出现一过性电位变化,称诱发电位。目前,广为应用的诱发电位检查有应用电刺激周围神经引起的体感诱发电位,通过短声刺激诱发听觉诱发电位,及应用闪光或图形视觉刺激诱发的视觉诱发电位等 3 种诱发电位。

诱发电位可通过刺激相对应的感觉传导径路反映出该径路的功能状态,因而可根据需要通过诱发电位种种组合做出周围神经、脊髓、脑干及大脑等处病变的定位诊断、障碍程度的评价,进而可用于手术过程中的监护。

诱发电位的异常一般依据潜伏时(给予刺激到电位出现为止的时间)的延长、振幅的低下、波形的变化、消失来判定。

一、体感诱发电位(SEP)

体感诱发电位依潜时的不同可分为短潜时 SEP 及中、长潜时 SEP。可用电或机械刺激上肢(正中神经)或下肢(腓总神经或胫神经),一般用电刺激上肢。

(一)短潜时 SEP

兴奋到达大脑皮质的感觉领域前,在体感神经径路的途中产生电位。短潜时 SEP 可通过放置于头部外的标准电极由头皮上记录出远隔电场电位。远隔电场电位系远隔记录电极部位发生的电位,通过容积导体传导(电位不经神经传导而经身体组织传导)可以从头皮上记录到。刺激上肢(正中神经手关节部)约 18 ms 以内出现阳性 P9(意味着潜时 9 ms 的阳性电位)、P11、P13~P14 有关各电位的起源尚不完全清楚,但推想为各组上臂神经丛、后根下部颈髓后索束、上部颈髓后索束-脑干内侧丘系。此外,短潜时 SEP 可沿脊髓的体感觉神经径路放置体表电位或硬膜外电极记录出近接电场电位。近接电场电位是指与记录电极接近处发生的电位,记录电极稍微一动便可使波形、位相、潜时、振幅发生变化。

根据短潜时 SEP 各成分的异常可判定出由脊髓到大脑皮质间的障碍水平。短潜时 SEP 不易受意识变化及药物等的影响,且再现性亦佳,故可利用价值较高。

脊髓 SEP 的 N13(表示 13 ms 阴性电位)与皮质 SEP 的 N20 之间的潜时差表示中枢传导时间,可作为颅内疾病的功能评价法。

(二)中、长潜时 SEP(皮质 SEP)

皮质 SEP 指发生在大脑皮质的近接电场电位。刺激的对侧皮质感觉区附近的头皮上最易出现电位。皮质 SEP 的出现一般是不稳定的,易受意识变化及药物影响。故在临床上不如短潜时 SEP 那样广为利用。但其早期成分并非如此,比较安定。早期成分的 N20 于中央沟前后位相反,故常用于开颅手术时确定中央沟的位置。

二、听觉诱发电位

听觉诱发电位指声音刺激由耳蜗到大脑皮质听觉领域的听觉性传导径路或与此有关联的部位发生的

电位。作为声音刺激通常应用短声。由约15组波构成的潜时,分成短潜时成分(8 ms以内)、中潜时成分(8～50 ms)、长潜时成分(50～300 ms)3种成分。其中以短潜时成为由脑干诱发的远隔电场电位,称听觉脑干电位(ABR),广为应用于临床。

ABR被区分成Ⅰ波到Ⅵ(Ⅶ)波。起源沿听觉径路,各为听神经末梢部(Ⅰ波),耳蜗神经核(Ⅱ波),上橄榄复合体(Ⅲ波),外侧丘系(Ⅳ),下丘(Ⅴ波),内侧膝状体(Ⅵ波)。在Ⅰ～Ⅵ波中,特别安定的是Ⅰ波、Ⅲ波及Ⅴ波的潜时、振幅,一般可作为判定的指标。在评价脑干功能上,与各组波的绝对潜时相比,更重要的是Ⅰ～Ⅴ波,Ⅰ～Ⅲ波,Ⅲ～Ⅴ波各顶点间的潜时。Ⅰ～Ⅲ波间潜时的延长意味脑干下部(延髓-桥下端)的障碍,Ⅲ～Ⅳ波间潜时的延长意味脑干中部(桥-中脑)的障碍。

ABR不易受意识变化或药物的影响,重现性极佳。在客观听力检查或脑干功能评价及对颅后窝手术时监护有很大的利用价值。最近亦应用于脑死亡的判定。

三、视觉诱发电位

视觉诱发电位分为由皮质下视觉传导径路来的短潜时成分及由大脑皮质来的长潜时成分。仅仅说视觉诱发电位时,通常系指由枕部记录的长潜时成分。

视觉诱发电位依刺激频度不同而诱发出不同波形。有1 Hz以下的低频度产生的瞬态视觉诱发电位与由高频度刺激所产生的稳态视觉诱发电位两种。前者是由不同潜时及振幅构成的复数波,通常用于VEP检查。后者为与刺激周波数同期的正弦波样电位,大脑视觉领域的兴奋达到一定的状态,故称稳态视觉诱发电位。所使用的刺激主要是闪光刺激及图形翻转刺激。①闪光刺激时由刺激开始到250 ms间有5～7组顶点。波形、潜时多有组间差异。②图形翻转刺激时模式图像中黑白成分以一定的速度相互交替转换构成有效刺激,诱发出图像翻转视觉诱发电位。进行全视野刺激或半视野刺激,前者以N-P-N三极波形在正中枕部为中心左右对称出现,后者以同样的波形在刺激同侧脑半球枕部明显出现。图形翻转刺激时所出现的瞬态视觉诱发电位的稳定性良好,常用于视觉传导径路的功能检查。

四、运动诱发电位

运动诱发电位是用电或电磁刺激大脑运动区使锥体束兴奋,受刺激的对侧肢体肌肉产生收缩,通过肌电图或在脊髓硬膜外或脊髓上记录下来。通过运动诱发电位可以鉴别是锥体束受累还是下运动神经元受累,同时还可以根据电位潜时的延长及振幅的降低来判定障碍的程度。

运动诱发电位能以量来表示运动障碍的程度,所以不仅在手术前做出诊断,而且在术中可监测锥体束附近的病变。

目前本诱发电位已被应用于多发性硬化、运动神经元病、脑血管病及脊髓外伤等疾病的诊断与研究。

五、事件相关电位

刺激时认知活动相对应产生的诱发电位,记录刺激诱发电位的潜时为200～300 ms,可出现种种波形或潜时的阳性电位变化。此电位变化与事件相关能被恒定地记录,取后期阳性成分的变化。目前,脑神经外科领域所应用的为P300(认知有关的电位)及精神活动有关的电位关联负变化(CNV)。

P300:应用周波数不同的两种声刺激以任意排列决定出现频度,每秒钟给予一次刺激。仅对一组刺激按键钮,数出出现的次数。对于两种的刺激反应分别平均加在一起计算。仅对目标刺激于头顶部(C2)记录潜时约300 ms的阳性电位。痴呆者与正常同年龄者相比,P300潜时延长,智能指数低下的病例P300潜时延长。

六、诱发电位的临床应用

诱发电位的检查对患者几乎是非侵袭性的,且比较简单易行,可客观地评价中枢神经或周围神经的电活动状态。单个的诱发电位或几种诱发电位进行组合作测定分析,能对周围神经、脊髓、脑干、大脑等处病变做出定位诊断,对脑功能全面的评价亦有价值,特别是在脑电图或头 CT 检查不能正确了解脑干障碍的程度时,SEP 或 ABR 能提供有价值的线索。在实际工作中,在脑外伤、脑血管病及继发性脑内疾病所致的意识障碍患者的脑干功能评价、重症程度及预后的判定中广为应用。此外,听神经瘤切除术或三叉神经痛、面肌痉挛等神经血管减压术时对听神经的功能,脊髓手术时对脊髓的功能,颈动脉内膜剥脱术、心脏手术时对脑缺血等术中监测,ABR 及 SEP 都发挥着很大的作用。对影像学诊断可疑的内听道内的听神经瘤,变性病及亚临床病灶的定位诊断亦有帮助。

(周瑞涛)

第五章

神经外科解剖生理与定位诊断

第一节　大脑皮质病变的解剖生理与定位诊断

　　大脑皮质是覆盖于大脑半球表面的一层灰质。小部分位于外表,大部分折进脑沟内。每个大脑半球可分为背外侧面、内侧面、底面三部分。在外侧面上可见到 4 个脑叶:额叶、顶叶、颞叶与枕叶。岛叶藏于外侧裂的深部,为额、颞、顶三叶所覆盖。大脑皮质含三种神经成分(传入纤维、传出神经元、联络神经元)、三种细胞(锥体细胞、颗粒细胞和梭状细胞)。皮层构造的基本形式有 6 层:①分子层,主要是一些细胞树突和轴突末梢及传入纤维,仅含有少量的颗粒细胞。②外颗粒层,主要含有星形细胞及小锥体细胞,只有很少量的颗粒细胞。③外锥体细胞层,亦称锥体细胞层,主要为典型的锥体细胞。④内颗粒层,主要为星形细胞。⑤内锥体细胞层,亦称节细胞层,主要为中型和大型锥体细胞,其间有星形细胞和 Martinotti 细胞,在中央前回和旁中央小叶还含有巨大锥体细胞,又名 Betz 细胞。⑥多形层,又名梭状细胞层,其中主要为梭状细胞,并间有星形细胞和 Martinotti 细胞。

一、额叶病变的解剖生理与定位诊断

　　在各个脑叶中,额叶的范围最大,约占半球表面的 1/3,位于大脑的前部,其所包括的范围,由额极到中央沟,以外侧裂后下界分为上外侧面(背侧面)、下面(底面)和内侧面。上外侧面在中央沟以前,外侧裂以上,有中央前沟及额上、下沟,而分出中央前回及额上、中、下回;下面亦即额叶眶面,包括外侧裂起始处以前的部分,有嗅沟、直回和眶回;内侧面在扣带回以上,中央沟延线以前的部分,有额内侧回和旁中央小叶的前部。作为额叶岛盖的额下回又被外侧裂的水平支和前升支分为眶部、三角部和盖部,在优势半球上的三角部和盖部合称为 Broca 区,通常认为这是皮质的运动性言语中枢。

　　(一)额叶底面病变的定位诊断

　　1.额叶底面的解剖生理

　　额叶底面也叫眶面,嗅沟把额叶底面分成内侧部狭窄的直回、外侧部宽大的眶回。直回是嗅脑的一部分;眶回的沟把眶回分成前部和后部,内侧部和外侧部。额叶底部和中枢神经系统有广泛的联系,自眶回发出的纤维有至丘脑下部的纤维、至丘脑背内侧核的纤维、至丘脑下部后方核团的纤维、至中脑和脑桥网状结构的纤维。眶回的传入纤维有来自同侧尾状核和壳核的纤维、来自同侧额极的纤维。此外,额叶与扣带回尚有纤维联系,此在控制自主神经功能与精神有关的反应上有非常重要的意义。重要的纤维联系有2 个,一是向扣带回投射的纤维,起于乳头体,经乳头丘脑束至丘脑前核,再投射至扣带回;二是向眶额部各回投射的纤维,起于下丘脑,至丘脑背内侧核,再至眶额部各回,同时自眶额部各回及扣带回发出纤维至神经系统下级中枢。

2.额叶底面病变的临床表现

(1)精神、智能障碍:额叶底面病变主要表现有智能障碍、智能低下、幼稚、性格改变、近记忆减弱或丧失,并常有精神症状,如无动性缄默、情感障碍、极度兴奋和欣快、强哭强笑,有时表现为狂怒发作如毛发竖立、血压上升、瞳孔散大及攻击行为。

(2)癫痫发作:额叶底部肿瘤可有不同类型的癫痫发作,但与额叶其他部位比较,癫痫发作相对少些。如幻嗅、自动症或幻觉状态,多为额叶病变的特征,但有时见于额叶底面或扣带回的病变。

(3)运动障碍:非主要症状,可有以下表现:①运动减少:若合并有基底核或皮质下白质病变时可出现运动减少,如无动缄默症、帕金森综合征。②额叶性共济失调:不如小脑病变时明显,因伴有额叶症状,可与小脑病变鉴别。

(4)丘脑下部症状:因与丘脑下部有广泛联系,额叶底部病变时常表现有自主神经功能障碍,如食欲亢进、胃肠蠕动增强、多饮多尿、高热、排汗增多、皮肤血管扩张等。

(5)颅神经损害症状:①嗅觉障碍:系额叶底部病变最常见的症状,如嗅沟部脑膜瘤、蝶骨嵴肿瘤等,压迫嗅神经或其传导通路,很容易造成一侧或双侧嗅觉障碍。②眼部症状:病变侧常有视力减退或丧失、眼肌麻痹及眼球突出,早期先有视野改变,如中心暗点或中心旁暗点,晚期则出现视神经萎缩。

额叶底面肿瘤如发生在前颅窝,除产生嗅觉障碍外,还可造成视神经损害,侵犯眶尖部时,则出现眶尖综合征:视力减退或丧失,三叉、滑车、外展颅神经麻痹,三叉神经第一支分布区感觉障碍,角膜感觉丧失性角膜炎。由于静脉回流受阻,出现病变侧眼球突出。蝶骨嵴的肿瘤按其存在部位有不同表现:外 1/3 的肿瘤有视神经损害、眼球突出、颞骨隆起或破坏;中 1/3 的肿瘤亦有视神经损害及眼球突出,但缺少颞骨侵犯;内 1/3 的肿瘤则表现 Fostev-kennedy 综合征:病灶侧视神经萎缩,病灶对侧出现视乳头水肿。颅脑外伤如发生颅底或前床突骨折,可出现前床突综合征,表现与眶尖综合征相同。如视神经有鞘内出血或视神经管有骨折,可引起视神经萎缩及视网膜剥离,出现视力障碍。

3.定位诊断和鉴别诊断

临床上出现嗅神经的损害表现,应首先考虑额叶底部的病变,出现眶尖综合征也要考虑到额叶底部病变的可能。出现智能障碍和精神症状以及自主神经功能障碍的表现都应想到是否与额叶底部病变有关。

(二)额极病变的定位诊断

1.额极的解剖生理

额极位于额叶的最前部,与中枢神经系统各部有密切的联系。传入纤维有:来自同侧顶叶、颞叶后部、枕叶、丘脑背内侧核等处的长联合纤维;来自同侧额叶运动区、运动前区及额叶底部的短联合纤维;来自同侧颞极的钩束;来自对侧额叶、顶叶、枕叶通过胼胝体的纤维。传出纤维有:至丘脑背内侧核及外侧核的纤维;至大脑各叶的联合纤维;经外囊至壳核及苍白球的纤维;经内囊至红核、黑质、中脑被盖部和脑桥与小脑的纤维。其血液供应有:起自大脑前动脉的额极动脉,分布于额极前部和内侧部;起自大脑中动脉的眶额动脉,分布于额极的外侧面与眶额部。

额极有时称为前额区或前额叶,具有运动前区的功能,又有前额叶的功能。有人认为前额区与眶回应该作为一个整体,称为眶额皮质,其生理功能与额叶底部一致,主要为调节人体的运动。额极是高级精神活动的中枢,与自主神经功能调节有重要关系。

2.额极病变的临床表现

额极病变突出的临床表现为精神症状,而无定位体征。非优势半球的损害,临床上可无任何症状,或仅有轻度精神症状,因此有人把额极称作额叶的静区。额极病变时可有以下表现。

(1)精神症状:最常见的症状,也是最早的症状,早期只有记忆力减退、生活懒散,易被忽略,随着病情的加重逐渐明显。精神症状的产生与病变的部位和性质有密切关系,双侧额极或优势半球额极的明显病变容易出现精神症状,非优势半球占位性病变如伴有颅内压增高,也可出现精神症状,脑外的肿瘤引起的压迫影响到双侧额极也可出现精神症状。急性颅内压增高、急性脑缺氧、急性脑水肿、侧脑室额角急性扩大时也易引起精神症状。额极病变时患者注意力不集中,甚至对周围事物丧失注意力。近记忆力减退,最终完全丧失,出现定向力障碍,尤其是对时间及地点的定向力出现明显的障碍,严重者出现 Korsakoff 综合征(近记忆力丧失、定向力丧失);可出现额叶性视觉失认症;计算力明显障碍,有时表现为失算症,患者逐渐变为痴呆。

(2)发作性症状:①发作性强迫症状:如发作性强迫性思维。或发作性口吃。发作性强迫性思维往往是癫痫发作的先兆。②癫痫发作:发作时多有意识丧失,头与眼转向病灶对侧,病灶对侧上、下肢抽搐。有时呈精神运动性发作,与颞叶海马回、沟回的发作表现基本相同,不同的是海马回、沟回发作的幻嗅多为难闻的气味,而额极病变的幻嗅多为好闻的气味。此种情况在伴有扣带回前部受损时更为突出。

(3)运动障碍:额极病变不引起瘫痪,但可出现精巧的复杂的运动障碍。动作笨拙不协调,言语与动作不一致,病灶对侧手有时出现震颤,下肢有轻度共济失调,病变对侧可出现锥体束征,同侧出现强直性跖反射,此种现象常为额极病变的早期表现。

(4)强握反射:额极病变一个重要体征,如合并有精神症状,则额极病变更有可能,如为额叶上部病变,则在病灶对侧出现强直性跖反射。强握反射亦常见于病变对侧。

(5)颅神经症状:额极病变如向额叶底部发展,可引起嗅神经和视神经损害表现,如占位性病变,引起颅内压增高时,可出现一侧或双侧外展神经麻痹,尚可出现视乳头水肿及视神经萎缩。脑疝形成时出现动眼神经麻痹及去脑强直现象。

3.定位诊断及鉴别诊断

额极病变最主要的症状是注意力丧失、近记忆障碍、定向力障碍、计算力损害,甚至痴呆。具备这些障碍的患者,都要考虑额极病变的可能,当伴有强握反射时,则额极病变即比较明确,当伴有额极性幻嗅,对额极病变的定位也很有意义。如伴有嗅神经、视神经的损害,或肢体运动障碍及运动性失语,都要考虑额极损害的可能。同时要注意额叶底部有无病变。

(三)额叶背侧部病变的定位诊断

1.额叶背侧部的解剖生理

(1)中央前回:位于中央沟的前方,为随意运动的皮质中枢,结构上属无颗粒型,在节细胞层中含有 Betz 巨型锥体细胞,皮质脊髓束与皮质桥延束主要起源于此区,也有更多细小纤维可能起源于运动前区(第6区)或其他皮质区。此区发出的运动冲动支配对侧半身骨骼肌的运动,同时又接受骨骼肌、关节运动时的感觉,以调整更完善的随意运动,中央前回对身体各部运动的支配似一倒置的人体投影。旁中央小叶支配下肢肌肉的运动与肛门及膀胱外括约肌的运动,额叶背面支配躯干、上肢与手指的运动,额叶外侧面支配颅面、吞咽及发音肌肉的运动功能。

(2)运动前区(第6区):在运动区的前方,位于额叶背侧面,上缘宽,下端狭窄,内侧直至扣带回,此区细胞成分与运动区相似,主要为大锥体细胞,没有 Betz 细胞。

(3)眼球运动区:在运动前区的前方(第8区),有颗粒层,其中段为额中回的后部,为额叶眼球运动区。

额叶背侧部的传出纤维主要是皮质脊髓束,还有皮质桥延束。传入纤维包括接受丘脑腹外侧的特异性冲动及丘脑的非特异性冲动,尚有来自丘脑腹前核的神经冲动。此外,还有来自同侧额极、顶叶、颞叶的联合纤维。

额叶背侧部由大脑前动脉和大脑中动脉供血。大脑前动脉的胼缘支供应半球内侧面的运动皮质,主要是下肢的运动区和感觉区;大脑中动脉的额升支供应运动区、运动前区及眼球运动区;豆纹动脉供应内囊后肢的前2/3。

2.额叶背侧部病变的临床表现

(1)运动区病变的临床表现(见图5-1)。

麻痹:根据病变的部位不同和范围大小,临床上可有不同的麻痹表现。病变位于中央前回中下部时,表现为病变对侧上肢的单瘫,以上肢的远端如腕及手指的运动障碍最突出,出现类似桡神经麻痹的表现。病变位于中央前回内侧面时,表现为对侧下肢的单瘫,亦为远端即足与小腿运动障碍最明显,与腓神经麻痹相类似。病变位于背侧面及内侧面时,出现病变对侧上、下肢瘫,但程度不等,半卵圆中心病变引起的偏瘫程度不等尤为明显。病变位于中央前回背外侧下部时，出现病变对侧上肢及颜面下部的麻痹；病变位于中央前回下部、岛盖部、额极、额叶底面或颞极时，出现病变对侧中枢性面瘫，如为优势半球病变，常伴有运动性失语。如病变损害双侧旁中央小叶，表现为双下肢瘫痪，以远端为著，并伴有排便排尿障碍，有时还伴有一侧上肢的瘫痪。

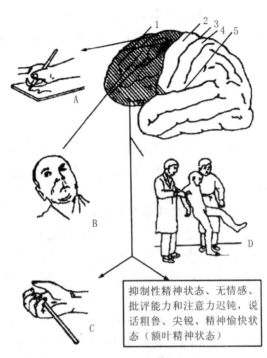

图 5-1　额叶病变的特征

1.额上回；2.中央前回；3.中央沟；4.中央后回；5.大脑外侧裂

A.失写症；B.抽搐发作并引起头、眼转向健侧；

C.亚尼舍夫斯基强握反射；D.起立不能和步行不能

反射异常：病变对侧浅反射减低或丧失，深反射亢进，如为急性病变，早期深反射减低或消失。深反射亢进的同时常伴有踝阵挛、膑阵挛及腕阵挛。上肢可出现 Hoffmann 征，下肢可有 Babinski 征和 Rossolimo 征。

癫痫发作：此为中央前回的代表性症状，多表现为病灶对侧的部分性运动性发作，亦可发展为全身性的发作。首先开始出现抽搐的部位与病灶位置直接有关，癫痫发作后抽搐的肢体可有一段时期的瘫痪，称为 Todd 麻痹。若在癫痫发作前已有瘫痪，癫痫发作可使瘫痪暂时加重。

（2）运动前区病变的临床表现：①运动障碍：运动前区病变可使对侧上、下肢出现麻痹，此种麻痹可能为一过性的，伴有精细运动障碍，粗糙运动尚保存，运动前区病变的特点是瘫痪呈痉挛性。慢性进行性病变往往以先出现肌张力增高，以后才出现瘫痪，同时伴有运动性失用为其特征。同时有协调运动障碍，或出现病理性联合运动。②异常反射：运动前区病变时出现强直性反射，在上肢表现为强握反射，于病变对侧手中放置物品，患者立即紧握该物，长时间不放，此叫触觉性强握反射。当患者眼前出现一物体，尚未接触其手掌，患者即不自主地伸手去抓握，叫作视觉性强握反射。强握反射见于额叶病变，尤其见于运动前区病变。足的强直性反射表现为强直性跖反射，此多见于病变对侧，偶见于病变的同侧。额叶或运动前区病变时可出现吸吮反射或噘嘴反射，即当叩击患者上、下唇时出现吸吮或噘嘴动作。额叶运动前区病变时的突出表现为出现屈曲性病理反射，如于病灶对侧出现 Hoffmann 征、Rossolimo 征、Bechterew 征等，并可出现 Mayer 征及 Leri 征。③癫痫发作：运动前区病变引起癫痫发作的特征表现为先出现头与眼球及躯干向病灶对侧扭转，以后才出现意识障碍。④眼球运动症状：额中回后部损坏性病变出现两眼向病灶侧注视,刺激性病变两眼向病灶对侧注视,同时眼与头还可向病灶对侧扭转,并出现抽搐性眼震;双侧额叶病变时出现眼球浮动性运动,患者视觉注意力低下,以及视觉性共济失调。

3.定位诊断与鉴别诊断

额叶背侧部主要包括运动区及运动前区,当出现有肢体瘫痪时,尤其是一侧部分肢体瘫痪时都要考虑此区的病变,部分运动性癫痫发作对此区病变的诊断有很大支持,根据癫痫发作表现的部位及运动障碍的部位,能更具体地提示病变的位置。如先有肌张力增高,后有肢体瘫痪,提示病变在运动前区;癫痫发作表现为向一侧扭转,也提示为运动前区病变引起。

二、顶叶病变的解剖生理与定位诊断

(一)顶叶的解剖生理

顶叶位于枕叶之前,额叶之后,颞叶之上,在半球的外侧面上,顶叶的前界为中央沟,界限较清楚,后界为自顶枕裂上端向下至枕前切迹的连线,下界为外侧裂向后至顶枕线的延线。后界与下界均为人为的界限,实际上顶叶向后逐渐移行为枕叶,向下移行为颞叶。顶叶有中央后沟和顶间沟两条彼此相垂直的主要沟。中央后沟为中央后回的后界。顶间沟把顶叶除中央后回以外的部分划分为顶上小叶和顶下小叶。顶下小叶主要包括缘上回和角回,缘上回围绕外侧裂的末端,角回围绕颞上沟的末端。还有在颞中沟的末端有一顶后回。中央前回和中央后回向大脑内侧延续,构成旁中央小叶。

中央后回接受丘脑腹后内侧核及腹后外侧核来的纤维,顶上小叶还接受来自丘脑枕的纤维。顶叶与额叶、颞叶、枕叶、Rolando运动区、扣带回发生联系,通过胼胝体与对侧顶叶发生联系。顶叶还发出纤维至丘脑的腹后内侧核、腹后外侧核、丘脑外侧核及丘脑枕。

顶叶接受大脑前、中、后3条血管的血液供应,大脑中动脉发出顶前支供应中央后回,顶后支供应顶上小叶和缘上回,角回支供应角回,大脑前动脉的胼缘动脉发出旁中央支供应旁中央小叶。大脑后动脉发出顶枕支供应顶枕沟附近的半球内侧面,发出后内侧中央动脉供应内囊后支的后1/3。

中央后回接受来自对侧身体的深、浅感觉冲动,为皮质感觉中枢,其上部及旁中央小叶的后半部,司下肢的感觉,中部司躯干及上肢的感觉,下部司头面部的感觉。顶上小叶为实体觉的分析区,缘上回为运动中枢,角回在优势半球为阅读中枢。旁中央小叶还是管理膀胱和直肠的中枢。皮质的感觉区在功能上尚有一定的划分,中央后回的最前部主要是识别空间的区域,中央后回的中部主要是识别物体异同的区域,顶上小叶及缘上回主要是识别刺激强度的区域。

(二)顶叶病变的临床表现

1.感觉障碍

顶叶病变时出现对侧偏身深浅感觉障碍。

(1)两点识别觉障碍:在病变早期即可出现,手部障碍较为突出。

(2)定位觉障碍:不能正确判断刺激的部位。

(3)触觉滞留:当触觉刺激去除后仍有触刺激的感觉。

(4)触觉失认:即实体觉障碍,患者在闭眼情况下不能辨别手中物体的形状、大小、重量等,不能识别为何种物体。

顶叶病变时的感觉障碍常是不完全型偏身感觉障碍,感觉障碍区与健康侧分界不明显,而是逐步移行,肢体的远端感觉障碍较明显,上肢重于下肢,躯干腹侧重于背侧,口、眼及肛门周围常无感觉障碍。顶叶病变时尚可有对侧肢体的自发性疼痛,称为假性丘脑综合征。

2.体像障碍

体像障碍可有以下表现形式。

(1)偏瘫失注症:虽有偏瘫,但不关心,不注意,似与自己无关。

(2)偏瘫不识症:否认自己有偏瘫,甚至否认瘫痪的肢体是自己的肢体。

(3)幻肢现象:认为瘫痪的肢体已经丢失,或感到多了一个或数个肢体。

(4)偏身失存症:感到失去偏身,可伴有或不伴有偏瘫。

(5)手指失认症。

(6)左右分辨不能症。

(7)自体遗忘症:对有或无瘫痪的肢体不能认识,遗忘。

(8)躯体妄想痴呆:对有或无瘫痪的肢体发生错觉、妄想、曲解、虚构。

3.Gerstmann综合征

Gerstmann综合征包括手指失认症、左右分辨不能症、失写症、失算症。病变部位主要涉及优势半球缘上回、角回及至枕叶的移行部位。

4.失结构症

失结构症系指对物体的空间结构失去进行组合排列的能力,缺乏立体关系的概念。在非优势半球病变时比较明显。

5.顶叶性肌萎缩

顶叶病变时对侧肢体可见肌萎缩,多见于上肢的近端,偶见于上肢的远端,常伴有手的青紫、皮肤变薄、局部发凉、排汗障碍、骨关节病变等,可能因顶叶病变而继发营养障碍所致。

6.运动障碍

顶叶病变时常出现对侧偏瘫或单瘫,此为中央前回或锥体束受损所致。

7.前庭症状与共济失调

顶叶可能是前庭中枢的一部分,顶叶病变时可出现步态不稳、共济失调,可能与深感觉障碍有关,有时表现为小脑性共济失调。

8.发作性症状

可见感觉性部分性癫痫发作,往往继之以部分性运动性发作,发作后常有一过性感觉障碍。

9.视觉障碍

顶叶病变如累及视觉通路,可出现视物变形、视觉滞留、视觉失认、色彩失认、对侧下 1/4 象限性盲等。

(三)定位诊断和鉴别诊断

顶叶病变的诊断主要根据顶叶病变时的一些临床特征表现,其中最重要的是一些感觉障碍,如两点识别觉、定位觉、实体觉,体像障碍通常提示顶叶皮质的病变;癫痫的感觉性部分性发作则提示为皮质感觉区的刺激性病变;出现 Gerstmann 综合征、失读、失用以及命名性失语等提示为缘上回、角回及顶叶移行至颞、枕叶部的病变;失结构症的出现亦说明为顶叶的损害;如先有偏侧运动障碍,以后出现感觉障碍,表明病变由运动区向感觉区发展;如先有感觉障碍,以后出现运动障碍,表明病变由感觉区向运动区发展,此常提示为占位性病变;癫痫由感觉性部分性发作扩展为运动性发作,说明病灶在皮质感觉区;如由运动性部分性发作扩展为感觉性发作,说明病灶在皮质运动区;如出现视野的同向性下 1/4 盲,病变可能在顶叶的下部;如出现视物变形、视觉失认等,病变有可能在顶叶的视觉通路;偏身感觉障碍可能为顶叶病变所致,亦需注意为丘脑或内囊后肢病变的可能。

三、颞叶病变的解剖生理与定位诊断

(一)颞叶的解剖生理

颞叶位于外侧裂之下,颅中窝和小脑幕之上。以两条假想线与顶叶及枕叶为界,前端为颞极。其前上方为额叶,后上方为顶叶,后方为枕叶。背外侧面借颞上沟及颞下沟将颞叶分颞上回、颞中回和颞下回,颞上回的尾端有一斜行卷入外侧裂的颞横回,颞下沟位于颞叶底面,在与其相平的侧副裂之间为梭状回,侧副裂和海马裂之间为海马回,海马裂在颞叶下部内侧面。海马回钩位于小脑幕之上,靠近小脑幕切迹的边缘。

颞上回的第 41、42 区及颞横回为听觉皮质区。颞上回的后部在优势半球为听觉言语中枢,称为 Wernicke 区,此区还包括颞中回后部及顶下小时的缘上回及角回。此区也称为言语区。海马回沟为嗅、味觉中枢。颞叶的前部为新皮质,称为精神皮质,人类的情绪和精神活动不仅和眶额皮质有关,与颞叶也很有关系,尤其海马回与记忆有关颞叶的新皮质与额、顶、枕叶的新皮质有纤维相联系,海马与基底核与边缘系统有联系,前联合的纤维联系两侧颞叶。皮质听觉区接受来自内侧膝状体的冲动,通过胼胝体接受来自对侧颞叶的冲动。钩束绕过外侧裂联系颞极与额极。扣带束有纤维至海马回,扣带束前部与钩束相连,同时也接受来自丘脑前核及背侧核、脑干网状核来的冲动。颞叶的传出纤维有皮质膝状体束和皮质中脑顶盖束。

颞叶的血液供应主要有 3 支,大脑中动脉的颞前支供应颞极外侧面,颞中支供应颞叶外侧面中央部,颞后支供应颞叶后部。大脑后动脉发出颞前支供应钩回、海马回及梭状回的前部。脉络膜前动脉供应颞极、海马回与钩回。

(二)颞叶病变的临床表现

1.颞叶癫痫

颞叶病变常出现癫痫发作,多表现为精神运动性发作,可有意识朦胧、言语错乱、精神运动性兴奋、定向障碍、情绪紊乱、幻觉、错觉、记忆缺损等,记忆障碍常为发作的基本症状,可有远记忆力、近记忆力及现记忆力障碍,时间及地点的记忆缺损明显。还可出现视物变形、变大、变小等。可有听到各种声音的幻觉,或呈发作性耳鸣。自动症也是颞叶癫痫的一种常见表现,发作时其活动非为意识所支配,可有毁物、伤人、冲动、自伤、裸体、惊恐、发怒等精神兴奋表现,或出现反复咀嚼、吞咽、努嘴、摸索、走动等无目的性动作。患者常伴有梦幻觉,颞叶癫痫常有各种先兆,其中以嗅觉先兆最常见,闻到一些极其难受的气味;此在海马回的钩回病变时最常出现,故称为"钩回发作",还可出现幻味,为发作性,口内有怪味,也是钩回发作的一种表现。

2.记忆障碍

颞叶海马回破坏时可出现记忆障碍,通常在双侧损害时出现,仅一侧损害时则无记忆障碍。记忆障碍可伴有定向障碍。

3.听觉与平衡障碍

一侧听觉皮质区损害时仅有轻度双侧听力障碍,但不易判断声音的来源,双侧破坏时可导致皮质性全聋。颞上回一带也是前庭的皮质中枢。颞叶病变时可有眩晕与平衡障碍,还可出现一种所谓"眩晕性癫痫"。

4.言语障碍

优势半球颞上回后部听觉言语中枢损害时可出现感觉性失语,患者能听到讲话的声音,但不能理解其意义,自己的言语亦不能听懂,常常语无伦次或跑题,使听者不能理解其意义,称为谵语性失语症。优势半球颞上回后部与顶叶缘上回的移行区损害时,还可出现命名性失语。

5.视野缺损

颞叶病变常出现同向性上 1/4 象限性盲,但视野缺损两侧不对称,颞叶后部病变的视野缺损两侧则较对称。颞叶肿瘤先为上 1/4 象限盲,以后渐出现同向性偏盲。外伤或血管性病变亦可出现象限性或同向偏盲。

6.眼球运动与瞳孔改变

颞叶性癫痫表现为精神运动性发作时,常出现瞳孔散大,对光反射丧失。颞叶内占位性病变较大脑半球其他部位更容易引起小脑幕切迹疝,而出现动眼神经麻痹。

7.运动障碍

颞叶病变侵及额叶运动区时,可出现对侧面瘫、上肢瘫或偏瘫。若优势半球病变,特别是颞极病变更易牵涉到 Broca 区,而引起运动性失语。

（三）定位诊断和鉴别诊断

颞叶被称为脑的哑区，常不产生明显的局灶症状，如出现有精神症状、记忆及定向障碍，要想到有颞叶病变的可能。有癫痫的精神运动性发作、视物变形、大视、小视、自幻症、幻嗅、幻味等则支持为颞叶的病变，有感觉性失语则充分提示颞叶 Wernicke 区的病变。出现上 1/4 盲应首先考虑到颞叶的病变；不太对称的偏盲亦提示为颞叶病变，由上 1/4 盲逐渐发展为偏盲提示颞叶的肿瘤。沟回发作常见钩回附近的肿瘤。

（孙守元）

第二节　大脑后部病变的解剖生理与定位诊断

一、大脑后部的解剖生理

大脑后部包括顶叶后部、颞叶后部、外侧裂后部区域，枕叶、侧脑室三角区等处，顶叶、颞叶和枕叶在解剖学上没有明显的境界，在生理上和临床上也是密切相关的。枕叶在大脑半球的后端，位于小脑幕上方，是大脑后部的主要组成部分。内侧面借顶枕裂与顶叶分界，距状裂由前向后水平走至枕极，枕极为枕叶最后之尖端。距状裂上方为楔叶，下方为舌回。枕叶在半球外侧面所占面积较小。

视觉有一级中枢，第一级视觉中枢在距状裂两侧的楔叶和舌回，接受来自外侧膝状体的视放射纤维。视放射纤维先向前行进入颞叶，再弯向后行到达距状裂两侧。后枕部接受来自额叶、顶叶、颞叶和内囊的纤维，投射至第二级视觉中枢，即旁纹状视觉皮质。第三级视觉皮质中枢即枕叶前视觉皮质，接受顶叶后部与颞叶后部来的纤维。枕叶还接受对侧视觉中枢经胼胝体来的联合纤维；由额叶眼球运动中枢来的纤维至对侧眼球运动皮质；顶叶视觉皮质与顶、颞叶和角回有纤维联系。枕叶传出纤维有自距状裂级视觉中枢至第二级视觉中枢的纤维。自二级视觉皮质发出的纤维至顶叶前部与角回视觉皮质中枢，并至额、顶、颞叶及岛叶皮质，发出皮质中脑顶盖束、皮质中脑束至中脑顶盖核，发出皮质束由角回至顶颞部皮质及眼球运动皮质。

第一级视觉中枢（纹状皮质）为黄斑在枕叶后部的投射区，司中心视力，此区相当大；视网膜周缘部纤维投射至距状裂的前方，司周边视力。视网膜下部的纤维至距状裂下唇，视网膜上部纤维至距状裂上唇。第二级及第三级视觉中枢病变时出现视觉失认及反射性眼球运动，表现对物体追索。角回、Wernicke 区及顶、颞叶皮质是阅读、感觉性言语中枢，为复杂的视觉、听觉的理解分析区。

大脑后部接受大脑中动脉及大脑后动脉的血液供应，大脑中动脉的顶枕支供应角回、顶叶前部及后部。顶颞支供应 Wernicke 区和顶、颞叶皮质。大脑后动脉的距状裂支供应枕叶内侧面视觉中枢。颞后支供应内侧面颞枕叶皮质，后外侧中央支供应外侧膝状体及内囊后部的视放射。

二、大脑后部病变的临床表现

1.中枢性偏盲

大脑后部病变时产生中枢性同向偏盲，中枢性偏盲有黄斑回避现象，即黄斑部的视力不受损。

2.识别障碍

大脑后部损害时出现识别功能障碍；优势半球损害时出现感觉性失语、失读、失写、失算、失用及各种失认症，如视觉失认及两侧空间失认等，Gerstmann 综合征即此区的病变所致。非优势半球病变时此类症状不明显。

3.视觉发作

大脑半球后部发生刺激性病变时引起视觉发作，有时为癫痫的先兆。表现为在病灶对侧视野出现单纯性幻视。枕叶或顶枕叶病变引起不成形幻视,如闪光、亮点、火花等,即光与色的幻觉,影像不具体。颞叶和颞枕部病变时引起成形性幻觉,即在视野范围内出现具体景象、人物等。如出现视物变大或变小,并伴有自动症时为一侧颞叶病变。视物变形即变视症,亦为颞叶病变时的视觉发作症状,视觉滞留见于顶枕叶病变。

三、定位诊断和鉴别诊断

如出现感觉性失语、失读、失写、失算、失用及各种失认症,则病变应在优势半球后部颞、顶、枕叶移行区。如出现中枢性偏盲,病变应在外侧膝状体至枕叶视觉皮质区。中枢性偏盲有黄斑回避现象,瞳孔光反射正常,无视神经萎缩,这有别于视束病变引起的同向偏盲。枕叶病变引起的偏盲两侧是对称的,这亦有别于颞叶靠前的病变引起的偏盲,枕叶及顶叶引起的象限盲多在下 1/4,颞叶病变的象限盲则多在上 1/4。关于刺激性病变引起的为视觉发作性症状,枕叶病变引起的为单纯性幻觉,影像不成形;颞叶病变引起的为成形性幻觉,如出现视物变形,尤其合并自动症,则提示为颞叶的病变。出现视觉滞留则意味枕叶的病变。

(孙守元)

第三节　大脑深部病变的解剖生理与定位诊断

一、大脑深部的解剖生理

大脑深部包括基底核、内囊、丘脑、胼胝体等区,丘脑因属间脑范围另行叙述。基底核包括尾状核、豆状核、杏仁核和屏状核。豆状核又包括壳核和苍白球两部分。

（一）纹状体

纹状体包括尾状核和豆状核。尾状核是细长的马蹄铁形的灰质团块,紧靠侧脑室前角下缘,头部膨大位于丘脑前方,与豆状核相连,尾端较细长,沿丘脑背外侧缘向后到达丘脑后端,抵达侧脑室颞角顶端之前的杏仁核。豆状核位于岛叶、尾状核及丘脑之间,呈楔形,底部凸向外侧,尖端指向内侧;借内囊与尾状核及丘脑相隔。外髓板将之分为两部分,外侧较大的部分名为壳核,内侧较小的部分名为苍白球;壳核外侧面紧贴外囊。苍白球因有许多有髓纤维横行穿过呈苍白色而得名,在发生学上,苍白球属于较古老的部分,称为旧纹状体;尾状核及壳核属于较晚的部分,称为新纹状体,现时多不用此划分的名称,而是将尾状核和壳核合称为纹状体,将苍白球包括在内合称为纹状体苍白球系统。这是锥体外系的主要组成部分,此外,大脑基底部还有黑质、红核、底丘脑核及小脑亦属于锥体外系的重要组成部分,而且还包括丘脑的部分。尾状棱和壳核主要由小型和中型细胞组成,是接受冲动的部分。苍白球主要由大型细胞组成,其轴突为传出纤维。壳核和苍白球有密切联系,尾状核和壳核的传入纤维主要来自额叶的运动前区和运动区的皮质,丘脑的背内侧核、腹外侧核、中间内侧核及黑质、尾状核和壳核的传出纤维多数进入苍白球,仅有少数进入黑质。苍白球还有来自运动前区皮质、丘脑及黑质的纤维,而主要来自尾状核及壳核。苍白球发出的纤维至丘脑的腹前核及腹外侧核,有纤维经内囊至脑干被盖部。中央被盖束为苍白球与下橄榄核、被盖与下橄榄核、红核与下橄榄核的联系纤维。还有纤维至底丘脑、下丘脑、脑干网状结构散在的核及某些颅神经运动核。皮质运动区经锥体束来完成目的性精细运动,而运动前区、运动区及其他皮质区的锥体外系中枢发出冲动管理姿势调节、粗大随意运动及调节自主性功能。

（二）杏仁核

杏仁核为小的球形核团,位于颞叶深部背内侧,与尾状核尾端相连,盖以一层原始皮质。后方连接海马沟,内侧为嗅区,外侧为屏状核,背侧为豆状核。杏仁核接受外侧嗅纹的纤维,发出的纤维为终纹,终纹中部分纤维通过前联合联系两侧杏仁核。

(三)屏状核

屏状核为一片状灰质,在岛叶皮质和豆状核之间,其内侧是外囊,外侧是最外囊。其纤维联系和功能尚不清楚。

(四)内囊

内囊为一片白质区,在横切面呈横置的 V 字形,尖端指向内侧。其外侧为豆状核,内侧为尾状核头部及丘脑。内囊是大脑皮质与下级中枢许多重要纤维所经之通道。分为前肢、膝部和后肢三部分,前肢的纤维组成包括丘脑皮质和皮质丘脑纤维,丘脑外侧核借此与额叶皮质联系。额桥束是额叶至脑桥核的纤维,还有尾状核至壳核的纤维。膝部为皮质桥延束的纤维,支配脑干各运动颅神经核。后肢分为三部,前 2/3 为皮质脊髓束,为皮质运动区至脊髓前角纤维,后 1/3 为丘脑外侧核至中央后回的感觉纤维,在豆状核的下方称豆状核底部,有发自颞叶和枕叶的颞桥和枕桥束,终止于脑桥核。有听放射,为内侧膝状体至颞叶听觉皮质的纤维;有视放射,为外侧膝状体至枕叶距状裂皮质的纤维。

(五)大脑深部的血液供应

来自大脑中动脉的豆纹动脉供应尾状核的头部、壳核与苍白球的外侧部,来自大脑前动脉的内侧纹状动脉发出分支供应内囊前肢、尾状核头部、壳核前部、豆状核的前外侧部及外囊。脉络膜前动脉供应苍白球的内侧部及尾状核尾部。大脑后动脉的后内侧中央支供应苍白球尾侧部。内囊前肢主要由大脑前动脉的返回动脉及大脑中动脉供应。膝部亦主要由大脑前动脉的返回动脉供应。颈内动脉有分支供应膝部下方。大脑中动脉的中央支供应内囊后肢的上 3/5。脉络膜前动脉供应内囊后下 2/5,亦即内囊后肢的背侧部乃相当于皮质脊髓束通过处,由大脑中动脉的中央支供应,内囊后肢腹侧部乃相当于丘脑皮质束及视放射通过处由脉络膜前动脉供应。

二、大脑深部病变的临床表现

(一)肌张力增高

1.慢性肌张力增高

慢性肌张力增高呈慢性进行性加重。

(1)折刀样肌张力增高:又称痉挛性肌张力增高,表现为上肢屈肌及下肢伸肌张力增高。在被动伸屈肢体时仅在某一阶段张力增高,如同拉开折刀一样,偏瘫患者常有此表现,属锥体束征。

(2)铅管样肌张力增高:在做肢体被动运动时伸肌和屈肌张力均同等增高,犹如弯铅管一样,常见于帕金森综合征患者。

(3)齿轮样肌张力增高:在既有伸屈肌张力同时增高又合并有震颤时,在作肢体被动运动的过程中有转动齿轮的感觉,此亦见于帕金森综合征的某些患者。

(4)屈肌张力增高:表现为颈部、躯干及四肢的屈肌张力均增高,整个身体屈曲,呈强迫体位,此见于帕金森综合征的晚期。

(5)扭转性肌张力障碍:以躯干及四肢的纵轴为中心,相互拮抗的两组肌肉出现交替性的肌张力时高时低,出现扭转样运动,肢体近端明显,并合并有姿势异常,此见于扭转痉挛的患者。

(6)颅神经支配肌群的张力增高:在帕金森综合征的患者有瞬目及眼球运动减少、面部表情呆板、语音低沉不清、吞咽困难、流涎等,这些均与有关肌肉张力增高有关。

2.急性肌张力增高

急性肌张力增高起病急剧,常伴有意识障碍。

(1)去皮层强直:全身肌张力增高,上肢屈曲,下肢伸直,双下肢出现病理反射。

(2)去脑强直:全身肌张力增高,四肢伸直。

(3)角弓反张颈肌强直:颈肌张力增高,颈向后仰,四肢伸直,脊柱伸肌张力增高而后弯。

（4）颈项肌张力增高：见于脑膜刺激性病变，颅后窝及枕骨大孔附近肿瘤及小脑扁桃体下疝。

（二）运动增多

1.节律性运动增多

节律性运动增多，如静止性震颤、姿势性震颤、意向性震颤、肌阵挛等。

2.非节律性运动增多

非节律性运动增多，如投掷运动、舞蹈症、扭转痉挛、手足徐动症、痉挛性斜颈等。

（三）肌张力减低

在舞蹈症、投掷运动患者伴有肌张力减低。

（四）运动减少

在帕金森综合征的患者在肌张力增高的同时，伴有动作缓慢、运动减少。

（五）内囊综合征

临床上常出现偏瘫、偏身感觉障碍、偏盲等三偏征。有时单引起偏瘫。引起单肢瘫极为少见，也不引起癫痫发作。急性内囊病变，如脑血管病开始多有锥体束休克，反射消失，肌张力减低，病理反射出现较早，随后逐渐出现腱反射亢进及折刀样肌张力增高。早期常伴有眼球向偏瘫侧注视麻痹，多在数日内逐渐恢复。如果偏瘫程度轻，上、下肢瘫痪程度相差明显，提示为内囊高位损害。

（六）胼胝体综合征

胼胝体的功能研究尚不充分，故其临床意义了解还不多。其前 1/3 损害时引起左手失用症，因前 1/3 接近运动性言语中枢，损害时可出现言语障碍。中 1/3 接连共济运动及运用中枢，损害时可出现共济失调症状。后 1/3 纤维连接两侧视与听区。胼胝体肿瘤，尤其是胼胝体前部肿瘤常引起精神障碍，患者注意力不集中、记忆力减退、思维困难、理解迟钝、定向障碍、人格改变、淡漠或激怒。

（七）大脑深部缺血性病变的临床表现

1.大脑中动脉起始部闭塞

大脑中动脉起始段发出很多条细小中央支，在 1 cm 内发出者称为内侧纹状动脉，在 1～2 cm 处发出者称外侧纹状动脉。中央支主要供应壳核、尾状核、内囊膝部、内囊前肢、内囊后肢背侧部。大体上内囊上 3/5 由大脑中动脉中央支供应，下 2/5 由脉络膜前动脉供应。中央支还供应外囊和屏状核。大脑中动脉起始段闭塞的主要症状为病灶对侧三偏征，优势半球病变还伴有失语。

2.大脑中动脉中央支闭塞

中央支中最重要的一支为豆纹动脉，它供应内囊的上 3/5 及大部分壳核。闭塞后仅出现偏瘫。

3.脉络膜前动脉闭塞

脉络膜前动脉多在后交通动脉起始处外侧 1.5～4.5 mm 处由颈内动脉发出，主要供应脉络丛、视束的大部分，外侧膝状体的外侧部，内囊后肢下 2/5 高度的后 2/3（即相当于丘脑皮质束、视放射及听放射纤维通过处），大脑脚底的中 1/3（锥体束通过处）及苍白球的大部分。闭塞后的临床表现：①对侧偏瘫，为大脑脚底中 1/3 软化所致。②对侧偏身感觉障碍与偏盲，为内囊下 2/5 软化所致，此三偏征是否恒久取决于侧支吻合的情况。其中偏盲多恒定。

4.Heubner 回返动脉闭塞

其症状为：①对侧偏瘫，以下肢为重，或仅有下肢瘫痪，可伴有额叶性共济失调。②对侧下肢感觉障碍。③有时有排尿障碍。④精神症状。

（孙守元）

第四节　丘脑病变的解剖生理与定位诊断

一、丘脑病变的概述

(一)丘脑病变的临床表现

1.丘脑综合征

(1)对侧半身感觉障碍：①对侧半身感觉缺失：各种感觉均缺失，是丘脑外侧核，特别是腹后核的损害。②感觉障碍程度不一致：上肢比下肢重，肢体远端比近端重。③深感觉和触觉障碍比痛、温觉重：可出现深感觉障碍性共济失调。④实体感觉障碍：出现肢体的感觉性失认。

(2)对侧半身自发性剧痛：为内髓板核和中央核受累所致，病灶对侧上下肢出现剧烈的、难以忍受和形容的自发性疼痛。呈持续性，常因某些刺激而加剧，常伴感觉过敏和过度。疼痛部位弥散，难以定出准确位置，情感激动时加重。

(3)对侧半身感觉过敏和过度：丘脑病变的常见典型症状，尤其感觉过度更是丘脑病变的特征，患者对任何刺激均极为恐怖，还可出现感觉倒错。

(4)丘脑性疼痛伴有自主神经症状：如心跳加快、血压升高、出汗增多、血糖增高等。

(5)对侧面部表情运动障碍：为丘脑至基底核联系中断所致，病灶对侧面部表情运动丧失，但并无面瘫。

(6)对侧肢体运动障碍：在急性病变时出现瞬息的对侧偏瘫，亦可出现对侧肢体的轻度不自主运动。

2.丘脑内侧综合征

病变位于丘脑内侧核群，为穿通动脉闭塞引起。

(1)痴呆及精神症状：为丘脑投射至边缘系的纤维中断所致。

(2)睡眠障碍：为上行网状激活系统经丘脑前核及内侧核向大脑皮质投射路径中断所致。

(3)自主神经功能障碍：出现体温调节障碍、心血管运动障碍、胃肠运动失调等。

(4)自发性疼痛：为内髓板核及中央核受损所致。

3.丘脑红核综合征

病变部位在丘脑外侧核群的前半部，多为丘脑穿动脉闭塞所致。

(1)小脑性共济失调：为腹外侧核病变，小脑发出的结合臂纤维在此处中断，不能投射到大脑皮质中央前回运动区，使小脑失去了大脑皮质的支配所致。

(2)意向性震颤：发生机制同上。

(3)舞蹈徐动样运动：为腹前核受损所致，多为短暂性。

(二)丘脑病变的定位诊断和鉴别诊断

丘脑是皮质下感觉中枢，损害时感觉障碍是其最主要最突出的症状，其外侧核受损时更为明显，一切感觉均受损，故当发现患者有偏身感觉障碍时总应想到是否有丘脑的病变，偏盲、偏身感觉性共济失调及偏身感觉障碍等三偏征为丘脑病变的特征，有偏身自发性疼痛亦提示丘脑病变的可能，偏身感觉过度及过敏亦是丘脑病变的典型症状。因感觉障碍出现于偏身者可以是器质性的，也可以是功能性的，病变的部位也不单是在丘脑，因此根据一些感觉障碍特征在考虑丘脑病变同时，总得排除其他部位的病变甚至功能性疾病引起的偏身感觉障碍。如偏身感觉障碍，尤其是深感觉及实体觉障碍明显，仅伴有轻度的偏身运动障碍，则提示病变在丘脑的可能性最大，但也要排除顶叶的病变。内分泌及自主神经功能障碍通常为丘脑下部的病变所引起，也要注意是否为丘脑病变的影响。至于嗜睡、痴呆、精神症状等引起的病变部位很多，单凭这些症状不能确定病变的部位在丘脑，如合并一些感觉症状，则丘脑引起的可能性很大。丘脑与基底核及中脑有密切联系,部位接近,当出现中脑及基底核症状时也要注意是否有丘脑的病变。

二、丘脑下部病变的定位诊断

（一）丘脑下部的解剖生理

1.外形

丘脑下部为间脑在丘脑下沟以下的结构,分为3个部分。

（1）丘脑下视部:为丘脑下部的前部,包括灰结节、漏斗、垂体、视交叉等。

（2）丘脑下乳头部:主要为两个乳头体,呈半球形,在灰结节后方。

（3）丘脑底部:为大脑脚和中脑被盖向前的延续,腹侧与丘脑下视部连接,其中有丘脑底核（路易氏体）、红核前核以及红核和黑质的延伸。

2.内部结构及功能

（1）核团。分4个区,从前向后为:①视前区:为第三脑室最前部的中央灰质,内有视前核。②视上区:在视交叉上方,内有视上核、室旁核及前核。③灰结节:在漏斗后方,内有腹内侧核、背内侧核。④乳头体区:在乳头体部,内有乳头体核、后核。

垂体主要分前叶和后叶,前叶为腺垂体部,是甲状腺、胰腺、肾上腺、生殖腺等靶腺的促成激素的分泌腺体。后叶是神经垂体部,为神经组织。在前叶与后叶之间有一中间叶。

（2）纤维联系:①传入纤维:海马有纤维至穹窿,由穹窿来的纤维终止于乳头体。额叶皮质、苍白球及脑干网状结构等均有纤维止于丘脑下部。②传出纤维:自乳头体发出乳头丘脑束,止于丘脑前核。自丘脑下部发出下行纤维至中脑被盖部,还有一些下行纤维止于脑干内脏运动核团。③与垂体的联系:视上核和室旁核分泌的垂体后叶素（包括抗利尿激素及催乳素）经丘脑下部垂体束输送到垂体后叶;根据身体生理需要再释放入血液。丘脑下部还有7种释放激素,刺激垂体前叶腺细胞分泌相应的激素,它们是促甲状腺素释放激素、促肾上腺皮质素释放激素、生长激素释放激素、促滤泡素释放激素、促黄体化素释放激素、促泌乳素释放及抑制激素、黑色素细胞扩张素释放激素等。丘脑下部与垂体前叶之间没有直接的神经纤维联系,而是通过垂体门静脉系统进行沟通。

（3）丘脑下部的功能:丘脑下部是人体较高级的内分泌及自主神经系统整合中枢,控制交感神经和副交感神经系统的活动。①水分平衡:视上核和室旁核根据生理需要分泌抗利尿激素,控制肾脏对水分的排出与再吸收;损害丘脑下部与垂体后叶的系统可引起尿崩症。②调节自主神经:丘脑下部前区和内侧区与副交感神经系统有关,丘脑下部后区和外侧区与交感神经系统有关,通过丘脑下部以调节交感和副交感神经的功能。③调节睡眠与糖的代谢:丘脑下部视前区损害后出现失眠,丘脑下部后方损害后出现睡眠过度,丘脑下部对血糖的高低有调节作用。④调节进食功能:丘脑下部腹内侧核的内侧部有一饱食中枢,腹内侧核的外侧部自一嗜食中枢,通过这两个中枢调节进食功能。腹内侧核损害时出现肥胖症。⑤调节体温:丘脑下部通过使散热和产热取得平衡而保持体温相对恒定,散热中枢忙于丘脑下部的前部,产热中枢位于丘脑下部后部。⑥调节消化功能:丘脑下部与胃肠功能有密切关系,丘脑下部损害后可引起消化道出血。⑦调节内分泌功能:丘脑下部能产生多种促垂体素释放激素,丘脑下部能直接调节垂体的一些内分泌功能。

（二）丘脑下部病变的临床表现

丘脑下部解剖结构复杂,生理功能又极为重要,其重量虽只有4 g左右,但其核团却多至32对,此处的病变多种多样。

1.内分泌及代谢障碍

1）肥胖症:丘脑下部两侧腹内侧核破坏时,可引起肥胖症,破坏室旁核也可引起肥胖,而且丘脑下部前部、背侧部、视交叉上部、视束前部都与肥胖的产生有关。引起肥胖的机制可能与3个方面有关:进食量异常增加;运动减少,脂肪沉积;基础代谢降低。

2)水代谢障碍:视上核与室旁核病变时尿量显著增加,产生尿崩症,此部功能亢进时产生少尿症。

3)盐类代谢异常:破坏腹内侧核可引起高钠血症,破坏室旁核时尿中排钠增多,并伴有多尿。

4)性功能异常:可表现为性早熟及性功能不全。丘脑下部结节漏斗核与性功能有关,此核发出结节垂体束,影响垂体的性腺激素的排出量。

(1)性早熟:临床上按性早熟的程度分为3种,即外观上类似性早熟、不完全性早熟、完全性早熟等。外观上类似性早熟表现为新生儿或儿童期乳房发育和子宫出血,早期生长阴毛;完全性早熟应有睾丸或卵巢发育成熟,有成熟的精子或卵胞,有月经排卵,有早熟妊娠,性激素达到成人水平。性早熟女性多于男性。

丘脑下部病变引起的性早熟主要为损伤了第三脑室底部及丘脑下部的后部,除性早熟表现外尚有精神异常、智力低下、行为异常、情绪不稳、自主神经症状等。松果体病变尤其是肿瘤常引起性早熟,是由于压迫了丘脑下部所致。

Albright综合征:病因不明,临床上有4个特点:①弥漫性纤维性骨炎:多为偏侧性,有骨质脱钙、骨纤维变性及囊肿形成。②皮肤色素沉着:在骨质变化的皮肤上出现色素沉着。③性早熟:多呈完全型,主要见于女性。④可合并甲状腺功能亢进、神经系统有锥体束征、先天性动静脉瘘、大动脉狭窄及肾萎缩等。

(2)性功能发育不全:系指青春期生殖系统不发育或发育不完善而言,分为丘脑下部性、垂体性、性腺性等3种。

丘脑下部病变的性功能发育不全:伴有肥胖症,有2个综合征:①Frohlich综合征:临床症状有性功能低下、生殖系统发育不良,男性多见,伴有智力低下、肥胖、生长发育迟滞、多尿、其他发育畸形、头痛等。②Laurence-Moon-Biedl综合征:表现有肥胖、外生殖器发育不良、生长障碍、尿崩症、智能障碍、视网膜色素变性及多指症,或指愈合畸形等。此等症状可呈完全型或不全型。

垂体病变的性功能发育不全:表现为侏儒症、性功能发育不全、垂体功能失调等。男、女皆可发生。垂体促性腺激素特异性缺乏为促性腺激素不足所致。男性阴毛稀疏,类似女性,第二性征不明显,睾丸与外生殖器很小,无精子,此为肾上腺雄性激素分泌明显不足引起。在女性如雌性激素分泌明显不足时,表现乳头、乳晕、乳房、外阴、子宫等发育不良,呈女童型,阴毛发育正常。

性腺病变的性功能发育不全:表现为第二性征缺乏、先天畸形等。

5)糖代谢异常:动物试验刺激室旁核、丘脑前核、腹内侧核、后核时血糖增高,丘脑下部肿瘤常有血糖升高,视交叉水平或视束前区损害时血糖降低。

2.自主神经症状

(1)间脑性癫痫:其诊断依据主要为有发作性的自主神经症状,可伴有意识障碍;病史中或发作间歇期有某些丘脑下部症状;临床上有客观证据提示有丘脑下部损害,脑电图提示有癫痫表现。

(2)间脑病:包括下列4个方面。①代谢障碍:糖代谢障碍可出现糖尿、糖耐量试验和胰岛素敏感试验异常。脂肪代谢异常可出现肥胖、消瘦、血中脂肪酸增高。水代谢异常表现为口渴、多饮、多尿、少尿、水肿等。②内分泌障碍:表现为性功能障碍、肾上腺功能障碍、甲状腺功能障碍等。此与代谢障碍有密切关系。③自主神经功能障碍:表现为体温调节障碍,心血管运动障碍,胃肠功能障碍,尿便排泄障碍,汗液、唾液、泪液、皮脂等分泌障碍。④精神与神经障碍:精神障碍可表现为情绪不稳、易激动、抑郁、恐惧、异常性冲动、梦样状态、神经官能症状态等,神经症状的出现均为丘脑下部附近脑组织损害引起。

(3)体温调节障碍:丘脑下部后区为产热中枢。前区为散热中枢,前区损害时产生持久高热,后外侧区损害时引起体温过低,丘脑下部病变引起的体温调节障碍,可表现为中枢性高热、发作性高热、中枢性低温、体温不稳4种类型。

(4)循环调节障碍:丘脑下部前部损害时血压升高;后部破坏时血压下降,两处均损害或损害不均时血压不稳。

(5)呼吸调节障碍:刺激视前区的前部可使呼吸受到抑制,引起呼吸减慢及呼吸幅度变小,刺激丘脑下部中间部亦可出现呼吸抑制,甚至呼吸暂停。

(6)瞳孔改变:刺激丘脑下部后部时瞳孔散大,刺激丘脑下部前部时瞳孔缩小。

(7)消化道症状:可引起胃及十二指肠病变,主要表现为胃肠道出血。

三、丘脑下部病变的定位诊断和鉴别诊断

丘脑下部是一个内分泌及自主神经系统的中枢,丘脑下部损害的诊断依据主要根据有代谢、内分泌及自主神经功能障碍的存在。仅有其中某些临床症状,难以确定是丘脑下部病变引起;如这几方面的症状均有一些,同时又有精神意识障碍及一些神经系统的有关局灶体征,则诊断比较容易肯定。病变有些是原发于丘脑下部的,有些可能是原发附近脑组织,以后蔓延到丘脑下部的,也可能是丘脑下部未受到直接侵犯,仅在功能上受到一定影响。这要根据临床症状出现的顺序、严重的程度及可能的病因来判断。如其他定位症状出现早,而且很突出,而内分泌自主神经症状出现较晚较轻,病情是逐渐加重的,则病灶原发于丘脑下部的可能性不大,而是由附近脑组织扩展而来的,病因很可能是肿瘤;如伴有颅内压增高,则肿瘤的可能性更大。反之,如内分泌自主神经症状出现很早很突出,而其他症状是次要的,则首先要考虑原发于丘脑下部的病变,如丘脑下部症状和其他脑症状同时出现,常提示两者同时受到侵犯,尤其在一些急性病变如血管病、炎症、外伤等,患者常有昏迷、局灶体征及明显的丘脑下部症状,此种情况提示病情非常严重。对单有内分泌自主神经症状的患者可进行一些脑部的辅助检查,以明确有无丘脑下部或垂体的病变。还可做一些内分泌功能的检查,以明确障碍的严重程度,同时还要进行有关靶腺的检查,以明确内分泌代谢障碍引起的部位。对丘脑下部的病变,还要根据其临床表现来判断病变的主要部位,因为丘脑下部病变本身无明确定位体征,它与整个神经系统及全身都有广泛而密切的联系,因此在诊断丘脑下部有无病变时应进行综合考虑。

(孙守元)

第五节　脑干病变的解剖生理与定位诊断

一、脑干的解剖生理

(一)脑干的外形

脑干位于颅后窝,在小脑的腹侧,上端与间脑相接,下端在枕骨大孔处延续为脊髓。脑干由上而下分为中脑、脑桥和延髓三部分。

1.中脑

中脑位于脑桥上方,腹侧为一对大脑脚底,内行锥体束,两脚底间为脚间窝,动眼神经由此出脑,背侧有一对上丘及一对下丘,上丘为皮质下视觉反射中枢,下丘为皮质下听觉反射中枢,滑车神经在下丘下方出脑,中脑全长有中脑导水管通过,此管上通第三脑室,下通第四脑室。

2.脑桥

脑桥位于中脑的下方,腹侧为宽阔的横行隆起,称为脑桥基底部,其向两侧渐趋狭细,称为脑桥臂,向背方伸入小脑。三叉神经由脑桥臂出脑,基底部下缘以横沟与延髓分界,沟内从中线向外依次有外展神经、面神经和听神经走出,基底正中有纵行的基底沟。脑桥和延髓的背面为一菱形窝,是第四脑室的底,底面上可见由菱形窝外侧角至中线的髓纹,此为脑桥和延髓在背面的分界线,底面正中线为一深凹的正中沟,其外侧有纵行的与之平行的外界沟。

3.延髓

延髓位于脑桥的下方,腹侧面有纵行正中沟,两侧为锥体,其内为下行的锥体束纤维,大部分锥体束纤维在锥体下方交叉至对侧,构成锥体交叉。锥体的外侧为橄榄体,在锥体的外侧有舌下神经发出,在舌下

神经的背外侧,从上到下依次有舌咽神经、迷走神经及副神经发出。

（二）脑干的内部结构

脑干和脊髓的分界标志为第一对颈神经根,但彼此之间无论从外形上还是从内部结构上都不是截然可分的。既相互延续,又有所变化。在脑干的横切面上,可发现脑干内的灰质已不是脊髓的蝶形,也不是那样集中和延续,而是分散为很多灰质核团,脑干的传导束则分布在灰质核团之间,很多传导束在脑干不同部位的内侧或周边向上、下走行,脑干的核团或传导束都有一定的分布规律,脑干网状结构在脑干内分布较广阔。

1.脑干核团

按其功能可分为颅神经核团和中继核团,颅神经核团发出根丝组成各自的颅神经,中继核团为中枢神经系统之间联系的中转站。

（1）12对颅神经中除嗅、视2对颅神经外,其余10对颅神经的核团均分布在脑干之内,颅神经核团分别发出四种纤维:①躯体感觉性核团:接受头面部皮肤、黏膜、关节、肌腱的感觉。②内脏感觉性核团:接受各个内脏的感觉。③躯体运动性核团:支配头面部及颈部的随意肌活动。④内脏运动性核团:支配内脏平滑肌的活动及腺体的分泌。

（2）感觉性和运动性颅神经核团的分布关系:以第四脑室底界沟为界,内侧为运动性核团区,外侧为感觉性核团区,其中沿界沟两岸分布的,分别为内脏运动核团区和内脏感觉核团区。靠近中线旁和第四脑室底外侧角的,分别为躯体运动核团和躯体感觉核团。

（3）脑干内功能相同的核团多排成一列,上下延续为断续的细胞柱。①躯体运动柱分布:动眼神经核（中脑上丘）、滑车神经核（中脑下丘）、外展神经核（脑桥中下部）、舌下神经核（延髓橄榄中下部）等为一列细胞柱。三叉神经运动核（脑桥中部）、面神经核（脑桥中下部）、疑核（延髓橄榄上部至锥体交叉）等为位于网状结构中的一列细胞柱。②躯体感觉柱:三叉神经感觉主核及三叉神经脊髓束核（脑桥及延髓）为一列细胞柱。耳蜗神经核及前庭神经核（脑桥中部至延髓中下部）为一列细胞柱。③内脏运动柱:缩瞳核（中脑上丘）、上涎核（脑桥中下部）、下涎核（延髓橄榄上部）、迷走神经背核（橄榄中下部）等为一列细胞柱。④内脏感觉柱:孤束核（脑桥中下部至延髓橄榄中下部）为一列细胞柱。

（4）脑干颅神经核团组成的颅神经、纤维联系及功能。①动眼核:组成动眼神经,支配上睑提肌、上直肌、内直肌、下直肌、下斜肌,司提上睑、眼球上视、内视、下视及外上斜视。②缩瞳核:组成动眼神经之一部分,支配瞳孔括约肌,司瞳孔缩小。③滑车神经核:组成滑车神经,支配上斜肌,司眼球外下斜视。④三叉神经运动核:组成三叉神经下颌支的运动点,支配咀嚼肌,司下颌骨上提及前、后及侧方运动。⑤三叉神经感觉主核及三叉神经脊髓束核:组成三叉神经眼支、上颌支、下颌支,接受头面部皮肤、黏膜、牙齿等部传来的触觉、痛温觉。⑥外展神经核:组成外展神经,支配外直肌,司眼球外展。⑦面神经核:组成面神经,支配面部表情肌,司仰眉、蹙额、闭目、改变口形、吸吮及鼓腮。⑧孤束核（上部）:组成面神经味觉支,接受舌前2/3味觉。⑨上涎核:组成面神经之一部分,支配泪腺、颌下腺、舌下腺,司泪液及唾液之分泌。⑩前庭核:组成位听神经的前庭纤维,接受内耳前庭及半规管的位置及平衡觉。⑪耳蜗核:组成位听神经的耳蜗纤维,接受内耳螺旋器的听觉。⑫下涎核:组成舌咽神经之一部分,支配腮腺,司唾液分泌。⑬孤束核（中部）:组成舌咽神经的感觉纤维,接受舌后1/3感觉（痛、温、味）、咽部感觉。⑭疑核（上部）:组成舌咽神经的运动纤维,支配茎突咽肌,司提咽。⑮孤束核（下部）:组成迷走神经的感觉纤维,接受胸腹腔脏器的内脏感觉。⑯迷走神经背核:组成迷走神经的内脏运动纤维,支配胸腹腔脏器的平滑肌、心肌、腺体及血管,司内脏运动和腺体分泌。⑰疑核（中部）:组成迷走神经的运动纤维,支配咽、喉肌,司软腭上提、吞咽动作和声带发音。⑱三叉脊髓束核:组成迷走神经的感觉纤维,接受外耳道及脑膜的痛、温、触觉。⑲疑核（下部）:组成副神经内支,支配咽喉肌,司缩咽。⑳舌下神经核:组成舌下神经,支配舌内肌和舌外肌,司舌运动。

（5）脑干中继核团:①薄束核和楔束核:位于延髓锥体交叉水平的延髓背侧,中继脊髓上升的薄束和楔束,发出纤维组成内侧丘系。②下橄榄核:位于橄榄深部,呈多皱囊袋形。③脑桥核:位于脑桥基底部,分散于横行纤维之间,中继大脑发出的皮质脑桥纤维,发出纤维组成脑桥臂进入小脑。④下丘核:位于中脑下丘深部,为皮质下听觉反射中枢。⑤上丘棱:位于中脑上丘深部,为皮质下视觉反射中枢。⑥红核、黑质:位于中脑上丘水平,属于锥体外系统,存在于中脑的大脑脚底和被盖部之间。

2.脑干的传导束

脑干内重要的传导束主要有1个锥体束及4个丘系。

(1)锥体束:为来自额叶中央前回运动区下行的传导束,纤维行于脑干腹侧面,经中脑的大脑脚、脑桥基底部到达延髓锥体,锥体束分为皮质脑干束和皮质脊髓束两部分。皮质脑干束在下行过程中依次止于脑干各个水平双侧的颅神经躯体运动核团,唯有面神经核的下半部(其发出的纤维支配面的下半部表情肌)和舌下神经核只接受对侧皮质脑干束的支配,因此一侧皮质脑干束的损害只引起对侧面神经核下半部和舌下神经核所支配肌肉的瘫痪。皮质脊髓束一直下行至锥体下端,大部分纤维交叉至对侧,形成锥体交叉,在脊髓侧索中继续下行称为皮质脊髓侧束,相继止于脊髓各个节段的前角细胞,有一小部分纤维在锥体下端并不交叉,而是直接下行至脊髓前索,称为皮质脊髓前束,在相应的脊髓节段交叉至对侧,止于前角细胞。倘若在脑干内损伤了皮质脊髓束,则出现对侧肢体的中枢性瘫痪。

(2)脊髓丘系:脊髓丘脑束通过脑干的部分,传导痛觉及温觉等。此束起自脊髓后角细胞,纤维越至对侧侧索上行,在脑干始终靠近周边,止于丘脑的腹后外侧核。

(3)内侧丘系:起于薄束核及楔束核,发出的纤维随即越至对侧上行,位于锥体束的背侧,在延髓和脑桥内靠近中线两旁,至中脑则走向周边,止于丘脑的腹后外侧核,传导躯干及肢体的深感觉。

(4)三叉丘系:三叉神经感觉主核及脊髓束核发出的纤维越至对侧组成三叉丘系,在脑干内伴脊髓丘系上行,止于丘脑的腹后内侧核,传导面部的浅感觉。

(5)外侧丘系:起自耳蜗神经核,大部分纤维在脑桥阶段越至对侧上行,组成外侧丘系。小部分在同侧上行加入本侧外侧丘系,传导听觉。

3.脑干网状结构

脑干网状结构位于脑干中轴部位,是灰质和白质相互交杂的地区。网状结构与中枢神经系统其他部分联系十分广泛。有多种重要的功能。

(1)构成生命中枢:在延髓的网状结构内有呼吸中枢及心血管运动中枢。延髓呼吸中枢受脑桥外侧网状结构中的长吸中枢控制。

(2)网状上行激动系统:延髓、脑桥和中脑网状结构所接受的非特异性冲动,再发出轴突组成脑干网状上行激动系统,纤维主要到达丘脑(中线核、板内核、网状核、腹前核)。经多次神经元交替,到达大脑皮质,维持醒觉状态。

(3)对躯体运动的调节:网状脊髓束主要由脑桥和延髓的网状结构内2/3区的大、小细胞发出,大概很少数起自中脑,起自脑桥的网状脊髓束在脊髓前索内下降,称为网状脊髓内侧束;延髓网状脊髓束又称网状脊髓外侧束,其纤维有些交叉,有些不交叉,在脊髓的前外侧索内下降。网状脊髓束的纤维并不直接止于脊髓前角运动神经细胞,主要止于灰质第七、八层及其邻区。据认为,内侧束主要止于第八层,外侧束主要止于第七层,它们调节身体的肌张力。

(4)媒介各种反射:网状结构接受很多传入纤维的侧支,并与脑干很多结构发生联系,构成了很多反射弧的中间神经元。

(三)脑干的血液供应

脑干主要接受椎-基底动脉系统的血液供应。

1.延髓和脑桥的血液供应

(1)脊髓前动脉和椎动脉延髓支:供应延髓内部结构,包括锥体、锥体交叉、内侧纵束、顶盖脊髓束、舌下神经核、孤束和孤束核、迷走背核等。

(2)脊髓后动脉:供应薄束、楔束及其核团。

(3)小脑后下动脉:供应橄榄后区,包括脊髓丘系、三叉神经脊束核、三叉丘系、疑核、绳状体、前庭外侧核等。

（4）基底动脉桥支：分为3个组。①旁中央动脉：供应脑桥内侧部结构，包括脑桥核、锥体束。②短旋动脉：供应脑桥前外侧面的一个楔形区，包括脑桥臂、三叉神经核及其纤维、面神经核及其纤维。③长旋动脉：供应被盖区的大部分，包括三叉神经核、外展神经核、面神经核、位听神经核、内侧丘系、脊髓丘系、绳状体、脑桥臂、网状结构等。

2.中脑的血液供应

和脑桥相似，亦分为3个组。

（1）旁中央动脉：来自后交通动脉、基底动脉分叉处和大脑后动脉近端，在脚间窝形成血管丛，供应脚间窝底，包括动眼核、滑车核、红核、脚底内侧部等。

（2）短旋动脉：来自脚间丛、大脑后动脉及小脑上动脉，供应大脑脚部、黑质及被盖的外侧部。

（3）长旋动脉：来自大脑后动脉，主要供应上丘和下丘。

二、脑干病变的临床表现

（一）中脑病变的综合征

1.大脑脚底综合征（Weber综合征）

中脑腹侧部的病变损害了同侧位于脚底中部3/5的锥体束及动眼神经，因而发生同侧动眼神经麻痹及对侧偏瘫，动眼神经麻痹完全性者居多，表现为同侧上睑完全下垂、瞳孔散大、对光反射丧失，眼球处于外下斜位，眼球向上、内收及向下运动麻痹。对侧中枢性面瘫、舌肌瘫及上下肢瘫痪。

2.中脑红核综合征（Benedikt综合征）

病变损害了一侧红核，引起同侧动眼神经麻痹，对侧不完全性偏瘫，伴有不全瘫侧上、下肢震颤或舞蹈、手足徐动样运动。因动眼神经的髓内根丝只有一部分由红核内穿过，大部分由红核后侧向内侧迂回而行，故动眼神经麻痹多呈不完全性。

3.红核下部综合征（Claude综合征）

中脑背侧部中脑导水管附近的病变，损害了同侧动眼神经及小脑结合臂，表现为同侧动眼神经麻痹及对侧肢体共济失调，无肢体瘫痪。

4.红核上部综合征

红核上部的病变，引起对侧肢体的意向性震颤，病变侧瞳孔缩小。

5.Nothnagel综合征

病变位于中脑背侧部，并涉及四叠体部，出现病变侧动眼神经麻痹，一侧或双侧小脑性共济失调。

6.四叠体综合征

四叠体病变以上丘为主时，出现瞳孔散大、对光反射丧失、眼球运动障碍；以垂直运动障碍为主，主要为上视麻痹。

7.Parinaud综合征

Parinaud综合征属于四叠体综合征的一部分，可表现为三种类型，即上视麻痹、上下视皆麻痹、下视麻痹。以上视麻痹最常见，伴有会聚障碍及瞳孔散大，对光反射丧失。实际上当病变侵犯两侧顶盖前区、中脑被盖背侧和后连合时才出现上视麻痹，侵及双侧中脑被盖部腹侧时才出现下视麻痹。

8.中脑导水管综合征

病变位于导水管周围时，出现垂直注视麻痹、回缩性眼震或垂直性眼震、会聚障碍、瞳孔散大、眼外肌麻痹等，回缩性眼震是当眼球向不同方向注视时，出现向后收缩性跳动。

9.内侧纵束综合征

内侧纵束综合征亦称核间性眼肌麻痹，是由于两眼共同偏视的诸中枢至动眼、滑车及外展等颅神经核的纤维损害引起，表现为单眼或双眼的外展肌或内收肌的分离性麻痹，大多数有分离性水平位眼球震颤，此种眼球震颤可以是单侧性的也可以是双侧性的。临床上分为上型（前型）和下型（后型）。因为病变位于动眼神经核和外展神经核之间的内侧纵束,故称为核间性眼肌麻痹,与核性或核上性麻痹有所不同,有重要定位意义。

上型核间性眼肌麻痹的特点是内直肌在做眼球同向注视时功能丧失,但在做会聚运动时仍可正常活动,直视时没有或仅有轻度的眼球外斜,没有动眼神经其他体征。一般不出现复视。支配内直肌的周围神经并无损害,同时出现分离性眼球震颤,即在外展的一眼出现单眼眼震。核间性眼肌麻痹时出现单一的内直肌麻痹,乃属于上型,病变位于比外展神经核平面高一些的内侧纵束的部位。

下型核间性眼肌麻痹为出现外直肌麻痹,外直肌在作两眼同向侧视时不能外展,并无复视,并出现分离性眼震,下型的病变位置意见尚不一致。

10.中脑网状结构病变综合征

中脑被盖部网状结构病变时,临床上出现幻觉症状,其特点为在黄昏时患者出现幻视及感觉性幻觉,如看到活动的动物、人体、美丽的景色,多彩的场面,并以此为乐,而无自知力。可伴有嗜睡、动眼神经麻痹、感觉障碍、小脑病征等。

(二)脑桥病变的综合征

脑桥病变时也会出现颅神经征、运动麻痹、感觉障碍、小脑病征等。①颅神经病征:三叉神经髓内根丝损害时,出现病灶侧面部感觉障碍、角膜反射减弱或丧失,三叉神经运动核损害时,病灶侧咀嚼肌无力并萎缩,张口时下颌偏向患侧,病变侧外展神经麻痹和周围性面神经麻痹等几乎是经常见到的。②运动麻痹:常在病灶对侧出现偏瘫,脑桥下部的病变出现同侧有外展神经及面神经麻痹,而在病灶对侧出现包括舌肌的偏瘫。③感觉障碍:在病灶对侧常出现偏身感觉障碍,因脊髓丘系与内侧丘系在脑桥内有一定距离,有时呈现感觉分离现象,大多为痛温觉障碍。三叉神经脊髓束核损害时,在病灶侧面部有痛温觉障碍。④小脑征:这是脑桥病变时很重要的表现之一,因为小脑中脚(脑桥臂)占据脑桥的一大部分,小脑上脚(结合臂)位于脑桥的上部,小脑下脚(绳状体)位于小脑的下部后外侧,所以脑桥与小脑的关系颇为密切,在脑桥有病变时,病灶同侧常出现共济失调及小脑病变的其他症状和体征。

1.脑桥腹侧正中综合征

脑桥腹侧正中综合征常由于脑桥旁正中动脉闭塞引起,出现两侧锥体束损害及小脑损害的症状和体征,出现脑桥型四肢瘫痪,因有小脑症状,故不同于大脑病变引起的双侧偏瘫。患者出现假性球麻痹,与大脑半球病变引起的假性球麻痹相同。

2.脑桥外侧部综合征(Millard-Gubler 综合征)

病变位于脑桥腹外侧部,是脑桥常见的病变部位,病变接近于延髓,引起外展神经和面神经的核或其根丝的损害,并伴有锥体束的损害,表现为病变同侧外展神经麻痹和周围性面神经麻痹,对侧偏瘫。

3.脑桥内侧部综合征(Foville 综合征)

病变比较接近脑桥中线,损害了外展神经与内侧纵束,表现两眼向病灶对侧持久性注视,病灶对侧偏瘫,同时伴有上型内侧纵束综合征的表现。

4.脑桥被盖部综合征(Raymond-CesTan 综合征)

病变位于脑桥被盖部,损害了内侧丘系、内侧纵束、脊髓丘系、小脑结合臂。病变同侧有外展神经与面神经麻痹,小脑性共济失调,对侧肢体出现深感觉障碍,两眼持久性转向病灶对侧。

5.小脑上动脉综合征

小脑上动脉闭塞后损害了脑桥外侧的结台臂、脊髓丘系、外侧丘系、小脑半球的上部、齿状核。临床表现为以下几点。

(1)静止时病灶同侧肢体出现不随意运动,包括头部、肩部、三角肌、肘关节及手指出现一种伸屈性划圈性徐动样运动。

(2)病灶同侧小脑症状。

(3)病灶对侧偏身分离性感觉障碍,以温度觉障碍明显。

（三）延髓病变的综合征

1.延髓旁正中综合征（延髓前部综合征）

病变位于旁正中动脉支配区。损害了锥体束、内侧丘系、舌下神经核及其根丝，出现舌下神经周围性瘫及四肢中枢性瘫，可伴有肢体深感觉障碍。

2.Jackson综合征

病变位于延髓下部腹侧，损害了一侧锥体束及舌下神经根，出现病变同侧舌肌麻痹及萎缩，伸舌偏向病变侧，对侧偏瘫。

3.延髓外侧综合征（Wallenberg综合征）

延髓外侧综合征亦称橄榄体后部综合征，是延髓病变最常见的综合征，病变位于延髓的外侧部，主要是由于小脑后下动脉或椎动脉闭塞引起，临床上出现五组症状和体征。

（1）病变侧软腭麻痹、声带麻痹、声音嘶哑、构音不佳、吞咽困难、饮水呛咳，为疑核损害引起。

（2）病变侧面部痛觉与温度觉减退，触觉正常，呈核性洋葱皮样分布，对侧偏身或颈部以下痛觉及温度觉减退，感觉障碍范围时有变异，为三叉神经脊束核及脊髓丘系损害引起。

（3）病变同侧小脑性共济失调，为绳状体及部分小脑损害引起。

（4）出现眩晕、恶心、呕吐、眼球震颤，为前庭神经核损害引起。

（5）同侧出现Horner征，为延髓交感神经下行纤维损害引起。

有时伴有病变侧外展神经或面神经轻瘫，如由于椎动脉闭塞引起，对侧可出现锥体束征。

4.延髓背外侧综合征

病变损害了绳状体和网状结构，病变侧出现Horner征及小脑性共济失调，故亦称小脑交感神经综合征。

5.Avellis综合征

病变损害了延髓的疑核和孤束核及脊髓丘系，出现病变侧软腭麻痹、声带麻痹、声音嘶哑、吞咽障碍、咽喉部感觉丧失、舌后1/3味觉丧失、对侧头部以下偏身痛、温觉障碍、深感觉正常。

6.Babinski-Nageotte综合征

病变损害了疑核、孤束核、舌下神经核、三叉神经脊髓束、绳状体和网状结构，临床上表现为同侧咽喉肌和舌肌麻痹，同侧舌后1/3味觉丧失，同侧面部痛温觉丧失，同侧共济失调，同侧Horner征，对侧偏瘫及痛温觉丧失，深感觉正常。

三、脑干病变的定位诊断

脑干结构相当复杂，脑干受损后所产生的症状和体征多种多样，这决定于病变的水平、部位、范围、性质等因素，故定位诊断有时比较困难，必须以脑干的解剖生理为基础，结合不同部位损害产生的临床综合征的特征，以神经系统疾病定位诊断的原则为指导，来确定病变的部位，其要点如下。

1.脑干病变的确定

第3～12对颅神经核位于脑干，并由脑干发出其纤维，这些颅神经核的分布都比较接近，脑干内的传导束也比较密集。脑干内的病变常损害一个或一个以上的颅神经核或其根丝，一个或一个以上的传导束，因此在病变的一侧出现颅神经受损的症状和体征，病变的对侧出现传导束型感觉障碍或偏瘫，即所谓交叉性瘫痪或交叉性感觉障碍，交叉性症状和体征是脑干病变的特征表现，据此可确定为脑干的病变。有时脑干病变为双侧性的，即产生双侧性的交叉症征，但此时则要排除脑干以上的广泛性病变。

2.脑干病变水平的确定

颅神经核分布在脑干的不同水平，第3、4对颅神经核位于中脑，第5～8对颅神经核主要在脑桥，第9～12对颅神经核在延髓。根据颅神经核或颅神经受损的情况即可判断脑干内病变的水平。一侧动眼神经麻痹、对侧偏瘫，提示病变在中脑的大脑脚水平；一侧面神经周围性麻痹及外展神经麻痹，对侧偏瘫，提示病变在脑桥下段水平；一侧舌下神经周围性麻痹，对侧偏瘫，提示病变在延髓水平。但是脑干的病变有时比较弥散,或病灶较大,不是单纯地侵犯一个水平或一侧,而是侵及几个水平,两侧的水平也不尽一致,此时需根据临床具体表现做出判断。

3.脑干病变范围的确定

确定病变的水平为纵向的定位诊断,确定病变的范围为横向的定位诊断,即判断病变在水平面分布的位置。延髓的体积较小,小的病变即可造成双侧显著的功能障碍,脑桥和中脑体积较大,同时出现两侧功能障碍的情况即相对少些。整个脑干分为腹侧的基底部和背侧的被盖部,中脑在后方还有顶盖部,被盖部主要为颅神经核的位置,基底部主要为传导束通过之处,颅神经核发出的根丝基本上是通过基底部由腹侧出脑。被盖部的病变以颅神经症状和体征为主,基底部的病变则以传导束的症状和体征为主,如累及颅神经根丝,则伴有颅神经受损的表现,综合以上情况判断不同的脑干病变病灶范围的大小。从总体看,颅神经的侵犯对病灶范围的反映最有意义,但有些颅神经核如三叉神经核及前庭神经核较长,根据这些核受损来判断病变的准确部位则比较困难,常需要通过其他核的受损情况来帮助定位。同样因一些传导束通过脑干全长,单凭传导束受损表现亦难以确定病变的准确部位,也得靠颅神经受损情况来帮助定位。

4.脑干内、外病变的鉴别

在确定了脑干病变的部位以后,需进一步明确病变位于脑干内或脑干外,这对确定治疗有重要价值,脑干内病变通常以内科治疗为主,脑干外病变多数为肿瘤,为脑干受压所致,故常需手术治疗。脑干内、外病变的鉴别要点如下:①脑干内病变交叉征比较明显,而脑干外病变交叉征常不明显,有时不存在交叉征,相反,有时小脑征或颅内压增高征更明显。②脑干内病变颅神经和传导束损害常同时发生或相隔不久,而脑干外病变颅神经受损的发生时间往往要早得多,对侧如有偏瘫则出现较晚,程度较轻,而且常常是逐渐出现的。如脑干血管性病变,颅神经和传导束同时受损,脑干炎症颅神经和传导束受损时间相隔不会过久。如为桥小脑角的听神经瘤,位听神经受损表现可存在很久,然后才逐渐出现对侧轻偏瘫。③注意有无纯属脑干内结构损害的表现,如内侧纵束综合征、眼球同向注视麻痹、垂直性眼球震颤等。这些对脑干内病变诊断很有帮助。④鉴别颅神经是核性损害,还是周围性损害,如动眼神经核组在脑干内比较分散,脑干内病变很少损害整个核组,故脑干内动眼神经核病变表现为部分性动眼神经麻痹,而脑干外动眼神经病变多表现为动眼神经完全性麻痹。前庭神经核的病变,眩晕可不显著,而眼球震颤可持续很久,前庭功能检查多属正常;而前庭神经周围性病变眩晕显著,眼球震颤不会长期存在,前庭功能检查常有明显减弱或丧失。

（崔志鹏）

第六节　小脑病变的解剖生理与定位诊断

小脑位于颅后窝内,约为大脑重量的1/8,在脑干的脑桥、延髓之上,构成第四脑室顶壁,主要是运动协调器官,病变时主要表现为共济失调及肌张力低下。

一、小脑的解剖生理

(一)大体观察

上面:较平坦,紧位于小脑幕之下,中间凸起,称为上蚓。自前向后,上蚓又分五部分:最前端是小脑小舌,其次为中央叶,最高处称山顶,下降处为山坡,最后为蚓叶。在此上蚓部的后1/3处伸向外前方,略呈弓形的深沟,称原裂。原裂之前两侧为小脑前叶,中间为山顶。原裂之后的两侧为小脑半球的两侧部。

下面:两侧呈球形,为小脑两半球,中间凹陷如谷,谷底有下蚓部。下蚓部自后向前分四部分:蚓结节、蚓锥、蚓垂和小结。蚓垂两侧为小脑扁桃体。小结是下蚓的最前部,它的两侧以后髓帆与绒球相连,共称绒球小结叶。在绒球之内前方,紧邻桥臂。双侧桥臂之间,稍向前有结合臂及前髓帆。

综观上、下两面,中间为蚓部,两侧为半球。从进化上看,蚓部为旧小脑而半球为新小脑,前面介于上、下两面之间的桥臂稍后之绒球小结叶为古小脑。

(二)内部结构

小脑皮层结构各处基本一致,镜下分为三层由外向内为:①分子层:细胞较少,表浅部含小星形神经细胞,较深层为较大的"篮"状细胞("basket"cell)。它们的轴突均与浦肯野(Purkinje)细胞接触,其纤维为切线形走行。某些纤维负责联系小脑两半球。②浦肯野细胞层:主要由这层细胞执行小脑功能。这个层次很明显,细胞很大。其粗树突走向分子层,呈切线位,像鹿角的形象向上广泛伸延;其轴突穿过颗粒层,走向小脑核群。浦肯野细胞接受脑桥与前庭来的冲动。③颗粒层:为大片深染的球形小神经细胞,本层接受脊髓和橄榄体来的冲动。

在小脑髓质内有四个核,均成对。在额切面上用肉眼即可看到,由外向内是:①齿状核:呈"马蹄形",细胞群呈迂曲条带状,向内后方开口,称核门。此核接受新小脑的纤维,将冲动经结合臂及红核,并经丘脑传至大脑皮质。②栓状核:形状像一个塞子,位于齿状核"门"之前,它接受新小脑与古小脑的纤维之后,也发出纤维到对侧红核。③球状核,接受古小脑的纤维,之后也发出纤维到对侧红核。④顶核:接受蚓部与古小脑来的冲动,发出纤维到前庭核与网状结构。

(三)小脑的联系通路

小脑与脑干有三个连结臂或称脚,在横切面上很易辨认,从下向上说,这三个臂是:①绳状体,称小脑下脚,连系小脑与延髓。②桥臂:称小脑中脚,连系脑桥与小脑。③结合臂:称小脑上脚,连系外脑与中脑。小脑的这三个臂(或脚)是向小脑与离小脑的纤维。

在绳状体内有:①背侧脊髓小脑束(Flechsig束):起于脊髓的后柱核;不经交叉,终止于蚓部的前端;传递本体感觉冲动。②橄榄小脑束:起于延髓橄榄体。经交叉,终于小脑皮层。橄榄体之冲动可能来自苍白球。③弓状小脑束:由同侧楔核的外弓状纤维形成,其中还有三叉脊髓感觉核来的纤维。④网状小脑束:起自盖部网状核。此束含有起自小脑的小脑网状束。⑤前庭小脑束:在绳状体内侧部行走,一部终止于顶核,一部止于绒球小结叶。也有顶核与前庭核联系的小脑前庭束。

在桥臂内几乎全部为脑桥小脑纤维。脑桥纤维为水平方向行走,起自桥核细胞。后者是额桥小脑束与颞桥小脑束的中转站。桥小脑纤维大部分终止于对侧小脑半球。

结合臂有离小脑的纤维。小脑红核丘脑束起自齿状核与栓核,有交叉(Wernekink交叉);部分止于对侧红核(从红核再起红核脊髓束),部分直接到达对侧丘脑的腹外侧部。在结合臂内也有走向小脑的束。腹侧脊髓小脑束与背侧脊髓小脑束一样也起自脊髓后柱核,不交叉,终止于小脑蚓部。

可将小脑的主要联络概括如下:①小脑接受脑桥的纤维(大部分到达小脑半球),通过桥核细胞接受大脑皮质的冲动;接受脊髓的纤维(到达蚓部),从脊髓接受本体感受刺激,接受前庭核的纤维,向绒球小结叶传递前庭冲动,接受下橄榄体的纤维,到达小脑的整个皮层,这组纤维可能传递来自纹状体的冲动。纹状体经丘脑与下橄榄体联系。这个通路称为丘脑橄榄束;最后,小脑还广泛地接受网状结构的纤维,以保证运动的协调。②小脑的离心纤维有到前庭核的,到红核的和到脊髓的。还有经过丘脑到大脑两半球皮层和纹状体的传导通路。③凡小脑发出纤维所要到达的部位,均有纤维再向心地走向小脑。

(四)小脑的功能区分

(1)基底部第四脑室顶壁的下部,包括蚓结节、蚓垂、蚓锥、绒球及顶核。功能是维持平衡,为小脑的前庭代表区。

(2)中部两半球上面的中间部,中线稍向两侧、原裂前方,前叶之后部区域。此区主要是通过内侧膝状体和外侧膝状体与听和视功能有联系。病变时发生何种症状尚不清楚。

(3)前部为小脑上面的前上区域,主要是前叶,在中部以前。此部主要是控制姿势反射和行走的协同动作。

(4)外侧部小脑上下面的后外侧两半球,主要功能是控制同侧肢体的技巧性随意动作。

由此可见,小脑的功能定位,如 Bolk 曾指出的,身体不分两侧的部分(躯干)由小脑不分两侧的部分(蚓部)支配,蚓部前端支配头部肌肉,后部支配颈部和躯干的肌肉。肢体的肌群则由同侧小脑半球支配,前肢在上面,后肢在下面。这个定位原则虽较简单,但目前临床上还只能大体如此定位。小脑的某些部位如蚓部外侧与半球之间的某些部位,病变时无定位体征,仅在病程发展到一定阶段时发生颅内压增高,应予注意。

二、小脑病变的临床表现

(一)小脑功能丧失症状

1.共济失调

由于小脑调节作用缺失,患者站立不稳、摇晃,步态不稳,为醉汉步态,行走时两腿远分,左右摇摆,双上肢屈曲前伸如将跌倒之状。

患者并足直立困难,一般不能用一足站立,但睁眼或闭眼对站立的稳定性影响不大。

检查共济失调的方法主要是指鼻试验与跟膝胫试验。做这种动作时常发现患者不能缓慢而稳定地进行,而是断续性冲撞动作。

笔迹异常亦是臂、手共济失调的一种表现,字迹不规则,笔画震颤。小脑共济失调一般写字过大,而震颤麻痹多为写字过小。

2.暴发性语言

暴发性语言为小脑语言障碍的特点。表现为言语缓慢,发音冲撞、单调,鼻音。有些类似"延髓病变的语言",但后者更加奇特而粗笨,且客观检查常有声带或软腭麻痹,而小脑性言语为共济运动障碍,并无麻痹。

3.辨距不良或尺度障碍

令患者以两指拾取针线等细小物品,患者二指张展奇阔,与欲取之物品体积极不相称。此征也称辨距过远。如令患者两手伸展前伸手心向上迅速旋掌向下,小脑病变的侧则有旋转过度。

4.轮替动作障碍

轮替动作障碍指上肢旋前旋后动作不能转换自如,或腕部伸屈动作不能转换自如,检查轮替动作障碍,当然要在没有麻痹或肌张力过高的情况下,才有小脑病变的诊断意义。

5.协同障碍

如令正常人后仰,其下肢必屈曲,以资调节,免于跌倒。小脑疾病患者,胸部后仰时其下肢伸直,不做协同性屈曲运动,故易于倾倒。又如令患者平卧,两臂紧抱胸前,试行坐起。正常人必挺直下肢,支持臀股才能坐起;但小脑患者缺乏下肢协同伸直动作,试行坐起时,往往下肢上举,呈"两头跷"状态。

6.反击征

令患者用全力屈曲其肘,检查者在前臂给予阻力,尽力向外拉其前臂,然后突然放松之。正常人在外拉力突然放松时,其前臂屈曲即行停止,不致反击到患者自己的胸壁,在小脑病变时,则屈曲不能停止,拉力猛止,则患肢可能反击至患者胸部或面部。因而检查者应置一左手于被检查肢体与患者胸壁之间,加以保护。

7.眼球震颤

许多人认为它并非小脑体征,而是小脑肿瘤或脓肿时压迫脑干所致。可能是小脑前庭核间的联系受累所致。

(二)肌张力变化

小脑病变时肌张力变化较难估计。张力调节在人类有很大变异,而且还因病变部位与病变时期而有所不同。但有如下临床事实可供参考。

(1)一侧小脑病变(外伤、肿瘤)发生典型的同侧半身肌张力降低。表现为肌肉松弛无力,被动运动时关节运动过度,腱反射减弱。如令患者上肢下垂,医生固定其上臂,在患者完全放松肌肉的情况下,击其下垂之前臂使其被动摇摆,可见患侧摇摆幅度比健侧为大。所谓膝腱摇摆反射也是张力低的表现。

(2)两侧对称性小脑病变者,一般无明显的肌张力改变。

(3)在某些小脑萎缩的病例(皮层与橄榄、脑桥、小脑型)可见渐进性全身肌张力增高,可出现类似震颤麻痹的情况。但在尸检时,发现病灶限于小脑。许多观察证明,在小脑核(特别是齿状核)和所谓张力中枢(红核和苍白球)之间有密切的功能联系。

(三)小脑体征的定位意义

(1)小脑病变时体征在病变同侧的肢体,表现为共济失调、辨距不良、轮替动作障碍、反击征等,并可能出现同侧肢体肌张力低下、腱反射减弱等。

(2)如病变限于蚓部,症状多为躯干共济失调与言语障碍。肢体异常较少,张力也正常。但目前有一值得注意的事实,即大部分(慢性)弥散性小脑萎缩的病例,蚓部与半球之退行性病变的程度相等,而临床上主要是躯干共济失调与言语障碍,肢体异常较轻。这说明大脑通过大量投射联系对新小脑发生了代偿。如病变呈急性病程,代偿作用则很少发生。

(3)如病变仅限于齿状核(特别是齿状核合并下橄榄),最常见的症状是运动过多,节律性运动失常(肌阵挛)。偶尔也可见肌张力过高。孤立性齿状核病变(或合并一侧结合臂)一般是发生同侧性典型动作震颤(或称意向震颤)。

(4)关于暴发性语言的定位意义:需两侧病变或中间的蚓部病变才导致此类言语障碍,特别是蚓部与两半球前部病变时,有人报告个别局限性小脑萎缩病例仅有蚓部前部及半球的邻近部分病变,临床上即有严重的暴发性语言。

(胡焕科)

第七节　脊髓病变的解剖生理与定位诊断

一、脊髓的解剖生理

(一)脊髓外形

脊髓位于椎管内,上端在相当于寰椎的上缘于枕骨大孔处与延髓相连,下端为圆锥,抵第一腰椎下缘。在胚胎期的前 3 个月,脊髓与脊椎的全长相等,即下端达骶骨下缘。自第 4 个月开始脊椎增长加快,脊髓乃逐渐较脊椎为短,第 5 个月时脊髓末端抵骶椎上缘。新生儿时脊髓下端抵第三腰椎下缘,成人则抵第一腰椎下缘。偶有变异,脊髓下端可高至第 12 胸椎,或抵达第 3 腰椎。在女性脊髓下端通常稍低。脊髓全长 40～47 cm,相当于身长的 28%,男性平均为 45 cm,女性平均为 43 cm,而脊椎全长平均为 70 cm。

脊髓略呈扁圆柱形,横径较前后径为大,上、下粗细不匀,有颈膨大和腰膨大两个梭形膨大部分。颈膨大相当于 $C_4 \sim T_1$ 范围,在 C_7 处最宽,为上肢诸神经的进出处。

腰膨大相当于 $L_1 \sim S_1$ 范围,在 L_4 处最宽,为下肢诸神经的进出处,腰膨大以下脊髓迅速变细,末端成为脊髓圆锥,圆锥以下为细长终丝,于第 2 骶椎下缘止于硬膜囊底。终丝为软脑膜的延续,终丝于硬膜囊底穿出硬膜,外包硬膜突起,延续形成硬膜终丝,终丝的上 3/4 由马尾围绕,称为内终丝,下 1/4 由硬膜紧包,称为外终丝,末端止于尾骨后面的骨膜。终丝周围的腰、骶、尾神经根称为马尾。

脊髓共计 31 节,包括 8 个颈节、12 个胸节、5 个腰节、5 个骶节、1 个尾节,每节发出 1 对脊神经,因脊髓较脊柱为短,故脊神经自脊髓起点至出椎间孔的距离逐渐延长。脊髓表面有 6 条纵行的沟,前正中裂位于脊髓腹侧,较深而宽;后正中沟位于脊髓背侧,较浅而窄;前外侧沟位于脊髓腹外侧,较浅,脊神经前根由此发出;后外侧沟位于脊髓背外侧,窄而深,是脊神经后根进入脊髓之处。

（二）脊髓的内部结构

脊髓在横切面上可见中央呈 H 形的灰质,在其四周为白质。灰质中主要含有神经细胞、树突和神经末梢,并富有血管,故外观呈灰红色。白质主要由密集的有髓鞘纤维所组成,故外观呈白色。白灰质连合向后延伸为后角(后柱),其顶端有呈半月状透明的神经组织,内含神经细胞,称为 Rolando 胶状质,灰质连合向前延伸为前角(前柱),内含发出前根的神经细胞,在胸髓和上腰髓有灰质向外侧突出形成侧角(侧柱),内含交感神经细胞。在前角与后角之间,小部分灰质伸入白质内,被纵行纤维细束穿行,形成网状结构,此在颈段最明显。

在灰质周围由神经纤维和神经胶质网组成,白质内含有联系脊髓内部的固有束及与脑联系的上、下纵行排列的纤维束,每侧白质以前、后外侧为界,分为 3 个白质纵柱,即前索、侧索和后索,各索内又有若干纤维束。在灰质前连合的前方有横行纤维为白质前连合,白质内多数为有髓鞘纤维,粗细不一,白质内还含有支持性的胶质细胞,主要是纤维性的单形细胞。

脊髓灰质连合中央有细长的中央管,纵贯脊髓全长,内含脑脊液,管壁衬以室管膜上皮,中央管在脊髓圆锥下部呈梭形膨大,称为终室,在成人中央管常有阻塞。

脊髓在颈、胸、腰、骶各节段的结构及灰、白质的相对量均有差异,如颈膨大及腰骶膨大灰质量显著增大,其上、下行纤维的数量越至脊髓上段越增多,以第 1 颈节的纤维为最多。在颈膨大部含有多量的灰质和白质,横径大,外形呈卵圆状,特别是第 7、8 颈节。后索被后中间隔分为内侧的薄束和外侧的楔束,网状结构较发达,至上颈节灰质量虽减少,但白质量增加,故其横切面仍较大。胸髓的灰质量少,前、后角皆细小,但有发达的侧角,并有 Clarke 柱,此在第 12 胸节最粗大,后索的有髓鞘纤维发出旁支止于 Clarke 柱,胸髓白质较多。腰髓第 4、5 节横切面也很大,灰质肥厚,前角向外侧凸出。第 3 骶节灰质量多,胶状质粗大,灰连合狭小,白质甚少,横切面也小。

1.后角(后柱)

在横切面上后角自后向前分为尖、胶状质(Rolando)、头、颈和基部。基部连接中间带,颈部较细,位于后角中部,头部在背侧,较膨大,胶状质呈新月形,冠于头部后方,尖部为一薄带,是胶状质背侧的弧形区,位于后角的表面,借白质的背外侧束(Lissauer 束)与脊髓表面分开。后角内的神经细胞属感觉性,接受经后根传入脊髓的体表、体内和本体的各种感觉纤维。后角有如下主要核团。

(1)后角边缘核:为一薄层,含大、中、小 3 型细胞,呈弧形排列于后角尖部,此核占脊髓全长。细胞的轴突参加对侧脊髓丘脑束。

(2)胶状质:含大量密集的小卵圆形及多角形细胞,占脊髓全长,在第 1 颈节与三叉神经脊束核相连,在第 1 颈节与腰、骶节最大,胶状质是传入冲动在后角的主要联合站,或是触觉、温度觉与某些触觉的中继站。

(3)后角固有核:位于后角头和颈的中央部,内有中等量大梭形细胞及少量大多角形细胞。此核占脊髓全长,在腰、骶节细胞最多,由此处的细胞发出脊髓丘脑束和脊髓顶盖束。

(4)Clarke 背核(胸核):位于后角基部内侧区,为大多极或圆形细胞,此核占胸节及上腰节(第 1～2 腰节),在第 10～12 胸节最发达。此为脊髓小脑后束的起始核。

(5)后角联合核:位于后角基部内侧缘,Clarke 背核的后内侧。为中、小型细胞,呈多角形或梭形,占脊髓全长。

(6)脊髓网状核:位于后角固有核的外侧,为中、小型细胞,形成网状质,占脊髓全长,在上颈节最清楚。此核有一特殊的颈外侧核,向外延伸,位于第 1～2 颈节侧索内,在后角的前外侧,为多极细胞。

2.中间带

(1)中间内侧核:为一群小型及中型细胞,呈三角形,位于中间带内侧部,中央管的外侧,占脊髓全长,此柱可能接受内脏传入纤维,并传递至内脏神经元。

(2)中间外侧核:位于中间带外侧的尖端,占据侧角(柱),为中等大多极细胞,呈梭形或卵圆形,此核起第 8 颈节,下抵第 2～3 腰节,属交感神经节前神经元,其轴突经前根、白交通支,终于交感神经节。在第

2~4骶节前角基部的外侧面也有类似但较为分散的细胞发出轴突经前根至盆腔的副交感神经节,称骶副交感核。

3.前角(前柱)

前角含有大、中、小型神经元,占脊髓全长,各型细胞混合存在,其中大、中型细胞多为和γ运动神经元,前者占2/3,后者占1/3,发出轴突经前根至骨骼肌。小型细胞为中间神经元,其中包括Renshaw细胞。

(1)α运动神经元:支配骨骼肌的主要运动神经元。是大多极细胞,是脊髓中最大的细胞,发出α纤维经前根至骨骼肌的梭外肌,传送运动冲动,使肌肉保持紧张和产生运动,属下运动神经元。从生理上,α运动神经元分两型:紧张型:其轴突传导速度较慢,支配红肌纤维维持肌紧张;位相型:其轴突传导速度较快,支配白肌纤维,能使肌肉快速收缩,对腱反射起作用。

(2)γ运动神经元:散在于大型前角细胞之间,为中型神经元,发出γ纤维经前根(占30%)至骨骼肌的梭内肌,与维持肌张力和腱反射有关。它与肌梭内的感觉神经共同组成肌肉张力的监控系统,平稳执行正常反射和随意运动。从生理上,γ运动神经元亦分两型:静力型:支配肌梭内核链纤维(γ1传出纤维),其感受装置对缓慢维持牵拉比较敏感;动力型:支配肌梭内核袋纤维(γ2传出纤维),其感受装置对快速牵拉比较敏感。

(3)Renshaw细胞:位于前角腹内侧部,为一种短轴突的具有抑制功能的小型神经元,且有反馈抑制。运动神经元活动的作用,从而保持肌肉活动的稳定性和准确性。

此外,在脊髓个别节段的前角内还见到下列细胞群:副神经核脊髓部位于颈1~5前角内,居前角的外侧部。膈神经核为中型细胞,居颈3~5前角内侧群的最内侧部,支配膈肌。前角联合核位于前角内侧,见于脊髓全长。

4.脊髓的传导束

在脊髓白质内,上、下纵行的纤维束各占一特定的区域,分为脑与脊髓之间长距离的上行(感觉性),下行(运动性)传导束和脊髓内短距离联络性的固有束。各束之间无轮廓明显的分界,脊髓白质由神经纤维和神经胶质网组成,形成3个白质柱。

(1)前索。位于前正中裂和前外侧沟之间,在前索内下降的纤维有:①皮质脊髓前束,为非交叉的锥体束,位于前正中裂的两侧,来自大脑皮质运动区,通过颈节,一般只到中胸节。其纤维终止前陆续在白质前联合处交叉,终止于对侧前角细胞,主要支配上肢和颈肌。②前庭脊髓内侧束:起自前庭内侧核,纤维交叉伴随内侧纵束下行,位于脊髓前索的前内侧部,止于颈节和上胸节,生理研究认为,此束是单突触直接通路,抑制上颈节运动神经元。③顶盖脊髓束:起自上丘的深层,在内侧纵束的前方,两侧纤维交叉,即被盖背交叉,交叉后的纤维下行于内侧纵束的前方,在脊髓内位于前索,近前正中裂,大部分纤维只至上4个颈节,少量纤维至下4个颈节,此束通过中间神经元影响前角运动神经元,刺激上丘,头及眼转向对侧,这可能由此束来做媒介。④网状脊髓内侧束(脑桥网状脊髓束):起白脑桥被盖内侧部的细胞,此束几乎全部不交叉,下行于脊髓前索内侧部,见于脊髓全长,其中有少量纤维在脊髓白质前联合交叉,此束可能还有部分纤维起自中脑网状结构。⑤内侧纵束:此束起自脑干的许多核团,如中脑的cajal中介核(中介脊髓)、网状结构、前庭神经核、Dark schewitsch核及后联合核。内侧纵束的脑干含上、下行纤维。脊髓部则主要为下行纤维。此束下行于脊髓前索的内侧部靠近前正中裂。其中前庭纤维起自前庭内侧核,终止于前角及部分中间带,此束只见于上颈节。前索内上行的纤维有脊髓丘脑前束,位于前索边缘部,起自对侧后角中央细胞柱,经白质前联合交叉后上行,止于丘脑。

(2)侧索。位于前外侧沟和后外侧沟之间,在侧索内下行的纤维有:①皮质脊髓侧束:即锥体束,位于脊髓小脑束和固有束之间,起自对侧大脑皮质中央前回的大锥体细胞,在延髓交叉。交叉后下行终止于前角,占脊髓全长。纤维排列是支配上肢的纤维位于最内侧,支配下肢的纤维在最外侧。据统计,锥体束纤维终于颈髓者占55%,终于胸髓者占20%,终于腰、骶髓者占25%。锥体束生髓在近出生时才开始,至2岁时尚未全部完成。它支配四肢肌肉的随意运动,特别是肢端的运动,尤其是手的精细动作。②网状脊髓外侧束(延髓网状脊髓束):起自延髓网状结构的内侧 2/3,此束内含交叉和不交叉的两种纤维,下行于脊髓侧索的前部,占脊髓全长。网状脊髓束对脊髓 α 和 γ 运动神经元有易化和抑制性影响。延髓网状脊髓束有抑制作用,脑桥网状脊髓束有易化作用,网状脊髓束除影响运动神经元外,还影响感觉冲动向中枢的传导。③红核脊髓束:起自对侧的红核,在中线交叉后下行,在脊髓内位于皮质脊髓侧束的前方,终止于前角,迄今对人类红核脊髓束的作用所知较少。刺激动物的红核时,致使对侧肢体屈肌紧张,很可能是红核脊髓束经多突触联系,易化屈肌运动神经元和抑制伸肌运动神经元。④前庭脊髓外侧索:起自前庭外侧核,纤维不交叉,下行于同侧脊髓侧索的前部,纵贯脊髓全长,此束可增强同侧肢体的伸肌紧张。电刺激前庭外侧核,易化伸肌神经元,抑制屈肌神经元。⑤橄榄脊髓束:起自延髓的下橄榄核,位于前根的外侧,终止于脊髓颈节的前角。⑥下行自主性通路:此通路直接和间接与丘脑下部相关联,丘脑下部是调节内脏活动的高级中枢,它除接受低级脑部的影响外,也接受大脑皮质某些区域的影响,下行自主通路是多突触的,弥散分布于脊髓的侧索和前索,与侧固有束和网状脊髓束密切关联,终止于中间外侧核。

在侧索内上行的纤维有:①脊髓小脑后束:亦称 Flechsig 束,由 Clarke 核发出纤维向外至同侧侧索后部周缘上行,经小脑下脚止于小脑的下肢代表区(蚓部)。②脊髓小脑前束:亦称 Gower 束,位于侧索的周边,在脊髓小脑后束的前方,其纤维数量较少,主要为交叉纤维,起自对侧与同侧后角中央细胞,此束上行至延髓即与脊髓小脑后束分离,经小脑上脚(结合臂)的背侧面进入小脑蚓部。③脊髓丘脑侧束:位于脊髓小脑前束之内侧前方,过去认为纤维起自对侧 Rolando 胶状质细胞,现时认为起于对侧后角边缘核、后角颈部、中间带和部分前角,纤维经白质前连合交叉至对侧,上行终止于丘脑。纤维排列自外向内依次为骶、腰、胸、颈各部。当病变从外向内进展时,痛、温觉障碍则自身体下部向上扩展。当脊髓丘脑束一侧受损时,对侧痛、温觉障碍的水平较受损的相应水平低 1~2 个髓节。④脊髓顶盖束:传导躯体感觉到与视、听有关的中脑顶盖区,此束甚少,其起始细胞与脊髓丘脑束相似,与脊髓丘脑束伴行,其功能推测为传导损伤性刺激冲动,多数学者认为此束只是脊髓丘脑束的一个侧副通路。⑤脊髓前庭束:此束中一部分纤维是脊髓小脑后束的侧支,另一部分起自其他后角神经元,在同侧脊髓上行,止于前庭外侧核的尾侧部。⑥脊髓网状束:属于脊髓一网状一丘脑系统,占脊髓全长,起始于脊髓后角的神经元,于脊髓前外侧索上行,止于延髓网状结构的纤维主要是不交叉的,至脑桥的纤维分布于两侧,多数终于脑桥尾部网状核,少数至中脑网状结构,此束对保持意识和觉醒起重要作用,故属上行网状激活系统。⑦内脏感觉传导束:其第一级神经元是脊神经节细胞,其周围支起自胸腹腔内脏的痛觉和牵张感觉的感受器,第二级神经元在脊髓灰质内的部位及其纤维的走向尚欠明了,传导内脏感觉的纤维可能靠近脊髓丘脑束上行,其中一部分可能是短链性纤维,经过多个中继站而至丘脑。也有人认为膀胱、尿道及下部输尿管的痛觉纤维均位于脊髓丘脑侧束内,传导触、压或牵张感觉的上行纤维在后索内。

(3)后索:在后正中沟与后外侧沟之间,在后索下降的纤维束有束间束与隔缘束,上行纤维有:①薄束(Goll 束):位于后正中沟的两侧,系由来自下肢及下胸段的本体感觉精细触觉的纤维所组成,终止于延髓的薄束核。②楔束(Burbach 束):在薄束的外侧,系来自上胸、上肢与颈部的本体感觉和精细触觉的纤维,终止于延髓的楔束核。脊神经节细胞的周围起自肌、腱、骨膜、关节、皮肤和皮下组织的各种感觉神经末梢,其中枢突经后根内侧部在后角尖的内侧进入脊髓后索,分为长的升支和短的降支,其中一部分后根纤维或其侧支可直接或间接止于前角运动神经元,形成单突触或多突触反射联系。后根纤维的升支在后索组成薄束和楔束。

(4)固有束:为联系脊髓不同节段短距离的纤维束,对脊髓的反射活动起重要作用,是脊髓固有反射的基础。脊髓内最简单的反射为单突触反射,为节段内反射,反射弧只有两个神经元(脊神经节细胞和前角细胞),这种反射只占少数,如骨膜反射和肌腱反射。绝大多数反射弧至少还有一中间神经元,它们除发出轴突至同节段的运动神经元外,还可升、降数节脊髓,形成节段间反射弧。此等升、降纤维交叉或不交叉,起始或终止均位于脊髓内,组成脊髓内的固有束,它们均位于灰质的邻近,分别称为前、侧段后固有束。

（三）脊髓的血液供应

1.动脉

脊髓的动脉供应有以下来源。

(1)脊前动脉:起自椎动脉的颅内段即将合并为基底动脉处,纵行于脊髓的前正中裂内,在颈髓段接受椎动脉的颈椎部分的分支和经过椎间孔而来的甲状腺下动脉的分支,在胸椎、腰椎及骶椎各水平,又接受来自肋间动脉入腰动脉、髂腰动脉和骶外侧动脉的分支。

(2)脊后动脉:亦起自椎动脉颅内段,脊后动脉计 2 支,走行于脊髓后外侧沟即沿后根的内侧缘下行,脊后动脉在脊髓各段接受其他动脉的分支情况与脊前动脉相同。

在每一脊髓节水平位,来自肋间动脉及上述其他动脉的分支均经过椎间孔,构成根动脉,在穿入硬膜后分为前根动脉和后根动脉,成人脊髓是由 6～8 个前根动脉和 5～8 个后根动脉所供应。前根动脉行至前正中裂与脊前动脉和冠状动脉相连接,后根动脉沿后根走行,与两个脊后动脉相连接。冠状动脉系围绕脊髓吻合而成的动脉环,能把血液均匀地分配给脊髓的不同水平。

脊前动脉分出沟连合动脉供应脊髓前角、侧角、中间灰质 Clarke 柱、前索与侧索的大部分,包括皮质脊髓侧束和皮质脊髓前束,冠状动脉供应前索与侧束的周边部,脊后动脉供应后角与后索。脊髓血液供应的薄弱区为 T_4 及 L_1,特别是 T_4 最易发生供血不全的损害,在横切面上脊髓有 3 个供血薄弱区,即中央管区、皮质脊髓侧束区、脊髓前角区。

2.静脉

脊髓的静脉沿前根和后根向外,引流至巨大的脊髓脊椎静脉丛中,后者上伸至颅腔内。在胸和上腰水平,脊髓脊椎静脉丛引流至奇静脉中,脊髓脊椎静脉丛与胸腔、腹腔和盆腔静脉之间有很多的吻合。在肺与脊椎奇静脉系统之间有直接的静脉连接。脊椎静脉丛的压力很低,其血流依躯干的活动而改变,如腹压增高、喷嚏、举重等均可促进静脉血流动。脊椎静脉丛为肿瘤细胞和其他各种栓子进入颅内的一个方便通道。

二、脊髓病变的临床表现

脊髓病变产生的临床表现与 4 个因素有关:①脊髓病变的部位:病变部位越高,造成的运动、感觉及自主神经功能障碍的范围也越广泛。②病变在脊髓横断面上扩展的程度:脊髓整个横断面的结构损害,则引起脊髓横贯性损害的临床表现,如只是损害某些部分结构,如某些传导束或中央灰质,则仅引起相应的脊髓部分性损害表现。③脊髓病变在长轴上蔓延的程度:根据不同性质的病变,在脊髓可以只侵犯少数节段,也可以侵犯若干节段,甚至蔓延脊髓全长,病变可以是分散的,也可以是连续的。④脊髓病变发生的速度及过程:急性起病抑或隐袭起病,病情发展迅速和或徐缓。上述 4 种因素对判断脊髓病变的部位和性质都是非常重要的,必不可少的。

1.脊髓各段之病变综合征

当脊髓与高级中枢离断时,在急性期,首先出现脊髓休克现象,表现为横断面以下的脊髓所支配的骨骼肌肌张力降低甚至消失、外周血管扩张、发汗反射不出现、直肠与膀胱粪尿积聚,牵张反射与保护性反射全部消失。在脊髓休克解除后,才能更清楚地判定各节段损伤的综合征。

2.高颈段($C_{1～4}$)病变综合征

四肢上运动元瘫痪,病灶水平以下全部感觉丧失,高张力型(上运动元型)膀胱功能障碍(尿失禁),可能有神经根痛。如病变在 $C_{2～3}$,根痛在枕部或耳后;如病变涉及 C_4,则有膈肌麻痹(呼吸困难)或刺激现象(呃逆),如病变较高而涉及枕大孔区,则更可能出现颅后窝症状,如眩晕、眼球震颤、颈项强硬、强迫头位等;病变涉及三叉神经脊髓束,则有同侧面部感觉障碍;累及副神经则有同侧胸锁乳突肌与斜方肌萎缩。

当然,在急性横贯性损伤时,首先出现脊髓休克;休克解除后,才能陆续表现出上运动元瘫痪的特征。

3.颈膨大($C_5～T_2$)综合征

上肢为下运动元瘫痪,下肢为上运动元瘫痪。各种感觉丧失,膀胱功能障碍则尿失禁、可有向上肢放散的神经根痛,常有霍纳(Horner)征。

4.胸脊髓($T_{3\sim12}$)综合征

上肢不受影响,下肢有上运动元瘫痪和尿失禁,病灶水平以下全部感觉丧失,此时神经根痛可为束带样箍痛。

5.腰膨大($T_1\sim S_2$)综合征

下肢为下运动元瘫痪。下肢及会阴部感觉丧失,排尿障碍。

6.脊髓圆锥($S_{3\sim5}$)综合征

四肢均无麻痹,会阴部(马鞍区)感觉丧失,低张力型膀胱功能障碍(尿潴留)。

7.马尾综合征

下肢可有下运动元瘫痪。排尿障碍为尿潴留,有阳痿,下肢及会阴部感觉丧失。病初,常有剧烈的神经根痛,多不对称,一侧下肢为重,可类似坐骨神经痛,臀反射、肛门反射往往消失。有时,需与椎间盘脱出等病症造成的神经根病变综合征鉴别。

三、脊髓病变的定位诊断步骤

一旦确定病变位于脊髓(或椎管之内),在定位诊断方面,希望尽可能地达到下列要求:判定病灶的上界和下界;确定病变在脊髓内还是脊髓外,如在髓内应确定在髓内何部,如在髓外,还应确定在硬膜内还是在硬膜外。

(一)确定脊髓病变的上界

在判定脊髓病变的上界时,神经根痛有重大意义。根痛为感觉后根直接受刺激的表现,性质为钝痛、窜痛,沿神经根放射。放射区域大致与病变根分布区相一致,往往伴有脑脊液冲击征(即咳嗽、喷嚏、用力时疼痛加重)。这种疼痛与病灶水平以下区域的灼性弥散性束痛不同,与椎骨病变引起的局限性、有叩痛点的椎痛也不相同,应注意鉴别。

确定各种感觉丧失的上界,也是确定病灶上界的重要根据。但需注意,每个皮肤节段至少受三个脊髓节段的支配(除相应的节段外,还有邻近的上节段与下一节段),脊髓与脊柱的长度不同。因此,按感觉缺失水平的上界判断病灶上界时,尤其进行手术治疗时,必须向上推1~3节。

在脊髓休克解除后,还可利用反射确定病灶水平,即反射消失的最高节段,可能是病灶存在的节段。

(二)确定脊髓病变的下界

在判定脊髓病灶水平之下界时,首先是根据反射变化,以反射亢进的最高节段常可推断病变下界。如患者有膈肌麻痹(C_4)但肱二头肌反射亢进,则可表示病变累及C_4,尚未累及$C_{5\sim6}$。发汗试验有时有确定下界的意义。

1.立毛反射

立毛反射分为脑立毛反射与脊髓立毛反射。脑立毛反射是用锐物或冷物(冰块)刺激颈后三角,正常人同侧半身出现立毛反应;脊髓横贯病变时,脑立毛反射不能扩布到病灶水平以下,因而能确定病灶上界。脊髓立毛反射是刺激患者足底、足背的皮肤,立毛反应由下向上扩布到脊髓病灶水平以下,因而,可作为判定病灶下界的参考。

2.反射性皮肤划纹症

反射性皮肤划纹症是以尖锐刺激,用适当的力量刺划皮肤(注意刺划范围应自病灶以上数节段至病灶以下数节段),经过5~30 s,在划过的部位两侧1~6 cm的范围内出现不整齐的花边样红色或白色皮肤反应,持续30 s到10 min。反射性皮肤划纹症是脊髓反射经后根、脊髓自主神经中枢、自主神经传出纤维构成节段性反射通路。因此,在横贯性脊髓病变、神经根病变及周围神经病变时,均可破坏其反射通路,使反射消失在脊髓横贯病灶水平以下,此种反射往往过强。故亦可作为定位诊断的参考。

某些内脏功能变化亦有定位诊断价值。如必要时进行膀胱测压,认真观察分析霍纳(Horner)征,均有一定意义。

在用这些临床方法判定病灶下界有困难时,可考虑脊髓碘油造影或气造影,以判断病灶范围。但应尽可能根据物理体征,过细地进行检查。对于病灶广泛而散在的病例减免水必要的造影检查。随着 MRI 的广泛应用,脊髓病变的定位诊断准确率越来越高。

(三)髓内与髓外病变的鉴别

1.髓内病变

髓内病变多起始于脊髓断面的中央部位,较常见的是室管膜瘤、胶质瘤、脊髓空洞症,在发病后相当长的时间内,症状和体征仅限于病变的节段范围内,呈节段型感觉障碍由于痛、温觉(部分触觉)纤维在脊髓灰质前联合内交叉,部分触觉纤维直接入后索,故病变早期多有痛、温觉丧失、触觉存在的感觉分离现象。由于病变起于脊髓断面的中央部位,不直接刺激神经根,因而很少发生剧烈的根痛现象,也不出现脑脊液冲击征(咳嗽、喷嚏时沿神经根放射的窜痛),如有自觉的感觉异常,可能在病变节段范围内产生自发性冷、灼感觉,如病灶邻近的节段(病灶以上)痛觉传导细胞受刺激,可产生深部钝痛感。在病程的绝大部分时间内(除非到极晚期),其病变节段范围内的体征为下运动元损伤特点,有反射消失及肌萎缩,下运动元损伤体征比较广泛。肛门周围及鞍区的痛温觉纤维因紧靠脊髓断面的外缘,因而会阴部的痛、温觉多不减退或丧失。锥体束征如出现也较晚。腰穿时,椎管内阻塞的现象不如髓外病变时明显。

2.髓外病变

髓外病变与髓内病变的体征有很大区别。早期症状可以仅限于受累神经根分布范围内,表现为条带样(根型)窜痛,多伴随脑脊液冲击征,如髓外病灶刺激脊髓丘脑束,可在病灶对侧身体某部出现传导性痛、温觉异常。在这阶段,如不做细致的感觉检查,往往误诊。病变进一步发展时,根痛更加明显,病灶同侧锥体束受损,出现上运动元瘫痪,如后索受损,出现深感觉障碍,对侧出现传导性痛、温觉丧失,构成完全或不完全的半侧脊髓病变(Brown-Sequard)综合征。诊断已比较容易明确。

病变晚期,病变节段的脊髓扭曲受压,形成横贯损伤,根痛仍然可以存在。病变节段以下的感觉、运动功能均已丧失,膀胱、直肠功能已在中期出现障碍,肛门周围皮肤感觉障碍也早已存在,痛、温觉障碍自下而上的发展呈传导型分布。但此时,如认真断定脊髓病变的下界,则常可发现,髓外病灶的范围多只限于脊髓的一两个节段。因而,病变节段少,为髓外病变的特点。腰穿时椎管内阻塞现象,在髓外病变时早期出现。

(四)脊髓髓内病变的定位诊断

1.髓内病变

在进行性病变的较早阶段,在某些特殊的变性病,病变可限于脊髓断面的某一部位,表现出特殊的定位体征。

2.前角病变

前角病变主要表现是病变前角支配的肌肉萎缩,下运动元性瘫痪,反射消失,肌电图上出现巨大综合电位,无感觉障碍和病理反射。最常见的疾病是脊髓灰质前角炎,进行性脊髓性肌萎缩等。

3.后角病变

后角病变主要表现是痛、温觉消失,触觉、深感觉存在,感觉障碍在病灶侧呈节段型分布,可伴发反射消失、营养障碍。最常见的疾病是脊髓空洞症,髓内胶质瘤(早期)等。

4.灰质前联合病变

灰质前联合病变主要表现是双侧节段型痛、温觉消失,触觉和深感觉存在,可伴发反射消失,营养障碍。最常见的疾病是脊髓空洞症,脊髓中央管积水、出血等。

5.中间侧柱(侧角)细胞变性

中间侧柱细胞变性主要表现是"特发性直立性低血压",一般中年发病,伴发泌汗障碍、阳痿、括约肌功能障碍,直立时收缩压下降 20 mmHg(2.66 kPa)以上、对 valsalva 动作的反应消失。有时伴发多系统变性如橄榄脑桥小脑萎缩和类似帕金森综合征的体征（称 Shy-Drager 综合征）。

6.侧索病变

如主要病变限于皮层脊髓束（锥体束），表现为同侧肢体上运动元瘫痪或不全瘫痪，肌张力增强，肌腱反射亢进，出现 Babinski 征。可见于原发性侧索硬化。

如病变主要限于脊髓小脑束，表现为肢体共济失调，多为双侧。可见于 Friedreich 共济失调。

7.后索病变

后索病变主要表现为深感觉障碍，肌肉关节位置觉消失，音叉震动觉消失，因而有感觉性共济失调。可见于脊髓痨，黄韧带肥厚，后侧索联合变性等。

8.后索和侧索联合变性

后索和侧索联合变性，除表现为深感觉障碍外，同时表现有侧索病变的体征。

（五）硬膜下与硬膜外病变（以肿瘤为例）的鉴别

（1）硬膜外肿瘤患病率（20％）较硬膜下肿瘤患病率（65％）为低。

（2）硬膜下多为较良性的神经纤维瘤、脑膜瘤等，而硬膜外多为恶性的肉瘤、转移癌。

（3）硬膜下肿瘤病程较慢，根痛症状存在时间较久，硬膜外肿瘤发病较急，早期亦可有根痛症状，且很快出现瘫痪。

（4）脊椎棘突叩击痛（椎痛）主要见于硬膜外肿瘤或病变，而脑脊液冲击征在硬膜下肿瘤时出现得早，且比较明显。

（5）疼痛随体位变化时多为硬膜下肿瘤，硬膜外时少见。

（6）硬膜外病变时 X 线平片常有椎体破坏、椎旁阴影等明显变化，硬膜下病变时或无明显变化，或仅有椎间孔增大。

（郭良波）

第八节　颅底、脑底结构及其病变综合征

一、颅底、脑底结构

颅底内面分前、中、后三个颅窝，分别称为颅前窝、颅中窝和颅后窝。底面为骨性结构，脑面为脑底。各颅窝及其内容物均有结构特征，病变时发生各不相同的综合征，临床意义重大。

（一）颅前窝

颅前窝主要由额骨的眶板和筛骨的筛板构成，骨质薄而脆弱，易因外伤骨折。内容脑底的前部，额叶底面，在两半球间裂两侧，各有嗅球及嗅束，附于额叶底面。

（二）颅中窝

颅中窝由蝶骨和颞骨构成，前界为蝶骨嵴，后界为岩骨嵴，中部高起，形成蝶鞍，鞍前有前床突，鞍后有后床突，蝶鞍深部称鞍底，蝶鞍窝内容脑下垂体，鞍的两侧为海绵窦，窦旁有第三、四、五、六对颅神经和颈内动脉通过。蝶鞍两侧为宽大的凹陷，内容大脑颞叶。此窝内有许多孔和裂。自前而后有：①眶上裂，有第三、四、六对颅神经和第五对颅神经的眼神经通过，裂中尚有眼静脉入颅。②圆孔，有第五对颅神经的上颌神经通过。③卵圆孔，第五对颅神经的下颌神经通过。④棘孔，脑膜中动脉通过。⑤破裂孔，为颈内动脉入颅处。

在蝶鞍之上，稍前方有视交叉，视交叉后方正中处有灰结节，此节向下的部分形成锥形，称漏斗，正对鞍之上口，下与垂体相连。灰结节稍后，有一对圆形突起，为乳头体。灰结节与乳头体属间脑的丘脑下部。乳头体两侧为大脑脚，左、右大脑脚之间称脚间窝，脚间窝侧壁有动眼神经出脑，大脑脚两侧有背侧绕过来

的滑车神经。

（三）颅后窝

颅后窝主要由枕骨和颞骨构成,内容脑干和小脑。前面中央部为鞍背和枕骨斜坡,桥延交界处出脑的外展神经和基底动脉均沿斜坡而上,脑桥和延髓均俯于斜坡,外侧为岩骨后面,有内耳孔,为面神经、位听神经之出入颅腔处,孔内并有内听动脉通过。颅后窝底中央为枕骨大孔,卵圆形,前部较窄,恰位于第二颈椎(枢椎)齿状突之上,后部较宽,通向椎管,为延髓与脊髓相接处。副神经和椎动脉经枕骨大孔入颅,孔的前外侧缘有舌下神经孔内口,舌下神经由此出颅。

二、病变综合征

（一）颅前窝病变（主要是肿瘤）综合征

颅前窝肿瘤的主要特征是视神经萎缩、嗅觉丧失和精神障碍。

1.视神经萎缩

视神经的入颅处在眶尖的视神经孔,本不在颅前窝底,但它在颅前窝后缘入颅中窝,与嗅束入脑部位临近。因而肿瘤如果发生在此部,则可造成视神经的原发性萎缩。如颅内压升高,对侧发生视乳头水肿,则构成福斯特－肯尼迪(Foster-Kennedy)综合征。曾认为这是额底脑膜瘤的特殊综合征。但此种典型的综合征并不多见。额底肿瘤时的眼底所见常常是双侧视乳头水肿或水肿后继发性视乳头萎缩。如肿瘤较大,可有视力改变,但视野多呈向心性缩小,有时呈中心盲点扩大。

2.嗅觉丧失

颅前窝肿瘤时,理论上应先有一侧嗅觉丧失,但这个症状往往不被患者注意。或者发病后不久即为双侧嗅觉丧失,因两个嗅束的实际距离仅 1 cm 多。也可能是由于额叶病坐的患者精神反应迟钝,常不反映嗅觉缺陷。

3.精神障碍

额叶底部病变时精神障碍的程度变异颇大,可能与肿瘤的大小有关。轻者只有轻微的行为异常、智能减退、欣快、记忆障碍等,重症可有严重痴呆、定向障碍、记忆消失或严重减退、注意力严重涣散,可有情感冲动、行为粗暴、不礼貌,以至于完全失去生活自理的能力,有的甚至被送入精神病院治疗。

（二）颅中窝脑底病变综合征

1.颅中窝病变的症状和体征

(1)垂体(或间脑):病变所致的内分泌与代谢异常。

(2)视交叉病变的体征。

(3)动眼、滑车与外展神经联合病变的体征。

(4)海绵窦病变的体征。

(5)颞叶癫痫或/和象限性偏盲。

(6)嗅觉异常、嗅幻觉、沟回发作等。

(7)蝶鞍、岩骨尖、颅中窝颅底等部位 X 线片骨质破坏。

2.鞍区病变体征

(1)鞍内病变:主要是垂体腺瘤。其中,①嗜酸性细胞瘤:早期多功能亢进,青春发育期前发病形成巨人症,成年人表现为肢端肥大症。肿瘤长至鞍外者少,但可见蝶鞍骨质增生。②厌染性细胞瘤:常可生长到鞍外,顶压鞍隔而造成严重双颞部头痛,容易向上破坏视交叉及其他脑组织,引起视野变化(典型病例为双鼻侧偏盲)及其他脑症状,由于肿瘤的挤压而破坏垂体腺,造成垂体功能低下。多有蝶鞍骨质破坏,球形扩大。③嗜碱性细胞瘤相当少见,一般不大,故蝶鞍骨质变化及视野变化少见。近年来,随亚微结构的研究进展,垂体腺瘤又分出许多亚型,与定位诊断关系尚不明了。

(2)鞍上病变:包括原发于鞍上第三脑室的肿瘤、颅咽管瘤以及鞍内肿瘤向上破坏鞍隔的肿瘤。可影响第三脑室的脑脊液通路而引起颅内压升高。肿瘤自上而下地影响视交叉,可先出现双鼻侧的下象限盲。向上向前可压迫额叶底部,出现颅前窝症状,向上向侧方可压迫颞叶,可合并颞叶癫痫及眼运动神经损伤,向上向后可压迫大脑脚而造成双侧锥体束征及动眼神经麻痹。欲确定病灶的原发部位,必须获得细致的病史,确切掌握各症状出现的时间顺序。

(3)鞍旁病变:病灶(如肿瘤)如起始于鞍旁,将首先累及海绵窦和第三、四、六对颅神经以及三叉神经眼支,有时累及三叉神经半月节。主要体征是眼球运动麻痹,患侧面部感觉障碍,角膜反射消失以及眼球淤血、突出等症状。内分泌症状或无,或发生较晚。

3.颅中窝两侧颞叶底面病变

颅中窝两侧颞叶底面病变常见原因为肿瘤,以脑膜瘤、胶质瘤居多。此部除颞叶皮层外,有第三、四、六对颅神经及三叉神经通过,颞叶深处有视束通过。因此,本部病变时可发生眼外肌麻痹、颞叶癫痫、象限盲、命名性或感觉性失语、记忆障碍以及听、嗅、味、视不同形式的幻觉,如病变向中线累及丘脑下部(第三脑室侧壁)亦可出现内分泌障碍的症状。如肿瘤偏外侧,可见到颞骨膨隆。

4.颅中窝病变的其他综合征

(1)眶上裂综合征:第三、四、六对颅神经及三叉神经眼支均经海绵窦向前进入眶上裂而达眶内。眶上裂病变(外伤、炎症、肿瘤)时产生这些神经损害的症状。各神经往往同时病变或几乎同时病变,X线照片可见眶上裂骨质破坏或增生。

(2)海绵窦综合征:有第三、四、六对颅神经完全性损伤,三叉神经眼支损伤。病变的原因以血栓形成最为常见。因而常伴有患侧眼球突出、眼睑及结膜水肿,视网膜静脉怒张或出血及视乳头水肿。

(3)岩骨尖综合征:此处病变损伤外展神经及三叉神经眼支,患侧外直肌麻痹。前额颈部疼痛或感觉减退,角膜反射减弱或消失,X线照片可见颞骨岩尖部骨质破坏。

(三)颅后窝病变综合征

1.颅后窝病变的症状和体征

(1)症状:①头痛:最常见,头痛的程度和性质与病变部位和病程缓急有关。中脑导水管未完全阻塞或暂时性阻塞时,头痛往往为发作性,多在清晨较重,间歇期可不痛,发作高峰可伴呕吐,这类头痛多甚严重,且常与体位和头位有关,有时放射至枕或上颈部。②呕吐:多在头痛严重时伴发,但个别病例可因第四脑室底下部病变而单独出现呕吐或首发呕吐。③眩晕:多为真性眩晕。视物旋转。或为发作性,发作时伴面色苍白、多汗、恶心、呕吐、缓脉、呼吸异常,甚至昏迷(Bruns综合征),多伴发头痛。

(2)体征:①眼底:颅后窝肿瘤时,绝大多数病例早期出现视乳头水肿,但脑干髓内肿瘤时视乳头水肿出现很晚或不出现。②眼震:指眼球自发性或诱发性的左、右或上、下,或转动性的比较规律的摆动。为颅后窝病变的重要指征。③强迫头位:为颅后窝病变时有特殊意义的体征。常因脑组织或某神经根被病变压迫或被病变压挤而移位(如慢性小脑扁桃体疝),造成固定的头位。④颅神经:颅后窝病变时可以出现各组颅神经损伤的体征。以后组颅神经及桥小脑角颅神经损伤最为常见。眼运动组颅神经在颅后窝病变时较少见,但可因颅内压升高而出现双侧外展神经麻痹,或由于外展核及脑桥凝视中枢病变而出现向病灶侧凝视麻痹及患侧眼外直肌麻痹。后组颅神经损伤应视为颅后窝病变的特点,第四脑室病变、延髓病变均可直接累及后组颅神经。小脑肿瘤、桥小脑角病变亦可累及后组颅神经。如为一侧病变,则可表现为软腭麻痹、胸锁乳突肌及斜方肌力弱、萎缩及伸舌偏向患侧,患侧舌肌萎缩等,如为两侧病变则形成球麻痹综合征。桥小脑角的三叉神经根部受累,多表现为患侧角膜反射消失,患侧面部感觉减退,面神经损伤时出现周围性面瘫,较少情况下出现面肌痉挛,偶尔两者合并存在,为听神经损伤产生眩晕和/或听力障碍。⑤自主神经体征:颅后窝病变时可出现各种各样的植物(内脏)神经失常的体征,可见心率过缓或过速、血压不稳、呼吸节律失常,甚至出现陈-施呼吸,有时出现内脏疼痛,体温升高(常为终期现象),还有代谢异常等。⑥小脑幕综合征:眼痛、畏光、眼睑痉挛和流泪。于小脑上蚓部、半球上部病变时最为常见,尤其易见于小脑附近的髓外肿瘤,小脑结核瘤。此征的发生是由于小脑幕上有三叉神经的返回支,当它受刺激时,三叉神经的眼支受到反射性影响,大概脑底血管之受牵拉也可能有部分作用。⑦强直发作:颅后窝病变的强直发作称 Jackson 小脑发作或幕下强直发作。儿童中比较常见。多突然发作,类似去脑强直,发作时意识丧失或者混浊、角弓反张状、四肢强直,瞳孔散大、对光反应消失、面色潮红或者发紫、心率过速或过缓、大汗淋漓等。常伴尿失禁。一般每次只发作几分钟,但有时可间断地发作数小时,甚至发作致死。⑧小脑体征:颅后窝肿瘤生长于小脑中线部位者居多。也常常影响两侧的小脑半球及其前方的第四脑室。因而,颅后窝肿瘤时常有小脑体征及其附近的脑干体征。颅后窝病变时的小脑体征有:小脑性肌张力低下,可为全身型或半身型或仅限于某肢体,以蚓部和半球病变多见;小脑性共济失调,见于半球病变的同侧半身或一肢,中间蚓部病变时常有静态共济失调,直立或坐立不稳,步态蹒跚。

2.颅后窝中线病变与两侧病变的鉴别

小脑中线部主要是指小脑蚓部,第四脑室壁病变时早期常表现为躯干共济失调(坐立、直立不稳、摆动)。因而病变可侵及第四脑室及其临近的脑干,亦常常发生脑积液循环障碍(颅内压升高)。呕吐与头痛亦常为早期临床症状,头痛可放射到后枕部,引起颈项强直。一般深反射多减弱,肌张力多减低,但少数患者因脑干受累可致反射亢进。小脑中线部位常见的肿瘤是髓母细胞瘤(儿童),也可以是星形细胞瘤(成年),偶尔也见室管膜瘤、血管母细胞瘤等。

(1)小脑半球肿瘤:可破坏小脑半球功能,阻塞脑积液循环,偶尔可压迫脑干。主要的特征性体征是病灶同侧肢体共济失调、肌张力低,眼球震颤及动作震颤,如进展缓慢,症状较轻,患者可能要拖到颅内压增高就诊。因而就诊时大多数(90%)患者已有呕吐、头痛与视乳头水肿。小脑半球的肿瘤与中线肿瘤相比,较易压迫脑干一侧的长束及颅神经。小脑半球肿瘤以星形细胞瘤最为常见。有时也发生血管母细胞瘤、肉芽肿或转移癌。

(2)斜坡肿瘤:早期压迫脑干,产生多发性颅神经损伤及长束(运动、感觉)体征。颅神经损伤以第六至第十二对为主,常为双侧性损伤。有时可见斜坡骨质破坏。此部位以脊索瘤、脊索母细胞瘤为最常见,也可以因鼻咽部癌侵入颅内形成这种综合征。本部位也可发生脑膜瘤。

(3)枕骨大孔区畸形:包括扁平颅底、颅底陷入、环枕融合、颈椎分节不全(Klippel—Feil 畸形)、寰枢椎脱位、小脑扁桃体下疝畸形(Arnold-Chiari 畸形),以上几种畸形可单独存在,亦可两种以上同时存在。

症状和体征:可见颈神经根受刺激现象如颈项部慢性疼痛,感觉减退,一侧或双侧上肢麻木、酸痛、肌萎缩、反射减退等,单侧或双侧后组颅神经核或/和核下损伤体征,如声哑、吞咽困难、舌肌萎缩等,颈脊髓和延髓受压症状如尿便潴留、四肢轻瘫、锥体束征、感觉障碍、吞咽及呼吸困难等,由于小脑扁桃体前压、脑压突然增高(如咳嗽、喷嚏、排便用力)时,脑脊液压力不能通畅地传入椎管,而传入脊髓中央管,若干患者有颈脊髓空洞症体征如单侧或双侧上肢和胸部呈节段型痛、温觉消失而触觉存在,深感觉正常,小脑体征、眼震常见。多为水平型,亦可为垂直型,据称向下视时出现垂直眼震具有特征性。可有小脑共济失调步态、指鼻及跟膝试验不稳;椎基底动脉供血不足症状如眩晕、呕吐或颈性眩晕、复视、四肢无力及球部损伤体征,颅内压增高症状与体征如头痛、呕吐、视乳头水肿,甚至发生脑疝。

辅助检查主要靠头颅包括上颈椎的 X 线侧位照片。用各种方法测量齿状突高度、枕骨大孔前后缘与斜坡的角度、外耳孔高度等。寰枕区断层照相,小量定向气脑造影,MRI 以发现小脑扁桃体下疝。

诊断枕骨大孔畸形的参考体征:注意身体其他部位,尤其是头部的发育缺陷如头颈偏斜、面部不对称、颈项粗短、后发际低、颈部活动不灵、颈胸椎侧弯或后突、肢体不对称、骶骨裂、椎管内容物膨出等。

不过,存在枕骨大孔区畸形者,未必都发生脊髓空洞症,对存在脊髓空洞症的患者应详查有无枕骨大孔区畸形或该区其他病变。但是,不存在枕骨大孔区畸形或其他病变的脊髓空洞症也是存在的。文献中曾报道枕骨大孔区脑膜瘤伴有脊髓空洞症、慢性颅后窝粘连(慢性结核性脑膜炎)伴发脊髓空洞症的,但慢性小脑下疝不伴脊髓空洞症者,更屡见不鲜。

(李 崇)

第九节　脑室系统占位病变的解剖生理与定位诊断

脑室系统发生占位病变时,其定位体征取决于:①脑室系统本身的生理解剖特点:有空间,有脑脊液在其中循环,有室管膜及脉络膜组织存在等。②脑室附近的结构:侧室前角在额叶,体部在中央叶及顶叶,后角在枕叶,下角在颞叶,三脑室内有下丘脑神经内分泌结构,接近视交叉等,第四脑室之前有脑干、后有小脑等。脑室系统占位病变体征的发生多与这两大特点有关。

一、侧脑室占位病变

侧脑室占位病变比较少见。侧脑室肿瘤大多数为神经外胚叶型,如脉络丛乳头状瘤、室管膜瘤、星形细胞瘤、脑膜瘤等,也偶见结核瘤、胆质瘤、脑囊虫。据称,侧脑室前部胶质瘤较多,后部则脑膜瘤较多。

侧脑室肿瘤可见于任何年龄,但 20 岁以前者较多。左侧似较右侧稍多。

侧脑室占位病变的最早症状是颅内压增高。头痛最为突出,常为发作性头痛,在室间孔突然阻塞时头痛开始发作,因脑室急剧扩张,头痛可达到难以耐受的程度,甚者引起昏迷及突然死亡。如因某种体位使室间孔突然开放,则剧烈的头痛可骤然停止。如此种头痛多次发作,可能迫使患者取特殊体位,如俯卧位或屈膝俯卧位,以谋取室间孔不被闭塞。偶有患者因撞击前额而缓解头痛,故每于头痛发作时屈膝俯卧并以前额撞地。患者为减少头痛发作,常取俯卧姿势睡眠。

头痛剧烈发作时,常伴严重呕吐,甚至伴意识障碍及脑干压迫现象或因脑疝致死,而头痛发作间期,由于侧脑室尤其是三角区内有较大的空隙,如肿瘤尚未侵及周围脑组织,在没有阻塞室间孔的情况下可以不发生症状。

在颅内压增高发作时或肿瘤侵及周围脑组织时,可根据其病变的部位产生各种脑损害症状与体征。如前部病变可产生偏身型或单肢型感觉及运动障碍;后部病变可产生同侧偏盲,如侵及左颞、顶、枕交界处,则可能发生失用、失语、失认等症状。这些脑室周围脑组织受累的症状常常程度较轻,在颅内压严重升高时比较明显,颅内压暂时缓解时又可暂时消失或减轻。侧脑室肿瘤时,因颅内压增高,常有些一般性精神症状,如软弱无力、萎靡不振、记忆力减退、反应迟钝等。

体格检查,早期除可见程度不同的视乳头水肿外,一般无定位体征。肿瘤侵犯脑室周围脑组织时可出现定位指征,因侵犯部位不同而异。

脑脊液检查除发现颅内压升高外,可见蛋白含量异常(增高),如为结核或寄生虫,也可有细胞数增多。

脑电图可见局灶性慢波或 α 节律减少或消失,但不恒定。

脑超声波检查可见中线波移位,此法无损伤而意义较大,应定期随诊。

放射线头颅平片只见一般颅内压增高征,无定位价值。电子计算机轴位断层扫描(CT 扫描)对侧脑室之占位病变可提供重要诊断依据,因之可改变侧脑室肿瘤诊断困难的局面。脑室穿刺 Conray 造影可提供精确的定位诊断依据,一般在开颅手术之前进行。

二、第三脑室占位病变

第三脑室肿瘤也比较少见。原发于第三脑室的肿瘤有室管膜瘤、脉络丛乳头状瘤,但也可以发生脑膜瘤、颅咽管瘤、上皮样瘤。继发的第三脑室肿瘤主要有胶质瘤等。

症状与体征:与侧脑室肿瘤的共同特征是病初可长时间无症状,或在相当长的时间内只有颅内压增高的症状与体征,主要表现为头痛、呕吐与视乳头水肿。由于可随着脑脊液循环是否通畅而呈发作性头痛,亦可造成患者的强迫头位及强迫体位。

侵及第三脑室邻近神经组织的体征可因其初发部位及生长方向不同而有差异。但总起来说,第三脑室只是一个狭窄的腔隙,丘脑、下丘脑、底节及中脑均在周围,很容易因这些组织受累而发生定位体征。

病灶起自底部时发生视交叉受累征象:视力减退、视野缺损以及视乳头萎缩或水肿伴发萎缩,如病变范围较大,则可累及动眼神经及其他颅中窝颅神经。

病灶如自第三脑室侧壁起始,则可首先出现丘脑受累体征:半身感觉减退或感觉过度,丘脑疼痛,如累及底节则会表现出锥体外系体征。

第三脑室本身比较特殊的体征是内分泌与代谢功能失调。常常作为第三脑室肿瘤的主要症状而存在。常有性腺功能低下:性欲阙如、阳痿、闭经、第二性征不全,亦偶有性早熟现象。有时表现为肥胖性生殖不能营养不良综合征。有时出现尿崩症、高钠血症等水盐代谢障碍。下丘脑前部的食欲中枢病变时可发生厌食或偶尔食欲亢进。某些患者在病程中可出现病理性睡眠障碍(嗜睡)或阵发昏迷。在脑脊液通路阻塞发作的高峰时,亦常有低热。亦可有中枢性血压波动,偏高者多。

随着病灶的扩延,可向后侵及中脑,出现上视困难、核性动眼神经障碍合并听力下降或消失,此乃四叠体损伤的体征。

第三脑室肿瘤时,脑脊液压力升高,蛋白含量可明显升高,脑脊液钠含量升高是很值得重视的一个指征。如为感染或寄生虫可见细胞数增多,但应病理涂片,注意与肿瘤细胞鉴别。

第三脑室肿瘤时脑电图无特殊指征,可有脑压升高之一般改变,有时因中线受累而出现阵发性 5～7 波/秒高幅慢波,有参考意义。

放射线平片仅可见颅内压升高现象。电子计算机轴位断层扫描(CT),可提供有重要意义的诊断依据。亦可术前进行脑室 Conray 造影,以确定病变范围。

三、第四脑室占位病变

真正生长于第四脑室的肿瘤主要是脉络丛乳头状瘤,其他肿瘤均系生长于第四脑室壁向脑室、脑干或小脑延伸。其中最常见的是室管膜瘤及血管母细胞瘤。生长于第四脑室顶壁的肿瘤主要是小脑蚓部的髓母细胞瘤。第四脑室内亦可有寄生虫(脑囊虫)漂浮生长。

第四脑室内肿瘤的原始症状主要是由于脑脊液循环梗阻而引起。其颅内压升高所致的头痛、呕吐亦多间断发作。四脑室内占位病变多在早期引起颈项强直,过伸或过屈型强迫头位。可因脑干或小脑疝入枕骨大孔,压迫循环呼吸中枢而突然死亡,特别容易发生于腰穿之后。细致地收集病史,临床检查及观察病程经过,可根据病变侵入周围组织的表现获得关于病变起始部位、发展过程以及病变范围和性质的重要参考资料。

1.第四脑室底病变综合征

(1)菱形窝上三角综合征:此部以室管膜瘤多见。成年居多。病程平均 1～2 年。主要症状是前庭刺激,发病不久即发生眩晕发作。同时出现眼震、强迫头位,但听力丧失较轻,较晚,前庭功能试验为双侧刺激现象。以后陆续出现一侧三叉、外展及面神经受损体征。颅内压升高可以在较长时间内不出现。晚期出现凝视麻痹("外展旁核"受损)及颅内压升高。小脑症状较轻或不出现。

(2)菱形窝下三角综合征:病程一般在 2 年以上,可较长时间无症状。首发症状常是呕吐,呃逆(迷走神经核受损)及内脏危象。相当一段时间之后出现吞咽困难等球麻痹现象。心血管及呼吸障碍可随时发生,尤其在眩晕或头痛严重发作的顶峰或头位、体位变化时容易出现。颅内压升高、视乳头水肿出现较早。随着病程的进展,也可出现外展、前庭神经体征,凝视麻痹及轻度共济运动障碍。如肿瘤侵及小脑延髓池则可产生颈项部根痛及强迫头位。

2.第四脑室顶壁综合征

第四脑室顶壁是小脑蚓部及前、后髓帆,此部最常发生的肿瘤是髓母细胞瘤(儿童)与星形细胞瘤(成年)。初发症状以躯干共济失调为多见(60%～70%)。病灶严格在中线者,肢体共济失调不多(5%～10%)。这种躯干共济失调与肢体共济失调的分离现象是蚓部肿瘤的特殊指征。颅内压增高亦出现较早。在患者初次就诊时,多已有视乳头水肿存在,偶已继发视乳头萎缩及视力减退。病程在 2～6 个月时出现强迫头位。病变向前发展,侵及菱形窝上三角时出现眼震、听力障碍、前庭功能试验异常、复视、外展及面神经同时麻痹。由于压迫脑干可出现强直发作(去脑强直发作),在头痛发作高峰时尤其容易出现。顶壁前部病变时眩晕、听神经体征出现较早,外展、三叉及面神经较早累及。亦常有上视困难。顶壁后部病变时则早期症状为呕吐及球麻痹,而面丘(外展神经、面神经)症状较少。脑脊液检查多有轻度蛋白增高而细胞数不高。

3.第四脑室脉络丛病变综合征

第四脑室脉络丛乳头状瘤,一般发展缓慢,可有较长时间的缓解,病程可达数年。临床特点是在长时间无症状之后突然发病。有的病例以突然头痛、呕吐发作起病,在发作高峰时出现个别颅神经刺激现象;有的病例以突然眩晕发作起病。有的病例则以突然呕吐和呃逆发病。此类发作常与体位和头位变化有关。发作的频度与程度各异,可间以较长时间的缓解期。症状的严重发作与不稳定、较晚出现脑干背盖与小脑受累指征为突出特点。除早期表现出 Bruns 综合征外,亦可有强直发作,发作中可突然死亡。共济失调一般轻微或仅在晚期出现。第四脑室之漂浮病变除带蒂之脉络丛乳头状瘤外,亦可为血管母细胞瘤、脑囊虫等。

（顾正磊）

第六章

颅内压增高和脑疝

第一节　颅内压增高

颅内压(intracranial pressure,ICP)是指颅腔内容物对颅腔壁上所施加的压力。由于存在于蛛网膜下腔和脑池内的脑脊液介于颅腔壁与脑组织之间,并与脑室、脑池和脊椎管内蛛网膜下腔相连通。因此临床上常以侧脑室内、小脑延髓池和腰段蛛网膜下腔所测得的脑脊液静水压来表示颅内压。平卧时成人颅内压持续超过正常限度1.96kPa(200mmH$_2$O或15mmHg),即为颅内高压。颅内高压是神经外科最常见的,也是最基本最重要的问题,是神经外科常见的临床病理综合征,是颅脑损伤、脑肿瘤、脑出血、脑积水和颅内炎症等共有的征象。颅内压增高发展的结果,使脑脊液循环障碍,静脉血回流受阻,脑内淤血,产生脑受压,脑移位,严重者可发生脑疝。

一、颅内高压的发生机制

颅腔及其内容物是组成颅内压的解剖学基础。通过生理调节,维持着相对稳定的正常颅内压。正常颅内压是保证中枢神经系统内环境稳定和完成各种生理功能的必要条件。正常成年人颅腔是由颅底骨和颅盖骨组成的腔体,有容纳和保护其内容物的作用。除了出入颅腔神经血管(特别是颈静脉)及颅底孔(特别是枕骨大孔)与颅外相通外,可以把颅腔看作一个完全密闭的容器,而且由于组成颅腔的颅骨坚硬而不能扩张,所以每个人的颅腔容积是恒定的,约1 500mL。颅腔内有3种内容物,即脑组织、脑脊液和脑血容量(CBV)。脑组织重约1 400g,占80%～90%;脑脊液约150mL,占10%;脑血容量约75mL,占2%～11%。正常情况下,由于生理调节的存在,颅内容物三者中任何一种体积的增加,均可导致其他一种或两种内容物体积代偿性的减少,称颅腔空间的代偿功能。这是一种灵敏的生理功能,由精细的调节机制来保证,从而使颅内压仍维持在相对平稳的状态,不致有很大的波动。当颅内病变使颅内压力增高超过生理调节限度,颅内压持续超过1.96kPa(200mmH$_2$O)并由此产生一系列相应的临床症状,称颅内压增高。一般而言允许颅内增加的临界容积约为5%,超过此范围颅内压开始增高。当颅腔内容物体积增大或颅腔容积减小超过8%～10%,则会产生严重的颅内压增高。

二、引起颅内高压症的常见病因

(一)颅腔容积减小

颅腔容积减小多见于颅骨先天性病变和畸形、颅骨异常增生症及外伤性颅骨广泛凹陷性骨折等,都可引起颅腔变小,使脑组织受压,影响脑的正常发育和生理功能,产生一系列的症状和不同程度的颅内压增高。

（二）正常内容物体积增大

1.脑组织体积增加（脑水肿）

脑水肿是指脑组织的液体增加导致脑体积的增大，是引起颅内压增高最常见的因素。炎性病变、占位病变有程度不同的病灶周围脑水肿，脑水肿在颅内压增高的发病机制方面有其重要的作用。

2.脑脊液量增多

脑脊液在脑室系统和蛛网膜下腔循环通路发生阻塞时，使脑脊液不能发生置换以缓冲颅内病变造成颅内压增高；同时脑脊液又不断分泌，必然增加其所占据的颅腔容积而造成颅内压增高。脑脊液生成过多或脑脊液吸收减少，都会使脑脊液积聚起来，引起颅内压增高。

3.脑血流量增加

各种原因引起的二氧化碳蓄积和碳酸血症；颅内各种血管性疾病如脑动静脉畸形、血管瘤、脑毛细血管扩张症，及严重的原发性高血压等，均可致脑血容量的增加而引起颅内压增高。

（三）颅内占位性病变

颅内占位性病变增加了颅腔内容物的体积，破坏了颅腔容积与颅内容物之间的稳态平衡，是导致颅内压增高的常见原因，颅内血肿和颅内肿瘤是最常见因素，颅内脓肿、颅内肉芽肿及脑寄生虫病亦不少见。导致颅内压增高的主要原因是占据不能扩张的有限颅内空间，颅内占位性病变压迫脑组织，使脑组织移位，或破坏脑组织，导致脑水肿而引起颅内压增高。

三、颅内高压的临床表现

根据临床症状和病理生理特点，颅内压增高的发展过程可分为代偿期、早期、高峰期和晚期（衰竭期）4个不同阶段。

（一）代偿期

病变虽已开始形成，但处于初期发展阶段。由于颅腔内有占总容积8％～10％以下的代偿容积，所以只要病变本身和病理变化后所占的体积不超过这一限度，颅内压仍可保持在正常范围内，临床上也不会出现颅内压增高的症状和体征，所以早期诊断较为困难。

此期进展的快慢，取决于病变的性质、部位和发展的速度等因素。如良性肿瘤和慢性硬脑膜下血肿，病变发展较缓慢，一般产生的脑水肿也较轻，故此期持续的时间都较久，可数月到数年不等。急性颅内血肿、脑脓肿和恶性肿瘤因病变发展较快，周围的脑组织也有较为广泛和严重的水肿反应，这种原发性改变可迅速地超过颅腔的代偿容积，所以此期一般都较短。如急性颅内血肿此期仅为数十分钟到数小时，脑脓肿为数日到数周，恶性肿瘤多为数周或1～2个月。病变位置对颅内压增高也有重要的临床意义，如前颞叶病灶因受颞窝限制及邻近脑干之故，可在颅内压2.0kPa（15mmHg）左右时即出现小脑幕切迹疝。

（二）早期病变

发展并超过颅腔的代偿容积，但颅内压低于平均体动脉压值1/3，低于4.7kPa（35mmHg），脑灌注压值为平均体动脉压值的2/3，脑血流量也保持在正常脑血流量的2/3左右[34～37mL/（100g•min）]，PCO_2值在正常范围内。脑血管自动调节反应和全身血管加压反应均保持良好。但脑组织已有早期缺血缺氧和脑血流量减少，血管管径也有明显改变，所以逐渐出现颅内压增高症状和体征，如头痛、恶心、呕吐，并可因激惹颅内压增高的动作而加重。还可见到视盘水肿等客观体征。在急性颅内压增高时，还可出现血压升高、脉搏变慢、脉压增大、呼吸节律变慢、幅度加深等库欣反应。

（三）高峰期

病变已发展到严重阶段，颅内压为平均体动脉压值的1/2，相当于4.7～6.6kPa（35～50mmHg），脑灌注压也相当于平均体动脉压值的1/2，脑血流也为正常的1/2，为25～27mL/（100g•min）。如颅内压接近动脉舒张压水平，$PCO_2 > 6.1kPa（46mmHg）$，接近6.6kPa（50mmHg）时，脑血管自动调节反应和全身性血管加压反应丧失,可出现脑微循环弥散性栓塞。此时患者有剧烈头痛、反复呕吐、视盘高度水肿或出血,神志逐步趋向昏迷,并可出现眼球固定、瞳孔散大或强迫头位等脑疝先兆症状。

(四)晚期(衰竭期)

病情已发展到濒危阶段,颅内压增高到相当于平均体动脉压,灌注压低于 2.6kPa(20mmHg),血管阻力已接近管腔完全闭塞,脑血流仅为 18~21mL/(100g·min),脑组织耗氧量(CMRO$_2$)小于0.7mL/(100g·min)[正常值为 3.3~3.9mL(100g·min)],PCO$_2$ 接近 6.6kPa(50mmHg),PCO$_2$ 下降到6.6kPa(50mmHg),PO$_2$<60%。此时患者处于深昏迷,各种反射均可消失,出现双瞳孔散大、去脑强直等现象,血压下降,心率快而弱,呼吸浅速或不规则甚至停止,脑电图上呈生物电停放,临床上可达脑死亡阶段。

四、诊断

(1)可具有引起颅内压增高的原发病的症状或体征。

(2)出现颅内压增高三大主征。①头痛:这是最常见的症状,多为额部及两颞,用力、咳嗽、弯腰、低头时加重。②呕吐:头痛剧烈时出现喷射性呕吐,可伴恶心。③视神经盘水肿:是重要的客观体征,表现为视神经乳头充血,边缘模糊不清,中央凹消失,视盘隆起,静脉怒张,动脉扭曲;早期生理盲点扩大,进而视野向心性缩小,视力减退终致失明。

(3)可伴不全性展神经麻痹、复视、阵发性黑矇、头晕、意识障碍、头皮静脉怒张、血压增高、脉搏徐缓等。

(4)小儿可有头颅增大、颅缝增宽、囟门饱满隆起、头颅叩诊破罐音、头皮浅静脉扩张。

(5)腰椎穿刺,取得脑脊液送实验室检查同时测压,对确定病因及脑脊液压力有一定意义。有明显颅内压增高表现者,禁行腰穿。

(6)颅脑CT、核磁共振成像检查等,对颅内病变的诊断有重要意义。

五、颅内高压的处理原则

颅内压增高是一种继发的临床综合征,其原因和发生机制各不相同,原发病变和颅内高压本身所引起的病理生理改变也常复杂而严重。因此其治疗方法也是多方面的,但基本的原则是患者全身状况(原发病和继发的病理生理及生化改变)和颅内高压的治疗并重,两者不可偏废。处理的目标是降低颅内压、合理调整体动脉压以维持合适的脑灌注压。

(一)颅内压监测

颅内高压合理有效的治疗必须以准确持续的颅内压和脑灌注压监测为依据。颅内压监测有助于判断病情、选择治疗的时机和方法、观察治疗效果、判断预后。因此,颅内压监测已成为颅内压增高患者救治中重要的手段。凡危及生命的颅内压增高、急速扩大的颅内占位病变或者颅内压增高呈进行性加重的病例,都应实施颅内压监测。自 20 世纪 50 年代后出现了利用压力传感器连续测定颅内压的方法,迄今为止已有多种方法应用于临床。

1.监护的方法

可根据传感器置入颅外或颅内及颅内监测的部位不同而异。

(1)植入法:将微型传感器置入颅内(简称体内传感器或埋藏传感器),通过传感器直接与颅内组织(硬脑膜外、硬脑膜下、蛛网膜下腔、脑实质等)接触而测压。

(2)导管法:借引流出的脑脊液或用生理盐水充填导管,将体外传感器与导管相连接,凭借导管内的液体与传感器接触而测压。

2.检查方法

近年来,还有一些非侵袭性检查,用来间接观察颅内压。

（1）经颅超声多普勒（TCD）检查。可探测脑底血管的血流，用来评估颅底动脉环主要血管的血液流速和血流波形。TCD可在颅内压升高刚开始减少脑灌注时即显示特征性变化。波动指数代表收缩期血流（受血压影响）和舒张期血流（受脑血管阻力影响，主要是颅内压）之间的关系，间接提供对颅内压的估计。在颅内压极度增高情况下，颅内高压导致脑循环停止和脑死亡，TCD可以提供脑循环停止的客观证据。

（2）鼓膜移位分析仪。可通过蜗管传导至外淋巴的压力以间接测量颅内压。通过观察镫骨反射过程中的鼓膜移位可估测外淋巴压力。实验证明颅内压升高与鼓膜移位有密切关系。尽管对颅内压监测的意义尚待研究，本技术作为非侵袭性的颅内压监测的手段无疑是大有前途的。

（二）避免加重颅内压升高的因素

临床上许多因素可影响颅内压，避免加重颅内压增高的因素，是治疗中应注意的重要问题，不容忽视。

1.患者体位

患者体位是护理颅内高压患者的一个重要内容。应将患者的头部置于正中位，避免扭曲或压迫颈部，保持颈静脉引流的通畅。头部抬高可通过加强脑脊液引流和脑内静脉血排出而降低颅内压。但需要注意的是，在某些患者，脑脊液和脑血流量置换过多反而加重颅内高压，抵消了抬高头部的益处。合理的方案是根据患者的病情和颅内压监测，个体化处理患者头位。当不能监测颅内压时，头部抬高15°～30°多可使颅内压降低。

2.应当积极处理发热

体温升高可提高脑代谢、脑血流，加重脑水肿而使颅内压升高，应尽可能早地明确发热原因，进行针对性治疗，同时应用解热镇痛药如对乙酰氨基酚（acetaminophen）降低体温，进行对症治疗。对乙酰氨基酚耐药的病例，吲哚美辛（indomethacin）可控制发热并降低颅内压。物理降温如降温毯对发热患者有益，但需注意寒战可加重颅内高压。当必须降温而患者出现寒战时，可应用冬眠合剂、镇静剂或非极化神经肌肉阻滞剂。虽然人工低温有益于降低颅内压，但由体温再升高和寒战引起的反跳性颅内压升高影响了其应用价值。

3.咳嗽、呼吸道不通畅或与呼吸肌对抗

可升高胸内压，减少颅腔的静脉引流，导致颅内压升高，因此，应保持患者呼吸道通畅，必要时行气管切开，以减低呼吸道阻力，尽量减少呼吸道刺激，应用祛痰剂、湿化呼吸道以利排痰。可应用镇静剂和肌松剂来避免呼吸肌对抗。非极化神经肌肉阻滞剂优点在于没有组胺释放效应，后者可继发血管扩张和升高颅内压。呼气末加压呼吸只有在平均气道压力升高、传导至纵隔时可升高颅内压。当肺顺应性降低时如成人型呼吸窘迫综合征或肺炎时，呼气末正压（PEEP）对颅内压的影响降低。偶然情况下，对某些患者应用较高的PEEP可降低其对颅内压的作用。

4.应保持适当的体循环血压

低血压可直接引起脑血管扩张、颅内压升高。低血压时脑灌注压下降影响脑供血，脑缺血可加重脑水肿，严重影响颅内高压患者的预后，应尽量避免或尽早处理低血压。高血压对颅内压的危害程度没有低血压严重。然而，当脑自动调节机制受损时，严重的高血压可导致区域性脑血流增加、脑水肿和颅内压升高。

5.疼痛和躁动

疼痛和躁动可因提高脑血流而升高颅内压。因此，对颅内高压危及生命的患者，不应过分强调由于使用镇静剂会影响神经病学检查的准确性，而否定通过镇痛和镇静来控制颅内压的合理性。

6.癫痫发作

癫痫发作可引起脑代谢、脑血流增加，屏气使胸腔内压增高，这些都可导致颅内压升高。因此，对已发作或极有可能发作癫痫的患者应及时应用抗癫痫药物，预防和控制癫痫发作。

（三）过度通气

过度通气是指用呼吸机等机械方法增加患者的肺通气量，亦称人工机械性过度通气。此法使PCO_2

降低(低碳酸血症)、脑脊液碱化,促使脑血管收缩,减少脑血流量和脑血容量,从而快速降低颅内压。颅内压降低后维持的时间长短不等,但一般情况下,通过脑和血管平滑肌中二氧化碳缓冲系统的代偿性调整使脑脊液碱中毒被纠正,在开始过度通气后数小时内颅内压常恢复至原有水平。

(四)高渗性治疗

高渗性治疗是指适当提高血浆渗透压,依靠相对非渗透性的血脑脊液屏障在血液与脑实质(即脑细胞和细胞外间隙)的液体之间造成一个渗透压差(梯度),促使脑组织失水,在总体上增加脑组织的顺应性。

1.甘露醇

是目前应用最广泛的渗透剂。其降低颅内压的效应是剂量依赖性的,一般最大剂量为 1g/kg。30min 输入完毕。甘露醇的渗透作用在给药后 15～30 分钟出现。但是这种大剂量快速输入的有效降低颅内压的时间最多持续数小时,并且颅内压最终升至高于治疗前水平。小剂量(0.25～0.5g/kg)较长时间输入(30～60min)虽然降低较小,但持续时间长。已证明单个剂量的甘露醇可临时有效降低颅内压。多次反复应用甘露醇治疗作用有争议。甘露醇和其他渗透性利尿剂一样,可以开放血脑脊液屏障,因而甘露醇和其他循环于血液中的小分子物质可以进入脑脊液和脑组织,脑脊液和脑组织吸收和潴留甘露醇,引起反向的渗透压梯度移位,产生反跳性颅内压升高。当甘露醇在血液内循环较长时间时,如持续灌注甘露醇时,甘露醇在脑组织中的积聚作用最明显。因此,甘露醇应用,应该为间歇注射,而不应持续静注。甘露醇是由尿中排出的,在应用大剂量时,可出现快速利尿,如不能及时补充血容量,可引起体循环低血压,血浆渗透压超过320mmol/L时,可发生急性肾衰竭(急性肾小管坏死)的危险,特别是在联合应用其他肾毒性药物、有败血症存在或以前有肾脏疾患病史者更容易出现肾衰竭。

2.高渗盐水

高渗盐水可使颅内压降低和脑水肿减轻,同时能维持血管内容量,对反复应用甘露醇和利尿剂无效的颅内高压患者有益。但需注意可能发生严重的高钠血症,应检测血清电解质。

3.襻性利尿剂

襻性利尿剂尤其是呋塞米,也能降低颅内压,单用或与渗透剂结合使用均有效。利尿剂的作用机制是通过轻度利尿产生渗透压梯度、减少脑脊液生成、从正常和水肿脑组织中排出钠和水。襻性利尿剂是需要轻度降低颅内压时渗透性利尿的一个有效的替代措施,与渗透剂类似,可导致血容量和电解质丢失,需要适当检测和处理这些并发症。

(五)巴比妥类昏迷疗法

巴比妥类昏迷疗法多用于处理重度脑外伤,已发现大剂量巴比妥酸盐有益于治疗伴有 Reye 综合征、颅脑损伤、暴发性肝衰竭、脑(脊)膜炎和局灶性脑缺血的颅内高压患者,以降低用其他方法难以控制的颅内压增高。最常应用的药物是硫喷妥钠(thiopental)和戊巴比妥(pentobarbital)。此类药物降低颅内压的机制是多方面的。足以引起全身麻醉的大剂量药物可抑制正常脑区脑代谢,而减少脑的氧和能量需要,引起血管收缩和脑血流的减少,使血液分流至缺血区域。另外,巴比妥类可限制脂膜的过氧化损害,清除自由基,减少血管源性水肿生成,减少脂肪酸释放,减少缺血组织的细胞内钙的含量。此外,此类药物还可抑制癫痫发作,有利于人工过度通气的施行,减低脑和全身的应激反应,颅内压的降低常较迅速而明显。

巴比妥类昏迷疗法的不良反应多且较为严重。常因周围血管扩张和药物对心脏收缩的抑制而发生血压降低和心动过速,特别是剂量较大或用药较久(48h 以上)者及心脏复苏后脑缺血的患者容易发生,有时可引起死亡。因此,必须加强血流动力学监测(血流导向气囊导管)和血液中药物浓度监测。因不能进行准确的神经体征检查,必须进行持续的颅内压监测、神经影像检查和脑电图监测。此外,尚易引起免疫抑制、坠积性肺炎、血管升压素分泌异常综合征等。这些都妨碍了此疗法的临床应用。

(六)糖皮质激素

糖皮质激素通过加强和调整血脑脊液屏障功能、降低毛细血管通透性,可减轻脑肿瘤或脑脓肿患者的脑水肿。

潜在的不良反应包括胃肠出血、肠穿孔、免疫抑制、血糖增高、氮代谢紊乱、创伤恶化和行为紊乱。鉴于其有害的不良反应,除非对原发疾病治疗有益,否则颅内高压患者最好不用糖皮质激素治疗。对非血管源性脑梗死应严格禁用糖皮质激素,仅偶用于占位效应增加将引起病情恶化的脑内出血患者。

(七)脑脊液引流

脑脊液引流是一种降低颅内压的可靠方法,可通过脑室内插管完成,特别适用于出现脑积水的患者。有时脑脊液引流可挽救患者生命。对疑有颅内高压的患者,因存在致死性的扁桃体疝的风险,诊断性腰穿和治疗性脑脊液引流应属禁忌。如果实属必要,应做 CT 扫描以排除巨大占位效应和梗阻性脑积水,并且腰穿应由具有丰富处理神经疾病经验的医师完成。

(八)手术治疗

解除颅内压增高的手术方法,视颅内压增高的性质不同分为两类。对颅内占位病变作病变切除术,手术治疗的目的是尽可能进行病灶全切除,争取手术后能解除或至少部分解除病变对主要功能结构的压迫,为其他治疗创造条件,如恶性肿瘤的放射治疗和化学治疗等;对脑积水行分流手术。发生脑疝时应作紧急手术处理。

1.颅内占位性病变

对颅内占位性病变引起的颅内压增高,在脱水降颅内压的基础上,首先应考虑开颅行病灶清除术。颅内肿瘤应根据其所在的位置和性质,选择应用肿瘤全切除术、大部切除术、部分切除术。颅内良性占位性病变,位于手术易到达的部位,应争取在显微镜下彻底切除;位置深在或位于重要功能区全切除有困难时,可行大部或部分切除术。如边界不清的恶性肿瘤或脑水肿、脑肿胀严重的患者,在幕上可行颞极、额极、枕极脑叶切除内减压术,或颞肌下减压术;在幕下可行小脑部分切除术及枕下减压术。有时幕上占位性病变引起嵌顿性的颞叶小脑幕切迹疝,这时即使将占位性病变去除或进行幕上减压脑疝也不易复位,在这种情况下,可行小脑幕切迹切开术等。

2.脑积水的治疗

不论何种原因引起的阻塞性或交通性脑积水,凡不能除去病因者均可行脑脊液分流术。根据阻塞的不同部位,可使脑脊液绕过阻塞处到达大脑表面,再经由蛛网膜颗粒吸收,以达到降低颅内压的目的。或将脑脊液引流到右心房或腹腔等部位而被吸收。若分流术成功,效果是比较肯定的。常用的脑脊液分流方法有以下几种:①侧脑室-腹腔引流术;②侧脑室-枕大池分流术;③侧脑室-右心房分流术;④腰椎蛛网膜下腔-腹腔分流术。

(田恒超)

第二节　颅内压监护

传统的腰椎穿刺测压方法,由于只能测定一次结果,不能持续地观察颅内压力的变化,且对颅内高压患者有导致或加重脑疝的危险,故应慎用。在已有脑疝的情况下,颅腔与椎管已不相通,则腰椎穿刺的测压不能代表颅内的压力。现今所用的持续颅内压监护有许多优点,可弥补腰椎穿刺法的不足。

一、监护的方法

颅内压监护的方法近 20 年已做了很多设计与改进。当前定型的设计是应用微型压力传感器植入颅内直接与颅内组织接触,如硬脑膜,或将引出脑脊液的导管与颅外的压力传感器相接,由压力传感器将颅内压力转换为电能,再用记录仪描记下来。由于后一种方法准确性更高,因而应用也更广泛些。目前,尚无一绝对准确和毫无危险的装置,但以脑室内插管法与蛛网膜下腔插管法应用最广,这两种方法都是由导管将颅内脑脊液与颅外压力传感器连接起来测压。直接在硬脑膜外放置压力传感器监护法的应用较上述两种方法少些。直接的硬膜下颅内压监护或其他途径的脑脊液压监护则很少应用。在不同部位测定的压力虽稍有出入,但记录的压力图像均十分近似。此外,尚有无损伤性的前囟门测压法。对脑水肿脑组织压的监护法也初步设计出,可测定脑组织各部由于水肿程度的不同面产生的压力的差异。

更复杂而更少用的是完全植入颅内的传感器。将传感器置于硬脑膜外,缝合头皮,这样可以较长期地进行监护。一种是使用感应振荡电路传感器,当需测压时,以天线线圈置于头皮上传感器的部位接受信号。另一种是使用差动压力传感器,可有效地调整零点,然后在头皮上向埋入的传感器加压,当达到平衡时,则在头皮上加的压力相当于颅内压。

当前常用的脑室插管法、蛛网膜下腔插管法与直接硬脑膜外法各有其优缺点。直接硬脑膜外监护因硬脑膜保持完整,足以防止颅内继发感染,然而硬脑膜可因受到刺激而增厚,使其灵敏度下降。一般使用硬脑膜外监护法所测得的颅内压较实际的颅内压力稍高。随着颅内压的增高,两者的差距也越明显。将微型传感器置于颅骨钻孔处的硬膜之上,技术方面也较为复杂。脑室内与蛛网膜下腔插管监护法颅内感染的机会多些。蛛网膜下腔插管也需要进行头皮切口与颅骨钻孔,安置插销等。且当颅内压(ICP)大于20mmHg(2.7kPa)时,由于易于发生部分阻塞,而致 ICP 读数偏低,有些患者需用冲洗的办法来确定其通畅性。脑室内插管法所测压力准确性较高,安装技术最简单。使用快速颅钻,将塑料管插入脑室(一般选用右侧脑室前角)引出脑脊液接触传感器即可,不能穿入脑室的机会较少,引流管保持通畅也不困难。必要时还可进行脑脊液引流减压,取脑脊液化验,进行脑室造影、脑室内用药与颅内顺应性测定等优点。

二、压力图像的解释

正常颅内压力曲线是由脉搏波及颅内静脉回流随着呼吸运动的影响形成的波动组成。当记录时(80～200mm/min)这两种波形都可以分别从图像上看出来。但进行颅内压监护时常须持续记录数日,因此压力图像常用慢记录表示。当慢记录时(20mm/min),则各波互相重叠,组成一粗的波状曲线,曲线的上缘代表收缩期颅内压,下缘代表舒张期颅内压。舒张压＋1/3 的脉压(收缩压－舒张压)为平均颅内压。

颅内压监护仪所记录图像的类型与临床意义,目前尚未完整而明确的建立起来,但可看出两种主要的变化。

(一)颅内压力

压力水平的高低,正常成人平卧位的颅内压为 5～15mmHg(0.7～2.0kPa)。颅内压的高低以毫米汞柱为单位,其目的是便于与动脉或静脉压相对比。特别是计算平均动脉压与颅内压之差(即脑灌注压,CPP),临床上是有重要意义的。

对颅内压水平粗略的分级为:1～15mmHg(0.1～2.0kPa)属正常,15～45mm 属轻度与中度增高。45mm 以上属严重增高。此外,也有按 20mmHg(2.7kPa)以下;20～40mmHg(2.7～5.3kPa);40mmHg(5.3kPa)以上分级的。在判断颅内压力水平的高低与临床症状两者之间的关系时,有 3 种情况必须说明;早期轻度的颅内压增高,由于患者“空间代偿”机制作用发挥较好,所以常不出现临床症状,对这类患者,颅内压监护有利于早期发现颅内压增高;较重的颅内压增高,由于它可以引起脑灌流不足或(和)脑干的移位与脑疝的形成,则颅内压力水平的高低与临床症状的出现及其严重程度就多数人来说是一致的;另一方面脑组织的原发损害可以很严重,但不是颅内压增高所引起的,这样就出现了少数颅内压力水平较低而症状较重的不一致的情况。因此,颅内压力水平的高低,虽为判断颅内情况的一重要参数,但必须结合影响脑功能损害的各方面因素全面分析,才能得出正确的判断。当前多数学者均主张选用35～40mmHg(4.7～5.3kPa)为危险的颅内压增高的临界点。

(二)压力的波动与波幅

正常的颅内压常表现为较平直的、低波幅的图像。这是因为在正常情况下,颅内调节机制完全正常,一般的脉搏与呼吸运动的变化,都不致明显地影响颅内压力的波动。在颅内压增高的情况下,则常表现为波动范围较大,振幅增高。如因躁动、咳嗽、头部的活动等所引起的不规则的短期的颅内压力的波动较正常颅内压患者对这些刺激的变化要明显得多。

正常脑压波振幅的大小,主要是与脉络丛的搏动有关,其他脑与脊髓动脉的搏动也起到一定的作用,颅内静脉的回流也同时影响振幅的大小。在正常脉搏与呼吸运动影响颅内静脉回流的共同作用下,脑压波的振幅为 $45mmH_2O(3.3mmHg)$。颅内压增高时,颅压波动振幅也增大。当患者垂危血压下降时,振幅又变小了。

由于脑内压监护可以对颅内压进行持续有记录的观察,除正常波型外,并可观察到 A、B、C3 种波型。对 A 波的解释意见比较一致,但 B 与 C 两种波型则不完全一致。

1.A 波

A 波即高原波。多见于后颅窝肿瘤的患者,而少见于脑外伤的患者。高原波是在颅内压力增高的情况下,压力突然呈间歇性的波动,其特点是压力曲线迅速上升,可高达 $60 \sim 100$ Torr(1 Torr $= 133.322$ Pa),高峰呈平顶(高原状),维持5~20min,而后突然下降至原来的水平或更低。可以间歇数分钟至数小时发作一次。典型高原波发作时患者有剧烈头痛、恶心、呕吐、面色潮红、呼吸急促、脉搏增加、不自主排尿、烦躁、神志不清,甚至抽搐或短暂强直发作。这些症状的出现一方面与CPP降低有关,另一方面与脑干受压或扭曲有关。

高原波的发生是颅内压增高发展的一个过程,表示此时空间代偿能力已完全丧失。开始发作时,其压力可能仅为中度增高,不伴有任何症状,如进一步发展,发作时则压力更高,持续时间也更长,症状也明显,甚至出现持续高压状态。

高原波的发生主要是颅内压增高时,因缺血缺氧或高碳酸血症导致阻力血管扩张的结果,应用同位素技术测定,当出现高原波时,脑脊液(CBF)减少,而颅内血容量增加。在颅内压增高的患者,当容积/压力曲线已处于临界点时,微量的颅内容量增加,即足以引起颅内压力急剧的上升。因此,咳嗽、呼吸障碍、呕吐、用力等均可诱发高原波。在睡眠时,可能由予 CO_2 潴留,颅内血管扩张,血容量增加,也可出现高原波。高原波持续一段时间又突然下降,其机制尚不清楚,可能与压力下降前常出现过度换气,呼出 CO_2,使动脉 CO_2 分压降低。导致颅内血管收缩有关。

高原波的反复发作,加重了对脑干的压迫与扭曲,加重了脑血管循环障碍,部分脑血管可出现"不再灌流"的现象,导致脑功能不可逆的损害。因此,某些病例即使高原波消失后,压力下降至原来的水平,但脑功能已不一定能完全恢复。所以,尽快设法中断高原波,对保证脑功能的恢复是非常重要的。

2.B 波

B 波乃是一种节律性振荡,0.5~2 次/小时,振幅增大为 $5 \sim 50mmHg(0.7 \sim 6.7kPa)$,可发生在颅内压正常睡眠时的患者而不伴有任何神经系统的变化。B 波的发生与入睡时的周期性呼吸有关,认为没有什么病理的重要性。根据观察,B 波的出现有时是颅内代偿机制受损的表现,可能与脑干的血灌流不足导致脑干功能失调而产生的周期性呼吸运动(如陈-施氏呼吸)有关。

3.C 波

C 波这种波是与不稳定的全身动脉压引起的颅内压的波动有关,振幅是低的,如 Traube-Hering-Mayer波。

除以上典型的压力波动以外,还有一些"非典型"波。这些非典型波可能是流产的高原波,它的形式取决于早期的容积代偿功能如何。有些波动可能是由非周期性的呼吸变化所引起,又有时是由于许多因素联合作用影响了颅内动力变化,可出现难以解释的不规则的波动。然而,所有这些快速变化的波动,均应引起医务人员的重视,它表明颅内已处于"紧张"状态。

三、颅内压监护的临床应用

颅内压监护当前对脑外伤与颅内肿瘤已较广泛的应用。此外,也常用于蛛网膜下腔出血、脑积水、脑炎等。

（一）急性颅脑外伤

颅内压监护用于急性颅脑外伤是最有代表性，也是用得最多的。颅内压监护在诊断方面有助于鉴别原发性或继发性脑干损伤。有 8 例急性脑外伤患者，受伤后一直昏迷，均有瞳孔的变化，但因伤后在持续颅压监护下，压力始终正常，诊断为原发性脑干损伤，避免了不必要的手术。外伤后若有进行性颅内压力增高，有助于颅内血肿的早期诊断。曾观察到 5 例患者，未出现瞳孔变化，因压力进行性增高，手术证实为外伤性颅内血肿，术后均存活。另有 3 例急性外伤后颅内血肿患者，在清除血肿以后，术后颅压监护发现压力逐渐增高，乃行第 2 次手术清除另外的血肿。正如 Auer 等提出的脑外伤患者合并血肿者颅内压力的增高常发生在患者临床症状恶化之前，因此颅内压监护并配合 CT 扫描等其他检查，是可以早期发现占位性病变的。Miller 等提出脑外伤后的早期，如 ICP＞40mmHg(5.3kPa) 即应估计到有颅内血肿的可能，应争取进行定位诊断的检查；反之 ICP＜10mmHg(1.3kPa) 则不大可能有占位性病变。在治疗方面它也利于指导抗颅内高压的措施。颅内压监护是判断颅内高压医疗效果的可靠措施。尤其是近年来应用巴比妥类药物或过度换气等以控制脑外伤患者的颅内高压，均以在颅内压监护下进行为宜。持续颅内压测定与同时对动脉血压的测定借以了解 CPP，对指导治疗与判断预后都是非常重要的。对颅内压增高的患者，CPP 应控制在 50mmHg(6.7kPa) 以上。从判断预后来看，不能只从颅内压水平的高低这一参数来分析。一般而言，年龄越高，昏迷程度越深，神经功能障碍越严重，颅内压力越高，预后也越差。总的看来，经治疗后，颅内压力仍持续在 40mmHg(5.3kPa) 以上，则预后不佳。说明患者伤后所存在的健康脑组织不多，因而对治疗反应不大。

（二）颅内肿瘤

颅内压监护对颅内肿瘤患者术前、术中、术后均可应用。Lundberg 对脑瘤患者于术前 1～2d 开始应用脑室法监护，有时为了改善患者的病情，使颅内压力维持在 15～20mmHg(2.0～2.7kPa) 之间，持续数日之久。脑室造影等检查，亦在颅内压监护下进行。术后对颅内压力进行持续的控制，可不必在造影后即行开颅手术。另外，在颅内压监护下进行麻醉也是有益的。因在麻醉过程中及麻醉后的通气障碍、体位不正等，均可导致颅内压增高，通过颅内压监护能及时发现与及时纠正。尤其是对手术前曾有高原波的患者，可在麻醉前进行脑室引流或脱水治疗，以利患者顺利地适应麻醉过程。术后继续行持续监护数日，有利于指导液体疗法、脱水疗法或其他治疗措施。

总之，颅内压增高的临床症状常在较晚期才出现，且有时对判断颅内高压是不可靠的。因此颅内压增高的患者在没有持续颅内压监护的情况下常不能得到恰当的治疗。颅内压监护则可及时发现颅内压力的变化而及时采取治疗措施。一般来说，凡是有颅内压增高尤其是昏迷的患者，均可使用持续颅内压监护，这种监护利多而弊少。

（田恒超）

第三节　脑　疝

脑疝是严重的颅内压增高的结果。当颅内有占位性病变或损伤时，颅内各分腔间出现压力梯度，脑组织则从压力高侧向压力低侧分腔移动，并压迫邻近重要结构如脑干、颅神经、血管，从而产生明显的临床症状。因此，脑疝不是一种疾病，而是颅内压增高所引起的一种综合征。它的出现取决于脑组织移位的程度与速度。如急性病变者，由于脑移位速度快，因而其移位程度不大时即可出现脑疝，而慢性病变时由于移位缓慢，脑干、脑神经可产生相应缓冲及避让，因而此时脑移位很明显却可无脑疝出现。据其定义可以看出，脑疝时脑组织移位有两种形式：一种是向对侧移位即偏性移位；另一种则是上下移位即轴性移位。临床上尚可据此判断、解释脑疝各种症状的发生机制，并用于指导治疗。

一、脑疝分类

根据病变的部位及移位结构的不同,分为小脑幕裂孔疝、枕骨大孔疝、大脑镰下疝和小脑幕裂孔上疝等。

(一)小脑幕裂孔疝

其病变部位多位于一侧颞叶或大脑半球外侧面,如血肿、肿瘤等。此病变使颞叶的沟回、海马回及邻近的舌回通过小脑幕裂孔游离缘向内、向下移位,压迫中脑,产生偏性及轴性移位。此时可因患侧动眼神经受牵拉产生刺激或麻痹,而出现患侧瞳孔先缩小后散大,瞳孔对光反应消失或瞳孔散大、对光反应消失,眼球外展等;中脑受压引起意识障碍,对侧肢体瘫,肌力减退肌张力增高,腱反应亢进,锥体束征阳性。随病情加重,可出现对侧动眼神经损伤致对侧瞳孔缩小后散大,光反射消失或中脑动眼神经核损伤致双侧瞳孔散大、光反射消失,昏迷加深并可出现同侧肢体瘫。这时中脑移位相应加重,可压迫或牵拉脑干及其血管,造成脑干局部缺血、液化、梗死或出血等病变,形成继发脑干损伤。中脑与大脑联系中断后出现自主神经功能紊乱,如高热等。导水管及环池堵塞出现梗阻性脑积水,加重脑疝。疝入组织本身缺血、坏死、水肿等相应加重原颅脑损伤。当然,如果小脑幕裂孔较小,周围空间已被相应组织填满,此便可阻止其上组织继续下移,从而不致使脑干继续下移而产生枕骨大孔疝;反之则可因小脑幕裂孔较大,此处无法形成相应阻力障碍,而使脑干受压下移,形成枕骨大孔疝。

(二)枕骨大孔疝

枕骨大孔疝形成的原因除由上述小脑幕裂孔疝而来者,尚可因颅后窝占位性病变引起局部颅内压增高或直接压迫小脑扁桃体及延髓,使之产生轴性移位等而产生从而使小脑扁桃体、小脑组织经枕骨大孔移入椎管,牵拉压迫延髓。此时可出现多种临床表现,如后组脑神经核功能紊乱出现心动过缓、血压上升、呼吸变慢;第四脑室激惹出现反复呕吐、吞咽困难,甚至面部感觉异常;颈神经牵拉出现颈后疼痛及颈项强直;前庭神经损伤出现眼震及平衡障碍。这类患者多数意识保持清醒,很少有瞳孔变化。但由于延髓功能的重要性,这种患者如果出现促使颅内压增高的诱因,如反复呕吐、挣扎、腰椎穿刺、压颈试验等,都可使患者病情突然急剧恶化、死亡。

(三)其他脑疝

颅后窝病变时亦可使小脑组织逆向经小脑幕裂孔向上移位进入四叠体池。这种移位组织可压迫中脑四叠体及大脑大静脉,使中脑及两侧大脑半球因此而产生水肿、出血和软化等,造成严重后果。此类患者常出现四叠体受压表现,如双侧部分睑下垂、两眼上视障碍、瞳孔等大但无光反应。因中脑亦相应受压向上移位,患者亦可有相应的意识障碍等。大脑半球内侧面的扣带回及其邻近的额回也可经大脑镰游离缘移向对侧,形成大脑镰下疝,此时大脑前动脉及其分支胼周动脉、胼缘动脉可受压阻塞,引起患侧大脑部分组织软化坏死,出现对侧下肢轻瘫及排尿障碍等。

二、病程发展规律

典型患者依据脑干症状及其他症状的出现、发展演变过程可大致分为3期。

(一)早期

早期患者的主要症状是:意识障碍突然发生或再度加重,患者突然出现剧烈头痛、烦躁、频繁呕吐、呼吸加速加深、脉搏增快、血压增高、体温上升等,这种改变为脑缺氧突然加重所致。

(二)中期

中期脑疝,脑的病变较前加剧,脑干直接受压,出现脑干、疝出组织缺血、缺氧进一步加重,局部坏死软化等。该期除疝出脑组织引起的局限性症状外,尚有脑干损伤的症状及原发损伤加重的表现,如昏迷加深、肌张力改变、呼吸加深或减慢、血压升高而脉搏减慢、体温升高等。此时机体尚能通过一系列的调节功能来维持生命。

（三）晚期

晚期由于脑干严重受损，则出现呼吸循环功能衰竭，如周期性呼吸、肺水肿、脉搏不稳定、脉速而不规则、血压波动并渐降低、体温下降、四肢肌张力消失、两侧瞳孔散大固定等。此种病例若不实行抢救治疗，则几乎均死于呼吸停止，而抢救治疗的成功率亦较低。当然，上述分析常对于较典型病例而言，对复杂或不典型病例则要依据具体条件进行具体分析。

三、脑疝主要症状及其诊断意义

综合上述可知，在脑疝过程中，一般有如下症状：意识障碍、生命功能改变、瞳孔及眼外肌症状、锥体束受损表现及急性肌张力改变等。这些症状在脑疝发生发展过程中各有其临床意义。

（一）意识障碍

急性颅脑损伤后，患者大多数都当即昏迷，轻者短时即清醒。重者可昏迷直至死亡。在脑疝形成过程中，由于脑干网状结构早期的缺氧而致功能性损害，后期由于直接压迫、变形、移位、扭曲、缺血又导致器质性损害，这都可以引起或加重意识障碍。因此，临床上我们应将突然发生或加重的意识障碍列为脑疝的一个危险信号。当然，发生意识改变者以小脑幕切迹疝为多见，而枕骨大孔疝由于其特殊结构，患者意识可始终保持正常而呼吸停止。但在急性颅脑损伤中，若患者已有意识障碍，则不能据此来区别两类脑疝。

（二）生命功能的改变

脑疝时由于脑干损伤，丘脑下部损伤等，产生极其明显的呼吸循环功能及体温异常改变。在脑疝早期，由于颅内压增高后导致脑血循环障碍，引起急性缺氧及二氧化碳、代谢物淤积，它一方面兴奋呼吸中枢使之加深增快，另一方面又兴奋心血管中枢及动脉窦等，结果使血压上升、脉搏加快，以此来代偿脑缺氧。在脑疝中期，由于颅内压增高、脑缺氧缺血加重、二氧化碳及代谢产物进一步淤积，原发脑损伤加重，产生继发脑损伤即疝出脑组织及受压脑部损伤，而此时呼吸及心血管中枢尚有一定的代偿能力，于是其通过再加强调节作用来克服上述现象。此时在临床上可以看出患者有异常血压增高，且不少患者有脉搏缓慢现象，这可能与血压骤升之后通过压力感受器将冲动传入延髓，使心抑制中枢兴奋所致。此时一方面抑制呼吸中枢，使呼吸减慢。另一方面又使血管收缩中枢抑制，致使后期血压下降。血压下降之后心抑制中枢冲动减弱或停止发放，因而心跳又加速。总之，在脑疝前期、中期、呼吸、循环中枢的调节功能尚健全，其调节尚在生理范畴内，而到后期则不同，此时脑干本身已发生了不可逆转的器质性损害，呼吸、心血管中枢等已丧失正常调节作用，因此呼吸、循环将失去节律性及稳定性，此时血压下降、脉搏细速不整，时有波动并可出现各式各样的周期性或间断性呼吸，最终患者死于呼吸停止。此时若给予适当处理，如人工呼吸、应用血管活性药物及静脉营养等，其心跳和血压尚有维持数小时或更久者。关于这一现象最可能的解释就是心脏自主节律的存在。

排除颅外因素的影响，体温可以为脑疝诊断的辅助依据，但无定位诊断价值。一般来说，过高、过低体温都是不良征兆。其一般发展规律常见早期体温升高，中期可达40℃以上，后期则出现低温现象。产生上述现象的原因一般来说，在脑疝早、中期因脑缺氧，代谢增高及体温调节中枢受脑水肿、移位影响或去脑强直时产热过多、周围循环衰竭散热差，亦或因高热本身可引起高代谢，而高代谢又持续加重高热，从而使脑疝早、中期产生持续高热不退。如果在脑疝形成前即有低温，则因体温调节中枢及其调节机构毁损所致，若低温出现于脑疝后期则预后更差。

（三）瞳孔及眼外肌症状

依据瞳孔及眼外肌症状判断小脑幕裂孔疝有重要价值，可凭借此与枕骨大孔疝相区别，应予以足够重视。瞳孔及眼外肌症状产生的机制在前有所描述，一般说来，由于脑疝时动眼神经先受大脑后动脉压迫，产生由压迫而到麻痹的变化，并最后亦使支配眼球的其他神经均麻痹，因此临床上可以观察到脑疝侧眼球先偏向凝视而后中央固定，患侧瞳孔先缩小后散大。

光反射消失,而后对侧瞳孔亦出现上述变化。上述变化常以瞳孔改变为早,眼外肌麻痹为后。当然由于动眼神经受损部位不同,亦可能动眼神经与副交感神经排列不尽相同,有时其顺序亦非上述规律。

当然,诊断脑疝时相对于眼部症状应排除如下可能性,以免误诊。①药物因素,如应用散瞳剂;②眼球本身原因,如创伤性散瞳;③脑缺氧,如呼吸道梗阻、创伤性湿肺等;④单纯动眼神经受损伤;⑤眼球内出血;⑥眶尖骨折;⑦霍纳综合征;⑧其他脑部损伤,如边缘系统、丘脑下部损伤、原发脑干损伤等。

总之,引起瞳孔及眼外肌症状的疾病较多,具体病情应具体分析,切忌盲目搬用,以免错误诊断、延误治疗。在此需要提出的是,枕骨大孔疝时由于常出现动眼神经受压、缺血缺氧,因而临床多表现为两侧瞳孔对称缩小而后散大,而无前述规律,这也是脑干急性缺氧所致的结果。

(四)锥体束受损的表现

在急性颅脑损伤患者中,继其出现前期症状后若一侧出现偏瘫或病理征,对侧出现眼部症状,如瞳孔先缩小后渐散大、眼睑下垂,则基本可以推断在锥体束受损征的对侧有小脑幕切迹疝发生。当然少数患者也可在损伤征同侧出现脑疝。一般认为出现于脑疝对侧的锥体束损伤征是脑疝侧的大脑脚受疝入部位损害所致,而出现于同侧的受损征则与下列情况有关:脑疝对侧大脑脚被对侧小脑幕切迹缘损伤,对侧大脑脚被推挤到对侧岩骨嵴上而损伤,或者有少数人锥体未交叉。

依据偏瘫诊断小脑幕切迹疝时尚须考虑到如下问题:①枕骨大孔疝时由于小脑损伤,肌力、肌张力改变,深反射消失,锥体束征常消失,即使出现也无重要诊断价值。②晚期出现双侧轻瘫及锥体束征患者可能两侧中脑均已受损,此时一般无定位诊断意义,除非两侧轻重程度明显不同。③脑疝引起的偏瘫及锥体束征一般与其他症状相应出现,逐步发展,因此鉴别困难时应仔细查体,综合分析、注意眼部症状,避免把去脑强直与偏瘫混为一谈等。

(五)急性肌张力改变

在脑疝中所见的急性肌张力改变主要有两种形式,即去脑强直和发作性肌张力减退,多见于脑疝中、后期,对脑疝定位诊断意义不大,可作为预后不良的指标。其中去脑强直又可大致分为持续强直及阵挛性伸直强直两种。在临床上,各种性质的脑干损伤、缺氧等均可引起去脑强直发作。去脑强直发作的主要危险在于肌痉挛时产热过多,而周围循环散热差,导致体温更加升高,高热又引发高代谢,加重脑氧耗,致使脑水肿加重,病情加重,从而形成恶性循环,因此用亚低温等治疗方法打断这一循环有重要临床意义。当然,去脑强直在临床上。只表明脑干上部已有严重损害,不作为定位及鉴别诊断的重要依据。

引发肌张力减退的病理尚不十分明了,有人认为与小脑急性缺氧或脊髓休克现象有关。如果在此前有颈项强直、角弓反张、迷走神经及副神经症状,则可说明延髓平面已受损害,有可能为枕骨大孔疝所致,否则不能与小脑幕切迹疝鉴别。

上述是以小脑幕切迹疝为基础进行讨论的。从中可以看出脑疝在颅内压增高的过程中,由于颅内压增高,疝入脑部组织损伤、高代谢、高热、缺血可形成恶性循环,导致病情恶化。其中眼部症状和锥体束方面在一定条件下可作为小脑幕切迹疝特有症状、但其症状都不是可靠的鉴别诊断依据。因此,在具体治疗过程中必须把症状、体征及有关检查综合分析,以找出各个疾病的不同发展规律,用以指导治疗。当然,在此还需要强调的是,由于每个患者具体受伤机制不同,病情不一,脑疝变化并非如前所述是单一的,按规律发展的,脑疝亦可以多发,总之具体病情具体分析。

(田恒超)

第七章

脑水肿

多种因素可引发脑水肿,包括物理性因素、化学性因素、生物性因素等,作用于脑组织,引起脑组织内水分异常增多,导致脑体积增大,重量增加。水分聚积于脑间质内称细胞外水肿,聚积于细胞内称细胞内水肿,细胞内水肿和细胞外水肿常同时并存。

一、常见病因

(一)颅脑损伤

各类颅脑损伤,直接或间接造成脑挫伤、裂伤,都能引起脑水肿。脑外伤并发颅内血肿,使局部的脑组织受压迫也可以引起脑水肿。颅骨凹陷骨折,对脑组织产生压迫,或者骨折片直接刺入脑组织,在受累的部位可出现脑水肿。爆炸伤时,气浪剧烈冲击胸部,或胸部直接受到挤压伤,致上腔静脉压力急剧升高,压力传导至脑组织,造成脑组织内毛细血管广泛弥漫性的散在点状出血。毛细血管通透性增加,发生弥漫性脑水肿。

(二)颅内占位病变

脑瘤压迫周围脑组织,阻碍脑静脉回流,导致脑静脉压升高,局部淤血,脑脊液吸收及循环障碍,及肿瘤具有生物毒性作用,破坏了脑瘤周围的血脑屏障,血管壁通透性增加,发生局限性脑水肿。

(三)颅内炎症

脑炎、脑膜炎、脑室炎、脑脓肿及败血症所致颅内炎症往往发生不同程度的脑水肿。这与致病微生物的毒性及累及的范围有关。脓肿及炎性肉芽肿周围脑水肿显著。

(四)脑血管病

颈内动脉或脑动脉血栓形成或栓塞、脑脂肪栓塞,致脑供血障碍,继发局限性或广泛脑水肿。脑动脉瘤、脑动静脉畸形破裂出血、蛛网膜下腔出血、脑内出血及并发的周围血管痉挛,均能导致脑水肿。

(五)脑缺氧

癫痫持续状态,胸部创伤,不同原因所致的呼吸困难、窒息、心跳骤停、长时间低血压、休克、高原性缺氧、一氧化碳中毒及其他肺源性脑病,使脑处于缺氧状态,导致脑水肿。

(六)外源性或内源性中毒

铅中毒或其他原因引起之全身性中毒,常并发弥漫性脑水肿。

(七)脑代谢障碍

各种原因,全身性的或局限性的脑代谢障碍,导致脑水肿。

(八)脑的放射性损害

电磁损伤如微波、红外线、X线、γ射线、β射线、快中子等可以引起脑水肿。肿瘤放疗或接受其他射线照射,可以引起轻度或较重脑水肿。常见于对放射线敏感的患者,或照射剂量过大,严重者发生放射性脑病。

二、分类

脑水肿分为血管源性、细胞性(细胞毒性)、渗透压性及脑积水性4类。临床进行脑挫裂伤手术时有时可见到急性脑血管充血,大脑由手术区膨出;术中低血压应用升压药时,也可能发生脑膨出,系脑血管扩张或脑血流灌注暂时性增加,并非真正的脑水肿。

(一)血管源性脑水肿

血管源性脑水肿主要是因血脑屏障受损、破坏,致毛细血管通透性增加,水分渗出增多,积存于血管周围及细胞间隙所致。此时,由于一些蛋白物质随水分经血管壁通透到细胞外液中,使细胞外液渗透压升高,水分由血管壁渗出增多,指示脑水肿继续发展。脑损伤所致之外伤性脑水肿早期主要为血管源性脑水肿。

(二)细胞性脑水肿

不同致病因素,使脑细胞内、外环境改变,脑组织缺氧,影响神经细胞代谢。细胞膜系统功能障碍,导致细胞内水肿。

(三)渗透压性脑水肿

渗透压性脑水肿是指由于细胞内、外液中电解质与渗透压改变引起的细胞内水肿。

(四)脑积水性脑水肿

脑积水性脑水肿又称间质性脑水肿,常见于梗阻性脑积水。

三、发病机制

脑水肿发病机制十分复杂,相关因素很多,血脑屏障、微循环障碍,脑缺血与脑缺氧,脑内自由基增加、神经递质与神经肽类的变化、神经细胞钙超载等,均影响脑水肿的发生与发展。主要影响因素有:①血脑屏障机功能障碍。②脑微循环障碍。③脑细胞代谢障碍。④自由基产生增加。⑤神经细胞钙超载。⑥颅内静脉压升高。⑦其他,如前列腺素、神经递质、神经肽类、激光等方面均在某些环节参与脑水肿发生发展过程。

四、临床表现

(一)脑损害症状

局限性脑水肿多发生在局部脑挫裂伤或脑瘤等占位病变及血管病周围,常见症状为癫痫与瘫痪症状加重,或因水肿范围扩大,波及语言运动中枢引起运动性失语。

弥漫性脑水肿,可因局限性脑水肿未能控制,继续扩展为全脑性,或一开始即为弥漫性脑水肿。

(二)颅内压增高症状

脑水肿使脑体积增大,增加颅内容物的总体积,引起颅内压增高或加剧颅内压增高的症状。表现头痛恶心、躁动、嗜睡甚至昏迷。

(三)其他症状

脑水肿影响额叶、颞叶、丘脑前部,可引起精神障碍,严重者神志不清、昏迷,也可引起精神症状。

五、诊断

(1)根据疾病的临床表现与过程,脑水肿多继发于原发病。如在短时间内。临床表现显著加重,应考虑存在局限性脑水肿,如果患者迅速出现严重的颅内压增高症状、昏迷,多为广泛性或全脑水肿。应用脱水剂,如出现利尿效果,且病情,亦随之改善,说明存在脑水肿。

（2）颅内压监护:颅内压监护可以显示和记录颅内压的动态变化。如,颅内压升高,从颅内压曲线结合临床过程分析,可提示脑水肿的发展与消退。

（3）CT 或 MRI 脑扫描:是直接提示脑水肿的最可靠的诊断方法。

六、治疗

（一）改善脑缺氧是防治脑水肿的重要措施

凡脑水肿患者。无论昏迷与否,只要有呼吸梗阻时,首先要使呼吸道保持通畅,需要尽早做气管插管或气管切开,并随时观察呼吸变化。

（二）解除病因

及时解除痛因,是治疗脑水肿的根本,病灶不除,水肿难消。

（三）脑水肿与颅内压增高的治疗

（1）脱水治疗:根据病情,选用脱水药,目前以 20% 甘露醇及呋塞米（速尿）常用。每 6～8 小时给予脱水药物一次。

（2）梗阻性脑积水导致脑积水性脑水肿,行侧脑室持续引流,减少脑脊液量,达到减压和清除脑水肿的目的。

（3）对脑细胞损害,应用激素,如地塞米松、促肾上腺皮质激素（ACTH）等。

（4）为促进脑血流灌注,改善微循环,减低血脑屏障通透性,可应用钙离子通道拮抗剂,如尼莫地平。

（5）等容血液稀释疗法降低血液黏稠度,减轻脑水肿。

（四）促进和改善脑代谢的功能

不少药物具有改善脑代谢功能的作用。尼莫地平作为钙离子阻断剂,有保护细胞膜,阻断钙离子进入细胞内的作用。胞二磷胆碱可促进卵磷生成,有防治脑水肿、脑肿胀的效果,促进患者清醒。脑活素、吡拉西坦（脑复康）、盐酸比硫醇（脑复新）等都有促进细胞氧化还原作用,增加细胞能量,可以加速脑细胞功能的修复。

（五）辨证论治

1.清热开窍法

清热开窍法用于出血性脑卒中（中风）和缺血性脑卒中（中风）引起的脑水肿且神志昏迷者。用安宫牛黄丸 1 粒溶于温开水 10 mL 中,插胃管鼻饲,每日 2 次,连用 3～7 d,以神清为度。或用醒脑静 10 mL 加入 10% 葡萄糖 250 mL 静脉滴注,每日 1 次,连用 3～7 d,以神清为度。并用清开灵 40 mL 加入 10% 葡萄糖 250 mL 中静脉滴注,每日1 次,连用 7～15 d。

2.益气活血法

益气活血法多用于缺血性中风急性期脑水肿的治疗,方用补阳还五汤加减。

3.祛瘀化痰利水法

祛瘀化痰利水法用于痰、水、淤互结的脑水肿治疗,方用五苓散加减,复元醒脑口服液。

4.通里改下法

通里改下法用于胃肠结滞、腑气不通兼有脑水肿的治疗,方用大承气汤加减。

（田恒超）

第八章

颅脑损伤

第一节 概 述

颅脑损伤(head injury)的发生率占全身损伤的10%～15%,仅次于四肢骨折,随着交通及各项社会建设事业的发展,颅脑损伤的发生率逐年增加,现已成为发达国家青少年致死的首位病因。平时多见于交通、建筑、工矿等意外事故及自然灾害、各种锐钝器对头部的打击,战时则以火器伤为多见。颅脑损伤具有发病率高、病情较急、变化快、需急症手术多、重型者医治和护理任务繁重等特点,并常有身体其他部位复合伤存在,因此颅脑损伤在神经外科学及创伤外科学中均占重要地位。近年来,国内外在颅脑损伤致伤机制、脑震荡的病理基础、脑水肿机制、颅脑损伤后继发脑血管痉挛、弥漫性轴索损伤、亚低温脑保护及分子生物学等基础与临床研究方面都取得了较大的进展,并逐步用以指导临床治疗,另外,各种新技术和设备的涌现,使颅脑损伤患者得到更为有效的救治,从而使残死率有所降低,提高了患者的存活率与生存质量。

一、颅脑损伤的分类

目前对颅脑损伤的分类其说不一。有根据颅脑本身的解剖结构及损伤所造成的病理形态改变进行分类,这种分类已趋向一致。有侧重于伤情判断与疗效判定的闭合性脑损伤的临床分型和昏迷程度分级,国内外对该类分型分级更是众说纷纭。

(一)根据颅脑解剖结构及损伤所致病理形态改变分类

颅脑可分为颅与脑两部分,颅部包括颅骨及附于颅骨的软组织,脑部则泛指颅腔内容物,包括脑组织、血管及血液、脑室系统及脑脊液,因此从大体可以分为颅伤、脑伤、颅脑伤,其中单纯脑伤并不多见,多伴有颅部损伤。颅脑损伤又可分为开放性与闭合性两大类,开放性颅脑损伤是颅脑各层组织开放伤的总称,所谓的开放是指伤处与外界相通,它包括头皮挫裂伤、撕脱伤、开放性颅骨骨折及开放性脑损伤。闭合性颅伤包括各类头皮血肿及颅骨骨折。颅底骨折因多伴有硬脑膜被撕裂而使脑组织与外界相通,因而属于开放性脑损伤范畴,称为内开放性脑损伤。区别开放性或闭合性脑损伤的根据在于是否有硬脑膜破裂。硬脑膜为保护脑组织的一层坚韧的纤维结缔组织膜,硬脑膜已破裂者为开放性脑损伤,多伴有脑脊液漏、脑组织碎屑流出,若破口较大而颅内压较高时,可伴有脑膨出,此类脑损伤易发生感染。凡硬脑膜未破裂者称为闭合性脑损伤。开放性颅脑损伤因致伤物不同而分为火器伤与非火器伤两类。

根据脑损伤机制及病理改变,临床上又将脑损伤分为原发性脑损伤和继发性脑损伤两类:前者是外力作用于头部,立即产生的脑组织损害包括脑震荡、脑挫裂伤、原发性脑干损伤;继发性损伤是在原发损伤基础上经过一定时间而形成的病变,包括脑水肿、颅内出血和血肿形成等,表现为受伤当时无症状体征,经过伤后一段时间出现,或伤后即出现症状、体征,并呈进行性加重。临床上区别原发性与继发性脑损伤有重要意义。如原发性脑干损伤患者,伤后常立即发生昏迷,并呈持续性,无手术指征,假若患者伤后清醒一段时间又出现昏迷,可能为颅内血肿等原因引起的昏迷,可能有手术指征。

(二)按解剖结构及病理改变为依据分类

虽然可以明确病变所在部位及其引起的病理改变,但不能反映出损伤的轻重程度与病情的发展变化,为了能较客观地进行伤情、疗效判定,我国于1960年制定了急性闭合性颅脑损伤的临床分型标准,并几经研讨完善,已形成了国内公认的颅脑损伤临床分型标准。

1.轻型(指单纯性脑震荡伴有或无颅骨骨折

(1)昏迷在0～30 min。

(2)仅有轻度头痛、头晕等自觉症状。

(3)神经系统和脑脊液检查无明显改变。

2.中型(指轻度脑挫裂伤伴有或无颅骨骨折及蛛网膜下隙出血,无脑受压征)

(1)昏迷在12 h以内。

(2)有轻度神经系统阳性体征。

(3)体温、呼吸、脉搏、血压有轻度改变。

3.重型(主要指广泛颅骨骨折、广泛脑挫裂伤、脑干损伤或颅内血肿)

(1)深昏迷在12 h以上,意识障碍逐渐加重或清醒后再次出现昏迷。

(2)有明显神经系统阳性体征。

(3)生命体征明显改变。

4.特重型(为重型中更急重者)

(1)脑原发性损伤重,伤后处于深昏迷,去大脑强直,或伴有身体其他脏器伤、休克等。

(2)已有晚期脑疝,包括双侧瞳孔散大,生命体征严重紊乱或呼吸已近停止。

(三)国际分类

为了根据病情特点,确定处理原则,进行疗效与预后评价,英国人 Teasdale 和 Jennett 于1974—1976年提出脑外伤格拉斯哥昏迷分级法(GlasgowComa Scale 简称GCS),已为国际上广泛采用(见表8-1)。本方案包括检查睁眼、言语和运动三方面的反应结果,进行计分,以总分表示意识状态的级别,最高分为15分,最低分为3分。总分越低,表示意识障碍越重。据此,再加上意识障碍的时间因素,即将病变分为三个类型:①轻型:GCS 13～15分,伤后意识障碍在20 min以内;②中型:GCS 9～12分,伤后意识障碍在20 min至6 h;③重型:GCS 3～8 min,伤后昏迷或再昏迷在6 h以上或在伤后24 h内意识恶化再次昏迷6 h以上者。昏迷的判定应排除醉酒、服大量镇静药或癫痫发作后所致的昏迷。在统计学中,将来院后超过6 h死亡者,予以统计。在临床实践中,由于特重型患者与重型患者的治疗方法与预后方面都有很大的不同,因此有人主张将GCS计分5分以下者单独列出,为特重型。格拉斯哥昏迷分级和计分法使患者的昏迷程度、伤情判断有了比较客观统一的标准,有助于指导临床治疗。

表 8-1 GCS 计分表

睁眼反应	计分	言语反应	计分	运动反应	计分
正常睁眼	4	回答正确	5	按吩咐动作	6
呼唤睁眼	3	回答错乱	4	刺痛定位	5
刺痛睁眼	2	语无伦次	3	刺痛躲避	4
无反应	1	只能发声	2	刺痛时肢体屈曲(去皮质强直)	3
		无反应	1	刺痛时肢体过伸(去脑强直)	2
				无反应	1

为了使颅脑损伤患者的治疗结果有统一的评价标准,Jennett 和 Bond 于1975年又提出了颅脑损伤患者格拉斯哥治疗结果分级(Glasgow Outcome Scale,简称GOS),用于确定患者伤后半年至一年的恢复情

况。Ⅰ级,死亡;Ⅱ级,植物生存,长期昏迷,呈去皮质或去脑强直状态;Ⅲ级,重残,需他人照顾;Ⅳ级,中残,生活能自理;Ⅴ级,良好,成人能工作,学生能就学。目前此治疗结果分级在国际上已普遍采用。

1985年比利时莱吉(Liege)大学 Born 等人在 GCS 基础,又增加了脑干反射计分法,称为格拉斯哥-莱吉昏迷计分法(Glasgow-Liege coma scale,GLCS),共含有5种脑干反射,它补充了 GCS 的不能反映瞳孔变化与生命体征改变的不足,而且它反映了脑干损伤平面,值得在临床实践中应用。本法增加的5项脑干反射为:①额眼轮匝肌反射:方法为叩击患者眉间或将患者眉尖部皮肤用拇指向外上牵拉,然后用叩诊锤叩击拇指,有眼轮匝肌收缩,代表间脑-中脑交接处功能,计5分;②垂直性眼前庭反射:方法为让患者快速作反复屈伸颈运动(合并颈椎损伤者,可用冰水注入外耳道法),出现双眼球上下垂直运动者或眼球偏斜评为4分,代表间脑-中脑交接处功能;③瞳孔对光反射:方法为光照引起瞳孔收缩,评3分,代表中脑功能;④水平性眼前庭反射:方法为快速反复左右转颈出现水平眼震或偏侧凝视,评2分;⑤眼心反射:方法为压迫眼球引起心率减慢者,评1分,代表延髓功能;⑥脑干反射完全无反应,计0分,说明脑干损伤极重。本法共3~20分,规定3~12分为重型颅脑损伤。

二、颅脑损伤的致伤机制

作用于头部的暴力,由于作用方式和作用部位不同,脑损伤的种类及分布也不同。造成颅脑损伤的暴力可分为作用于头部的直接暴力和作用于身体其他部位,然后传递到头部的间接暴力两种,前者在临床病例中占大多数。

(一)直接暴力致伤方式

1.加速性损伤

头部静止时,受暴力作用,头部由静止状态转变为加速向前运动造成的脑损伤,称为加速性脑损伤,脑损伤主要发生于暴力打击点下面的脑组织。这种暴力作用点的脑损伤叫冲击点伤;而暴力作用的对侧所产生的脑损伤称为对冲伤,一般在加速伤中较为少见,这是加速性损伤的特点。

2.减速性损伤

运动中的头部突然触撞物体而停止造成的脑损伤,称为减速性损伤。此种方式造成的脑损伤,既发生于暴力的冲击点部位,也发生于对冲部位,即冲击点伤和对冲伤常同时出现,其损伤效应主要是对冲性脑损伤,其次为局部冲击伤。

3.挤压性损伤

两个相对方向的暴力同时作用于头部而致伤。除两个着力部位由于颅骨变形或骨折造成脑挫裂伤外,有时脑的中间结构损伤亦较严重,脑干受两侧来的外力挤压而向下移位,中脑嵌于小脑幕孔和延髓嵌于枕骨大孔而致伤。

4.旋转运动性损伤

如果外力的方向不通过"头的圆心",头部则沿着某一轴线做旋转运动,此时除上面提到的有关因素外,高低不平的颅底,具有锐利游离缘的大脑镰和小脑幕,将会对脑在颅内做旋转运动时,起着阻碍作用并产生切应力,使脑的有关部分,因受摩擦、牵扯、扭曲、碰撞、切割等缘故而损伤。

(二)脑损伤机制

1.压力梯度-空穴损伤

当头部受到撞击后,撞击力以约1400 m/s的速度(脑组织中声波传播速度)在脑中传播。压力波穿过脑的时间为万分之一秒。在它未到达处,脑组织处于正常压力之下,而压力波到达处,脑组织处于高度压缩状态。在这两者之间的波阵面上,脑组织可能受到剧烈错动,引起神经纤维和血管的损伤。另外当压力波在脑与颅骨之间反射时,一方面在打击点处出现较高压力,另一方面在打击点相对的另一端出现较高的负压力,在颅内形成空穴,它所产生的强大吸力可使附近的血管及脑组织损伤,从而形成对冲伤。

目前,学者们大多认为,对冲部位的脑损伤主要并非来自负压,而是脑向着力侧大块运动,对冲部位脑皮质与粗糙不平的颅前窝和颅中窝以及锐利的蝶骨嵴摩擦和冲撞的结果。

2.旋转脑损伤

脑的旋转会造成脑与颅骨之间,脑组织各部分之间的相对运动而造成剪应力,当它超过了脑损伤的剪应度临界值即可造成脑损伤,硬脑膜所构成的大脑镰、小脑幕在旋转时会切割脑组织而造成严重的脑损伤。

3.弯曲与拉伸损伤

当身体受到脉冲力时,会引起头、颈、躯干之间的相对运动,可引起脑和脊髓在枕骨大孔区的流动产生剪应力而造成脑干损伤。

4.颅骨变形引起的损伤

当暴力作用于头颅,整个颅骨可发生显著的变形,此时颅脑内容物(脑、脑神经、硬脑膜及静脉窦)可因颅骨变形而扭曲或伸长而致撕裂,待暴力停止后,变形的颅骨又可弹回,再次造成脑损伤,同时可能伴有的颅骨骨折也可造成脑损伤。

颅脑损伤的结果是复杂的,例如,在外力直接作用于头部的瞬间,除了外力足以引起凹陷骨折并同时引起脑损伤外,通常还有颅骨局部急速内凹和立即弹回的变形过程,使颅内压相应地急骤升高和降低。在颅骨内凹、外力冲击和颅内压增高的共同作用下,使脑组织受损伤,当内凹的颅骨弹回时,由于颅内压突然下降而产生一种负压吸引力,使脑再次受到损伤,当外力使头部做直线运动时,又相应产生了冲击伤和对冲伤。

5.头部不同着力部位与脑损伤的关系

(1)枕部着力:①着力侧的枕部可发生冲击点的脑挫裂伤,脑挫裂伤多见于小脑而少见于枕极的表面,亦可损伤横窦而合并颅后窝硬脑膜外或硬脑膜下血肿,有时产生跨横窦的颅后窝和枕极的硬脑膜外血肿;②对冲伤常较冲击伤重,且常伴有该部位的复合硬脑膜下或脑内血肿。但亦可发生额极注入上矢状窦或颞极注入蝶顶窦的桥静脉撕裂造成的单纯硬膜下血肿。脑大块运动造成嗅神经撕裂及垂体柄的牵拉而出现相应的改变;③冲撞部位愈近枕部中线,两侧性的对冲伤亦愈多。

(2)前额部着力:冲击点伤多见。同时额极因着力部位额骨变形或骨折产生脑挫裂伤,同侧颞极与蝶骨嵴冲撞而致伤同侧额颞叶底相摩擦导致脑挫裂伤。亦可发生复合性颞极、额极额底的硬膜下血肿。对侧额叶、颞叶亦可发生类似的损伤。对冲部位的枕叶及小脑几乎见不到损伤。

(3)头侧方着力:多发生冲击点的脑挫裂伤,且常合并硬脑膜外和硬脑膜下血肿,有时亦合并脑内血肿。对冲伤也比较常见,多是额、颞叶表面或钩回发生挫伤。颞叶注入横窦的下吻合静脉撕裂,可产生硬膜下血肿。

(4)顶部着力:①一侧顶部受冲击时,冲击部位颅骨变形或骨折引起硬脑膜和脑损伤。骨折线伸延导致邻近部位的脑损伤,合并硬膜外或硬膜下血肿。对冲伤主要发生于额叶底与颞叶底的脑挫裂伤,以及桥静脉撕裂产生的硬膜下血肿;②顶部中线受冲击,对冲部位是枕骨和脊柱连接处,受冲击的瞬间,脑在顶骨中线部与颅底之间遭受挤压,此时着力的冲击部位和对冲部位均处于压力增加的正压状态。冲击点伤发生在两侧顶叶近中线部分,上矢状窦常遭受损伤,对冲部位是接近颅中窝和颅后窝底的下丘脑和脑干损伤。

(三)间接暴力造成的脑损伤

(1)颅骨和脊柱连接处损伤:高处坠落,患者的两足或臀部着地,暴力借脊柱传递到枕骨的基底部,造成枕大孔邻近颅底的环形或线形骨折,导致延髓和颈髓上段的损伤。

(2)挥鞭样损伤:运行中的物体突然从后方撞击人体,患者头部首先过度伸展,继而又向前过度屈曲,头颈部类似挥鞭样运动,造成脑干和颈髓上部损伤,称为挥鞭样损伤。其机制是头在躯干上发生前后方向的过伸和过屈运动,常造成颅骨内面与脑表面相摩擦,以及枕骨大孔与延髓和颈髓上段相摩擦,从而产生脑表面、延髓和颈髓上段的损伤,有时颅内桥静脉撕裂发生硬脑膜下血肿。颈部还可造成颈椎骨折和脱位,颈椎间盘突出等。

（3）创伤性窒息：又称胸部挤压伤，常见于胸部遭车辆辗轧、倒塌房屋挤压或遭人或动物踩踏等原因。在胸部受挤压时，受伤者声门突然紧闭，使肺、气道与外界不相通成一密闭腔，而外界巨大的压力使胸壁内陷，胸腔内压力骤然升高，上腔静脉血递流入颅内，使脑内毛细血管壁受损，而造成脑组织弥散性点状出血，同时可造成上腔静脉回流处上胸、颈、头、面部皮肤点状出血。患者可出现脑损伤症状，因脑水肿、缺氧等致颅内压增高与继发性脑损伤，重者昏迷。另外患者可以出现鼻、外耳道出血、鼓膜穿破、耳聋、视网膜出血乃至失明等，此类患者往往胸部损伤较重，可有肋骨骨折、血气胸等，重者出现成人呼吸窘迫综合征（ARDS），死亡率较高。

三、颅脑损伤的临床表现

（一）意识障碍

意识障碍为颅脑损伤常见的临床表现。因损伤的部位，轻重程度、病变病理性质的不同，意识障碍可有多种表现。意识障碍由轻至重可分为：①嗜睡：能唤醒，可勉强配合检查及回答问题，回答问题正确但反应稍显迟钝，停止刺激后入睡；②朦胧：给予较重的痛刺激或较响的言语刺激方可唤醒，只能做一些简单模糊的回答，但欠正确、条理；③浅昏迷：意识迟钝，反复痛或言语刺激方有反应，但不能回答。痛刺激有逃避动作，深浅等各种生理反射存在；④昏迷：意识丧失，对言语失去反应，对强痛刺激反应迟钝。浅反射消失，深反射亦减退或消失，角膜和吞咽反射尚存在，常有小便失禁；⑤深昏迷：对外界一切刺激无反应，深浅反射均消失，角膜吞咽反射消失，尿潴留。瞳孔对光反射迟钝或消失，四肢肌张力可消失或极度增强。意识障碍出现的机制现认为是大脑皮质代谢功能紊乱及脑干网状结构受损而致。意识障碍的不同表现有其重要的临床意义：意识障碍程度与颅脑损伤轻重相一致，昏迷程度深、持续时间长，表示为重型脑损伤，如脑干、下丘脑损伤、弥漫性轴索损伤及广泛性脑挫裂伤。昏迷时间短暂、程度浅者多为轻中型颅脑损伤，如脑震荡、轻度脑挫裂伤等。意识障碍还可以提示颅脑损伤的病理类型，伤后即发昏迷，为原发性脑损伤所致，清醒后又昏迷为继发性脑损伤（脑水肿、血肿）所致。伤后昏迷—清醒—再昏迷常见于颅内血肿，尤以急性硬膜外血肿为典型。

（二）头痛、呕吐

头皮挫裂伤及颅骨骨折可有伤处局部疼痛。但头部呈持续性胀痛多为颅内压增高所致，可见于颅内血肿、脑挫裂伤伴继发性脑水肿，多伴有喷射性呕吐。另头痛可见于蛛网膜下隙出血、脑血管病变。

（三）生命体征的改变

体温、呼吸、脉搏、血压、心率可以反映颅脑损伤的程度，生命体征正常或轻微变化多表示伤情平稳、伤情较轻；生命体征较大波动多提示病情危重，急需处理。但长期昏迷的患者，生命体征可保持平稳。生命体征的变化尚有助于鉴别颅脑损伤的类型。Cushing反应（呼吸深慢、脉压增大、心率减慢，血压升高）为颅内压增高的表现，最多见于颅内血肿的形成；如脉搏和呼吸不减慢，反而有加快，宜多考虑脑挫裂伤。呼吸节律的紊乱可以提示脑疝，特别是枕骨大孔疝可早期出现，甚至出现呼吸骤停。伤后高热的出现多代表脑干、下丘脑受损，另可见于颅内感染、其他系统感染。若患者神志淡漠，无明显的神经系统的症状、体征，而血压低、心率快、呼吸困难时，应特别注意全身检查，及时发现合并伤。

（四）眼部征象

颅脑损伤患者多有昏迷，或查体欠配合，因此应特别注意观察瞳孔及眼球的运动、眼底改变，从而较客观地了解病情。瞳孔：瞳孔直径正常人 3～4 mm，小儿略大，双侧等大等圆。若伤后双侧瞳孔立即散大，光反应消失，或伴有眼外斜视，多为动眼神经直接受损而致，即为外伤性散瞳；伤后两侧瞳孔不等大，光反应存在，瞳孔小侧睑裂变窄，眼球内陷，同侧面部潮红、少汗，为 Horner 征，系颈交感神经节或其传导通路受损所致；若双侧瞳孔时大时小，光反应消失，眼球偏侧凝视且昏迷程度深、高热时，多代表中脑受损；若双侧瞳孔极度缩小，光反应消失，表示脑桥受损；若一侧瞳孔先缩小，继而散大，光反应迟钝或消失，应考虑小脑幕切迹疝；双侧瞳孔散大、固定，患者处于濒危或死亡。眼球运动：正常情况下两眼球位置对称，各方向运动灵活、不受限。额中回后部(眼球同向运动中枢)受激惹,两眼向对侧凝视,遭破坏则向同侧凝视,脑桥的斜视运动中枢受激惹,两眼向同侧凝视,破坏则向对侧凝视;眼球震颤可见于小脑及前庭系统的损伤;眼球分离多示脑干损伤;外展动眼神经核团及神经受损,可出现眼球相应方向运动受限,双侧外展肌麻痹多见于颅内压增高患者。眼底改变:颅脑损伤患者早期多有眼底改变,偶可见眼底视乳头水肿及火焰状出血,可见于严重额颞部脑挫裂伤、颅前窝骨折及颅内血肿形成、出血等。有颅内压增高时,患者可伴有视乳头水肿或视神经萎缩。

(五)神经系统局灶症状与体征

1.额叶伤综合征

额叶伤综合征主要表现为随意运动、言语及精神活动方面的障碍。中央沟前运动区受累可出现对侧面、肢体中枢性瘫痪;额中回后部受刺激则出现双眼对侧斜视,受损出现同侧斜视及书写不能;额下回后部受损可出现运动性失语。另可有额叶性共济运动失调,智能低下,计算力、记忆力差,情感、个性改变。

2.颞叶伤综合征

颞上回后部受损出现感觉性失语,颞中回、下回受损可出现命名性失语。患者尚可出现颞叶癫痫。

3.顶叶伤综合征

中央沟后躯体感觉中枢受损可出现对侧躯体麻木、感觉减退。缘上回、角回区域受累可出现运用不能、认识不能、失读等表现。

4.枕叶伤综合征

一侧视觉中枢受损可出现对侧同向偏盲,两侧受损可出现全皮质盲。有时可引起以视幻觉为先兆的癫痫发作。

5.内囊与基底核损伤

内囊损伤可出现对侧的三偏综合征,即偏瘫、偏身感觉障碍与偏盲。基底核损伤时,对侧肢体尚出现锥体外系运动障碍、震颤、肌张力失调。

6.下丘脑损伤

可出现内分泌、代谢、体温调节、摄食、内脏活动等功能障碍,出现昏迷、尿崩、高糖、水盐代谢紊乱、高热、肥胖或消瘦、应激性溃疡等表现。另可出现神经源性肺水肿。

7.脑干损伤

可有昏迷,去大脑强直,瞳孔、眼球运动的改变,另有明显的生命体征变化,交叉性瘫痪等。

8.小脑损伤

主要表现同侧共济失调、肌张力下降、眼球震颤。

9.脑神经损伤

损伤后出现脑神经麻痹症状。

四、颅脑损伤的辅助检查

1.X线平片

X线平片可以显示颅骨骨折、颅缝分离、颅内积气,有无颅内金属异物及颅骨碎片,另可显示额窦、蝶窦内有无积液以证实颅底骨折。颅骨缺损修补时,可以明确颅骨缺损的范围。

2.CT扫描

CT已成为颅脑损伤首选辅助检查手段。可显示颅脑损伤的部位、程度,如血肿的位置、大小、形态、毗邻、数量及脑室、脑池形态和中线结构移位情况,为外科手术提供了全面、准确的资料。CT还可以明确脑水肿的范围、颅骨骨折、脑挫裂伤、脑干损伤及各种颅脑损伤的合并症与后遗症,且可以动态地观察病变的发展与转归,在颅脑损伤的诊断与治疗中有不可或缺的作用。但CT对等密度病变显示困难,受骨性伪影影响对近颅骨处病变显示欠佳,且冠状位成像困难、矢状位成像不能,限制了其应用。

3.MRI

颅脑损伤急性期极少用 MRI 检查,其原因在于 MRI 耗时长,而且有些抢救设备不能带入机房。但 MRI 可作冠、矢、轴层面检查且有多种成像参数可供分析,提高了病变的检出率,对等密度硬脑膜下血肿、小的脑挫裂伤、灶性出血、颅后窝病变及颅底、颅顶处小病灶,如血肿的显示较 CT 更为清楚。MRI 尚可用于颅脑损伤的合并症与后遗症的检查。

4.腰椎穿刺

腰椎穿刺可以测定颅内压,同时行脑脊液化验,了解颅内有无感染情况,可经椎管注入抗生素治疗颅内感染。颅脑损伤伴蛛网膜下隙出血患者可以通过腰穿释放血性脑脊液治疗。

5.脑血管造影

已较少用于颅脑损伤的诊断,但当怀疑有动脉瘤、动静脉畸形、动静脉瘘等脑血管病变时,可行 DSA 检查。在无 CT 机时,根据血管形态位置改变可以确定血肿存在。

6.其他检查手段

颅脑超声波可以根据波形改变确定颅内损伤的情况,分为 A、B 超两种,均少用;放射性核素脑血管造影通过了解脑血流图像确定有无颈、大脑中动脉闭塞,核素脑脊液成像可用于脑脊液耳、鼻漏的定位,对外伤性脑积水及蛛网膜下隙阻塞诊断有一定价值,脑电图主要用于外伤性癫痫患者的检查与术前、术中癫痫灶的确定。

五、颅脑损伤的诊断

颅脑损伤的诊断应从病史、全身及神经系统检查、辅助检查几方面着手分析,从而得出一个能明确表达损伤实际情况的临床诊断。病史既包括受伤史,也应询问既往史。受伤史包括受伤的时间、致伤物与致伤方式、外力的大小与作用部位、受伤当时及伤后的处理经过。根据致伤机制分析可能发生哪种损伤,损伤的部位与轻重程度,是否有对冲伤存在,是否合并身体其他部位损伤。了解既往有无高血压、癫痫、心脏病、晕厥、癔症等病史,昏迷患者应询问是先有昏迷才跌倒,抑或先跌倒再昏迷,从而区分昏迷是颅脑损伤还是其他疾病所引起。在仔细询问病史基础上进行全面而有重点地全身及神经系统查体。应首先重视生命体征的检查、神志及瞳孔的改变,对伤情有一个大体掌握,危重者紧急抢救,在患者脱离生命危险时再进一步全面查体。在询问病史与查体基础上做出初步临床诊断,由此有选择地利用辅助检查手段。但须强调不能一味地追求辅助检查而耽误治疗,对无 CT 设备地区不可因转送患者而延误病情,导致患者死亡,必要时只行 X 线平片或脑血管造影、脑超声波检查或直接颅骨钻孔探查以发现并清除血肿,挽救患者生命。

六、颅脑损伤的救治原则与措施

(一)救治原则

颅脑损伤以轻、中型伤为多见。因轻型颅脑损伤无颅骨骨折者约有 0.2%～0.7%病情加重,有颅骨骨折者有 3.2%～10%病情恶化,故即使轻型颅脑损伤患者也应注意观察病情变化,并可于急诊室留观24 h,对症处理,必要时行颅脑 CT 复查;中型颅脑损伤者应在急诊室观察或住院治疗,密切观察病情变化,及时行 CT 复查并做好随时手术的准备工作;重型者,抢救脑疝,有手术指征者尽早手术,以收入重症监护病房为好,并注意昏迷患者的治疗与护理。重型颅脑损伤残死率较高,国内大宗病例报告,死亡率在 17.6%～41.7%,是救治的重点。颅脑损伤的治疗可人为地分为三个阶段:急性期(伤后 1 周内),过渡期(伤后 1～3 周),康复期(3 周至半年),分期的目的是为了有重点地连续治疗。急性期治疗首要目的是要挽救患者的生命,并通过及早适当的治疗措施,减轻或避免继发性颅脑损伤,以提高患者的生存质量,对原发性脑损伤主要是对症处理,预防并发症,现有的医疗措施并不能改变原发性脑损伤。过渡期应注意是否有新发现的迟发性颅内血肿并及时手术,加强全身支持疗法;康复期则主要是针对颅脑损伤的并发症与后遗症的康复治疗。

（二）治疗措施

1.颅脑损伤的急救

（1）现场急救：重型颅脑损伤应从受伤现场即开始急救工作。脑外伤后早期的呼吸、循环紊乱对患者的预后有直接影响，伤后曾出现缺氧、低血压的患者死亡致残率较高，因此应特别注意 A（air way）、B（breathing）、C（circulation）的维持。有呼吸道阻塞的患者，应立即清除口、鼻分泌物及其他异物，置患者于侧卧位，置口咽通气管并供氧，若患者出现口唇发绀、呼吸骤停，需行口对口人工呼吸。有出血性休克征象的患者，采取抗休克急救，对颅脑开放性损伤及身体其他部位的并发伤，予以临时止血结扎，并迅速补液以维持正常血压。急性颅脑损伤大量补液需严格掌握，以防加重继发性脑水肿。观察患者神志、呼吸、瞳孔、血压脉搏变化，有颅内压增高表现者可给予脱水、利尿剂，有早期脑疝征象者即迅速给予20%甘露醇250 mL 静脉点滴及速尿40 mg 静脉推注，必要时可重复应用脱水和利尿药，并迅速转急诊室处理。现场急救由于受环境及医疗设备限制并缺乏专业人员，在现场作必要的救护措施后，患者需尽快转送急诊室处理。

（2）急诊室处理：对患者行神经系统及全身检查，检查要求迅捷认真，不可因检查过久耽误救治，亦不可因粗疏而漏诊重要损伤。在身体其他部位复合伤情况下，优先处理最危及生命的损伤，如张力性血气胸、肝脾等腹腔内脏破裂、大骨折致失血性休克等。若颅脑损伤亦较重可同台手术。对有脑疝征象，生命体征改变明显者，情况危机来不及行进一步检查，可根据致伤机制及临床特点确定钻孔部位，快速钻颅探查，行手术清除血肿与损伤脑组织，必要时行内减压、外减压术，以挽救患者生命。昏迷患者，需行气管插管或切开，呼吸衰竭者需呼吸机辅助呼吸。迅速行 CT 检查，无手术指征者可留急诊室观察，有手术指征者，即刻准备手术，尽早手术。若患者伤情较重，有神经系统阳性体征，CT 发现有脑挫裂伤但无血肿，均可收入院观察治疗。在急诊室及住院期间均可行神经科的一般处理措施。

2.神经外科专科处理措施

（1）神经外科重症监护（neurosurgical intensive care，NIC）：可分为临床监护、大型设备监护、床旁仪器监护三部分。临床监护是指医护人员对病情的观察记录及必要的生化检测，大型设备监护主要是指 CT 的监测，CT 可以明确显示颅内病变的性质、范围、脑受压程度，CT 复查可动态了解脑损伤的演变过程，从而指导治疗。MRI 检查对亚急性慢性硬膜外血肿、弥漫性轴索损伤的诊断较 CT 更有价值。床旁监护包括心电监护、颅内压监护、脑干听觉诱发电位监护、经颅多普勒超声等。颅内压监护可以反映颅压动态变化，从而指导降颅内压措施，有助于发现颅内占位性病变，而及早手术。脑干听觉诱发电位较普遍地用来评价脑干损害程度与部位，对意识障碍的程度与预后判断具有重要价值。经颅多普勒超声可判断颅内血流动力学变化，颅脑外伤后血流动力学变化分三期：伤后 24 h 内为低灌注期，1～3 d 为脑充血期，4～14 d 为脑血管痉挛期，由此可以指导临床分期治疗。近年来应用光纤导管可持续监测颈静脉氧饱和度（$SJVO_2$），$SJVO_2$＜50%提示脑氧合不良，＞75%提示过度灌注。有的监测器可直接插入脑组织测定脑组织的 PO_2、PCO_2 脑温及 pH，测定葡萄糖及乳酸含量，从而指导临床治疗，实现脑组织合理的灌注、氧合与代谢。

（2）颅脑损伤的对症治疗。

高热：常见的原因是脑干或下丘脑损伤，可采用物理降温，当无效或引起寒战时，采用冬眠疗法或亚低温治疗，氯丙嗪及异丙嗪各 25 mg 或 50 mg 肌内注射或静脉慢注，根据患者有无寒战及其耐受性，每4～6 h，重复用药，一般维持3～5 d。由呼吸泌尿系感染而致的高热，还需应用有效抗生素。

躁动：在排除尿潴留、体位不适、疼痛、环境不适、刺激等原因外，更应注意观察患者体征变化，及时复查 CT，明确有无继发性颅内脑损伤或原有损伤加重，然后才考虑给镇静剂。

蛛网膜下隙出血：头痛，酌情可给予去痛药物。伤后2～3 d病情稳定时，可行腰椎穿刺释放脑脊液，每日或隔日一次，直到脑脊液变清亮为止，但在高颅内压时禁行腰椎穿刺。

消化道出血：继发于颅脑损伤的应激性溃疡，多有脑干或下丘脑损害，另可见于大剂量激素使用时。除停用激素外，可使用胃酸的分泌抑制剂如洛赛克、雷尼替丁、甲氰咪胍等。

急性神经源性肺水肿:临床表现为呼吸困难,血性泡沫痰,双肺布满水泡音,治疗为迅速给予强心利尿药,如速尿、西地兰、地塞米松等静脉注射。患者取头胸稍高位,双腿下垂,行气管切开以保证呼吸道通畅,吸入经水封瓶内盛95%的乙醇的氧气,必要时行呼吸机辅助呼吸。

尿崩:尿量>4000 mL/d,尿比重<1.005为尿崩,多见于下丘脑受损。早期口服双氢克尿噻有一定疗效。可给予垂体后叶素5~10 U皮下注射,若每小时尿量仍超过200 mL,追加用药一次,其间可予以滴鼻,长效尿崩停5~10 mg肌内注射亦可有一定效果,需注意水电解质平衡,记录尿量,测定血钾。

外伤性癫痫:早中期癫痫(一个月内)可导致血压颅内压剧烈波动、呼吸异常及脑内各种神经递质的异常释放,加重原有的脑损伤,对早中期有癫痫倾向的患者可使用苯妥英钠每次0.1 g,每日三次口服或肌内注射,用于预防癫痫发作。发作时需将安定10~20 mg静脉推注,必要时重复,同时可将地西泮10~20 mg加入静脉滴注液体中,每日用量不超过100 mg,已进入恢复期患者,若无癫痫发作,则不必用药。晚期癫痫(一个月后)可按抗癫痫痫原则用药治疗。

(3)抗菌药的应用:颅内感染宜选用分子量小、脂溶性强的抗菌药,能通过血脑屏障到达脑内,剂量宜大,使抗菌药在脑组织、脑脊液内达到有效杀菌浓度,但应避免多种广谱抗生素同用,应有的放矢地选用1~2种有协同作用的药物联用。培养出致病菌者可按药物敏感试验选用药物治疗。

(4)康复治疗:可分为两个阶段。第一阶段为早期预防性康复治疗。通过及时地采取措施,包括有效的现场急救,及早手术和合理用药,可减轻脑受压,改善微循环,从而降低脑缺血、缺氧的时间与程度,最大限度地减轻脑的继发性损害。开放性颅脑损伤早期应用抗生素,可防治感染,加强对昏迷患者的护理,防止呼吸、泌尿系统感染与压疮的发生。早期的预防措施对避免日后的并发症与后遗症有十分积极的意义,为今后的康复创造了良好的条件。第二阶段主要是针对伤后的各种并发症与后遗症的康复治疗,治疗措施主要有理疗、高压氧疗、针灸与中医中药治疗、运动、心理疗法等,另可应用各种促神经细胞功能恢复药物,使患者从身体、心理、社会上成为一个健康的机体。

3.颅脑损伤治疗新进展

(1)糖皮质激素:于20世纪60年代初开始用于治疗脑水肿,曾广泛用于脑外伤的治疗,但也有研究证明:糖皮质激素降低颅内压无效,不能降低颅脑损伤的死亡率与病残率,但有激发消化道溃疡的严重不良反应。在脑外伤治疗中是否应用糖皮质激素存在较大分歧,慎重应用。

(2)营养支持:由于颅脑损伤患者处于高代谢负氮平衡状态,伤后的营养不良可以延缓患者的恢复,营养支持应引起足够重视。美国神经外科学会建议:对重型颅脑损伤患者未用肌松剂的需补正常人需要量的140%热卡,用肌松剂的按正常人生理需要量补充。其中,15%~20%热卡来源应是蛋白质[0.3~0.5 g氮/(kg·d)],可采取鼻饲或全胃肠外途径补给。

(3)防治脑血管痉挛、脑缺血:重型颅脑损伤之所以有比较高的死亡、致残率,创伤后脑继发性缺血、缺氧损害是重要原因。国内外研究证明尼莫地平早期合理应用,可减轻脑水肿、脑血管痉挛,尼莫地平多用于外伤性蛛网膜下隙出血,在脑损伤无广泛性脑水肿、颅内压不很高情况下有较好的效果。此外还可采用改善微循环的药物,如低分子右旋糖酐,在实验与临床上均证实其降低血液粘度,改善微循环灌注,从而减轻脑缺血、缺氧的作用。

(4)亚低温脑保护:有减轻局灶性脑缺血再灌注后神经元损伤、保护血脑屏障、降低脑能量代谢、减少脑组织乳酸堆积作用,不但能减轻脑损伤病理损害程度,而且可以促进神经功能恢复,为重型颅脑损伤的治疗开辟了新的前景。

(5)自由基清除剂:脑损伤后脑组织出血、缺血后再灌注可产生大量的超氧化阴离子自由基,进一步损害细胞膜与亚细胞器,从而加重脑水肿,可早期应用清除自由基药物以减轻脑组织脂质过氧化反应与脑水肿,常用药物有:超氧化物歧化酶(SOD)、维生素E、N-乙酰半胱氨酸等。

(6)降颅内压新途径:传统的降颅内压措施皆有一定的缺点,如甘露醇多次使用后效果差,血脑屏障破坏可使脱水无效;大剂量巴比妥使毛细血管前阻力血管扩张,可加重脑水肿;有人提出降颅内压新途径:通过减少颅内静脉血量而降低颅内压,可应用血管收缩药物(二氢麦角胺、消炎痛)使脑静脉壁的外周内皮细胞收缩,从而减少颅内静脉血量;通过降低毛细血管内静水压而降颅内压,途径为增加毛细血管前血管收缩、降低平均动脉压,可联合应用 $α_2$ 协同剂可乐定与 $β_1$ 拮抗剂美多心安,确切疗效尚有待临床上进一步证实。

(7)治疗颅脑损伤的分子生物学技术:近十年来,有关脑损伤后内源性脑损害因子与脑保护因子的研究已获得较大进展,研究安全有效的内源性脑损害因子的清除剂或受体拮抗剂,是当今的热点,目前临床应用的是 Vit C、VitB、SOD、甘露醇、巴比妥类药物,但疗效仍存有争议。脑保护因子中的神经营养因子、神经节苷脂、腺苷、热休克蛋白、镁等,有的已证明有一定疗效。分子生物学研究目前多限于动物实验阶段。

（胡焕科）

第二节　原发性脑损伤

一、脑震荡

脑震荡(concussion of brain)是指头颅遭受暴力作用后,大脑功能发生一过性功能障碍,出现的以短暂性意识障碍、近事遗忘为特征的临床综合征。脑震荡是脑损伤中最常见、最轻型的原发性脑损伤。

(一)损伤机制与病理

脑震荡致伤机制目前尚不明确,现有的各种学说都不能全面解释所有与脑震荡有关的问题。对脑震荡所表现的伤后短暂性意识障碍有多种不同的解释,可能与暴力所致的脑血循环障碍、脑室系统内脑脊液冲击、脑中间神经元受损及脑细胞生理代谢紊乱所致的异常放电等因素有关。近年来,认为脑干网状结构上行激活系统受损才是引起意识丧失的关键因素,其依据:①以上诸因素皆可引起脑干的直接与间接受损;②脑震荡动物实验中发现延髓有线粒体、尼氏体、染色体改变,有的伴溶酶体膜破裂;③生物化学研究中,脑震荡患者的脑脊液化验中,乙酰胆碱、钾离子浓度升高,此两种物质浓度升高使神经元突触发生传导阻滞,从而使脑干网状结构不能维持人的觉醒状态,出现意识障碍;④临床发现,轻型脑震荡患者行脑干听觉诱发电位检查,有一半病例有器质性损害;⑤近来认为脑震荡、原发性脑干损伤、弥漫性轴索损伤的致伤机制相似,只是损伤程度不同,是病理程度不同的连续体,有人将脑震荡归于弥漫性轴索损伤的最轻类型,只不过病变局限、损害更趋于功能性而易于自行修复,因此意识障碍呈一过性。

过去曾认为脑震荡仅是脑的生理功能一时性紊乱,在组织学上并无器质性改变。但近年来的临床及实验研究表明,暴力作用于头部,可以造成冲击点、对冲部位、延髓及高颈髓的组织学改变。实验观察到,伤后瞬间脑血流增加,但数分钟后脑血流量反而显著减少(约为正常的 1/2),半小时后脑血流始恢复正常,颅内压在着力后的瞬间立即升高,数分钟后颅内压即趋下降。脑的大体标本上看不到明显变化。光镜下仅能见到轻度变化,如毛细血管充血,神经元胞体肿大和脑水肿等变化。电镜下观察,在着力部位,脑皮质、延髓和上部颈髓见到神经元的线粒体明显肿胀,轴突肿胀,白质部位有细胞外水肿的改变,提示血脑屏障通透性增加。这些改变在伤后半小时可出现,1 小时后最明显,并多在 24 小时内自然消失。这种病理变化可解释伤后的短暂性脑干症状。

(二)临床表现

1.短暂性脑干症状

外伤作用于头部后立即发生意识障碍,表现为神志不清或完全昏迷,持续数秒、数分钟或十几分钟,但一般不超过半小时。患者可同时伴有面色苍白、出汗、血压下降、心动徐缓、呼吸浅慢、肌张力降低、各种生理反射迟钝或消失等表现。但随意识恢复可很快趋于正常。

2.逆行性遗忘(近事遗忘)

患者清醒后不能回忆受伤当时乃至伤前一段时间内的情况,但对往事(远记忆)能够忆起。这可能与海马回受损有关。

3.其他症状

有头痛、头昏、乏力、恶心、呕吐、畏光、耳鸣、失眠、心悸、烦躁、思维和记忆力减退等。一般持续数月、数周症状多可消失,有的症状持续数月或数年,即称为脑震荡后综合征或脑外伤后综合征。

4.神经系统查体

无阳性体征发现。

(三)辅助检查

1.颅骨 X 线检查

无骨折发现。

2.颅脑 CT 扫描

颅骨及颅内无明显异常改变。

3.脑电图检查

伤后数月脑电图多属正常。

4.脑血流检查

伤后早期可有脑血流量减少。

5.腰椎穿刺

颅内压正常,部分患者可出现颅内压降低。脑脊液无色透明,不含血,白细胞数正常。生化检查亦多在正常范围,有的可查出乙酰胆碱含量大增,胆碱酯酶活性降低,钾离子浓度升高。

(四)救治原则与措施

(1)病情观察:伤后可在急症室观察 24 小时,注意意识、瞳孔、肢体活动和生命体征的变化。对回家患者,应嘱家属在 24 小时密切注意头痛、恶心、呕吐和意识情况,如症状加重即应来院检查。

(2)对症治疗:头痛较重时,嘱其卧床休息,减少外界刺激,可给予颅痛定或其他止痛剂。对于烦躁、忧虑、失眠者给予地西泮、利眠宁等;另可给予改善自主神经功能药物、神经营养药物及钙离子拮抗剂尼莫地平等。

(3)伤后即应向患者做好病情解释,说明本病不会影响日常工作和生活,解除患者的顾虑。

二、脑挫裂伤

脑挫裂伤(cerebral contusion and laceration)是指头颅受到暴力打击而致脑组织发生的器质性损伤,脑组织挫伤或结构断裂,是一种常见的原发性脑损伤。

(一)损伤机制与病理

暴力作用于头部,在冲击点和对冲部位均可引起脑挫裂伤。脑挫裂伤多发生在脑表面的皮质,呈点片状出血,如脑皮质和软脑膜仍保持完整,即为脑挫伤,如脑实质破损、断裂,软脑膜亦撕裂,即为脑挫裂伤。严重时合并脑深部结构的损伤。

脑挫裂伤灶周围常伴局限性脑水肿,包括细胞毒性水肿和血管源性水肿,前者神经元胞体增大,主要发生在灰质,伤后多立即出现,后者为血脑屏障的破坏,血管通透性增加,细胞外液增加,主要发生在白质,伤后 2~3 日最明显。

在重型脑损伤,尤其合并硬膜下血肿时,常发生弥漫性脑肿胀,以小儿和青年外伤多见。一般多在伤后 24 小时内发生,短者伤后 20~30 分钟即出现。其病理形态变化可分三期:①早期:伤后数日,显微镜下以脑实质内点状出血,水肿和坏死为主要变化,脑皮质分层结构不清或消失,灰质和白质分界不清,神经细胞大片消失或缺血变性,神经轴索肿胀、断裂、崩解。星形细胞变性,少突胶质细胞肿胀,血管充血水肿,血管周围间隙扩大;②中期:大致在损伤数日至数周,损伤部位出现修复性病理改变。皮层内出现大小不等的出血,损伤区皮层结构消失,病灶逐渐出现小胶质细胞增生,形成格子细胞,吞噬崩解的髓鞘及细胞碎片,星形细胞及少突胶质细胞增生肥大,白细胞浸润,从而进入修复过程;③晚期:挫伤后数月或数年,病变为胶质瘢痕所代替,陈旧病灶区脑膜与脑实质瘢痕粘连,神经细胞消失或减少。

（二）临床表现

（1）意识障碍:脑挫裂伤患者多伤后立即昏迷,一般意识障碍的时间较长,短者半小时、数小时或数日,长者数周、数月,有的为持续性昏迷或植物生存,甚至昏迷数年至死亡。有些患者原发昏迷清醒后,因脑水肿或弥漫性脑肿胀,可再次昏迷,出现中间清醒期,容易误诊为合并颅内血肿。

（2）生命体征改变:患者伤后除立即出现意识障碍外,可先出现迷走神经兴奋症状,表现为面色苍白、冷汗、血压下降、脉搏缓慢、呼吸深慢。以后转为交感神经兴奋症状。在入院后一般生命体征无多大改变,体温波动在 38 ℃上下,脉搏和呼吸可稍增快,血压正常或偏高。如出现血压下降或休克,应注意是否合并胸腹脏器或肢体骨盆骨折等。如脉搏徐缓有力（尤其是慢于 60 次/min）,血压升高,且伴意识障碍加深,常表示继发性脑受压存在。

（3）患者清醒后,有头痛、头昏、恶心、呕吐、记忆力减退和定向障碍,严重时智力减退。

（4）癫痫:早期性癫痫多见于儿童,表现形式为癫痫大发作和局限性发作,发生率 5％～6％。

（5）神经系统体征:体征有偏瘫、失语、偏侧感觉障碍、同向偏盲和局灶性癫痫。若伤后早期没有局灶性神经系统体征,而在观察治疗过程中出现新的定位体征时,应行进一步检查,以除外或证实脑继发性损害。昏迷患者可出现不同程度的脑干反应障碍。脑干反应障碍的平面越低,提示病情愈严重。

（6）外伤性脑蛛网膜下隙出血可引起脑膜刺激征象,可表现为头痛呕吐,闭目畏光,皮肤痛觉过敏,颈项强直,Kernig 征,Brudzinski 征阳性。

（三）辅助检查

1.颅骨 X 线平片

多数患者可发现颅骨骨折。颅内生理性钙化斑（如松果体）可出现移位。

2.CT 扫描

脑挫裂伤区可见点片状高密度区,或高密度与低密度互相混杂。同时脑室可因脑水肿受压变形。弥漫性脑肿胀可见于一侧或两侧大脑半球,侧脑室受压缩小或消失,中线结构向对侧移位。并发蛛网膜下隙出血时,纵裂池呈纵行宽带状高密度影。脑挫裂伤区脑组织坏死液化后,表现为 CT 值近脑脊液的低密度区,可长期存在。

3.MRI

一般极少用于急性脑挫裂伤患者诊断,因为其成像较慢且急救设备不能带入机房,但 MRI 对小的出血灶、早期脑水肿、脑神经及颅后窝结构显示较清楚,有其独具优势。

4.脑血管造影

在缺乏 CT 的条件下,病情需要可行脑血管造影排除颅内血肿。

（四）诊断与鉴别诊断

根据病史和临床表现及 CT 扫描,一般病例诊断无困难。脑挫裂伤可以和脑干损伤、视丘下部损伤、脑神经损伤、颅内血肿合并存在,也可以和躯体合并损伤同时发生,因此要进行细致、全面检查,以明确诊断,及时处理。

1.脑挫裂伤与颅内血肿鉴别

颅内血肿患者多有中间清醒期,颅内压增高症状明显,神经局灶体征逐渐出现,如需进一步明确则可行 CT 扫描。

2.轻度挫裂伤与脑震荡

轻度脑挫裂伤早期最灵敏的诊断方法是 CT 扫描,它可显示皮层的挫裂伤及蛛网膜下隙出血。如超过

48小时则主要依靠脑脊液光度测量判定有无外伤后蛛网膜下隙出血。

（五）救治原则与措施

1.非手术治疗

同颅脑损伤的一般处理。

（1）严密观察病情变化：伤后72小时以内每1～2小时观察一次生命体征、意识、瞳孔改变。重症患者应送到ICU观察，监测包括颅内压在内的各项指标。对颅内压增高、生命体征改变者及时复查CT，排除颅内继发性改变。轻症患者通过急性期观察后，治疗与脑震荡相同。

（2）保持呼吸道通畅：及时清理呼吸道内的分泌物。昏迷时间长，合并颌面骨折，胸部外伤、呼吸不畅者，应尽早行气管切开，必要时行辅助呼吸，防治缺氧。

（3）对症处理高热、躁动、癫痫发作，尿潴留等，防治肺部泌尿系统感染治疗上消化道溃疡等。

（4）防治脑水肿及降低颅内压：方法详见脑水肿、颅内压增高部分。

（5）改善微循环：严重脑挫裂伤后，患者微循环有明显变化，表现血液黏度增加，红细胞血小板易聚积，因此引起微循环淤滞、微血栓形成，导致脑缺血缺氧，加重脑损害程度。可采取血液稀释疗法，低分子右旋糖酐静脉滴注。

（6）外伤性SAH患者，伤后数日内脑膜刺激症状明显者，可反复腰椎穿刺，将有助于改善脑脊液循环，促进脑脊液吸收，减轻症状，另可应用尼莫地平，防治脑血管痉挛，改善微循环，减轻脑组织缺血、缺氧程度，从而减轻继发性脑损害。

2.手术治疗

原发性脑挫裂伤多无须手术，但继发性脑损害引起颅内压增高乃至脑疝时需手术治疗。重度脑挫裂伤合并脑水肿患者当出现：①在脱水等降颅内压措施治疗过程中，患者意识障碍仍逐渐加深，保守疗法无效；②一侧瞳孔散大，有脑疝征象者；③CT示成片的脑挫裂伤混合密度影，周围广泛脑水肿，脑室受压明显中线结构明显移位；④合并颅内血肿，骨折片插入脑内，开放性颅脑损伤患者常需手术治疗。手术采取骨瓣开颅，清除失活脑组织，若脑压仍高，可行颞极和/或额极切除的内减压手术，若局部无肿胀，可考虑缝合硬膜，但常常需敞开硬脑膜行去骨瓣减压术。广泛脑挫裂伤、脑水肿严重时可考虑两侧去骨瓣减压。脑挫裂伤后期并发脑积水者可行脑室引流、分流术。术后颅骨缺损者3个月后行颅骨修补。

3.康复治疗

可行理疗、针灸、高压氧疗法。另可给予促神经功能恢复药物如胞二磷胆碱、脑生素等。

三、脑干损伤

脑干损伤(injury of brain stem)是一种特殊类型的脑损伤，是指中脑、脑桥和延髓损伤而言。原发性脑干损伤约占颅脑损伤的2%～5%，因造成原发性脑干损伤的暴力常较重，脑干损伤常与脑挫裂伤同时存在，其伤情也较一般脑挫裂伤严重。

（一）损伤机制

1.直接外力作用所致脑干损伤

（1）加速或减速伤时，脑干与小脑幕游离缘、斜坡和枕骨大孔缘相撞击而致伤，其中以脑干被盖部损伤多见。

（2）暴力作用时，颅内压增高，压力向椎管内传递时，形成对脑干的冲击伤。

（3）颅骨骨折的直接损伤。

2.间接外力作用所致脑干损伤

主要见于坠落伤和挥鞭样损伤。

3.继发性脑干损伤

颞叶沟回疝、脑干受挤压导致脑干缺血。

（二）病理

1.脑干震荡

临床有脑干损伤的症状和体征,光镜和电镜特点同脑震荡。

2.脑干挫裂伤

表现为脑干表面的挫裂及内部的点片状出血。继发性脑干损伤时,脑干常扭曲变形,内部有出血和软化。

（三）临床表现

1.意识障碍

原发性脑干损伤患者,伤后常立即发生昏迷,昏迷为持续性,时间多较长,很少出现中间清醒或中间好转期,如有,应想到合并颅内血肿或其他原因导致的继发性脑干损伤。

2.瞳孔和眼运动改变

瞳孔和眼运动改变与脑干损伤的平面有关。中脑损伤时,初期两侧瞳孔不等大,伤侧瞳孔散大,对光反应消失,眼球向下外倾斜;两侧损伤时,两侧瞳孔散大,眼球固定。脑桥损伤时,可出现两瞳孔极度缩小,两侧眼球内斜,同向偏斜或两侧眼球分离等征象。

3.去脑强直

去脑强直是中脑损伤的表现,头部后仰,两上肢过伸和内旋,两下肢过伸,躯体呈角弓反张状态。开始可为间断性发作,轻微刺激即可诱发,以后逐渐转为持续状态。

4.锥体束征

锥体束征是脑干损伤的重要体征之一。包括肢体瘫痪、肌张力增高,腱反射亢进和病理反射出现等。在脑干损伤早期,由于多种因素的影响,锥体束征的出现常不恒定。但基底部损伤时,体征常较恒定。如脑干一侧性损伤则表现为交叉性瘫痪。

5.生命体征变化

（1）呼吸功能紊乱:脑干损伤常在伤后立即出现呼吸功能紊乱。当中脑下端和脑桥上端的呼吸调节中枢受损时,出现呼吸节律的紊乱,如陈－呼吸;当脑桥中下部的长吸中枢受损时,可出现抽泣样呼吸;当延髓的吸气和呼气中枢受损时,则发生呼吸停止。在脑干继发性损害的初期,如小脑幕切迹疝的形成时,先出现呼吸节律紊乱,陈－施氏呼吸,在脑疝的晚期颅内压继续升高,小脑扁桃体疝出现,压迫延髓,呼吸即先停止。

（2）心血管功能紊乱:当延髓损伤严重时,表现为呼吸心跳迅速停止,患者死亡。较高位的脑干损伤时出现的呼吸循环紊乱常先有一兴奋期,此时脉搏缓慢有力,血压升高,呼吸深快或呈喘息样呼吸,以后转入衰竭,脉搏频速,血压下降,呼吸呈潮式,终于心跳呼吸停止。一般呼吸停止在先,在人工呼吸和药物维持血压的条件下,心跳仍可维持数日或数月,最后往往因心力衰竭而死亡。

（3）体温变化:脑干损伤后有时可出现高热,这多由于交感神经功能受损,出汗的功能障碍,影响体热的发散所致。当脑干功能衰竭时,体温则可降至正常以下。

6.内脏症状

（1）上消化道出血:为脑干损伤应激引起的急性胃黏膜病变所致。

（2）顽固性呃逆。

（3）神经源性肺水肿:是由于交感神经兴奋,引起体循环及肺循环阻力增加所致。

（四）辅助检查

1.腰椎穿刺

脑脊液压力正常或轻度增高,多呈血性。

2.颅骨 X 线平片

颅骨骨折发生率高,亦可根据骨折的部位,结合受伤机制推测脑干损伤的情况。

3.颅脑 CT、MRI 扫描

原发性脑干损伤表现为脑干肿大,有点片状密度增高区,脚间池、桥池、四叠体池及第四脑室受压或闭塞。继发性脑疝的脑干损伤除显示继发性病变的征象外,还可见脑干受压扭曲向对侧移位。MRI 可显示脑干内小出血灶与挫裂伤,由于不受骨性伪影影响,显示较 CT 清楚。

4.颅内压监测

有助于鉴别原发性或继发性脑干损伤,继发者可有颅内压明显升高,原发者升高不明显。脑干听觉诱发电位(BAEP),可以反映脑干损伤的平面与程度。

（五）诊断与鉴别诊断

原发性脑干损伤伤后即出现持续性昏迷状态并伴脑干损伤的其他症状、体征,而不伴有颅内压增高,可借 CT,甚至 MRI 检查以明确脑干损伤并排除脑挫裂伤、颅内血肿,以此也可与继发性脑干损伤相鉴别。脑干损伤平面的判断除依据脑干听觉诱发电位外,还可以借助各项脑干反射加以判断。随脑干损伤部位的不同,可出现相应平面生理反射的消失与病理反射的引出。

1.生理反射

(1)睫脊反射:刺激锁骨上区引起同侧瞳孔扩大。

(2)额眼轮匝肌反射:用手指牵拉患者眉梢外侧皮肤并固定之,然后用叩诊锤叩击手指,引起同侧眼轮匝肌收缩闭目。

(3)垂直性眼前庭反射或头眼垂直反射:患者头俯仰时双眼球与头的动作呈反方向上下垂直移动。

(4)瞳孔对光反射:光刺激引起瞳孔缩小。

(5)角膜反射:轻触角膜引起双眼轮匝肌收缩闭目。

(6)嚼肌反射:叩击颏部引起咬合动作。

(7)头眼水平反射或水平眼前庭反射:头左右转动时双眼球呈反方向水平移动。

(8)眼心反射:压迫眼球引起心率减慢。

2.病理反射

(1)掌颏反射:轻划手掌大鱼际肌处皮肤引起同侧颏肌收缩。

(2)角膜下颌反射:轻触角膜引起闭目,并反射性引起翼外肌收缩使下颌向对侧移动。

（六）救治原则与措施

原发性脑干损伤病情危重,死亡率高,损伤较轻的小儿及青年可以恢复良好,一般治疗措施同重型颅脑损伤。尽早气管切开,亚低温疗法,防治并发症。原发性脑干损伤一般不采用手术,继发性脑干损伤,着重于及时解除颅内血肿、脑水肿等引起急性脑受压的因素,包括手术及减轻脑水肿的综合治疗。

四、弥漫性轴索损伤

弥漫性轴索损伤(diffuse axonal injury,DAI)是在特殊的生物力学机制作用下,脑内发生以神经轴索肿胀、断裂、轴缩球形成为特征的一系列病理生理变化,临床以意识障碍为主要特点的综合征。占重型颅脑损伤的 28%～42%,死亡率高达 50%,恢复良好者不及 25%。常见于交通事故,另见于坠落、打击等,诊断与治疗都较为困难。

（一）损伤机制与病理

弥漫性轴索损伤的致伤机制不甚明确,通过对动物 DAI 模型的力学分析,认为瞬间旋转作用及弥漫施力所产生的脑内剪应力是形成 DAI 的关键因素。典型的动物模型有:Gennarelli 等制备的狒狒瞬间旋转负荷 DAI 模型,使狒狒头颅分别于矢状面、冠状面、水平面 10～22 ms 内旋转 60°,观察到动物大脑 DAI 病理学变化;Marmarou 与 Foda 等制备了弥漫打击负荷 DAI 动物模型,其方法是将大鼠置于海绵垫上,颅骨表面置一铁盘,于 2 m 高处放落 450 g 物体打击铁盘,从而制备了该动物模型。

DAI 好发于胼胝体脑干上端背外侧、脑白质、基底核、内囊、小脑等神经轴索集聚区。肉眼观:上述好发区域有点状出血灶,偶见脑干上端背外侧呈组织疏松或空泡状,以后可演变为棕色颗粒状结构及瘢痕形成。镜下观:光镜下可观察到 DAI 轴缩球,为 DAI 光镜下典型改变,HE 染色呈粉红色的类圆形小体,平均直径 5~20 μm,轴缩球是轴索断裂后近断端轴浆溢出膨大而成。电镜下:最早可发现神经纤维结构紊乱,轴索节段性肿胀,数周后,可出现轴索及髓鞘多节段断裂,常发生于郎飞结处。吞噬细胞侵入,特征性小胶质细胞群出现。数月后轴索远端 Wallerian 变性、胶质增生、瘢痕形成。

(二)临床表现

(1)意识障碍:弥漫性轴索损伤患者多伤后即刻昏迷,昏迷程度深,持续时间较长,极少有清醒期,此为 DAI 的典型临床特点。

(2)体征:部分 DAI 患者出现瞳孔征象,单侧的或双侧瞳孔扩大,广泛 DAI 患者双眼向病变对侧偏斜和强迫下视。

(3)其余临床表现似脑干损伤及重型脑挫裂伤。

(三)辅助检查

CT 扫描:大脑皮质与白质之间、灰质核团与白质交界区、脑室周围、胼胝体、脑干背外侧及脑内散在的小出血灶,不伴水肿,无占位效应,有时伴蛛网膜下隙出血、脑室内出血及弥漫性肿胀。MRI 对脑实质内小出血灶与挫裂伤显示更为清楚。

(四)诊断与鉴别诊断

DAI 的临床诊断较为困难,多发于交通事故坠落伤后,此后长时间深度昏迷(6 小时以上),其诊断更依赖于影像学检查。CT、MRI 示好发区域组织撕裂出血的影像学特点,另外无颅脑明确结构异常的伤后持续植物生存状态,创伤后弥漫性脑萎缩都需考虑此诊断,确诊需病理检查。

DAI 需与原发性脑干损伤、广泛性脑挫裂伤相鉴别。原发性脑干损伤应属于 DAI 的较重的一类;广泛脑挫裂伤有时亦出现长时间昏迷、植物生存状态,但 DAI 的脑水肿、颅内压增高不明显,而且 CT 上无明显占位效应,是散在小出血灶。

(五)救治原则与措施

患者需重症监护,一般可采用过度换气、吸氧、脱水、巴比妥类药物治疗,冬眠、亚低温治疗措施亦可应用。还可应用脑细胞功能恢复药物系统治疗,但应早期应用。现临床中已开始应用尼莫地平、自由基清除剂、兴奋性氨基酸阻滞剂等,目前疗效仍难以确定。此外需加强并发症治疗,防治感染。

五、下丘脑损伤

下丘脑损伤(hypothalamus injury)系指颅脑损伤过程中,由于颅底骨折或头颅受暴力打击,直接伤及下丘脑,而出现的特殊的临床综合征。

(一)损伤机制与病理

下丘脑深藏于颅底蝶鞍上方,因此暴力作用方向直接或间接经过下丘脑者,皆可能导致局部损伤。此外,小脑幕切迹下疝时亦可累及此区域。

下丘脑损伤时,常出现点、灶状出血,局部水肿软化以及神经细胞的坏死,亦有表现为缺血性变化,常可累及垂体柄及垂体,构成严重神经内分泌紊乱的病理基础。

(二)临床表现

1.意识及睡眠障碍

下丘脑后外侧区与中脑被盖部均属上行网状激动系统,维持人生理觉醒状态,因而急性下丘脑损伤时,患者多呈嗜睡、浅昏迷或深昏迷状态。

2.体温调节障碍

下丘脑具有体温调节功能,当下丘脑前部损害时,机体散热功能障碍,可出现中枢性高热;其后部损伤出现产热和保温作用失灵而引起体温过低;如合并结节部损伤,可出现机体代谢障碍,体温将更进一步降低,如下丘脑广泛损伤,则体温随环境温度而相应升降。

3.内分泌代谢功能紊乱

(1)下丘脑视上核、室旁核受损或垂体柄视上核垂体束受累:致抗利尿激素合成释放障碍,引起中枢性尿崩。

(2)下丘脑-垂体-靶腺轴的功能失调:可出现糖、脂肪代谢的失调,尤其是糖代谢的紊乱,表现为高血糖,常与水代谢紊乱并存,可出现高渗高糖非酮性昏迷,患者极易死亡。

4.自主神经功能紊乱

下丘脑的自主神经中枢受损,可出现血压波动,或高或低,以低血压多见。血压不升伴低体温常是预后不良征兆。呼吸功能紊乱表现为呼吸浅快或减慢。视前区损害可发生急性神经源性肺水肿。消化系统主要表现为急性胃黏膜病变,引起上消化道出血,重者可出现胃十二指肠穿孔。

5.局部神经体征

主要是鞍区附近的脑神经受累体征,包括视神经、视束、滑车神经等。

(三)辅助检查

1.颅骨 X 线平片

多伴颅底骨折,骨折线常经过蝶骨翼、筛窦、蝶鞍等部位。

2.颅脑 CT 扫描

可显示下丘脑不规则的低密度、低信号的病变区,鞍上池消失或有蛛网膜下隙出血,三脑室前部受压消失。另外还可见颅底骨折及额颞底面脑挫裂伤征象。

(四)诊断与鉴别诊断

孤立而局限的下丘脑原发损伤极为少见,在头颅遭受外伤的过程中,常出现多个部位的损伤,因此下丘脑损伤的诊断常受到其他部位脑损伤引起的症状的干扰,在临床上只要具有一种或两种下丘脑损伤的表现,就应想到有下丘脑损伤的可能性。特别是鞍区及其附近有颅底骨折时,更应提高警惕。

(五)救治原则与措施

急性下丘脑原发性损伤是严重的脑损伤之一,治疗上按重型颅脑损伤的治疗原则进行。早期应注意采用强有力的措施控制高热和脑水肿。控制自主神经症状的发生、发展也是十分重要的。中枢性尿崩可采用替代疗法。

(崔志鹏)

第三节　颅骨骨折

颅骨骨折(fracture of skull)在闭合性颅脑损伤中约占 1%,在重度颅脑损伤中约占 70%。其临床意义主要在于同时发生的脑膜、血管、脑及脑神经损伤。颅骨骨折的部位和类型有利于受伤机制及病情的判断。

一、颅骨的应用解剖

颅骨由额、枕、蝶、筛骨各 1 块和顶、颞骨各 2 块构成,具有保护脑的作用,可分为颅盖及颅底两部分,分界线为眉弓、颧弓、外耳道上缘、乳突、上项线及枕外隆凸的连线。

(一)颅盖

颅盖是由额骨鳞部、顶骨、颞骨鳞部和枕骨鳞部上半所组成,各骨块之间形成骨缝,有冠状缝、矢状缝、人字缝。颅盖骨均为扁骨,其厚度不一,枕外隆凸处最厚,可达 1 cm,枕、颞骨鳞部较薄,仅 1～2 mm,在不同部位颅骨钻孔时应注意此特点。颅盖骨一般由外板、板障、内板三层组成,在颅骨较薄的地方,板障不明显。外板较厚 1～2 mm,内板较薄约 0.5 mm,因此,外伤时颅骨内板易发生骨折,骨折后可及深面的硬脑膜、血管、脑组织而形成颅内血肿及脑损伤。板障内含板障静脉,构成颅内外静脉的交通。

(二)颅底

颅底由额骨眶部、蝶骨体及蝶骨大小翼、筛骨筛板、颞骨岩部和鳞部、乳突部内面、枕骨下部构成,由前到后被蝶骨嵴与岩骨嵴分成颅前窝、颅中窝、颅后窝。

(三)颅前窝

主要由额骨的眶部及筛骨筛板构成。颅前窝中央最前方为盲孔,盲孔后方为突出的鸡冠,为大脑镰前部的附着点。鸡冠两侧为筛板,其上有许多筛孔,嗅丝由此通过,颅前窝两侧为不平滑的眶部。颅前窝骨板较薄易发生骨折,损伤嗅丝,可致嗅觉减退乃至丧失。由于颅底与硬脑膜附着紧密,骨折时易撕裂硬脑膜而引起脑脊液鼻漏。颅脑损伤尤其枕部着力时,额叶底部在骨嵴上摩擦而引起额极与额叶底面的脑挫裂伤和血肿。

(四)颅中窝

主要由蝶骨体、蝶骨、蝶骨大翼、颞岩部前面及部分颞鳞部构成。分为中间部的蝶鞍与对称的两侧部。蝶鞍中央为垂体窝,容纳垂体。前方为鞍结节、视交叉沟及向两侧连通的视神经管,内行视神经与眼动脉,后方为鞍背,两侧有前床突、中床突、后床突三个骨性突起,再往外为纵行颈动脉沟及海绵窦,内行颈内动脉。颅中窝骨折伤及海绵窦时可出现致命性鼻腔大出血和海绵窦综合征。蝶鞍下方为蝶窦,蝶骨体骨折伤及蝶窦时可出现脑脊液鼻漏。侧部容纳颞叶,有许多裂孔自前至后分布其上,眶上裂位于前内方,通向眶腔,动眼、滑车、展神经、三叉神经第一支及眼静脉通过眶上裂,此处骨折可出现眶上裂综合征。其后为圆孔、卵圆孔、棘孔、破裂孔,圆孔内走行上颌神经、卵圆孔内走行下颌神经及通海绵窦导血管,棘孔有脑膜中动脉及棘孔神经通过,脑膜中动脉损伤时,有时需堵塞棘孔才能止血。破裂孔上为软骨封闭,其上有颈内动脉横过,内穿行发自面神经的岩浅大神经及导血管。颞骨岩尖部有三叉神经压迹,为三叉神经半月节存在部位,其上有展神经、滑车神经经过,此处损伤可致岩尖综合征。颞骨岩部后方为鼓室盖,将鼓室与颅中窝分隔,此处骨折可出现脑脊液鼻漏及面神经麻痹、失听。颅中窝外侧有脑膜中动脉沟,此处骨折可出现硬脑膜外血肿,为硬膜外血肿好发部位。

(五)颅后窝

由颞骨岩部后面和枕骨各部组成。其中央为枕骨大孔,有延髓与脊髓相连,另有椎动脉、副神经脊髓根通过。枕骨大孔两侧有舌下神经管,舌下神经由此出颅。前上方为斜坡,承托脑桥及延髓,斜坡下为咽后壁,因此枕骨大孔骨折时,可伤及舌下神经及延髓,斜坡骨折时可出现咽后壁血肿。颅后窝两侧部上缘为岩上窦,颞岩部后面有内耳门,内有面听神经及迷路动静脉通过,内耳门后下方有颈静脉孔,内行颈内静脉,舌咽、迷走、副三对脑神经,骨折通过颈静脉孔可出现颈静脉孔综合征。颈静脉孔连于乙状窦,乙状窦向两侧连通于横窦。颅后窝后壁的中部为呈十字形的枕内粗隆。

二、颅骨的生物力学性质

颅骨共由 8 块骨组成,骨间有骨缝紧密相连,具有分散暴力和保护脑组织的作用。颅骨的各种力学性能中最主要的是强度和刚度两种。强度是指生物材料或非生物材料组成的构件抵抗破坏的能力。强度有高低之分。刚度是指构件抵抗变形的能力。刚度有大小之分。颅骨的内、外板均有较高的刚度与强度,能以变弯和受压的形式承受外力的静态力与冲击力。板障在头部受外力时能阻止内外板的接近并承受剪应力,还可通过自身的压缩变形吸收部分冲击能量。随年龄增长,板障增厚,到老年时期可能占到整个骨厚的一半以上,使颅盖骨强度下降,脆性增大,容易骨折。

三、颅骨损伤机制

当颅骨受到外来冲击力作用时,其内部出现薄膜力和弯曲压应力相加得到较大的压应力,内表面上两者相减得到较小的拉重力或压重力。因为颅骨承受压应力的能力很强,而承受拉重力的能力较弱,所以往往内表面受拉而破坏,如果颅骨较薄,则弯曲拉重力远大于薄膜压应力,即颅骨内部的拉重力不能被较多的抵消,此处就极易发生骨折。颅骨骨折的发生机制主要有两种形式。

(一)局部弯曲变形引起骨折

当外力打击颅骨时,先是着力点局部内陷,而作用力停止时颅骨又迅速弹回而复位,当外力较大使颅骨变形超过其弹性限度,则首先在作用点的中央发生内板断裂继而周边外板折断,最后中央部的外板及周边部的内板亦发生断裂。一般情况下全过程的时间为1‰秒至2‰秒。颅骨破损后形状大体上呈向内的喇叭形,一般仍有局部地方相连。

(二)普遍弯曲变形引起的骨折

头颅的骨质结构及形状近似一个具有弹性的球体,颅骨被挤压在两个以上的力量之间,可引起头颅的整个变形。当颅骨的变形超过其弹性限度则发生骨折。当暴力为左右方向时,骨折线往往垂直于矢状线,常通过颞部及颅底。当暴力是前后方向时,骨折线是纵行,与矢状线平行,并往往伸延到枕骨鳞部。当暴力为上下方向时,可由脊柱之对抗力而造成颅底的环形骨折。

影响颅骨损伤的各种因素:影响颅骨损伤严重程度的主要因素为外力的大小、作用面积大小、打击延续时间的长短、打击的动量、受击时头部运动状态、打击点的位置以及颅骨自身的几何力学特性。

四、颅骨骨折的影响因素

(一)外力大小、延续时间及作用面积的影响

因为外力和它所产生的应力大体上成正比,所以外力越大,损伤越严重。如果外力作用时间短到不足以使颅骨完成破损过程,则损伤就轻。此外,如果外力作用面积越小(通常指撞击物体很尖锐),损伤亦越重。

(二)打击物动量(mv)的影响

m为击物的质量,v为打击物与头部之间相对运动的速度。动量越大,损伤越严重;如果m较大而v较小,通常出现线形骨折,反之容易出现穿透情况。

(三)撞击时头部运动状态的影响

此运动状态有三类,一是外来物向头部袭击,此时头可看成支持在有弹性颈部上的物体,在受击过程中能够退让,使外来加于其上的一部分能量被颈部及颈部以下的部位所吸收。第二类是头部处于固定状态(如靠在墙壁或地面上)在受击时不能退让,此种情况要比上一类状态严重些。第三类是运动着的头部撞上较大的物体,在头部已撞上该物体后,颈部及其以下部位尚未与物体接触,它们继续运动并向头部冲撞。这类状态的损伤比二类都要严重。有时颅骨会在受力点出现凹陷变形,而在受力点相对的另一侧出现外凸变形,称为对冲性颅骨骨折。

(四)外力打击方向与骨折的关系

外力垂直作用于颅盖部多产生凹陷骨折或粉碎骨折;暴力斜行或切线作用于颅盖部多引起线形骨折,骨折线多与外力方向相平行,有时向颅底伸延。

(五)外力作用于头的部位与骨折的关系

同于颅骨几何形态很复杂,各部分结构形式、厚度及材料性质均不相同,所以外力作用在不同点处对颅骨损伤的程度及骨折线的走向均有影响,根据临床统计,大体有如下规律。

(1)当额部前方受撞击时,多产生额骨垂直部和颅前窝前后纵向骨折,其次是前后的斜行骨折。如作

用点在前额的外侧,亦可产生左右横行的线形骨折,并可越过中线达对侧颅前窝底。

(2)当顶骨前方或额骨后部受冲撞时,骨折常向颞前区伸延,在冲击力较大的情况下,也可能同时向各个方向扩展。在顶骨上方撞击时,骨折多发生在颅盖的一侧,亦可发生横过中线的双侧性骨折,经过颅顶中线的骨折可损伤上矢状窦。有时骨折延伸到颅中窝底,经蝶骨向颅底发展,也可经过颞骨岩部向颅中窝的内侧和颅后窝发展。偶见由于脊柱的对抗作用产生枕骨大孔周围的环形骨折。

(3)暴力作用于颞部,以左右方向的横行骨折为多见,骨折线可经颞骨鳞部延伸到颅中窝底,亦可经过蝶骨到达对侧颅中窝底,其次为左右走行的斜行骨折亦较多,而前后纵行骨折则少见。

(4)在枕骨范围内受撞击时,如着力点在一侧枕部多见前后方向的纵行骨折或斜行骨折。骨折线由着力点向颅后窝底延伸,也可经颞骨岩部,伸延到颅中窝,有时可见枕乳缝或人字缝下部的颅缝分离。

(5)当来自下方撞击由脊柱传到枕骨大孔时,骨折从枕骨大孔向前或向侧方扩展。

(6)暴力冲击点愈近颅底水平,颅盖和颅底联合骨折的发生率愈高。

五、颅骨骨折的分类

(一)按骨折的形状分类

1.线形骨折

骨折呈线条形,大多是单一的骨折线,分支状、放射状和多发线形骨折少见。骨折线宽度多为1~3 mm,个别宽者可达1 cm以上,线形骨线占颅盖骨折的2/3以上,颅底骨折几乎都是线形骨折。外伤性颅缝分离,亦属于线形骨折范畴,以人字缝分离多见,矢状缝和冠状缝分离少见。颅骨生长性骨折是线形骨折不断扩大所致,当婴幼儿颅盖部线形骨的骨折线中间有骨膜或蛛网膜等间隔时,不仅阻止骨折愈合,而且骨折的缝隙不断受到蛛网膜下隙、膨出的脑组织或形成的囊肿的冲击,骨折缘逐渐地被侵蚀和吸收,一般多在数月出现搏动性膨出的肿块,而且肿块不断增大,称颅骨生长性骨折。

2.凹陷骨折

凹陷骨折为致伤物直接冲击颅盖所致,间接暴力沿脊柱上传造成枕骨大孔区环形凹陷骨折仅偶见,婴幼儿多为乒乓球样凹陷骨折。凹陷骨折约占颅盖骨折的1/3,多发生于颞部,其次为额部和顶部,枕部很少见。凹陷骨折片常刺破硬脑膜和损伤脑实质,造成局部脑挫裂伤,常合并各种类型颅内血肿,尤其是脑内血肿。

3.粉碎骨折

粉碎骨折为暴力直接作用于颅盖所致。一般暴力较大,与头部接触面积广,形成多条骨折线,分隔成若干骨碎块,有些骨片互相重叠,有些轻度陷入。局部脑膜撕裂和脑组织常有广泛的挫裂伤,可合并各种类型的颅内血肿。

(二)按颅骨骨折部位分类

1.颅盖骨折

颅盖骨折为暴力直接冲击颅盖部所致,骨折多位于颅盖范围内,也常延伸到颅底。颅盖骨折发生率较颅底骨折多1~2倍。骨折的形态依次为线形骨折、凹陷骨折和粉碎骨折。

2.颅底骨折

多为内开放性线形骨折,大多数颅底骨折系颅盖骨折向颅底伸延之联合骨折,单纯发生在颅底的骨折少见。骨折线有横行、纵行及环形三种。骨折线可累及一个或两个颅窝,累及三个颅窝者很少。由于硬脑膜与颅底粘连紧密,该部位不易形成硬脑膜外血肿,而易合并硬脑膜撕裂造成内开放,产生脑脊液漏。进出颅腔的大血管和脑神经都经颅底,故颅底骨折常造成脑神经损伤和颈内动脉—海绵窦瘘等并发症。颅后窝骨折可伴有原发性脑干损伤。

(三)按创伤的性质分闭合性和开放性骨折

(1)闭合性骨折系骨折部位的头皮非全层裂伤,骨膜未裂开,因而颅骨与外界不相通。

（2）开放性骨折指骨折部位头皮全层裂开，颅骨与外界连通。

六、临床表现

（一）颅盖骨折

颅盖骨折有多种形式，除开放性及某些凹陷形颅盖骨折，在临床上可能显示骨折的直接征象外，闭合性骨折往往只显示骨折的间接征象，其确诊常有赖于 X 线或 CT 检查。

1.闭合性颅盖骨折的临床表现

骨折处头皮肿胀，自觉疼痛，并有压痛。线形骨折的表面，常出现头皮挫伤和头皮血肿。颞肌范围的明显肿胀、张力增高和压痛，常是颞骨线形骨折合并颞肌下淤血的征象。外伤性颅缝裂开在小儿比较常见，早期可出现沿颅缝走行的条状头皮血肿。骨膜下血肿或迅速形成巨大的帽状腱膜下血肿常暗示深面有颅盖骨折。凹陷骨折多发生于额部及顶部，受伤部位多伴有头皮挫伤和血肿。触诊时常可摸及骨质下陷，可出现骨片浮动感或骨擦音。但切忌反复，粗暴操作，不应为获得此项体征而增加硬脑组织损伤甚至出血的危险。在单纯头皮血肿触诊时，常有中央凹入感，易误诊为凹陷骨折，此时需拍颅骨切线位片加以鉴别。有人认为颅骨凹陷深度小于 1 cm 时多无硬脑膜裂伤，而凹入的碎骨片深度超过 2 cm 时，应高度怀疑有硬脑膜裂伤之存在。

凹陷骨折在皮质功能区可出现相应的刺激或损害症状。凹陷骨折在静脉窦上可引起致命性大出血，或压迫静脉窦引起颅内压增高。广泛的凹陷骨折由于减少了颅腔的容积亦可引起颅内压增高。

2.开放性颅盖骨折

多发生于锐器直接损伤，少数为火器伤。受伤局部之头皮呈全层裂开，其下可有各种类型的颅骨骨折。伤口内可有各种异物如头发、碎骨片、泥土及布屑等。此种骨折硬脑膜如完整称为开放性颅骨骨折；当硬脑膜也有破裂时则称为开放性颅脑损伤。累及大静脉窦的粉碎骨折，可引起致命性大出血。

（二）颅底骨折

颅底骨折以线形骨折为主，因骨折线常通向鼻窦或岩骨乳突气房，由此分别与鼻腔或外耳道连通，亦称为内开放性骨折。其临床表现虽然都是骨折的间接征象，却是临床确诊的重要依据。

颅底骨折依其发生部位不同，分为颅前窝骨折、颅中窝骨折和颅后窝骨折，临床表现各有特征，兹分述如下。

1.颅前窝骨折的临床征象

前额部皮肤有挫伤和肿胀，伤后常有不同程度的口鼻出血。有时因血液吞入胃中，而呕吐出黑红色或咖啡色液体。如颅前窝底部骨折撕裂颅底部脑膜及鼻腔黏膜时，即出现脑脊液鼻漏，脑脊液常与血液相混，而呈淡红色，滴在吸水纸上有浸渍圈。因含糖可用尿糖试纸测试。脑脊液漏可因呛咳、挣扎等因素而加剧。偶尔气体由鼻窦经骨折线进入颅腔内，气体分布于蛛网膜下隙、脑内或脑室内，称为外伤性颅内积气。脑脊液鼻漏一般于伤后数日常能自停。

伤后逐渐出现眼睑的迟发性皮下瘀斑，俗称"熊猫眼"征。出血因受眶筋膜限制，而较少扩展至眶缘以外，且常为双侧性，应与眼眶部直接软组织挫伤鉴别。眶顶骨折后，眶内出血，还可使眼球突出，如出血在球结膜之下由后向前延伸，血斑常呈扇形分布，其基底位于内外眦，后界不明，而尖端指向角膜及瞳孔，亦常为双侧性，检查时，瘀斑不随之移动。这一特征可与直接眼部挫伤所致球结膜触动球结膜内片状出血相区别。

骨折线累及筛板，撕裂嗅神经导致嗅觉丧失，当骨折线经过视神经孔时，可因损伤或压迫视神经而导致视力减退或丧失。

颅前窝骨折也常伴有额极及额叶底面的脑挫裂伤以及各种类型的颅内血肿。

2.颅中窝骨折的临床征象

临床上常见到颞部软组织肿胀，骨折线多限于一侧颅中窝底，亦有时经蝶骨体达到对侧颅中窝底。当骨折线累及颞骨岩部时,往往损伤面神经和听神经,出现周围性面瘫、听力丧失、眩晕或平衡障碍等。如骨折线经过中耳和伴有鼓膜破裂时,多产生耳出血和脑脊液耳漏,偶尔骨折线宽大,外耳道可见有液化脑组织溢出。临床上应仔细检查,以除外外耳道壁裂伤出血或因面颌部出血流入外耳道所造成的假象。如岩部骨折鼓膜尚保持完整时,耳部检查可发现鼓膜呈蓝紫色,血液或脑脊液可经耳咽管流向鼻腔或口腔,需注意与筛窦或蝶窦骨折伴发的脑脊液漏相鉴别。

骨折线经过蝶骨,可损伤颈内动脉产生颈内动脉海绵窦瘘,表现为头部或眶部连续性杂音,搏动性眼球突出,眼球运动受限和视力进行性减退等,颈内动脉损伤亦可形成海绵窦段颈内动脉瘤,动脉瘤破裂后又形成颈内动脉海绵窦瘘。有时颈内动脉损伤或外伤性颈内动脉瘤突然破裂,大量出血经骨折缝隙和蝶窦涌向鼻腔,发生致死性鼻腔大出血,如不能果断、迅速地控制和结扎颈总动脉,患者将死于出血性休克。当眶上裂骨折时,可损伤眼、滑车、外展神经,以及三叉神经第一支,出现眼球运动障碍和前额部感觉障碍,即为眶上裂综合征。

3.颅后窝骨折的临床征象

常有枕部直接承受暴力的外伤史,除着力点的头皮伤外,数小时后可在枕下或乳突部出现皮下淤血(Battle 征),骨折线经过枕骨鳞部和基底部,亦可经过颞骨岩部向前达颅中窝。骨折线累及斜坡时,可于咽后壁见到黏膜下淤血,如骨折经过颈内静脉孔或舌下神经孔,可分别出现吞咽困难、声音嘶哑或舌肌瘫痪。骨折累及枕骨大孔,可出现延髓损伤的症状,严重时,伤后立即出现深昏迷,四肢弛缓,呼吸困难,甚至死亡。

七、辅助检查

(一)X 线平片

颅骨 X 线检查可以确定有无骨折和其类型,亦可根据骨折线的走行判断颅内结构的损伤情况,以及合并颅内血肿的可能性,便于进一步检查和治疗。

颅骨摄片时,一般应摄常规的前后位和侧位片,有凹陷骨折时,为了解其凹陷的深度应摄以骨折部位为中心的切线位。当怀疑枕骨骨折和人字缝分离时,需摄额枕半轴位或汤氏(Towne)位;如前额部着力,伤后一侧视力障碍时,应摄视神经孔位;眼眶部骨折拍柯氏位,疑诊颅底骨折时,如病情许可,应摄颏顶位。

颅盖骨折经颅骨 X 线检查确诊率为 95%～100%,阅片时应注意骨折线的部位和分支不规则,边缘比较锐利,借此可与颅骨的血管沟纹鉴别。当骨折线经过脑膜中动脉主干及其分支、横窦沟或矢状中线时,应警惕合并硬膜外血肿。线形骨折也要与颅缝区别,颅缝有特定部位,呈锯齿状,内板缝的投影亦不如骨折线清晰锐利。颅缝分离较骨折少见,常见于儿童及青少年,多发生于人字缝、矢状窦和冠状缝,表现为颅缝明显增宽,或有颅缝错位或重叠,两侧颅缝宽度相差 1 mm 以上或宽度超过 1.5 mm 即可诊颅缝分离。颅盖部凹陷骨折可为全层或仅为内板向颅内凹陷,呈环形或星形,借切线位片了解其深度,结合临床症状分析伴发的脑损伤。

颅底骨折经 X 线检查确诊率仅为 50%左右。诊断时必须结合临床表现。即使颅骨平片未发现骨折线,如临床表现符合,亦应确定为颅底骨折。当骨折线经过额窦、筛窦、蝶窦和岩骨时,应注意是否伴发脑脊液漏,并警惕这类内开放性颅底骨折有并发颅内感染的可能。另外阅片时还要注意颅底骨折的间接征象,如颅底骨折脑脊液漏可出现鼻窦和/或乳突积液表现,窦腔混浊,密度增高。鼻窦或乳突损伤,可于颅骨周围或颅内出现气体。颅内积气如果不是穿入骨折,则属内开放骨折。

(二)颅脑 CT 扫描

CT 扫描采用观察软组织和骨质的两种窗位,有利于发现颅骨平片所不能发现的骨折,尤其是颅底骨折。CT 扫描可显示骨折缝隙的大小、走行方向,同时可显示与骨折有关的血肿、受累肿胀的肌肉。粉碎性骨折进入脑内的骨片也可通过 CT 扫描三维定位而利于手术治疗。CT 扫描还是目前唯一能显示出脑脊液漏出部位的方法。Bruce 报道平扫定位率达 50%,如采用碘剂脑池造影 CT 扫描则可达 69%。扫描时应注意不同部位采用不同方法。额窦最好应用轴位,筛窦、蝶窦及中耳鼓室盖部的骨折观察一般采用冠状扫描。应注意的是如果有损伤脊髓的情况存在,不宜采用冠状扫描。

八、诊断

一般情况下,根据头外伤史,临床查体及 X 线检查(包括 X 线平片和 CT 扫描)不难做出诊断,对于颅骨骨折因其有典型的临床征象,在没有特殊检查的情况下,可依临床征象做出诊断。

九、治疗原则与措施

(一)颅盖部线形骨折

闭合性颅盖部单纯线形骨折,如无颅内血肿等情况,不需手术治疗。但应注意观察颅内迟发性血肿的发生。开放性线形骨折,如骨折线宽且有异物者可钻孔后清除污物咬除污染的颅骨以防术后感染,如有颅内血肿按血肿处理。

(二)凹陷骨折

凹陷骨折的手术指征:①骨折片下陷压迫脑中央区附近或其他重要功能区,或有相应的神经功能障碍者;②骨折片下陷超过 1 cm(小儿 0.5 cm)或因大块骨片下陷引起颅内压增高者;③骨折片尖锐刺入脑内或有颅内血肿者;④开放性凹陷粉碎骨折,不论是否伴有硬脑膜与脑的损伤均应早期手术。位于静脉窦区凹陷骨折应视为手术禁忌证,以防复位手术引起大量出血。

1.闭合性凹陷性骨折

可根据骨折的部位、大小、颅内有无血肿选用不同的方法,对范围较少且远离静脉窦的凹陷骨折,选用直切口或弧形切口,显露骨折区域,在骨折凹陷裂纹旁钻一孔,用骨撬将陷入的骨片掀起,对凹陷范围较大骨折片尚未游离整复困难者或伴颅内血肿,可采用取骨瓣法,用加压或锤击法整复。对于小儿的颅骨骨折,为避免影响脑的发育,应积极采用手术复位。对新生儿的颅骨骨折应尽可能采用非手术复位方法,最简单适用的方法是应用胎头吸引器复位。当胎头吸引器复位失败或有颅内血肿或头皮下有脑脊液潴留时,采用手术复位。

2.开放性凹陷骨折

必须彻底清创,用生理盐水反复冲洗伤口,清除血块与异物,切除无生活能力的头皮、骨片、脑膜与脑组织等,必要时可延长切口,用牵开器拉开以显露骨折处,在摘除碎骨片时,手法应轻柔,对难以取出的骨片,切不可暴力扭转拉出,与骨膜相连的骨片应尽量保留。骨折片陷入超过 2 cm 者,多有硬脑膜破裂,此时可根据颅内有无血肿及脑组织挫裂伤的程度决定是否扩大骨窗,清除血肿及破碎的脑组织,最后缝合修补硬脑膜。硬脑膜未破裂者,除有硬膜下出血外,一般不可轻易切开,以免导致颅内感染。

(三)颅底骨折

原则上采用非手术对症治疗,颅骨骨折本身无特殊处理,为防治感染,需应用抗生素。伴有脑脊液耳鼻漏者,应保持局部清洁,头高位卧床休息,禁止堵塞鼻孔、外耳道,禁行腰穿及用力擤鼻,并应用大剂量抗生素预防感染,大多数瘘口在伤后 1～2 周内愈合,1 月以上不愈者,开颅修补硬脑膜裂孔。伴有脑神经损伤者,可注射维生素 B_1、B_6 及 B_{12} 和激素、血管扩张剂,也可行理疗针灸。视神经受骨片或血肿压迫者,应及时行视神经减压术,但对外伤后即刻失明的患者多无效果。对伤后出现致命性大量鼻出血患者,需立即气管插管,排除气道内积血,使呼吸通畅,随即填塞鼻腔,压迫伤侧颈总动脉并迅速输液、输血必要时手术以抢救患者生命,颅后窝骨折伴延髓有受压损伤患者,应尽早气管切开,呼吸机辅助呼吸,颅骨牵引,必要时进行枕肌下减压术。

(崔志鹏)

第四节　开放性颅脑损伤

开放性颅脑损伤(open head injury)是颅脑各层组织开放伤的总称,它包括头皮裂伤、开放性颅骨骨折及开放性脑损伤,而不是开放性脑损伤的同义词。硬脑膜是保护脑组织的一层坚韧纤维膜屏障,此层破裂与否,是区分脑损伤为闭合性或开放性的分界线。

开放性颅脑损伤的原因很多,大致划为两大类,即非火器伤与火器伤。

一、非火器性颅脑损伤

各种造成闭合性颅脑损伤的原因都可造成头皮、颅骨及硬脑膜的破裂,造成开放性颅脑损伤,在和平时期的颅脑损伤中,以闭合伤居多,开放性伤约占 16.8%,而后者中又以非火器颅脑损伤(nonmis sile craniocerebral injury)较多。

(一)临床表现

1.创伤的局部表现

开放性颅脑伤的伤因、暴力大小不一,产生损伤的程度与范围差别极大。创伤多位于前额、额眶部,亦可发生于其他部位,可为单发或多发,伤口整齐或参差不齐,有时沾有头发、泥沙及其他污物,有时骨折片外露,也有时致伤物如钉、锥、铁杆嵌顿于骨折处或颅内。头皮血运丰富,出血较多,当大量出血时,需考虑是否存在静脉窦破裂。

2.脑损伤症状

患者常有不同程度的意识障碍与脑损害表现,脑部症状取决于损伤的部位、范围与程度。其临床表现同闭合性颅脑损伤部分。

3.颅内压改变

开放性脑损伤时,因颅骨缺损、血液、脑脊液及破碎液化坏死的脑组织可经伤口流出,或为脑膨出,颅内压力在一定程度上可得到缓冲。如伴脑脊液大量流失,可出现低颅压状态。创口小时可与闭合性脑损伤一样,出现脑受压征象。

4.全身症状

开放性颅脑损伤时出现休克的机会较多,不仅因外出血造成失血性休克,还可由于颅腔呈开放性,脑脊液与积血外溢,使颅内压增高得到缓解,颅内压引起的代偿性血压升高效应减弱。同时伴有的脊柱、四肢及胸腹伤可有相应的症状及体征。

(二)辅助检查

1.X 线平片

颅骨的 X 线平片检查有助于骨折的范围、骨碎片与异物在颅内的存留情况的了解。

2.颅脑 CT 扫描

可显示颅骨、脑组织的损伤情况,能够对碎骨片及异物定位,发现颅内或脑内血肿等继发性改变。CT较 X 线平片更能清楚地显示 X 线吸收系数低的非金属异物。

(三)诊断

开放性颅脑损伤一般易于诊断,根据病史、检查伤口内有无脑脊液或脑组织,即可确定开放性损伤的情况。X 线平片及 CT 扫描更有利于伤情的诊断。少数情况下,硬脑膜裂口很小,可无脑脊液漏,初诊时难以确定是否为开放性脑损伤,而往往手术探查时才能明确。

（四）救治原则与措施

1.治疗措施

首先做创口止血、包扎、纠正休克，患者入院后有外出血时，应采取临时性止血措施，同时检查患者的周身情况，有无其他部位严重合并伤，是否存在休克或处于潜在休克。当患者出现休克或处于休克前期时，最重要的是先采取恢复血压的有力措施，加快输液、输血，不必顾虑因此加重脑水肿的问题，当生命体征趋于平稳时，才适于进行脑部清创。

2.手术原则

（1）早期清创：按一般创伤处理的要求，尽早在伤后 6 小时内进行手术。在目前有力的抗生素防治感染的条件下，可延长时限至伤后 48 h。

（2）彻底清创手术的要求：早期彻底清除术，应一期缝合脑膜，将开放性脑损伤转为闭合性，经清创手术，脑水肿仍严重者，则不宜缝合硬脑膜，而需进行减压术，避免发生脑疝。

（3）并存脏器伤时，应在输血保证下，迅速处理内脏伤，第二步行脑清创术。这时如有颅内血肿，脑受压危险，伤情特别急，需有良好的麻醉处理，输血、输液稳定血压，迅速应用简捷的方法，制止内出血，解除脑受压。

（4）颅骨缺损一般在伤口愈合后 3～4 个月进行修补为宜，感染伤口修补颅骨至少在愈合半年后进行。

3.手术方法

应注意的是，术中如发现硬脑膜颜色发蓝、颅内压增高，疑有硬膜下血肿，应切开硬脑膜探查处理。脑搏动正常时，表明脑内无严重伤情，无必要切开探查，以免将感染带入脑部。开放性脑损伤的清创应在直视下进行，逐层由外及里冲净伤口，去除污物、血块，摘除碎骨片与异物，仔细止血，吸去糜烂失活的脑组织，同时要珍惜脑组织，不做过多的切除。保留一切可以保留的脑血管，避免因不必要的电凝或夹闭脑的主要供血动脉及回流静脉引起或加重脑水肿、脑坏死及颅内压增高。脑挫裂伤较严重，颅内压增高，虽经脱水仍无缓解，可容许做内减压术。清创完毕，所见脑组织已趋回缩、颅内压已降低的情况下，缝合硬脑膜及头皮。

钢钎、钉、锥等较粗大锐器刺入颅内，有时伤器为颅骨骨折处所嵌顿。如伤员一般情况好，无明显颅内出血症状者，不宜立即拔出，特别是位于动脉干与静脉窦所在处和鞍区的创伤。应摄头颅 X 线片了解颅内伤器的大小、形态和方位，如异物靠近大血管时，应进一步行脑血管造影，查明异物与血管等邻近结构的关系，据此制定出手术方案，术前做好充分的输血准备。行开颅手术时，先切除金属异物四周的颅骨进行探查，若未伤及静脉，扩大硬脑膜破口，在直视下，徐徐将异物退出，随时观察伤道深处有无大出血，然后冲洗伤道、止血，放置引流管，缝合修补硬脑膜，闭合伤口，术后 24～36 h 拔除引流管。

颅面伤所致开放性脑损伤，常涉及颌面、鼻窦、眼部及脑组织。

清创术的要求：①做好脑部清创与脑脊液漏的修补处理；②清除可能引起的创伤感染因素；③兼顾功能与整容的目的。手术时要先扩大额部伤口或采用冠状切口，翻开额部皮瓣，完成脑部清创与硬膜修补术，然后对鼻窦作根治性处理。最后处理眼部及颌面伤。

脑挫裂伤、脑水肿及感染的综合治疗同闭合性颅脑外伤。

二、火器性颅脑损伤

火器性颅脑损伤（missile craniocerebral inju ries）是神经外科的一个重要课题。战争时期，火器性颅脑损伤是一种严重战伤，尤其是火器性颅脑穿通伤，处理复杂，死亡率高。在和平时期也仍然是棘手的问题。创伤医学及急救医学的发展，虽使火器性颅脑损伤的病理生理过程得到进一步阐明，火器性颅脑损伤的抢救速度、诊疗条件也有了很大的提高，但是其死亡率仍高。

（一）分类

目前按硬脑膜是否破裂将火器性颅脑损伤简化分为非穿通伤和穿通伤两类。

1.非穿通伤

常有局部软组织或伴颅骨损伤,但硬脑膜尚完整,创伤局部与对冲部位可能有脑挫裂伤,或形成血肿。此类多为轻、中型伤,少数可为重型。

2.穿通伤

穿通伤即开放性脑损伤。颅内多有碎骨片、弹片或枪弹存留,伤区脑组织有不同程度的破坏,并发弹道血肿的机会多,属重型伤,通常将穿通伤又分为以下几种。

(1)盲管伤:只有入口而无出口,在颅内入口附近常有碎骨片与异物,金属异物存留在颅内,多位于伤道的最远端,局部脑挫裂伤较严重。

(2)贯通伤:有入口和出口,入口小,出口大。颅内入口及颅外皮下出口附近有碎骨片,脑挫裂伤严重,若伤及生命中枢,伤员多在短时间内死亡。

(3)切线伤:头皮、颅骨和脑呈沟槽状损伤或缺损,碎骨片多在颅内或颅外。

(4)反跳伤:弹片穿入颅内,受到入口对侧颅骨的抵抗,变换方向反弹停留在脑组织内,构成复杂伤道。此外按投射物的种类又可分为弹片伤、枪弹伤,也可按照损伤部位来分类,以补充上述的分类法。

(二)损伤机制与病理

火器性颅脑损伤的病理改变与非火器伤有所不同,伤道脑的病理改变分为三个区域。

1.原发伤道区

原发伤道区是反映伤道的中心部位,内含毁损液化的脑组织,与出血和血块交融,杂有颅骨碎片、头发、布片、泥沙以及弹片或枪弹等。伤道的近侧可由于碎骨片造成支道,间接增加脑组织损伤范围,远侧则形成贯通伤、盲管或反跳伤。脑膜与脑的出血容易在伤道内聚积形成硬膜外、硬膜下、脑内或脑室内血肿。伤道内的血肿可位于近端、中段与远端。

2.挫裂伤区

在原发伤道的周围,脑组织呈点状出血和脑水肿,神经细胞、少枝胶质细胞及星形细胞肿胀或崩解。致伤机制是由于高速投射物穿入密闭颅腔后的瞬间,在脑内形成暂时性空腔,产生超压现象,冲击波向周围脑组织传递,使脑组织顿时承受高压及相继的负压作用而引起脑挫裂伤。

3.震荡区

位于脑挫裂区周围,是空腔作用之间接损害,伤后数小时逐渐出现血循环障碍、充血、淤血、外渗及水肿等,但尚为可逆性。

另外,脑部可能伴有冲击伤,乃因爆炸引起的高压冲击波所致,脑部可发生点状出血、脑挫裂伤和脑水肿。

脑部的病理变化可随创伤类型、伤后时间、初期外科处理以及后期治疗情况而有所不同。脑组织的血液循环与脑脊液循环障碍,颅内继发性出血与血肿形成,急性脑水肿,并发感染等,皆可使病理改变复杂化。

(三)临床表现

1.意识障碍

伤后意识水平是判断火器性颅脑损伤轻重的最重要指标,是手术指征和预后估计的主要依据。但颅脑穿通伤有时局部有较重的脑损伤,可不出现昏迷。应强调连续观察神志变化过程,如伤员在伤后出现中间清醒期或好转期,或受伤当时无昏迷随后转入昏迷,或意识障碍呈进行性加重,都反映伤员存在急性脑受压征象。在急性期,应警惕创道或创道邻近的血肿,慢性期的变化可能为脓肿。

2.生命体征的变化

重型颅脑伤员,伤后多数立即出现呼吸、脉搏、血压的变化。伤及脑干部位重要生命中枢者,可早期发生呼吸紧迫,缓慢或间歇性呼吸,脉搏转为徐缓或细远,脉律不整与血压下降等中枢性衰竭征象。呼吸深而慢,脉搏慢而有力,血压升高的进行变化是颅内压增高、脑受压和脑疝的危象,常指示颅内血肿。开放伤引起外出血,大量脑脊液流失,可引起休克和衰竭。出现休克时应注意查明有无胸、腹伤、大的骨折等严重合并伤。

3.脑损伤症状

伤员可因脑挫裂伤、血肿、脑膨出而出现相应的症状和体征。蛛网膜下隙出血可引起脑膜刺激征。下丘脑损伤可引起中枢性高热。

4.颅内压增高

火器伤急性期并发颅内血肿的机会较多,但弥漫性脑水肿更使人担忧,主要表现为头痛、恶心、呕吐及脑膨出。慢性期常是由于颅内感染、脑水肿,表现为脑突出,意识转坏和视乳头水肿,到一定阶段,反映到生命体征变化,并最终出现脑疝体征。

5.颅内感染

穿通伤的初期处理不彻底或过迟,易引起颅内感染。主要表现为:高热、颈强直、脑膜刺激征。

6.颅脑创口的检查

这在颅脑火器伤是一项特别重要的检查。出入口的部位、数目、形态、出血、污染情况均很重要,出入口的连线有助于判断穿通伤是否横过重要结构。

(四)辅助检查

1.颅骨X线平片

对颅脑火器伤应争取在清除表面砂质等污染后常规拍摄颅片。拍片不仅可以明确是盲管伤还是贯通伤,颅内是否留有异物,并了解确切位置,对指导清创手术有重要作用。

2.脑超声波检查

观察中线波有无移位作为参考。二维及三维超声有助于颅内血肿、脓肿,脑水肿等继发性改变的判断。

3.脑血管造影

在无CT设备的情况下,脑血管造影有很大价值,可以提供血肿的部位和大小的信息。脑血管造影还有助于外伤性颅内动脉瘤的诊断。

4.CT扫描

颅脑CT扫描对颅骨碎片、弹片、创道、颅内积气、颅内血肿、弥漫性脑水肿和脑室扩大等情况的诊断,既正确又迅速,对内科疗效的监护也有特殊价值。

(五)诊断

作战时,因伤员多,检查要求简捷扼要,迅速明确颅脑损伤性质和有无其他部位合并伤。早期强调头颅X线平片检查,对明确诊断及指导手术有重要意义。晚期存在的并发症、后遗症可根据具体情况选择诊断检查方法:包括脑超声波、脑血管造影及CT扫描等。在和平时期,火器性颅脑损伤伤员如能及时被送往有条件的医院,早期进行包括CT扫描在内的各种检查,可使诊断确切,以利早期治疗。

(六)救治原则与措施

1.急救

(1)保持呼吸道通畅:简单的方法是把下颌向前推拉,侧卧,吸除呼吸道分泌物和呕吐物,也可插管过度换气。

(2)抢救休克:早期足量的输血、输液和保持呼吸道通畅是战争与和平时期枪伤治疗的两大原则。

(3)严重脑受压的急救:伤员在较短时间内出现单侧瞳孔散大或很快双瞳变化,呼吸转慢,估计不能转送至手术医院时,则应迅速扩大穿通伤入口,创道浅层血肿常可涌出而使部分伤员获救,然后再考虑转送。

(4)创伤包扎:现场抢救只做伤口简单包扎,以减少出血,有脑膨出时,用敷料绕其周围,保护脑组织以免污染和增加损伤。强调直接送专科处理,但已出现休克或已有中枢衰竭征象者,应就地急救,不宜转送。尽早开始大剂量抗生素治疗,应用TAT。

2.优先手术次序

大量伤员到达时,伤员手术的顺序大致如下。

(1)有颅内血肿等脑受压征象者,或伤道有活动性出血者,优先手术。

(2)颅脑穿通伤优先于非穿通伤手术,其中脑室伤有大量脑脊液漏及颅后窝伤也应尽早处理。

(3)同类型伤,先到达者,先作处理。

(4)危及生命的胸、腹伤优先处理,然后再处理颅脑伤;如同时已有脑疝征象,伤情极重,在良好的麻醉与输血保证下,两方面手术可同时进行。

3.创伤的分期处理

(1)早期处理(伤后 72 h 以内):早期彻底清创应于 24 h 以内完成,但由于近代有效抗生素的发展,对于转送较迟,垂危或其他合并伤需要紧急处理时,脑部的清创可以推迟至 72 h。一般认为伤后 3～8 h 最易形成创道血肿,故最好在此期或更早期清创。

(2)延期处理(伤后 3～6 d):伤口如尚未感染,也可以清创,术后缝合伤口,置橡皮引流,或两端部分缝合或不缝依具体情况而定。伤口若已感染,则可扩大伤口和骨孔,使脓液引流通畅,此时不宜脑内清创,以免感染扩散,待感染局限后晚期清创。

(3)晚期处理(伤后 7 d 以上):未经处理的晚期伤口感染较重,应先药物控制感染,若创道浅部有碎骨片,妨碍脓液引流,也可以扩大伤口,去除异物,待后择期进一步手术。

(4)二期处理(再次清创术):颅脑火器伤可由于碎骨片、金属异物的遗留、脑脊液漏及术后血肿等情况进行二次手术。

(七)清创术原则与方法

麻醉、术前准备、一般清创原则基本上与平时开放性颅脑损伤的处理相同,在战时,为了减轻术后观察和护理任务,宜多采用局麻或只有短暂的全身麻醉。开颅可用骨窗法和骨瓣法,彻底的颅脑清创术要求修整严重污染或已失活的头皮、肌肉及硬脑膜,摘尽碎骨片,确实止血。对过深难以达到的金属异物不强求在一期清创中摘除。清创术后,颅内压下降,脑组织下塌,脑搏动良好,冲净伤口,缝合修补硬脑膜,缝合头皮,硬脑膜外可置引流 1～2 d。

对于脑室伤,要求将脑室中的血块及异物彻底清创,充分止血,术毕用含抗生素的生理盐水冲净伤口,对预防感染有一定作用,同时可做脑室引流。摘出的碎骨片数目要与 X 线平片之数目核对,避免残留骨片形成颅内感染的隐患。新鲜伤道中深藏的磁性金属异物和弹片,可应用磁性导针伸入伤道吸出。颅脑贯通伤出口常较大,出口的皮肤血管也易于损伤,故清创常先从出口区进行。若入口处有脑膨出或血块涌出,则入口清创优先进行。

下列情况需行减压术,硬脑膜可不予缝合修补:①清创不彻底;②脑挫裂伤严重,清创后脑组织仍肿胀或膨出;③已化脓之创伤,清创后仍需伤道引流;④止血不彻底。

(八)术后处理

脑穿通伤清创术后,需定时观察生命体征、意识、瞳孔的变化,观察有无颅内继发出血、脑脊液漏等。加强抗脑水肿、抗感染、抗休克治疗。保持呼吸道通畅,吸氧。躁动、癫痫高热时,酌情使用镇静药,冬眠药和采用物理方法降温,昏迷瘫痪伤员,定时翻身,预防肺炎,压疮和泌尿系感染。

(九)颅内异物存留

开放性颅脑损伤,特别是火器伤常有金属弹片及碎骨片、草木、泥沙、头发等异物进入颅内。当早期清创不彻底或因异物所处部位较深,难以取出时,异物则存留于颅内。异物存留有可能导致颅内感染,其中碎骨片易伴发脑脓肿,而且可促使局部脑组织退行性改变,极少数金属异物尚可有位置的变动,从而加重脑损伤,从而需手术取出异物。摘除金属异物的手术指征为:①直径大于 1 cm 的金属异物因易诱发颅内感染而需手术;②位于非功能区、易于取出且手术创伤及危险性小;③出现颅内感染征象或顽固性癫痫及其他较严重的临床症状者;④合并有外伤性动脉瘤者;⑤脑室穿通伤,异物进入脑室时,由于极易引起脑室内出血及感染,且异物在脑室内移动可以损伤脑室壁,常需手术清除异物。手术方法可分为骨窗或骨瓣开颅直接手术取除异物及采用立体定向技术用磁性导针或异物钳取除异物。前者有造成附加脑损伤而加重症状的危险,手术宜沿原伤道口进入,避开重要功能区,可应用于表浅部位及脑室内异物取除。近年来,由于立体定向技术的发展,在 X 线颅骨正侧位片及头部 CT 扫描准确定位及监控下,颅骨钻孔后,精确地将磁导针插入脑内而吸出弹片;或利用异物钳夹出颅内存留的异物。此种方法具有手术简便,易于接受,附加损伤少等优点,但当吸出或钳夹异物有困难时,需谨慎操作,以免损伤异物附近的血管而并发出血。手术前后需应用抗生素预防感染,并需重复注射 TAT。

(张　伟)

第五节　外伤性颅内血肿

一、概述

外伤性颅内血肿(traumatic hematomas)在闭合性颅脑损伤中占 10% 左右,在重型颅脑损伤中占 40%~50%。

(一)颅内血肿的分类

1.按血肿症状出现的时间分类

(1)特急性血肿:3 h 以内出现血肿症状者。

(2)急性血肿:伤后 3 d 内出现症状者。

(3)亚急性血肿:伤后 3 日至 3 周出现症状者。

(4)慢性血肿:伤后 3 周以上出现症状者。

2.按血肿在颅腔内部位不同分类

(1)硬脑膜外血肿:血肿位于颅骨和硬脑膜之间。

(2)硬脑膜下血肿:血肿位于硬脑膜和蛛网膜之间。

(3)脑内血肿:血肿位于脑实质内。

(4)特殊部位血肿:脑室内出血,出血在脑室系统内;颅后窝血肿,血肿位于颅后窝;脑干血肿,血肿位于脑干。

3.按血肿数目多少分类

(1)单发性血肿:颅内出现单一血肿。

(2)多发性血肿:两个以上同部位不同类型的血肿或不同部位的血肿。

4.按血肿是否伴脑挫裂伤分类

(1)单纯性血肿:不伴有脑挫裂伤的血肿。

(2)复合性血肿:血肿部位伴脑挫裂伤。

此外,CT 扫描的出现又引出以下两种概念:①迟发性颅内血肿:即伤后首次 CT 扫描未发现血肿,当病情变化再次 CT 检查发现了血肿。②隐匿性颅内血肿:伤后病情稳定,无明显症状,经 CT 扫描发现了颅内血肿。

(二)病理生理

正常时,颅腔的容积是脑的体积、颅内血容量和颅内脑脊液量三者之和。外伤后颅内形成血肿,为维持正常颅内压,血肿形成早期,机体借颅内血管的反射性收缩使血容量减少,并将一部分脑脊液挤压到椎管内,以及脑脊液分泌减少,吸收速度增加代偿。但这种代偿有一定限度。脑脊液可代偿的容量约占颅腔总量的 5% 左右,即相当于 70 mL,血容量可供代偿容量约 25 mL。但颅内血肿大多都伴有脑挫裂伤及脑水肿,因此,血肿即便小于70 mL,也可产生急性脑受压及失代偿的表现。一般认为,幕上急性血肿超过20~30 mL,幕下急性血肿超过10 mL,即可产生症状而需手术处理。机体失代偿后可经以下环节形成恶性循环。

1.脑血液循环障碍

颅内压增高,脑静脉回流受阻,脑血流淤滞,引起脑缺氧和毛细血管通透性增强,产生脑水肿和颅内压增高。

2.脑脊液循环障碍

脑血循环的淤滞,导致脑脊液分泌量增加和吸收量减少,脑水肿加重,闭塞了脑池和蛛网膜下隙特别是环池和枕大池。以及当脑疝形成时,中脑导水管受压,脑脊液循环障碍,致使颅内压更加增高。

3.脑疝形成

当血肿体积不断增大,压迫同侧大脑半球,导致颞叶沟回疝,压迫中脑致使导水管处脑脊液循环障碍。幕上颅内压急剧增高,压力向下传达到颅后窝,促使小脑扁桃体经枕骨大孔下疝,延髓受压,生命中枢衰竭,导致患者死亡。

(三)临床表现

1.颅内压增高症状

(1)头痛、恶心、呕吐:为头外伤的早期常见症状,如在急性期或亚急性期并发血肿者,头痛加剧,恶心、呕吐频繁。对慢性血肿则不明显。

(2)生命体征改变:急性颅内血肿引起的颅内压增高,可导致Cushing征,表现为血压升高,脉压增大,脉搏和呼吸减慢。

(3)意识障碍:颅内血肿患者的意识障碍变化多有"中间清醒期"或"中间好转期",即患者伤后出现原发性昏迷,当患者神志转清或意识障碍有好转时,由于颅内出血的存在,血肿不断增大,颅内压增高或脑疝形成,再次出现昏迷。某些颅内血肿伴严重脑挫裂伤,如原发昏迷程度加重,应考虑到有脑水肿或多发颅内血肿的可能。

(4)躁动:为颅内压急剧增高或脑疝发生前的临床表现。

(5)视乳头水肿:亚急性或慢性血肿,以及少数急性血肿均可出现视乳头水肿。

2.局灶症状

颅内血肿的局灶体征是伤后逐渐出现的,这与脑挫裂伤后立即出现的局灶症状有所不同。

3.脑疝症状

幕上血肿造成小脑幕切迹疝,表现为意识丧失,血肿同侧瞳孔散大,对光反射消失和对侧偏瘫等。少数患者由于脑干被推向对侧,致使对侧的大脑脚与小脑幕游离缘相挤压,出现颠倒症状,这在血肿定位时应予以注意。

脑疝晚期则可出现双侧瞳孔散大,固定和去脑强直,进一步发生枕骨大孔疝,出现病理性呼吸,最终导致呼吸停止。

(四)辅助检查

1.颅骨X线平片

了解有无颅骨骨折,骨折线的走行和其与硬脑膜外血肿的关系,对判断头部着力部位、出血来源和血肿的位置、类型有帮助。钙化松果体的移位,对判断幕上血肿的定位有帮助。

2.超声波探查

简单易行,便于动态观察。单侧的血肿可出现中线波移位;发展中的血肿,初次检查时中线波可无明显移位,但随着血肿增大,复查中将发现中线波明显移位,但额底、颞底和两侧性血肿,中线波常不出现移位。

3.脑血管造影

在无CT扫描的条件下,脑血管造影仍然是较好的诊断方法,但对已出现脑疝症状者切忌做此项检查,防止因造影延迟手术时间,造成不良后果。

4.CT 扫描

在外伤性颅内血肿的检查中,CT 扫描是目前最为理想的方法。它可以准确地判断血肿的类型、大小、位置和数目,以及同时伴有的颅骨、脑组织损伤的情况,便于同时处理。

(五)诊断与鉴别诊断

根据患者的头外伤史,进行性颅内压增高的症状、体征以及局灶体征,及时行 CT 扫描,将有利于颅内血肿的早期诊断。当伤情发展到脑疝形成时,应抓紧时间直接进行钻孔探查。在临床上,外伤性颅内血肿应与以下疾病进行鉴别:

1.脑挫裂伤

局灶神经体征伤后立即出现,颅内压增高症状多不明显。鉴别手段主要靠 CT 扫描。

2.脑血管意外

发病时患者突然感到剧烈头痛、头昏,然后意识丧失而昏倒。因病种不同可有不同的病史和临床特点,有时合并轻度头外伤时,在临床上难以鉴别。经 CT 扫描了解血肿的部位和类型将有助于鉴别诊断。

3.脂肪栓塞

常伴有四肢长骨骨折,伤后患者情况良好,但数小时或数月后,出现头痛、躁动、癫痫发作和意识障碍,全身皮肤可有散在小出血点。

(六)救治原则与措施

患者伤后无意识障碍及颅内压增高,CT 示血肿量小、中线结构移位不明显、脑室系统无明显受压,无局灶性神经系统体征可行保守疗法,余者多需手术治疗,清除血肿。手术指征为:①意识障碍逐渐加重;②颅内压增高,颅内压监测 ICP>12.7 kPa,并呈进行性升高;③有局灶性神经系统体征;④CT 示幕上血肿量大于 30 mL,幕下大于 10 mL,中线结构移位大于 1 cm,脑池、脑室受压明显;⑤在脱水、利尿保守治疗中病情恶化者;⑥硬脑膜外血肿不易吸收,指征须放宽;⑦颞叶、颅后窝血肿易致脑疝,需密切观察病情变化,在脑疝出现前及早手术。

二、硬膜外血肿

硬膜外血肿(epidural hematomas)位于颅骨内板与硬脑膜之间,占外伤性颅内血肿的 30% 左右,在闭合性颅脑损伤中其发生率 2%~3%。临床统计资料显示外伤性硬膜外血肿以急性多见,约占 86.2%,亚急性血肿占 10.3%,慢性者少见,占 3.5%;在我国 1978 年全国神经精神科学会上将伤后 3 小时内出现典型颅内血肿症状及体征者定为特急性血肿,以加强此类患者的救治工作,硬膜外血肿呈特急性表现者在各类外伤性血肿中较为多见。硬膜外血肿多为单发,多发者少见,但可合并其他类型血肿,构成复合型血肿,其中以外伤着力点硬膜外血肿合并对冲部位硬膜下血肿较为常见,脑内血肿少见。硬膜外血肿可见于任何年龄患者,以 15~40 岁青壮年较为多见。儿童因颅内血管沟较浅且颅骨与脑膜粘连紧密,损伤脑膜动脉及脑膜剥离机会少,硬膜外血肿少见。

(一)急性硬膜外血肿

1.病因与病理

急性硬膜外血肿(acute epi dural hematomas)的常见原因是颅骨骨折致脑膜中动脉或其分支撕裂出血,于颅骨内板和硬膜之间形成血肿,以额颞部及颞顶部最为常见。脑膜中动脉经颅中窝底的棘孔进入颅内,沿脑膜中动脉沟走行,在翼点处分为前后两支,翼点处颅骨较薄,发生骨折时脑膜中动脉及其分支均可被撕裂,其主干出血形成血肿以额部为主,前支出血形成血肿多位于额部或额顶部,后支出血血肿多位于颞顶或颞部。脑膜中动脉出血凶猛,血肿可迅速增大,数小时内产生脑疝,特急性硬膜外血肿多见于此处出血者。前额部外伤或颅前窝骨折,可损伤筛前动脉及其分支(脑膜前动脉),于额极部或额底部形成硬膜外血肿,此处血肿形成较慢且临床少见,易于漏诊。有时骨折损伤与脑膜中动脉伴行的脑膜中静脉,因出血缓慢,血肿多为亚急性或慢性,临床少见。矢状窦、横窦可因相应部位骨折使其撕裂出血造成矢状窦旁血肿、颅后窝血肿或骑跨静脉窦的硬膜外血肿。板障静脉或穿通颅骨的导血管因骨折引起出血,可于硬膜外间隙形成血肿,临床可以遇见,但较静脉窦出血所致血肿形成更为缓慢。有时头部外伤后,并无骨折,但外力可使硬膜与颅骨分离,致微小血管撕裂形成硬膜外血肿,多位于外伤着力点处,形成缓慢且血肿较小。

血肿的大小、出血速度是影响患者病情的两大因素,出血速度快血肿迅速形成者,即使血肿量较小,因颅内压增高来不及代偿,早期即出现脑受压及颅内压增高症状。大脑半球凸面急性血肿,向下向内挤压脑组织,形成颞叶沟回疝,产生临床危象。亚急性与慢性血肿可因颅内血液与脑脊液的减少,以代偿颅内压的缓慢增高,即使血肿较大,仍可无脑疝形成。若血肿量继续增加(大于 100 mL),颅内压代偿失调,可出现危象。若救治不及时,则可致生命危险。

2.临床表现

(1)意识障碍:急性硬膜外血肿多数伤后昏迷时间较短,少数甚至无原发昏迷,说明大多数脑原发损伤比较轻。有原发昏迷者伤后短时间内清醒,后血肿形成并逐渐增大,颅内压增高及脑疝形成,出现再昏迷,两次昏迷之间的清醒过程称为"中间清醒期"。各种颅内血肿中,急性硬膜外血肿患者"中间清醒期"最为常见;部分无原发昏迷者伤后 3 天内出现继发昏迷,早期检查不细致容易漏诊;原发脑损伤严重,伤后持续昏迷或仅表现意识好转后进行性加重,无典型中间清醒期,颅内血肿征象被原发脑干损伤或脑挫裂伤掩盖,易漏治。

(2)颅内压增高:在昏迷或再昏迷之前,因颅内压增高,患者表现剧烈头痛、恶心、呕吐,躁动不安,血压升高、脉压增大、心跳及呼吸缓慢等表现。

(3)神经系统体征:幕上硬膜外血肿压迫运动区、语言中枢、感觉区,可出现中枢性面瘫、偏瘫、运动性失语、感觉性失语、混合性失语、肢体麻木等,矢状窦旁血肿可单纯表现下肢瘫。小脑幕切迹疝形成后,出现昏迷,血肿侧瞳孔散大,对光反应消失,对侧肢体瘫痪,肌张力增高,腱反射亢进,病理反射阳性等 Weber 综合征表现。脑疝形成后可短期内进入脑疝晚期,出现双瞳孔散大、病理性呼吸、去大脑强直等。若不迅速手术清除血肿减压,将因严重脑干继发损害,致生命中枢衰竭死亡。偶见血肿迅速形成,致脑干向对侧移位嵌压于对侧小脑幕上,首先表现对侧瞳孔散大,同侧肢体瘫痪等不典型体征,需要立即辅助检查确诊。幕下血肿出现共济失调、眼球震颤、颈项强直等,因颅后窝体积狭小,其下内侧为延髓和枕骨大孔,血肿继续增大或救治不及时,可因枕骨大孔疝形成突然出现呼吸、心跳停止而死亡。

3.辅助检查

(1)颅骨 X 线平片:颅骨骨折发生率较高,约 95% 显示颅骨骨折。

(2)脑血管造影:血肿部位显示典型的双凸镜形无血管区,伤后数小时内造影者,有时可见对比剂外渗;矢状窦旁或跨矢状窦的硬脑膜外血肿,造影的静脉及静脉窦期,可见该段的矢状窦和注入静脉段受压下移。

(3)CT 扫描:表现为呈双凸镜形密度增高影,边界锐利,骨窗位可显示血肿部位颅骨骨折。同侧脑室系统受压,中线结构向对侧移位。

(4)MRI:多不用于急性期检查,形态与 CT 表现相似,呈梭形,边界锐利,T_1 加权像为等信号,其内缘可见低信号的硬脑膜,T_2 加权像为低信号。

4.诊断

依据头部外伤史,着力部位及受伤性质,伤后临床表现,早期 X 线颅骨平片等,可对急性硬膜外血肿做初步诊断。出现剧烈头痛、呕吐、躁动、血压增高、脉压加大等颅内压严重增高,或偏瘫、失语、肢体麻木等体征时,应高度怀疑颅内血肿,尽快行 CT 检查协助诊断。

5.鉴别诊断

急性硬膜外血肿应与硬膜下血肿、脑内血肿、局限性脑水肿及弥漫性脑肿胀等进行鉴别诊断。

(1)硬膜下血肿及脑内血肿:与硬膜外血肿比较,受伤暴力较重,顶枕及颞后部着力对冲性损伤多见,中间清醒期少见,意识障碍进行性加重多见,颅骨骨折较少见(约 50%),CT 显示硬膜下及脑内不规则高密度影,脑血管造影为硬膜下无血管区及脑内血管抱球征。

(2)局限性脑水肿及弥漫性脑肿胀:与各种血肿比较,受伤暴力更重,亦多见于对冲性损伤,原发损伤重,原发脑干损伤多见,伤后昏迷时间长,意识相对稳定,部分患者可有中间清醒期,水肿及肿胀以一侧为主者,临床表现与血肿相似。脑血管造影可见血管拉直,部分显示中线移位;CT 见病变区脑组织呈低密度影及散在点片状高密度出血灶,脑室、脑池变小。多数患者对脱水、激素治疗有效,重症者 24～48 h 内严重恶化,脱水、激素治疗及手术效果均不理想,预后差。

6.救治原则与措施

急性硬膜外血肿原则上确诊后应尽快手术治疗。早期诊断,尽量在脑疝形成前手术清除血肿并充分减压,是降低死亡率、致残率的关键。CT 可清晰显示血肿的大小、部位、脑损伤的程度等,使穿刺治疗部分急性硬膜外血肿成为可能,且可连续扫描动态观察血肿的变化,部分小血肿可保守治疗。

(1)手术治疗:①骨瓣或骨窗开颅硬膜外血肿清除术:适用于典型的急性硬膜外血肿。脑膜中动脉或其分支近端撕裂、静脉窦撕裂等出血凶猛,短时间形成较大血肿,已经出现严重颅压高症状和体征或早期颞叶沟回疝表现,应立即行骨瓣开颅清除血肿,充分减压并彻底止血,术后骨瓣复位,避免二次颅骨修补手术;若患者已处于双侧瞳孔散大、病理性呼吸等晚期脑疝表现,为了迅速减压,可先行血肿穿刺放出血肿的液体部分,达到部分减压的目的,再进行其他术前准备及麻醉,麻醉完毕后采用骨窗开颅咬开骨窗应足够大,同时行颞肌下减压。骨瓣打开或骨窗形成后,即已达到减压的目的,血肿清除应自血肿周边逐渐剥离,遇有破裂的动静脉即电凝或缝扎止血;脑膜中动脉破裂出血可电凝、缝扎及悬吊止血,必要时填塞棘孔,血肿清除后仔细悬吊硬膜,反复应用生理盐水冲洗创面,对所有出血点进行仔细止血,防止术后再出血。硬膜外血肿清除后,若硬膜张力高或硬膜下发蓝,疑有硬膜下血肿时,应切开硬膜探查,避免遗漏血肿。清除血肿后硬膜外置橡皮条引流 24～48 h。②穿刺抽吸液化引流治疗急性硬膜外血肿:部分急性硬膜外血肿位于颞后及顶枕部,因板障出血或脑膜动静脉分支远端撕裂出血所致,出血相对较慢,血肿形成后出现脑疝亦较慢,若血肿量大于 30 mL,在出现意识障碍及典型小脑幕切迹疝之前,依据 CT 摄片简易定位,应用一次性穿刺针穿刺血肿最厚处,抽出血肿的液体部分后注入尿激酶液化血肿,每日 1～3 次,血肿可于2～5 d 内完全清除。穿刺治疗急性硬膜外血肿应密切观察病情变化,及时复查 CT,若经抽吸及初次液化后血肿减少低于 1/3 或症状无明显缓解,应及时改用骨瓣开颅清除血肿。

(2)非手术治疗:急性硬膜外血肿量低于 30 mL,可表现头痛、头晕、恶心等颅内压增高症状,但一般无神经系统体征,没有 CT 扫描时难以确定血肿的存在,经 CT 扫描确诊后,应用脱水、激素、止血、活血化瘀等治疗,血肿可于 15～45 d 左右吸收。保守治疗期间动态 CT 监测,血肿量超过 30 mL 可行穿刺治疗,在亚急性及慢性期内穿刺治疗,血肿多已部分或完全液化,抽出大部分血肿,应用液化剂液化 1～2 次即可完全清除血肿。

(二)亚急性硬膜外血肿

外伤第 4 天至 3 周内出现临床症状及体征的硬膜外血肿为亚急性硬膜外血肿(subacute epidural hematomas),CT 应用以后亚急性硬膜外血肿的发现率明显增加,约占硬膜外血肿的 10.5%,但应与迟发性硬膜外血肿的概念结合起来进行诊断。

1.病因与病理

亚急性硬膜外血肿外伤暴力多较轻,着力点处轻微线形骨折,致局部轻微渗血,逐渐形成血肿;亦可无骨折,在受伤的瞬间颅骨轻微变形,后靠其弹性迅速复原,但已造成颅骨与硬膜剥离,致颅骨内面与硬膜表面微小血管损伤出血,形成血肿并逐渐增大。存在颅底骨折脑脊液漏者,因颅内压明显低于正常,亦是血肿变大的因素之一。脑膜中动脉及其分支因外伤产生假性动脉瘤破裂也是亚急性硬膜外血肿形成的可能原因之一。因血肿形成缓慢,颅内压可通过降低脑脊液分泌量、减少颅内血液循环总量进行代偿,出现临床症状较慢且相对较轻。亚急性硬膜外血肿早期为一血凝块,一般在第 6～9 d 即出现机化,逐渐在硬膜面形成一层肉芽组织,血肿出现钙化现象是慢性血肿的标志,较大的血肿 CT 可显示其包膜及其中心液化。

2.临床表现

本病多见于青壮年男性,因其从事生产劳动及其他户外活动多,且其硬脑膜与颅骨连接没有妇女、儿童及老人紧密,好发于额、顶、颞后及枕部。因颅内压增高缓慢,可长时间处于颅内压慢性增高状态,头痛、头晕、恶心、呕吐等逐渐加重,延误诊治者可出现意识障碍、偏瘫、失语等。

3.辅助检查

(1)CT扫描:表现为稍高、等或低密度区呈梭形,增强CT扫描可有血肿内缘的包膜强化,有助于等密度血肿的诊断。

(2)MRI:硬膜外血肿在亚急性期与慢性期T_1、T_2加权图像均为高信号。

(3)脑血管造影:可见颅骨内板下梭形无血管区。

4.诊断及鉴别诊断

明确的外伤史,X线平片见到骨折,结合临床表现可做出初步诊断,个别外伤史不明确者要与慢性硬膜下血肿及其他颅内占位性病变进行鉴别。及时的CT、MRI或脑血管造影可以确诊。

5.治疗及预后

对已经出现意识障碍的患者,应及时手术治疗,CT显示血肿壁厚,有增强及钙化者,行骨瓣开颅清除血肿,内侧壁应周边缓慢剥离,仔细止血,血肿清除后硬膜悬吊,外置橡皮条引流,骨瓣完整保留:部分亚急性期血肿液化良好,可行穿刺血肿抽吸液化引流治疗。个别症状轻微、意识清除、血肿量低于30 mL患者,可应用非手术治疗,期间密切观察病情,并动态CT监测,多数30~45 d可完全吸收。此类患者处理及时得当,多预后良好且无后遗症。

(三)慢性硬膜外血肿

1.发生率

由于诊断慢性硬膜外血肿(chronic epidural hematomas)的时间文献中报道不一,因此,其发生率悬殊也就很大。慢性硬膜外血肿占硬膜外血肿的比率在3.9%~30%。

2.发生机制

慢性硬膜外血肿的发生机制目前尚不明确,但与慢性硬膜下血肿发生机制不同。多数人用出血速度来解释血肿形成过程。Gallagher(1968)提出"静脉出血"观点,他认为脑膜中静脉的解剖位置比脑膜中动脉更易受损。但Ford认为静脉出血不能造成硬膜剥离,故他不同意"静脉出血"的观点。Clavel(1982)认为用"出血源"来解释慢性硬膜外血肿的发生是不全面的,因为在相当部分慢性硬膜外血肿患者术中未发现有明确的出血源。Mclaurin及Duffner(1993)认为血肿的部位、血肿大小、颅腔容积的代偿作用、颅骨骨折及个体耐受差异是慢性硬膜外血肿形成的主要因素,而出血源则是次要的。因为52%~67%的慢性硬膜外血肿位于额顶部,此部位的出血源多为静脉窦,板障静脉出血,缓慢出血过程所致的颅内压增高可因脑脊液的排出而代偿,此处膜粘连紧密,不易迅速形成血肿。另外,硬膜外出血可通过颅骨骨折缝透入骨膜下或帽状腱膜下而减少或吸收。颅骨骨折发生同时造成硬膜剥离而发生的渗血,形成慢性硬膜外血肿可解释部分病例术中找不到出血源的原因。另外,有人提出外伤性假性脑膜中动脉瘤破裂也是发生慢性硬膜外血肿的原因之一。

3.临床表现

慢性硬膜外血肿可以无症状或中间清醒期长达数月、数年,甚至数十年。幕上慢性硬膜外血肿常表现为进行性头痛、恶心呕吐,轻度嗜睡,动眼、滑车神经麻痹、视乳头水肿以及偏瘫,行为障碍等。幕下者则以颈部疼痛和后组脑神经、小脑受累为主要表现。

4.诊断标准

多数人认为以头外伤12~14天以上诊断为慢性硬膜外血肿最为合理,因为此时显微镜下才能发现有血肿机化或钙化,而在亚急性硬膜外血肿(伤后48小时至13天)中则没有血肿机化这种组织学改变。

5.辅助检查

(1)CT:慢性硬膜外血肿几乎均发生在幕上,且主要发生在额、顶部。多数慢性硬膜外血肿在CT平扫中呈双凸透镜形低密度区的脑外病变表现,亦可呈等密度或高密度影。强化 CT 扫描可减少漏诊率。强化 CT 中慢性硬膜外血肿呈周边高密度影,周边强化除血肿部位硬膜本身强化外,还与硬膜外层表面形成富含血管的肉芽组织有关。血肿亦可有钙化或骨化。绝大多数患者合并有颅骨骨折,其发生率要比急性硬膜外血肿更高。文献中报道合并颅骨骨折的发生率在 $75\%\sim100\%$,平均为 93%。

(2)MRI:对小而薄的慢性硬膜外血肿,MRI 发现率比 CT 要高。典型病例均表现为 T_1 及 T_2 加权像上硬膜外高信号。

6.治疗与手术病理所见

慢性硬膜外血肿可以自行机化、吸收。因此,对于症状轻微、意识清醒、血肿小于 3 cm×1.5 cm 的病例可在 CT 动态观察下保守治疗。但是,保守治疗病例中偶有数月、数年后病情恶化或发生迟发性癫痫或再出血者。对已液化的慢性硬膜外血肿可行钻孔引流术,但多数情况下,为了清除机化的血凝块或寻找出血源应行开颅清除血肿。术中可见机化的血凝块或发生液化形成血肿。一般认为慢性硬膜外血肿液化形成包膜的时间在 5 周左右。部分病例血肿亦可发生骨化,血肿处硬膜上,亦可见有一薄层炎性肉芽组织,富含不成熟的小血管,这是慢性血肿刺激产生的,尤其多见于青年患者。

7.预后

慢性硬膜外血肿的预后与诊断和治疗是否延误及恰当密切有关。绝大多数患者预后良好。综合文献报告 83 例患者,1 例死亡,死亡率 1.2%,有 2 例患者遗有永久性神经功能缺陷。

三、硬膜下血肿

硬膜下血肿(subdural hematomas)为颅内出血积聚于硬脑膜下腔,占外伤性颅内血肿的 40% 左右,是最常见的继发性颅脑损伤。临床上多分为复合型硬膜下血肿和单纯型硬膜下血肿,前者与脑挫裂伤、脑内血肿或硬膜外血肿合并存在,脑皮质动静脉出血,血液积聚在硬脑膜和脑皮质之间,这类硬膜下血肿多因减速性损伤所致,即头部在运动中损伤,尤其是对冲性损伤所致的硬膜下血肿,一般原发性脑损伤较重,病情恶化迅速,伤后多持续昏迷,并且昏迷程度逐渐加深,部分有中间清醒期或中间好转期,早期缺乏特异性症状,易与硬膜外血肿混淆。当血肿增大到一定程度时,可出现脑疝形成瞳孔散大,并迅速恶化,预后不良,死亡率较高;单纯型硬膜下血肿系桥静脉损伤所致,受伤暴力轻,合并轻微脑损伤或无原发脑损伤,血液积聚于硬脑膜和蛛网膜之间,出血缓慢,多呈亚急性或慢性表现。临床上根据血肿出现症状的时间将硬膜下血肿分为急性、亚急性和慢性三种类型。

(一)急性硬膜下血肿

1.病因与病理

减速性损伤所引起的对冲性脑挫裂伤,血肿常在受伤的对侧,为临床最常见者;加速性损伤所致的脑挫裂伤,血肿多在同侧。一侧枕部着力,因大脑在颅腔内相对运动,凸凹不平的前、中颅窝底可致对侧额颞部脑挫裂伤及血管撕裂发生复合性硬膜下血肿;枕部中线着力易致双侧额叶、颞极部血肿;头部侧方着力时,同侧多为复合性硬膜下血肿或硬膜外血肿,对侧可致复合性或单纯性硬膜下血肿;前额部的损伤,青年人受伤暴力大可形成复合性血肿,单纯性硬膜下血肿少见,因枕叶靠近光滑的小脑幕,极少出现对冲性损伤及对冲部位的硬膜下血肿,而老年人因存在一定程度脑萎缩且血管脆性增加,额部着力外伤易发生硬膜下血肿。

2.临床表现

急性硬膜下血肿多合并较重脑挫伤,临床分类大多数为重型颅脑损伤,伤后原发昏迷多较深,复合性硬膜下血肿中间清醒期少见,多表现意识障碍进行性加重,部分有中间意识好转期,少部分出现中间清醒期。在脑挫伤的基础上随着血肿形成出现脑疝进入深昏迷。颅内压增高症状如呕吐、躁动比较常见;生命体征变化如血压升高、脉压增大、呼吸及脉搏缓慢、体温升高等明显;伤后早期可因脑功能区的损伤和血肿的压迫产生相应的神经系统体征,如:中枢性面舌瘫及偏瘫、失语、癫痫等;出现小脑幕切迹疝时出现同侧瞳孔散大、眼球固定,对侧肢体瘫痪,治疗不及时或无效可迅速恶化出现双侧瞳孔散大、去大脑强直及病理性呼吸,进入濒危状态。特急性颅内血肿常见于减速性对冲性损伤所致硬膜下血肿。单纯性急性硬膜下血肿多有中间清醒期,病情进展相对较慢,局部损伤体征少见,颅内压增高表现及出现小脑幕切迹疝后表现与复合性硬膜下血肿相似。

3.辅助检查

(1)颅骨 X 线片:颅骨骨折的发生率较硬膜外血肿低,约为 50%。血肿的位置与骨折线常不一致。

(2)脑血管造影:一侧脑表面的硬脑膜下血肿表现为同侧脑表现新月形无血管区,同侧大脑前动脉向对侧移位;两侧性硬脑膜下血肿的一侧脑血管造影显示为同侧脑表面的新月形无血管区,而大脑前动脉仅轻度移位或无移位。额底和颞底的硬膜下血肿,脑血管造影可无明显变化。

(3)CT 扫描:表现为脑表面的新月形高密度影,内侧皮层内可见点片状出血灶,脑水肿明显,同侧侧脑室受压变形,中线向对侧移位,是目前颅脑损伤、颅内血肿首选且最常用的确诊依据。

(4)MRI:可清晰显示血肿及合并损伤的范围和程度,但费时较长,有意识障碍者不能配合检查,多不应用于急性期颅脑损伤患者。

4.诊断

依据头部外伤史,受伤原因及受伤机制,原发昏迷时间较长或意识障碍不断加深,并出现颅内压增高的征象,特别是早期出现神经系统局灶体征者,应高度怀疑有急性硬膜下血肿的可能,应及时行 CT 检查确诊。

5.鉴别诊断

(1)急性硬膜外血肿:典型的硬膜外血肿的特点是原发性脑损伤较轻,有短暂的意识障碍,中间清醒期比较明显,继发性昏迷出现时间的早晚与血管损伤的程度和损伤血管的直径有关。病情发展过程中出现剧烈的头痛、呕吐、躁动不安等;并有血压升高、脉搏和呼吸缓慢等颅内压增高的表现。CT 扫描原发脑伤少见,颅骨内板下表现为双凸形高密度区。

(2)脑内血肿:急性硬膜下血肿与脑内血肿受伤机制、临床表现均极为相似,脑内血肿相对少见,病情进展较缓慢,脑血管造影、CT、MRI 均可对两者鉴别、确诊。

(3)弥漫性脑肿胀:伤后短暂昏迷,数小时后再昏迷并迅速加重,且多见于顶枕部着力减速性对冲伤,单纯依据受伤机制和临床表现难以进行鉴别,CT 扫描显示一个或多个脑叶水肿肿胀、散在点片状出血灶,发展迅速或治疗不及时预后均极差。

6.治疗及预后

急性硬膜下血肿患者,病情发展迅速,确诊后应尽快手术治疗,迅速解除脑受压和减轻脑缺氧,是提高手术成功率和患者生存质量的关键。

(1)手术治疗:①骨窗或骨瓣开颅血肿清除术:是治疗急性硬膜下血肿最常用的手术方式,适应于病情发展快,血肿定位明确,血肿以血凝块为主,钻孔探查难以排出或钻孔冲洗引流过程中新鲜血液不断流出者,手术应暴露充分,清除血肿及挫碎、坏死的脑组织,仔细止血;清除血肿后脑肿胀明显应脑内穿刺,发现脑内血肿同时清除,血肿蔓延致颅底者,应仔细冲洗基底池;术中出现颅内压增高及脑膨出,有存在颅内多发血肿或开颅过程中继发远隔部位血肿的可能,应结合受伤机制对额、颞及脑深部进行探查,或行术中 B 超协助诊断,发现其他血肿随之予以清除;未发现合并血肿行颞肌下减压或去骨瓣减压,减压充分者硬膜缝合下置橡皮条或橡皮管引流 24～48 h,脑肿胀较重者硬膜减张缝合。合并脑室内出血者同时行脑室穿刺引流,术后脑疝无缓解可行小脑幕切开术。②内减压术:适用于严重的复合性硬膜下血肿,术前已经形成脑疝者。急性硬膜下血肿伴有严重的脑挫裂伤和脑水肿或脑肿胀时,颅内压增高,经彻底清除血肿及破碎的脑组织,颅内压不能缓解常需切除颞极及额极,作为内减压措施。③颞肌下减压术:将颞肌自颅骨表面充分剥离后,咬除颞骨鳞部及部分额骨及顶骨,骨窗可达 8～10 cm,然后放射状剪开硬膜达骨窗边缘,清除硬膜下血肿,反复冲洗蛛网膜下隙的积血,止血后间断缝合颞肌,颞肌筋膜不予缝合,以充分减压。一般多行单侧减压,必要时可行双侧颞肌下减压。④去骨瓣减压术:即去除骨瓣,敞开硬脑膜,仅将头皮缝合,以便减压,通常根据手术情况,决定是否行去骨瓣减压,并将骨窗加大,向下达颧弓向前达额骨眶突,使颞叶和部分额叶向外凸出减轻对脑干及侧裂血管的压迫。大骨瓣去除后,由于脑膨出导致的脑移位、变形和脑脊液流向紊乱,早期可致局部水肿加重,脑结构变形,增加神经缺损,晚期可导致脑软化、积液、穿通畸形及癫痫等并发症,应严格掌握指征。大骨瓣减压的指征为:特重型颅脑损伤,急性硬膜下血肿,伴有严重的脑挫裂伤、脑水肿肿胀,清除血肿后颅内压仍很高;急性硬膜下血肿时间较长,术前已形成脑疝,清除血肿后减压不满意者;弥漫性脑损伤,严重的脑水肿,脑疝形成,CT 扫描硬膜下薄层血肿或无血肿;术前双侧瞳孔散大,对光反应消失,去大脑强直。

(2)非手术治疗:急性硬膜下血肿就诊后应立即给予止血、脱水、吸氧、保持呼吸道通畅等抢救治疗。下列情况可在密切观察病情变化、动态 CT 监测下采用非手术治疗:①意识清楚,病情稳定,无局限性脑受压致神经功能受损,生命体征平稳;②CT 扫描血肿 40 mL 以下,中线移位小于 1 cm,脑室、脑池无显著受压;③颅内压监护压力在 25～30 mmHg(3.33～3.99 kPa)以下;④高龄、严重的心肺功能障碍、脑疝晚期双侧瞳孔散大自主呼吸已停者。

(二)亚急性硬膜下血肿

亚急性硬膜下血肿(subacute subdural hemato mas)为伤后第四天到三周之内出现症状者,在硬膜下血肿中约占 5%。出血来源与急性硬膜下血肿相似,所不同的是损伤的血管较小,多为静脉性出血,原发性脑损伤也较轻,伤后很快清醒,主诉头痛,伴有恶心、呕吐,第 4 天后上述症状加重,可出现偏瘫、失语等局灶性神经受损的症状体征,眼底检查可见视乳头水肿。若病情发展较缓,曾有中间意识好转期,3 天后出现症状加重,并出现眼底水肿及颅内压增高症状,应考虑伴有亚急性硬膜下血肿,颅脑 CT 扫描显示脑表面的月牙形高密度影或等密度区,需注意脑室系统的变形、移位,磁共振成像(MRI)能直接显示血肿的大小、有无合并损伤及其范围和程度,尤其是对 CT 等密度期的血肿,由于红细胞溶解后高铁血红蛋白释放,T_1、T_2 均显示高信号,有特殊意义。脑超声波检查或脑血管造影检查亦有定位的价值。

亚急性硬膜下血肿的治疗可采用手术治疗和非手术治疗:①骨窗或骨瓣开颅术,同急性硬膜下血肿;②穿刺血肿抽吸液化引流术,亚急性硬膜下血肿多液化较完全,不以血凝块为主,大部分适合微创穿刺治疗,应用特制穿刺针于血肿中心处穿刺,抽出部分血肿,后注入尿激酶 1 万～2 万 U,每日 1～2 次,将凝固血肿液化后排出,亚急性硬膜下血肿病情较缓,脑损伤较轻,多预后良好。

(三)慢性硬膜下血肿

慢性硬膜下血肿(chronic subdural hematomas)头部外伤三周以后出现血肿症状者,位于硬脑膜与蛛网膜之间,具有包膜。常见于老年人及小儿,以老年男性多见。发病率较高,约占各种颅内血肿的 10%,在硬膜下血肿中占 25%,双侧血肿发生率 10%左右。多数头部外伤轻微,部分外伤史缺乏,起病缓慢,无特征性临床表现,临床表现早期症状轻微,血肿达到一定量后症状迅速加重,临床上在经影像检查确诊之前,易误诊为颅内肿瘤、缺血或出血性急性脑血管病。

1.病因与病理

慢性硬膜下血肿的出血来源,许多学者认为,绝大多数都有轻微的头部外伤史,老年人由于脑萎缩,脑组织在颅腔内的移动度较大,容易撕破汇入上矢状窦的桥静脉,导致慢性硬膜下血肿,血肿大部分位于额颞顶部的表面,位于硬脑膜与蛛网膜之间,血肿的包膜多在发病后 5～7 天开始出现,到 2～3 周基本形成,为黄褐色或灰色的结缔组织包膜。电镜观察,血肿内侧膜为胶原纤维,没有血管,外侧膜含有大量毛细血管网,其内皮血管的裂隙较大,基膜结构不清,通透性增强,内皮细胞间隙可见红细胞碎片、血浆蛋白、血小板,提示有渗血现象,导致血肿不断扩大。研究发现,血肿外膜中有大量嗜酸性粒细胞浸润,并在细胞分裂时有脱颗粒现象,这些颗粒基底内含有纤维蛋白溶解酶原,激活纤维蛋白溶解酶而促进纤维蛋白溶解,抑制血小板凝集,诱发慢性出血。

小儿慢性硬膜下血肿较为常见,多因产伤引起,其次为摔伤,小儿出生时头部变形,导致大脑表面汇入矢状窦的桥静脉破裂;小儿平衡功能发育不完善,头部摔伤常见。小儿以双侧慢性硬膜下血肿居多,6 个月以内的小儿发生率高,之后逐渐减少。除外伤以外,出血性疾病、营养不良、颅内炎症、脑积水分流术后等亦是产生小儿硬膜下血肿的原因。

2.临床表现

(1)慢性颅内压增高的症状:如头痛、恶心呕吐、复视等,查体眼底视乳头水肿。

(2)智力障碍及精神症状:记忆力减退,理解力差,反应迟钝,失眠多梦,易疲劳,烦躁不安,精神失常等。

(3)神经系统局灶性体征:偏瘫、失语、同向偏盲,偏侧肢体麻木,局灶性癫痫等。

(4)幼儿常有嗜睡、头颅增大,囟门突出、抽搐、视网膜出血等。

(5)病情发展到晚期出现嗜睡或昏迷,四肢瘫痪,去大脑强直发作,癫痫大发作,查体一侧或双侧Babinski征阳性。

3.辅助检查

(1)颅骨平片:可显示脑回压迹,蝶鞍扩大和骨质吸收,局部骨板变薄甚至外突。患病多年的患者,血肿壁可有圆弧形的条状钙化,婴幼儿患者可有前囟扩大,颅缝分离和头颅增大等。

(2)脑血管造影:可见颅骨内板下牙或梭形无血管区。

(3)CT扫描:多表现为颅骨内板下方新月形、半月形或双凸透镜形低密度区,也可为高密度、等密度或混杂密度。单侧等密度血肿应注意侧脑室的受压变形及移位,同侧脑沟消失以及蛛网膜下隙内移或消失等间接征象。增强扫描可显示出血肿包膜。

(4)MRI对于慢性硬膜下血肿的诊断:MRI比CT扫描具有优势。MRI的T_1加权像呈短于脑脊液的高信号。由于反复出血,血肿信号可不一致。形态方面同CT扫描。其冠状面在显示占位效应方面更明显优于CT。

4.诊断

多数患者有头部轻微受伤史,部分患者因外伤轻微,至数月后出现颅压高症状时外伤已难回忆。在伤后较长时间内无症状或仅有轻微头痛、头晕等症状,3周以后出现头痛、呕吐,复视,偏瘫,精神失常等应考虑慢性硬膜下血肿。确诊可行CT、MRI检查。

5.鉴别诊断

慢性硬膜下血肿在确诊之前,特别是外伤史不明确者,易出现误诊,及时的影像学检查是减少误诊的关键,临床上应与以下疾病进行鉴别:

(1)颅内肿瘤:无外伤史,颅内压增高的症状多数较缓慢。根据肿瘤发生的部位及性质,相对较早出现神经系统局灶刺激或破坏的症状,如癫痫、肢体麻木无力、语言功能障碍、视力减退、脑神经症状、尿崩及内分泌功能障碍等,并进行性加重。头颅CT、脑血管造影及MRI检查均可对两者做出鉴别。

(2)脑血栓形成:亦多见于老年人,但无外伤史,意识障碍表现较轻而局灶性症状表现较重,多为急性静止时发病,缓慢进展,颅脑CT显示脑血管分支供应区低密度阴影。

(3)神经官能症:头痛头晕,记忆力减退,失眠多梦,注意力不集中,反应迟钝等。查体无神经系统局灶体征,颅脑CT检查无阳性改变。

(4)慢性硬膜下积液:又称硬膜下水瘤,与慢性硬膜下血肿极为相似,积液为淡黄色或无色透明,蛋白含量高于正常脑脊液,低于血肿液体。硬膜下积液可演变成慢性硬膜下血肿,常需颅脑CT或MRI检查才能明确诊断。

(5)其他:应与正常颅压脑积水、脑脓肿、精神分裂症、高血压脑出血等进行鉴别。

6.治疗

慢性硬膜下血肿的诊断明确后,均应采取手术治疗,多数疗效比较好,甚至有些慢性硬膜下血肿患者已经脑疝形成,出现昏迷及瞳孔散大,颅脑CT显示脑中线显著移位,及时手术仍可挽救生命,并有良好预后。手术方式及原则基本一致。

(1)钻孔血肿冲洗引流术:是治疗慢性硬膜下血肿的首选方式,方法简单、损伤小,局麻下进行,采用细孔钻颅可于病房床边进行,于血肿较厚的部位或顶结节处钻孔,引流并冲洗血肿腔,为冲洗引流彻底,可前后各钻一孔,冲洗完毕后接引流袋闭式引流,引流 48～72 小时。

(2)骨瓣开颅血肿清除术:适用于血肿内分隔、血肿引流不能治愈者、穿刺治疗术后复发者及血肿壁厚或已钙化的慢性硬膜下血肿患者。手术打开骨瓣后,可见硬膜肥厚,硬膜下发蓝,硬膜上切一小口,缓慢放出积血,减压太快有诱发远隔部位血肿的可能,然后剪开硬膜,血肿外侧壁与硬膜粘在一起翻开,血肿内膜贴在蛛网膜上,易于剥离,仔细剥离,在内外膜交界处剪断,严格止血。术毕,缝合硬膜,骨瓣复位,分层缝合帽状腱膜及皮肤各层,血肿腔内置橡皮管引流 2～4 天。

(3)前囟侧角硬脑膜下穿刺术:小儿慢性硬膜下血肿,前囟未闭者,可经前囟硬膜下穿刺抽吸血肿,经前囟外侧角采用 45°斜行穿向额或顶硬膜下,进针 0.5～1 cm 即有棕褐色液体抽出,每次抽出 15～20 mL,若为双侧应左右交替反复穿刺,抽出血肿亦逐渐变淡,CT 随访,血肿多逐渐减少。穿刺有鲜血抽出或经多次穿刺血肿无明显减少甚至增大者,应该行骨瓣开颅血肿清除术。

由于老年患者有程度不同的脑萎缩、慢性硬膜下血肿长时间压迫脑组织,术后脑膨起困难,血肿壁厚硬膜下腔不能闭合,慢性出血等原因可导致血肿复发,术后应采用头低位,卧向患侧,多饮水,并动态的CT 监测,若临床症状明显好转,即使脑不能完全复位,硬膜下仍有少量积液,可出院随诊,大部分患者硬膜下积液可完全消失。

(四)外伤性硬膜下积液

外伤性硬膜下积液(traumatic subdural hydro ma)是指硬膜下腔在外伤后形成大量的液体潴留。其发生率占颅脑外伤的 0.5%～1%,占外伤性颅内血肿的 10%。

1.发病机制与病理

一般认为头外伤时,脑在颅内移动,造成脑池或脑表面的蛛网膜破裂并形成一个活瓣,使脑脊液进入硬膜下腔而不能回流,逐渐形成张力性液体潴留,覆盖于额、顶、颞表面,引起脑组织受压的表现。一般为 50～60 mL,多者在 100 mL 以上。临床上根据出现症状的不同分为急性、亚急性和慢性三种类型。急性期者液体多呈血性,即蛛网膜下隙出血,血性脑脊液进入硬脑膜下腔,亚急性者呈黄色液体,慢性者多为草黄色或无色透明液体。硬膜下积液的蛋白含量较正常脑脊液为高,但低于血肿液体。

2.临床表现

急性硬膜下积液的表现与急性、亚急性硬膜下血肿相似,但原发性脑损伤一般较轻,主要表现为颅内压升高与脑受压的局限性体征。病情的进展比硬膜下血肿缓慢。慢性者与慢性硬膜下血肿的症状相似,起病隐袭,往往不被注意,直到出现颅内压增高症状、精神障碍及脑受压征象才就诊。严重时出现昏迷、瞳孔散大、去脑强直等脑疝症状。

3.辅助检查

(1)脑超声波检查:单侧硬膜下积液者可见中线移位,而双侧者则诊断困难。

(2)脑血管造影:造影所见同硬膜下血肿。单凭脑血管造影无法鉴别积液或血肿。

(3)CT 扫描:显示为新月形低密度影,CT 值 7 Hu 左右,近于脑脊液密度。占位表现较硬膜下血肿轻。硬膜下积液可发展为硬膜下血肿,可能系再出血所致,其 CT 值可升高。

(4)MRI:无论急性或慢性硬膜下积液,在 MRI 上均呈新月形长 T_1 与长 T_2 信号,信号强度接近于脑脊液。

4.诊断

根据轻度头外伤后继而出现的颅内压增高及脑受压征象及脑 CT 扫描或 MRI 的特征性表现,一般都能做出定位、定性诊断。部分病例因囊液蛋白含量高或伴出血,CT 及 MRI 的表现不典型,难与硬膜下血肿鉴别。

5.救治原则与措施

急性硬膜下积液可用钻孔引流,钻孔后切开硬脑膜排液后放置引流管,多数病例可顺利治愈。慢性硬膜下积液的治疗上与慢性硬膜下血肿相似,钻孔探查证实后,采用闭式引流的方法,引流 2～3 天即可治愈。硬膜下积液量较少者可暂保守治疗,部分病例可自行消散,亦可演变为慢性硬膜下血肿(见后)。如复查 CT 发现积液增加或临床症状加重,应及时手术治疗。

四、脑内血肿

外伤后在脑实质内形成血肿为脑内血肿(intracerebral hematomas)可发生于脑组织的任何部位,常见于对冲性闭合性颅脑损伤患者,少数见于凹陷骨折及颅脑火器伤患者。脑内血肿多以最大径 3 cm 以上,血肿量超过 20 mL 为标准。发生率为 1.1%～13%。在闭合性颅脑损伤中,脑内血肿多位于额叶及颞叶前部,约占脑内血肿总数的 80%,其余分别位于脑基底核区、顶叶、枕叶、小脑、脑干等处。

(一)急性脑内血肿

1.病因与病理

急性脑内血肿(acute intrace rebral hematomas)即伤后 3 天内血肿形成并产生临床症状及体征,以额叶及颞叶前部和底侧最为常见,约占脑内血肿总数的 80%,多与脑挫裂伤及硬膜下血肿并存,系因顶后及枕部着力外伤致额极、颞极和额颞叶底面严重脑挫裂伤,皮层下动静脉撕裂出血所致。因着力点处直接打击所致冲击伤或凹陷骨折所致脑内血肿较少见,约占 10%,可见于额叶、顶叶、颞叶、小脑等处。因脑受力变形或因剪力作用致脑深部血管撕裂出血所致基底核区、脑干及脑深部血肿罕见。急性脑内血肿在血肿形成初期为一血凝块,形状多不规则,或与挫伤、坏死脑组织混杂;位于脑深部、脑干、小脑的血肿形状多相对规则,周围为受压水肿、坏死脑组织包绕。脑深部血肿可破入脑室使临床症状加重。

2.临床表现

急性外伤性脑内血肿的临床表现,与血肿的部位及合并损伤的程度相关。额叶、颞叶血肿多因合并严重脑挫伤或硬膜下血肿,表现为颅内压增高症状及意识障碍,而缺少定位症状与体征。脑叶血肿及挫伤累及主要功能区或基底核区血肿可表现偏瘫、偏身感觉障碍、失语等,小脑血肿表现同侧肢体共济及平衡功能障碍,脑干血肿表现严重意识障碍及中枢性瘫痪。顶枕及颞后着力的对冲性颅脑损伤所致脑内血肿患者,伤后意识障碍较重且进行性加重,部分有中间意识好转期或清醒期,病情恶化迅速,易形成小脑幕切迹疝。颅骨凹陷骨折及冲击伤所致脑内血肿,脑挫伤相对局限,意识障碍少见且多较轻。

3.辅助检查

(1)脑超声波检查:较其他类型的血肿更有意义,多有明显的中线波向对侧移位,有时可见血肿波。

(2)脑血管造影:根据脑内血肿所处部位不同,显示相应的脑内占位病变血管位置的改变。但在颅内看不到无血管区的改变。

(3)CT 扫描:表现为圆形或不规则形均一高密度肿块,CT 值为 50～90 Hu,周围有低密度水肿带,伴有脑室池形态改变,中线结构移位等占位效应。常伴有脑挫裂伤及蛛网膜下隙出血的表现。

(4)MRI:多不用于急性期脑内血肿的检查。多表现为 T_1 等信号,T_2 低信号,以 T_2 低信号更易显示病变。

4.诊断与鉴别诊断

急性外伤性脑内血肿,在 CT 应用之前,难以与脑挫伤、局限性脑水肿肿胀、硬膜下血肿等鉴别,脑血管造影对脑内血肿的诊断有帮助,受伤机制、伤后临床表现、超声波检查等可做出初步定位,诊断性穿刺、手术探查是确诊和治疗的方法。CT 问世以来,及时 CT 扫描可以确定诊断。脑内血肿 CT 扫描显示高密度团块,周围为低密度水肿带,合并脑挫伤程度及是否并发急性硬膜外血肿亦多可清楚显示。

5.治疗及预后

急性脑内血肿以手术为主,多采用骨瓣或骨窗开颅,合并硬膜下血肿时先予清除,后探查清除脑内血肿和坏死脑组织,保护主要功能区脑组织,血肿腔止血要彻底,内减压充分者骨瓣保留,脑组织肿胀明显者去骨瓣减压。血肿破入脑室者,术后保留脑室引流。急性脑内血肿经 CT 确诊,患者表现颅内压增高症状、神志清楚,无早期脑疝表现,可采用 CT 定位血肿穿刺引流治疗或立体定向血肿穿刺排空术。穿刺治疗脑内血肿,应密切观察病情变化并动态 CT 随访,个别患者若症状体征加重或 CT 显示局部占位效应加重,应及时改行开颅血肿清除术。脑内血肿量大或合并损伤严重者,病情恶化迅速,死亡率高达 50%;单纯性血肿、病情进展较慢者,及时手术或穿刺治疗,预后多较好。血肿量低于 30 mL,临床症状轻,位于非主要功能区,无神经系统体征,意识清楚,颅内压监测低于 25 mmHg 者可采用非手术治疗。

(二)亚急性脑内血肿

亚急性脑内血肿(subacute intracerebral hema tomas)指外伤后 3 天至 3 周内出现临床症状及体征的脑内血肿。多位于额叶、基底核区、脑深部、颞叶等处,顶枕叶、小脑、脑干罕见,因其原发伤多较轻且不合并硬膜下血肿,位于脑叶者预后好,位于基底核者因与内囊关系密切,偏瘫、失语等后遗症可能较重。

1.病因与病理

造成亚急性脑内血肿的外伤暴力相对较轻,对冲性及冲击性损伤,外伤时脑组织各部分相对运动产生的剪力作用损伤脑深部小血管,致其撕裂,出血缓慢,形成血肿并逐渐增大,于亚急性期内出现临床症状。脑内血肿形成 4~5 天以后,开始出现液化,血肿逐渐变为酱油样或棕褐色陈旧液体,周围为胶质增生带;2~3 周后血肿变为黄褐色囊性病变,表面有包膜形成,周围脑组织内有含铁血黄素沉着,皮层下血肿局部脑回增宽、平软。老年人血管脆性增加,易破裂出血形成血肿。

2.临床表现

亚急性脑内血肿多见于老年人,伤后多有短暂意识障碍,伤后立刻 CT 扫描多为正常,后逐渐表现头痛、头晕、恶心、呕吐、视乳头水肿、血压升高、脉搏与呼吸缓慢等颅内压增高表现;基底核区血肿早期出现偏瘫、失语,额颞叶皮层下血肿可出现癫痫大发作。

3.辅助检查

(1)CT 扫描:初为高密度,随血肿内血红蛋白分解,血肿密度逐渐降低,边界欠清,3 周左右为等密度,2~3 个月后为低密度。

(2)MRI:T_1、T_2 加权像多均为高信号,周围有 T_1 加权像低信号水肿带相衬,显示清楚。

4.诊断与鉴别诊断

头部外伤史,伤后 4 天至 3 周内出现颅内压增高症状及体征可对亚急性脑内血肿做出初步诊断,应与亚急性硬膜下血肿和硬膜外血肿进行鉴别,及时 CT 可以确定诊断;脑血管造影可排除硬膜外血肿及硬膜下血肿,个别外伤史不确切的亚急性脑内血肿病例应与颅内肿瘤鉴别。

5.治疗与预后

亚急性脑内血肿确诊后,因其多不并发严重脑挫伤,脑内血肿单独存在,且已程度不同的液化,穿刺抽吸或立体定向穿刺血肿排空治疗,临床疗效极佳,前者依据 CT 简易定位,局麻下进行,穿刺血肿中心抽出大部分血肿后注入尿激酶液化引流 3 天内可清除全部血肿,本方法迅速有效;立体定向穿刺血肿排空术,定位精确,但操作过程复杂。CT 显示血肿量低于 30 mL,临床症状轻微,可采用非手术治疗。极少数慢性脑内血肿,已完全囊变,无占位效应,颅内压正常,除合并难治性癫痫外,一般不做特殊处理。

(三)迟发性外伤性脑内血肿

迟发性外伤性脑内血肿(delayed traumatic in tracerebral hematoma)在文献中虽早有报道,但自 CT 扫描应用以后,才较多地被发现,并引起人们重视。

1.发病机制

目前认为外伤后迟发性血肿的形成与以下几种因素有关:①脑损伤局部二氧化碳蓄积,引起局部脑血管扩张,进一步产生血管周围出血;②血管痉挛引起脑局部缺血,脑组织坏死,血管破裂多次出血;③脑损伤区释放酶的代谢产物,损伤脑血管壁引起出血;④与外伤后弥散性血管内凝血和纤维蛋白溶解有关。此外,治疗过程中控制性过度换气、过度脱水致颅内压过低,均可加重出血。

2.临床表现

大部分迟发性外伤性脑内血肿患者的原发伤不重,患者在经过一阶段好转或稳定期,数日或数周后又逐渐或突然出现意识障碍,出现局灶性神经体征或原有症状体征加重,部分患者的原发伤可以很重,伤后意识障碍亦可一直无改善或加重。复查 CT 才证实为迟发性脑内血肿。

3.诊断与鉴别诊断

迟发性脑内血肿的诊断主要依靠反复的 CT 扫描,脑血管造影。其病史诊断要满足以下四点:①无脑血管病;②有明确头外伤史;③伤后第一次 CT 扫描无脑内血肿;④经过一个好转期或稳定期后出现卒中发作。

在鉴别诊断上,此种"迟发性卒中"与高血压性脑出血不同,在年龄、血肿分布和病史等方面可以区别。对于脑血管畸形、颅内动脉瘤和肿瘤内出血,在有外伤史的情况下,术前难以截然区分,脑血管造影、CT 检查和病程的特点有助于鉴别诊断。脑 CT 特点是血肿呈混杂密度,血肿内有陈旧出血和新旧不同时间的出血,并呈扩张性占位性病变表现。

4.救治原则与措施

确诊后应及早作骨瓣开颅,清除血肿多能恢复良好。

五、特殊部位血肿

(一)脑室内出血

外伤性脑室内出血(traumatic intraventricular hemorrhage)并非少见,而且常出现在非危重的患者中。这是由于邻近脑室的脑内血肿破入脑室,或脑穿通伤经过脑室系统,伤道的血流入脑室,或来自脑室壁的出血所致。

1.损伤机制

(1)外伤性脑室内出血大多伴有广泛性脑挫裂伤及脑内血肿,脑室邻近的血肿穿破脑室壁进入脑室。

(2)部分患者为单纯脑室内出血伴轻度脑挫裂伤。这是由于外伤时脑室瞬间扩张,造成室膜下静脉撕裂出血。脉络丛的损伤出血极为少见。

脑室内的少量血液,可被脑脊液稀释而不引起脑室系统梗阻;大量者可形成血肿,堵塞室间孔、第三脑室、导水管或第四脑室,引起脑室内脑脊液循环梗阻。

2.临床表现

患者伤后大多意识丧失,昏迷程度重,持续时间长,有些患者意识障碍可较轻。多缺乏局部体征,患者可有剧烈头痛、呕吐、高热及脑膜刺激症状。极少数患者可呈濒死状态。

3.辅助检查

CT 表现为脑室内的高密度出血。如果脑内血肿破入脑室,可见半球内的血肿腔。当血肿较大造成脑室梗阻时,可见双侧脑室扩大。

4.诊断

CT 应用以前,脑室内出血的诊断较困难,多在钻颅和(或)开颅探查中,穿刺脑室后确诊。CT 的出现,不仅使本病能得以确诊,而且可了解出血的来源,血肿在脑室内的分布以及颅内其他部位脑挫裂伤和颅内血肿的发生情况。

5.救治原则与措施

治疗措施主要先进行脑室持续引流,以清除血性脑脊液和小的血块。当患者意识情况好转,脑脊液循环仍不通畅,脑室引流拔除困难时,及时进行分流手术。

对于单侧脑室内大血肿和并发硬脑膜外、硬脑膜下或脑内血肿者,应手术清除。

(二)颅后窝血肿

颅后窝血肿(hematoma of posterior fossa)较为少见,但由于其易引起颅内压急骤升高而引起小脑扁桃体疝,直接或间接压迫延髓而出现中枢性呼吸、循环衰竭,因此病情多急而险恶,应及早行手术以清除血肿,抢救脑疝,挽救患者生命。

1.损伤机制

颅后窝血肿主要见于枕部着力伤,常因枕骨骨折损伤静脉窦或导静脉而致,以硬脑膜外血肿多见,血肿多位于骨折侧,少数可越过中线累及对侧,或向幕上发展,形成骑跨性硬脑膜外血肿,当小脑皮质血管或小脑表面注入横窦的导静脉撕裂时,可形成硬脑膜下血肿,发病急骤,更易形成脑疝。小脑内血肿为小脑半球脑挫裂伤、小脑内血管损伤而形成的血肿,常合并硬脑膜下血肿,预后差。颅后窝血肿可直接或间接压迫脑脊液循环通路使颅内压升高而形成脑疝,或直接压迫脑干,从而使患者呼吸循环衰竭,危及患者生命。颅后窝血肿多因枕部着力的冲击伤而致,在对冲部位额极额底,颞极与颞底等部位易发生对冲性脑挫裂伤及硬脑膜下血肿或脑内血肿。

2.临床表现

(1)多见于枕部着力伤:着力点处皮肤挫裂伤或形成头皮血肿,数小时后可发现枕下部或乳突部皮下淤血(Battle 征)。

(2)急性颅内压增高:头痛剧烈,喷射性呕吐,烦躁不安,Cushing 反应,出现呼吸深慢、脉搏变慢,血压升高等,亚急性及慢性者,可有视乳头水肿。

(3)意识障碍:伤后意识障碍时间较长,程度可逐渐加重。或有中间清醒期后继续昏迷。

(4)局灶性神经系统体征:小脑受累出现眼球震颤、共济失调、伤侧肌张力减低等;脑干受累可出现交叉瘫痪,锥体束征,去大脑强直等。

(5)颈项强直:一侧颈肌肿胀,强迫头位,为其特征性表现。

(6)脑疝征:生命体征紊乱,呼吸骤停可较早发生。瞳孔可两侧大小不等,伴小脑幕切迹疝时可有瞳孔散大、对光反射消失等。

3.辅助检查

(1)X 线平片:汤氏位片可显示枕部骨折,人字缝分离等。

(2)CT 扫描:可显示高密度血肿,骨窗可显示骨折。

(3)MRI 扫描:CT 扫描因颅后窝骨性伪影可影响病变显示,需 MRI 检查,符合血肿 MRI 各期表现。

4.诊断

有枕部着力的外伤史,出现颈项强直、强迫头位,Battle 征,头痛剧烈呕吐等临床表现时,即怀疑颅后窝血肿存在,进一步需行 CT 扫描予以确诊,必要时需行 MRI 检查。

5.救治原则与措施

诊断一旦明确或高度怀疑颅后窝血肿并造成急性脑受压症状者,应行手术清除血肿或钻孔探查术。钻孔探查术可根据枕部皮肤挫裂伤部位采取枕部旁正中切口或枕后正中直切口钻孔探查,X 线显示有枕骨骨折者可于骨折线附近钻孔探查,CT 显示血肿者,可按血肿所在部位标出切口位置,于血肿处或骨折线附近钻孔,发现血肿后,按血肿范围扩大骨窗,上界不超过横窦,下界可达枕大孔附近,清除血肿及碎裂失活脑组织,若颅内压仍高,可咬开枕大孔后缘及寰椎后弓,敞开硬脑膜,行枕肌下减压术。对于骑跨横窦的硬脑膜外血肿,需向幕上扩大骨窗,保留横窦处一骨桥,然后清除血肿,为了减少出血,应先清除横窦远处血肿,后清除其附近血肿,若横窦损伤所致血肿,可用明胶海绵附于横窦破孔处止血。颅后窝血肿可伴有额、颞部脑挫裂伤或硬脑膜下血肿,必要时可开颅清除碎裂组织及血肿。

(三)脑干血肿

脑干血肿(hematomain the brain stem)的诊断一般需 CT 及 MRI 检查。CT 扫描可显示脑干内高密度出血灶,但因颅骨伪影的原因,常常显示病变欠佳。MRI 可较清楚地显示脑干血肿,急性期 T_2 呈低信号,较易识别。MRI 信号随血肿内血红蛋白的变化而变化,进入亚急性期,T_1 呈高信号,T_2 亦从低信号到高信号转变。脑干血肿多不需手术治疗,治疗措施同脑干损伤。当急性期过后,若血肿量大且压迫效应明显,可开颅后,用空针穿刺吸除血肿或选择脑干血肿最为表浅部切小口,排出血肿。

六、外伤性硬膜下积液演变为慢性硬膜下血肿

1979 年 Yamada 首先报道 3 例硬膜下积液演变为慢性硬膜下血肿(evolution of traumatic sub dural hydroma into chronic subdural hematoma),此后此类报道逐渐增多。

（一）演变率

外伤性硬膜下积液演变为慢性硬膜下血肿的概率文献中报道为 11.6%～58%。Lee 等报道 69 例外伤性硬膜下积液 8 例演变为慢性硬膜下血肿；Koizumi 等观察 38 例外伤性硬膜下积液演变为慢性硬膜下血肿有 4 例；Yamada 等报道 24 例外伤性硬膜下积液有 12 例演变为慢性硬膜下血肿；Ohno 等报道外伤性硬膜下积液演变为慢性硬膜下血肿的演变率高达 58%；刘玉光等报道外伤性硬膜下积液演变为慢性硬膜下血肿占同期外伤性硬膜下积液住院患者的 16.7%。

（二）演变机制

外伤性硬膜下积液演变为慢性硬膜下血肿的机制单靠一种理论不能完全解释，目前有以下几种观点。

（1）硬膜下积液是慢性硬膜下血肿的来源，这是因为硬膜下长期积液形成包膜并且积液逐渐增多，导致桥静脉断裂或包膜壁出血，并且积液中纤维蛋白溶解亢进，出现凝血功能障碍，使出血不止而形成慢性血肿，这也可以解释为什么外伤性硬膜下积液演变为慢性硬膜下血肿常发生在积液 1 个月以后（包膜形成后）。

（2）慢性硬膜下血肿实际上是急性硬膜下出血转变而来的，其理由是仅根据 CT 上的低密度不能完全排除急性硬膜下出血而诊断为硬膜下积液，从而误认为慢性硬膜下血肿是由硬膜下积液演变而来，但这不能解释发生外伤性硬膜下积液与急性硬膜下血肿变为低密度区时间上的差异，因为硬膜下积液常发生在伤后 1 周之内，而急性硬膜下血肿变为低密度灶慢性血肿往往需要 2 周以上。

（3）硬膜下积液发生性状改变，其蛋白质含量高或混有血液成分，易导致外伤性硬膜下积液演变为慢性硬膜下血肿。

（4）再次头外伤导致积液内出血，发展为慢性硬膜下血肿。

（三）临床特点

外伤性硬膜下积液演变为慢性硬膜下血肿的病例具有以下临床特点：①发病年龄两极化，常发生在 10 岁以下小儿或 60 岁以上老人，这可能与小儿、老人的硬膜下腔较大有关；②常发生在积液量少、保守治疗的慢性型病例中，这是因为在少量积液的保守治疗过程中，积液可转变为水瘤，包膜形成后发生包膜出血而导致慢性血肿；而早期手术打断了积液转变为水瘤及包膜形成的过程，故外伤性硬膜下积液演变为慢性硬膜下血肿不易发生在手术治疗的病例；③致病方式常为减速损伤；④合并的颅脑损伤常常很轻微。

（四）治疗与预后

文献报道中，无论是手术治疗还是保守治疗均无死亡发生，因此，这类患者预后良好。从临床恢复过程来讲，多主张早期手术钻颅引流治疗，但是对于症状不明显的少量慢性硬膜下血肿可在 CT 动态观察下保守治疗。

（张　伟）

第九章

脊髓损伤

脊髓损伤(spinal cord injury,SCI)为脊柱骨折脱位的严重并发症,通常导致严重的神经功能障碍和残疾。据报道,其年发病率为(12.1～57.8)/100 万。脊髓损伤最常见的受损水平是中低颈髓,这是脊椎活动最多的部位;其次是活动较多的胸腰段脊髓。

脊髓损伤造成的脊髓组织结构损害可分为原发性损害和继发性损害。细胞原发性死亡在损伤当时即已发生。由于机械暴力,如撕、扯、拉和挤压,直接作用于脊髓,使神经元细胞、神经胶质细胞和血管组织结构遭受即时不可逆的死亡。在原发性损伤发生后数分钟内,序贯激发级联反应,包括水肿、炎症、局部缺血、谷氨酸递质过度释放、细胞内游离钙离子超载和脂质过氧化作用等,导致可持续数天至数周的继发性细胞死亡。造成许多在原发性损伤后存活的神经元和神经胶质细胞死亡。

对于原发性损伤唯有预防,一旦发生便无有效的治疗方法。而由于继发性损伤是一种细胞分子水平的主动调节过程,其造成的脊髓损伤具有可逆性,应对其进行积极的治疗,它是有效地保存在原发性损伤后残存或不完全损伤的神经细胞的关键。

一、脊柱和脊髓损伤的急救程序

(一)病情评估

有严重车祸、高空坠落、重物压砸、撞击及火器伤等可致脊柱、脊髓损伤的受伤史。伤情判断如下。

(1)脊柱骨折或脱位:受伤脊柱部位疼痛、肿胀、畸形,出现不能站立、翻身困难等功能障碍。

(2)脊髓损伤:脊髓损伤平面以下的运动和感觉减退或消失,排尿、排便功能障碍,高位截瘫呼吸困难,甚至窒息,呼吸停止。

(二)急救处理

(1)如果存在气道损伤,应托起下颌而不是颈部过伸来使气道通畅(表 9-1)。否则,适用于线性牵引和气管插管。如患者存在自主呼吸,经鼻较经口气管内插管更容易。如果可能,避免行环甲膜切开,切开将来会影响脊柱前方的稳定性。中段颈髓损伤引起呼吸衰竭并不常见,但后期易引起呼吸肌疲劳。如合并头面部损伤则很可能引起急性呼吸衰竭。总之,通气必须确保血液氧合充分。

表 9-1　脊髓损伤患者的气道管理指南

首要原则是确保快速控制气道,使神经功能损伤的风险降到最低
气道管理要考虑患者的受伤的特点和操作者的技能和经验
需要紧急进行气道插管的患者,不能配合操作的,在进行喉镜检查和气道插管前应给与镇静处理
当患者较配合,并不需要紧急插管的患者,可在清醒状态纤维镜引导下进行经鼻或口气道内插管
镇静处理时应避免使血压降得过低,必要时可给予血管升压药物和补液处理
如脊髓损伤超过 24 小时,禁用琥珀酰胆碱类药物

(2)治疗休克。低血容量或心源性低血压,主要由于外周交感神经抑制、心脏前负荷降低和迷走神经紧张所致。

(3)凡怀疑脊柱、脊髓损伤者,尤其怀疑颈椎损伤者,均必须常规用颈托固定颈部。急性脊髓损伤,必须采用铲式担架或其他硬板担架搬运,并对患者采用全身固定措施。

(4)呼吸困难者,应及时行环甲膜穿刺或切开,亦可气管切开,用便携式呼吸机或简易呼吸器维持呼吸功能。必要时吸痰,防止窒息。注意气管内插管可能加重颈髓损伤,可行经鼻气管插管以避免颈椎的移动,但患者须有自主呼吸(表 9-2)。

(5)尽早(<8 小时)进行大剂量甲强龙冲击和亚低温等治疗。

表 9-2　脊髓损伤患者气管插管的指征

气道损伤因素	$PaO_2 < 60$ mmHg 或吸氧状态下
水肿	PaO_2 明显下降
昏迷	$PaCO_2 > 60$ mmHg
咽后壁血肿	合并脑外伤
增加误吸风险的因素	格拉斯哥评分<8 分
呼吸衰竭	颅内压增高
最大肺活量<15 mL/kg	脑疝
呼吸做功增加	

(三)转送注意事项

(1)必须采用正确的搬运方法:在头部两侧放置沙袋,保持颈部中立位。用颈托固定,并将患者全身固定在硬质担架上。

(2)确保呼吸道通畅,必要时吸痰,防止窒息。

(3)保持静脉通道通畅。

(4)心电、血氧监护。

(5)途中严密监控患者的意识、呼吸、心率、血压及体位等变化。

(6)迅速就近转运至有条件救治的大型综合医院。

二、脊髓损伤的诊断要点

(1)脊髓损伤多数由于外界的暴力直接或间接作用于脊柱引起椎体骨折、脱位、关节突骨折或脱位、附件骨折、椎间盘脱出、黄韧带皱褶或外力(如交通事故、高处坠落、建筑物倒塌、坑道塌方和体育运动)作用于身体其他部位再传导至脊柱,使之超过正常限度地屈伸、伸展、旋转、侧屈、垂直压缩或牵拉致脊髓受压和损伤。

(2)伤后立即出现损伤平面以下的运动、感觉和括约肌功能障碍,也可表现为伤后数分钟到数小时后神经症状加重,此为继发性脊髓损伤(如脊髓水肿、血管破裂、血管痉挛和血栓形成等引起脊髓缺血)。

(3)脊髓震荡为完全神经功能障碍,经数分钟和数小时后恢复正常。

(4)脊髓休克:损伤水平以下感觉完全消失,肢体弛缓性瘫痪、尿潴留、大便失禁、生理反射消失、病理反射阴性。度过休克期,症状逐渐好转需 2~4 周。

(5)脊髓完全损伤:脊髓损伤水平呈下运动神经元损伤表现,损伤水平以下为上运动神经元损伤表现。

(6)脊柱、脊髓损伤的 X 线平片检查应摄正侧位和双斜位片。注意观察脊柱的对线、顺列、椎体、附件和椎间隙的变化情况。

(7)CT 扫描于轴位观察椎管形态,有无骨折片突入,间盘以及脊髓的情况,MRI 对了解脊髓有无受压、肿胀或出血更为有利。

(8)体感诱发电位对了解脊髓功能有利,不同时间检查可以了解脊髓损伤的程度和恢复状况。

三、脊髓损伤的临床分类

（一）根据损伤程度分类

1.完全性脊髓损伤

损伤平面以下深、浅感觉完全丧失，肌肉完全瘫痪，浅反射消失，大、小便潴留。以上体征持续到脊髓休克期已过，出现由弛缓性瘫痪变为肌张力增高、腱反射亢进、病理反射阳性的痉挛性瘫痪。同时损伤平面脊髓节段所支配的区域仍表现弛缓性瘫痪。

2.不完全性脊髓损伤

损伤平面以下尚保留部分功能，又可分为以下几类。

（1）中央型脊髓损伤综合征：该综合征只发生在颈髓损伤，感觉及运动均为不完全性损害，骶部感觉未受损，运动瘫痪上肢重于下肢，手部最重，多伴有括约肌障碍。亦可见仅累及双上肢或单上肢的急性颈髓中央损伤，又称挥鞭样损伤。此型损伤的机制是因颈椎过伸性损伤导致脊髓中央灰质和内侧白质出血坏死，或根动脉及脊髓前动脉供血障碍，使之支配的灰质前柱、侧柱及皮质脊髓束、脊髓丘脑束等组织缺血、缺氧。中老年颈椎病变及椎管狭窄者更易发生。其恢复顺序是下肢运动功能－膀胱功能－上肢运动功能。本综合征一般预后较好。

（2）脊髓半切损伤综合征：系一侧脊髓损伤。表现为同侧运动丧失，出现痉挛性瘫痪，深反射亢进，有病理反射，同侧本体感觉、振动觉及触觉丧失，感觉过敏；损伤对侧痛、温觉消失，但触觉不受影响。若脊髓损伤平面在 T_1、T_2，同侧头面部可出现血管运动障碍，也可以出现 Horner 综合征。腰骶髓一侧损伤不产生本综合征，因为在此处脊髓各节段紧密连接，感觉传导束纤维很少能在病变以下达到对侧，故病变在同侧。

（3）前脊髓综合征：脊髓前侧受损，包括全部灰质及中部以前的白质，损伤平面以下运动丧失为主，浅感觉如痛温觉减退或丧失。后索白质保存，即深感觉、本体感觉存在。多见于爆裂骨折，亦可见于后伸损伤，可由椎间盘突出压迫脊髓前动脉导致脊髓前部缺血受损引起。

（4）后脊髓综合征：表现损伤平面以下的深感觉、振动觉、位置觉丧失，而痛温觉和运动功能完全正常。多见于椎板骨折，少数患者出现锥体束征。

（5）脊髓圆锥综合征：系骶髓段相当于 S_1 椎体节段损伤，此处圆锥与骶神经根均受损时截瘫平面在 S_1 损伤平面以下运动功能丧失，呈弛缓性瘫痪，痛温觉功能丧失，触觉存在。当仅损伤圆锥时，则支配下肢感觉及运动的神经均可存在，跟腱反射可消失，仅会阴、骶区感觉障碍与运动包括尿道括约肌、肛管括约肌、膀胱逼尿肌等瘫痪。

（6）马尾综合征：脊髓在 S_1 以下缩小呈圆锥形，形成脊髓圆锥，以下主要为马尾神经。严重的骨折错位才能引起马尾神经挫伤或断裂。损伤后其瘫痪症状多不完全。轻度损伤时可以完全恢复。如完全断裂则于其分布区出现肌肉的弛缓性瘫痪，腱反射消失。马尾神经损伤后，膀胱括约肌障碍不易恢复。

3.暂时性神经功能抑制

如脊髓震荡伤，是由于脊髓神经细胞受强烈刺激而发生超限抑制，脊髓功能暂时处于生理停滞状态。大体标本上看不到明显的器质性改变或仅有轻度水肿。光镜下无明显解剖结构改变。伤后早期表现为损伤平面以下完全性弛缓性瘫痪，3～6周完全恢复，不留任何神经系统后遗症。

（二）根据解剖学分类

1.颈髓损伤

（1）上颈髓损伤（$C_{1\sim4}$）：上颈髓为延髓的延续。损伤后因波及呼吸中枢或膈肌麻痹而致呼吸麻痹、呼吸困难，可迅速致命；存活者损伤平面以下四肢呈痉挛性瘫痪；伴有延髓受损者表现血管运动和其他内脏功能严重紊乱。

（2）中颈髓损伤（$C_{5\sim7}$）：为颈膨大部。表现为四肢瘫痪，上肢弛缓性瘫痪，肩胛抬高上臂外展，前臂内收,下肢呈痉挛性瘫痪。

（3）下颈髓损伤（$C_8 \sim T_1$）：为颈髓和胸髓的连续部分，属颈膨大的下端，主要表现为下肢瘫痪及手的小肌肉变化。

2.胸腰髓损伤（$T_2 \sim L_2$）

大部分由胸椎骨折、脱位造成，损伤平面以下的运动、感觉、膀胱和直肠功能障碍，早期下肢呈弛缓性瘫痪，反射消失或减弱、后期呈痉挛性瘫痪。

3.腰骶段（圆锥）及马尾损伤

本节段损伤包括腰3节以下腰椎骨折、骶骨骨折、脱位致圆锥和马尾损伤。马尾神经损伤大多为不完全性瘫痪。此节段损伤常出现圆锥综合征和马尾综合征。

四、Frankel 功能评估分级

1967 年最初由 Frankel 提出，1992 年经美国损伤学会（ASI A）修订，目前是对 SCI 的伤情和预后的经典评定标准。

（1）完全性：无任何运动和感觉功能，无肛门反射。

（2）不完全性：仅保留损伤水平以下的感觉功能，但无运动功能，可有肛门反射。

（3）不完全性：损伤水平以下保留部分运动功能，但其关键肌的肌力小于3级。

（4）不完全性：损伤水平以下保留部分运动功能，但其关键肌的肌力不小于3级。

（5）运动和感觉功能：正常，有病理反射。

五、脊髓损伤的鉴别诊断

1.完全性脊髓损伤和脊髓休克的鉴别

脊髓休克为脊髓功能上短时间的可逆性损害，临床表现与完全性脊髓损伤相似，但两者处理方法迥然不同，两者应从以下几点鉴别。

（1）一般脊髓休克在伤后 24 小时后逐渐出现，最长持续 3～6 周。

（2）脊髓休克时，肛门反射可保留。脊髓休克结束后，反射活动最早恢复的是足趾反射或球海绵体反射。一般规律为：反射活动恢复是从骶段向头部方向发展。因此，跟腱反射恢复多早于腱反射恢复。脊髓损伤平面以下脊髓反射活动的恢复是脊髓休克结束的标志。

2.脊髓完全性横贯与不完全横贯损伤的鉴别（表 9-3）

表 9-3　脊髓完全性横贯与不完全横贯损伤的鉴别

损伤情况	下肢畸形	下肢位置	巴宾斯基征	全部反射	肌张力	感觉改变
完全横贯	屈曲、恢复胚胎原始状态	稍屈曲	常为各趾跖屈	下肢任何部位均可引出	大部增高，少部减少	完全消失
不完全横贯	伸直，如防御反射	伸直	各趾背伸、巴宾斯基征阳性	膝上不能引出	增高	部分消失

3.上、下运动神经元瘫痪的鉴别（表 9-4）

表 9-4　上、下运动神经元瘫痪的鉴别

瘫痪类型	瘫痪范围	肌张力	肌萎缩	病理反射	皮肤营养障碍	腱反射	锥体束征	肌电图
上运动神经元	以整个肢体瘫痪为主	增高	轻微	有	多无	亢进	阳性	神经传导正常，无失神经电位
下运动神经元	以肌肉或肌群瘫痪为主	降低	明显，早期即出现	无	多有	减退或消失	阴性	神经传导异常，有失神经电位

六、脊髓损伤的外科治疗

尽管实验研究不断取得进展，干细胞治疗的研究是当前的热点课题，但目前临床上仍没有能确实有效

的促进脊髓再生的可行方法。

临床上,脊髓损伤的治疗原则是:争分夺秒,尽早治疗;维持脊柱稳定、整复脊柱骨折脱位;综合治疗;防治并发症;功能重建与康复。

(一)脊髓损伤椎管减压的手术治疗

1.前路减压术

适用于脊髓损伤伴有椎间盘突出或碎骨块突入椎管压迫脊髓前方者。前路减压术越早越好,应尽可能在发现压迫的 8 小时内手术,伤后 5~8 天因脊髓水肿手术效果不佳,伤后 2 周若脊髓压迫持续存在,亦可行前路减压,其恢复率约为 20%。

2.侧方减压术

适用于胸椎或胸腰椎损伤从椎管前方压迫脊髓者。因胸椎管相对狭小,手术中操作应更轻柔、耐心,以免加重脊髓损伤。

3.后路减压术

适应证有:①椎板骨折下陷或脱位前移,压迫脊髓后方者。②原有颈椎病且呈多节段、椎管狭窄、脊髓受压症状迅速恶化。③下腰椎骨折脱位或有马尾损伤。④有硬膜外出血,需行血肿清除。⑤不完全性损伤在观察过程中进行性加重。⑥闭合牵引复位后症状无好转,经检查椎管内仍有来自后方的骨折片和软组织压迫。⑦在开放复位时发现椎板、棘突损伤严重,碎骨块进入椎管或有进入椎管的危险时,应同时做椎板切除减压。⑧钝器或火器伤,疑有椎管内致压物者。

椎板切除范围应以损伤节段为中心,减少不必要的结构丧失和暴露,以免加重脊柱不稳定甚至导致畸形,必要时可减压同时行椎管成形术。

(二)脊髓损伤的药物治疗

急性脊髓损伤主张使用大剂量甲泼尼龙治疗。伤后 8 小时内开始使用,首剂 30 mg/kg,继之 5.4 mg/(kg·h),维持伤后给药 24~48 小时。另外可应用甘露醇、呋塞米减轻脊髓水肿。

七、脊髓损伤急重并发症的处理

(一)排尿障碍

排尿中枢位于圆锥和骶 2~4 神经根,通常位于第一腰椎水平。排尿中枢以上的脊髓损害由于截断了大脑和排尿中枢的联系,相当于反射性膀胱,表现为可以排尿,但不受意识控制,排尿不完全,可以有残余尿,当下肢某一部位受到一定刺激,可以引起排尿。排尿中枢的损伤引起的排尿障碍为下运动神经元损伤,相当于自律性膀胱,表现为尿道外括约肌松弛,腹肌用力或挤压下腹部可排出尿液,排尿后往往膀胱内仍有较多残余尿,易引起尿路感染。

治疗主要是针对尿液的引流和感染的防治。脊髓损伤早期以留置导尿为好,既可防止膀胱过度膨胀,又便于观察尿量。康复期对于完全不能排尿、排空,残余尿大于 100 mL 尿失禁的患者可采用间歇导尿有利于训练排尿功能和预防泌尿系感染,每 4~6 小时导尿一次,不留置尿管。

(二)呼吸障碍

颈髓损伤后,位于脑干、延髓网状结构的呼吸中枢下行传导束丧失功能,呼吸的自主节律和深度因不能自主而出现呼吸障碍。$C_{3\sim5}$(主要 C_4)组成支配膈肌的膈神经丧失功能,使膈肌的运动受限。自主神经系统紊乱,副交感神经功能活跃可导致气管、支气管内壁分泌物增多,如患者体位不妥,分泌物难以排除,亦可加重呼吸障碍。

治疗以改善呼吸道通畅,排出分泌物和防止肺内误吸为主要目的。在 $C_{3\sim5}$ 水平以上的损伤,如早期无法判断完全或不完全瘫,患者肺活量低于 500 mL 者,应行气管切开术。如经对症处置后血气结果和临床症状仍不能改善者应及时使用机械通气,以防止急性呼吸衰竭和心跳骤停。

（三）脊髓损伤后疼痛综合征

脊髓损伤后疼痛指损伤平面的神经根和脊髓本身的病理改变,导致临床表现剧烈疼痛,其疼痛性质可为钝痛、针刺样痛、抽搐痛、灼性痛和幻觉痛。

对于轻度疼痛可服用止痛药对症治疗。如出现顽固性剧烈疼痛,频繁发作,应行手术治疗。如发现神经根受到破裂的椎间盘或骨折碎片压迫,行椎板切除减压或椎间盘摘除椎体融合术,多能解决问题。亦可行选择性切除引起疼痛的神经后根和神经根的粘连松解。

（四）脊髓损伤其他常见并发症

如褥疮、肠道功能障碍、体温调节障碍、异位骨化、自主神经过反射、深静脉血栓形成和性生活障碍等均应引起足够的重视,并做相应处置。

（顾正磊）

第十章

脑血管疾病

第一节 自发性蛛网膜下隙出血

蛛网膜下隙出血（subarachnoid hemorrhage，SAH）是多种病因引起脑底部或脑及脊髓表面血管破裂导致急性出血性脑血管疾病，血液直接流入蛛网膜下隙，又称原发性或自发性SAH。是神经科最常见的急症之一。继发性SAH是脑实质内出血、脑室出血或硬膜下血管破裂，血液穿破脑组织和蛛网膜流入蛛网膜下隙，还可见外伤性SAH。SAH约占急性脑卒中的10%，占出血性脑卒中的20%。

一、病因及发病机制

（一）病因

包括：①先天性动脉瘤最常见，约占50%以上，美国每年约有3万余例动脉瘤患者发病；②脑血管畸形占第2位，动静脉畸形（AVM）常见，多见于青年人，90%以上位于小脑幕上，多见于大脑外侧裂及大脑中动脉分布区；③动脉硬化性动脉瘤为梭形动脉瘤；④脑底异常血管网（moyamoya病）占儿童SAH的20%；⑤其他如真菌性动脉瘤、颅内肿瘤、结缔组织病、垂体卒中、脑血管炎、血液病及凝血障碍性疾病、妊娠并发症、颅内静脉系统血栓、可卡因和苯丙胺滥用及抗凝治疗并发症等；⑥原因不明约占10%。

（二）发病机制

（1）先天性动脉瘤可能与遗传及先天性发育缺陷有关，尸解发现约80%的人Willis环动脉壁弹力层和中膜发育异常或受损，随年龄增长，在动脉壁粥样硬化、血压增高及血流涡流冲击等因素影响下，动脉壁弹性和强度逐渐减弱，管壁薄弱部分逐渐向外膨胀突出，形成囊状动脉瘤。动脉瘤发病率随年龄增加，有颅内动脉瘤家族史、常染色体显性遗传多囊肾患者发病率更高。动脉瘤体积是决定是否破裂出血的危险因素，直径<3mm出血机会少，直径5~7mm为高度风险，有临床症状患者发生出血风险更高，典型动脉瘤仅由内膜与外膜组成，薄如纸状。

（2）脑血管畸形是胚胎期发育异常形成的畸形血管团，血管壁极薄弱，处于破裂的临界状态，激动或不明显诱因可引起破裂出血。

（3）动脉炎或颅内炎症引起血管壁病变可破裂出血，肿瘤或转移癌可直接侵蚀血管导致出血。

（三）SAH 导致的病理生理改变

（1）血液流入蛛网膜下隙使颅内体积增加，引起颅内压（ICP）增高，严重者可发生脑疝。

（2）血液在颅底或脑室发生凝固，使脑脊液（CSF）回流受阻，引起急性阻塞性脑积水和 ICP 增高。

（3）化学性脑膜炎：血液进入蛛网膜下隙后直接刺激血管，血细胞崩解后释放出各种炎性物质，导致化学性脑膜炎，CSF 增多使 ICP 增高。

（4）血液及破坏产物直接刺激下丘脑引起神经内分泌紊乱、血糖升高和高热等。

（5）急性颅内压增高或血液直接刺激下丘脑或脑干，引起自主神经功能亢进，导致急性心肌缺血和心律不齐。

（6）血红蛋白和含铁血黄素沉积于蛛网膜颗粒，使 CSF 回流受阻，导致交通性脑积水和脑室扩张。

（7）血液释放血管活性物质，如氧合血红蛋白（Oxy-Hb）、5-羟色胺（5-HT）、血栓烷 A_2（TXA_2）、组胺等刺激血管和脑膜，在部分患者可引起血管痉挛和蛛网膜颗粒粘连，严重者可导致脑梗死和正常颅压脑积水。

二、病理

85%～90%颅内动脉瘤位于前循环，多为单发，10%～20%为多发，多位于对侧相同的血管部位，又称镜像动脉瘤。动脉瘤好发于构成 Willis 环的血管，尤其动脉分叉处。动脉瘤破裂频度在颈内动脉及分叉处为 40%，大脑前动脉及前交通动脉 30%，大脑中动脉及分支 20%；椎－基底动脉及分支 10%，后循环动脉瘤常见于基底动脉尖及小脑后下动脉。破裂的动脉瘤常不规则或呈多囊状，破裂点常在动脉瘤穹窿处，大动脉瘤可部分或全部充满凝血块，偶尔发生钙化。在 110 例尸体解剖研究中，椎动脉动脉瘤破裂占 5 例，多为中年人。蛛网膜下隙积血主要在脑底部及桥小脑角池、环池、小脑延髓池和终池等脑池中，出血量大可见一薄层凝血块覆盖于颅底血管、神经及脑表面，可穿破脑底面进入第三脑室和侧脑室。前交通动脉瘤破裂时，血液可穿破脑底面进入第五脑室（透明中隔腔）及侧脑室，血量多时可充满全部脑室，使 CSF 循环受阻，30%～70%的患者早期出现急性梗阻性脑积水、脑室扩张，随着血液吸收，脑室可恢复正常。蛛网膜可呈无菌性炎症反应，蛛网膜及软膜增厚、色素沉着，脑与血管、神经间发生粘连。脑实质内有广泛白质水肿，皮质有多发斑块状缺血病灶，镜下可见轻度脑膜炎性反应，软脑膜和蛛网膜可见含铁血黄素吞噬细胞。

三、临床表现

（1）SAH 在任何年龄均可发病，由动脉瘤破裂所致者好发于 30～60 岁，女性较多；血管畸形多见于青少年，两性无差异。SAH 典型表现突发剧烈头痛及呕吐、脑膜刺激征与血性脑脊液等三大症状。发病多在剧烈活动、用力或情绪激动时出现爆裂样局限的或全头痛，始发部位常与动脉瘤破裂部位有关，可伴短暂意识丧失或双腿屈曲，很快出现呕吐，项背部或下肢疼痛，畏光等。少数患者出现肢体瘫痪、认知障碍及视力模糊，甚至可威胁生命，及时正确治疗可以治愈。患者可因发病年龄、病变部位、破裂血管的大小及发病次数不同，临床表现各异，轻者可无明显症状体征，重者突然昏迷并在短期内死亡。绝大多数病例发病后数小时内可出现脑膜刺激征，颈强明显，Kernig 征、Brudzinski 征均呈阳性，有时脑膜刺激征是 SAH 唯一的临床表现，如不出现脑膜刺激征提示血量少，病情较轻。眼底检查可见视网膜出血、视乳头水肿，约 25%的患者可见玻璃体膜下片块状出血，发病 1 h 内即可出现，是急性颅内压增高、眼静脉回流受阻所致，具有诊断的特异性。还可出现脑神经麻痹、轻偏瘫、感觉障碍、眩晕、共济失调和癫痫发作等，少数患者急性期可出现精神症状，如欣快、谵妄、幻觉及烦躁不安等，2～3 周后自行消失。

（2）高度提示动脉瘤性 SAH 的危险因素见表 10-1。

表 10-1　高度提示动脉瘤性 SAH 的危险因素

临床病史
　头痛起病：突发性极剧烈的雷击样头痛
　头痛严重性：描述为一生中最剧烈的最严重的头痛
　头痛性质：第 1 次发生如此强度的头痛，先兆性头痛患者认为是独特的不同性质的头痛
　伴随的体征及症状
　　意识丧失*
　　复视*
　　痫性发作*
　　局灶性神经发作*
　流行病学因素
　　吸烟
　　高血压
　　饮酒（特别是在一次社交聚会后或狂饮后）
　　SAH 的个人史或家族史*
　　多囊肾*
　　遗产性结缔组织病
　　　Ehlers-Danlos 综合征－Ⅳ型
　　　弹性假黄瘤
　　　纤维肌性发育不良*
　其他
　　镰状细胞贫血
　　α_1－抗胰蛋白酶缺乏
　查体所见
　　视网膜或玻璃膜下出血*
　　颈强直*
　　任何确切的局部或全身的神经体征*

　* 系指示动脉瘤的高危因素

近 80％ 的自发性 SAH 是由囊状动脉瘤破裂引起，SAH 患者症状体征与动脉瘤可能部位的关系见表 10-2。

表 10-2　SAH 患者的症状、体征与动脉瘤的可能部位

症状与体征	动脉瘤的可能部位
颈强	任何部位
意识水平下降	任何部位
也可因动脉瘤破裂并发症如脑积水、血肿或缺血引起	任何部位
视乳头水肿	
视网膜和透明膜下出血	任何部位
动眼神经麻痹	后交通动脉
展神经麻痹	颅后窝或为颅内压增高的非特异性改变
双下肢无力或意志缺失	前交通动脉
眼球震颤或共济失调	颅后窝
失语症、偏瘫或左侧视觉忽视	大脑中动脉

（3）诱因及先驱症状：发病前多有明显诱因，如剧烈运动、过劳、激动、用力、排便、咳嗽、饮酒等，少数可在安静条件下发病。动脉瘤未破裂时常无症状，当扩张压迫邻近结构可出现头痛或脑神经麻痹，约 1/3 的 SAH 患者动脉瘤破裂前数日或数周有头痛、恶心、呕吐等"预警性渗漏"症状。此外，后交通动脉瘤易引起

动眼神经麻痹,颈内动脉海绵窦段动脉瘤易损害第Ⅲ、Ⅳ、Ⅴ、Ⅵ对脑神经,破裂后可导致颈内动脉海绵窦瘘;大脑前动脉瘤可出现精神症状,大脑中动脉瘤可出现偏瘫、偏身感觉障碍和癫痫发作,椎-基底动脉瘤可引起面瘫等脑神经麻痹。脑血管畸形患者常有癫痫发作,伴或不伴局灶性神经功能缺损症状体征,部分病例仅在 MRA 或 DSA 检查时被发现。

(4)儿童或 60 岁以上老年 SAH 患者表现常不典型,老年人对疼痛不敏感,无头痛或不剧烈,脑膜刺激征不显著,与老年人伴脑萎缩和蛛网膜下隙扩大有关。起病较缓慢,但意识障碍和脑实质损害症状较重,精神症状较明显,常伴心脏损害的心电图改变、肺感染、消化道出血、泌尿道和胆道感染等并发症。

(5)近年来国外相继报道,约 15% 的 SAH 患者病因不清,即使 DSA 检查也不能发现引起 SAH 的病变,称非动脉瘤性 SAH(non-aneurysmal SAH,nA-SAH)。约 2/3 的 nA-SAH 患者 CT 显示局限于中脑环池的少量出血,有学者提出 nA-SAH 是脑桥前池或脚间池扩张的静脉和静脉畸形破裂假说似乎是合理的。患者不会发生再出血或迟发性血管痉挛,临床不必预防性治疗血管痉挛,不需要要求患者严格卧床休息,预后较好,可完全治愈而不复发,患者可恢复以前的生活方式和工作。中脑环池 nA-SAH 约占所有SAH 患者的 10% 及血管造影正常者的 2/3,多数发生在 50 岁以上患者,也可发生于 20 岁以上,仅少数患者有高血压病史,1/3 患者有发病前用力史,1/4 患者多在数分钟内逐渐出现头痛,无明显的预警性头痛史,而 1/3 以上的动脉瘤破裂患者可见此头痛。

(6)常见并发症:①再出血:是 SAH 致命的并发症。出血后 1 个月内再出血危险性最大,2 周内再发率占再发病例的 54%～80%,近期再发的病死率为 41%～46%,明显高于 SAH 的病死率(25%);2 个月后远期再发率为 15%～30%。再出血多因动脉瘤破裂,通常在病情稳定情况下突然再发剧烈头痛、呕吐、癫痫发作、昏迷,甚至去脑强直,可出现神经定位体征,颈强及 Kernig 征明显加重,复查脑脊液再次呈新鲜红色。②脑血管痉挛(cerebrovascular spasm,CVS):是死亡和伤残的重要原因,早发性出现于出血后,历时数十分钟至数小时缓解;迟发性发生于出血后 4～15 d,7～10 d 为高峰期,2～4 周逐渐减少;迟发性CVS 为弥散性,可继发脑梗死,常见症状是意识障碍、局灶神经体征如偏瘫等,但体征对载瘤动脉无定位价值。③脑积水:急性脑积水发生于发病后 1 周内,发生率约 20%,与脑室及蛛网膜下隙中积血量有关,轻者仅有嗜睡、近记忆受损,可有上视受限、展神经麻痹、下肢腱反射亢进等,重者出现昏睡或昏迷,可因脑疝形成而死亡。迟发性脑积水发生在 SAH 后 2～3 周。④5%～10% 的患者可发生抽搐,5%～30% 可发生低钠血症和血容量减少,与抗利尿激素分泌不足和水潴留有关,可出现神经源性心脏及肺功能障碍等。

四、辅助检查

(一)CT 检查

CT 是诊断 SAH 的快速、安全和较敏感的方法,是 SAH 首选的常规检查,确定出血动脉及病变性质仍需 DSA。SAH 急性期 CT 检查较敏感,不仅可早期确诊,还可判定出血部位、出血量、血液分布、有无脑室扩张和再出血线索等,可动态观察病情进展。发病距 CT 检查时间愈短,通常显示脑池等部位积血愈清楚,Adams 观察发病当日 CT 阳性率为 95%,1 d 后降至 90%,5 d 后 80%,7 d 后 50%。CT 扫描可见蛛网膜下隙高密度出血征象,多见于大脑外侧裂、前纵裂池、后纵裂池、鞍上池及环池等,脑室、脑池大量积血可呈铸型样改变。CT 增强可能显示大的动脉瘤和脑血管畸形,高分辨率 CT 可确诊大的动脉瘤,约 1/3的直径<6mm 动脉瘤仍不能发现。某些外伤患者在环池后部、小脑幕边缘水平可见明显积血,可能是静脉被小脑幕边缘割破所致。Vermeulen 等依据 CT 扫描结合动脉瘤好发部位推测动脉瘤部位,如出血以鞍上池为中心,呈不对称性向外扩展提示颈内动脉瘤;外侧裂池基底部积血提示大脑中动脉瘤;大脑半球前纵裂池基底部积血提示前交通动脉瘤;出血以脚间池为中心,向大脑前纵裂及外侧裂池基底部扩散提示基底动脉瘤。CT 扫描显示弥漫性出血或局限于前部的出血可能有再出血危险,应尽早行 DSA 检查,确定动脉瘤部位并早期手术。

(二)脑脊液检查

曾是本病主要的辅助诊断方法和诊断 SAH 的依据,常见均匀一致血性 CSF,压力增高,蛋白含量增高,糖和氯化物水平正常。最初 CSF 中红、白细胞数比例与外周血一致(700：1),数日后因无菌性炎性反应,细胞数可增加,糖含量轻度降低。发病 12 h 后开始黄变,如无再出血,2～3 周后 CSF 中红细胞及黄变消失。目前,CSF 检查已被 CT 取代,由于腰穿有诱发脑疝风险,只有在无条件作 CT 检查且病情允许情况下才考虑腰穿检查。

(三)数字减影血管造影(DSA)

临床确诊的 SAH 患者应尽早作 DSA 检查,确定动脉瘤的部位(见图 10-1)或发现动静脉畸形、烟雾病和血管性肿瘤等病因。DSA 可显示 80% 的动脉瘤和几乎 100% 的脑血管畸形,有助于诊断继发性动脉痉挛,对确定手术方案有重要价值。

约 1/3 的患者有多发性动脉瘤,应做全脑血管造影,如为阴性应考虑 nA-SAH、颅内夹层动脉瘤、硬膜动静脉畸形、出血性疾病或颈髓出血等可能,也可能存在动脉瘤血栓形成、隐匿性血管畸形或出血后血管痉挛等。DSA 检查阴性的自发性 SAH 占 13%～25%,每年再发率为 0.6%～0.8%。如第 1 次 DSA 检查发现血管痉挛或再出血应复查 DSA。血管造影正常但基底池显示弥漫性或前部局限性出血患者需考虑潜隐性动脉瘤,从早期 CT 上血液分布常可推测为后循环动脉瘤破裂,85% 以上的后循环动脉瘤显示脑室内出血,大多为第四脑室出血,少数为第三脑室和侧脑室出血;约 1/4 的后循环动脉瘤患者脑室内出血可为唯一的发现。如 CT 扫描显示血液集中于中脑环池,对称性地向前扩展到基底池,通常应复查 DSA,需特别注意椎动脉分支;前纵裂池与外侧裂池广泛积血应高度警惕隐藏动脉瘤的可能。

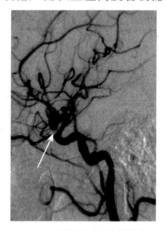

图 10-1　DSA 显示前交通动脉的动脉瘤

(四)MRI 检查

SAH 急性期通常不用 MRI 检查,可能诱发再出血。MRA 对直径 3～15mm 动脉瘤检出率可达 84%～100%,显示动脉瘤颈和穿通支动脉不如 DSA;可发现血管畸形流空现象,空间分辨率较差,不能取代 DSA。

(五)TCD

作为非侵入性技术,对追踪监测 SAH 后脑血管痉挛有一定局限性,不能确定脑动脉远端分支狭窄,10% 的患者找不到适当超声窗。血常规、凝血功能及肝功能等检查有助于寻找出血的其他原因。

五、诊断及鉴别诊断

(一)诊断

参照美国 NINCDS(1982)标准,根据患者突发剧烈头痛、呕吐及脑膜刺激征,无局灶性神经功能缺失体征,可伴一过性意识障碍,应考虑 SAH 可能。CT 扫描显示大脑外侧裂、前纵裂池、环池及脑室内积血,眼底发现玻璃体膜下出血,血性脑脊液或呈黄变等支持临床确诊,DSA 可发现动脉瘤或血管畸形等。

（二）鉴别诊断

SAH 需与以下疾病鉴别：

（1）脑出血：深昏迷时与 SAH 不易鉴别，脑出血多有高血压，伴偏瘫、失语等局灶性神经功能缺失症状体征；原发性脑室出血与重症 SAH 临床难以鉴别，小脑出血、尾状核头出血等因无明显肢体瘫痪易与 SAH 混淆，仔细的神经系统检查、CT 及 DSA 检查可鉴别。

（2）颅内感染：结核性、真菌性、细菌性和病毒性脑膜炎等也可有头痛、呕吐和脑膜刺激征，常有发热，CSF 检查提示感染。SAH 发病 1～2 周后 CSF 黄变，白细胞计数增加，应注意与结核性脑膜炎鉴别。

（3）瘤卒中：约 1.5％脑肿瘤可发生瘤卒中，形成瘤内或瘤旁血肿合并 SAH，颅内转移瘤、脑膜癌症或 CNS 白血病有时可出现血性 CSF，依靠详细的病史、CSF 查到瘤细胞和脑 CT 检查可区别。

（4）老年人 SAH 可以精神症状起病，起病较缓慢，头痛、颈强等脑膜刺激征不明显，意识障碍和脑实质损害症状较重，易漏诊或误诊，注意询问病史，CT 扫描可确诊。

（5）基底池弥漫性或前部局限性出血患者临床表现及转归与中脑环池 nA-SAH 截然不同，一份 36 例基底池弥漫性或前部局限性出血患者的报告，入院时 8 例嗜睡或昏迷，2 例有局灶性症状，住院初期 3 例发生再出血，其中 2 例死亡；5 例出现症状性急性脑积水，1 例因脑缺血加重，长期随访另一例死于再出血。36 例患者出血死亡 3 例，遗留残疾 6 例。

SAH 缺乏典型症状体征的患者临床易漏诊或误诊，少数患者急性期可见精神症状如欣快、谵妄、幻觉等，或忆记力减退、注意力不集中、分析判断力障碍等，20％的患者因血液刺激出现痫性发作，少数患者出现轻偏瘫、感觉障碍、失语等局灶性表现，早期出现多因出血破入脑实质和脑水肿所致，晚期可能因迟发性血管痉挛。在一项 14 个国家的 64 个中心参与的有关动脉瘤手术时间选择的国际合作研究中，几乎一半的典型动脉瘤性 SAH 患者在转诊前均延迟诊断 3 d 以上。20 世纪 80 年代在衣阿华州大学医院就诊的 SAH 患者首诊时 23％～37％被误诊，与确诊的患者相比，这些患者病情较轻，神经系统检查正常；约半数误诊的患者出血量小，临床特征不典型。在一组 500 例 SAH 患者中，34％的患者在非紧张性活动时起病，12％在睡眠中起病，常误诊为偏头痛或紧张性头痛等，明显颈痛患者可能诊断为颈扭伤或颈关节炎，出血刺激腰椎鞘膜的患者可能诊断为坐骨神经痛。20％～50％的确诊 SAH 患者在出血性发作前数日或数周可有劈裂样或雷击样头痛头痛，数分钟达到高峰，持续数小时或数日，为先兆性头痛，应首先想到 SAH，也可能是非破裂动脉瘤急性扩张，中青年 SAH 发病时 90％以上出现头痛。

六、治疗

SAH 治疗原则是控制继续出血、防治迟发性脑血管痉挛、去除病因及防止复发。

（一）一般治疗

SAH 患者应住院治疗与监护，绝对卧床 4～6 周。病房保持安静、舒适和暗光，避免可引起血压及颅压增高诱因，如用力排便、咳嗽、喷嚏、情绪激动和劳累等；头部稍抬高，烦躁不安者适当给予止痛镇静药如布桂嗪、地西泮等，应用缓泻剂和便软化剂如麻仁丸等，静脉补等张晶体液，以防发生低钠血症和低血容量。发病后数小时内应心电监护，注意心律失常等。昏迷患者应密切观察病情，留置导尿管，注意营养支持，防止并发症。

（二）降颅压治疗

SAH 可引起脑水肿及颅内压升高，严重者出现脑疝，应积极脱水降颅压治疗，可用 20％甘露醇、呋塞米、清蛋白等，有脑疝可能时可行颞下减压术和脑室引流。

（三）防治再出血

用抗纤维蛋白溶解药抑制纤维蛋白溶解酶原形成，推迟血块溶解，防止再出血。常用：①6-氨基己酸（EACA）：4～6g 溶于 0.9％氯化钠或 5％葡萄糖 100mL 静脉滴注，15～30 min 滴完，以后持续静脉滴注 1g/h，维持 12～24 h，以后 24g/d，持续 7～10 d，逐渐减量至 8g/d，共用 2～3 周；肾功能障碍慎用，注意深静脉血栓形成;②氨甲苯酸(PAMBA):0.2~0.4g 缓慢静脉注射,2 次/天;③氨甲环酸(氨甲环酸):为氨甲苯酸衍生物,抗血纤维蛋白溶酶效价比 EACA 强 8~10 倍,比 PAMBA 略强;250~500mg 加入 5％葡萄糖静脉滴注,1~2 次/天。还可用注射用血凝酶、维生素 K₃ 等,目前对止血剂应用尚有争议。

(四)防治迟发性脑血管痉挛(DCVS)

应用皮质类固醇或非类固醇类抗炎药、免疫抑制剂及丝氨酸蛋白酶抑制剂等,钙通道拮抗剂可减轻 DCVS,如尼莫地平 40mg,3 次/天口服;也可用尼膜同 10mg/d 缓慢静脉滴注,5~14 d 为 1 个疗程。

(五)防治急性脑积水(AHC)

AHC 发生于病后 1 周内,发生率 9％~27％,对临床症状或 CT 检查加重的患者可行脑室引流。Heros 等将 SAH 并发脑积水分为 3 类:①SAH 后数日或数周内发生为典型正常颅压脑积水,可行脑内分流术;②SAH 病初数日出现脑室轻中度扩张,伴轻度意识障碍及头痛加重者应先保守治疗,给予糖皮质激素和小剂量甘露醇,必要时腰穿适量放 CSF,症状继续恶化可行脑内分流;③SAH 后立即出现严重神经系统症状,CT 扫描显示脑室扩大为真性 AHC,应尽早脑室穿刺引流,使意识障碍改善。

(六)手术治疗

可去除病因,及时止血,预防再出血及血管痉挛、防止复发。临床研究显示,早期(0~3 d)手术预后较好,3 个月临床痊愈率为 92％,中期(4~7 d)和晚期(7 d 以上)手术分别为 79％和 80％。动脉瘤性 SAH 手术时机的国际性非随机研究有计划地按手术时间分成 5 组进行对比:0~3 d、4~6 d、7~10 d、11~14 d 和 15~32 d。术后 6 个月显示,早期与晚期手术预后并无显著差异,但出血 7~10 d 手术效果明显较差;推荐不复杂的动脉瘤、病变分级较轻的患者早期(12~72 h 内)手术,其他患者早期或延期手术主要取决于患者的临床情况。动脉瘤可选用瘤颈夹闭术、瘤壁加固术、动脉瘤孤立术、瘤内填塞术、动脉瘤切除术等。动—静脉畸形应力争全切除,供血动脉结扎术只是姑息疗法或为巨大 AVM 切除的前期手术;血管内介入采用超选择性导管及可脱性球囊栓塞术或可脱性铂金微弹簧圈栓塞术治疗动脉瘤和 AVM,γ-刀治疗 AVM 均获较好疗效。合并急性脑积水及意识障碍加深可行脑室分流术。

七、预后

SAH 预后与病因、年龄、动脉瘤部位、瘤体大小、出血量、血压升高与波动、及时治疗、手术时机选择、并发症等有关。如年龄>45 岁、昏迷、收缩压高、动脉瘤大、位于大脑前动脉和椎—基底动脉、出血量多、伴再出血及迟发性脑血管痉挛(DCVS)等预后差。约 12％的动脉瘤性 SAH 患者发病后未接受治疗即死亡,20％入院后死亡,再出血及 DCVS 是动脉瘤性 SAH 急性期主要死因和致残原因。存活患者 2/3 遗留永久残疾,认知障碍最常见。近年来,早期手术和积极防治脑血管痉挛死亡率已显著下降。患者意识状态与预后密切相关,临床常用 Hunt 和 Hess(1962)修改了 Botterell 的分级方案,有利于确定手术时机和预后判断。Ⅰ~Ⅱ级患者预后佳,Ⅳ~Ⅴ级患者预后差。

(孙守元)

第二节　高血压性脑出血

一、定义

脑出血是指原发性非外伤性脑实质内出血,出血可来源于脑内动脉、静脉或毛细血管的坏死、破裂,但以动脉出血最为多见而且重要。脑出血的原因有外伤性和非外伤性两类。非外伤性脑出血又称自发性脑出血或原发性脑出血,其中约半数是由高血压病所致,其他原因包括颅内动脉瘤破裂、脑血管畸形破裂、败血症、脑肿瘤出血、动脉炎、血液病、子痫、抗凝治疗的并发症和维生素 C 缺乏症等。

高血压是脑出血最常见的病因,高血压伴发脑内小动脉病变,血压骤升引起动脉破裂出血,称为高血压性脑出血,约1/3的高血压患者可发生脑内出血,是脑血管疾病患者中病死率和致残率最高的一种疾病。

二、诊断

(一)发病年龄

高血压性脑出血常发生在50～70岁,男性略多于女性。多有高血压病史。目前高血压发病有年轻化趋势,甚至在30岁左右高血压患者也可发生脑出血。

(二)发病时间

常在情绪激动,剧烈活动时突然起病,大多数病例病前无预兆,病情发展迅速,很快出现意识障碍及偏瘫的完全性卒中的表现,往往在数小时内达到顶峰。

(三)急性期常见的主要表现

急性期临床表现有头痛、呕吐、意识障碍、肢体瘫痪、失语等。

(四)临床表现

临床表现可因出血部位及出血量不同而临床特点各异。

1.内囊－基底核区出血

内囊出血的患者典型的临床特征为头和眼转向了出血病灶侧(凝视病灶)和"三偏症状"(偏瘫、偏身感觉障碍和偏盲)。优势半球出血者尚有语言障碍。

按其出血部位与内囊的关系可分为:①外侧型(壳核型),系豆纹动脉尤其是其外侧支破裂所致。出血局限外囊、壳核和屏状核;②内侧型(丘脑型),由丘脑膝状动脉和丘脑穿通动脉破裂所致。出血局限于丘脑附近;③混合型(内囊出血),出血扩延到内囊的内外两侧。

(1)壳核出血:依出血量及病情进展,患者可有意识障碍或无意识障碍,并伴有不同程度的"三偏",即病变对侧中枢性面瘫及肢体瘫痪、感觉障碍和同向偏盲,双眼向病侧偏斜,头转向病侧。优势半球出血者还伴有语言障碍等。

(2)丘脑出血:发病后多数患者出现昏迷及偏瘫。丘脑内侧或下部出血者可出现典型的眼征,即垂直凝视麻痹,多为上视障碍,双眼内收下视鼻尖;眼球偏斜视,出血侧眼球向下内侧偏斜;瞳孔缩小,可不等大,对光反应迟钝;眼球不能聚合以及凝视障碍等。出血向外扩展,可影响内囊出现"三偏"征。丘脑出血侵入脑室者可使病情加重,出现高热、四肢强直性抽搐等。

丘脑出血因发生的位置不同其症状亦各异:丘脑前内侧部出血时可出现精神障碍、遗忘或痴呆,而左侧丘脑出血可有三种基本体征:①感觉障碍重于运动障碍;②伴有眼球运动障碍、瞳孔缩小、对光反射迟钝或消失;③丘脑性失语,丘脑受损后可出现语言迟钝、重复语言及语义性错语症。右侧丘脑出血的基本体征有:①结构性失用症,患者左半身出现感觉障碍,对物体的形状、体积、长度、重量产生错觉;②偏侧痛觉缺失,表现为对侧躯体感觉障碍及偏身失认症。

2.脑叶出血

其发病率仅次于基底核出血,多数学者认为脑叶出血好发于顶叶、颞叶与枕叶,即大脑后半部。脑叶出血的临床表现与基底核出血不同。脑叶出血后易破入邻近的蛛网膜下隙,因距中线较远而不易破入脑室系统,故脑膜刺激征重而意识障碍轻。

其临床表现特征为:①意识障碍少见而相对较轻;②偏瘫与同向凝视较少、程度较轻,这是因为脑叶出血不像基底核出血那样容易累及内囊;③脑膜刺激征多见。

临床表现与出血所在的四个脑叶不同而有所不同。①额叶:可有智力障碍、尿失禁,可出现对侧偏瘫,偏瘫多发生于上肢、下肢和面部,较轻微。②顶叶:对侧半身感觉障碍,较轻的偏瘫。③枕叶:可有一过性黑蒙、同侧眼痛和对侧同向偏盲,有些可扩展至上1/4象限。④颞叶:在优势半球者,出现语言不流利和听力障碍,理解力差,但重复性相对较好。

3.小脑出血

其典型的临床特征为突发的头痛、眩晕、频繁呕吐。无明显瘫痪。主要体征为躯干性共济失调、眼球震颤及构音障碍。病情往往发展较快,患者很快昏迷,呼吸不规则或突然停止,甚至死亡。典型的小脑功能障碍只见于部分患者,对发病突然,迅速出现意识障碍和急性脑干受压者,小脑体征常被掩盖。

4.脑桥出血

90%以上高血压所致的原发性脑干出血发生在脑桥,少数发生在中脑,延髓出血罕见。脑干出血一直被认为是发病急骤、死亡率很高、预后很差的疾病。因为绝大多数脑干出血发生在脑桥,故此处只叙述脑桥出血。

脑桥出血的临床症状取决于出血灶的部位和大小。常突然发病,可表现为剧烈头痛、恶心、呕吐、头晕或眩晕;出现一侧或双侧肢体无力,偏身或半侧面部麻木;大量出血常迅速出现深昏迷、针尖样瞳孔、四肢瘫痪和双侧锥体束征阳性、高热、头眼反射和前庭眼反射消失等。患者可出现呼吸节律的改变,表现为呼吸不规则,呼吸浅、频率快,或出现陈-施氏呼吸。

5.脑室出血

原发性脑室出血十分罕见。发病急骤、头痛、无明显偏瘫体征,迅速出现丘脑下部及脑干症状,如昏迷、高热、瞳孔极度缩小。

(五)辅助检查

1.计算机断层扫描(CT)

是临床确诊脑出血的首选检查。可早期发现脑出血的部位、范围、形态、是否破入脑室,血肿周围有无低密度水肿带及占位效应,脑组织移位和梗阻性脑积水等。

2.磁共振成像(MRI)

脑出血合并脑梗死诊断明确,可与脑肿瘤性出血鉴别。

3.数字减影脑血管造影

可与脑血管畸形、Moyamoya病、血管炎等鉴别。

4.腰椎穿刺

脑脊液多呈洗肉水样均匀血性,压力一般均增高。

三、外科治疗

手术治疗的目的是清除血肿、降低颅内压、避免脑疝发生,挽救患者的生命及减轻后遗症。在考虑是否施行手术时,被大家公认的最重要因素是术前患者的意识状况。根据患者的意识状况、瞳孔变化、语言功能及运动功能,临床上可将高血压脑出血分为五级,见表10-3。

表10-3　高血压脑出血的临床分级

分级	意识状态	瞳孔变化	语言功能	运动功能
Ⅰ级	情形或嗜睡	等大	可有语言	轻偏瘫
Ⅱ级	嗜睡或朦胧	等大	可有语言	不同程度偏瘫
Ⅲ级	浅昏迷	等大	失语	偏瘫
Ⅳ级	中度昏迷	等大或不等	失语	
Ⅴ级	深昏迷	单侧或双侧放大	失语	去皮质强直或四肢软瘫

(一)手术适应证

手术治疗的目的是清除血肿、降低颅内压、解除或防止脑疝发生和发展,改善脑组织血液循环,促进受压迫脑组织的功能恢复。依照高血压脑出血的临床分级,一般认为,1级患者出血量不多(不足30mL),内科保守治疗效果良好,不需要手术。Ⅱ~Ⅳ级患者绝大多数适于手术治疗,其中Ⅱ级、Ⅲ级手术效果较佳。

Ⅴ级患者病情危重,病死率高,手术难以奏效,一般不宜手术治疗。

高血压脑出血手术治疗指征的确定,需要综合考虑出血部位、出血量、病程进展、患者情况等多个因素。

1.出血部位

壳核、大脑半球皮质下、脑叶浅部和小脑半球等较浅部位的出血,适于手术治疗。小脑出血靠近脑干,除非出血量很少、症状轻微,一般应该积极考虑手术。脑干或丘脑出血,通常不是手术治疗的适应证。若存在脑室内出血或脑积水,可行脑室体外引流或分流术。

2.出血量

幕上血肿量超过30mL,占位效应明显,患侧脑室明显受压,中线结构明显向健侧移位;幕下血肿量大于10mL,四脑室受压变形、移位,即有手术必要。

3.病情进展

高血压脑出血后病情稳定,患者神志清楚,功能损害不明显,内科治疗效果良好,不需手术治疗。若经积极内科治疗,病情仍无好转或不稳定,出血部位比较表浅,应考虑手术治疗。尤其是对于病情好转或稳定后又发生恶化或出现脑疝征象者,应争取时间尽快手术。对于发病后进展急骤,很快进入深昏迷,出现严重功能障碍、一侧或双侧瞳孔散大、生命体征不稳定者,手术治疗效果不佳,死亡率很高,不宜进行手术治疗。

4.患者情况

患者若存在心、肺、肝、肾等脏器严重功能障碍,血压控制不好,持续超过26.7～16.0kPa(200/120mmHg),应列为手术禁忌,但年龄不是决定是否手术的主要因素。

(二)手术时机

目前国内外学者普遍认为高血压脑出血需要手术者,应尽量在发病后6～7小时内行超早期手术。

(三)术前检查及准备

1.CT扫描

是诊断脑出血最安全、最可靠的手段,应列为首选。

2.脑血管造影

对于不能明确脑出血病因的或疑诊动脉瘤、脑血管畸形的患者,在病情允许的情况下,为避免手术的盲目性,可考虑行脑血管造影。

3.MRI

一般不作为脑出血首选的检查方法,但适用于脑干、小脑部位出血的检查。

4.术前准备

按常规开颅手术的要求做好其他术前准备,尤其应注意适当控制血压,保持呼吸道通畅,合理使用脱水降颅压药物。

(四)手术方法

1.快速钻颅血肿碎吸术

(1)麻醉:清醒和合作者,可采用局部麻醉。有意识障碍者多采用气管内插管全身麻醉。

(2)体位:患者取仰卧位,头部稍抬高,肩下垫枕,头转向健侧,使病侧颞部在上。

(3)操作方法:根据CT扫描结果,选择最靠近血肿处(注意避开重要功能区)直接钻颅或颅骨钻孔,用脑穿针或带导芯的硅胶引流管穿刺血肿,抽吸出血肿的液体部分。可用无菌生理盐水适当行血肿腔冲洗,并留置引流管,持续引流。

2.皮质下血肿清除术

(1)麻醉:采用气管内插管全身麻醉。

(2)体位:根据血肿部位选择体位。

(3)操作方法:①切口和骨瓣开颅。一般以出血的脑叶部位为中心作马蹄形切口,头皮及帽状腱膜翻向下方,在预定钻孔处推开骨膜准备钻孔。一般钻4孔成形骨瓣,连同骨膜把骨瓣翻向下方或侧方。②硬脑膜切开。若颅内压力很高时,先在硬脑膜切一小口,电凝止血后穿刺血肿,抽出一些陈旧血液后弧形剪开硬脑膜,硬脑膜翻向矢状窦侧。③皮质切开血肿清除。选无血管区或以穿刺点为中心切开皮质2～3cm,双极电凝脑表面血管后,再用窄脑压板分开皮质则可达到血肿,应用吸引器吸除血块。血肿清除后脑组织则塌陷,搏动恢复,用等渗盐水冲洗血肿腔后置硅胶管引流,若发现活动性出血,则用双极电凝止血,吸引器吸除血凝块时要防止对周围脑组织的损伤。④关颅。血肿清除后血肿腔内用硅胶管引流。颅内压力仍很高时也可去骨瓣减压。如脑组织塌陷、搏动好可缝合硬脑膜。骨瓣复位,逐层缝合头皮后关颅。

3.基底核区脑出血

(1)麻醉:采用气管内插管全身麻醉。

(2)体位:仰卧位,患侧肩下垫一小枕,头略偏向对侧。

(3)操作方法:①切口和开颅。有骨瓣开颅和小骨窗开颅两种入路。骨瓣开颅术作颞部皮瓣,翻向耳侧,然后再作大骨瓣,亦翻向同一方向,剪开硬脑膜,暴露外侧裂及两侧的额颞皮质。小骨窗开颅术作与外侧裂相投影的头皮直切口,约6cm长,直达骨膜。用梳状拉钩将切口牵拉开,然后在外耳孔上方2～3cm处钻孔。将颅骨孔扩大到直径约3cm大小的小骨窗。十字形切开硬脑膜,暴露外侧裂及颞叶皮质。②血肿定位。用脑穿针穿刺血肿定位后,做皮质切口约2cm。皮质切口可有两种选择,经侧裂入路和经颞叶入路。前者则挑开外侧裂蛛网膜后,用脑压板把额叶和颞叶牵开,向深部分离,避开大脑中动脉的分支,到脑岛皮质。切开脑岛皮质向后内方深入可进入血肿腔。经颞叶入路即在颞上回切开皮质,向深部分离、在侧裂动脉的下方,切开脑岛皮质,可达血肿腔。③血肿清除。用吸引器轻轻地吸除血块,并用双极电凝镊凝固动脉性出血点。血肿壁的静脉出血可用吸收性明胶海绵压迫止血。操作应在直视下进行,如血肿太大或血块与壁粘连十分紧密时,可残留小部分。必须彻底止血和避免对脑深部结构的损伤。如血肿有部分残留时,血肿腔内放置一根直径3～4mm的硅胶管,术后可注入纤溶药物促使血块溶化并引流出来。④切口关闭。硬脑膜减张缝合,酌情去颅骨减压,分层缝合切口。

4.脑室内血肿清除术

当出现以下情况时应考虑行脑室内血肿清除术。①经CT扫描检查证实脑室内已充满血液铸型引起急剧性颅内压增高。②壳核－锥体束－脑室型脑出血,其血肿的大部分已破入一侧脑室者。③由于脑室内血肿,患者呈现深昏迷,颅内压高,有发生脑疝的前驱症状,或已发生一侧瞳孔散大,意识障碍加深,对侧肢体无力或偏瘫加重者。④脑室内血肿形成的阻塞性脑积水,经脑室引流或其他保守疗法不见改善者。

(1)麻醉:一般行气管内插管全麻。

(2)体位:血肿位于侧脑室前部者多取仰卧位,头略偏向对侧;若血肿在脑室三角区或后部者,则取侧卧位,血肿侧在上。

(3)操作方法:①切口。大部分血块进入侧脑室前角时,则采用前额部马蹄形切口。若大部血块积聚在侧脑室后部时,则采取顶后部马蹄形切口。②开颅。作额部或顶部骨瓣开颅,一般钻4个孔,额部骨瓣翻向前方,顶部骨瓣翻向颞部。③硬脑膜切开。当脑膜张力很大时,在硬脑膜切开前先行脑室穿刺放液,降低颅内压力;也可快速静脉滴入20%甘露醇250mL和呋塞米20～40mg,多数患者颅内压力可得到暂时缓解。将硬脑膜呈弧形切开翻向矢状窦侧。④脑切开。一般在额中回运动区前2～3cm处切开皮质3cm,切开前也可用脑穿针向侧室前角穿刺,抽出少许凝血块或陈旧血液,以确定进入侧脑室的方向和深度,再用两个脑压板沿穿刺针方向分开皮质3～4cm,即可进入侧脑室。这时常从切口处涌出一些黑色血块,扩大切口范围,电凝两侧白质的出血点,以棉片保护好周边脑组织后,用脑室自动牵开器或蛇形脑自动牵开器将脑切口牵开。充分暴露侧脑室前角及脑室内血肿。如血肿在侧脑室后部区域,则可在顶部脑回少血管区切开3cm,切开前先行脑针穿刺,方向对准侧脑室三角区,穿刺抽出黑色积血后,沿穿刺针方向分开脑组织3～4cm深即可进入侧脑室三角区,显露侧脑室后部的血肿,予以清除。⑤清除血肿。血肿在脑室内呈占位性压迫,与脑室很少有粘连,可用吸引器将血肿分块吸出,也可用取瘤钳把血块分块钳出,千万不要加重脑室壁及周围结构的损伤。当大部分血凝块清除后,应用等渗盐水反复冲洗,从三角区进入颞角的血块也可冲出。其次,检查室间孔处和第三脑室内的血块,轻轻将其吸出;如血块较大难以吸出时,也可将一侧穹窿柱切断,扩大室间孔,这样就容易取出第三脑室内的血块。对室间孔后缘的豆纹静脉、脉络丛组织用棉片盖好,防止损伤引起出血性梗死。如第三脑室由于充满血块异常扩大时,也可轻轻地用吸引器或取瘤钳将其取出,用含抗生素的等渗盐水冲洗,将脑室内血块彻底清除。由于脑室内血肿是由壳核或丘脑出血破入脑室的,一般不必寻找原出血点,当冲洗干净后,置一脑室引流管进行术后引流。如清除血肿后脑组织肿胀严重,估计术后难以渡过水肿关,可同时行额叶前部切除的内减压手术。⑥硬脑膜严密缝合。将骨瓣复位,头皮分两层缝合。⑦在术后第 2 天进行 CT 扫描,若发现脑室内还有较多的残存血块、应向脑室内注入尿激酶使血块溶解排出,并同时行腰椎穿刺放出血性脑脊液。也可经腰椎穿刺注入氧气治疗,促使脑脊液内血液加快吸收,减少蛛网膜下隙粘连,避免脑积水发生或减轻发生程度。

5.小脑血肿清除术

小脑出血一旦确诊,除非血肿量较少(<10mL)或病情已进入脑干受压晚期,均应积极开颅手术清除血肿行颅后窝减压,解除对脑干的压迫,防止病情进一步加重。

(1)麻醉:气管插管全身麻醉。

(2)体位:侧卧位。

(3)操作方法:取一侧颅后窝旁正中切口或枕下正中直切口,分离肌肉,暴露枕骨鳞部。颅骨钻孔后扩大骨窗,一般需将枕骨大孔后缘和环椎后弓咬开 1～1.5cm 宽。放射状切开硬脑膜,打开枕大池放出脑脊液。在邻近血肿的小脑皮质表面电灼切开 2～3cm,脑压板分离至血肿,分块清除血肿,仔细止血,反复冲洗。减压不满意者可不缝合硬脑膜,肌肉彻底止血,严密缝合,逐层关颅。

6.脑干内血肿清除术

脑干内出血大多病情危重,进展急骤,手术危险性大,死亡率高,选择手术一定要慎重。

(1)麻醉:气管插管全身麻醉。

(2)体位:侧卧位。

(3)操作方法:根据脑干内出血的部位不同,可采取不同的手术入路。①小脑幕上枕下入路:适用于清除一侧中脑血肿。取患侧枕部马蹄形皮肤切口,常规骨瓣开颅,弧形切开硬脑膜翻向横窦侧,抬起枕叶,切开小脑幕游离缘,暴露中脑及中脑大脑脚,选择血肿最表浅最膨隆的部位切开 3～5mm,用生理盐水冲洗血肿腔或用吸引器轻柔吸除血块。②脑桥小脑角入路:适用于清除脑桥血肿。取患侧枕下旁正中切口,骨窗开颅,放射状切开硬脑膜,枕大池放液,一般需切除小脑半球外侧 1/3,以利于显露。向脑桥小脑角探查,解剖面神经、听神经和三叉神经至脑桥背外侧,选择脑桥外侧最膨隆处,纵行切开 3～5mm,吸除血肿。③四脑室入路:适用于清除脑桥延髓交界处的血肿。取枕下正中直切口,骨窗开颅,咬开枕骨大孔后缘和环椎后弓,"Y"形切开硬脑膜。分开两侧小脑扁桃体,切开小脑下蚓部,向第四脑室底探查。选样菱形窝的隆起处或颜色变蓝处切开。

7.立体定向脑内血肿清除术

适用于脑内各部位的出血,尤其适合脑干、丘脑等重要部位的局限性血肿。

(1)麻醉:局麻。

(2)体位:根据血肿位置决定。

(3)操作方法:局麻下安装立体定向头架,然后行颅脑 CT 扫描或 MRI 扫描,一般 CT 平扫即能看清血肿的位置和大小。选择血肿最大层面中心为靶点,确立靶点三维坐标参数,根据血肿位置避开皮质功能区,设计合理手术途径。颅骨钻孔,"十"字形切开硬脑膜。安装立体定向仪导向装置,先用细穿刺针试穿验证血肿位置,然后更换内径 2～3mm 的穿刺管穿刺血肿中心,用生理盐水冲洗血肿腔至液体变清。若有血凝块不能吸出,可用螺旋针将血凝块打碎,也可通过留置在血肿腔内的导管注入尿激酶溶凝。术毕可留置硅胶引流管,缝线固定,拆除定向仪和头架,无菌包扎。

以上几种术后处理:严密观察病情,包括意识状况、瞳孔、肢体活动、言语功能、生命体征等;控制血压,全身血压维持在收缩压 21.3kPa(160mmHg)、舒张压 13.3kPa(100mmHg)较为合适;使用脱水剂;应用抗生素预防感染;积极防治并发症如肺炎、消化道出血、尿路感染等;妥善治疗其他重要器官的病变,如心脏病、糖尿病、肾功能不全等。注意水、电解质平衡。

四、内科治疗

在急性期,主要是控制脑水肿、调整血压、防治内脏综合征及考虑是否采取手术清除血肿。

(一)一般处理

应保持安静、卧床休息、减少探视,严密观察体温、脉搏、呼吸、血压等生命体征,注意瞳孔和意识变化。保持呼吸道通畅,及时清理呼吸道分泌物,必要时吸氧。

(二)控制脑水肿,降低颅内压

这是抢救能否成功的主要环节。常用药为甘露醇、呋塞米及皮质激素等。临床上为加强脱水效果,减少药物的不良反应,一般均采取上述药物联合应用。常采用甘露醇＋呋塞米、甘露醇＋呋塞米＋激素等方式,但用量及用药间隔时间均应视病情轻重及全身情况尤其是心脏功能及是否有高血糖等而定。20%甘露醇为高渗脱水剂,其降颅压作用迅速,一般成人用量为 1g/(kg·次),每 6h 快速静脉滴注 1 次。呋塞米有渗透性利尿作用,可减少循环血容量,对心功能不全者可改善后负荷,用量为 20~40mg/次,每日静脉注射1~2 次。应用呋塞米期间注意补钾。皮质激素多采用地塞米松,用量 15~20mg,静脉滴注,每日1 次。

(三)治疗高血压

高血压是脑出血的主要原因,治疗脑出血首先想到降低高血压,但由于高血压往往为颅高压的自身的自动控制所致,可将发病后的血压控制在发病前血压数值略高一些的水平。如原有高血压,发病后血压又上升更高水平者,所降低的数值可按上升数值的 30% 左右控制。常用的降压药物有硝普钠,50mg 加入液体静脉滴注;25%硫酸镁 10~20mL/次,肌内注射;注意不应降血压太快和过低。

(四)维持水、电解质平衡

水、电解质平衡和营养,注意防治低钠血症,以免加重脑水肿。

(五)防治并发症

选择对致病菌有效的抗菌药物,防止并发肺误吸、泌尿系统感染及应激性溃疡,抗利尿激素分泌异常综合征、痫性发作、中枢性高热、下肢深静脉血栓形成等。

(孙守元)

第三节　脑室内出血

脑室内出血是指由非外伤因素导致颅内血管破裂、血液进入脑室系统引起的综合征。其发病率很高,约占自发性颅内出血的 20%~60%。根据其出血部位来源分为原发性和继发性脑室内出血。

原发性脑室内出血是指出血部位在脑室脉络丛或室管膜下区 1.5cm 以内的出血,约占脑室出血的7.4%~18.9%。引起原发性脑室内出血的原因依次为动脉瘤、高血压动脉硬化、烟雾病、脑动静脉畸形、肿瘤、梗塞性出血、寄生虫和血液病等。

继发性脑室内出血是指室管膜下区 1.5cm 以外的脑实质出血破入脑室,约占脑室内出血的 93%。引起继发性脑室内出血的病因依次为高血压动脉硬化、动脉瘤、动静脉畸形、烟雾病、颅内肿瘤、血液病、肝病和梗塞后出血等。

不同部位的出血穿破脑室的路径不尽相同,蛛网膜下隙的出血,血液可通过第四脑室侧孔及正中孔逆流入脑室系统,丘脑出血多破入第 3 脑室,Willis 环处动脉瘤破裂出血以及壳核出血多破入侧脑室;小脑出血多破入第 4 脑室。另外,血肿可破坏胼胝体进入第 3 脑室。

一般脑室内出血的自然吸收、消失的时间要比脑实质血肿快,平均血肿消失时间 12d,少数需较长时间。血肿可造成广泛蛛网膜粘连及蛛网膜颗粒阻塞,引起不同程度迟发交通性脑积水,多在发病后 1 周左右出现,发病后 1 个月左右逐渐消退,少数遗有持续性脑积水。

一、临床表现

多数患者在发病前有明显的诱因,如洗澡、情绪激动、用力活动、饮酒等。多为急性起病,少数可呈亚急性或慢性起病。

(一)一般表现

视出血部位及出血量多少而异,轻者可表现为头痛、头晕、恶心、呕吐、血压升高和脑膜刺激征等;重者表现为意识障碍、癫痫发作、高热、肌张力高、双侧病理反射等。晚期可出现脑疝、去脑强直和呼吸循环障碍以及植物神经系统紊乱。部分患者可伴有上消化道出血、急性肾功能衰竭、肺炎等并发症。

(二)原发脑室内出血

除具有一般表现外,与继发脑室内出血相比尚有以下特点:①可亚急性或慢性起病;②多以认识功能、定向力障碍和精神症状为常见;③意识障碍相对较轻;④定位体征不明显。

(三)继发脑室内出血

除具有一般表现外,还因原发出血部位不同其临床表现各异:①丘脑的出血,表现为意识障碍,偏瘫、一侧肢体麻木,双眼上视困难、高烧、尿崩症、病理反射阳性等。②位于内囊前肢的血肿,极易破入脑室,临床表现相对较轻。③位于内囊后肢前 2/3 的血肿,由于距脑室相对较远,当血肿穿破脑室时,脑实质破坏严重,临床表现为突然昏迷、偏瘫,主侧半球的血肿可有失语、病理反射阳性以及双眼球向病灶侧凝视。④位于内囊后 1/3 的血肿,多有感觉障碍和视野变化。⑤脑干出血,轻者表现为头痛剧烈、眼花、呕吐、后组颅神经损伤和颈项强直等,重者深昏迷、交叉瘫,双侧瞳孔缩小、和呼吸衰竭等。⑥小脑的出血表现为头痛、头晕、恶心、呕吐、颈项强直、共济失调等,重者出现意识障碍、呼吸衰竭等。

(四)脑室出血的临床分级

脑室内出血的临床分级或分型对指导治疗和判断预后有着重要的意义。

二、辅助检查

(一)CT

为首选的检查方法,能准确证实出血部位和范围,以及脑室大小,并可重复检查,便于对出血的动态观察及随诊。

(二)脑血管造影

脑血管造影能显示出自发性脑室出血的病因,如动脉瘤、脑血管畸形、烟雾病和颅内肿瘤等,显示血肿破入脑室后的某些血管受压、移位的特征性表现。

(三)脑脊液检查及脑室造影

有一定的危险性,可能加重病情。目前已不作常规检查,除非无 CT 条件或某些特殊需要时方可施行,检查应在严格掌握适应证条件下谨慎从事。

三、治疗

选择恰当的治疗方法是直接关系到患者预后的一个关键问题。脑室内出血的治疗包括脑室穿刺引流术、开颅血肿清除术和内科治疗。

（一）脑室穿刺引流术

脑室穿刺引流术简单易行、安全有效，并发症少，对各类型的脑室内出血均实用。尤其是Ⅱ级患者效果最好。无特殊的禁忌证，故凡高龄，有心、肺、肝、肾等脏器严重疾患者，以及脑干血肿不能直接手术或脑疝晚期的患者，均可应用脑室穿刺引流术。尤其对有急性梗阻性脑积水的原发性脑室出血患者更为适用。手术宜尽早施行，一般7h内手术效果最好。

手术并发症主要有术后再出血和颅内感染。注意事项包括：①预防感染。严格无菌操作，避免漏液和逆流，预防应用抗菌素；②引流管选择。宜选择质软、无毒、壁薄、腔大的导管，一般用内径为4mm的橡胶管；③钻颅及置管的位置。一般可于含血量少的一侧或健侧引流，若室间孔阻塞时可同时行双侧引流。有时由于血块阻塞而致引流失败。近年来，有人向脑室内注尿激酶，引流血液，证实效果良好，但关于尿激酶的有效剂量、次数、时机和用药并发症，有待深入研究；④拔管时机。一般当脑脊液已变淡或颅内压已正常，特别是经CT复查脑室内血肿已消失即可拔管。总之，根据情况尽早拔管为原则。

（二）开颅血肿消除术

一般对Ⅲ级患者应考虑血肿清除术，但不同原因的脑室内出血手术适应证及手术方法不尽相同。

（孙守元）

第四节 脑动静脉畸形

脑动静脉畸形（arteriovenousmalformation，AVM）是脑血管畸形中最常见的一种，约占颅内血管畸形的90％以上，常泛指为脑血管畸形。AVM是脑血管发育异常的先天性疾病，局部脑动脉与脑静脉直接相连，其间缺乏毛细血管，脑动脉血通过动－静脉瘘道直接进入脑静脉，出现一系列脑血流动力学改变，导致颅内出血或脑盗血。脑血管畸形还包括海绵状血管畸形、静脉型畸形及毛细血管扩张症等。

脑AVM发病率尚无确切的统计，大宗尸检报道显示AVM发病率1.4％～4.3％，出现症状的患者不足1/10，AVM发病率远低于患病率。在自发性脑出血中，38％为AVM所致，男性多于女性，青壮年发病居多，常见于20～40岁，平均25岁。约20％的患者在20岁前发病，64％在40岁前发病，81％在50岁前发病，95％在60岁前发病，超过60岁发病者不足5％。因此60岁以上出现脑出血及蛛网膜下隙出血（SAH）通常不是AVM引起。

一、病因及发病机制

一般认为，胚胎发育至第4周时，源于中胚层的脑原始血管网开始形成，出现原始的脑血液循环。到胚胎第7、8周，原始血管网再分化为动脉、毛细血管和静脉。在此阶段局部脑血管发育障碍就产生脑动静脉畸形。

AVM的病理基础是病变区动静脉间缺乏毛细血管，大量脑动脉血直接流入脑静脉，导致局部脑动脉压降低、脑静脉压增高，产生脑供血障碍。大量血流冲击AVM可进一步破坏结构异常的血管壁，导致局部破裂出血。AVM伴发动脉瘤发生率可达10％～58％，动脉瘤可发生于畸形血管团、供血动脉或其他脑动脉。AVM出血与其大小有关，直径＜2.5cm者出血率较高，＞5cm较低；半球深部、脑室内或脑室旁AVM较皮质区病灶易于出血。血肿形成导致颅内压（ICP）增高，及交通性或阻塞性脑积水等，可危及生命。

AVM的发病机制是，动脉血经AVM的动－静脉瘘道直接注入静脉，无正常情况的毛细血管阻力，使供血动脉端压力降低，血流向阻力低的AVM引起盗血现象，邻近区域脑组织得不到充分血液供应，出现长期脑缺血，可导致癫痫、短暂性缺血发作（TIA）、进行性神经功能缺失及智能发育障碍等。脑盗血严重程度与 AVM 血管团大小有关,直径<3cm 的血管几乎无盗血现象,直径 3～6cm 的血管约 42％发生盗血,直径>6cm 的血管约 71％发生盗血。畸形血管团越大,发生盗血可能性及盗血量越大,病变周围区脑缺血越重。长期低灌注使缺血区动脉呈扩张状态,以获得更多的血液供应,长期扩张导致动脉壁逐渐变薄,血管自动调节功能下降或调节功能麻痹。如手术切除 AVM,动－静脉瘘道消失,脑血流重新分布,原先低灌注区脑灌注压骤然升高,由于该区脑动脉长期扩张,自动调节功能丧失,脑灌注压超过调节功能极限,引起脑过度灌注,产生急性脑肿胀、脑水肿、ICP 增高、血管渗血及出血。脑过度灌注是 AVM 手术切除的最大风险,其发生率在中型或大型 AVM 术后为 1％～3％,巨大型、高流量型 AVM 术后为 12％～21％,致残率及死亡率可达 54％,必须高度重视。

局部脑静脉压,特别是静脉窦压力增高可引起静脉淤血、脑水肿及 ICP 增高。脑静脉压增高促使 CSF 分泌增加,吸收减少,可导致交通性脑积水。深部引流静脉扩张堵塞 CSF 循环通路,可发生阻塞性脑积水。有学者认为,AVM 切除可引起引流静脉残端狭窄、栓塞或血栓形成,加重脑组织静脉回流障碍,导致广泛脑水肿、出血或缺血性病变等。

二、病理

脑 AVM 是由发育异常的血管团、供血动脉及引流静脉 3 组成部分。畸形血管团是由管径大小不同、结构异常的动脉与静脉相互缠绕并有窦道沟通,动、静脉间无毛细血管。AVM 可发生于脑的任何部位,90％以上位于幕上,幕下者不足 10％。幕上 AVM 大多在大脑各叶,顶叶占 30％,颞叶 22％,额叶 21％,枕叶 10％;位于深部结构如脑室及基底核区 10％～15％;胼胝体及其他中线结构 4％～5％。位于大脑皮质的畸形血管团常呈锥体形,锥体底面裸露在大脑皮质表面,体部在白质内,尖端可达侧脑室壁,与脉络膜丛相连。AVM 的大小相差悬殊,小的在 DSA 中可不显示,大的可布满整个半球,甚至侵及对侧。AVM 分为小型、中型、大型及巨型等四型,最大径分别<2.5cm,2.5～5.0cm,5.0～6.0cm 和>6.0cm。

畸形血管团由一根或数根增粗的动脉供血,供血动脉可来自同侧颈内动脉的大脑前动脉(ACA)或大脑中动脉(MCA)分支,也可来自同侧椎基底动脉的大脑后动脉(PCA)或小脑上动脉、小脑前下动脉分支,也可由对侧颈动脉,及同侧颈动脉、椎基底动脉系统通过 Willis 环供血,颈外动脉系统分支通过硬膜亦可供血。参与的血管越多,AVM 团越大。供血动脉往往比同区域正常动脉管径粗、搏动强,易于辨认。畸形血管团可由一根或数根异常扩张的引流静脉将血液汇入静脉窦,引流静脉可为大脑浅静脉或深静脉,也可由两者共同引流。引流静脉明显扩张,进入静脉窦前或几根引流静脉汇集处异常扩大可形成静脉瘤。AVM 团愈大,引流静脉愈多、愈扩张,愈易形成静脉瘤。引流静脉内流动的是鲜红的动脉血,有时通过扩张较薄的静脉壁可见血流漩涡。

史玉泉等(1980)在手术切除的畸形血管团灌注红色与蓝色塑料,铸成 AVM 血管团的立体模型,可分为 4 种类型:①曲张型:占 65％,为异常增粗和扩张的脑动脉和脑静脉组成的团状物;②帚型:动脉如树枝,其分支与静脉直接相连;③动静脉瘤型:整个血管团如生姜块茎样,有供血动脉及引流静脉相连;④混合型:集以上 3 种类型于同一畸形血管团。后 3 种类型各占 11％～12％。

显微镜下 AVM 由大小不等的成熟血管组成,管壁厚薄不一,动脉壁中层平滑肌菲薄残缺,弹力层较薄,并有玻璃样变、钙化,动脉内膜增厚,常有动脉粥样硬化斑或血栓形成。静脉壁菲薄,扩张成囊状,管腔内常有血栓。浅表性 AVM 表面蛛网膜和软脑膜增厚,可见含铁血黄素沉着,出血后可见瘢痕组织、软化脑组织。AVM 血管团周围脑组织中可有增生的毛细血管或扩张的小动脉。

三、临床分级

脑 AVM 的大小、部位、供血动脉与引流静脉不同,不仅临床表现不同,也影响手术难度及预后。AVM 临床分级有助于制订治疗方案,预测术中困难和术后疗效。史玉泉(1984)将 AVM 的大小、部位及深浅、供血动脉及引流静脉等四项要素各分为 4 个等级,加以评分,再综合评级。有 2 项要素都为某同一级别时则定为该级,如果仅一项要素达某一较高等级,则将该级减去半级,此 4 项要素的分级法可评出 1,

1.5,2,2.5,3,3.5,4 等 7 个级别。1~2 级 AVM 一般无手术死亡率及致残率,随着级别提高出现致残率或死亡率,4 级 AVM 应慎重对待,不宜手术切除。

国际上应用 Spetzler&Martin(1986)分级法。此法以 AVM 血管团大小(最大径)、部位(功能区或非功能区)及引流静脉(深静脉或浅静脉)3 项指标评为 0~3 分,其中神经功能区包括感觉皮质区、运动皮质区、语言中枢、视中枢、丘脑、内囊、小脑深部、小脑脚等。三项指标评分总和为 AVM 级别,涉及脑干和下丘脑者归为第Ⅵ级,共分 6 个等级。此分级法与史玉泉分级相对应,如 Spetzler-Martin 分级法Ⅰ级与史玉泉法分级 1 级和 1.5 相当,前者Ⅱ级与后者 2 级、前者Ⅲ级与后者 2.5 级、前者Ⅳ、Ⅴ、Ⅵ级与后者 3 级、3.5 级和 4 级相当。相当级别的 AVM 手术疗效几乎一致。

四、临床表现

(1)50% 以上的患者以颅内出血起病,是 AVM 最严重的后果,多发于年轻人,可为 SAH、脑实质出血或硬膜下出血,并可反复发生。常在激烈活动、情绪激动或紧张时突然发病,出现剧烈头痛、恶心、呕吐,及偏瘫及不同程度的意识障碍等。半数以上的患者有长期头痛史,类似偏头痛发作。脑膜刺激征常提示 SAH,颅内压增高症状可提示脑内血肿形成或脑室内出血。

(2)癫痫发作可为首发症状,见于半数以上的患者,表现为全面性大发作、部分性发作或失神发作。多见于额、顶、颞叶较大的 AVM 并有大量脑盗血患者,也可见于出血或脑积水时。

(3)进行性神经功能缺失常见于较大的 AVM,主要表现运动或感觉障碍,最初呈 TIA 发作,频繁发作后神经功能缺失变为永久性。可由于脑盗血引起,或因长期脑缺血导致脑水肿或脑萎缩,年轻人多因反复出血引起脑损害及功能损伤。智力发育障碍或智力减退多见于巨型 AVM,多因严重脑盗血导致脑弥漫性缺血,及频繁的癫痫发作或抗癫痫药所致。幕下 AVM 除了自发性出血,可无症状或症状较少,少数病例可见后组脑神经麻痹、小脑性共济失调等。

(4)伴硬脑膜动-静脉瘘的患者可闻及颅内杂音,压迫颈动脉可使杂音减弱或消失,眼球突出很少见,常见于颞叶前端的 AVM 粗大引流静脉导入海绵窦时。

五、辅助检查

(一)神经影像学

脑 CT 扫描用于初检及可疑急性出血时,可显示出血部位、出血量及脑受压情况。CT 扫描显示 AVM 为不规则低密度或混合密度病灶,团块状或边界不清。注射造影剂可见高密度增强区,一般无明显水肿带或占位效应。MRI 检查可显示 AVM 特征性"流空效应",AVM 中的快速血流在 MRI 的 T1WI 或 T2WI 均显示病灶呈流空的管状或圆点状血管影,边界不规则,可见较大的供血动脉及引流静脉,可清晰显示 AVM 与周围脑结构关系。

(二)全脑 DSA 检查

全脑 DSA 检查是诊断 AVM 的金标准,在 DSA 动脉期可见不规则的畸形血管团,一或数支异常增粗的供血动脉,一或数支明显扩张扭曲的引流静脉汇入静脉窦或深静脉。远侧动脉可不显影,正常脑血管无移位,除非脑内血肿压迫。须注意脑内出血急期,AVM 较小并被血肿压迫可不显影,待血肿吸收后应复查 DSA,以免漏诊。

(三)脑 CTA 和 MRA 检查

CTA 是指通过螺旋 CT、静脉注射造影剂及三维重建技术构建脑动脉的立体图像。CTA 检查可显示 AVM 的立体结构及与周围颅骨的空间关系,检查时间短,成像迅速,费用较低。适于出血急性期患者,尤其是昏迷又急需手术时,可迅速完成 CT 扫描和病灶重建成像,确定 AVM 大小、部位及脑内血肿状况,制定急症手术方案。

MRA 的分辨率和清晰度俱佳,动脉和静脉可分期成像。不需要造影剂,无辐射及创伤,费用低,但病灶显影易受血肿、水肿、脑软化灶及周围扩张的脑血管信号影响,血液湍流和血管壁钙化可产生伪影。

六、诊断及鉴别诊断

(一)诊断

年轻人以自发性 SAH 或脑内血肿起病应考虑 AVM 的可能,如有癫痫发作史,又无颅内压增高者应高度怀疑。脑 CT 检查可提供重要信息,脑 MRI 检查可基本确诊,DSA 是确诊和拟定治疗方案的最重要检查。出血急性期需紧急清除血肿挽救患者生命时,作 CTA 检查有助于指导清除血肿急诊手术。

(二)鉴别诊断

AVM 需与其他颅内出血疾病,如海绵状血管畸形、颅内动脉瘤及高血压脑出血等鉴别。

1.海绵状血管畸形

出血症状体征由其部位决定。CT 扫描显示不同密度圆形病灶,其间有钙化,可有病灶强化,周围轻度水肿带,较少占位征象。DSA 检查常为阴性,MRI 扫描可能显示病灶特征。

2.颅内动脉瘤

多发生于 40～60 岁中老年人,常引起 SAH,症状较重,多见意识障碍或昏迷;神经系统阳性体征以动眼神经麻痹多见,偏瘫及躯体感觉障碍较少,癫痫发作更少;依据 DSA 扫描确诊。

3.高血压脑出血

多见于 50～60 岁高血压患者,剧烈头痛、呕吐,常很快出现偏瘫、偏身感觉障碍及同向性偏盲等三偏征;出血来势凶猛的患者数分钟或数十分钟即出现意识丧失,迅速发生脑疝,甚至死亡。CT 扫描可显示脑内血肿。

4.脑瘤卒中

恶性胶质瘤、血供丰富的实体型血管母细胞瘤等颅内原发性肿瘤,及毛膜上皮癌、黑色素癌和肝癌等颅内转移都可引起出血。一般出血前即有进行性发展的颅内压增高及神经功能缺失,身体其他部位或可发现原发性肿瘤。MRI、DSA 等影像学特征可予鉴别。

5.静脉型血管畸形

静脉型血管畸形可引起 SAH 或脑内出血,DSA 检查常不显示畸形血管团,仅在静脉期可见增粗的、如"水母头"样异常静脉。

6.烟雾病或 moyamoya 病

烟雾病或 moyamoya 病常发生脑室内出血或脑室旁出血破入脑室,DSA 可见颈内动脉或大脑中动脉等大动脉闭塞,及脑底异常增生血管网。

七、治疗

目前,AVM 治疗包括手术切除病灶、血管内介入栓塞、立体定向放射外科、内科疗法及几种疗法联合。AVM 手术难度受其大小、部位、供血动脉及引流静脉等因素影响。巨大型、高流量、涉及范围广泛或深部重要结构 AVM 难以全切除,手术可带来后遗症或死亡。临床上,有些手术难度较大的患者未接受特殊治疗仍能正常生活或工作,因此需仔细比较手术切除、血管内介入及放疗之利弊,结合每例 AVM 患者具体情况加以权衡,选择合理的治疗方案。

(一)内科治疗

内科治疗适用于史玉泉法分级 3.5～4 级病例,从事特殊职业、未出血又无其他症状患者,及伴其他重要脏器严重疾病不适宜手术切除者。治疗包括:①卧床休息,避免剧烈活动和情绪波动,保持便通和戒烟酒等;②正规服用抗癫药控制发作;③出血急性期应住院治疗,适当应用脱水药、止血药等,至病情稳定。

(二)显微外科切除术

显微外科切除术是杜绝再出血和纠正脑盗血的合理疗法。手术适应证:①有颅内出血史,AVM 属

1～3.5级者;②无颅内出血史,位于大脑浅表非功能区或大脑半球内侧面(除中央前、后回的内侧面)、直径<5cm的AVM;③无颅内出血史的顽固性癫痫发作者;④急性颅内出血出现脑疝危象者,以手术清除血肿为主,根据急诊CTA判断是否同时切除病灶。

(三)血管内介入栓塞

近20年来随着导管与栓塞剂改进,AVM栓塞疗效不断提高,但因AVM结构复杂,完全闭塞难度较大,部分或大部分闭塞后AVM残留病灶仍有扩大与复发可能。因此,栓塞法不能达到根治目的,目前常对巨大型、高流量的AVM先行一期血管内介入疗法,栓塞部分病灶后1～2周作二期切除,可减少术中AVM出血,防止脑过度灌注等。

目前常用的栓塞剂是微弹簧圈和胶样栓塞剂。α-氰基丙烯酸正丁酯(NBCA)应用较多,因NBCA在血管内呈海绵状凝聚不留间隙,且有柔韧性,手术时易分离。新型栓塞剂ONYX也已广泛应用。华山医院神经外科在国内率先试用ONYX栓塞AVMs,效果优于NBCA。ONYX是次乙烯醇聚合物(ethylene vinyl alcohol copolymer,EVOH)溶解于二甲基亚砜(dime－thylsulfoxide,MSO)形成的混合体,当其与血液或任何水溶剂接触时,EVOH聚合物结晶析出、凝集,形成海绵样固体,其不粘导管,可以长时间缓慢注射,操作安全,栓塞效果好。

AVM血管内介入治疗并发症是:①在巨大的高流量AVM栓塞术中易发生脑过度灌注现象;②颅内出血可因操作中损伤血管壁所致;③脑血管痉挛;④微导管断裂或导管前端与血管壁黏着;⑤误栓正常脑血管。因此在血管介入治疗前必须做好充分准备,术中应采用麻醉和必要的监测,一旦出现并发症应及时发现、及时抢救治疗。介入治疗施行者应是有熟练的血管内手术操作技术的神经外科医师。

(四)立体定向放射外科治疗

Steiner和Keksell(1972)首先用γ-刀治疗脑AVM,Colombo(1985)及Kiellberg(1984)分别用X-刀和回旋加速器产生的氦离子治疗AVM,开创了AVM立体定向放射外科治疗。放射治疗可促成AVM畸形血管壁外膜胶原纤维增生,并替代弹力纤维、平滑肌细胞和内皮细胞,使血管壁增厚、硬结、管腔狭窄及闭塞,血管腔内血流变慢,最后血管团内血栓形成而闭塞。整个过程十分缓慢,需6个月至3年时间,平均2年,畸形血管团未完全闭塞前仍可能出血,每年出血率约4%。放射外科治疗并发症为放射反应,早期如恶心、呕吐、癫痫发作,晚期为放射性水肿、放射性坏死及正常脑血管闭塞,并发症可能与剂量有关。目前,认为放射外科治疗AVM适于直径<3cm、位于脑深部、手术切除和血管内介入治疗难度较大的AVM,也可作为手术切除或栓塞术后残留病灶的补充治疗。

(孙守元)

第五节　颅内动脉瘤

颅内动脉瘤系颅内动脉壁瘤样异常突起,尸检发现率为0.2%～7.9%,因动脉瘤破裂所致SAH约占70%,年发生率为6/10万～35.3/10万。脑血管意外中,动脉瘤破裂出血仅次于脑血栓和高血压脑出血,居第3位。本病破裂出血的患者约1/3在就诊以前死亡,1/3死于医院内,1/3经过治疗得以生存。

本病高发年龄为40～60岁,儿童动脉瘤约占2%,最小年龄仅5岁,最大年龄为70岁,男女差别不大。

一、病因学

获得性内弹力层的破坏是囊性脑动脉瘤形成的必要条件。与颅外血管比较,脑血管中膜层和外膜缺乏弹力纤维、中层肌纤维少、外膜薄、内弹力层更加发达隆凸,在蛛网膜下隙内支撑结缔组织少,及血流动力学改变,均可促使进动脉瘤形成。动脉粥样硬化、炎性反应和蛋白水解酶活性增加促使内弹力层退变。

动脉粥样硬化是大多数囊性动脉瘤可疑病因,可能参与上述先天因素相互作用。高血压并非主要致病因素,但能促进囊性动脉瘤形成和发展。

国内研究发现,所有脑动脉瘤内弹力层处都有大量的 92000 Ⅵ 型胶原酶存在,且与 ICAM-1 诱导的炎性细胞浸润相一致,认为脑动脉瘤的形成与炎性细胞介导的弹力蛋白酶表达增多,破坏局部血管壁结构有关。

囊性动脉瘤也称浆果样动脉瘤,通常趋向生长在 Wills 环的分叉处,为血流动力冲击最大部位。

动脉瘤病因还包括栓塞性(如心房黏液瘤)、感染性(所谓"真菌性动脉瘤")、外伤性与其他因素。

大多数周围性动脉瘤趋向于合并感染(真菌性动脉瘤)或外伤。梭形动脉瘤在椎-基底动脉系统更常见。

二、病理学

囊性动脉瘤呈球形或浆果状,外观紫红色,瘤壁极薄,术中可见瘤内的血流漩涡。瘤顶部最为薄弱,98%动脉瘤出血位于瘤顶。巨大动脉瘤内常有血栓形成,甚至钙化,血栓分层呈"洋葱"状。直径小的动脉瘤出血机会较多。颅内多发性动脉瘤约占 20%,以两个多见,亦有 3 个以上的动脉瘤。经光镜和电镜检查发现:①动脉瘤内皮细胞坏死剥脱或空泡变性,甚至内皮细胞完全消失,基膜裸露,瘤腔内可见大小不等的血栓;②脉瘤壁内很少见弹力板及平滑肌细胞成分,靠近腔侧的内膜层部位可见大量的吞噬细胞、胞质内充满脂滴或空泡;③动脉瘤外膜较薄,主要为纤维细胞及胶原、瘤壁的全层,均可见少量炎性细胞浸润,主要为淋巴细胞。

有的动脉瘤患者合并常染色体显性遗传多囊性肾病,肌纤维肌肉发育不良(fibromuscular dysplasia,FMD),动静脉畸形、Moyamoya 病。有的动脉瘤患者合并结缔组织病:Ehlers-Danlos Ⅳ 型,胶原蛋白 Ⅲ 型缺乏,Marfan 综合征,Osler-Weber-Rendu 综合征。

三、动脉瘤的分类

（一）按位置分类

(1)颈内动脉系统动脉瘤,约占颅内动脉瘤 90%,分为:①颈内动脉动脉瘤;②大脑前动脉-前交通动脉动脉瘤;③大脑中动脉动脉瘤。

(2)椎-基底动脉系统动脉瘤,约占 10%,分为:①椎动脉动脉瘤;②基底动脉干动脉瘤;③大脑后动脉动脉瘤;④小脑上动脉动脉瘤;⑤小脑前下动脉动脉瘤;⑥小脑后下动脉动脉瘤;⑦基底动脉瘤分叉部动脉动脉瘤。文献报道,20%～30%动脉瘤患者有多发动脉瘤。

（二）按大小分类

分为小型动脉瘤(直径≤0.5cm);一般动脉瘤(直径 0.5～1.5cm);大型动脉瘤(直径 1.5～2.5cm);巨型动脉瘤(直径≥2.5cm)。

（三）按病因分类

可分为囊性动脉瘤(占颅内动脉瘤的绝大多数)、感染性动脉瘤和外伤性动脉瘤。

1.感染性动脉瘤

因细菌或真菌感染形成,免疫低下患者如艾滋病或吸毒者发生率高。常见于大脑中动脉分支远端,可多发。若疑为感染性动脉瘤,应行心脏超声检查确定有无心内膜炎。感染性动脉瘤通常为梭形、质地脆,手术困难且危险,急性期抗生素感染治疗 4～6 周,有些动脉瘤可萎缩,延迟夹闭可能更容易。手术指征有蛛网膜下隙出血,抗感染治疗 4～6 周后动脉瘤未见减小。

2.外伤性动脉瘤

占颅内动脉瘤不足 1%,大多为假性动脉瘤。闭合性脑损伤见于大脑前动脉远端动脉瘤,颅底骨折累及岩骨和海绵窦段颈内动脉形成动脉瘤,可引起海绵窦综合征,动脉瘤破裂后形成颈内动脉海绵窦漏,伴蝶窦骨折时可造成鼻腔大出血。颅脑穿通性损伤如枪击伤或经蝶入路等颅底手术后发生动脉瘤。颅底颈内动脉动脉瘤应用球囊孤立或栓塞。外周围性动脉瘤可手术夹闭动脉瘤颈。

（四）按形态分类

分为囊状动脉瘤、梭形动脉瘤、夹层动脉瘤。

四、临床表现

（一）出血症状

因动脉瘤增大、血栓形成或动脉瘤急性出血造成头痛，严重像"霹雳样"，有人描述为"此一生中最严重的头痛"。

大约半数为单侧，常位于眼眶后或眼眶周，可能由于动脉瘤覆盖的硬脑膜受刺激所致。由于巨大动脉瘤占位效应导致颅内压升高，表现为弥散性或双侧头痛。

无症状未破动脉瘤蛛网膜下隙出血的年概率约为 $1\%\sim2\%$，有症状未破裂动脉瘤出血的年几率约为 6%。出血倾向与动脉瘤的直径、大小、类型有关。小而未破的动脉瘤无症状。直径 4mm 以下的动脉瘤颈和瘤壁均较厚，不易出血。90%的出血发生在动脉瘤直径大于 4mm 的患者。巨型动脉瘤内容易在腔内形成血栓，瘤壁增厚，出血倾向反而下降。

多数动脉瘤破口会被凝血封闭而出血停止，病情逐渐稳定。未治的破裂动脉瘤中，24 小时内再出血的几率为 4%，第 1 个月里再出血的概率为每天 $1\%\sim2\%$；3 个月后，每年再出血的概率为 2%。死于再出血者约占本病的 1/3，多在 6 周内。也可在数个月甚至数十年后，动脉瘤再出血。

蛛网膜下隙出血伴有脑内出血占 $20\%\sim40\%$（多见于 MCA 动脉瘤），脑室内出血占 $13\%\sim28\%$，硬脑膜下出血占 $2\%\sim5\%$。

动脉瘤破裂发生脑室内出血预后更差，常见的有，前交通动脉动脉瘤破裂出血通过终板进入第三脑室前部或侧脑室；基底动脉顶端动脉瘤出血进入第三脑室底；小脑后下动脉（PICA）远端动脉瘤破裂通过 Luschka 孔进入第四脑室。

部分患者 SAH 可沿视神经鞘延伸，引起玻璃体膜下和视网膜出血。出血量过大时，血液可进入玻璃体内引起视力障碍，死亡率高。出血可在 6~12 个月吸收。$10\%\sim20\%$患者还可见视盘水肿。

（二）占位效应

直径>7mm 的动脉瘤可出现压迫症状。巨型动脉瘤有时容易与颅内肿瘤混淆，如将动脉瘤当作肿瘤手术则是非常危险的。动眼神经最常受累，其次为展神经和视神经，偶尔也有滑车、三叉和面神经受累。

动眼神经麻痹常见于颈内动脉-后交通动脉瘤和大脑后动脉动脉瘤，动眼神经位于颈内动脉（$C_1\sim C_2$）的外后方，颈内-后交通动脉瘤中，$30\%\sim53\%$出现病侧动眼神经麻痹。动眼神经麻痹首先出现提睑无力，几小时到几天达到完全的地步，表现为单侧眼睑下垂、瞳孔散大、内收、上下视不能，直接、间接光反应消失。海绵窦段和床突上动脉瘤可出现视力、视野障碍和三叉神经痛。

颈内动脉巨型动脉瘤有时被误诊为垂体腺瘤；中动脉动脉瘤出血形成颞叶血肿，或因脑血管痉挛脑梗死，患者可出现偏瘫和语言功能障碍。前交通动脉动脉瘤一般无定位症状，但如果累及下丘脑或边缘系统，则可出现精神症状、高热、尿崩等情况。鞍内或鞍上动脉瘤压迫垂体腺和垂体柄产生内分泌紊乱。

基底动脉分叉部、小脑上动脉及大脑后动脉近端动脉瘤位于脚间窝前方，常出现第Ⅲ、第Ⅳ、第Ⅵ对脑神经麻痹及大脑脚、脑桥的压迫，如 Weber 综合征、两眼同向凝视麻痹和交叉性偏瘫等。基底动脉和小脑前下动脉瘤表现为不同水平的脑桥压迫症状，如 Millard-Gubler 综合征（一侧展神经、面神经麻痹伴对侧锥体束征）和 Foville 综合征（除 Millard-Gubler 综合征外，还有同向偏视障碍）、凝视麻痹、眼球震颤等。罕见的内听动脉瘤可同时出现面瘫、味觉及听力障碍。椎动脉、小脑后下动脉瘤、脊髓前后动脉瘤可引起典型或不完全的桥小脑角综合征、枕骨大孔综合征及小脑体征、后组脑神经损害体征、延髓上颈髓压迫体征。

巨型动脉瘤压迫第Ⅲ脑室后部和导水管,出现梗阻性脑积水症状。

（三）癫痫发作

因蛛网膜下隙出血相邻区域脑软化,有的患者可发生抽搐,多为大发作。

（四）迟发性脑缺血（delayed ischemic deficits,DID）

发生率为35%,致死率为10%～15%。脑血管造影或TCD显示有脑血管痉挛者不一定有临床症状,只有伴有脑血管侧支循环不良,rCBF每分钟<18～20mL/100g时才引起DID。DID多出现于3～6 d,7～10 d为高峰,表现为:①前驱症状:蛛网膜下隙出血的症状经过治疗或休息而好转后,又出现或进行性加重,外周血白细胞计数持续升高、持续发热;②意识由清醒转为嗜睡或昏迷;③局灶神经体征出现。上述症状多发展缓慢,经过数小时或数日到达高峰,持续1～2周后逐渐缓解。

（五）脑积水

动脉瘤出血后,因凝血块阻塞室间孔或大脑导水管,引起急性脑积水,导致意识障碍;合并急性脑积水者占15%,如有症状应行脑室引流术。由于基底池粘连也会引起慢性脑积水,需行侧脑室－腹腔分流术,但可能仅对部分病例有效。

（六）偶尔发现

由于其他原因做CT、MRI或血管造影发现。

五、影像学检查

（一）蛛网膜下隙出血诊断步骤

非强化高分辨率CT扫描,如果CT阴性,对可疑患者腰椎穿刺,确诊或高度怀疑蛛网膜下隙出血患者行脑血管造影。

（二）CT检查

可以确定蛛网膜下隙出血、血肿部位大小、脑积水和脑梗死,多发动脉瘤中的破裂出血的动脉瘤。如:纵裂出血常提示前动脉或前交通动脉瘤,侧裂出血常提示后交通或中动脉动脉瘤,第四脑室出血常提示椎或小脑后下动脉瘤。巨大动脉瘤周围水肿呈低密度,瘤内层状血栓呈高密度,瘤腔中心的流动血液呈低密度。故在CT上呈现特有的"靶环征"——密度不同的同心环形图像。直径<1.0cm动脉瘤,CT不易查出。直径>1.0cm动脉瘤,注射对比剂后CT扫描可检出。计算机断层扫描血管造影（CTA）可通过3D-CT从不同角度了解动脉瘤与载瘤动脉,尤其是与相邻骨性结构的关系,为手术决策提供更多资料。

（三）MRI检查

颅内动脉瘤多位于颅底Willis环。MRI优于CT,动脉瘤内可见流空影。MRA和CTA检查可提示不同部位动脉瘤,常用于颅内动脉瘤筛查,有助于从不同角度了解动脉瘤与载瘤动脉关系。磁共振造影（MRA）不需要注射造影剂,可显示不同部位的动脉瘤,旋转血管影像以观察动脉瘤颈、动脉瘤内血流情况,还可以显示整个脑静脉系统,发现静脉和静脉窦的病变。

（四）数字减影血管造影（DSA）

此为确诊颅内动脉瘤金标准,对判明动脉瘤的位置、数目、形态、内径、瘤蒂宽窄、有无血管痉挛、痉挛的范围及程度和确定手术方案十分重要。经股动脉插管全脑4血管造影,多方位投照,可避免遗漏多发动脉瘤。Ⅰ、Ⅱ级患者脑血管造影应及早进行,Ⅲ、Ⅳ级患者待病情稳定后,再行造影检查。Ⅴ级患者只行CT扫描除外血肿和脑积水。首次造影阴性,合并脑动脉痉挛或高度怀疑动脉瘤者,1个月后应重复造影,如仍阴性,可能是小动脉瘤破裂后消失,或内有血栓形成。

（五）经颅多普勒超声（TCD）

在血容量一定的情况下,血流速度与血管的横截面积成反比,故用TCD技术测量血管的血流速度可以间接地测定血管痉挛的程度。

六、治疗

(一)非手术治疗

主要目的在于防止再出血和防治脑血管痉挛,用于以下情况:①患者全身情况不能耐受开颅手术者;②诊断不明确、需进一步检查者;③患者拒绝手术或手术失败者。包括以下。

(1)绝对卧床休息14~21 d,适当抬高头部。镇痛、抗癫痫治疗。便秘者给缓泻剂。保持患者安静,尽量减少不良的声、光刺激,避免情绪激动。为预防动脉瘤再次出血,患者应在ICU监护。

(2)预防和治疗脑动脉痉挛,有条件者经颅多普勒超声(TCD)监测脑血流变化,及时发现脑血管痉挛。早期可试用钙离子拮抗剂改善微循环。

(3)根据病情退热、防感染、加强营养、维持水电解质平衡、心电监测,严密观察生命体征及神经功能变化。

(4)降低血压是减少再出血的重要措施之一,但由于动脉瘤出血后多伴有动脉痉挛,脑供血已经减少,如血压降得过多可能引起脑供血不足,通常降低10%即可,密切观察病情,如有头晕、意识障碍等缺血症状,应给予适当的回升。

(5)降低颅内压能增加脑血流量、推迟血脑屏障的损害、减轻脑水肿,还能加强脑保护。

(二)外科治疗方法

1.孤立术

中断动脉瘤近端和远端载瘤动脉,可通过直接手术用动脉瘤夹结扎、放置可脱性球囊或两者联合。动脉瘤孤立术是在动脉瘤的两端夹闭载瘤动脉,但在未证实脑的侧支供应良好的情况下应慎用。有些可能需要联合颈外颈内动脉(EC-IC)搭桥保持孤立节段远端血流。

2.近端结扎(Hunterian结扎)

多用于巨大动脉瘤,通过闭塞CCA而不是ICA可能会减少危险,可能增加形成对侧动脉瘤危险。

3.动脉瘤壁加固术

疗效不肯定。

4.栓塞动脉瘤

临床不适宜手术,可选弹簧圈栓塞的介入治疗。通过介入技术在动脉瘤内放置Guglielmi可脱性弹簧圈或球囊。

(三)手术治疗

开颅夹闭动脉瘤颈仍是首选治疗方法。目前,动脉瘤显微手术总的死亡率已降至2%以下,而保守治疗70%患者会迟早死于动脉瘤再出血。

1.手术时机

近年来趋向于对破裂动脉瘤实施早期手术,理由是:①动脉瘤再破裂出血的高峰期在初次出血后1周内,早期手术可减少动脉瘤再破裂危险;②术中可清除血凝块等引起血管痉挛的有害物质。但是出血早期,脑组织肿胀,生命体征不平稳,手术难度大,手术死亡率和致残率高。

提倡晚期手术的理由:①早期手术牵拉脑组织,加重脑水肿;②术中动脉瘤破裂概率较高;③手术易造成血管损伤,加重术后的血管痉挛。

为便于判断动脉瘤病情,选择造影和手术时机,评价疗效,根据Hunt和Hess分级法,病情在Ⅰ、Ⅱ级的患者应尽早进行血管造影和手术治疗。Ⅲ级以上提示出血严重,可能伴发血管痉挛和脑积水,手术危险较大,待数日病情好转后再行手术治疗。Ⅲ级以下患者,出血后3~4 d内手术夹闭动脉瘤,可以防止动脉瘤再次出血,减少血管痉挛发生。椎-基底或巨大动脉瘤,病情Ⅲ级以上,提示出血严重,或存在血管痉挛和脑积水,手术危险性较大,应待病情好转后手术。动脉瘤破裂出血后48~96 h内为早期手术;出血后

10～14 d后的手术为晚期手术。

2.手术方法

手术的目的是阻断动脉瘤的血液供应、避免发生再出血,保持载瘤及供血动脉通畅,维持脑组织的正常血运。

动脉瘤瘤颈夹闭术的操作步骤。①腰椎穿刺置管,剪开硬脑膜前打开留置管,引流脑脊液30～50mL,降低脑压,增加手术暴露的空间,便于分离操作。②翼点微骨窗入路创伤小、有利于保护面神经额支,可以夹闭前循环和基底动脉顶端动脉瘤。手术切口应尽量不影响外观,小范围剃头,做微骨窗。术中应用手术显微镜,术后缝合硬脑膜,保留骨瓣,皮内缝合,体现微创理念。前(交通)动脉瘤还可经额部纵裂入路。椎动脉、小脑后下动脉动脉瘤采用远外侧入路。椎-基底交界动脉瘤经枕下入路或经口腔入路。③分离动脉瘤时先确定载瘤动脉、暴露动脉瘤颈,分清动脉瘤与载瘤动脉的关系,并确定用何种类型动脉瘤夹。分离困难时可借助神经内镜。动脉瘤体积大、粘连紧或有破裂可以控制血压。④罂粟碱:平滑肌松弛剂,可能通过阻断钙离子通道起作用。局部应用于表面人为操作引起的血管收缩。30mg 罂粟碱加入9mL 生理盐水,用棉片蘸此溶液敷在血管约 2 min,也可通过注射器直接冲洗血管。

3.术中血管造影

动脉瘤术后应该常规复查 DSA,了解动脉瘤夹闭情况。动脉瘤夹闭术后血管造影发现19%患者有动脉瘤残留或大血管闭塞等问题,所以推荐术中荧光血管造影(ICG),有助于及时发现问题予以纠正。

(四)术中动脉瘤破裂处理

文献报道,术中动脉瘤破裂发生率为18%～40%。术中发生动脉瘤破裂,患者病残率和死亡率明显增高。

1.术中动脉瘤破裂预防

(1)预防疼痛引起高血压。

(2)装头架及切皮时保证深度麻醉。

(3)头架钉子放置部位及皮肤切口局部麻醉(不用肾上腺素)。

(4)开硬脑膜前可将平均动脉压降至稍低水平。

(5)最大限度减少分离时动脉瘤脑牵拉:利尿剂脱水;术前腰椎穿刺切开硬脑膜时放出脑脊液;过度换气。

(6)减少动脉瘤顶或颈部撕裂危险:暴露动脉瘤时采取锐性分离,清除动脉瘤周围血块;夹闭动脉瘤前,完全游离动脉瘤。

2.动脉瘤手术中破裂 3 个阶段

(1)开始暴露(分离前):少见,处理最困难,预后很差。虽然已打开蛛网膜下隙,但是出血仍可造成脑组织膨出。

可能原因:钻骨孔时震动,剪开硬脑膜时硬脑膜内外压力差增高,疼痛反应引起儿茶酚胺增加造成血压升高。

处理:降低血压,控制出血,前循环动脉瘤控制颈内动脉出海绵窦处临时阻断夹;无效可压迫患者颈部颈内动脉。若必要可切除部分额叶或颞叶。

(2)分离动脉瘤:是动脉瘤破裂最多见原因。

可能原因:钝性粗暴分离引起撕裂,多数在瘤颈近端损伤较大,控制困难。没有充分暴露即试图夹闭。

处理:显微吸引器放在载瘤动脉破裂孔附近,不要仓促夹闭,进一步暴露并将永久夹放置于合适位置。

锐性分离时引起撕裂常在动脉瘤顶端,一般较小,通常一个吸引器就可控制。用小棉片轻轻压迫可起效。重复用低电流双极电凝使其萎缩。

(3)放置动脉瘤夹破裂,通常有两个原因。

动脉瘤暴露欠佳:夹子叶片穿透未看见动脉瘤壁,类似钝性分离时引起撕裂。出血会由于夹子叶片靠近加重。尽量打开并去掉夹子,尤其是开始有出血迹象时,可减小撕裂程度。用两个吸引器判断最后夹子是否可放置确实夹闭,或者更常用放置临时阻断夹。

放置瘤夹技术差:当夹子叶片靠近时出血可能减轻;这时检查其尖端,确认其已跨越瘤颈的宽度。如果没有,通常可并行放置一个较长的夹子,会有所改善。确认夹子叶片足够靠近。如果没有足够靠近而仍出血,有必要放置两个夹子,有时需更多。

(五)术后治疗

动脉瘤术后患者应在 ICU 病房监护治疗,监测生命体征、氧饱和度等,并注意观察患者的意识状态、神经功能状态、肢体活动情况。术后常规给抗癫痫药,根据术中情况适当程度脱水,可给予激素、扩血管药等。如果手术时间不很长,术中临时使用一次抗生素,术后则不需再使用抗生素。

(六)治疗后动脉瘤复发

未完全夹闭动脉瘤可继续增大和(或)出血,包括动脉瘤夹闭或弹簧圈栓塞,仍有动脉瘤充盈或动脉瘤颈残留。

七、不同部位动脉瘤类型

(一)海绵窦段动脉瘤

海绵窦段动脉瘤占颅内动脉瘤 3%～5%,多为大型和巨大的动脉瘤。海绵窦段动脉瘤分为自发性和外伤性两种,后者多为假性动脉瘤。

(1)自发性海绵窦段动脉瘤一般无症状,直到发展为巨大动脉瘤,压迫海绵窦内有第Ⅲ、Ⅳ、Ⅴ、Ⅵ对脑神经产生眼部症状。

(2)外伤性海绵窦段动脉瘤多发生在青少年,头部外伤伴有前颅底骨折、单侧视力丧失和鼻出血,是典型的颈动脉海绵窦瘘三联征。外伤性动脉瘤破裂出血至蝶窦,可导致致命的动脉性鼻出血。

(3)无临床症状、放射学检查偶然发现、未进入蛛网膜下隙的海绵窦动脉瘤可定期观察,不需特殊治疗。

(4)严重的难治性面部疼痛、放射学提示动脉瘤已进入蛛网膜下隙、反复出现鼻出血应该积极手术治疗。直接手术夹闭海绵窦内动脉瘤困难,很难避免脑神经损伤,血管内治疗海绵窦内动脉瘤成为首选。

(二)床突上动脉瘤

颈内动脉在颈动脉环处出海绵窦,进入蛛网膜下隙。颈内动脉床突上部分可分为以下节段:①眼动脉段:床突上 ICA 最长部分。位于眼动脉与后交通动脉起始处之间,近端部分(包括眼动脉起始部)常被前床突遮掩。包括眼动脉和垂体上动脉 2 条分支。②后交通段:从后交通动脉起始部到脉络膜前动脉(AChA)起始部。③脉络膜段:从脉络膜前动脉(AChA)起始部到颈内动脉最后分叉。

约 45% 眼动脉段动脉瘤表现为蛛网膜下隙出血,45% 表现为视野缺损或(和)视力障碍。眼动脉动脉瘤常多发,夹闭对侧眼动脉动脉瘤技术并不困难,但是夹闭对侧垂体上动脉瘤不容易。

(三)后交通动脉动脉瘤

后交通动脉动脉瘤更多见于与颈内动脉连接处,或与大脑后动脉连接处,均可侵及第Ⅲ对脑神经,引起动眼神经麻痹。注意椎动脉造影,椎动脉是否参与动脉瘤供血,或通过增粗后交通动脉,向后循环供血。

(四)前交通动脉动脉瘤

前交通动脉动脉瘤出血在前纵裂,其中 63% 伴脑内血肿,约 1/3 脑内血肿破入脑室。20% 前交通动脉瘤破裂出血后引起血管痉挛,发生额叶脑梗死,表现为情感淡漠。

对侧颈内动脉造影,了解动脉瘤由双侧或单侧前动脉供血。

翼点入路为最常用入路。动脉瘤向上生长、额部有大量血块时可用额下入路,同时清除血肿。通常右侧翼点入路,左侧翼点入路适用:①动脉瘤指向右侧,左侧入路先暴露动脉瘤颈部,如动脉瘤出血便于控制;②动脉瘤仅由左侧前动脉供血,右侧前动脉未供血,可在动脉瘤近端控制;③合并其他左侧动脉瘤。

（五）大脑前动脉远端动脉瘤

通常位于额极动脉起始端，或在胼胝体膝部胼周动脉和胼缘动脉分叉部，经常合并脑内出血或半球间硬脑膜下血肿，因为此处蛛网膜下隙空间小，保守治疗效果较差。此处动脉瘤与脑组织粘连，术中易发生过早破裂。

自前交通动脉达到动脉瘤距离 1cm 内可通过翼点入路，切除部分直回到达动脉瘤。

自前交通动脉达到胼胝体膝部动脉瘤距离大于 1cm，包括胼周动脉和胼缘动脉分叉部动脉瘤，冠状切口，多从右额入路，骨瓣应该越过中线 2cm，自额半球间暴露动脉瘤。如动脉瘤顶埋在右大脑半球内可经左额入路，避免过度牵拉脑组织的危险。

半球间入路如长时间牵拉扣带回，手术后可能产生短暂运动性缄默症。

（六）大脑中动脉动脉瘤

翼点开颅后通过侧裂入路最为常用。颞上回入路可减少脑牵拉和近端血管操作时引起血管痉挛，缺点是骨瓣稍大、控制中动脉近端困难、可能增加癫痫发作危险性。

（七）后循环动脉瘤

后循环蛛网膜下隙出血可能引起呼吸暂停及神经源性肺水肿，发生血管痉挛更易引起中脑症状。

1.大脑后动脉动脉瘤

大脑后动脉是基底动脉的终支，大脑后动脉动脉瘤临床比较少见，占颅内动脉瘤的 0.7%～2.2%。

大脑后动脉动脉瘤临床主要表现为蛛网膜下隙出血，占位效应所引起渐进性轻度偏瘫或同向性偏盲，脑神经的麻痹等少见，少数患者为神经放射学检查时偶然发现。

一般采用额颞（翼点）经侧裂入路或颞下入路夹闭大脑后动脉动脉瘤。

2.椎动脉动脉瘤

多数椎动脉动脉瘤起自椎动脉－小脑后下动脉连接处，或椎动脉－小脑前下动脉，椎动脉－基底动脉。

血管造影需要评价对侧椎动脉，因孤立动脉瘤时对侧椎动脉粗大有代偿能力。

直接夹闭动脉瘤为更好治疗方法。血管内弹簧圈栓塞不能减轻动脉瘤压迫脑干或脑神经引起的症状。

3.基底动脉分叉处动脉瘤

也称基底动脉分叉动脉瘤，约占颅内动脉瘤 5%。大多表现为蛛网膜下隙出血，动脉瘤增大可能引起视交叉受压和双颞侧偏盲（与垂体瘤相似），或压迫动眼神经引起动眼神经麻痹。大多数基底动脉顶端动脉瘤可通过翼点入路、颞下入路和眶颧入路。

八、特殊类型动脉瘤的治疗

1.巨大动脉瘤

颅内巨大动脉瘤是指直径≥2.5cm（约 1 英寸）的动脉瘤，占颅内动脉瘤的 3%～5%，多见于颈内动脉海绵窦段及其末端分叉部、大脑中动脉主干分叉部、基底动脉及椎基底动脉连接部。有囊形状和梭形动脉瘤两种类型。高峰年龄为 30～60 岁，女性：男性＝3：1。

临床表现为自发性蛛网膜下隙出血和占位效应。

血管造影：常因动脉瘤血栓形成，造影剂不能完全充盈而低估动脉瘤大小。需做 MRI 或 CT 检查以显示血栓形成部分。

CT 扫描：通常动脉瘤周有明显水肿。动脉瘤周脑组织增强后可增强，可能是由于脑组织对动脉瘤的炎症反应引起血流增多引起继发性血管形成。

MRI 扫描：动脉瘤内存在湍流 T1 像混杂信号。MRI 人工脉冲式成像有助于鉴别巨大动脉瘤与其他实质性或囊性病变。

手术治疗除防止动脉瘤再破裂出血外,还应解除其占位效应。手术是巨大动脉瘤首选的治疗方法。约 1/3 可以夹闭动脉瘤瘤颈。巨大动脉瘤手术难点:①暴露巨大动脉瘤颈;②保持载瘤动脉通畅;③切除巨大动脉瘤的占位效应。

巨大动脉瘤的 3 种直接手术方法:①切除巨大动脉瘤后再造载瘤动脉,适用于瘤蒂可以辨认者;②窗式成角动脉瘤夹再造载瘤动脉,适用于无蒂、动脉瘤内无血栓者;③巨大颈内动脉瘤或大脑中动脉瘤实施夹闭和切除手术,需要行颞浅动脉－大脑中动脉搭桥或颈动脉－大隐静脉－大脑中动脉搭桥手术,补充脑血流不足;④颈内动脉分期结扎,二期手术动脉瘤孤立减压术,适用于颈内动脉海绵窦段巨大动脉瘤,瘤壁与海绵窦硬脑膜合二为一,无法分离直接夹闭者。

2.多发性动脉瘤

好发生于两侧对称的部位,特别是颈内动脉及大脑中动脉,出血机会较单发者多。最好一次手术能夹闭全部动脉瘤,若无法做到可分期手术,但应首先处理出血的或者有出血倾向的动脉瘤。根据临床症状和影像学特征的综合分析,判断出血责任动脉瘤:①CT 或 MRI 血液集中点;②血管造影血管痉挛区域;③动脉瘤形状不规则;④以上没有帮助,怀疑最大的动脉瘤。

3.未破裂动脉瘤(unruptured aneurysm,UIA)

随着医疗水平不断提高,未破裂和无症状的动脉瘤病例逐渐增多,其中 15％～50％病例继续变大和出血。部分学者主张保守治疗,定期检查。但多数人提倡尽早手术治疗。

未破裂颅内动脉瘤包括偶然发现动脉瘤(无任何症状偶然发现)及非出血引起症状的动脉瘤(如第Ⅲ脑神经受压瞳孔扩大)。

有人建议对直径≥10mm 未破裂动脉瘤尽量治疗,小的动脉瘤应血管造影连续随访。

4.动脉圆锥

动脉起始节段漏斗状结构,开口最宽＜3mm,需与动脉瘤区分,正常血管造影中有 7％～13％,多发性或家族性动脉瘤中发生率更高,25％为双侧性。大多数发现于后交通动脉起始部。尽管也可能出血,其破裂危险性低于囊性动脉瘤。然而,动脉圆锥可发展为出血动脉瘤。治疗建议:因为其他原因手术同时,包裹或放置环形动脉瘤夹处理动脉圆锥。

九、预后

影响动脉瘤预后因素有患病年龄、动脉瘤的大小、部位、临床分级、术前有无其他疾病、就诊时间、手术时机的选择等有关,尤其是动脉瘤患者 SAH 后,是否伴有血管痉挛和颅内血肿对预后有重要影响。其他如手术者经验、技巧,有无脑积水等均对预后有影响。

据国外文献报告,动脉瘤破裂出血后 10％～15％患者在获得医疗救治前死亡,最初几天内死亡率为10％,30 d 死亡率 46％,总死亡率≈45％(32％～67％)。首次出血未经手术治疗而存活的患者中,再出血是致死和致残的主要原因,2 周内危险性为 15％～20％。早期手术目的可降低再出血危险性。

(孙守元)

第六节 缺血性脑血管疾病

脑血管病是一种常见病,其致残率和病死率很高,居人口死亡原因中的前 3 位。各种原因的脑血管疾病在急性发作之前为一慢性发展过程,一旦急性发作即称为卒中或中风。卒中包括出血性卒中和缺血性卒中两大类,其中缺血性卒中占 75％～90％。

一、病理生理

脑的功能和代谢的维持依赖于足够的供氧。正常人脑只占全身体重的 2％,却接受心排出量 15％的血液,占全身耗氧量的 20%,足见脑对供血和供氧的需求量之大。正常体温下,脑的能量消耗为 33.6 J/(100g·min)(1 cal≈4.2 J)。如果完全阻断脑血流,脑内储存的能量只有84 J/100g,仅能维持正常功能 3min。为了节省能量消耗,脑皮质即停止活动,即便如此,能量将在 5min 内耗尽。在麻醉条件下脑的氧耗量稍低,但也只能维持功能 10min。脑由 4 条动脉供血,即两侧颈动脉和两侧椎动脉,这 4 条动脉进入颅内后组成大脑动脉环(Willis 环),互相沟通组成丰富的侧支循环网。颈动脉供应全部脑灌注的80%,两条椎动脉供应 20%。立即完全阻断脑血流后,意识将在 10s 之内丧失。

为了维持脑的正常功能,必须保持稳定的血液供应。正常成年人在休息状态下脑的血流量(cerebral blood flow,CBF)为每分钟每 100g 脑 50~55mL[50~55mL/(100g·min)]。脑的各个区域血流量并不均匀,脑白质的血流量为 25mL/(100g·min),而灰质的血流量为 75mL/(100g·min)。某一区域的血流量称为该区域的局部脑血流量(regional cerebral blood flow,rCBF)。全脑和局部脑血流量可以在一定的范围内波动,低于这一范围并持续一定时间将会引起不同的脑功能障碍,甚至发生梗死。

影响脑血流量稳定的因素有全身血压的变动、动脉血中的二氧化碳分压($PaCO_2$)和氧分压(PaO_2)、代谢状态和神经因素等。

(一)血压的影响

在一定范围内的血压波动不影响 CBF 的稳定,但超过这种特定范围,则 CBF 随全身血压的升降而增高或减少。这种在一定限度的血压波动时能将 CBF 调节在正常水平的生理功能称为脑血管的自动调节(autoregulation)功能。当全身动脉压升高时,脑血管即发生收缩而使血管阻力增加;反之,当血压下降时脑血管即扩张,使血管阻力减小,最终结果是保持 CBF 稳定,这种脑血管舒缩调节脑血流量的现象称为裴立斯效应(Bayliss effect)。脑血管自动调节功能有一定限度,其上限为 20~21.3kPa(150~160mmHg),下限为 8.0~9.3kPa(60~70mmHg)。当全身平均动脉压的变动超出此一限度,脑血管的舒缩能力超出极限,CBF 即随血压的升降而增减。很多病理情况都可影响脑血管的自动调节功能的上限和下限,例如慢性高血压症、脑血管痉挛、脑损伤、脑水肿、脑缺氧、麻醉和高碳酸血症等都可影响 CBF 的自动调节。有的病理情况下,平均动脉压只降低 30%,也可引起 CBF 减少。

(二)$PaCO_2$ 的影响

$PaCO_2$ 增高可使血管扩张,脑血管阻力减小,CBF 即增加,反之,CBF 即减少。当 $PaCO_2$ 在 3.3~8kPa(25~60mmHg)时,$PaCO_2$ 每变化 0.1kPa(1mmHg),CBF 即变化 4%。当 $PaCO_2$ 超过或低于时即不再随之而发生变化。严重的 $PaCO_2$ 降低可导致脑缺血。

(三)代谢的调节

局部脑血流量受局部神经活动的影响。在局部神经活动兴奋时代谢率增加,其代谢需求和代谢产物积聚,改变了血管外环境,增加局部脑血流量。

(四)神经的调节

脑的大血管同时受交感神经和副交感神经支配,受刺激时,交感神经释放去甲肾上腺素,使血管收缩,而副交感神经兴奋时释放乙酰胆碱,使血管扩张。刺激交感神经虽可使血管收缩,但对 CBF 无明显影响,刺激副交感神经影响则更为微弱。

决定缺血后果有两个关键因素:一是缺血的程度,二是缺血持续时间。在 CBF 降低到 18mL/(100g·min)以下,经过一定的时间即可发生不可逆转的脑梗死,CBF 水平愈低,脑梗死发生愈快,在 CBF 为 12mL/(100g·min)时,仍可维持 2h 以上不致发生梗死。在 25mL/(100g·min)时,虽然神经功能不良,但仍可长时间不致发生梗死。在缺血性梗死中心的周边地带,由于邻近侧支循环的灌注,存在一个虽无神经功能但神经细胞仍然存活的缺血区,称为缺血半暗区,如果在一定的时限内提高此区的 CBF,则有可能使神经功能恢复。

二、病因

脑缺血的病因可归纳为以下几类：①颅内、外动脉狭窄或闭塞；②脑动脉栓塞；③血流动力学因素；④血液学因素等；⑤脑血管痉挛。

(一)脑动脉狭窄或闭塞

脑由 4 条动脉供血，并在颅底形成 Willis 环，当动脉发生狭窄或闭塞，侧支循环不良，影响脑血流量，导致局部或全脑的 CBF 减少到发生脑缺血的临界水平，即 $18\sim20mL/(100g \cdot min)$ 以下时，就会产生脑缺血症状。一般认为动脉内径狭窄超过其原有管径的 50%，相当于管腔面积缩窄 75% 时，将会使血流量减少。认为此时才具有外科手术意义。

多条脑动脉狭窄或闭塞可使全脑血流量处于缺血的边缘状态，即 CBF 为 $31mL/(100g \cdot min)$ 时，此时如有全身性血压波动，即可引发脑缺血。造成脑动脉狭窄或闭塞的主要原因是动脉粥样硬化，而且绝大多数(93%)累及颅外段大动脉和颅内的中等动脉，其中以颈内动脉和椎动脉起始部受累的机会最多。

(二)脑动脉栓塞

动脉粥样硬化斑块除可造成动脉管腔狭窄以外，在斑块上的溃疡面上常附有血小板凝块、附壁血栓和胆固醇碎片。这些附着物被血流冲刷脱落后形成栓子，被血流带入颅内动脉，堵塞远侧动脉造成脑栓塞，使供血区缺血。最常见的栓子来源是颈内动脉起始部的动脉粥样硬化斑块，被认为是引起短暂性脑缺血发作最常见的原因。大多数(3/4)颈内动脉内的栓子随血液的主流进入并堵塞大脑中动脉的分支，引起相应的临床症状。另一个常见原因是心源性栓子。多见于患有风湿性心瓣膜病、亚急性细菌性心内膜炎、先天性心脏病等患者。少见的栓子如脓毒性栓子、脂肪栓子、空气栓子等。

(三)血流动力学因素

短暂的低血压可引发脑缺血，如果已有脑血管的严重狭窄或多条脑动脉狭窄，使脑血流处于少血(olige-mia)状态时，轻度的血压降低即可引发脑缺血。例如心肌梗死、严重心律失常、休克、颈动脉窦过敏、直立性低血压、锁骨下动脉盗血综合征(subclavian steal syndrone)等。

(四)血液学因素

口服避孕药物、妊娠、产妇、手术后或血小板增多症引起的血液高凝状态；红细胞增多症、镰状细胞贫血、巨球蛋白血症引起的血黏稠度增高均可发生脑缺血。

(五)脑血管痉挛

蛛网膜下隙出血、开颅手术、脑血管造影等均可引起血管痉挛，造成脑缺血。

三、类型和临床表现

根据脑缺血后脑损害的程度，其临床表现可分为短暂性脑缺血发作(transient ischemic attack，TIA)、可逆性缺血性神经功能缺失(reversible ischemic neurological deficit，RIND)(又称可逆性脑缺血发作)、进行性卒中(progressive stroke，PS)和完全性卒中(complete stoke，CS)。

(一)短暂性脑缺血发作(TIA)

TIA 为缺血引起的短暂性神经功能缺失，在 24h 内完全恢复。TIA 一般是突然发作，持续时间超过 $10\sim15min$，有的可持续数小时，90% 的 TIA 持续时间不超过 6h。引起 TIA 的主要原因是动脉狭窄和微栓塞。

1.颈动脉系统 TIA

表现为颈动脉供血区神经功能缺失。患者突然发作一侧肢体无力或瘫痪、感觉障碍，可伴有失语和偏盲，有的发生一过性黑矇，表现为突然单眼失明，持续 $2\sim3min$，很少超过 5min，然后视力恢复。黑矇有时单独发生，有时伴有对侧肢体运动和感觉障碍。

2.椎-基底动脉系统 TIA

眩晕是最常见的症状,但当眩晕单独发生时,必须与其他原因引起的眩晕相鉴别。此外,可出现复视、同向偏盲、皮质性失明、构音困难、吞咽困难、共济失调、两侧交替出现的偏瘫和感觉障碍、面部麻木等。有的患者还可发生"跌倒发作"(drop attack),表现为没有任何先兆的突然跌倒,但无意识丧失,患者可很快自行站起来,是脑干短暂性缺血所致。跌倒发作也见于椎动脉型颈椎病患者,但后者常于特定头位时发作,转离该头位后,脑干恢复供血,症状消失。

(二)可逆性缺血性神经功能缺失(RIND)

RIND 又称为可逆性脑缺血发作(reversible ischemic attack),是一种局限性神经功能缺失,持续时间超过 24h,但在 3 周内完全恢复,神经系统检查可发现阳性局灶性神经缺失体征。RIND 患者可能有小范围的脑梗死存在。

(三)进行性卒中(PS)

脑缺血症状逐渐发展和加重,超过 6h 才达到高峰,有的在 1～2d 才完成其发展过程,脑内有梗死灶存在。进行性卒中较多地发生于椎-基底动脉系统。

(四)完全性卒中(CS)

脑缺血症状发展迅速,在发病后数分钟至 1h 内达到高峰,至迟不超过 6h。

区分 TIA 和 RIND 的时间界限为 24h,在此时限之前恢复者为 TIA,在此时限以后恢复者为 RIND,在文献中大体趋于一致。但对 PS 和 CS 发展到高峰的时间界限则不一致,有人定为 2h,但更常用的时限为 6h。

四、检查和诊断分析

(一)脑血管造影

直接穿刺颈总动脉造影对颈总动脉分叉部显影清晰,简单易行,但直接穿刺有病变的动脉有危险性。穿刺处应距分叉部稍远,操作力求轻柔,以免造成栓子脱落。经股动脉插管选择性脑血管造影可进行 4 条脑动脉造影,是最常用的造影方法,但当股动脉和主动脉弓有狭窄时插管困难,颈总动脉或椎动脉起始处有病变时,插管也较困难并有一定危险性。经腋动脉选择性脑血管造影较少采用,腋动脉较少发生粥样硬化,且管径较粗并有较丰富的侧支循环,不像肱动脉那样容易造成上臂缺血,但穿刺时易伤及臂丛神经。经右侧腋动脉插管时不能显示左颈总动脉、左锁骨下动脉和左椎动脉,遇此情况不得不辅以其他途径的造影。经股动脉或腋动脉插管到主动脉弓,用高压注射大剂量造影剂,可显示从主动脉弓分出的所有脑动脉的全程,但清晰度不及选择性插管或直接穿刺造影。

脑血管造影可显示动脉的狭窄程度、粥样斑块和溃疡。如管径狭窄程度达到 50%,表示管腔横断面积减少 75%,管径狭窄程度达到 75%,管腔面积已减少 90%。如狭窄处呈现"细线征"(string sign),则管腔面积已减少 90%～99%。在造影片上溃疡的形态可表现为:①动脉壁上有边缘锐利的下陷;②突出的斑块中有基底不规则的凹陷;③当造影剂流空后在不规则的基底中有造影剂残留。但有时相邻两个斑块中的凹陷可误认为是溃疡,也有时溃疡被血栓填满而被忽略。

脑动脉粥样硬化病变可发生于脑血管系统的多个部位,但最多见于从主动脉弓发出的头-臂动脉和脑动脉的起始部,在脑动脉中则多见于颈内动脉和椎动脉的起始部。有时在一条动脉上可发生多处病变,例如在颈内动脉起始部和虹吸部都有病变,称为串列病变。故为了全面了解病情,应进行尽可能充分的脑血管造影。脑血管造影目前仍然是诊断脑血管病变的最佳方法,但可能造成栓子脱落形成栓塞,这种危险虽然并不多见,但后果严重。

(二)超声检查

超声检查是一种非侵袭性检查方法。B 型超声二维成像可观察管腔是否有狭窄、斑块和溃疡;波段脉冲多普勒超声探测可测定颈部动脉内的峰值频率和血流速度,可借以判断颈内动脉狭窄的程度。残余管腔愈小其峰值频率愈高,血流速度也愈快。经颅多普勒超声(transcranial Dopplerultrasonography,TCD)可探测颅内动脉的狭窄,如颈内动脉颅内段、大脑中动脉、大脑前动脉和大脑后动脉主干的狭窄。

多普勒超声还可探测眶上动脉血流的方向,借以判断颈内动脉的狭窄程度或闭塞。眶上动脉和滑车上动脉是从颈内动脉的分支眼动脉分出的,正常时其血流方向是向上的,当颈内动脉狭窄或闭塞时,眶上动脉和滑车上动脉的血流可明显减低或消失。如眼动脉发出点近侧的颈内动脉闭塞时,颈外动脉的血可通过这两条动脉逆流入眼动脉,供应闭塞处远侧的颈内动脉,用方向性多普勒(di-rectional Doppler)探测此两条动脉的血流方向,可判断颈内动脉的狭窄或闭塞。但这种方法假阴性很多,因此只能作为参考。

(三)磁共振血管造影(magnetic resonanceangiography,MRA)

MRA 也是一种非侵袭性检查方法。可显示颅内外脑血管影像,根据"北美症状性颈动脉内膜切除试验研究"(North American symptomatic carotid end-arterectomy trial,NASCET)的分级标准,管腔狭窄10%~69%者为轻度和中度狭窄,此时 MRA 片上显示动脉管腔虽然缩小,但血流柱的连续性依然存在。管腔狭窄70%~95%者为重度狭窄,血流柱的信号有局限性中断,称为"跳跃征"(skip sign)。管腔狭窄95%~99%者为极度狭窄,在信号局限性中断以上,血流柱很纤细甚至不能显示,称为"纤细征"(slim sign)。目前在 MRA 像中尚难可靠地区分极度狭窄和闭塞,MRA 的另一缺点是难以显示粥样硬化的溃疡。

文献报道 MRA 在诊断颈总动脉分叉部重度狭窄(>70%)的可靠性为85%~92%。与脑血管造影相比,MRA 对狭窄的严重性常估计过度,由于有这样的缺点,故最好与超声探测结合起来分析,这样与脑血管造影的符合率可大为提高。如果 MRA 与超声探测的结果不相符,则应行脑血管造影。

(四)CT 脑血管造影(CTA)

静脉注入 100~150mL 含碘造影剂,然后用螺旋 CT 扫描和三维重建,可用以检查颈动脉的病变,与常规脑血管造影的诊断符合率可达89%。其缺点是难以区分血管腔内的造影剂与血管壁的钙化,因而对狭窄程度的估计不够准确。

(五)眼球气体体积扫描法

眼球气体体积扫描法(oculopneumoplethysmography,OPE-Gee)是一种间接测量眼动脉收缩压的技术。眼动脉的收缩压反映颈内动脉远侧段的血压。当眼动脉发出点近侧的颈内动脉管径狭窄程度达到75%时,其远侧颈内动脉血压即下降,而该侧的眼动脉压也随之下降。同时测量双侧的眼动脉压可以发现病侧颈内动脉的严重狭窄。如果两侧眼动脉压相差在 0.7kPa(5mmHg)以上,表示病侧眼动脉压已有下降。

(六)局部脑血流量测定

测定 rCBF 的方法有吸入法、静脉法和动脉内注入法,以颈内动脉注入法较为准确。将2mCi(1Ci=3.7×10^{10}Bq)的^{133}氙(^{133}Xe)溶于 3~5mL 生理盐水内,直接注入颈内动脉,然后用 16 个闪烁计数器探头放在注射侧的头部不同部位,每 5min 记录 1 次,根据测得的数据,就可计算出各部位的局部脑血流量。吸入法和静脉注入法因核素"污染"颅外组织而影响其准确性。

rCBF 检查可提供两方面的资料:①可确定脑的低灌注区的精确部位,有助于选择供应该区的动脉作为颅外—颅内动脉吻合术的受血动脉;②测定低灌注区的 rCBF 水平,可以估计该区的脑组织功能是否可以通过提高 rCBF 而得以改善。有助于选择可行血管重建术的患者和估计手术的效果。

五、治疗

治疗脑动脉闭塞性疾病的外科方法很多,包括球囊血管成形术、狭窄处补片管腔扩大术、动脉内膜切除术、头—臂动脉架桥术、颅外—颅内动脉吻合术、大网膜移植术以及几种方法的联合等。现就其主要方法作简要介绍。

（一）头—臂动脉架桥术

适合颈胸部大动脉的狭窄或闭塞引起的脑缺血。架桥的方式有多种，应根据动脉闭塞的不同部位来设计。常用术式包括颈总—颈内动脉架桥、锁骨下—颈内动脉架桥、主动脉—颈总动脉架桥、椎动脉—颈总动脉架桥、主动脉—颈内和锁骨下动脉架桥、主动脉—颈总和颈内动脉架桥、锁骨下—颈总动脉架桥、锁骨下—锁骨下动脉架桥等。架桥所用的材料为涤纶（dacron）或聚四氟乙烯（teflon）制成的人造血管，较小的动脉之间也可用大隐静脉架桥。

（二）颈动脉内膜切除术

动脉内膜切除术（endarterectomy）可切除粥样硬化斑块而扩大管腔，同时可消除产生栓子的来源，经40多年的考验，证明是治疗脑缺血疾病有效的外科方法，其预防意义大于治疗意义。1986年Quest估计，美国每年约进行85 000例颈动脉内膜切除术。但我国文献中关于颈动脉内膜切除术的资料很少，可能与对此病的认识不足与检查不够充分有关。颈部动脉内膜切除术适用于治疗颅外手术"可以达到"的病变，包括乳突—下颌线（从乳突尖端到下颌角的连线）以下的各条脑动脉，其中主要为颈总动脉分叉部。

1.适应证

手术对象的选择应结合血管病变和临床情况。

（1）血管病变：①症状性颈动脉粥样硬化性狭窄大于70%；②对有卒中高危因素的患者，有症状者狭窄大于50%，无症状者狭窄大于60%的应积极行CEA；③检查发现颈动脉分叉部粥样硬化斑不规则或有溃疡者。

（2）临床情况：①有TIA发作，犹近期内多次发作者；②完全性卒中患者伴有轻度神经功能缺失者，为改善症状和防止再次卒中；③慢性脑缺血患者，为改善脑缺血和防止发生卒中；④患者有较重的颈动脉狭窄但无症状，因其他疾病须行胸、腹部大手术，为防止术中发生低血压引发脑缺血，术前可行预防性颈内动脉内膜切除术；⑤无症状性血管杂音（asymptomatic bruit）患者，经检查证明颈内动脉管腔狭窄严重（>80%），而手术医师如能做到将手术死亡率＋致残率保持在3%以下，则应行内膜切除术。正常颈动脉管径为5～6mm，狭窄超过50%时即可出现血管杂音，超过85%或直径<1～1.5mm时杂音消失。杂音突然消失提示管径极度狭窄。颈内动脉高度狭窄而又不产生症状，有赖于对侧颈动脉和椎动脉的侧支循环，该类患者虽无症状但卒中的危险性却很大。

2.多发性病变的处理原则

多发性病变指一条动脉有两处以上的病变，或两条以上的动脉上都有病变。多发性病变存在手术指征时，应遵循以下原则：①双侧颈动脉狭窄，仅一侧发生TIA，不管该侧颈动脉狭窄程度如何，先行该侧手术。②双侧颈动脉狭窄，而TIA发作无定侧症状，一般归因于后循环供血不足；如一侧颈动脉狭窄>50%，先行该侧手术，以便通过Willis环增加椎—基底动脉的供血，如一侧手术后仍有TIA发作，再考虑对侧手术，两次手术至少间隔4周。③一侧颈动脉狭窄，对侧闭塞者，TIA往往与狭窄侧有关，只做狭窄侧手术。④颈内动脉颅内、颅外段均狭窄，先处理近侧的病变，若术后症状持续存在，或颅内段狭窄严重，可考虑颅内-颅外架桥。⑤颈动脉、椎动脉均有狭窄，先处理颈动脉的病变，若术后无效，再考虑做椎动脉内膜切除术，或其他改善椎动脉供血的手术。⑥双侧颈动脉狭窄，先处理狭窄较重侧，视脑供血改善情况决定是否处理对侧。⑦两侧颈动脉狭窄程度相等时，先"非主侧"，后"主侧"。"主侧"血流量大，可通过前交通动脉供应对侧。先做非优势半球侧，可增加优势半球的侧支供血，以便下次做优势半球侧时增加阻断血流的安全性。两侧手术应分期进行，相隔时间至少1周。⑧颈内动脉闭塞同时有颈外动脉狭窄，疏通颈外动脉后可通过眼动脉增加颈内动脉颅内段的供血。当颈外动脉狭窄超过50%时，即有手术指征。

3.手术禁忌证

（1）脑梗死的急性期，因重建血流后可加重脑水肿，甚至发生脑内出血。

（2）慢性颈内动脉完全闭塞超过2周者，手术使血管再通的成功率和长期通畅率很低。

（3）严重全身性疾病不能耐受手术者，例如心脏病、严重肺部疾病、糖尿病、肾脏病、感染、恶性肿瘤和估计手术后寿命不长者。

4.手术并发症及防治

(1)心血管并发症:颈动脉狭窄患者多为高龄患者,常合并有冠心病、高血压等心血管疾病。术前应严格筛选,术后严格监测血压、心电图,发现问题,及时处理。

(2)神经系统并发症:术后近期卒中的原因多见于术中术后的微小动脉粥样硬化斑块栓子栓塞、术中阻断颈动脉或术后颈动脉血栓形成而致脑缺血,最严重的为术后脑出血。因而术后应严密观察血压等生命征变化,如有神经症状发生,应立即进行 CT 扫描或脑血管造影,如果是脑内出血或颈动脉闭塞须立即进行手术处理。绝大多数(> 80%)神经系统并发症发生于手术后的 1~7d,多因脑栓塞或脑缺血所致。如脑血管造影显示手术部位有阻塞或大的充盈缺损,需再次手术加以清除。如动脉基本正常,则多因脑栓塞所致,应给予抗凝治疗。

(3)切口部血肿:出血来源有软组织渗血及动脉切口缝合不严密漏血,大的血肿可压迫气管,须立即进行止血,紧急情况下可在床边打开切口以减压。

(4)脑神经损伤:手术入路中可能损伤喉上神经、舌下神经、迷走神经、喉返神经或面神经的下颌支,特别是当颈动脉分叉部较高位时,损伤交感神经链可发生 Horner 综合征;手术前应熟悉解剖,手术中分离、电凝、牵拉时应注意避免损伤神经。

(5)补片破裂:多发生于术后 2~7d,突然颈部肿胀、呼吸困难。破裂的补片多取自下肢踝前的大隐静脉,而取自大腿或腹股沟部的静脉补片则很少破裂。静脉补片不宜过宽,在未牵张状态下其宽度不要超过 3~4mm。

(6)高灌注综合征:长期缺血使脑血管极度扩张,内膜切除后血流量突然增加而脑血管的自动调节功能尚未恢复,以致 rCBF 和血流速度急骤增高,可出现各种神经症状,少数发生脑内血肿,多见于颈动脉严重狭窄的患者,发生率约为 12%。对高度狭窄的患者应行术后 TCD 或 rCBF 监测,如发现高灌注状态,应适当降低血压。

(三)颅外颅内动脉吻合术

颅外颅内动脉吻合术(extracranial-intracranial arterialbypass,EIAB)的理论根据是,当颈内动脉或椎-基底动脉发生狭窄或闭塞而致脑的血流量减少时,运用颅外-颅内动脉吻合技术,使较少发生狭窄或闭塞的颅外动脉(颈外动脉系统)直接向脑内供血,使处于脑梗死灶周围的缺血半暗区和处于所谓艰难灌注区的脑组织得到额外的供血,从而可以改善神经功能,增强脑血管的储备能力,可以增强对再次发生脑栓塞的耐受力。

1.EIAB 的手术适应证

(1)血流动力学因素引起的脑缺血:颈动脉狭窄或闭塞患者,有 15% 的病变位于颅外手术不可到达的部位,即位于乳突尖端与下颌角的连线以上的部位,这样的病变不能行颈动脉内膜切除术,但可以造成脑的低灌注状态。此外,多发性动脉狭窄或闭塞也是低灌注状态的原因。低灌注状态经内科治疗无效者是 EIAB 的手术指征。

(2)颅底肿瘤累及颈内动脉,切除肿瘤时不得不牺牲动脉以求完全切除肿瘤者,可在术前或术中行动脉架桥术以免发生脑缺血。

(3)梭形或巨大动脉瘤不能夹闭,须行载瘤动脉结扎或动脉瘤孤立术者。

2.EIAB 的手术方式

常用的手术方式有颞浅动脉-大脑中动脉吻合术(STA-MCA)和脑膜中动脉-大脑中动脉吻合术(MMA-MCA)等。

(王仁红)

第七节　颅内动静脉瘘

一、硬脑膜动静脉瘘

硬脑膜动静脉瘘是指发生在硬脑膜及与其相连的大脑镰、小脑幕、静脉窦的动脉和静脉直接交通的一种血管性疾病,也被称硬脑膜动静脉畸形,这提示该病为进展性疾病。据国外学者统计,其约占颅内血管畸形的 10%~15%,幕上动静脉畸形的 6%,幕下动静脉畸形的 35%。硬脑膜动静脉瘘可发生于硬脑膜的任何部位,但以横窦、乙状窦、海绵窦最为多见。常为静脉窦阻塞所继发,而为后天获得性疾病。硬脑膜动静脉瘘主要由颈外动脉供血,颈内动脉、椎动脉的脑膜支也可参与供血。临床表现多样,常以眼征或其他表现就诊,易误诊漏诊。

(一)病因

多年临床观察发现硬脑膜动静脉瘘可能与创伤、炎症、脑静脉窦血栓形成、血液高凝状态或某些先天性疾病有关,但具体的发病机制仍不清楚。

(二)临床表现

与瘘口所处的位置及引流静脉的类型密切相关,如:位于横窦或颈静脉孔区者典型症状为搏动性耳鸣,可在患侧颞部或乳突部位听诊闻及的搏动性颅内血管杂音,偶有突眼、结膜充血、水肿等特征,也可出现头痛、头晕、视力下降等颅高压症状;位于岩骨尖部及大脑大静脉区者常表现肢体运动障碍、共济失调及后组脑神经麻痹症状;位于上矢状窦区者常引起肢体活动障碍,严重者可出现意识障碍;位于海绵窦区者表现与颈内动脉海绵窦瘘颇为相似,但症状较轻。枕骨大孔区或小脑幕者伴有脊髓静脉引流为一特殊类型,可以导致渐进性的脊髓功能障碍,表现为上行性感觉障碍、截瘫等,因为本病不在脊髓病变的鉴别诊断之列,病灶远离体征部位,而常常出现误诊或延期诊断而影响治疗。

静脉引流方式的不同临床表现亦有所不同:①静脉引流为顺流时,临床症状主要表现为动静脉短路,即出现搏动性耳鸣及颅内血管杂音;②静脉引流为逆流时,除了动静脉短路的症状外,还有静脉高压的表现,此时静脉扩张、迂曲、血管壁逐渐变薄,可引起颅内出血、剧烈头痛、神经功能障碍;③若静脉直接引流到蛛网膜下隙或皮层静脉,使这些静脉呈瘤样扩张,则极易引发蛛网膜下隙出血;④当伴有硬脑膜或硬膜下静脉湖时,血流直接引流到静脉湖中,颅内占位效应明显,该型病情严重,中枢神经系统症状、颅内压增高表现最为明显,颅内出血的几率也最大;⑤儿童较为少见,主要位于颅后窝,临床表现为动静脉高流量分流表现,如心脏扩大、心肌肥厚、充血性心衰、口唇发绀、呼吸困难,可引起神经功能发育不全、偏瘫、失语、头皮静脉显著扩张等,有 2/3 的患儿因严重心衰而死亡。

本病总的出血率为 17%~24%,主要出血原因为颅内引流静脉的皮层静脉反流及皮层静脉直接引流,个别患者出现单眼盲,说明此病的临床过程也可以是侵袭性的。此外,尚有因静脉高压导致的缺血性脑卒中,表现为失语或痴呆等。引流静脉的皮质静脉反流或引流是预后的重要影响因素。

Cognard 按照静脉引流将其分为 5 型(改良 Djindjian－Merland):Ⅰ型引流至静脉窦;Ⅱ型引流入静脉窦,并逆向充盈皮质静脉,可引起颅内高压;Ⅲ型仅引流入皮质静脉,使其发生扩张,甚至呈动脉瘤样变,可引起出血和神经系统功能障碍;Ⅳ型伴有静脉湖者,病情较重;Ⅴ型从颅内病变引流入脊髓的髓周静脉,50%出现进行性脊髓功能障碍。了解其自然史,详细分型有利于判断临床风险和决定治疗措施。

(三)诊断

诊断的关键是要考虑到本病。患者的临床症状提示该病可能性时,应先行头颅 CT(CTA)或 MRI(MRA)检查,如果高度怀疑本病,应及时做全脑血管造影。这是该病确诊的最佳、也是唯一的方法。

1.TCD 检查

对诊断有一定帮助。

2.CT 检查

异常表现主要有:骨窗见颅骨骨质异常,颅骨内板血管压迹明显扩大,硬脑膜窦明显扩大,静脉高压所致脑水肿,增强扫描见到脑膜异常增强,颅内蠕虫样静脉血管扩张影像,甚至可见引流静脉的动脉瘤样扩张,可出现局部占位效应及脑积水;CTA 可显示异常增粗的供血动脉和扩张的引流静脉与静脉窦,但瘘口具体的情况及危险吻合显示欠佳。

3.MRI 检查

在颅内或皮下可出现弥散的血管"流空"现象,清楚显示供血动脉、引流静脉与静脉窦,可发现静脉窦的扩张、闭塞或血栓形成,相应的脑组织可出现水肿征象;MRA 检查可显示瘘口紧邻硬膜窦,出现增粗的供血动脉、扩张的引流静脉与静脉窦,但对于早期病变、细小或流量低的血管敏感性差,常显示不清。

4.DSA 检查

选择性脑血管造影是目前确诊和研究本病的唯一可靠手段。其方法为:①颈内动脉和椎动脉造影:用以除外脑动静脉畸形,并确认这些动脉的脑膜支参与供血的情况;②颈外动脉超选择造影:显示脑膜供血动脉及动静脉瘘情况,寻找最佳治疗方法和途径,有时主要供血动脉栓塞后,次一级的供血动脉方可出现;③了解引流静脉及方向、瘘口位置和脑循环紊乱情况,有助于解释临床症状和判断预后。

(四)治疗

治疗方法较多且复杂,包括保守观察、颈动脉压迫法、血管内介入治疗、手术切除和放射治疗。上述方法可单独应用,也可联合使用。应根据血管造影,确定是属于哪一类,决定其必须治愈,还是可以姑息治疗,并因此选择不同的治疗方法。

1.保守观察或颈动脉压迫法

对于发病早期,症状较轻,瘘口血流量小而较慢的 Cognard Ⅰ型或位于海绵窦区者,可先观察一段时间,部分可自愈,也可试用颈动脉压迫法。

2.介入治疗

经静脉途径治疗较为合理。途径有经颈内静脉-岩上窦、面静脉、眼上静脉、乙状窦-横窦-矢状窦等,栓塞材料有 α 氰基丙烯酸正丁酯(NBCA)、弹簧圈等。

3.手术治疗

采用病变切除,或软膜反流静脉选择性切断术,而保留硬膜及静脉窦。

4.立体定向放射治疗

可成功治疗此病。

二、创伤性颈动脉海绵窦瘘

创伤性颈动脉海绵窦瘘一般系指由外伤造成颈内动脉海绵窦段本身或其分支破裂,与海绵窦之间形成的异常动静脉交通,并由此引发一系列的临床症状和体征。多数情况由颈内动脉本身破裂引起,极少数主要或完全由颈外动脉供血,特称创伤性颈外动脉海绵窦瘘。在颅脑外伤中发生率为 2.5%。年轻人更易发生;近年医源性颈内动脉海绵窦瘘亦有报道。

(一)临床表现和分型

1.临床表现

与海绵窦充血、压力增高及瘘口流量、回流静脉的方向有关,并主要基于眼眶的血液循环障碍,发生严重的眼部症状。瘘口大且主要向眼静脉引流则出现搏动性突眼、球结膜充血水肿、眼外肌麻痹、进行性视力下降甚至失明和颅内血管杂音等,血流快且主要向后方引流瘘,杂音更明显。眼运动神经麻痹则与窦内压、病史长短有关。如有皮层静脉引流则可能有颅内出血的危险。

（1）搏动性突眼：颈内动脉或其分支破裂后，动脉血进入海绵窦，使窦内血压升高，眼静脉回流受阻，该侧眼球明显突出，并可见与脉搏一致的眼球搏动。

（2）球结膜水肿和充血：由于眼静脉无瓣膜，高流量的动脉血进入海绵窦后，直接引起窦腔及眼静脉内压力增高，眼部的血液回流障碍而出现淤血与水肿，严重者可导致眼睑外翻。充血水肿的眼结膜可破溃出血。

（3）眼外肌麻痹：出现各种程度的眼球运动障碍甚至眼肌麻痹（包括支配眼外肌的第Ⅲ、Ⅳ、Ⅵ对脑神经受损）。患者可有眼球固定，或出现复视。部分患者有三叉神经支配区的皮肤、鼻及结膜感觉在瘘侧受损及面神经周围支麻痹。

（4）进行性视力下降：系眼静脉压增高及眼动脉供血不足所致。少数患者可出现眼压升高等。在眼底方面，表现为视网膜血管异常（视网膜中心静脉栓塞）、视神经萎缩和视力与视野改变。

（5）颅内血管杂音及眶与眶后疼痛：主诉头部有与脉搏同步的轰鸣声，听诊时在眼球、眶额部或外耳道处能听到明确的血管杂音，在触诊时眼球多有震颤。压迫病变侧颈总动脉可使杂音与震颤减弱或消失。

（6）神经系统功能障碍及蛛网膜下隙出血：当病变向皮层静脉引流时，脑皮质局部静脉淤血，可产生精神症状、抽搐或偏瘫、失语等。尤其是向颅后窝引流时，可引起小脑、脑干充血、水肿，严重时可引起呼吸停止。皮质表面静脉高度怒张，周围缺乏保护性组织结构，也可发生硬脑膜下或蛛网膜下隙出血。

（7）致命性鼻出血：当病变同时伴有假性动脉瘤时，患者可发生严重鼻出血。

2.临床分型

颈内动脉及其在海绵窦的分支与颈内动脉海绵窦瘘的部位和治疗方法有关。Barrrow 按动脉血的解剖来源分 4 型：A 型，颈内动脉与海绵窦直接交通，高流量，多见；B 型，颈内动脉的脑膜血管支与海绵窦直接交通，低流量；C 型，颈外动脉脑膜血管支与海绵窦直接交通，低流量；D 型，颈内、外动脉脑膜血管支共同参与海绵窦交通，低流量。该分型可指导治疗。

（二）影像学检查

1.CT 扫描

海绵窦显影并明显强化，鞍旁密度增高，增强时更明显；眼静脉增粗，直径可达 1.5cm；眼球突出；眶内肌群弥漫性增厚；眼球边缘模糊；眼睑肿胀；球结膜水肿；尚可见颅眶损伤、颅底骨折或脑组织挫裂伤。

2.MRI 和 MRA 扫描

除有 CT 所显示的征象外，最有利于临床判断的影像为静脉引流至皮质时可能显示的脑水肿；MRA 扫描则可显示早期出现增粗的引流静脉形态及与海绵窦的关系。

3.TCD 扫描

可见眼上静脉及同侧颈内动脉异常血流影。

4.DSA 扫描

DSA 扫描是诊断 CCF 的金标准。除行患侧颈内动脉造影外，还要在颈部压迫患侧颈总动脉的同时分别行对侧颈内动脉及椎动脉造影，必要时行双侧颈外动脉造影。可明确：①瘘口的部位及大小；②侧支循环情况；③颈外动脉供血及其他异常血供情况；④静脉引流方向。

（三）诊断

根据病史、临床症状、体征和影像学检查一般不难诊断。本病应注意与海绵窦血栓形成、眶内脑膜膨出、眶内动脉瘤、眼眶部动静脉畸形、眶内静脉曲张和眶内肿瘤相鉴别。

（四）治疗

治疗目的：消除颅内血管杂音，使突眼回缩，防止视力进一步下降，纠正脑盗血，防止脑缺血，预防脑出血及严重鼻出血等严重并发症。约 50% 低流量 CCF 可自行栓塞，故对视力稳定且眼压＜26mmHg 者，尽量观察较长时间，高流量或合并进行性视力恶化者，则要求治疗。理想的治疗方法是可靠地封闭瘘口，同时保持颈内动脉的通畅。有时眼球活动障碍术后改善并不明显。

治疗经历了一个从无法诊治到有效治疗的漫长过程。目前,介入治疗是最理想的方法。

(王仁红)

第八节　先天性颈内动脉异常

一、颈内动脉纤维肌肉发育不良

(一)病理

其主要特征是发育异常的节段性血管壁畸形,亦可合并颈动脉夹层、完全性颈动脉闭塞、经脑梗死或TIA,常伴有颅内动脉瘤。文献中报道颈外内动脉纤维肌肉发育不良21%～51%伴发颅内科动脉瘤。

Stanley根据组织学变化将颈内动脉纤维肌肉发育不良分为四种类型:①动脉内膜纤维组织增生;②中层增生;③中层纤维肌肉增生;④动脉中层周围发育不良。其中以纤维肌肉增生最为常见。

近年来的超微结构研究发现颈内动脉的平滑肌细胞呈纤维细胞变形是血管壁内的主要病理变化。Bellot报道动脉内膜发育不良致颈内动脉纤维肌肉发育不良,主要累及大动脉,最先发现在肾动脉,多影响分支少的长动脉。最常见的部位是颈内动脉的颅外段,累及椎动脉较少,约占25%。颈内动脉近端部分均不受影响。病变一般局限于颈内动脉第二颈椎水平处,其远端亦不受累。60%～80%的患者同时累及双侧颈内动脉。

(二)病因

其病因目前尚未明确。认为它是一种少见的非动脉硬化性非炎性节段性动脉性疾病。近来的电镜研究结果认为它是一种先天性胚层疾病,为一种均匀的形态发育过程中的异常。因血管壁内的内膜或中膜或外膜发育不良而致畸。女性激素可能是一种诱因。代谢及免疫因素亦有关。

(三)临床表现

1.年龄与性别

以中青年为高发年龄,发病年龄多在27～86岁,亦侵及儿童。平均年龄约50岁。文献中报道50岁以上的女性发病率高,而日本则报道以男性为主。

2.伴发疾病

约50%患者可伴发出血性疾病,约2/3的患者伴有高血压,21%～51%的患者伴有动脉瘤,偶可伴有脑动脉阻塞。

3.症状与体征

患者可以没有症状或出现动脉分布区的脑缺血症状,其中以头痛最为常见,可能因管状狭窄的动脉内激活的血小板释放血管活性物质的作用所致。搏动性耳鸣在伴有多发性动脉异常者常见。压迫星状颈交感神经节发出的交感神经纤维可出现霍纳综合征。31%的患者并发缺血性脑血管病。颈动脉窦的神经纤维受累可发生晕厥。椎动脉狭窄可引起眩晕。据Bergan报告的101例患者的临床统计,颈动脉杂音77%,TIA 41.4%,高血压33%,非局限性神经症状31%,心脏杂音23%,黑矇23%,完全性脑卒中22%,心电图异常17%,非症状性杂音8%,延长的缺血发作2%,其他6%。其他少见的表现有心律不齐、癫痫、听力损害、心绞痛、潮红发作、冠心病及心肌梗死等。

4.脑血管造影

由于节段性动脉中层纤维增厚和中层弹性组织消失、变薄交替出现,造成动脉管腔狭窄与扩张相混杂。因此,脑血管造影上的典型特征是不规则的串球状变形或扭结畸形。根据脑血管造影可将之分为三种类型。

(1)Ⅰ型:呈典型串珠样型,被累及的血管节段上血管腔有多处收缩,在两处收缩之间血管腔宽度正常。

（2）Ⅱ型：又分为两亚型，Ⅱ$_a$型血管腔狭窄伴有或不伴有进一步收缩，Ⅱ$_b$型在血管的狭窄节段，管腔狭窄伴有颈动脉瘤样扩张。

（3）Ⅲ型：动脉伴有半圆周损害，损害集中在血管壁的一侧，呈憩室样平滑的或有皮纹的袋状。

（四）诊断与鉴别诊断

以往由于人们对此病认识不足，加之有些患者无明显症状，故早期诊断较为困难。凡中老年女性伴有多发性原因不明的症状，如头痛、耳鸣、眩晕、心律不齐及晕厥等，应想到本病的可能。若肾动脉造影发现有动脉纤维肌肉发育不良者，应常规行脑血管造影。确诊有赖于脑血管造影及手术病理检查。此病尚需要与动脉粥样硬化症、动脉痉挛、颈动脉炎及颈动脉发育不良等相鉴别。

（五）治疗与治疗效果

颈内动脉纤维肌肉发育不良的自然病史目前尚不清楚。由于它是一种进展非常缓慢的病变，目前对该病治疗主要是手术切除病变段动脉并行大隐静脉移植。Morris首先提出用外科方法治疗此病。1970年以来人们开始用管腔内分度扩张技术治疗。对狭窄的血管用由小到大的不同直径的扩张器（直径1.5~4mm），使狭窄的血管扩大到正常。管腔内扩张须反复多次应用，否则，易再度出现狭窄或闭塞。操作时应防止血管穿孔，有时脑内扩张术与颈内动脉内膜切除术联合应用更为有效。其病变部位便于手术时，可将病变段切除，作静脉移植术。对无症状的颈内动脉纤维肌肉发育不良的患者，预防性手术治疗似无必要，对仅有TIA者，可用血小板抑制剂治疗。激素治疗无效。

二、先天性颈内动脉发育不全或缺失

先天性颈内动脉发育不全，是指颈内动脉的一部分在突然狭窄的近端轻度扩大。颈内动脉缺失一般是指由于颈内动脉在胚胎发育时缺陷而引起的颈内动脉完全阙如，可为一侧或两侧颈内动脉缺失。两者均是罕见的先天性脑血管病。先天性颈内动脉发育不全最早由Hyrtl于1836年报道。颈内动脉发育不全或缺失在人类罕见，估计少于0.01%。在合并其他畸形而死亡的婴儿尸解中可以见到上述异常病变，在脑血管造影时偶尔也可发现。有人统计7 000例颈动脉造影，在140例非动脉硬化性血管病中，有3例颈内动脉发育不全。

一侧颈内动脉发育不全或缺失，可导致对侧动脉代偿性扩张，基底动脉增粗扩张。由于对侧颈内动脉或基底动脉的侧支循环，一侧或两侧颈内动脉发育不全或缺失可不出现症状。但亦可出现偏瘫、短暂性缺血性发作，有的早期癫痫发作。基底动脉扩张可压迫后组脑神经，出现后组脑神经麻痹症状。颈内动脉代偿性扩张或伴发的动脉瘤破裂，可发生蛛网膜下隙出血。颈内动脉发育不全或缺失可伴有Willis环发育异常、颅内动脉瘤及侧支吻合血管扩张，并常伴有其他先天性畸形，故患者多在婴儿期死亡。

三、先天性颈内动脉弯曲和扭结

胎儿的颈内动脉在舌咽动脉通过处常常是弯曲的，若在儿童期仍弯曲或发生扭结，则是一种先天性异常。先天性颈内动脉弯曲和扭结临床上少见，成年人由于后天性动脉变性而使局部动脉弯曲和扭结成角，也时有发生。事实上，许多报道的在所有症状性颈动脉供血不足的患者中，有15%~20%是由这些畸形造成的。当颈部转动时，弯曲的动脉进一步扭结，甚至阻塞，导致脑供血不足，扭结段动脉的内膜受到损伤，为血栓形成袖提供了病理基础。形态学上，颈内动脉弯曲和扭结可分为三类：①Ⅰ型（弯曲型），血管呈S或C外状，常伴有扩张，弯曲角度不锐利，对血流无明显的影响，这种畸形可为先天性或动脉硬化性；②Ⅱ型学（盘绕型），血管绕其轴线呈袢状或螺旋状异常延长，常为双侧或对称性，这种畸形可能为先天性的；③Ⅲ型（扭结型），血管较正常者长，伴有一个或多个锐角弯曲，且常有狭窄，角度过锐或狭窄时，可导致血流量显著下降，甚至造成暂时血流中断，此型是动脉硬化和/或肌纤维增生所致。这三型可合并存在，以Ⅰ与Ⅲ型并存最常见。

颈内动脉扭结使颈动脉窦扩张,引起反射性低血压和心动过缓。上述病变都可引起脑动脉供血不足而出现相应的神经系统症状和体征,例如癫痫发作、短暂性偏瘫、偏盲和语言困难等,在颈内动脉弯曲的患者中,轻型缺血性卒中的发病率较高。

对于反复一过性脑缺血发作,确诊为一侧颈内动脉弯曲或扭结,而又无其他血管病理性改变来解释神经症状者,可考虑手术治疗。手术的参考适应证为:①必须肯定颈动脉弯曲或扭结与脑供血不足之间有明确的关系;②血管病变必须位于手术可及的部位;③神经病学上的缺陷必须是中度和暂时性的。

现行的手术方式有三种:①颈内动脉切除吻合术,即将过度长的一段颈内动脉切除,将其拉直,行端端吻合与血管重建。②颈总动脉切除吻合术,方法与上者类似,但手术部位位于颈总动脉,这种手术适合于颈动脉分叉较高或颈外动脉也有弯曲的患者。③颈内动脉移植术,将颈内动脉从起源处切断,并于颈总动脉球处缝合其切口,将血管的断端移植于颈总动脉,行端侧吻合。这种手术适应于分叉较低的患者。由于这种手术方法简单、安全,还能保留颈动脉球的压力感受器,故多采用后种手术方式治疗。

(王仁红)

第九节　缺血性脑血管病的介入治疗

缺血性脑血管病传统以药物治疗为主,近年神经介入技术治疗缺血性脑血管病取得迅速发展。

一、动脉粥样硬化与缺血性脑血管病

(一)弓上颅外动脉粥样硬化与缺血性脑血管病

目前认为,国人缺血性脑血管病中,弓上颅外动脉粥样硬化引起的缺血性脑血管病占相当比例。动脉粥样硬化常见病变部位有颈总动脉起始部、颈总动脉的颈内动脉分叉部、颈内动脉起始处 1～2cm、锁骨下动脉起始部、双侧椎动脉起始部。

1.“动脉—动脉栓塞”

弓上颅外动脉粥样硬化斑块脱落,暂时及永久闭塞颅内血管造成缺血性损害。临床表现为 TIA 和脑梗死。除了动脉粥样硬化斑块由于溃疡而脱落外,在受损内皮表面形成的血小板血栓(又称白色血栓)也是造成栓塞的重要成分之一。小的粥样物质脱落可造成腔隙性脑梗死,而大块斑块脱落则可造成大面积脑梗死。同时有多个斑块脱落,在血流冲击下,堵塞不同血管则表现为多发性脑梗死。粥样物质堵塞远端血管后,在血流冲击下破碎或溶解移向远端后,血流恢复,缺血缓解,临床表现为 TIA。

2.血液流变学改变

弓上颅外动脉粥样硬化斑块由于坏死、出血、溃疡表面血栓形成等,使血管腔狭窄,严重者甚至完全闭塞,造成脑缺血变化。对于大脑动脉环不完整的个体,血管狭窄及闭塞可直接造成脑梗死;即使大脑动脉环完整,也会因为狭窄远端动脉内压力降低而易出现“分水岭性脑梗死”。弓上颅外动脉粥样硬化造成严重狭窄,狭窄远端血流出现严重涡流,刺激正常血管壁可引起一过性血管痉挛,临床可表现为 TIA。

多发性脑梗死和分水岭性脑梗死这两种表现,强烈提示有弓上颅外动脉粥样硬化可能,必要时行 DSA 检查明确诊断。

(二)颅内动脉粥样硬化与缺血性脑血管病

亚洲人颅内动脉粥样硬化比欧美人发生率高。颅内动脉病变常见部位:颈内动脉的虹吸部、大脑中动脉主干、椎动脉的远端、椎动脉—基底动脉的结合部和基底动脉的中部。

与弓上颅外动脉粥样硬化发病机制不同,颅内动脉粥样硬化主要通过血栓形成造成缺血性脑血管病。粥样硬化局部血管内皮细胞粗糙甚至溃疡,内膜下物质暴露于血液中,诱导局部血栓形成,闭塞血管而出现缺血症状。

二、血栓形成的动脉内溶栓术

脑梗死最有效的治疗,是在脑细胞坏死可逆转时间窗内,尽早恢复脑梗死组织血供。溶栓(药物、超声波)与机械取栓法在临床均有应用。目前能实现这个目标的公认手段是溶栓治疗,药物溶栓为最成熟治疗,这里仅介绍动脉内溶栓。

(一)药物溶栓理论基础

1.溶栓时机(时间窗)

脑梗死一旦发生,即开始了脑组织缺血后的病理生理过程,最终造成脑细胞的坏死和细胞凋亡。自脑动脉闭塞至脑组织发生不可逆损害之前,即为脑梗死溶栓治疗的时间窗。

缺血半暗带:理论上脑组织只能耐受5～10 min的完全缺血。但是脑梗死发生速度和范围取决于多种变量,主要是局部侧支循环代偿能力、不同部位脑组织对缺血的耐受性和个体纤溶活性。因此,在脑梗死中心区域周围存在着一部分可逆性的脑细胞(CT上其密度介与梗死中心区域和正常脑组织之间),可能在一定的时间内存活,而超过这个时间范围,即使能够恢复血供,这部分细胞也不能存活。这部分细胞即为"半暗带",这个时间范围即所谓的"时间窗"。溶栓治疗时间窗与诸多因素相关,如个体差异、梗死部位、起病速度、闭塞支的近心端血管有无慢性狭窄病史等。如白质时间窗较灰质长,亚急性起病较急骤起病的时间窗长,闭塞支的近心端血管有慢性狭窄病史者,由于缺血预适应和侧支循环早期开放,其时间窗较近心端血管正常者长。但是,根据基础研究和临床溶栓效果的观察,脑梗死超早期(发病3 h内)是溶栓治疗的最佳时机;脑梗死急性期(发病6 h内)溶栓治疗也可有良好的临床效果。因此,目前普遍接受的溶栓治疗的时间窗是脑梗死后6 h内。

关于溶栓时机,除了衡量疗效,另一个重要的考虑为安全性。溶栓最大风险为溶栓后出血,其原因是脑血管闭塞一段时间后,由于缺乏血供,闭塞段以远血管床完整性遭到破坏而导致血流恢复后破裂出血,时间段为6～12 h,时间长短与多种因素相关。

2.溶栓药物作用机制

溶栓治疗通过纤溶酶破坏血栓内的纤维蛋白,从而达到溶解血栓,恢复血供的目标。生理状态下体内的纤溶酶起到对血栓的"修饰"作用,以避免因纤维蛋白清除过快而致出血,同时避免因纤维蛋白的异常堆积或持续存在而致过度血栓形成。血栓形成后,内皮细胞释放的组织型纤溶酶原激活剂(tPA)首先启动内源性纤溶过程,但由于其活性受到内皮纤溶酶原激活剂抑制剂(PAI)和 α_2 纤溶酶抑制剂(α_2PI)的抑制,内源性纤溶往往不能起到理想的溶栓效果。因此,需要应用超生理剂量的纤溶酶原激活剂(尿激酶或tPA等),加强内源性纤溶活性,溶解血栓,达到溶栓目的。

(二)患者选择

溶栓治疗效果的优劣,与患者多项因素密切相关,只有仔细选择入选患者,才能使"疗效/风险比"最大,其中最重要的是发病至可以开始治疗时间,只有在"时间窗"内进行溶栓才能拯救"梗死半暗带",但是往往医师无法控制,多数患者自出现神经系统症状至就医时已经超过时间窗,无法进行溶栓治疗。只有通过提高公众健康意识,提高患者早期就诊率。溶栓治疗风险也需仔细考量。

1.适应证

(1)发病至溶栓治疗时间小于6 h或最近4 h内卒中症状恶化,椎-基底动脉系统梗死可放宽至12 h。

(2)有明显神经功能障碍,瘫痪肢体肌力(指最小肌力)3级。

(3)头颅CT无低密度灶且排除脑出血或其他明显的颅内疾患。

(4)年龄<75岁,无严重的心脏、肝脏、肾脏疾患。迅速昏迷者,可将年龄上限放宽。

(5)无出血倾向病史,初步检查无出血倾向。

(6)家属同意进行溶栓治疗并愿承担相关风险。

2.相对禁忌证

(1)年龄＞75岁。

(2)近6个月脑梗死,胃肠或泌尿生殖系统出血。

(3)近3个月患急性心肌梗死、亚急性细菌性心内膜炎、急性心包炎及严重心衰。

(4)近6周有外科手术、分娩、器官活检及躯体严重外伤。

(5)糖尿病性出血性视网膜炎及严重肝肾功能不全。

(6)孕妇。

(7)起病前正在应用抗凝剂。

(8)溶栓治疗前收缩压＞24.0kPa,或舒张压＞14.7kPa。

3.绝对禁忌证

(1)单纯感觉障碍或共济失调,由腔隙性脑梗死所致轻微神经功能缺损。

(2)临床表现很快出现明显改善。

(3)凝血酶原时间＞15″,血小板计数＜10^5/mm³。

(4)溶栓前收缩压＞26.7kPa或舒张压＞16kPa。

(5)心、肺、肾衰竭,濒死状态。

(6)出血素质及出血性疾病;近半年内有活动性消化溃疡或泌尿系出血。

(7)有脑出血病史。

(8)已确诊颅内动脉瘤、动静脉畸形、颅内肿瘤及可疑蛛网膜下隙出血。

(9)2个月内行外科手术、器官活检或有严重创伤。

(10)3个月内有心肌梗死病史,行溶栓治疗者。

(二)动脉内溶栓术

1.术前准备

一旦确定动脉内溶栓术,应尽快完成以下工作:普鲁卡因和碘过敏试验;双腹股沟区备皮;急查血常规、PT、APTT、心电图;建立静脉通道;血压不超过180/100mmHg者无须降压;否则需应用药物将血压控制在160～180mmHg/90～100mmHg。根据患者临床体征,初步估计闭塞血管,如左侧大脑中动脉或基底动脉。

2.技术要点

能配合治疗者采用局麻,有意识障碍或烦躁者,给予神经安定镇痛麻醉。股动脉穿刺,置6F鞘。肝素化后先行主动脉弓造影,明确弓上血管开口状态,同时进行脑灌注造影,然后分段进行颈总动脉、颈内动脉造影及锁骨下动脉、椎-基底动脉造影。如动脉粥样硬化严重,操作困难,不必勉强进行超选造影。通过全面造影,应该明确以下几点:①闭塞血管,尤其注意豆纹动脉(又称出血动脉)是否闭塞;②有无同时存在不宜溶栓的疾患,如颅内动脉瘤,动静脉畸形等;③各动脉粥样硬化情况,是否存在狭窄、夹层等;④侧支循环状况。更换导引导管及微导管对闭塞动脉进行选择性溶栓。建议在路图下进行插管,以防动脉粥样硬化斑块脱落,给药时微导管的头端应该尽量靠近血栓,如微导管操作困难,应及时放弃选择性溶栓方案,抓紧时间在主干血管给药。给药方案:UK 100×10⁴IU溶于100mL生理盐水中,先快速推注5～10mL,之后以1mL/min的速度注入,或rt-PA 20mg溶于100mL生理盐水中,2h内泵入。给药过程中,随时评估患者神经系统体征变化,反复进行闭塞血管造影,一旦观察到血管再通或患者临床表现明显改善,如瘫痪肢体肌力由1级恢复到4级,应立即终止溶栓治疗。如患者临床表现明显加重,应该考虑是否有出血,必要时停止治疗并中和肝素,术后检查CT,根据病情的发展给予保守或手术处理。溶栓成功,但累及动脉有狭窄,易出现术后再梗死者,可以同时行支架血管内成形术。造影无明显闭塞的血管,但患者体征确切者,可根据术前估计的闭塞血管,在相应主干动脉给予少量溶栓药物。溶栓结束后,不中和肝素,保留导管鞘6小时后拔除。

3.术后处理

恰当的术后处理对于巩固疗效,预防并发症至关重要,临床医师应给予溶栓手术本身同样的重视。

(1)严密监护,特别注意观察神经系统体征变化。

(2)抗栓治疗:术后应常规进行抗栓治疗以防止血栓再形成,建议进行抗凝、抗血小板聚集和扩容治疗。①抗凝:低分子肝素0.4mL,皮下注射,1～2次/日,3～7 d;②抗血小板聚集:抗凝治疗结束后,给予肠溶阿司匹林300mg,1次/日;或波立维75mg,1次/日,3周;如术中同时进行支架血管内成形术,则需要两者联合使用6～8周;③扩容:低分子右旋糖酐500mL,静点,1次/日,7～10 d。

(3)血压调控:术后血压调控因人而异,与患者基础血压、闭塞血管粗细、发病到再通的时间、溶栓药物剂量及发病后的不同时期等因素有关,溶栓后急性期内血压调控目标:①避免血压过高导致梗死后出血及溶栓后出血;②保证足够脑灌注压,防止再通血管的再闭塞,不必使血压降至正常;而到恢复期则应使血压达标。

(4)术后24 h复查CT,注意观察有无出血、梗死灶大小及脑水肿情况。

(5)在无颅内高压、无严重并发症和生命体征平稳的情况下,主张康复理疗的早期介入。

(6)不要忽略脑梗死基础疾病的治疗。

(四)并发症及防治

1.脑出血

通过对脑梗死患者MRI观察发现,多数患者在脑梗死后自然会出现脑出血,且多数为少量渗血。原因是血液从再通后损坏的血管漏出,这种渗血无须特殊治疗,预后良好。溶栓后脑出血是指症状性脑实质血肿,是溶栓治疗的最严重并发症。

(1)发病原因:①缺血后血管壁损伤,血管再通、恢复血流后导致血液漏出,是溶栓后脑出血最根本的原因;②少数患者继发纤溶亢进,由于适应证掌握不严,部分患者止血、凝血功能障碍;③灌注压过高;④导管、导丝刺破动脉。

(2)影响因素与预防:①溶栓治疗距发病的时间超过"时间窗":血管再通距发病的时间越长,脑出血的发病率越高。因此,溶栓治疗距发病的时间是影响继发性、症状性脑出血的最重要的危险因素。因此,严格按照动脉溶栓时间窗选择患者是预防脑出血最关键的措施。②灌注压过高:有学者发现舒张压>100mmHg是发生脑出血的重要的危险因素。动脉溶栓治疗围手术期应控制收缩压低于180～200mmHg,舒张压≤100mmHg。③溶栓药物使用不当:总体来说,脑梗死动脉溶栓 UK $100×10^4$ IU、t-PA总量<80mg是安全的。用药剂量过大、速度过快都会增加脑出血风险。④梗死区侧支循环不良:侧支循环好的部位,如大脑中动脉的M2或M3段血管的闭塞,不易发生继发性脑出血,侧支循环不好者,如豆纹动脉,易发生继发性脑出血。因此,造影时发现豆纹动脉不显影,结合临床表现考虑此处闭塞者,溶栓药物剂量应减少,给药速度应减慢。⑤病情重和年龄大:病情较重及年龄>65岁者易出血。⑥合并用药:抗凝治疗和抗血小板聚集治疗在要进行溶栓治疗时应停止,以避免增加脑出血风险。

(3)治疗:①立即停止溶栓治疗,中和肝素,停用抗栓药物,根据出血量和病情酌情决定是否给予止血药物和脱水治疗。②密切观察,镇静,避免加重出血的活动。③必要时行血肿抽吸术或血肿清除手术。

2.再灌注损伤

临床观察到溶栓治疗后血管再通或血管自然再通患者,已改善的临床症状重新加重,CT检查无出血表现,DSA检查又未见血管再闭塞,应考虑再灌注损伤,其机制不甚清楚,可能因为血流再通后,再灌注早期伴随着细胞因子、黏附分子表达,促使缺血性损伤向炎性损伤发展,由于白细胞聚集、浸润,产生大量的蛋白水解酶、氧自由基和其他效应分子,破坏已经脱离缺氧危险的脑组织。目前还没有确切的治疗脑再灌注损伤的药物,可试用抗氧化剂和自由基清除剂。

3.血栓再形成

脑梗死溶栓后再梗死的发生率不高,与局部血管动脉粥样硬化性狭窄严重,诱导血栓形成;动脉粥样硬化斑块脱落造成动脉-动脉栓塞;高凝状态;术后抗栓治疗不当等因素有关。术后规范的抗栓治疗对于预防再梗死至关重要。

三、血管内成形术

缺血性脑血管病药物治疗现状不能令人满意,一组研究发现狭窄程度70%～99%有症状的患者,经过规范抗血小板治疗,3年和5年随访中分别有16.8%和1/3的患者发生卒中。另一组资料显示症状性70%～99%颈动脉狭窄患者年卒中率达13%。因此,临床迫切需要新治疗手段,以阻断动脉粥样硬化发展成为脑梗死。

1974年,由Guntzig和Hopff发明的"球囊导管技术"首先应用于下肢周围血管病,代替了Dotter技术,从此经皮腔内血管成形术(percutaneous transluminal angioplasty,PTA)在周围血管疾病中得到广泛应用,尤其在冠状动脉狭窄治疗取得令人瞩目效果。1980年,Kerber首先尝试颈总动脉的PTA,Mullen也于同年报道了颈内动脉PTA。但是,由于顾虑栓子脱落可能造成严重后果,PTA技术在颈颅动脉狭窄治疗中发展缓慢。近十余年,随着球囊导管手术方式改进和发明脑保护装置,降低了手术风险,促进了经皮腔内血管成形＋支架置入术(percutaneous transluminal angioplasty＋stenting,PTAS)治疗颅内外动脉狭窄。

（一）PTAS作用机制

PTAS是指经皮穿刺,使球囊导管到达血管狭窄部位,通过膨胀球囊压迫狭窄处扩张管腔,然后在扩张部位置入支架,维持已扩张动脉管壁。一般认为,血管成形术包括破坏和修复两个过程。破坏指术中人为扩张的操作,目的在于破坏斑块的完整性,但同时也会损伤部分正常动脉壁结构;修复则指术后机体自身对损伤的动脉壁结构进行重建过程。血管成形术中球囊膨胀后剥脱内皮,撑裂动脉粥样硬化斑块,同时撕裂中膜,使中膜和外膜扩张;术后动脉修复和再塑形的过程即开始,可持续数周至数月完成,在这个过程中内皮细胞、成纤维细胞和平滑肌细胞增殖,但如果此正常修复机制过度活跃,则可能导致再狭窄使PTAS失败。

对于颅外颈动脉粥样硬化,PTAS作用机制主要是通过用网状支架覆盖、支撑斑块,并最终被内皮细胞覆盖,彻底阻止栓子脱落入动脉成为栓子;同时可纠正动脉狭窄导致的血流动力学显著异常。而颅内动脉PTAS的机制则主要是纠正狭窄引起的血流动力学紊乱,减少在局部形成血栓的机会,同时避免狭窄动脉完全闭塞。

（二）PTAS患者的选择

恰当地选择患者是保证PTAS手术效果第1步,对弓上颅外段动脉狭窄,首先考虑能否起到屏蔽粥样硬化栓子目标,而颅内动脉狭窄则重点考虑能否纠正狭窄导致血流动力学紊乱,防止动脉完全闭塞。目前尚无统一手术适应证。

1.弓上颅外段动脉狭窄PTAS适应证

(1)有症状的动脉狭窄患者(包括TIA或缺血性卒中),临床体征与供血区域相符合,年龄在40岁以上。

(2)动脉超声、MRA或DSA任何一项检查提示症状相关的动脉狭窄超过50%以上。

(3)一侧颈动脉闭塞,另一侧颈内动脉狭窄超过50%,患者有能定侧或不能定侧的TIA发作。

(4)无症状动脉狭窄超过70%,有症状者虽然狭窄未超过50%但有溃疡斑块。

(5)无一般神经介入治疗的禁忌证。

2.颅内动脉狭窄PTAS适应证

(1)血管狭窄＞50%。

(2)相关脑组织缺血。

(3)侧支循环不良。

(4)狭窄血管结构适合血管成型(狭窄段长度＜10mm,成角不明显)。

(5)无一般神经介入治疗的禁忌证。

3.PTAS禁忌证

(1)高度钙化的斑块。

(2)动脉完全闭塞。

(3)狭窄近心段动脉严重迂曲,导丝和导管进入困难。

(4)锁骨下动脉完全闭塞或轻度狭窄而无盗血现象或有盗血现象而无临床症状者。

(5)大动脉炎活动期。

(6)凝血机制障碍。

(7)严重的心、肺、肾、脑等器官衰竭。

(8)多支血管病变。

(9)颅内肿瘤、动静脉畸形(AVM)或动脉瘤。

(10)颅内狭窄比颅外狭窄更严重。

(11)远段狭窄(A2,M2,P2以远)。

(12)Moyamoya病。

(13)Mori C型狭窄。

(三)经皮腔内血管成形+支架置入术

1.术前准备

(1)一般准备同动脉溶栓。

(2)术前3~5d开始给予抗血小板治疗:氯吡格雷75mg、阿司匹林100~300mg。如为急诊手术,术前1h顿服氯吡格雷300mg。

(3)确定狭窄血管,逐段造影,发现动脉狭窄时最好进行3D成像。

(4)确定狭窄程度等病变形态:血管狭窄的准确测量在缺血性脑血管病的介入治疗中非常重要,与选择支架或球囊大小密切相关,需要准确测量狭窄远端正常动脉、狭窄段、狭窄近端直径及狭窄血管的长度。狭窄程度=[1-(狭窄处直径/正常管径)]×100%。

(5)确定狭窄的Mori分型:①A型:狭窄长度≤5mm、同心和中等程度的偏心;②B型:5~10mm长,极度偏心,中等成角;③C型:狭窄长度>10mm,极度成角(>90°)。

(6)脑实质造影:造影方法使用猪尾巴导管,头端放入升主动脉,造影剂总量40mL,每秒15mL,以每秒6帧速度观察颅内局部灌注有无减少。

(7)支架选择:由于脑动脉的特殊性,要求所选用支架在柔顺性、缩短率、自膨性和可视性都要表现优良。目前,颈动脉病变颅外段多选择自膨式支架,椎动脉颅外段病变多选用球囊扩张支架。颅内脑动脉病变动脉则有球囊扩张和自膨支架两种选择。

支架大小确定,原则上颅内动脉狭窄的支架直径要略小于狭窄两端正常动脉直径,而颅外段血管支架管径略大于狭窄两端正常动脉直径。支架长度一般应略超过狭窄段长度。

2.技术要点

(1)颅外段支架术技术要点(以颈内动脉颅外段狭窄病变使用远端保护装置为例):放置支架前步骤同动脉溶栓治疗,但应选用较大动脉鞘(8~9F)。将导引导管头端置于颈总动脉近狭窄处,路图下将远端保护装置的通过狭窄段,使保护装置距病变约2cm,撤出保护装置外鞘,打开保护伞。选择合适的扩张球囊通过保护伞导丝到达狭窄段,扩张球囊,满意后撤出球囊,沿保护伞导丝置入所选择的支架至狭窄段,仔细调整支架位置,使其完全覆盖狭窄段,释放支架,撤出支架输送杆,造影观察狭窄段已经扩张满意,沿导丝置入保护伞外鞘,将保护伞收入鞘内,撤出保护伞。术后保留动脉鞘,自然中和肝素。

(2)颅内动脉支架术技术要点(以基底动脉中段狭窄病变使用自膨支架为例):全身麻醉,肝素化,控制血压,置动脉鞘,在路径图下小心将微导丝穿过狭窄段并使其头段位于远端合适位置,沿导丝将所选球囊或支架置入狭窄段。造影观察位置准确后开始扩张球囊或释放支架,扩张球囊压力应遵循低压、缓慢的原则。血管成形后注意观察支架位置及残余狭窄等情况,术后抗凝 2~3 d,维持 APTT 在 60~90 s 之间。颅内动脉支架成形术迄今仅进行过一项 RCT 研究,疗效尚存争议,应慎重选择手术患者。

3.术后处理

术后严密监护 24~48 h,调控血压同动脉溶栓,但高度狭窄(>90%)动脉支架术后应严格降压,防止脑出血的发生。根据不同情况给予不同时间的抗凝治疗,之后按术前剂量继续服用抗血小板药物,并根据 TCD 或血管造影复查结果调整剂量。

(四)并发症及防治

与 PTAS 操作有关的并发症尤其是严重并发症总体来说并不高,但由于 PTAS 多为预防性手术,术前、术中及术后都需注意并发症的预防和观察,一旦出现及时处理。

1.心动过缓

心动过缓是支架术中最常见的并发症,我们观察到术中及术后约 1/3 患者出现此并发症。一般来说不会造成严重后果。颈动脉支架术中,球囊扩张及支架释放等操作均会刺激颈动脉窦,导致心率和血压下降。因此术中患者心率低于 60 次/分时,在进行上述操作时需预先静脉注射阿托品 0.5mg。术后发生时需要静脉点注阿托品,血压降低时需要进行升压治疗以防止脑血栓形成。

2.再狭窄

再狭窄是成功 PTA 的最大障碍。但颈动脉支架术后随访的结果令人鼓舞,2 年以内再狭窄率在 5% 以下,远低于冠脉支架 30% 的再狭窄率。药膜支架、近距离放射治疗及服用普罗布考预防再狭窄的研究都在进行,没有明确的结论。随访造影检查时如发现再狭窄可再次 PTA 治疗。

3.血栓形成和斑块脱落

支架术中由于导管导丝的操作,更主要的是支架膨胀或球囊扩张时引起斑块脱落,造成远端梗死。术中全肝素化可有效降低血栓形成的发生,保护装置的应用已使栓子脱落造成梗死的风险从 5% 下降到 2% 左右。

4.动脉破裂

动脉破裂为经皮血管内支架成形术最严重的并发症,由于术前抗血小板治疗和术中肝素化,一旦发生动脉破裂,难以止血,死亡率非常高。发生原因有:①支架选择过大;②球囊扩张压力过高;③Mori C 型狭窄;④微导丝切割。

5.皮层动脉损伤

颅内血管支架置入过程中微导丝头端必须要通过狭窄血管进入狭窄远端皮层动脉分支,才能使支架顺利到位,支架释放过程中导丝过度移动,导丝头端有穿破皮层动脉风险。支架到位后释放之前可稍回撤导丝。

6.血栓形成

血栓形成不常见,应严格进行围手术期抗血小板治疗,术中必须全身肝素化。

7.过度灌注综合征

过度灌注综合征是一个少见但后果严重的并发症,机制是重度狭窄的颈动脉病变实现再通后,脑血流量发生突然和快速的增加,超过正常代谢需要,导致一过性脑组织动脉性充血,临床表现为剧烈的一侧头痛、面部及眼部疼痛,癫痫、意识障碍,严重的患者可以发生颅内出血,死亡率高。相关因素有:术前脑血管自动调节功能衰竭;狭窄程度超过 90%;侧支循环受损;Willis 环不完整;围手术期高血压及抗血小板及抗凝药物的使用。

(王仁红)

第十节 颅内动脉瘤的介入治疗

颅内动脉瘤的自然史尚不明了,未破裂动脉瘤的年出血率在不同文献的报道差别很大,为0.05%/年~3.0%/年,由于手术自身的风险,未破裂动脉瘤治疗与否存在着争议。颅内动脉瘤破裂出血的死亡率达50%左右,动脉瘤出血后手术治疗的风险很大。寻找一种颅内动脉瘤治疗方法,既能在动脉瘤破裂的急性期安全、有效的闭塞动脉瘤,又能以比较小的治疗风险处理未破裂动脉瘤,一直是医师努力追究的目标,颅内动脉瘤的介入神经放射治疗正是在这方面的一种成功的尝试。

一、颅内动脉瘤血管内治疗材料

理想的栓塞材料应符合以下要求:无毒、无抗原性,具有较好的生物相容性,能按需要闭塞不同口径、不同流量的血管或瘤体,易经导管运送,易消毒,不粘管,能控制闭塞血管的时间长短,一旦需要可经皮回收或使血管再通。目前临床应用的栓塞材料都不能完全符合上述条件。

(一)微型弹簧圈

20世纪90年代,一种可脱性铂金弹簧圈装置,即 Guglielmi 电解脱弹簧圈(GDC,Boston Scientific/Target. Therapeutics,Freemont,CA,USA)进入临床应用领域。GDC 最初在美国用于试验研究,1992年引入欧洲,并在1995年被美国食品与药物管理局(FDA)批准应用于临床。这一装置使颅内动脉瘤栓塞术得以迅速发展,使患者不必开颅即可降低动脉瘤再破裂的危险性。从1995年起,血管内弹簧圈栓塞技术越来越广泛地应用于破裂颅内动脉瘤的患者。GDC 是依临床治疗需求而创新设计的,整个弹簧圈由铂金材料制成,呈双螺旋结构,柔软且具有记忆性。治疗中首先用导引导丝将微导管导入动脉瘤腔内理想位置,再沿微导管置入 GDC,GDC 与推进导丝相连接,可根据治疗中需要随推进导丝来回拉动而不脱落。当 GDC 完全置入瘤腔内而且位置理想后,1~2mA 微电流可使其与推进导丝在连接点处熔断分离,从而完成一个 GDC 填塞过程。电解脱过程稳定、安全、无创。随着 GDC 临床应用经验的积累,产品设计也不断创新,超过125种不同的 GDC 设计可满足不同临床治疗的需求,不同的软硬度、不同直径及长短可供同一动脉瘤不同栓塞过程的需要。栓塞材料的进步预示着对颅内动脉瘤血管内治疗技术的日臻成熟。继 GDC 的创新设计,更多的可控性可解脱微弹簧圈体系相继问世,目前临床应用广泛的有 EV3 公司的 EDC(Electrolytic Detachable Coil)系列;美国 Cordis 公司的 Trufill-DCS 水压解脱弹簧圈系列;Micro Vention 公司的水压解脱弹簧圈系列和 Boston 公司的 Matrix Detachable Coil 系列等。临床应用中各有其优越性。其中 Matrix 弹簧圈是铂金丝弹簧圈(占30%)表面覆盖一层可吸收多羟基丙酸聚合物(占70%),具有生物活性,可促进纤维及上皮组织生成;Micro Vention 的可膨胀水凝胶弹簧圈等都是新一代微弹簧圈的代表。

(二)血管内支架

复杂宽颈动脉瘤或某些梭形动脉瘤可先在载瘤动脉内放置一或数枚支架,挡住宽颈口或在动脉内保持血流通道,然后将微导管通过支架网孔置入动脉瘤腔内。也可以先将微导管送入瘤腔然后再放置支架,再用 GDC 等微弹簧栓塞宽颈动脉瘤时弹簧圈则不会脱出进入载瘤动脉。目前的专用支架为美国 Boston 公司的 NeuroformTM 支架。Codman 公司的 Enterprise 支架和 EV3 公司的 Solitaire AB 支架等这些支架柔软光滑,可通过颅内迂曲的血管到达理想位置。临床使用效果良好。

由于颅内一些特殊部位的动脉瘤,因其瘤体较大,瘤颈较宽,对传统的治疗方法形成挑战,部分专家试图通过改变载瘤动脉及瘤腔内的血流动力学来治疗动脉瘤,这种方法是从传统颅内支架辅助弹簧圈栓塞动脉瘤的失败案例中得到启发,进而研发了密网式血管内支架。这一创新设计既避免了带膜支架的应用局限性,又克服了传统支架对局部血流影响的不如意性。国内设计的局部密网血管内支架中,可膨胀式压缩支架上设有膨胀后可阻挡或减缓血液通过的密网式支架区,可分为Ⅰ型局部密网自膨式支架和Ⅱ型局部密网球囊扩张式支架。

局部密网式血管内支架克服了传统颅内支架技术上的不足,置入支架封闭瘤颈口后,局部密网可以阻挡或减缓血液进入动脉瘤腔内,继而在瘤腔内形成血栓,从而彻底栓塞住动脉瘤,而不需要再使用其他的栓塞物质,栓塞效果好;而且非密网部分不影响瘤颈口旁的分支血管的血运;同时减少了手术费用;减少了患者的创伤和痛苦;其结构简单,操作方便、节时、安全、粗细血管均可,应用范围广。但目前此款支架并未广泛应用于临床,尚处在临床试验阶段,其疗效仍需时日随访。

（三）可脱性球囊

可脱性球囊主要为乳胶和硅胶球囊。乳胶球囊弹性好,更适合于颅内动脉瘤栓塞。市场上出售的法国 BALT 公司乳胶球囊,各种型号充盈后长度 9～30mm,直径 6～12mm,容量 0.2～3.0mL。在治疗时根据动脉瘤的大小选用不同型号的球囊。现在厂家将乳胶塞预先装在一根比栓塞用导管略粗的塑料管上,使用时将导管末端插入此塑料管上,再把乳胶塞推到导管上,最后再套装球囊,甚为方便。乳胶塞有时容易从导管上滑脱,造成球囊误脱,因此可在乳胶塞外用乳胶线加固 1～2 圈以策安全。新式的 Gold Balloon 则更为简单方便。

过去可脱性球囊可直接送入动脉瘤腔内,再向囊内注入 HEMA 等可凝固胶,填塞瘤腔。但这种方法有很多缺点,如"水锤效应"可撑大动脉瘤;圆形球囊难以填塞不规则的瘤腔;球囊撑破动脉瘤等,故现在很少用于瘤腔内栓塞。可脱性球囊一般多用于巨大动脉瘤、假性动脉瘤或夹层动脉瘤治疗时闭塞载瘤动脉。

使用球囊闭塞载瘤动脉时,栓塞前一定做好"交叉充盈循环试验"或称"球囊闭塞实验(BOT)",了解交叉代偿循环情况。球囊到位后,在全身肝素化下,注入造影剂充盈球囊闭塞载瘤动脉,观察患者情况。代偿良好的标志是:①对侧颈内动脉及椎动脉造影见前、后交通动脉通畅,向患侧供血良好,毛细血管充盈完全,静脉期两侧接近同时出现,患侧延长不超过 1.5 s;②降低血压 20～30mmHg(2.7～4.0kPa),患者无脑缺血症状;③暂时性闭塞载瘤动脉后持续观察 30 分钟以上,患者无偏瘫、失语、失明及意识障碍等;④脑血流监测。有条件时还可监测脑血流量(CBF),但术中常难施行。至少施行以上一项临时闭塞实验,并提示代偿良好后,方可解脱球囊闭塞载瘤动脉。

（四）非黏附性液体栓塞材料

这类栓塞材料是由非水溶性大分子聚合物溶于相应的溶剂配制而成的,当与水溶液接触时,溶剂挥发,聚合物沉淀析出而起到栓塞作用。目前在临床上开始应用 OnyxTM。

Onyx 是一种新型的液体栓塞材料,是乙烯－乙烯基醇共聚物(EVAL)、二甲基亚砜(DMSO)和钽的混合物。EVAL 溶解在 DMSO 中,当进入血液后,DMSO 逐渐挥发,EVAL 如同海绵状聚集、沉积,但不与血管壁粘连。钽的加入是使 Onyx 不能被 X 线透过而增加其可视性。根据 EVAL 含量的不同,有不同的 Onyx,其中用于动脉瘤栓塞的是 Onyx HD500。其优点为非黏附性的液体栓塞材料,注射过程中不粘导管,可经同一微导管多次注射栓塞;栓塞后组织反应轻。主要用于颈内动脉系统巨大动脉瘤和脑动静脉畸形的栓塞治疗。缺点:其溶剂 DMSO 的血管毒性及刺激作用不容忽视,而且栓塞过程中要反复使用球囊闭塞瘤颈处载瘤动脉,操作烦琐费时,容易产生并发症。Onyx 栓塞动脉瘤前一定要做好球囊封闭试验,以确保注胶过程中不发生外溢。目前,Onyx 仅用于动脉瘤本身不发出血管及载瘤动脉无穿支动脉的患者,适应证较窄。

二、动脉瘤血管内栓塞治疗

在过去十年中,颅内动脉瘤的血管内治疗得到了日新月异的发展。治疗方法很快由最初的血管内球囊闭塞载瘤动脉发展为直接栓塞动脉瘤腔,栓塞材料也由可脱性球囊变为微弹簧圈。意大利学者 Guglielmi 和他的同道们发明了电解脱铂金微弹簧圈(GDC)用于颅内动脉瘤的栓塞治疗。GDC 柔软易解脱,操作简单可控,安全可靠。这一创新性设计使动脉瘤栓塞治疗进入了一个崭新的时代。

经脑动脉血管造影确诊为颅内动脉瘤后,神经外科医师将面临着在什么时间、用什么方式消除患者颅内的动脉瘤隐患问题,早期的外科治疗主张患者首次出血第2周后再进行外科干预,以避开脑水肿高峰期减少手术并发症。尽管这样可以在一定程度上降低手术患者的病残率和死亡率,但由于动脉瘤再次出血的风险及因出血而引起的脑血管痉挛治疗上的困难,这部分患者的总体治疗效果并不理想。血管内介入治疗属微创治疗技术,其适应证大大拓宽,除病情极为严重家属拒绝治疗者以外,均可考虑应用,对急性期及老年患者尤为适合。栓塞成功后可再于椎管内留置一导管持续引流血性脑脊液或反复腰椎穿刺减少蛛网膜下隙积血,症状多能较快改善。因此,有学者主张应建立时间就是大脑的概念,首次出血后只要条件允许,尤其 Hunt-Hess 评级优良的患者应尽早血管内治疗干预,没有时限限制。

总之,颅内动脉瘤的治疗应遵循以最快捷、有效的治疗措施,最小的医疗干预使患者得到最大受益的原则。最快捷、有效的治疗措施是指治疗不需要烦琐的术前准备,而且治疗时间短,疗效确实。最小的医疗干预包括对患者尽量小的有创侵袭,尽量少的经济付出,尽量短的住院时间。最大受益是指最大限度地解决了患者的主要矛盾,而且有良好的远期预后。血管内栓塞治疗基本上符合这一治疗原则。

(一)颅内动脉瘤血管内治疗适应证

近10年来,与外科瘤颈夹闭术相比,采用血管内瘤腔栓塞术治疗的患者明显增加,并取得了满意的疗效。许多权威性统计资料正对传统的动脉瘤夹闭术和新的血管内治疗技术进行比较,以便将更优越的治疗方法推荐给患者。以下情况血管内治疗通常比外科手术更受欢迎。特别是出血早期及老弱患者,介入治疗皆因其创伤小,入路简单而相对开颅手术有其较大的优越性。而且某些病情危重,开颅手术无法进行的患者,往往依靠介入治疗而获得了不同程度的治疗效果,如:①患者临床症状很重,处于 Hunt-Hess 分级4~5级,患者病情不稳定;②动脉瘤解剖位置复杂,外科手术风险较大。如颈内动脉海绵窦段动脉瘤、基底动脉末端动脉瘤;③后颅凹窄颈动脉瘤;④早期出现血管痉挛患者;⑤动脉瘤没有明显适合手术夹闭的瘤颈,尽管这部分患者可能也不适合栓塞,但应首先选择血管内治疗方法去尝试;⑥多发性动脉瘤且处在重要解剖区域,外科手术风险大等待情况。

微弹簧圈血管内栓塞术是目前最具发展前景的微创技术,随着更优品质栓塞材料的不断问世,这一技术将更加成熟、完善。国际蛛网膜下隙出血动脉瘤试验(ISAT)协作组对2143例破裂动脉瘤患者随机分配进行神经外科夹闭($n=1\,070$)或血管内弹簧圈栓塞治疗($n=1\,073$)。在治疗后2个月和1年时根据患者的再出血和死亡情况对临床转归进行评估。主要转归指标以治疗一年时改良 Rankin 评分为3~6分(生活不能自理或死亡)的患者比例为依据,结果表明在血管内治疗组中,23.7%的患者治疗后1年生活不能自理或死亡,而外科手术组为30.6%,差异显著。血管内治疗组生活不能自理或死亡的相对和绝对危险性分别下降22.6%和6.9%。从 ISAT 试验结果可得出如下结论:对于同时适合进行血管内弹簧圈栓塞治疗和神经外科夹闭治疗的破裂动脉瘤患者,根据治疗后1年时的无残疾生存来判断临床转归,血管内治疗组明显优于外科治疗组,另外现有数据还表明,采用2种方法治疗的远期再出血危险性都很低。当然,本研究结果不能说明应停止进行颅内动脉瘤的手术夹闭治疗,而应理解为因临床或解剖原因不适合行血管内治疗的那部分患者可考虑手术治疗。

(二)禁忌证

小而宽颈的动脉瘤、直径小于2mm的小动脉瘤、不能容纳最小型栓塞物者或瘤颈狭窄难以通过导管的动脉瘤一般为血管内治疗的禁忌证;动脉瘤的腔颈比小于2:1通常也认为不适合直接栓塞治疗。过去认为动脉瘤破裂后,蛛网膜下隙出血急性期不宜栓塞治疗,随着血管内治疗技术的发展,这一点已不成为禁忌证。已经存在脑血管痉挛的患者,也可在治疗中应用球囊扩张或通过颈内动脉注射罂粟碱,同样能获得较好疗效。

(三)颅内动脉瘤弹簧圈栓塞的技术要点

动脉瘤血管内栓塞治疗的患者应在理想的全身麻醉下进行,术中需生命体征监测、脑电图监测,适当的四肢和躯干固定。良好的麻醉可保持患者稳定的头位,减少术中动脉瘤再破裂的机会,而且一旦出血亦能便于抢救,迅速栓塞止血,争取最佳疗效。

因 GDC 是最经典的动脉瘤栓塞材料,所以我们以颅内动脉瘤 GDC 栓塞为例,简介其操作要点。在 GDC 的基础上开发了诸多新型微弹簧圈等材料,其使用方法大同小异,均可触类旁通。

(1)采用 Seldinger 股动脉穿刺插管技术,穿刺点位于腹股沟韧带下方 1.5cm 动脉搏动明显处,用 16G 或 18G 穿刺针,与皮肤成 45°角,针尖向患者头端刺入股动脉。穿刺成功后经穿刺针置入短导丝,退出穿刺针,沿导丝捻转插入 6F 扩张器和导管鞘,导管鞘与加压输液管相连,缓慢持续滴入生理盐水,连接时注意排气。

(2)介入治疗过程中各种介入材料长期与血液接触,其表面很容易形成使血小板沉积,纤维蛋白包裹形成血栓,因此,对所有行血管内治疗的患者在插管前均应全身肝素化,也就是说整个血管内操作过程均应在全身肝素化下进行,以防止导管内凝血和血管内血栓形成。常用的全身肝素化有三种方法:①手术开始时静脉内注射肝素 60~125 U/kg 体重,随后每隔 1 小时按半量给药,24 h 总量不超过 500 U/kg 体重;②插好导管后静脉内注射肝素 2 000~4 000 U,以后每隔 1 h 给药 1 000~2 000 U;③配制一定浓度的肝素盐水(儿童按 1 000 mL 生理盐水加 2 000U 肝素,成人按 1 000 mL 生理盐水加 4 000 U 肝素),在每一灌注线内(同轴导管、导管鞘内)持续缓慢滴入。

(3)将 5F 造影导管插入导管鞘,行全脑血管造影,以了解脑血管的整体状况及动脉瘤的位置、大小、形态、方向,还可行 DSA 三维成像技术,选择栓塞治疗的最佳工作位置。

(4)诊断性造影:确定了动脉瘤的位置后,用替换导丝将 6F 的导引导管放置在颈内动脉或椎动脉,末端尽量小心地接近颅底,以保证微导管的稳定。导引导管尾端接 Y 形阀,Y 形阀的侧臂与加压盐水输液管相连,持续缓慢滴入。

(5)根据动脉瘤的大小、方向、形态选择适宜的微导管,选择配套的 0.010″~0.014″末端柔软的微导丝,并依据动脉瘤与载瘤动脉的角度行微导管头端蒸汽塑形及微导丝末端塑形。通常动脉瘤大小可通过直接测量,也可参照邻近大血管、标记物和已知直径的导引导管来估算。弹簧圈栓塞治疗的动脉瘤的瘤颈不能太宽,理想的腔/颈>3∶1。瘤颈宽度>4mm 时不适合单独使用弹簧圈栓塞,否则弹簧圈容易脱入载瘤动脉,造成远端栓塞。

(6)将装有导引导丝的微导管经 6F 导引导管送入载瘤动脉,在微导丝和微导管到达动脉瘤腔的过程中路图技术非常重要,不可缺省。微导管在可控微导丝导引下置入瘤腔内,理想的置入位置应使微导管尖端在瘤腔中前 1/3 处,不能贴壁。

(7)当微导管尖端处于理想位置后,退出微导丝,锁紧 Y 阀固定微导管。第 1 枚弹簧圈 C 应选择直径略小于动脉瘤最大内径且大于瘤颈的标准弹簧圈,这样弹簧圈在栓入过程中可多次经过瘤颈,在瘤腔内形成"篮筐"。然后用柔软型弹簧圈充填其中,尽量达到致密填塞。每次弹簧圈解脱前均应造影,以了解载瘤动脉通畅情况和瘤腔填塞程度。当推进导丝上不透 X 线的标记重叠或超过微导管上第 2 个标记时,说明连接弹簧圈的解脱点已送出微导管进入动脉瘤腔内,仔细检查弹簧圈进入动脉瘤内是否准确无误,如无疑问,即可进行解脱。解脱时将一较粗的注射用针刺入皮下肌层,并与电解装置的黑色负极相连,红色正极与推进导丝尾端裸露无绝缘部相连接。新的弹簧圈系统的解脱时间更短,还可使用机械解脱方式。注意微导管与微导丝之间,微导管与弹簧圈之间皆应连接 Y 形阀,并接加压生理盐水持续滴注,这样可以保证微导管内通畅,微导丝或弹簧圈进出容易,操作稳妥,不致戳破动脉瘤壁。

(8)栓塞结束后透视下小心退出微导管,再次造影,从不同角度了解动脉瘤栓塞情况和载瘤动脉通畅情况。并对患者预后做出评估。

(9)术后不中和肝素,回病房密切观测生命体征,6 h 后拔除导管鞘,穿刺部位压迫 15~20 min,检查无渗血后局部加压包扎。

颅内动脉瘤的弹簧圈栓塞技术一般并不复杂,效果亦令人满意,但毕竟有造成严重并发症的风险,因此我们还愿再强调操作过程的若干注意事项:①根据病情选用合适的微导管及微导丝。现市售的微导管、微导丝很多,各有优缺点。原则上是小型动脉瘤、较"远"部位估计到位困难的动脉瘤,选用软滑较细的导管、导丝。但导丝要有一定支撑力。大型动脉瘤选用较粗的微导管和导丝。②个别患者微导管只能到达动脉瘤颈口,一般导丝有刺破动脉瘤的可能,我们试用弹簧圈导引,只要微弹簧部分进入瘤腔,就能沿之推进微导管,微弹簧比微丝柔软,相对更安全。③微导管及导丝应据血管走行事先塑形。熏蒸塑形时一定用专门塑形针支撑微导管前端,否则微导管遇热可能皱缩、变细、变短,微弹簧不能推出导管末端,造成诸多麻烦。④现弹簧圈品种很多,性能各异,可术中依据不同情况选用。⑤操作动作要精确、轻柔,导管导丝要缓慢推进,后面推进的速度与前端前进要一致,不能跳跃式前进。导管接近或进入动脉瘤时,尤应控制住导管。因路途较长,颈动脉存在几个生理弯曲,术者的推动力及导管末端前进未必一致,应警惕导管突然向前弹跳。有时向外拉动导管或拔除管内导丝时,导管末端反而向前活动,此时有刺破动脉瘤的危险,这种动作有人称"疏忽前跃"。⑥第 1 个弹簧圈至关重要,应选用圈径与瘤径相同或稍小及长度适中者,只要经济条件允许,可多选较短弹簧圈,因稍短者容易推进,似更安全。首枚应选用 3D 弹簧圈,在瘤腔内形成一"篮筐",为后面的弹簧圈搭好框架。⑦每次电解脱弹簧圈之前均要行脑血管造影,了解载瘤动脉情况,如有载瘤动脉被堵塞的情况,应调整弹簧圈。⑧尽可能避免弹簧圈反复进出瘤腔,因这可使弹簧圈解旋断裂及带出血栓或先前进入的其他弹簧圈。目前多数弹簧圈抗断抗解旋性能较好,可多次进出而不解旋。⑨原则上应致密填塞,但应适可而止,临床上有最后一个弹簧撑破动脉瘤,出血致死的教训,在出血急性期栓塞时尤其要注意这个问题。

(四)宽颈动脉瘤的载瘤动脉——瘤颈重塑技术

虽然颅内动脉瘤血管内栓塞治疗的手术创伤小,无残疾生存率明显优于外科手术夹闭,但是栓塞治疗的远期复发率要大于外科手术夹闭,这已是不争的事实。统计结果表明,血管内栓塞治疗的复发率明显与栓塞密度有关,也就是说动脉瘤栓塞的越致密越不容易复发。对动脉瘤尽量致密的填塞也是我们实际工作中最为关心的问题。

但是在临床工作中,追求致密的填塞效果会受很多因素的制约,比如就动脉瘤本身而言,宽颈的、梭形的、大/巨型动脉瘤都难以达到栓塞致密,同时还有栓入材料、治疗方案、术者的技术水平及患者的经济状况等都会对栓塞效果产生影响。那么,在同等的技术水平下,正确的治疗方案和好的介入材料显得更为重要。新材料不断的进入临床应用,使我们对颅内动脉瘤载瘤动脉及瘤颈的重塑技术有了新的理解。使这一技术更广泛的应用于宽颈动脉瘤、梭形动脉瘤和大/巨大动脉瘤的治疗中。

1.颅内宽颈动脉瘤栓塞的 Remodeling 技术(球囊辅助弹簧圈技术)简介

经典的 Remodeling 技术又叫载瘤动脉-瘤颈重塑技术,是用于宽颈动脉瘤的球囊辅助可脱弹簧圈栓塞技术,为法国学者 Moret 最早设计使用。需双侧股动脉置管,通常先经左侧股动脉穿刺置入 6F 导管鞘,再插入 6F 导引导管并放置在患侧颈内动脉或椎动脉 C_2 椎体平面,沿指引导管送入不可脱球囊微导管,用于暂时性阻断血流,常用 SentryTM 亲水球囊、MTI 封堵球囊、Hyperglide 球囊、Copernic 球囊等微导管,将球囊放置在动脉瘤颈开口处。可视下缓慢将指引导管退至主动脉弓颈总动脉或椎动脉开口处。再经右侧股动脉置管,经 6F 的指引导管将栓塞动脉瘤的微导管在导丝导引下送入动脉瘤内,先经微导管置入第 1 枚适合动脉瘤大小的弹簧圈,在 X 线监视下慢慢充盈动脉瘤开口处的球囊,暂时阻断载瘤动脉血流和闭塞瘤颈开口,使这枚 GDC 稳妥地放置于动脉瘤腔内。试抽瘪球囊恢复血流,GDC 不向瘤颈口处膨出,即可通电解脱弹簧圈。如果弹簧圈逸出瘤颈,则应在球囊充盈挡住瘤颈的情况下解脱,尽快再放入数枚 GDC,使之相互缠在一起不再向瘤颈膨出。如此反复直至致密填塞动脉瘤腔。球囊每次可持续充盈20～30 min,但原则上应以尽量缩短球囊充盈闭塞载瘤动脉的持续时间,以减少并发症。该技术的主要优点是可使弹簧圈栓入过程中稳定且相互缠绕致密填塞,并有效避免栓入瘤腔内弹簧圈脱出到载瘤动脉内。目前由于介入材料的进步,Remodeling 技术的操作过程也有所改进,主要表现在应用 Ev3 公司的专用三通阀和 8F 指引导管,用于封堵瘤颈的球囊和置入瘤腔的微导管可以经同一通道到达理想位置。尽管 Remodeling 技术有诸多优点,但并不能解决所有宽颈动脉瘤栓塞问题,通常要求动脉瘤的腔/颈比>1∶1,瘤颈<4mm。

由于高科技介入材料的不断涌现,尤其是 Remodeling 技术中使用球囊的不断改进,球囊及其输送系统的理想柔顺性,使得这一技术几乎可以应用于动脉瘤发生的任何部位。现在的重塑技术不仅是针对动脉瘤本身,而且也兼顾到动脉瘤壁、瘤颈、近瘤段载瘤动脉的重建,不是简单的重塑,所以有人也将这一技术叫做"Reconstruction"。应用范围也由原来的宽颈动脉瘤扩展到梭形动脉瘤和大/巨动脉瘤的治疗中。

真正意义上的 Remodeling 技术仍然是球囊辅助弹簧圈技术,其优越性无可替代。目前使用的球囊克服了以前球囊的顺应性差的特点,具有理想的柔顺性。

临床上 Compliant Balloons 主要用于:①Remodeling 技术中的瘤颈和载瘤动脉壁重塑,以保证 Coils 在宽颈动脉瘤腔内致密填塞,也适用于 Onyx 栓塞;②血管痉挛扩张;③球囊闭塞实验(BOT)。

Hyperglide 的特点:能够到达较远的病变血管,稳定性好,工作长度长,可以多次扩张。主要用于侧壁动脉瘤。

Hyperform 的特点:超柔顺性,安全性好,可以依不同的血管腔成形,使用于分叉部或终端动脉瘤,球囊的压力低,适用于较脆弱的血管。

2.颅内支架＋弹簧圈技术简介

作为另一种载瘤动脉－瘤颈重塑技术,是用柔顺性极佳的颅内支架覆盖瘤颈,置入载瘤动脉。能有效的永久封堵瘤颈,防止栓塞中或栓塞后弹簧圈逃逸,使宽颈动脉瘤的治疗变得更为安全、有效。但颅内支架＋弹簧圈技术不是真正意义上的 Remodeling 技术,各有优缺点,不能相互替代。由于颅内支架的永久性置入,带来了需长期抗凝治疗的不便。另外,由于支架的限制,增加了微导管到位的难度,同时也为动脉瘤的致密填塞带来困难,主要是因为穿过颅内支架网眼的微导管不能随意调整位置,出现栓塞死角导致分隔填塞。据我们的体会,用生物活性弹簧圈可以有效弥补这一不足,以下是我们收治的一例宽颈原始三叉动脉瘤患者的治疗结果,用 Neuroform 辅助 Matrix 进行的非致密填塞病例的半年随访资料。但生物弹簧圈是否真的可以在非致密填塞瘤腔的情况下也能顺利治愈动脉瘤,仍需大宗病例的长期随访结果来验证。

3.球囊辅助 Onyx 栓塞技术

Onyx 液态栓塞系统是一种完全不同的瘤腔闭塞填充物,其化学成分是由乙烯－乙烯基醇(EVAL)和二甲基亚砜(MDSO)组成。使用过程中必须用球囊封堵瘤颈。然后将预先处理过的 Onyx 缓慢注入瘤腔内,待其定型后再去除球囊。整个栓塞过程比较烦琐复杂,但对颅内复杂动脉瘤的治疗,往往可以收到理想效果。

Onyx 栓塞动脉瘤的适应证的选择目前仍有争议,一般认为大/巨大动脉瘤、大/巨动脉瘤弹簧圈栓塞后复发者、大/巨大宽颈动脉瘤、某些梭形动脉瘤。因为这些动脉瘤弹簧圈栓塞困难,且复发率高,大/巨大动脉瘤弹簧圈栓塞的复发率在50%以上。但也有人认为 Onyx 栓塞后动脉瘤的复发率也很高,为了减少复发,多有支架辅助保护瘤颈,具体结果还需大宗病例的长期随访。

在临床使用 Onyx 的过程中还应该注意以下问题:①有些占位效应明显的动脉瘤,用 Onyx 栓塞后其占位效应通常不会缓解,而且还会加重,这种情况可先用弹簧圈栓塞然后再用 Onyx 封堵瘤颈;②梭形动脉瘤或大的宽颈动脉瘤用 Onyx 栓塞后,其裸露的 Onyx 面积较大,形成血栓的几率明显增高,可以出现自发载瘤动脉闭塞和远端血栓栓塞,术后抗凝要充分;③Onyx 通常用在颈内动脉虹吸段动脉瘤,在穿支血管多的动脉段一般不要用 Onyx,因为 Onyx 有时仍然会泄漏,漏出部分会在血流冲击下沿载瘤动脉贴壁爬行,阻塞沿途穿支血管或远端分支;④为了减少动脉瘤栓塞后的复发率,可用支架保护瘤颈或用弹簧圈＋Onyx,被称"钢筋水泥",使瘤颈闭塞不易复发,同时还可减少 Onyx 外泄。

4.带膜支架载瘤动脉重塑技术

1969 年,Dotter 首次提出了用带膜支架治疗体内动脉瘤的设想,但由于当时的介入技术和介入材料尚不成熟,所以当时只能是一种设想,直到 1991 年 Parodi 等首次成功应用带膜支架封闭了腹主动脉瘤颈,才将这一设想真正变为现实。带膜支架治疗颅内动脉瘤起步较晚,主要是因为其要求条件很高,且应用范围比较窄。通常应用于颅内的带膜支架硬度高、顺应性差、对到位段血管要求较高,同时还会阻断沿途分支,因此其使用受到很大限制。带膜支架主要用于颈内动脉虹吸段较直的脉络膜前动脉以下段动脉瘤。术前要做好评估,沿途的主要分支血管有后交通动脉、垂体上动脉和眼动脉,对阻断这些血管可能带来的后果要心中有数。在支架置入前,要在待覆盖的动脉瘤腔内预先放入微导管,防止支架对动脉瘤闭塞不完全时要再补填弹簧圈。

目前临床应用的颅内带膜支架多为美国 Abbott 公司(雅培公司)的 Jostent 带膜支架,其结构采用"三明治"技术,在两层 JostentFlex 支架间放置了一层超薄并扩张性极好的聚四氟乙烯(PTFE),有较理想的辐射张力,并保证了术中良好的可视性。国内研究的颅内带膜支架硬度小、顺应性更好,尚在试验中。

(五)颅内动脉瘤栓塞治疗中的并发症及其处理

1.脑缺血

脑梗死是颅内动脉瘤介入治疗比较常见的并发症,主要原因可能系:①脑血栓形成,文献报道发生率为 4.6%～10.1%;②球囊或微弹簧圈到位不正确造成正常动脉的栓塞;③动脉瘤内原已存在的血栓溢出栓塞正常动脉;④大型动脉瘤栓塞后导致载瘤动脉的机械压迫;⑤脑血管痉挛。

脑缺血并发症的处理方法是:①介入治疗应在正规的全身肝素化下进行。②栓塞成功后,如发现重要动脉内血栓形成,应立即予以尿激酶等溶栓治疗。动脉瘤栓塞后应予以正规的抗血小板聚集治疗。③介入治疗前、后及术中予以血管扩张药物,如罂粟碱、尼莫地平等。④操作时务必动作轻柔,导管不能大进大出,球囊未到位时不应过大充盈,解脱球囊时一定在 X 线监视下进行,用力要缓慢,球囊要保持原位不动。⑤可脱性球囊装置在导管内输送时应牢靠。采取上述措施一般可避免球囊误脱。

大脑中动脉等重要血管被误脱的球囊栓塞后,常会出现相应的神经功能缺失,如无良好的代偿循环,则需行颈内外动脉搭桥术。单个小型弹簧栓脱落在动脉内,造成的脑栓塞似乎比球囊轻。必要时可用 Lasso 导管经血管内取出逃逸的微弹簧圈。

2.动脉瘤术中破裂

颅内动脉瘤栓塞治疗最危险的并发症应属术中破裂出血。术前应充分估计到易破裂的"危险动脉瘤",要警惕下列几种情况:①新近出血,病情较重及连续出血动脉瘤;②造影见动脉瘤不规则,有小阜突出,或呈分叶状、哑铃状、长条状者;③CT 扫描见动脉瘤附近有血肿,造影见动脉瘤呈葫芦状,末端者多为假性动脉瘤;④载瘤动脉明显痉挛者;⑤造影见瘤颈与载瘤动脉成角不好,如前交通动脉顶指向上方,估计导管进入困难者;⑥老年嗜烟或血压未能较好控制及长期服用阿司匹林的患者;⑦麻醉不佳,患者躁动不安不配合时;⑧大而宽颈的动脉瘤和"血泡样"动脉瘤。一旦出现术中动脉瘤破裂出血,不应惊慌,立即中和肝素,保持生命体征平稳,尽量少用造影剂,以防其外溢至蛛网膜下隙增加脑痉挛,继续快速填塞动脉瘤,术后立即行头部 CT 扫描,决定是否手术清除血肿,如无血肿,则应反复腰椎穿刺或椎管内留置引流管,尽量排出血性脑脊液。

3.脑血管痉挛

脑血管痉挛系导管机械刺激所致,故操作时应尽量轻柔,特别是导丝使用时,动作尤应轻柔。由于血管痉挛,微导管可被固定,一时难以拔出,牵动导管时患者常述头痛。此时可于动脉内注入罂粟碱 15～30mg(溶于 10mL 生理盐水中),并应用药物使者安静,停止操作 10～20 min,一般痉挛可缓解,导管可徐徐拔出。脑血管痉挛时切忌用力拔除微导管,目前在一些基层单位暴力拔断微导管的报告屡见不鲜。在栓塞的整个过程中,应从微导管的导引导管中持续滴注罂粟碱溶液(500mL 生理盐水中加 90～150mg罂粟碱),可预防及缓解脑血管痉挛。

(六)术后随访

对于神经介入放射医师来说,颅内动脉瘤的栓塞治疗,最满意的结果是:栓塞物填塞瘤腔,阻断血流进入及消除涡流,促进血栓形成、机化,结缔组织形成,血管内皮生长并覆盖动脉瘤口隔离动脉瘤。而这一结果是否能有效是需要时间考验的,因此术后随访观察是必要的。为此,我们要求每个栓塞治疗的患者术后6、12、24 个月均应行脑血管造影。对出血急性期急诊栓塞手术,大型动脉瘤及当时未能 100%栓塞的患者,这种随访尤其必要。血管内栓塞治疗颅内动脉瘤,毕竟是仅开展十余年的新技术,其优越性已被公认,但远期效果及预防动脉瘤再生长或复发仍是一个课题,因此科学的随访是绝对必要的。文献报道约有20%的患者需要多次治疗方能治愈。特别是急性期行介入治疗及大型、巨大型动脉瘤复发的可能性较大,据 Bocacodi 统计,大动脉瘤(直径≥10mm)有25%,小型动脉瘤(直径<10mm)有15%复发机会。近年来,介入技术及栓塞材料的改进,使复发率明显下降,但正规的随访对及时处理复发,防止再出血是十分重要的。

(胡焕科)

第十一章

颅内肿瘤

第一节 概　述

一、概述

颅内肿瘤(intracranial tumor)可分为原发性和继发性肿瘤两大类。原发性颅内肿瘤发生于脑组织、脑膜、脑神经、垂体、血管及残余胚胎组织等。而继发性肿瘤则是指身体其他部位恶性肿瘤转移或侵入颅内的肿瘤。据调查,原发性颅内肿瘤的发病率为(7.8～12.5)/10万人。颅内肿瘤可发生于任何年龄,以20～50岁年龄组多见。儿童及少年患者以颅后窝及中线部位的肿瘤为多,如髓母细胞瘤、颅咽管瘤及松果体区肿瘤等。成年患者多为胶质细胞瘤(如星形细胞瘤,胶质母细胞瘤等),其次为脑膜瘤、垂体瘤及听神经瘤等。颅内肿瘤在40岁左右成年人为发病高峰期,此后随年龄增长发病率下降。老年患者胶质细胞瘤及脑转移瘤多见。颅内原发性肿瘤的发生率在性别上无明显差异,男性患者可能略多于女性。其发生部位在小脑幕上与幕下比例约为2:1。

二、病因

颅内肿瘤的发病原因和身体其他部位的肿瘤一样,目前尚不完全清楚。大量研究表明,细胞染色体上存在着癌基因加上各种后天诱因而使其发生,诱发脑肿瘤的可能因素有:遗传因素、物理和化学因素以及生物因素等。

三、肿瘤分类与分级

颅内肿瘤的分类曾提出多种多样的方法,各家意见不一,在此参照1992年WHO分类和1998年北京神经外科研究所分类介绍如下。

(1)神经上皮组织肿瘤:包括星形细胞瘤、少突胶质细胞瘤、室管膜肿瘤、脉络丛肿瘤、松果体肿瘤、神经节细胞肿瘤、胶质母细胞瘤、髓母细胞瘤。

(2)脑膜的肿瘤:包括各类脑膜瘤、脑膜肉瘤。

(3)神经鞘细胞肿瘤:包括神经鞘瘤、恶性神经鞘瘤、神经纤维瘤、恶性神经纤维瘤。

(4)腺垂体肿瘤:包括嫌色性腺瘤、嗜酸性腺瘤、嗜碱性腺瘤、混合性腺瘤。近年来根据有无内分泌功能分为功能性和非功能性肿瘤。

(5)先天性肿瘤:包括颅咽管瘤、上皮样囊肿、三脑室黏液囊肿、畸胎瘤、肠源性囊肿等。

(6)血管性肿瘤:包括血管网状细胞瘤。

(7)转移性肿瘤。

（8）邻近组织侵入到颅内的肿瘤：包括颈静脉球瘤、圆柱细胞瘤、软骨及软骨肉瘤、鼻咽癌、中耳癌等侵入颅内的肿瘤。

（9）未分类的肿瘤。

WHO分级标准如下。

Ⅰ级（良性）：细胞增生不活跃，无核异型，无核分裂，无血管内皮细胞增生，无坏死。边界清楚易分离，单纯外科手术切除后有被治愈的可能性。

Ⅱ级（亚良性）：细胞增生较为活跃，有核异型，但无核分裂，无血管内皮细胞增生，无坏死。呈浸润性生长，手术不易全切除，单纯切除后易复发，部分病例有恶性进展倾向。

Ⅲ级（亚恶性）：细胞增生活跃，核异型明显，核分裂多见，无血管内皮细胞增生，无坏死。浸润生长，不易全切，单纯切除后复发间隔短于Ⅱ级，部分病例有恶性进展倾向。

Ⅳ级（恶性）：细胞增生极度活跃，核异型更为突出，见较多核分裂和病理性核分裂，有明确的血管内皮细胞增生和（或）坏死。浸润性生长能力强，常侵犯邻近脑组织，不易全切。病程进展快，单纯手术切除后复发间隔期少于1年，易在中枢神经系统播散。

四、发病部位

大脑半球发生脑肿瘤机会最多，其次为蝶鞍，鞍区周围，脑桥小脑角，小脑，脑室及脑干。某些肿瘤在颅内可生成2个以上的多发性肿瘤。不同性质的肿瘤各有其好发部位：星形细胞瘤、少突胶质细胞瘤、多形性胶质母细胞瘤好发于大脑半球的皮质下白质内；室管膜瘤好发于脑室壁；髓母细胞瘤好发于小脑蚓部；脑膜瘤好发于蛛网膜颗粒的主要分布部位如大静脉窦的壁及静脉分支处；颅底的嗅沟、鞍区、斜坡上部，以及从第Ⅲ至第Ⅻ对脑神经穿出颅腔的骨孔附近；神经鞘瘤好发于脑桥小脑角；血管母细胞瘤好发于小脑半球；颅咽管瘤好发于鞍上区；脊索瘤好发于颅底、鞍背及斜坡。颅内转移瘤可发生于颅内各个部分，但以两侧大脑半球居多。因此，临床上有时可依据肿瘤部位来推测肿瘤的性质。

五、临床表现

颅内肿瘤的临床表现主要包括颅内压增高及局灶性症状和体征两大部分。

1.颅内压增高的症状和体征

主要为头痛、呕吐和视神经盘水肿，称之为颅内压增高的三主征。颅后窝肿瘤可致枕颈部疼痛并向眼眶放射。头痛程度随病情进展逐渐加剧。幼儿因颅缝未闭或颅缝分离可无明显头痛。老年人因脑萎缩、反应迟钝等原因头痛症状出现较晚。视神经盘水肿是颅内压增高重要的客观体征，中线部位及幕下的肿瘤视神经盘水肿出现早，幕上良性肿瘤出现较晚，部分患者可无视神经盘水肿。呕吐呈喷射性，多伴有恶心。幕下肿瘤由于呕吐中枢、前庭、迷走神经受到刺激，故呕吐出现较早而且严重。除上述三主征外，还可出现视力减退、黑、复视、头晕、猝倒、淡漠、意识障碍、大小便失禁、脉搏徐缓及血压增高等征象。症状常呈进行性加重。当脑肿瘤囊性变或瘤内卒中时，可出现急性颅内压增高症状。

2.局灶性症状和体征

局灶性症状是指脑瘤引起的局部神经功能紊乱。有两种类型，一是刺激性症状，如癫痫、疼痛、肌肉抽搐等。另一类型是正常神经组织受到挤压和破坏所导致的功能丧失，即麻痹性症状，如偏瘫、失语、感觉障碍等。最早出现的局灶性症状具有定位意义，因为首发症状或体征表明了脑组织首先受到肿瘤损害的部位。不同部位的脑肿瘤具有许多局灶性的特异性症状和体征。

（1）大脑半球肿瘤的临床表现：大脑半球肿瘤的病理学性质主要为各类胶质细胞瘤，其次为脑膜瘤和转移瘤等。大脑半球功能区附近的肿瘤早期可出现局部刺激症状，晚期则出现破坏性症状。半球不同部位肿瘤可产生不同定位症状和体征。包括：①精神症状。常见于额叶肿瘤，表现为痴呆和个性改变。②癫痫发作。额叶肿瘤较易出现，其次为颞叶、顶叶肿瘤多见。癫痫为全身阵挛性大发作或局限性发作。③感觉障碍。为顶叶的常见症状。表现为两点辨别觉、实体觉及对侧肢体的位置觉障碍。④运动障碍。表现为肿瘤对侧肢体或肌力减弱或呈上运动神经元完全性瘫痪。⑤失语症。见于优势大脑半球肿瘤,可分为运动性失语、感觉性失语、混合性失语和命名性失语等。⑥视野损害。枕叶及颞叶深部肿瘤因累及视辐射,从而引起对侧同象限性视野缺损或对侧同向性偏盲。

(2)鞍区肿瘤的临床表现:鞍区肿瘤早期就出现内分泌功能紊乱及视力视野改变,颅内压增高症状较少见。临床表现特点是:①视力和视野改变:鞍区肿瘤因压迫视神经及视交叉出现视力减退和视野缺损。视力视野的损害因肿瘤的大小、生长方式及病程进展不同而差别很大。②眼底检查可显示原发性视神经萎缩。③内分泌功能紊乱:泌乳素(PRL)分泌过多,女性以停经、泌乳和不育为主要表现。男性则出现性功能减退。生长激素(GH)分泌过高,在成人表现为肢端肥大症,在儿童表现为巨人症。促肾上腺皮质激素(ACTH)分泌过多可导致 Cushing 综合征。

(3)松果体区肿瘤的临床表现:由于肿瘤位于中脑导水管附近,易引起脑脊液循环障碍,故颅内压增高出现早。肿瘤向周围扩张压迫四叠体、中脑、小脑及丘脑,从而出现相应局灶性体征,如眼球上视困难等。松果体肿瘤发生在儿童期可出现性早熟现象。

(4)颅后窝肿瘤的临床表现:①小脑半球肿瘤:主要表现为患侧肢体协调动作障碍,爆破性语言,眼球震颤,同侧肌张力减低,腱反射迟钝,易向患侧倾倒等。②小脑蚓部肿瘤:主要表现为步态不稳,行走不能、站立时向后倾倒。肿瘤易阻塞第四脑室,早期即出现脑积水及颅内压增高表现。③脑桥小脑角肿瘤:主要表现为眩晕、患侧耳鸣及进行性听力减退。患侧第Ⅴ、Ⅶ脑神经麻痹症状及眼球震颤等小脑体征。晚期有Ⅸ、Ⅹ、Ⅺ等后组脑神经麻痹及颅内压增高症状。

六、各类不同性质的颅内肿瘤的特点

1.神经胶质瘤

神经胶质瘤是来源于神经上皮的肿瘤,是颅内最常见的恶性肿瘤,占全部颅内肿瘤的 40%～50%。根据瘤细胞的分化情况又可分为:星形细胞瘤、少突胶质瘤、室管膜瘤、髓母细胞瘤、多形性胶质母细胞瘤等。

(1)星形细胞瘤(astrocytoma):为胶质瘤中最常见的一种,约占 40%。恶性程度较低,生长缓慢。其一为实质性,多见于大脑半球,与周围脑组织分界不清楚,中青年多见。另一种为囊性肿瘤,具有分界较清楚的囊壁和结节,多见于 10 岁左右儿童的小脑半球内。边界不清的实质性星形细胞瘤不能彻底切除,术后往往复发,需辅以放射治疗及化学治疗,5 年生存率大约 30%。分界清楚的囊性星形细胞瘤,如能将瘤壁结节完全切除可望获得根治。

(2)少突胶质细胞瘤(oligodendroglioma):约占胶质瘤的 7%,多生长于两侧大脑半球白质内,生长较慢,肿瘤形状不规则,瘤内常有钙化斑块。分界较清,可手术切除。术后往往复发,术后需放射及化学治疗。

(3)室管膜瘤(ependy moma):好发于儿童及青年,约占胶质瘤的 12%,由脑室壁上的室管膜细胞发生,突出于脑室系统内,多见于侧脑室、第四脑室底部及第三脑室,偶见于脊髓的中央管。可穿过脑室壁侵入脑实质,可经第四脑室的正中孔或侧孔长入小脑延髓池及桥池内。肿瘤与周围脑组织分界尚清楚,有时有假囊形成。室管膜瘤有种植性转移倾向,手术切除后仍会复发,术后需放疗及化疗。

(4)髓母细胞瘤(medulloblastoma):为高度恶性肿瘤,好发于 2～10 岁儿童。大多生长于小脑蚓部并向第四脑室、两侧小脑半球及延髓部侵犯。肿瘤生长迅速,若阻塞第四脑室及导水管下端可导致脑积水。患儿的主要表现为恶心呕吐,行走困难,头围增大、颅缝裂开。在小儿中很像脑积水而被误诊。肿瘤细胞易从瘤体脱落而进入脑脊液中,造成蛛网膜下隙的种植性转移和脊髓下端及马尾部的种植性转移。术后放疗需包括椎管。

(5)多形性胶质母细胞瘤(glioblastoma multi for me):约占胶质瘤的 20%,为胶质瘤中恶性程度最高的肿瘤。多生长于成人的大脑半球,以额、顶、颞叶为多。肿瘤呈浸润性生长,增长迅速,导致血供不足,肿瘤中心多处坏死出血,给肿瘤造成多形性的外观。瘤细胞丰富而不规则,大小亦相差悬殊。多核巨细胞散在可见,核分裂象多。患者的主要表现为颅内压增高和神经功能障碍。病程发展快,治疗较困难。

2.脑膜瘤(meningioma)

脑膜瘤发生率仅次于脑胶质瘤,约占颅内肿瘤总数的20%。良性,病程长。其分布大致与蛛网膜粒的分布情况相似,以大脑半球矢状窦旁为最多,其次为大脑凸面、蝶骨嵴、鞍结节、嗅沟、颅后窝、岩骨尖、斜坡及脑室内等,偶尔可见于颅外组织,为异位的脑膜瘤。肿瘤与硬脑膜紧密粘连,构成肿瘤的蒂,通过该处可接受来自颈外动脉的血供。邻近颅骨有增生或被侵蚀的迹象。肿瘤的病理组织形态可分为内皮细胞型与纤维型等。肿瘤可有钙化或囊性变。男女之比约为2:3。高峰发病年龄为30~50岁。脑膜瘤有完整包膜,压迫嵌入脑实质内。由于肿瘤接受来自颈内颈外动脉的双重供血,术中出血较多。彻底切除应包括受侵犯的硬脑膜及与之相邻的颅骨,否则容易复发。肿瘤对放射及化学治疗效果不显著。脑膜瘤直径小于3 cm可行X刀或伽马刀治疗。

脑膜肉瘤是脑膜瘤的恶性类型,约占脑膜瘤总数的5%,肿瘤切除后易复发,预后较差。临床上还可见囊性及多发性脑膜瘤等。

3.垂体腺瘤(pituitary adenoma)

垂体腺瘤为来源于腺垂体的良性肿瘤。发病率日渐增多,可能是由于CT应用和内分泌诊断技术发展使微腺瘤病例易于发现。传统上根据肿瘤细胞染色的特性分类为嫌色性、嗜酸性、嗜碱性细胞腺瘤。现已被按细胞的分泌功能分类法所替代。目前将垂体腺瘤分为催乳素腺瘤(PRL瘤)、生长激素腺瘤(GH腺瘤)、促肾上腺皮质激素腺瘤(ACTH腺瘤)及混合性腺瘤等。肿瘤的直径小于1 cm,生长限于鞍内者称为微腺瘤,除CT或MRI外尚需作血清内分泌激素含量测定方能确诊。如肿瘤增大直径超过1 cm并已超越鞍膈者称为大腺瘤。除内分泌症状外尚可引起视神经或视交叉的压迫症状,表现为视力、视野的受损,其典型表现为双颞侧偏盲。PRL腺瘤的主要表现在女性为闭经、泌乳、不育等。在男性典型者为性欲减退,阳痿、体重增加、毛发稀少等。GH腺瘤的主要表现为:如在青春期前发病者为巨人症,发育期后患病者为肢端肥大症。ACTH腺瘤的主要表现为库欣综合征,患者有满月脸、“水牛背”、腹壁及大腿部皮肤紫纹、肥胖、高血压及性功能减退等。首选治疗方法是手术摘除肿瘤。经蝶窦显微手术可以取得满意的效果。如肿瘤微小,可完整切除。若肿瘤巨大,并已超越鞍膈以上者,仍以经额底入路手术为妥,术后进行放射治疗。药物治疗如溴隐亭对抑制PRL腺瘤,恢复患者的月经周期、促使受孕具有良效,但停药后症状往往复发,肿瘤将重新生长。伽马刀治疗垂体微腺瘤,视神经距肿瘤应超过4 mm方能防止视神经损伤。

4.听神经瘤(acoustic neuroma)

听神经瘤系第Ⅷ脑神经前庭支上所生长的良性脑瘤。约占颅内肿瘤的10%。位于小脑脑桥角内,主要表现有:①患侧的神经性耳聋伴有耳鸣,同时前庭功能障碍;②同侧三叉神经及面神经受累,表现为同侧面部感觉部分减退及轻度周围性面瘫;③同侧小脑症状,表现为眼球震颤,闭目难立,步态摇晃不稳,及同侧肢体的共济失调;④肿瘤较大时还可有Ⅸ、Ⅹ、Ⅺ等后组脑神经症状,表现为饮水呛咳,吞咽困难,声音嘶哑等;⑤颅内压增高的症状等。X线前后半轴(汤)位摄片中可见患侧内听道孔扩大,邻近骨质稀疏。脑脊液检查细胞数正常,但蛋白质含量增加。听力测定示感音神经性耳聋,无复聪现象,提示病变部位在耳蜗之后。头颅增强CT扫描可显示小脑脑桥角处的肿瘤团块影像。治疗以手术切除为主,全切除后可得到根治,反之则可复发。如肿瘤直径未超过3 cm用伽马刀治疗可取得良效。手术切除常会损伤面神经而导致病侧面瘫,有时需做面副神经或面舌下神经吻合术矫正。显微外科技术应用以来,面神经保留率已明显提高。

5.颅咽管瘤(craniopharyngioma)

颅咽管瘤为先天性肿瘤,约占颅内肿瘤的5%。多见于儿童及少年,男性多于女性。肿瘤多位于鞍上区,可向第三脑室、下丘脑、脚间池、鞍旁、两侧颞叶、额叶底及鞍内等方向发展,引起视神经及视交叉压迫,阻塞脑脊液循环而导致脑积水。肿瘤大多为囊性,囊液呈黄褐色或深褐色,内含大量胆固醇晶体。瘤壁上有钙化斑块。显微镜下示瘤细胞主要由鳞状或柱状上皮细胞组成,有的排列成牙釉质器官样结构。主要表现有视力障碍、视野缺损、尿崩、肥胖、发育延迟等。成年男性有性功能障碍,女性有月经不调。晚期可有颅内压增高。颅骨 X 线摄片除见蝶鞍增大变浅外,可见鞍上区有钙化。治疗以手术切除为主。早期确诊、采用显微外科技术、争取首次手术全切除、加强激素替代治疗及术后监护等,对提高疗效有重要意义。由于肿瘤与下丘脑及周围重要神经血管粘连紧密,全切除有时困难。有人主张经侧脑室做囊肿内引流术,或囊肿抽吸后注入放射性^{32}P、或^{198}Au 行内放射治疗。

6.血管网状细胞瘤(angioreticuloma)

血管网状细胞瘤又名血管母细胞瘤,为颅内真性血管性肿瘤,约占颅内肿瘤的 1.3%～2.4%。大多发生于小脑半球,偶见于脑干,发生于大脑半球者少见。患者以 20～40 岁成人为多,男多于女,本病有家族遗传倾向,有时与体内他处病变如视网膜血管瘤、肾、胰腺囊肿及肝血管瘤等伴发。肿瘤多数呈囊性,囊内有一血供丰富的囊壁结节,临床表现为颅内压增高,小脑体征或局灶性症状或蛛网膜下隙出血表现。周围血象可能有红细胞及血红蛋白增高。手术切除囊壁结节或实质肿块,预后良好。

七、颅内肿瘤的诊断与鉴别诊断

1.颅内肿瘤的诊断

颅内肿瘤的诊断首先要详细询问病史,全面和有重点地进行全身和神经系统查体,得出初步印象。并进一步确定有无颅内肿瘤,肿瘤的部位和肿瘤的性质。依据初步印象可选择下列一种或几种辅助性检查方法,以明确诊断。

(1)脑电图(electroencephalography,EEG)及脑电地形图(brain electrocodes activity mapping,BEAM)检查:对于大脑半球凸面肿瘤具有较高的定位价值,但对于中线,半球深部和幕下的肿瘤诊断困难。

(2)脑电诱发电位(evoked potential)记录:给予被检查者做特定刺激,同时记录其脑相应区的电信号。在脑肿瘤诊断方面有应用价值的脑诱发电位记录有:①视觉诱发电位(visual evoked poten tial),用于诊断视觉传导通路上的病变或肿瘤;②脑干听觉诱发电位(BAEP),用来记录小脑脑桥角及脑干的病变或肿瘤的异常电位。③体感诱发电位(somatosensory evoked potential)用于颅内肿瘤患者的脑功能评定。

(3)神经系统的 X 线检查:包括头颅平片(plain radiography)、脑室脑池造影(ventriculocis ternography)、脑血管造影(cerebral angiography)等,由于脑室造影有创伤性,目前已被 CT 及磁共振检查所取代。头颅平片对垂体腺瘤、颅咽管瘤、听神经瘤等具有一定辅助诊断价值。脑血管造影对血管性病变及肿瘤供血情况诊断价值较大。数字减影脑血管造影(digital substract angiography,DSA)将造影剂注入动脉内即可显示全脑各部位的动静脉分布情况,广泛用于诊断颅内动脉瘤或动脉静脉畸形(AVM)。

(4)颅脑电子计算机断层扫描(computed tomography,CT):目前应用最广的无损伤脑成像技术。能够分辨颅内不同组织对 X 线吸收的细微差别,使颅内软组织结构如脑室脑池,灰质和白质等清晰显影并有较高的对比度,对诊断颅内肿瘤有很高的应用价值。CT 诊断颅内肿瘤主要通过直接征象即肿瘤组织形成的异常密度区及间接征象即脑室脑池的变形移位来判断,肿瘤组织密度与周围正常脑组织对比有等、低、高三种密度。低密度代表脑水肿或某些低密度病变如水瘤、上皮样囊肿等,肿瘤有出血或钙化时为高密度。静脉滴注造影剂后可使颅内结构的密度反差更为明显从而增强它的分辨力,图像更清晰,可大大提高 CT 的诊断率。

(5)磁共振成像(magnetic resonance image,MRI):磁共振成像技术的出现,为脑肿瘤的诊断提供了一种崭新的手段,其对不同神经组织和结构的细微分辨能力远胜于 CT,具有无 X 线辐射,对比度高,可多层面扫描重建等优点。并可用于由于碘过敏不能做 CT 检查及颅骨伪影所致 CT 受限者。而且其成像脉冲序列丰富可满足许多特殊组织成像扫描。磁共振血管成像技术(MRA)因可清楚显示颅内血管血流情况,已部分地取代 DSA 及脑血管造影检查。

(6)正电子发射断层扫描(positron emission tomography,PET):正电子发射断层扫描所提供的信息基于组织代谢变化,即关于组织和细胞的功能成像。因肿瘤组织糖酵解程度高,本技术通过测定组织的糖酵解程度从而区分正常组织和肿瘤组织,从而了解肿瘤的恶性程度,选择活检或毁损靶点,评估手术、放疗、化疗的效果,动态监测肿瘤的恶变与复发。

2.颅内肿瘤的鉴别诊断

颅内肿瘤应当与以下6种常见而又容易混淆的疾病相鉴别。

(1)脑脓肿:体内常有各种原发感染灶,如耳源性、鼻源性或外伤性感染灶。小儿常患有先天性心脏病。脑脓肿起病时发热,脑膜刺激征阳性。周围血象呈现白细胞增多。CT图像显示典型环状增强的脓肿灶,呈单个或多发。

(2)脑结核球:肺或身体其他部位的结核病灶有助于诊断。常为单发性,中心有干酪样坏死,CT显示为高密度圆形或卵圆形病变,中心为低密度区,有时与脑肿瘤鉴别诊断十分困难。

(3)脑寄生虫病:肺型血吸虫病常有疫区生活史可引起颅内肉芽肿。脑棘球蚴病可引起巨大囊肿。猪囊尾蚴病如为脑室型与脑室肿瘤相似,鉴别主要依据疫区生活史,病史及检查证实有寄生虫感染,嗜酸性粒细胞增多,脑脊液补体结合试验阳性等。CT及磁共振检查可提供有价值的影像学诊断。

(4)慢性硬膜下血肿:此类血肿由于头外伤轻微且时日较远,易被忽略或遗忘,多见于老年人。临床表现以亚急性或慢性颅内压增高为主要特征,并逐渐加重,少数可有局灶症状。诊断需结合年龄、头外伤史及头颅CT扫描确定。

(5)脑血管病:老年脑瘤患者,若肿瘤恶性程度高,生长迅速,肿瘤卒中、坏死或囊性变,可呈脑卒中样发病。鉴别诊断主要依靠高血压病史,起病前无神经系统症状,发病常有明显诱因。CT扫描可鉴别肿瘤卒中与高血压脑出血。肿瘤卒中除有高密度血肿外尚有可被造影剂增强的肿瘤阴影。

(6)良性颅内压增高:亦称假性脑瘤。有颅内压增高、视神经盘水肿,但神经系统无其他阳性体征。主要病因可能为颅内静脉系统阻塞、脑脊液分泌过多、神经系统中毒或过敏反应或内分泌失调等。

八、治疗

1.降低颅内压

颅内压增高是颅内肿瘤产生临床症状并危及患者生命的重要病理生理环节。降低颅内压在颅内肿瘤治疗中处于十分重要的地位。降低颅内压的根本办法是切除肿瘤,但有些肿瘤无法全部手术切除而需行放疗、化疗。为了争取治疗时机采取降低颅内压的措施十分必要。临床上降低颅内压的方法主要有:脱水治疗、脑脊液引流及为防止颅内压增高采取的综合治疗措施。

(1)脱水治疗:脱水药物按其药理作用可分为渗透性脱水药及利尿性脱水药。前者通过提高血液渗透压使水分由脑组织向血管内转移,达到组织脱水的目的。后者通过水分排出体外,血液浓缩,增加从组织间隙吸收水分的能力。脱水药物的作用时间一般为4～6小时。应用脱水药时应注意防止水、电解质平衡紊乱。

(2)脑脊液体外引流:①侧脑室穿刺:为了急救和迅速降低由于脑室扩大引起的颅内压增高,通常穿刺右侧脑室额角,排放脑脊液后颅内压下降。但排放脑脊液速度不可过快,以防止颅内压骤降造成脑室塌陷或桥静脉撕裂引起颅内出血。②脑脊液持续外引流:多用于开颅手术前、后暂时解除颅内压增高症状及监视颅内压变化。

(3)综合防治措施:①低温冬眠或亚低温:可降低脑组织代谢率,提高组织对缺氧的耐受能力,改善脑血管及神经细胞膜的通透性,减少脑水肿的发生。多用于严重颅脑损伤、高热、躁动并有去脑强直发作的患者。②激素的治疗:肾上腺皮质激素可改善脑血管的通透性,调节血－脑脊液屏障,增强机体对伤病的反应能力,可用于防治脑水肿。应用激素时应注意防治感染,预防水、电解质平衡紊乱。持续用药时间不宜过久。③限制水钠输入量:应根据生理需要来补充,维持内环境稳定,防止水电解质紊乱和酸碱平衡失调。④保持呼吸道通畅:昏迷患者应及时吸痰。必要时,可行气管插管或气管切开,以保持呼吸道通畅和保障气体交换。⑤合理的体位:避免胸腹部受压及颈部扭曲,条件允许时可将床头抬高15°～30°以利于颅内静脉血回流。

2.手术治疗

手术是治疗颅内肿瘤最直接、最有效的方法。手术方法包括肿瘤切除、内减压术、外减压术和脑脊液分流术。

(1)肿瘤切除手术:根据肿瘤切除的范围又可分做肿瘤全切除或肿瘤部分切除术。根据切除的程度又可分为次全(90%以上)切除、大部(60%以上)切除、部分切除和活检。手术切除原则是在保留正常脑组织的基础上,尽可能彻底切除肿瘤。

(2)内减压手术:当肿瘤不能完全切除时,可将肿瘤周围的非功能区脑组织大块切除使颅内留出空间,降低颅内压,延长寿命。

(3)外减压手术:去除颅骨,敞开硬脑膜而达到降低颅内压目的。常用于大脑深部肿瘤不能切除或仅行活检及脑深部肿瘤放疗前,达到减压目的。常用术式有颞肌下减压术、枕肌下减压术和去大骨瓣减压术。

(4)脑脊液分流术:为解除脑脊液梗阻而采用侧脑室－枕大池分流术,终板造瘘术及三脑室底部造瘘术,侧脑室－心房或腹腔分流术。

3.放射治疗及放射外科

当颅内肿瘤位于重要功能区或部位深在不宜手术,或患者全身情况不允许手术切除及对放射治疗较敏感的颅内肿瘤患者,可采用放射治疗以推迟肿瘤复发或抑制肿瘤生长,延长患者生命。放射治疗分为内照射法或外照射法。

(1)内照射法:又称间质内放疗(interstitial radiotherapy)。将放射性核素置入肿瘤组织内放疗,可减少对正常脑组织的损伤。可通过 Ommaya 囊经皮下穿刺将放射性核素^{90}Y、^{198}Au,^{192}Ir 等适量直接注入瘤腔或用吸附放射性核素的明胶海绵术中插入肿瘤实质内达到放疗目的。

(2)外照射法:①普通放射治疗:常用 X 线机、^{60}Co 和加速器,在颅外远距离照射,因对正常头皮、颅骨、脑组织有损伤已很少单独应用,但有时用于术后辅助治疗。②伽马刀(γ－knife)放射治疗:利用立体定向技术和计算机辅助将 201 个小孔中射出的 γ 射线聚集于颅内某一靶点,聚焦精度为 0.1 mm,聚焦后产生的能量很大,足以使肿瘤细胞变性、坏死,对周围正常脑组织血管不会造成明显损伤。适用于脑深部小型肿瘤(直径 2 cm 或 3 cm 以内)如听神经瘤、脑膜瘤、垂体微腺瘤、转移瘤;范围较局限的脑动静脉畸形;以及脑内神经核团或神经通路的定向毁损。③等中心直线加速器治疗:等中心直线加速器又称 X 刀。在计算机辅助下利用立体定向技术将 X 线聚焦于肿瘤靶点,造成靶点组织坏死变性而周围组织所受辐射剂量不大,适应证类似于 γ 刀。近年射波刀、质子刀相继问世,疗效提高。

4.化学治疗

化学治疗在颅内肿瘤的综合治疗中已成为重要的治疗方法之一。中枢神经系统肿瘤的生长环境与生物学行为与颅外肿瘤差异较大,在化疗方面有特殊的选药和用药原则与方法。

(1)选择药物原则:①选用能通过血－脑脊液屏障、对中枢神经系统无毒性、在血液及脑脊液中能维持长时间的高浓度的药物。②选择脂溶性高、分子量小、非离子化的药物。③对脑转移癌患者,可参考原发肿瘤的病理类型选择药物。临床上常用的药物包括:卡莫司汀(BCNU)、洛莫司汀(CCNU)、甲基洛莫司汀(Me－CCNU)、丙卡巴肼(procarbazine)、博莱霉素(bleomycin)、阿霉素(adriamycin)、长春新碱(Vincristin)、鬼臼 26(V M26)、替莫唑胺(temozolo mide)等。

(2)用药方法:①合理用药:根据肿瘤及药物特性作合理配伍可增加疗效,降低毒性。②合并用药:根据肿瘤细胞动力学原理,选择作用于细胞不同周期的药物联合应用,以提高疗效。

(3)给药途径:可分为全身和局部给药。全身给药不太适合颅内肿瘤。局部给药是经鞘内给药、瘤腔内给药和选择性动脉内给药,可提高中枢神经系统内,尤其是肿瘤局部的药物浓度,并可避免全身用药的不良反应。

(4)不良反应及注意事项:化疗后可出现颅内压升高,故在化疗时应辅以降颅内压药物。药物治疗过程中肿瘤可能出现坏死出血而有可能需手术治疗。大多数抗肿瘤药物对骨髓造血功能有抑制作用,故应在用药后定期复查周围血象变化,必要时停止用药。

5.免疫治疗

通过提高机体免疫系统的功能,达到抑制或消灭肿瘤的方法,分特异性免疫与非特异性免疫治疗两种。特异性免疫治疗包括使用免疫血清,特异性肿瘤疫苗及免疫活性细胞等方法有一定效果。非特异性免疫治疗,包括接种卡介苗、短小棒状杆菌、应用干扰素调整或提高患者的免疫能力,加强综合治疗效果。

6.基因药物治疗

近年研究发现细胞的恶变是由于原癌基因的激活以及抑癌基因的失活或缺失的一种多步骤、多因素事件,所以基因治疗的主要策略是用正常功能的同源基因取代异常的癌基因,或者导入正常的抑癌基因以补充抑癌基因缺失或其他形式的突变失活,但由于各种肿瘤的致癌机制及途径尚未充分揭示,外源基因导入技术及外源基因在体内的表达调控机制尚未完全查明。真正的基因治疗目前仅作为研究,大量应用于临床尚有一定的距离。现在常用的研究方法有:

(1)用基因工程方法修饰免疫细胞以增强免疫细胞对肿瘤细胞的杀伤效力。

(2)基因修饰肿瘤细胞,借此提高肿瘤细胞的免疫源性和降低其致瘤性,从而制造一种"肿瘤疫苗"。

(3)向肿瘤细胞导入自杀基因,亦称药物敏感基因,某些微生物的酶,可将对人体及哺乳动物低毒或无毒的核苷类似物代谢为细胞毒产物,如将这类基因导入肿瘤细胞,然后投以核苷类似物,则可导致肿瘤细胞死亡。

(4)多药耐药基因治疗:将多药耐药基因(MDR)导入骨髓细胞等,从而增强骨髓细胞抵抗多种化疗药物细胞毒性作用的能力。可使患者耐受大剂量化疗而不出现骨髓抑制。

(5)反义核酸技术:指利用核酸碱基互补结合的原理,用特定的 DNA 或 RNA 片段去封闭某一基因表达的技术。

(李占成)

第二节　脑膜瘤

一、概述

脑膜瘤(meningioma)系起源于脑膜的中胚层肿瘤,目前普遍认为脑膜瘤主要来源于蛛网膜的帽细胞,尤其是那些形成蛛网膜绒毛的细胞,可以发生在任何含有蛛网膜成分的地方。

脑膜瘤曾有不同的命名,如蛛网膜纤维母细胞瘤(arachnoidal fibroblastoma),硬膜内皮瘤(dural endothelioma),脑膜纤维母细胞瘤(meningeal fi broblastoma),沙样瘤(psammoma),血管内皮瘤(angioendothelioma),硬膜肉瘤(durosarcoma),脑膜间皮瘤(mesothelioma of meninges)等。20 世纪初,Cushing 认为凡发生于蛛网膜颗粒的蛛网膜绒毛内皮细胞的肿瘤统称为脑膜瘤。

脑膜瘤切除术始于 18 世纪。1887 年美国报道首次成功地切除颅内脑膜瘤。20 世纪初,Cushing 根据病理改变不同将脑膜瘤分为不同类型。

(一)发病率

脑膜瘤的人群发生率为 2/10 万,约占颅内肿瘤总数的 20%,仅次于脑胶质瘤(占 40%～45%),居第二位。发病高峰年龄为 30～50 岁,约占全部脑膜瘤的 60%。脑膜瘤在儿童中少见。小的无症状的脑膜瘤常在老年人尸检中发现。近 20 年来随着 CT 及 MRI 技术的发展,脑膜瘤的发生率有所升高,许多无症状的脑膜瘤多为偶然发现。多发性脑膜瘤并非罕见,不少文献中报道有家族史,同时鲜有合并神经纤维瘤(病)、胶质瘤、动脉瘤等。

(二)病因

脑膜瘤的发生可能与颅脑外伤,病毒感染等因素有关,亦可能与体内特别是脑内环境的改变和基因变异有关。这些因素的共同特点是使染色体突变,或使细胞加速分裂,致使通常认为细胞分裂速度很慢的蛛网膜细胞加快了细胞分裂速度。这可能是使细胞变性的早期阶段。

近年来研究证实,脑膜瘤的染色体异常最常见是第 22 对染色体缺乏一个基因片段。基因片段的缺失,影响细胞的增生、分化和成熟,从而导致肿瘤的发生。

（三）病理学特点

脑膜瘤多呈不规则球形或扁平形生长。颅底部脑膜瘤多呈扁平形。有包膜表面光滑或呈分叶状,与脑组织边界清楚。瘤体剖面呈致密的灰白色或暗红色,多呈肉样,富有血管,偶有小的软化灶,有时瘤内含有钙化颗粒。其邻近的颅骨常受侵犯表现有增生,变薄或破坏甚至肿瘤组织侵蚀硬脑膜及颅骨,而突于皮下。肿瘤大小不一,瘤体多为球形、扁平形、锥形或哑铃形。

按显微镜下的组织结构和细胞形态的不同,目前将脑膜瘤分为 7 种亚型。

1.内皮型（endotheliomatous）

肿瘤由蛛网膜上皮细胞组成。细胞的大小形态变异较大,有的细胞很小呈梭形,排列紧密;有的细胞很大,胞核圆形,染色质少,可有 1～2 个核仁,胞质丰富均匀,细胞向心形排列呈团状或条索状,无胶原纤维,细胞间血管很少,是临床上最常见的类型。

2.成纤维细胞型（fibroblastic）

瘤细胞呈纵排列,由成纤维细胞和胶原纤维组成,细胞间有大量粗大的胶原纤维,常见砂粒小体。

3.砂粒型（psammomatous）

瘤组织内含有大量砂粒体,细胞排列呈漩涡状,血管内皮肿胀,呈玻璃样变性、钙化。

4.血管母细胞型（angioblastic）

有丰富的血管及很多血窦,血管外壁的蛛网膜上皮细胞呈条索状排列,胶原纤维很少;肿瘤生长快时,血管内皮细胞较多,分化不成熟,常可导致血管管腔变小或闭塞。

5.异行型或混合型（transitional or mixed）

此型脑膜瘤中含有上述四种成分,不能确定是以哪种成分为主。

6.恶性脑膜瘤（malignantm eningioma）

肿瘤开始可能属良性,而以后出现恶性特点,有时发生颅外转移,多向肺转移,亦可以经脑脊液在颅内种植转移。脑膜瘤生长较快,向周围组织内生长,常有核分裂象,易恶变成肉瘤。

7.脑膜肉瘤（meningeal sarcoma）

临床上少见,多见于儿童,肿瘤位于脑组织中,形状不规则,边界不清,呈浸润生长,瘤内常有坏死出血及囊变。瘤细胞有三种类型,即多形细胞,纤维细胞,梭状细胞,其中以纤维型恶性程度最高。

（四）发病部位

脑膜瘤是典型的脑外生长的颅内肿瘤,其好发部位与蛛网膜绒毛分布情况相一致。总的可分为颅盖(大脑凸面,矢状窦旁,大脑镰旁),颅底(嗅沟,鞍结节,蝶骨嵴,颅中窝,横窦区和小脑脑桥角)和脑室内。据统计,大约 50％的颅内脑膜瘤位于矢状窦旁,位于矢状窦前 2/3 者占大部分,多发性脑膜瘤占 0.7％～5.4％。

（五）临床表现

脑膜瘤的临床表现是病程进展缓慢,自首发症状出现到手术,可达数年。有人报道脑膜瘤出现中期症状平均约 2.5 年。由于初期症状不明显,容易被忽略,所以肿瘤实际存在时间可能比估计的病程更长,甚至终生无临床症状,直到尸检时意外发现肿瘤存在。说明脑膜瘤的临床过程比较良性。

脑膜瘤的临床表现可归为两大类,即颅内压增高及肿瘤局部压迫的脑部症状。

1.颅内压增高症状

如头痛,呕吐,视力和眼底改变等,是脑膜瘤最常见的症状,可分为阵发性,持续性,局限性和弥散性等不同类型。一般早期为阵发性头痛,病程进展间隔时间变短,发病时间延长,最后演变为普遍性。有时患者眼底水肿已很严重,甚至出现继发性视神经萎缩,而头痛既不剧烈,又无呕吐,尤其在高龄患者,颅内压增高症状多不明显。

2.局部症状

取决于肿瘤生长部位。颅盖部脑膜瘤经常表现为癫痫,肢体运动障碍和精神症状。颅底部脑膜瘤以相应的脑神经损害为特点,如视野缺损,单侧或双侧嗅觉丧失,视盘原发萎缩,一侧眼球活动障碍,继发性三叉神经痛等。在老年人,以癫痫发作为首发症状多见。

3.脑膜瘤对颅骨的影响

脑膜瘤极易侵犯颅骨,进而向颅外生长。可表现为局部骨板变薄,破坏或增生,若穿破颅骨板侵蚀到帽状腱膜下,局部头皮可见隆起。

(六)特殊检查

1.头颅 X 线平片

由于脑膜瘤与颅骨的密切关系,极易引起颅骨的改变,头颅 X 线平片定位出现率可达 35%,颅内压增高症可达 70% 以上,局限性骨质以破坏和增生同时存在是脑膜瘤特征性改变,其发生率约 100%。偶尔瘤内含砂粒体或钙化可见到斑点状或团块状致密影。肿瘤压迫颅骨内板,板障及外板可显示局部变薄和膨隆,有些颅底片可见蝶鞍的凹陷,骨质边缘的侵蚀、卵圆孔和视神经管扩大。肿瘤穿破颅骨可见骨质破坏、骨质硬化和局部肿块穿过颅骨外板可产生太阳光样骨针。多数脑膜瘤通过其与硬脑膜附着处获得脑外动脉的供血,当脑膜动脉供血增多,平片上可见颅骨内板上脑膜动脉的沟纹增粗、增深、迂曲;当肿瘤由脑膜中动脉供血且血流增多时,可见单侧棘孔扩大,脑膜中动脉远端分支增粗,与主干的径线相近,失去分支逐渐变细的特征;如脑膜瘤由较多的颅骨穿支动脉供血,可见增生的小动脉在颅骨形成多个小圆形透光区;脑膜瘤引起板障静脉异常增多时,可见板障内许多扭曲、增粗的透光区。

2.脑血管造影

在 CT 临床应用以前,脑血管造影是诊断脑膜瘤的主要方法。近几年来数字减影技术(digital subtract angiograghy)和超选择血管造影,对证实脑膜瘤血管结构,肿瘤血供程度,重要脑血管移位,以及肿瘤与重要的硬脑膜窦的关系,为术前检查提供了有利的条件,亦为减少术中出血提供了有力的帮助。

由于脑膜瘤为多中心肿瘤,坏死囊变者很少,脑血管造影能对多数较大的脑膜瘤做出肯定的诊断。脑膜瘤的脑血管造影表现如下:

(1)肿瘤中心血管影:脑的血供特点为动脉在肿瘤中心分支,经过丰富的毛细血管网,血液回流到包膜上的静脉。表现为动脉期瘤内出现较细的异常小血管网,可为帚状或放射状,位于瘤体中心,由硬脑膜附着处的脑膜动脉或颅外动脉的分支引入,以颈外动脉造影显示较佳;也可为半圆形网状血管影,分布于瘤体的外层,内由脑动脉分支供给。以颈内动脉造影显示较清楚。在微血管期至静脉期,肿瘤多表现为明显的染色,呈圆形或半圆形高密度肿块影,基底贴近颅骨,显示出肿瘤的位置、大小和范围。肿块的周围可见粗大迂曲的静脉环绕,此为肿瘤包膜的导出静脉,勾画出肿瘤的轮廓。

(2)来源于脑外的供血:脑膜瘤可为脑内供血,也可为脑外供血,或脑内外双重供血。脑血管造影发现肿瘤脑外供血或脑内外双重供血是脑膜瘤的重要特征。脑内动脉供应肿瘤的外围,肿瘤的中心常由脑外动脉的分支、即颅内的脑膜动脉和颅外的颞浅动脉和枕动脉等供应。当疑为脑膜瘤时,应做颈总动脉造影或分别做颈内、颈外动脉造影,如肿瘤有颅外动脉供血,几乎都为脑膜瘤。

(3)肿瘤循环慢于脑循环:约有 50% 的脑膜瘤表现为瘤内有大量造影剂潴留,形成较长久的肿瘤染色,即为迟发染色(delayed blush)。瘤区脑皮质的引流静脉常晚于其他处皮质静脉显影。

(4)邻近脑血管受压移位:肿瘤所在的部位受压被推移,邻近的血管呈弧形聚拢、包绕,勾画出肿瘤的轮廓。

3.脑室造影

脑膜瘤由于本身肿块的占位及脑水肿改变,可压迫相应部位的脑室和蛛网膜下隙,使该部位受压变窄、移位变形;也可使脑脊液循环通路受阻,引起梗阻部位以上的脑室扩大,不同部位的肿瘤又有其不同的特点:①脑室受压变形。脑膜瘤愈接近脑室则压迫愈明显,甚至完全闭塞。若肿瘤已突入脑室,则表现为脑室内有充盈缺损。②脑室扩大:若肿瘤压迫、阻塞脑室,必然产生阻塞部位以上的脑室扩大,鞍区脑膜瘤向后上生长,可使室间孔狭窄甚至梗阻,使双侧侧脑室对称性扩大。③脑室移位:移位的程度与占位病变的大小、脑水肿的程度有相应关系。④蛛网膜下隙变形;由于脑膜瘤本身的占位效应,使脑池受压变窄、闭塞或移位,或由于脑外积水出现局部脑池的扩大。

4.CT

脑膜瘤平扫表现为一边缘清楚的肿块,圆形或卵圆形,少数为不规则形。多数为高密度,有时为等密度,偶尔为低密度。多数密度均匀,瘤体内可有大小不等的低密度区,这些低密度区多为肿瘤的囊变坏死区,少数为胶原纤维化区、陈旧出血或脂肪组织。瘤内钙化发生率大约为15%,表现为肿瘤边缘弧形或瘤内斑点状钙化,当肿瘤内含砂粒体很多且都发生钙化时可显示为整个肿瘤钙化,呈致密的钙化性肿块。注射造影剂后多数肿瘤明显强化,CT值常达60Hu以上,少数轻微强化。平扫密度均匀者一般呈均匀性强化,平扫显示之低密度区无明显增强,一般平扫密度较高者强化较明显。增强后肿瘤的边界明显变清楚。少数肿瘤边缘有一环形的明显强化区,可能为肿瘤的包膜血供较丰富或肿瘤周围的静脉血管较多之故。

(1)肿瘤周围的低密度区:多数脑膜瘤周围出现环形低密度区,形成的主要原因是肿瘤周围脑组织的水肿,也可能为周围软化灶、扩大的蛛网膜下隙、包绕肿瘤的囊肿和脱髓鞘所致。通常将肿瘤周围的低密度区称为水肿区。脑膜瘤周围的水肿程度与肿瘤的部位和病理类型有关,而与肿瘤大小无关,矢状窦旁、大脑镰和大脑凸面的脑膜瘤水肿较明显,而近颅底及脑室内的脑膜瘤水肿较轻或无水肿。临床上一般将窄于2cm的水肿称为轻度水肿,宽于2cm的水肿为重度水肿。

(2)提示肿瘤位于脑外的征象:该征象对脑膜瘤的定性诊断有重要意义。①白质塌陷征:脑膜瘤生长在颅骨内板下方,并嵌入脑灰质,使灰质下方的白质受压而变平移位,白质与颅骨内板之间的距离加大,这一征象是病变位于脑外的可靠征象,称白质塌陷征。②广基与硬脑膜相连:脑膜瘤多以广基与硬脑膜相连,因此肿瘤外缘与硬脑膜连接处常为钝角,而脑内肿瘤邻近硬膜时,此角为锐角。③骨质增生:脑膜瘤附着部位的颅骨内板增厚、毛糙或颅骨全层均增厚,分不清内板板障及外板。颅骨改变一般发生在硬脑膜附着处,亦可离肿瘤一定距离,这可能与肿瘤造成局部血管扩张和血液淤滞刺激成骨细胞有关。④邻近脑沟、脑池的改变:肿瘤所在的脑沟脑池闭塞,而邻近的脑沟脑池扩大。⑤静脉窦阻塞:脑膜瘤可压迫、侵及邻近静脉窦,或形成血栓,致静脉窦不强化或出现充盈缺损。

(3)脑膜瘤的组织学类型与CT表现:如能根据其CT表现做出肿瘤亚型的判断,对肿瘤治疗方法的选择和预后的估计有着重要意义。但是目前尚不能肯定CT表现与组织学类型有特定的关系,部分学者认为CT表现与肿瘤类型有某种程度的联系,另一些学者认为两者联系不大。

(4)常见部位脑膜瘤的CT表现:脑膜瘤属脑外生长的肿瘤,多为单发,少数可多发。由于各部位结构和解剖不同,邻近结构不同,故除具备脑膜瘤一般特点外,有其各自特征性表现:如大脑凸面脑膜瘤,肿瘤基底与颅骨相连,局部骨质常有明显增生,可伴有骨质破坏。最常见于额、顶及颞枕区,周围常有轻中度水肿,占位效应明显,可引起脑室及中线移位。冠状位扫描有助于显示肿瘤与颅骨及邻近结构的关系。

5.磁共振头颅扫描

磁共振扫描(MRI)对脑膜瘤的定位定性诊断明显优于CT。MRI可显示脑膜瘤邻近结构的受压、变形与移位,位于颅底的肿瘤冠状位可清晰显示。通常,脑膜瘤在T_1加权像呈稍低或等信号;在T_2加权像呈稍高信号或等信号,约20%的脑膜瘤在T_2加权像呈低信号。肿瘤的MRI信号均匀性与肿瘤大小及组织学类型有关,若肿瘤较小,尤其是纤维型、上皮型脑膜瘤,其信号往往是均匀的。若肿瘤较大,属于砂粒型、血管母细胞型,尤其是肿瘤内发生囊变、坏死时,其信号强度不均匀。肿瘤内的囊变、坏死部分产生长T_1长T_2信号;纤维化、钙化部分出现低信号;富血管部分呈典型的流空现象。与脑血管造影所见相吻合,脑膜瘤引起的周围水肿在MRI呈长T_1长T_2表现,以T_2加权像最明显。有30%～40%的脑膜瘤被低信号环所包绕,其介于肿瘤与灶周水肿之间,被称为肿瘤包膜,在CT上显示为低密度晕,在MRI的T_1加权像呈低信号环,包绕瘤周围的小血管、薄层脑脊液、胶质增生等均是肿瘤包膜形成的原因。这是脑外肿瘤的特征性表现。对于小的无症状脑膜瘤水肿不明显,尤其是在靠近颅顶者;多发性脑膜瘤的小肿瘤;有时增强 MRI 扫描也难以发现。但脑膜瘤极易增强,经注射(Gd-DTPA)造影剂,就可以充分显示。同时增强扫描不仅可区分肿瘤与水肿,而且可进一步识别肿瘤内部结构包括瘤体的灌注、血供以及有无囊变、坏死。MRI 被列为首选检查方法。

(七)诊断

(1)根据病史长,病情进行缓慢的特点及查体出现的定位体征,进行 CT 或 MRI 检查。

(2)肿瘤在 CT 上的密度及 MRI 的信号强度,以及其增强后的表现,是脑膜瘤的诊断依据。

(3)典型的脑膜瘤 CT 表现为等密度或稍高密度,有占位效应。MRI T_1 像上约 2/3 的肿瘤与大脑灰质信号相同,约 1/3 为低于灰质的信号。在 T_2 加权像上,约一半为等信号或高信号,余者为中度高信号,或混杂信号。肿瘤内坏死、出血或钙化等可出现异常信号。脑膜瘤边界清楚,呈圆形、类圆形或不规则分叶形,多数瘤周存在一环形或弧形的低信号区,强化或增强后呈均匀明显强化。

(八)治疗

1.手术治疗

脑膜瘤绝大部分位于脑外,有完整包膜,如能完全切除是最有效的治疗手段。随着显微手术技术的发展,手术器械如双极电凝、超声吸引器,及颅内导航定位及 X 刀、γ 刀的应用和普及,脑膜瘤的手术效果不断提高,绝大多数患者得以治愈。

(1)术前准备:①由于脑膜瘤血运丰富,体积往往较大,有时黏附于邻近的重要结构,功能区及大血管,手术难度较大。因此术前影像检查是必不可少的。除 CT 扫描外,特殊部位的脑膜瘤进行 MRI 检查是必需的,术前对肿瘤与周围脑组织的毗邻关系做到充分了解,对术后可能发生的神经系统功能损害有所估计。对血供丰富的脑膜瘤,脑血管造影也是不可缺少的;②术前对患者的一般状态及主要脏器功能充分了解,若有异常术前应予尽快纠正,对于个别一时难以恢复正常者,可延缓手术;③肿瘤接近或位于重要功能区,或有癫痫发作,要在术前服用抗癫痫药物,有效地控制癫痫发作;④肿瘤较大伴有明显的脑组织水肿,术前适当应用脱水及激素类药物,对减轻术后反应是非常重要的。

(2)麻醉:采用气管内插管全身麻醉,控制呼吸,控制性低血压,对于血供丰富的脑膜瘤,可采用过度换气的办法,降低静脉压,使术中出血减少。

(3)手术原则:①体位:根据脑膜瘤的部位,侧卧位、仰卧位、俯卧位都是目前国内常采用的手术体位。头部应略抬高,以减少术中出血。许多医院采用坐位,特别是切除颅后窝的脑膜瘤,但易发生空气栓塞。②切口:切口设计,应使肿瘤恰好位于骨窗的中心,周边包绕肿瘤即可,过多的暴露肿瘤四周的脑组织是不必要的。③骨瓣:颅钻钻孔后以线锯或铣刀锯开颅骨,骨瓣翻向连接肌肉侧,翻转时需将内板与硬脑膜及肿瘤的粘连剥离。对于顶枕部凸面的脑膜瘤骨瓣翻转时可取下,手术结束关颅前再复位固定,可减少出血。④硬脑膜切口:可采用 U 形、"+"字形或放射状切口。若硬脑膜已被肿瘤侵蚀,应以受侵蚀的硬脑膜为中心至正常边缘略向外 2～3 mm,将侵蚀及瘤化的硬脑膜切除,四周硬脑膜放射状切开,待肿瘤切除后,用人工脑膜或帽状腱膜修补硬脑膜。⑤对于表浅肿瘤,周围无重要血管或静脉窦,可沿肿瘤周边仔细分离,将肿瘤切除。对于体积较大的肿瘤,单纯沿肿瘤四周分离,有时比较困难,应先在瘤内反复分块切除,使瘤体缩小后再向四周分离。此时应用显微镜及超声吸引器是十分有益的,可减少不必要的牵拉,术中应用激光(CO_2 和 Nd:YAG 激光)使脑膜瘤的全切或根除深部脑膜瘤得以实现。

(4)术后处理:①在一些有条件的医院,术后患者最好放在重症监护病房(intensive care unit,ICU)。ICU 是医院内的特殊病房,配心电、呼吸以及颅内压各种监护装置,有人工呼吸机、除颤及各种插管抢救设备。在这样的环境下,脑膜瘤术后的患者会平稳地度过危险期,对患者的治疗及抢救是高质量的,病情稳定后,再转入普通病房。②合理选用抗生素,预防感染。③应用降低颅内压药物。脑膜瘤切除术后会出现不同程度的脑水肿。术后给予甘露醇、速尿、高渗葡萄糖和激素等对于减轻和消除脑水肿是十分必要的。④给予脑细胞代谢剂及能量合剂。⑤抗癫痫治疗。对于脑膜瘤患者,位于或靠近大脑中央前后区的患者,特别是对术前有癫痫发作的患者,术后应给予抗癫痫治疗,在术后麻醉清醒前给予肌内注射苯巴比妥钠,直至患者能口服抗癫痫药物为止。

2.放射治疗

良性脑膜瘤全切除效果最好,由于位置不同仍有一些脑膜瘤不能全切除。这种情况就需要手术后加放射治疗。1982年Carella等对43例未分化的脑膜瘤放射治疗并随访3年未见肿瘤发展。Wara等对未全切除的脑膜瘤进行放射治疗,5年后的复发率为29%,未经放射治疗者复发率为74%。以上资料表明,手术未能全切除的脑膜瘤术后辅以放射治疗,对延长肿瘤的复发时间及提高患者的生存质量是有效的。放射治疗特别适合于恶性脑膜瘤术后和未行全切除的脑膜瘤。

伽马刀(γ刀)治疗:适用于直径小于3 cm的脑膜瘤。γ刀与放射治疗一样,能够抑制肿瘤生长。γ刀治疗后3～6个月开始出现脑水肿,6个月至2年才能出现治疗结果。X刀(等中心直线加速器)适用于位置深在的脑膜瘤,但直径一般也不宜大于3 cm。

(九)脑膜瘤的复发

脑膜瘤复发的问题,迄今为止尚未得到解决。首次手术后,若在原发部位有肿瘤组织残留,有可能发生肿瘤复发。肿瘤残存原因有两方面:一是肿瘤局部浸润生长,肿瘤内或肿瘤的周围有重要的神经、血管,难以全部切除;二是靠近原发灶处或多或少残存一些肿瘤细胞。有人报道脑膜瘤复发需5～10年,恶性脑膜瘤可在术后几个月至1年内复发。Jaskelained等随访657例脑膜瘤,20年总复发率为19.5%。处理复发性脑膜瘤目前首选方法仍然是手术治疗,要根据患者的身体素质、症状和体征以及肿瘤的部位,决定是否进行二次手术。术后仍不能根治,应辅以放射治疗等措施,延长肿瘤复发时间。

(十)预后

脑膜瘤预后总体上比较好,因为脑膜瘤绝大多数属于良性,即使肿瘤不能全切除,只要起到局部减压或降低颅内压的作用,患者仍可维持较长的生存时间,从而使之有再次或多次手术切除的可能。有人报告脑膜瘤术后10年生存率为43%～78%。脑膜瘤的根治率取决于手术是否彻底,后者主要与肿瘤发生部位有关。如矢状窦和大脑镰旁脑膜瘤向窦腔内侵犯时,除非位于矢状窦前三分之一或肿瘤已完全阻塞窦腔,否则不易完全切除肿瘤。颅底部扁平生长的脑膜瘤,也会给肿瘤全切除带来实际困难。恶性脑膜瘤同其他系统恶性肿瘤一样易复发,虽然术后辅以放射治疗或γ刀及X刀治疗,其预后仍较差。总之影响脑膜瘤预后的因素是多方面的,如肿瘤大小、部位、肿瘤组织学、手术切除程度等。手术后死亡原因主要与术前患者全身状况差,未能全切除肿瘤,术中过分牵拉脑组织,结扎或损伤重要血管等均有关系。

二、矢状窦旁脑膜瘤

矢状窦旁脑膜瘤(parasagittal sinusmeningioma)是指基底位于上矢状窦壁的脑膜瘤。其瘤体常突向一侧大脑半球,肿瘤以一侧多见,也可以向两侧发展。临床上常见的肿瘤生长方式有以下几种:①肿瘤基底位于一侧矢状窦壁,向大脑凸面生长,肿瘤主体嵌入大脑半球内侧;②肿瘤同时累及大脑镰,基底沿大脑镰延伸,肿瘤主体位于一侧纵裂池内;③肿瘤由矢状窦旁向两侧生长,跨过上矢状窦并包绕之。矢状窦旁脑膜瘤常能部分或全阻塞上矢状窦腔,肿瘤常侵蚀相邻部位的硬脑膜及颅骨,使颅骨显著增生,向外隆起。

(一)发病率

矢状窦旁脑膜瘤是临床上最常见的脑膜瘤类型之一,占颅内脑膜瘤的17%～20%。国内外不同研究机构报道的矢状窦旁脑膜瘤的发生率相差较多,原因是有些学者将靠近上矢状窦的一部分大脑镰旁和大脑凸面脑膜瘤也归于矢状窦旁脑膜瘤。矢状窦旁脑膜瘤在窦的不同部位发生率也不尽相同,以矢状窦的前1/3和中1/3最为多见。国内的报道中,位于上矢状窦前1/3的肿瘤占46.6%,中1/3占35.4%,后1/3占18.0%。发病高峰年龄在31～50岁,男性患者略多于女性。

(二)临床表现

矢状窦旁脑膜瘤生长缓慢,早期肿瘤体积很小时常不表现出任何症状或体征,只是偶然影像学检查时发现,或仅在尸检中发现。随着肿瘤体积增大,占位效应明显增强,并逐渐压迫邻近脑组织或上矢状窦,影响静脉回流,逐渐出现颅内压增高、癫痫和某些定位症状或体征。

癫痫是本病的最常见症状,临床上有半数以上的患者以此为首发症状。肿瘤的位置不同,癫痫发作的方式也略有不同。位于矢状窦前1/3的肿瘤患者常表现为癫痫大发作,中1/3的肿瘤患者常表现为局灶性发作,或先局灶性发作后全身性发作;后1/3的肿瘤患者癫痫发生率较低,可有视觉先兆后发作。

颅内压增高症状也很常见,多因肿瘤的占位效应以及阻塞上矢状窦和回流静脉引发静脉血回流障碍造成的,尤其是肿瘤发生囊变或伴有瘤周脑组织水肿时。表现为头痛、恶心、呕吐、精神不振,甚至出现视力下降,临床检查可见视盘水肿。

患者的局部症状虽然比较少见,但有一定的定位意义。位于矢状窦前1/3的肿瘤患者,常可表现为精神症状,如欣快,不拘礼节,淡漠不语,甚至痴呆,性格改变等。矢状窦中1/3的肿瘤患者可出现对侧肢体无力,感觉障碍等,多以足部及下肢为重,上肢及面部较轻。若肿瘤呈双侧生长,可出现典型的双下肢痉挛性瘫痪,肢体内收呈剪状,应与脊髓病变引发的双下肢痉挛性瘫痪相鉴别。后1/3的肿瘤患者常因累及枕叶距状裂,造成视野缺损或对侧同向偏盲。双侧发展后期可致失明。

有些患者还可见肿瘤部位颅骨突起。

(三)诊断

头颅X线平片在本病的诊断上有一定意义,在CT/MRI应用以前,颅骨平片可确定约60%的上矢状窦旁脑膜瘤。表现有局部骨质增生或内板变薄腐蚀,甚至虫蚀样破坏;血管变化可见患侧脑膜中动脉沟增深迂曲,板障静脉扩张,一些肿瘤可见钙化斑。

CT或MRI扫描是本病诊断的主要手段。CT扫描可显示出上矢状窦旁圆形、等密度或高密度影,增强扫描时可见密度均匀增高,基底与矢状窦相连。有些患者可见瘤周弧形低密度水肿带。另外,CT扫描骨窗像可显示颅骨改变情况。MRI与CT相比,在肿瘤定位和定性方面均有提高。肿瘤在T_1加权像上多为等信号,少数为低信号;在T_2加权像上则呈高信号、等信号或低信号;肿瘤内部信号可不均一;注射Gd-DTPA后,可见肿瘤明显强化。MRI扫描还可清楚地反映肿瘤与矢状窦的关系。

脑血管造影可见特征性肿瘤染色和抱球状供血动脉影像。在CT/MRI广泛应用的今天,脑血管造影则更多地被用来显示肿瘤的供血情况。在造影的动脉期可见肿瘤的供血动脉,位于矢状窦前1/3和中1/3的肿瘤主要由大脑前动脉供血,后1/3肿瘤主要由大脑后动脉供血,还可见脑膜中动脉及颅外血管供血。在造影的静脉期和窦期,可见相关静脉移位,有时可见上矢状窦受阻塞变细或中断,这对于术前准备及术中如何处理矢状窦有很大帮助。

(四)手术治疗

矢状窦旁脑膜瘤的生长情况比较复杂,因此术前准备需要更加充分。术前行脑血管造影,了解肿瘤的供血情况及上矢状窦、回流静脉的通畅与否对手术有一定的指导作用。有些患者需同时行肿瘤主要供血动脉栓塞术,再手术切除肿瘤,以减少术中出血。另外,术前需详细了解肿瘤所在部位的解剖关系,了解肿瘤与上矢状窦,大脑镰和颅骨的关系。

一侧生长的矢状窦旁脑膜瘤可采用一侧开颅,切口及骨窗内缘均抵达中线。为避免锯开骨瓣或掀起骨瓣时矢状窦及周围血管撕裂引起大出血,尤其是肿瘤侵透硬脑膜和侵蚀颅骨并与之粘连紧密时,可在矢状窦一侧多钻数孔,用咬骨钳咬开骨槽的办法代替线锯锯开,并轻轻分离与颅骨的粘连,可以减少血管及矢状窦撕裂的机会。矢状窦旁脑膜瘤血供丰富,术中止血和补充血容量是手术成功的关键因素之一。除了术前可行供血动脉栓塞外,术中还可采取控制性低血压的方法。矢状窦表面出血可用明胶海绵压迫止血,硬脑膜上的出血可以用电凝或压迫的方法,也可开颅后先缝扎脑膜中动脉通向肿瘤的分支。双侧生长的肿瘤可采用以肿瘤较大一侧为主开颅,切口及骨瓣均过中线。肿瘤与硬脑膜无粘连或粘连比较疏松时,可将硬脑膜剪开翻向中线,如粘连紧密则要沿肿瘤周边剪开硬脑膜。对于体积较小的肿瘤,可仔细分离肿瘤与周围脑组织的粘连,在显微镜下沿肿瘤包膜和蛛网膜层面分离瘤体,由浅入深,逐一电凝渗入肿瘤供血的血管,并向内向上牵拉瘤体,找到肿瘤基底,予以分离切断,常可将肿瘤较完整地取出。

对于体积较大的肿瘤,尤其是将中央沟静脉包绕在内的肿瘤,为避免损伤中央沟静脉及邻近的大脑皮质功能区,可沿中央沟静脉两侧切开肿瘤并将之游离后,再分块切除肿瘤。术中应尽量保护中央沟静脉及其他回流静脉,只有在确实完全闭塞时方可切除。

对残存于矢状窦侧壁上的肿瘤组织有效而又简单易行的方法就是电灼,电灼可以破坏残留的肿瘤细胞,防止复发,但要注意电灼时不断用生理盐水冲洗,防止矢状窦内血栓形成。若肿瘤已浸透或包绕矢状窦,前1/3的上矢状窦一般可以结扎并切除,中、后1/3矢状窦则要根据其通畅与否决定如何处理。只有在术前造影证实矢状窦确已闭塞,或术中夹闭矢状窦15分钟不出现静脉淤血,才可考虑切除矢状窦,否则不能结扎或切除。也可以将受累及的窦壁切除后用大隐静脉或人工血管修补。也有学者认为窦旁脑膜瘤次全切除术后肿瘤复发率较低,尤其在老年患者中,肿瘤生长缓慢,即使复发后,肿瘤会将矢状窦慢慢闭塞,建立起有效的侧支循环,再行二次手术全切肿瘤的危险性要比第一次手术小得多。

肿瘤受累及的硬脑膜切除后需做修补,颅骨缺损可根据情况行一期或延期手术修补。

(五)预后

矢状窦旁脑膜瘤手术效果较好。术中大出血和术后严重的脑水肿是死亡的主要原因。只要术中避免大出血,保护重要脑皮质功能区及附近皮质静脉,就能降低手术死亡率和致残率。肿瘤全切后复发者很少,但累及上矢状窦又未能全切肿瘤的患者仍可能复发,复发率随时间延长而升高,术后辅以放疗可以减少肿瘤复发的机会。

近年来,采用显微外科技术,有效地防止了上矢状窦、中央沟静脉及其他重要脑结构的损伤,减少了手术死亡率和致残率,提高了肿瘤全切率。

三、大脑凸面脑膜瘤

大脑凸面脑膜瘤(convexity meningioma)系指大脑半球外侧面上的脑膜瘤,主要包括大脑半球额、顶、枕、颞各叶的脑膜瘤和外侧裂部位脑膜瘤,在肿瘤和矢状窦之间有正常脑组织。肿瘤多呈球形,与硬脑膜有广泛的粘连,并可向外发展侵犯颅骨,使骨质发生增生、吸收和破坏等改变。

(一)发病率

大脑凸面脑膜瘤在各部位脑膜瘤中发病率最高,约占全部脑膜瘤的1/3(25.8%~38.4%)。大脑前半部的发病率比后半部高。

(二)临床表现

因肿瘤所在的部位不同而异,主要包括以下几个方面。

1.颅内压增高症状

颅内压增高症状见于80%的患者,由于肿瘤生长缓慢,颅内高压症状一般出现较晚。肿瘤若位于大脑"非功能区",如额极,较长时间内患者可只有间歇性头痛,头痛多位于额部和眶部,呈进行性加重,随之出现恶心、呕吐和视神经盘水肿,也可继发视神经萎缩。

2.癫痫发作

额顶叶及中央沟区的凸面脑膜瘤可致局限性癫痫,或由局限性转为癫痫大发作。癫痫的发作多发生于病程的早期和中期,以癫痫为首发症状者较多。

3.运动和感觉障碍

运动和感觉障碍多见于病程中晚期,随着肿瘤的不断生长,患者常出现对侧肢体麻木和无力,上肢常较下肢重,中枢性面瘫较为明显。颞叶的凸面脑膜瘤可出现以上肢为主的中枢性瘫痪。肿瘤位于优势半球者尚有运动性和感觉性失语。肿瘤位于枕叶可有同向偏盲。

4.头部骨性包块

因肿瘤位置表浅,易侵犯颅骨,患者头部常出现骨性包块,同时伴有头皮血管扩张。

（三）诊断

颅骨 X 线平片常显示颅骨局限性骨质增生或破坏,脑膜中动脉沟增宽,颅底片可见棘孔也扩大。

1.脑血管造影

脑血管造影可显示肿瘤由颈内、颈外动脉双重供血,动脉期可见颅内肿瘤区病理性血管,由于肿瘤血运丰富,静脉期肿瘤染色清楚,呈较浓的片状影,具有定位及定性诊断的意义。

2.CT 和 MRI 检查

CT 可见肿瘤区高密度影,因肿瘤血运丰富,强化后影像更加清楚,可做定位及定性诊断。MRI 图像上,肿瘤信号与脑灰质相似。T_1 加权像为低到等信号,T_2 加权像为等或高信号,肿瘤边界清楚,常可见到包膜和引流静脉,亦可见到颅骨改变。

（四）鉴别诊断

大脑凸面各不同部位的胶质瘤,一般生长速度较脑膜瘤为快。根据其所处大脑凸面部位的不同,症状各异,但其相应症状的出现,都早于而且严重于同部位的脑膜瘤。额极部的胶质瘤在早期很难与同部位的脑膜瘤相区别,但是一旦其临床症状出现,则进展速度快。颅骨平片检查颅骨一般无增生破坏情况,也无血管沟纹增多或变宽。脑血管造影显示相应部位的血管位移。

（五）治疗与预后

大脑凸面脑膜瘤一般都能手术完全切除,且效果较好。与肿瘤附着的硬脑膜及受侵犯的颅骨亦应切除,以防复发。但位于功能区的脑膜瘤,术后可能残留神经功能障碍。

（李占成）

第三节　神经胶质瘤

一、概述

神经胶质瘤(gliomas)亦称胶质细胞瘤或简称胶质瘤。由于肿瘤发生于神经外胚层,故亦称神经外胚层肿瘤或神经上皮肿瘤(neuroectodermal tumors 或 neuroepithelial tumors)。来自神经外胚叶组织发生的肿瘤共有两类,一类是由神经间质细胞(胶质细胞)形成的肿瘤,称为胶质瘤。另一类是由神经细胞(神经元)形成的,称为神经细胞瘤。由于病原学和形态学尚不能将这两类肿瘤完全区别,而胶质瘤的发生频数比神经元肿瘤常见得多,所以有时将神经细胞肿瘤包括在胶质瘤中,而统称胶质瘤。

（一）分类

这是一个还未解决的问题。分类方法很多,主要有如下三种:一种分类方法由 Bailey 和 Cushing (1962 年)提出,认为各种类型的胶质瘤是由不同的胚胎组织发展而成,根据不同的胚胎组织,定出相应类型肿瘤的名称。Bailey-Cushing 将胶质瘤分为 14 种,其中主要有髓上皮瘤、髓母细胞瘤、室管膜母细胞瘤、室管膜细胞瘤、神经上皮瘤、极性成胶质细胞瘤、多形性胶质母细胞瘤、星形母细胞瘤、星形细胞瘤、少突胶质细胞瘤、成神经细胞瘤、神经节细胞瘤、脉络丛乳头状瘤等。这种分类法的缺点是忽视了肿瘤的间变特性,没有动态地看待胶质瘤的发生和发展。例如:有不少胶质瘤患者,经多次手术切除肿瘤,屡次切除的肿瘤病理性质可以出现逐步恶变,肿瘤细胞由成熟的星形细胞渐变为最恶性的胶质母细胞。另外,有些肿瘤在形态上介于两种类型之间,不能明确指出属于哪一种胚胎组织。

第二种分类方法由 Kernohan 等(1949 年)提出,认为胶质瘤都是由四种成熟的细胞形成的,这四种细胞是星形细胞、少突胶质细胞、室管膜细胞和神经元。由这些成熟细胞形成的肿瘤发生间变,成为恶性类型。根据间变的程度,每种细胞形成的肿瘤分为四级。这种分类方法比较简单。缺点是有几种肿瘤目前还难确定其细胞来源,而另一些肿瘤则基本上只形成恶性类型。

第三种分类方法是由段国升教授编译,1993 年 Kleihues 等确定的 WHO 神经上皮组织肿瘤组织学分类方法。

1.星形细胞来源的肿瘤

(1)星形细胞瘤,变异型:①纤维性星形细胞瘤;②原浆性星形细胞瘤;③肥胖性星形细胞瘤。

(2)间变性(恶性)星形细胞瘤。

(3)胶质母细胞瘤:变异型:①巨细胞胶质母细胞瘤;②胶质肉瘤。

(4)毛细胞性星形细胞瘤。

(5)多形性黄色星形细胞瘤。

(6)室管膜下巨细胞星形细胞瘤(常伴结节性硬化)。

2.少突胶质细胞来源肿瘤

少突胶质细胞瘤;间变性(恶性)少突胶质细胞瘤。

3.室管膜细胞来源肿瘤

室管膜瘤,变异型:细胞型、乳头型、透明细胞型;间变性(恶性)室管膜瘤;黏液乳头状室管膜瘤;亚室管膜瘤。

4.混合性胶质瘤

混合性少突星形细胞瘤;间变性(恶变)少突星形细胞瘤;其他。

5.脉络丛乳头状瘤

脉络丛乳头状瘤;脉络丛乳头状癌。

6.来源不明的神经上皮肿瘤

星形母细胞瘤;脑胶质瘤病。

7.神经元性肿瘤及神经元-神经胶质细胞混合瘤

神经胶质细胞混合瘤,神经节细胞瘤;小脑发育不良神经节细胞瘤(Lher mitte-Duclos 症);儿童促结缔组织增生神经节胶质细胞瘤;胚胎发育不良神经上皮瘤;神经节胶质瘤;间变性(恶性)神经节胶质瘤;中央性神经细胞瘤;嗅神经母细胞瘤(感觉性神经母细胞瘤)变异型:嗅神经上皮瘤。

8.松果体实质肿瘤

松果体细胞瘤;松果体母细胞瘤;松果体细胞及松果体母细胞混合瘤。

9.胚胎性肿瘤

髓上皮瘤;成神经细胞瘤:神经节成神经细胞瘤;室管膜母细胞瘤;原始神经外胚叶肿瘤(PNETS)髓母细胞瘤;变异性:促结缔组织增生髓母细胞瘤;髓母肌母细胞瘤;黑色素髓母细胞瘤。

(二)神经胶质瘤的生物学

1.遗传因素

神经胶质瘤的家族发生率很低。Vonder Wiel 和 Choi 发现在神经胶质瘤患者的亲属中发现脑瘤的,比对照组明显为多。但 Harvald 等在相似的研究中,未得到同样发现。文献中有一些报告,父子、兄弟、姐妹及孪生儿相继发生同类型的神经胶质瘤。近年来在胶质瘤的细胞和分子遗传学方面的研究较多。

1)细胞遗传学:有关胶质瘤活检组织或细胞中染色体的异常已有许多报道。常见的有 7、14、20 号染色体的增加;8、9、10、13、22 号染色体的丢失;9q、10q、13q、17q、17p 的片段丢失和双微体;此外还可见 Y 染色体丢失,四倍体和标记染色体等。一些染色体异常在胶质瘤发展的不同阶段和不同恶性度的胶质瘤中的分布也不尽相同。肿瘤发生的早期常有 22、13 号和涉及 p53 基因改变的 17p 丢失,这是低度恶性星形细胞瘤具有的特点。而 10、9p 的丢失则可能是肿瘤发展的继发性异常。10 号染色体片段缺失仅见于恶性胶质瘤,其中 10q 可见于 80% 以上的多形性胶质母细胞瘤(GBM)中,提示该染色体片段上有与 GBM 形成有关的关键基因存在。染色体的异常改变常与原癌基因的扩增或异常激活和肿瘤抑制基因的丢失有关。在胶质瘤中最常见的增多染色体是 7 号染色体上,其上有 c-erbB 基因,它是最常见的扩增基因,而

13p-和17p-则可能涉及 Rb 和 p53 肿瘤抑制基因的丢失。在 30％～50％的胶质母细胞瘤可以见到双微体,它的出现常伴有 met 或 EGFR 基因的扩增。对胶质瘤细胞遗传学的分析观察可为分析和了解肿瘤发生过程中的分子变化提供一定基础。

2)原癌基因的扩增和异常表达。

(1)表皮生长因子受体基因(EGFR 基因,c-erbB1 基因):该基因产物的细胞质部分具有蛋白质酪氨酸激酶活性,TGFα 或 EGF 都通过 EGFR 的作用而传递信息。据估计 EGFR 基因扩增的出现率占胶质瘤所有癌基因扩增的 90％左右,其中约有 12％扩增或过表达的 EGFR 基因存在基因突变,一些突变的 EGFR 与 EGF 和 TGFα 有更高的亲和力并提高突变 EGFR 激酶的活性,该基因扩增的发生率随胶质瘤恶性程度的增加而增长,在低度恶性,中度恶性星形细胞瘤和 GBM 中的发生率分别为 3％(1/30)、7％(3/44)和 36％(100/276)。

(2)其他原癌基因:H-ras 癌基因与 EGFR 相反,在胶质瘤中表达水平下降,其发生率在 70％～80％。这种下降与胶质瘤的恶性分级无关,但与 EGFR 基因过表达存在一定相关,其内在机制不明。在成神经细胞瘤中 H-ras 基因表达常与良好的临床预后有关。在胶质瘤中 H-ras 转录量的减少常意味着细胞处于低分化状态。

除 EGFR 外,少数 GBM 中还有 gli 或 N-myc 基因的扩增。两者各自占胶质瘤原癌基因扩增总发生率的 2％～4％。在儿童髓母细胞瘤中还可见 c-myc 基因扩增。N-myc 扩增与胶质瘤的侵袭性有关。胶质瘤中常有异常表达的癌基因有 c-myc、Ha-ras、c-fos、max、ros 等。一些生长因子及其受体基因,如 PDGF-B 及 αPDGF 受体和 βPDGF 受体、IGF-2、FGF 和 TGFα 等也经常异常表达。PDGF 和 PDGF-B 受体常共同表达,提示一种自分泌机制的存在。

(3)p53 基因和其他肿瘤抑制基因:在胶质瘤发生发展过程中,p53 基因的突变与丢失与 EGFR 基因扩增同属最常见的分子改变。胶质瘤中可检出一定比例的 Rb 基因丢失。在不同类型胶质瘤中,NF1 基因的突变和表达缺乏主要见于成神经细胞瘤。在恶性胶质瘤中也存在 NF1 基因的低频突变。一些研究证明,相当比例的胶质瘤有 DCC 基因表达下降或缺乏表达。对胶质瘤的分子遗传学研究说明了胶质瘤的发生和发展是一个逐步演化的过程,其恶性表型是逐渐获得的。一些分子改变可能在其中起关键作用。对其机制的深入研究可使我们对胶质瘤的发生机制,病理诊断和分型,预后乃至治疗方法等提供理解和帮助。

2.肿瘤的发生和生长

Cohnheim(1878)指出肿瘤发生的原因可能是胚胎原基的发育异常。Robbert(1904)提出细胞可因炎症刺激,而以胚胎细胞生长的形式进行增殖。Fisher-Wasel(1927)认为这种慢性增殖导致肿瘤形成。Willis(1967)提出区域假说,即整个区域受到致癌刺激的作用,其中心的一些细胞首先形成肿瘤,肿瘤的增大不仅是由于细胞的增殖,并且此区周边受致癌作用小的细胞亦逐渐转变为肿瘤。Conville(1936)认为大多数多发神经胶质瘤发生于多发的原发灶。Batzdorf 等(1963)考虑肿瘤扩展的途径是:肿瘤向邻近直接延伸,通过胼胝体等发展至对侧及通过脑脊液播散。Pierce 等(1974)提出肿瘤发生后,肿瘤的刺激作用于邻近的细胞,开始其环境控制了肿瘤的表现,肿瘤细胞增殖保持了正常组织大多数的特征和代谢需要,而生长为分化好的肿瘤,但当恶性细胞生长至临界大小的肿块时,即能控制环境,其增殖速度加快,变为高度恶性。

3.生物化学

Adam 等(1961)发现在神经胶质瘤中细胞色素氧化酶、磷酸肌酸及 ATP 均较正常脑组织为低,β葡萄糖醛酸酶在恶性肿瘤中较良性肿瘤及正常脑组织为多。在神经胶质瘤中 DNA 的含量较正常脑组织高 2～8 倍,DNA 的含量可指示肿瘤的恶性程度。

(三)神经胶质瘤的病理生理

随着肿瘤逐渐生长增大,常伴有周围脑水肿,随后颅内压增高。如肿瘤阻塞脑脊液循环或压迫静脉窦致静脉回流障碍时,或肿瘤内出血、坏死及囊变时,均可加速颅内压增高的进程。

随着肿瘤增大,局部颅内压力增高,可造成脑移位而形成脑疝。幕上大脑半球肿瘤可产生大脑镰下疝、小脑幕切迹疝等。可出现同侧动眼神经受压麻痹,中脑的大脑脚受压产生对侧偏瘫,压迫脑干可产生向下轴性移位,导致中脑及脑桥上部梗死。患者昏迷,血压上升,呼吸不规则,去皮质强直等。幕下后颅窝肿瘤可产生枕大孔疝,患者昏迷,血压上升,脉缓而有力,呼吸深而不规则。随后呼吸停止,血压下降,终致死亡。

(四)发生率

国内 16 个单位统计资料表明神经胶质瘤占颅内肿瘤 44.6%。欧洲报告的发生率占颅内肿瘤为 36.0%~50.1%,日本报告的发生率占颅内肿瘤的 22.2%~34.9%。根据北京市宣武医院和天津医学院附属医院的统计,神经胶质瘤占颅内肿瘤 18.2%~39.1%。

性别以男性较多见,年龄大多见于 20~50 岁间,以 30~40 岁为最高峰,另外在 10 岁左右儿童亦较多见,为另一个小高峰。

(五)临床表现

神经胶质瘤的病程依其病理类型和所在部位长短不一,自出现症状至就诊时间一般多为数周至数月,少数可达数年。恶性程度高和后颅窝肿瘤病史多较短。肿瘤如有出血或囊变,症状发展进程可加快,有的甚至可类似脑血管病的发展过程。

症状主要有两方面的表现。一方面是颅内压增高及其伴发症状,如头痛、呕吐、视力减退、复视、癫痫发作和精神症状等。另一方面是脑组织受肿瘤的压迫、浸润、破坏所产生的局灶定位症状。

1.头痛

常是早期症状之一。大多由于颅内压增高所致,肿瘤增长颅内压逐渐增高,压迫、牵扯颅内疼痛敏感结构如血管、硬膜和某些脑神经而产生头痛,大多为跳痛、胀痛,呈阵发性或持续性,时轻时重,可以是局限性的或弥散性的,部位多在额颞部或枕部,一侧大脑半球浅在的肿瘤,头痛可主要在患侧。多发生于清晨,随着肿瘤的发展,头痛逐渐加重,持续时间延长。任何引起颅内压增高的因素,均可使头痛加重。小儿因颅缝分离,头痛多不明显。

2.呕吐

为主要症状之一,也可以是首发症状。系由于延髓呕吐中枢或迷走神经受刺激所致,常伴发于严重头痛时,亦常见于清晨,一般与饮食无关。在儿童可由于颅缝分离头痛不显著,且因后颅窝肿瘤多见,故呕吐较突出。

3.视盘水肿

是颅内压增高的一个重要征象,可致视神经继发萎缩,视力下降。肿瘤压迫视神经者产生原发性视神经萎缩,亦致视力下降。

4.癫痫

一部分肿瘤患者有癫痫症状,并可为早期症状。发作的原因多由于肿瘤的直接刺激或压迫所引起。发作类型常为部分型,也可为全身型。发作与肿瘤的部位和性质有一定关系,运动区及其附近的肿瘤癫痫发病率高,星形细胞瘤和少突胶质细胞瘤发病率高。

5.精神障碍

可因进行性颅内压增高引起,也可是脑实质受肿瘤的压迫和破坏所致。肿瘤位于额叶者易出现。可表现为性格改变、淡漠、言语及活动减少、注意力不集中、记忆力减退、对事物不关心、不知整洁等。

6.局灶症状

局灶症状依肿瘤所在部位产生相应的症状,进行性加重。特别是恶性胶质瘤,生长较快,对脑组织浸润破坏,周围脑水肿亦显著,局灶症状较明显,发展亦快。在脑室内肿瘤或位于静区的肿瘤早期可无局灶症状。而在脑干等重要功能部位的肿瘤早期即出现局灶症状。

(六)诊断

除详细地了解病史及反复全面而重点地进行全身检查和神经系统检查外,需做一些辅助检查帮助定位及定性诊断。应根据其生物学特征、年龄、性别、好发部位及临床过程等进行诊断,估计其病理类型。并需注意与其他颅内肿瘤、炎性疾病、寄生虫病、脑血管病等相鉴别。主要的辅助检查有:

1.CT 检查

CT 扫描是最有诊断价值的项目之一,定位准确率几乎是 100%,结合静脉注射对比剂后强化扫描,显示肿瘤的部位、范围、形状、脑组织密度、强化情况、脑组织反应情况及脑室受压移位情况等。定性诊断正确率可达 90% 以上。但仍需结合临床综合考虑,以便确定诊断。

2.MRI 检查

MRI 检查主要根据组织中氢质子含量及其在磁场中的弛豫时间的变化对肿瘤做出定位、定性诊断。使用 Gd-DTPA 后可增加其周围组织的对比度,对脑瘤的诊断较 CT 更为准确,影像更为清楚,可发现 CT 所不能显示的微小肿瘤。

3.正电子发射断层扫描

可观察肿瘤的生长代谢情况,鉴别良恶性肿瘤。

4.脑脊液检查

做腰椎穿刺压力大多增高,有的肿瘤如位于脑表面或脑室内者脑脊液蛋白量可增高,白细胞数亦可增多,有的可查见瘤细胞。但颅内压显著增高者,腰椎穿刺有促进脑疝的危险,故一般仅在必要时才做,如需与炎症或出血相鉴别时。压力增高明显者,操作应慎重,勿多放脑脊液。术后给予甘露醇滴注,注意观察临床变化。

5.脑电图检查

约 90% 的颅内肿瘤可出现异常脑电图,对肿瘤的定位甚至定性可提供一定的线索。神经胶质瘤的脑电图改变一方面是局限于肿瘤部位脑电波的改变,另一方面是一般的广泛分布的频率和波幅的改变。这些受肿瘤大小、浸润性、脑水肿程度和颅内压增高等的影响。浅在的肿瘤易出现局限异常,而深部肿瘤则较少局限改变。在较良性的星形细胞瘤、少突胶质细胞瘤等主要表现为局限性 δ 波,有的可见棘波或尖波等癫痫波形。大的多形性胶质母细胞瘤可表现为广泛 δ 波。

6.放射性核素扫描

放射性核素扫描定位诊断正确率可达 80%～90%,对大脑半球肿瘤的诊断价值较大。生长较快、血运丰富的肿瘤,其血－脑脊液屏障通透性高,放射性核素吸收率高。如多形性胶质母细胞瘤显示放射性核素浓集影像,中间可有由于坏死、囊变的低密度区,需根据其形状、多发性等与转移瘤相鉴别。

7.其他检查

其他检查包括头颅平片、脑室造影、脑血管造影。头颅平片可显示颅内压增高征,肿瘤钙化及松果体钙化移位等。脑室造影可显示脑室受压移位、充盈缺损及脑室阻塞情况等。脑血管造影可显示脑血管移位及肿瘤血管情况等。这些异常改变,在不同部位、不同类型的肿瘤有所不同,可帮助定位,有时甚至可定性。

(七)治疗

对神经胶质瘤的治疗一般都主张综合治疗,即以手术治疗为主,术后配合以放射治疗、化学治疗、免疫治疗等,可延缓复发及延长生存期。应争取做到早期确诊,及时治疗,以提高治疗效果。晚期不但手术困难,危险性大,而且常遗有神经功能缺失。恶性程度高的肿瘤,常于短期内复发。

1.手术治疗

神经胶质瘤的治疗以手术最为有效,手术原则是在保存神经功能的前提下尽可能切除肿瘤,解除脑脊液循环障碍,缓解和降低颅内压。目前神经胶质瘤的手术有肿瘤切除、内减压、外减压和捷径手术。

肿瘤切除术可分为:根治性全切术和部分切除术。根治性手术应切除包括肿瘤及一切可能的复发、侵及部位,而且同时要保护周围正常的脑组织,防止出现严重并发症和神经系统功能缺损,因此这种方式只能在肿瘤位于脑内"哑区"时,才能实施。因此大部分胶质瘤只能实行部分切除术,其中包括次全切除术(90% 以上)、大部切除术(60% 以上)、部分切除术和活检术。

内减压术是指当肿瘤不能全切除时,将肿瘤周围的脑组织大块切除以达到降低颅内压的目的。切除的脑组织是脑内的"哑区",如额极、颞极、枕极和小脑半球外 1/3 等,但术中应严格控制切除区域,并且应使切除部位在肿瘤周围造成足够大的空间,才能有效缓解颅内压增高。

外减压手术是指切除颅骨并剪开硬脑膜,使颅腔容积扩大以达到降低颅内压的目的。如颞肌下减压、枕肌下减压及大骨瓣减压。其中颞肌下减压适用于大脑半球深部肿瘤行部分切除术后,以缓解颅内压增高症状。枕肌下减压在后颅窝胶质瘤中常规使用。大骨瓣减压术常用于抢救已形成严重脑疝的患者。

捷径手术是为解除脑脊液循环梗阻而设计的手术方式,如三脑室后部肿瘤常使用的侧脑室-枕大池分流术、终板及三脑室底部造瘘术、侧脑室心房或腹腔分流术等。此外,对于肿瘤引起的梗阻性脑积水,在必要时可行脑脊液体外引流术来缓解症状和创造手术条件。在操作中通常穿刺额角,一般只需穿刺一侧,如有室间孔梗阻则应分别穿刺两侧。而对于肿瘤尤其是后颅窝肿瘤,常在开颅前后为暂时缓解症状及监测颅内压而行脑脊液持续体外引流术,但这些操作都应注意术后监护,防止感染及脑脊液引流过快而致颅内压过低引起上疝或桥静脉撕断等严重后果。

早期肿瘤较小者应争取全部切除肿瘤。浅在肿瘤可围绕肿瘤切开皮质,白质内肿瘤应避开重要功能区做皮质切口。分离肿瘤时,应距肿瘤有一定距离,在正常脑组织内进行,勿紧贴肿瘤。特别在额叶或颞叶前部或小脑半球的星形细胞瘤、少突胶质细胞瘤等较良性的肿瘤,可获得较好的疗效。随着显微手术的开展,各种手术导向系统等设备的改进,以往认为不能手术的部位如第三脑室、松果体区和脑干肿瘤也可以手术切除。

(1)大脑半球胶质瘤的手术切除:大脑半球中以星形细胞瘤、少突神经胶质瘤、多形性胶质母细胞瘤为多见。

若肿瘤与周围脑组织分界较清楚且位置不太深,可做肿瘤肉眼下全切除术。具体的操作方法是:选择离脑皮质重要功能区较远而暴露肿瘤也不十分困难之处切开脑皮质至足够长度,用两块狭长的脑压板钝性分离白质直达肿瘤表面,然后在距肿瘤壁 2 mm 的白质"反应带"外围处,沿肿瘤边缘继续钝性向下分离,将肿瘤整个剔出。

若肿瘤侵犯皮质,切除手术可通过切开受累皮质进行。若肿瘤位于非功能的白质内如前额叶、颞叶、后顶叶和枕叶等,尚未侵及皮质,则可在离肿瘤最近的脑皮质切开,进行肿瘤切除术。若肿瘤位于脑皮质重要功能区的深部,而该区功能尚未完全破坏者,则可采取间接入路方法切开邻近的脑皮质静区以达肿瘤,分块切除,以减少对重要皮质功能区的损害。对前额叶的肿瘤,切口常位于 2、3 额回间的脑沟,与矢状线平行;对顶后叶或枕叶的肿瘤,切口位于分隔顶上小叶与顶下叶的脑沟;顶叶下部、颞叶和枕叶的肿瘤,切口位于顶、枕、颞交界偏下方。后一切口同样适于切除由侧脑室三角区长出的肿瘤。神经胶质瘤在大脑半球的横切面上经常延伸于皮质和侧脑室之间,占据某一块扇形区域。手术切除时可由大脑半球表面的肿瘤周围向侧脑室深入,即深入大脑半球的圆锥形入路。方法是在脑皮质表面上病变区周围将通入该区的皮质血管——电凝后切断,电凝切开皮质,然后用两块脑压板在离肿瘤组织的边缘约 2 mm 处分离白质,斜坡形深入,遇有血管即电凝或银夹钳闭后切断,直至肿瘤的尖端。按此方法沿病变区周围一一分离,最后即可将含有肿瘤的圆锥形组织整块切出。

切除脑深部神经胶质瘤时,侧脑室被打开者可电凝侧脑室脉络丛,以减少术后脑脊液分泌。硬脑膜紧密缝合,以防脑脊液漏。对已有囊性变的神经胶质瘤,可先做穿刺抽出一部分囊液进行化验,同时也可减低脑表面的张力,以利手术操作的进行。但此时不宜将囊液全部抽出,否则囊壁将塌陷,不易再找到肿瘤。手术方法选择脑皮质上血管最少、功能较不重要的区域用电凝烧灼后切开,然后分离白质,直至暴露肿瘤壁。在切开皮质前,切口周围应铺以湿棉片以防囊液流入蛛网膜下隙而引起手术后的无菌性脑膜炎。切开囊肿壁,吸除所有囊液,然后审视囊肿的内壁,找到肿瘤结节,电凝其血管后,用剥离子将肿瘤结节剥离出来,囊肿壁不必切除。

若神经胶质瘤在脑内分布广泛弥漫,无彻底切除的可能性,而颅内压增高又很明显者,应尽可能多地分块切除肿瘤组织;对有坏死软化的神经胶质瘤,一般可用吸引器吸除肿瘤组织。这样,虽然肿瘤不能全部切除,但可达到减压的目的。结束手术时,再做去颅骨减压术(咬除部分颅骨以形成骨窗减压),以延长患者的生命,争取化疗和放疗的时机。

如神经胶质瘤局限在一个脑叶内(额叶、枕叶或颞叶),在保留重要的脑皮质功能区基础上,可以考虑做脑叶切除术。行额叶切除术时做额部骨瓣成形术。先电凝切断自额叶皮质汇入上矢状窦的静脉,然后在半球间纵裂内把胼胝体周围动脉的分支结扎并切断,然后在冠状缝平面冠状切开各额叶的皮质,分离白质直达大脑镰侧(额叶内侧面)脑皮质,沿路电凝所遇见的血管并切断之。向深部分离时可打开侧脑室的前角。在把大脑镰侧的脑皮质内血管结扎切断后,即可将此额叶前部整块取下,位于额叶眶面的嗅球和嗅束也一并切除。仔细止血后,用生理盐水充满硬膜下腔,将硬脑膜做连续缝合,按层缝合骨膜、肌肉、腱膜和皮肤。颞叶的切除方法原则上相同,先分离大脑外侧裂,找到自大脑中动脉分出的动脉分支,结扎并切断之,再切断大的静脉,然后切开皮质,分离白质,直至切下脑叶。在左侧应尽量保留颞叶的后 1/3 和第一颞回。枕叶的切除则往往先切开皮质,分离白质,然后才能找到大脑后动脉结扎切断;汇入横窦的静脉先用银夹钳闭再电凝,然后切断之。

神经胶质瘤局限于一个脑叶内者很少见,往往生长较广泛,侵及几个脑叶,作脑叶切除术并不解决问题。因此,当患肿瘤一侧大脑半球的功能已完全丧失(特别是非优势侧大脑半球),而估计肿瘤尚未侵及中线组织和对侧半球,也有做大脑半球切除者,但这种机会很少见。做一个大的齐中线的骨瓣成形术,硬脑膜可同时翻向中线和颞侧。手术步骤为先处理血管。提起额极,在胼胝体前端找到大脑前动脉,在其分出前交通动脉的远端用银夹钳夹后电凝切断。然后于大脑外侧裂中,在距大脑中动脉起始端约 1.5 cm 处同样处理大脑中动脉。接着提起颞叶和枕叶,电凝并切断自其表面走向颅底的静脉,沿中颅窝底向小脑幕裂孔处深入,剪开环池,暴露大脑后动脉,在其分出后交通动脉的远部同法结扎并切断之。此时大脑半球即萎缩,且波动消失。在中线处——结扎切断自大脑皮质通入静脉窦的静脉,沿大脑镰将胼胝体纵行切开,进入侧脑室中。将岛叶与基底核分离后自侧脑室外上角沿基底核外侧切开白质,即可将大脑半球整块地切下。最后,再一次审视颅腔,仔细止血。侧脑室内脉络丛可电凝。遗留的空腔充以生理盐水。硬脑膜用丝线间断或连续紧密缝合,并将它缝吊在骨瓣上。骨瓣放回原处,按层缝合软组织。

(2)侧脑室内肿瘤的手术切除:侧脑室内肿瘤比较少见,生长在侧脑室前部者主要为室管膜瘤;在其后部者主要为脉络膜乳头状瘤和脑膜瘤。有时侧脑室周围组织内的神经胶质瘤也可突入侧脑室。

手术入路根据肿瘤的位置而定。若肿瘤在侧脑室前角,则做额部骨瓣成形术。先用脑针探得脑室及肿瘤位置,然后电凝脑皮质血管后,平行矢状线循脑回方向,在冠状缝前方切开额中回的皮质,钝性分离白质,直至脑室壁。再仔细检查止血情况后即可将脑室壁室管膜电凝后切开,吸除一部分脑脊液,即可进行切除肿瘤的操作。若肿瘤位于侧脑室三角区,脑切口为颞上回后端到顶叶下部的横切口,由三角区的下部进入侧脑室。若肿瘤位于侧脑室的后角,则取枕叶入路;位于下角,则取颞叶入路。在切开脑组织时应选择脑皮质功能较不重要的区域,在左侧大脑半球(右利手者),更应注意这点。

切除较小而部分游离的侧脑室内肿瘤,特别是肿瘤具有狭长的根部者,可用鼠齿钳或息肉钳夹住肿瘤,轻轻牵拉移动,以暴露其根部,用银夹钳闭之,电凝切断,然后将肿瘤取出。堵住室间孔的肿瘤组织须用息肉钳耐心地分块取出。肿瘤质地脆软者也可用吸引器吸除,务求打开室间孔,恢复脑脊液的流通。对囊性变的肿瘤,可先吸去囊液,缩小肿瘤的体积,切除也就更容易。但要注意采取措施勿使囊液逸入脑室内,以免并发无菌性脑室炎。假如肿瘤很大,可电凝后分小块切除,也可用激光气化。由于这些肿瘤大多表面较光滑,界线较明显,故彻底切除的机会较大。至于自丘脑长入侧脑室的神经胶质瘤,则不必做肿瘤大块切除,仅做活组织检查,证实诊断后再进行放射治疗。

切除侧脑室内肿瘤时要注意以下几点:①止血必须非常彻底,不能让血液或凝血块遗留在脑室内。②注意保护侧脑室内壁上的丘纹静脉,勿使之受损。③肿瘤切除后,凡在手术野内能见到侧脑室脉络丛的患者硬膜最好能紧密缝合,其余各层颅顶组织也应严密缝合,以防脑脊液漏。

(3)鞍区和第三脑室前部肿瘤的手术入路:第三脑室前部的肿瘤包括由第三脑室结构长出的肿瘤如神经胶质瘤、室管膜瘤、第三脑室黏液囊肿、脉络丛乳头状瘤等。手术入路有下列几种。

经额底入路:①视交叉下入路:适用于视交叉后置型,由鞍上突入第三脑室的肿瘤切除的具体方法与鞍区肿瘤切除术相同。若视交叉为前置型,可将鞍结节、蝶骨平板和蝶骨前壁磨去,将蝶窦黏膜推向下方,经视交叉的下方切除肿瘤。先做瘤组织囊内切除,再将囊壁分离后摘出。手术结束时,向蝶窦内填充浸有浓庆大霉素的明胶海绵,蝶窦开口用粘胶封闭后再用额骨骨膜修复缺损的硬脑膜,以防脑脊液鼻漏。②视神经-颈内动脉间入路:适用于视交叉前置型,自鞍上长出并偏向一侧的肿瘤。手术操作经视神经外侧,颈内动脉内侧,和大脑前动脉前方的一个三角形区进行。由于肿瘤的牵张,此三角形区比正常情况有所扩大。③经终板入路:适用于肿瘤已明显突入第三脑室前下部,使视神经交叉、终板受到牵张的情况。造成这种情况的最常见的肿瘤是颅咽管瘤。手术牵拉大脑前动脉以暴露终板时,要注意保护此动脉和前交通动脉的所有进入第三脑室前壁的穿透支。肿瘤常使终板向前凸出。在变薄的终板中央做一小开口,注意勿损伤上方的前交通动脉和胼胝体嘴、下方的视交叉、侧方的视束、穹窿柱和第三脑室侧壁。当肿瘤内容切除,体积缩小后,受阻的室间孔将恢复通畅,并有侧脑室内的脑脊液流出。若肿瘤来自鞍上,第三脑室底常变薄或消失,切除肿瘤后,能看到基底动脉和一部分脑底动脉环。④经蝶窦入路:适用于鞍内肿瘤较大且蝶窦气化很好的场合。手术方法是在蝶骨平板处瓣状切开硬脑膜,切除蝶窦顶的骨组织进入蝶窦,再切除蝶鞍前壁骨组织,进入鞍内。此入路难于看清鞍上肿瘤。当鞍内的瘤块切除后,突向鞍上的肿瘤包膜将塌下,落入鞍内。

胼胝体前部入路:此入路适用于第三脑室前上部的肿瘤,或肿瘤已向上方扩展到第三脑室外进入一侧或两侧的侧脑室(在室间孔附近)。对于侵及两侧室间孔的肿瘤,此入路优于经侧脑室入路,特别是侧脑室扩大不显著时更应取此入路。患者取仰卧位,头抬高200°,头皮行马蹄形冠状切口,以冠状缝为中心,作右侧额叶骨瓣,达到或稍过中线。沿矢状窦外侧2 cm处做矢状脑膜切口,切口两端加做两个冠状切口,此切口的内端弯向矢状窦,做成狭条硬脑膜瓣,翻向中线,同时大部分额叶皮质有硬脑膜保护,选择没有桥静脉处向外侧牵开额叶内侧面(只可切断1～2根小的桥静脉),在大脑镰下缘打开蛛网膜,暴露胼胝体和大脑前动脉分支。通常在两胼周动脉间切开胼胝体。常有胼周动脉的分支越过中线,必要时只好将小的分支切断,将主干牵离中线。有时两侧胼周动脉同时位于中线的一侧,那就只好在3 cm的范围内,在对侧将胼周动脉到扣带回的分支切断,向外侧牵开扣带回,暴露胼胝体上表面。沿中线将胼胝体从膝部开始向后切开3 cm一段,进入右侧侧脑室,左侧侧脑室通过切开透明隔到达。沿侧脑室脉络丛和丘纹静脉向前内找到室间孔。仅当能显露第三脑室前下部时,才可在室间孔前上方切断穹窿柱,以扩大室间孔。通过室间孔和第三脑室顶切除肿瘤,丘纹静脉和大脑内静脉和第三脑室侧壁不可损伤,操作宜在手术显微镜下进行。切除肿瘤后,常规关颅。

侧脑室前角室间孔入路:此入路适用于第三脑室前上部的肿瘤,特别当肿瘤侵入手术侧的侧脑室前部。对侧侧脑室前部不易用此入路暴露。侧脑室扩大时,用此入路操作比较容易。手术采用非主侧半球前额骨瓣,若肿瘤伸向主侧半球一侧较大,也可取该侧入路,但要注意额下回后部,勿使之损伤。在前额叶额中回做矢状方向切口,长3 cm左右,进入侧脑室前角,找到汇入室间孔的丘纹静脉、隔静脉、尾核静脉和侧脑室脉络丛,穹窿的透明隔在室间孔前方和上方,丘脑在后方和下方,尾核在外侧。要注意内囊膝部位于室间孔外侧侧脑室壁处,接近丘脑前极。要经室间孔显露第三脑室的前部,必须在室间孔前上方切断穹窿柱,穹窿柱切断术只能在一侧进行,双侧切断后可导致记忆障碍。为避免记忆障碍,Hirsch等提出在室间孔后缘切断丘纹静脉以扩大室间孔进入第三脑室顶部,认为切断丘纹静脉并无危险。但就是他们报告的病例中,有出现嗜睡、偏瘫、痴呆者。而Little、McKissock和Olivecrona则报告,丘纹静脉阻断后会造成基底核的出血性坏死。肿瘤暴露后,切除方法如常。

侧脑室前角脉络体下入路:用以暴露第三脑室上部的中部区域,显露优于经胼胝体前部入路。适用于切除第三脑室上半部、第三脑室顶的下方、室间孔后方的肿瘤。切开右前额叶的额中回,进入侧脑室后,暴露穹窿体。分开穹窿与脉络丛(在上方)与丘脑(在下方)之间的室管膜和脉络体,直至看到大脑内静脉。将穹窿的大半与脉络丛牵向左侧,切开脉络体的其余部分,通过此纵开口进入第三脑室顶的外侧缘。相连的弧形丘纹与大脑内静脉,限制了进入第三脑室通路的大小。第三脑室的暴露范围受到丘纹与大脑内静脉及其分支的限制。若将丘纹静脉切断,可将上述纵向开口向前扩大,切开室间孔,进入第三脑室的通路可进一步扩大。不过在室间孔部位阻断丘纹静脉将造成基底核出血性坏死。肿瘤暴露后,切除方法如常。

侧脑室前角透明隔入路:此入路的显露范围与脉络体入路基本相同。在冠状缝前方作非主侧半球前额叶骨瓣。硬脑膜与脑皮质切口与矢状线相平行,离开中线 3~3.5 cm,在额上回作切口长 5~5.5 cm,其后端不超越冠状缝。前角打开,找到室间孔,其后上方为透明隔。沿透明隔基底部切开。切开处的透明隔静脉电凝止血。在两层透明隔之间严格地沿中线钝性分入,扩张两侧穿窿体间的间隙,经第三脑室的顶部在无出血状态下进入第三脑室。在第三脑室顶部下表面的两侧各有大脑内静脉不得损伤。这一手术入路能看清整个肿瘤及其周围的血管,了解肿瘤与脉络丛的关系,有利于切除肿瘤。肿瘤暴露后,切除方法如常。

(4)小脑胶质瘤切除手术:在小脑半球和蚓部内,最多见的肿瘤是神经胶质瘤,包括各级星形细胞瘤和髓母细胞瘤。髓母细胞瘤为儿童中多见的肿瘤,恶性程度高,难以手术根治,对放射治疗敏感。Ⅰ~Ⅱ级的星形细胞瘤颇少见,为成人的肿瘤,呈浸润性生长,也难手术根治。Ⅰ级星形细胞瘤有两种类型:一种就是 Cushing 所描述的类型,肿瘤呈囊性,囊内有瘤结节。手术只要将瘤结节切除,囊壁不予处理,肿瘤也不会复发;另一种类型为实质性,呈浸润性生长,难以手术切除而根治。室管膜瘤可自第四脑室长入小脑内。

切除小脑肿瘤时,通常采用正中直线切口做枕下开颅术,咬除寰椎后弓可使暴露及减压更满意。由于患者多有脑内积水,手术开始时先作一侧脑室后角穿刺,留置硅胶管以引流脑脊液,减低颅内压。手术结束时,引流管末端打结或钳闭管口,将此硅胶管保留至手术后 2~3 天拔除,以便必要时可做术后脑室引流之用。

在显露小脑下后表面后,若肿瘤未侵及脑表面。可检查:小脑是否有局部膨出、表面血管有无异常分布、一侧小脑局部脑纹有否增宽、变平,小脑蚓部有无增宽、硬度有无异常等;所有这些说明其深部可能有肿瘤存在。病变一侧的小脑扁桃体一般比对侧下降得更低一些。最后可用探针刺入法寻找肿瘤,其方法与在大脑半球上应用时相同。

为了切除小脑内的肿瘤,必须先切开小脑皮质。小脑半球的切开一般沿其脑纹的方向作横线切口,而在小脑蚓部则作直线形切口。

星形细胞瘤的切除方法与其他脑内星形细胞瘤的切除方法相似。长在小脑下端或外侧的星形细胞瘤,可作小脑半球的部分切除术,较为彻底。髓母细胞瘤多生长在小脑蚓部,范围很广泛,甚至可向上长入大脑导水管,向前则可长入第四脑室,侵犯其底部的脑干和延髓,有时可沿软脑膜转移。肿瘤范围不大且未侵入第四脑室底部者,可尽力作肉眼所见的全切除。不过肿瘤仍要复发。对大部分生长广泛的来说,手术的原则不在于彻底切除肿瘤,而在于力求疏通脑脊液通路,减低颅内压,使病情得以暂时缓解,争取时间以作放射治疗。其方法为纵行切开蚓部,显露肿瘤,切下一小块送冷冻切片,断定为髓母细胞瘤后即用吸引管吸除一部分肿瘤组织。由于髓母细胞瘤大多质地脆软,故容易吸除,不然的话,也可作部分切除或咬除。若此时第四脑室已敞开,就应在其底部铺以棉条,借以保护脑干和延髓,并使血液及肿瘤碎屑不致流入脑室系统。除侵入第四脑室底的一片瘤组织不切除外,可将蚓部和侵入小脑半球的瘤组织切除尽,以求获得后颅窝的充分内减压。伸入导水管内的瘤组织试行轻轻分出。若有黏着,不必勉强切除,但需加作脑室—脑池分流术以解除阻塞性脑积水。

(5)第四脑室肿瘤:常见的第四脑室内的肿瘤有室管膜瘤和脉络丛乳头瘤。它们不仅充塞于第四脑室内,有时可长入小脑延髓池或脑桥侧池。在手术野表面常无异常发现。将小脑扁桃体用脑压板向两侧拉开,窥察正中孔和第四脑室,常能看到肿瘤,有时肿瘤自正中孔伸到枕大池内,位于两侧小脑扁桃体之间。为显露及进入第四脑室,可电凝后向后上方纵行切开小脑蚓部的下半,以扩大正中孔开口,然后用脑压板将切开的蚓部向两侧拉开,就能进入第四脑室。

将暴露的肿瘤向四周稍作分离后分块切除,由于不易判明肿瘤与第四脑室的黏着部位,肿瘤的切除过程必须仔细和缓慢,并在显微镜下进行,切不可损伤第四脑室底。长入导水管的瘤块,能分离后取出则最好,否则作脑室—脑池分流术以解除阻塞性脑积水。

第四脑室内的脉络丛乳头状瘤从第四脑室顶的脉络丛长出,突入第四脑室或小脑蚓部。小的乳头状瘤很易切除,牵拉其一端,找到其与脉络丛相连的根部,银夹钳闭后双极电凝剪断,肿瘤即可取出。大的乳头状瘤用切除室管膜瘤的同样方法切除。肿瘤仍可能与第四脑室底黏着,手术时仍要留意。

(6)枕大孔区肿瘤:该区肿瘤包括下列几种:长自小脑特别是小脑扁桃体,向下长入枕大孔,主要为髓母细胞瘤和星形细胞瘤;长自第四脑室,经正中孔而向下长入枕大孔区,最多见的是室管膜瘤和乳头状瘤;长于延髓髓内的肿瘤,以神经胶质瘤为主,其中最常见者为室管膜瘤和星形细胞瘤。

切除枕大孔区肿瘤的手术入路一般都采用枕颈部正中直线切口,比作后颅窝开颅术时的切口适当往下延长一些。除了与作双侧后颅窝开颅术时一样咬除枕骨鳞部和寰椎后弓外,尚需视肿瘤的范围而作足够大小的上颈部椎板切除。硬脑膜的切开形式和后颅窝开颅术时一样,颈椎部分硬脊膜则为正中直线切开。枕大孔区手术时最重要的问题是保护延髓和椎动脉,不可损伤。延髓表面应盖以湿棉片保护,切勿牵拉或推移,与之粘连的瘤块只能在显微镜下分离。椎动脉在枕大孔水平出颈椎的横突孔,穿过寰枕膜和硬脑膜而入颅腔,故常与此肿瘤有密切联系,手术时应注意。

对延髓髓内的肿瘤,一般只作后颅窝和上部颈椎的减压手术,硬脑膜切开后不再缝合。术中若见肿瘤囊性变,用细针头穿刺证实后,可予纵切开引流或仅穿刺抽除囊液。若见到在延髓浅表显露肿瘤组织,则可在显微镜下仔细切除,切勿损伤神经组织,手术后给以放射治疗。

2.放射治疗

放射治疗是神经胶质瘤综合治疗的重要组成部分。对于手术不能彻底切除的肿瘤、术后易复发的肿瘤、因部位深在而不易手术或因肿瘤侵及重要功能区而无法手术的患者、患者全身状况不允许手术且肿瘤对放射线敏感者可为首选治疗方法。各种类型的神经胶质瘤对放射治疗的敏感性不同。一般认为恶性程度愈高的放疗愈敏感。其中具体按放射敏感性依次为髓母细胞瘤、少枝胶质细胞瘤、室管膜瘤、星形细胞瘤及胶质母细胞瘤。对髓母细胞瘤及室管膜瘤,因易随脑脊液播散,其放疗应包括全椎管照射。由于放射治疗对肿瘤组织及周围正常脑组织损伤后的组织学上的炎性充血及水肿反应,在放疗期间常有颅内压增高的表现,因此应辅以脱水药物治疗。对于颅内压高的患者最好应在放疗前行减压术或脑脊液分流术。而对于以下患者应为禁忌:①患者极度衰弱;②手术伤口尚未愈合或有感染者;③严重骨髓抑制者;④曾接受过放疗治疗,皮肤或其他组织不允许再次放疗者。放射治疗分为术前放疗、术中放疗和术后放疗。术前放疗多用于杀肿瘤周围的亚临床病灶,一般适于肿瘤位置深在而又不易达到手术全切除的患者。术后放疗是目前应用最多、最广的治疗手段,其目的是针对肿瘤瘤床与残余病灶进行,一般术后1至2周即可开始。术中放疗有定位准确,全身及局部反应较小的特点,是对病变区域进行的一次性放射治疗。

放射治疗的方法大体上可分为:体内照射和体外照射。体内照射又称间质内放疗,即将放射性核素植入胶质瘤囊性组织内进行内照射,这样既可抑制、杀死周围残余肿瘤组织,又可有效保护周围正常脑组织。临床上可用 Ommaya 囊穿刺注射。理想的放射源应符合:产生纯 β 射线,不溶于水,不易向周围组织中扩散,半衰期的控制应以两周为宜。目前用于体外照射的放射源有高电压X线治疗机、^{60}Co 治疗机、电子加速器等。主要的治疗方法有:普通放射治疗、等中心直线加速治疗(X刀)和 γ 刀三种方法。普通放射治疗由于放射区正常组织接受同等放射损伤而常有较多的并发症,而X刀和 γ 刀在立体定向基础上将多组放射剂量聚焦于靶点造成其变性坏死,从而大大减少周围组织的放射剂量,成为目前最为引人注目的放射治疗方法。另外,现在已普遍采用的高等辐射,如:^{60}Co、γ 射线、高能离子束、快中子等也成为颅内胶质瘤治疗的新手段。由于多数胶质瘤内存在泛氧细胞,可抗拒射线,故影响疗效。硝基咪唑类药物如 Misonidaxole、SR-2508、RO-038799 等增敏剂可选择性增强缺氧细胞对放射治疗的敏感性,比单纯放疗效果高30%～70%。

3.化学治疗

化疗在胶质瘤的综合治疗中也占有较重要的位置。其原则上应用于恶性肿瘤术后并与放疗协同进行,复发性颅内恶性肿瘤亦可进行化疗,而对髓母细胞瘤的播散种植转移可为首选治疗方法。一般化疗主要针对部分切除术后的残余肿瘤,而对全切除术后的患者帮助不大。

近 30 年来,恶性脑胶质瘤的治疗效果未能获得明显改善。单纯手术治疗平均术后存活期仅 6 个月。手术继以放疗后平均存活期未逾 1 年。由于血—脑脊液屏障的存在,辅助性化疗在早期屡遭失败。自从 20 世纪 60 年代亚硝脲类如卡莫司汀(BCNU)、洛莫司汀(CCNU)、甲基亚硝脲(MeCCNU)等问世以来,这类脂溶性药物具有通过血—脑脊液屏障的能力,才使脑瘤化疗带来了希望。近年来,肿瘤耐药基因的研究以及肿瘤细胞培养敏感药物的筛选为化疗的发展提供了新的思路。不过,仍有人认为化疗对脑瘤并无助益。实际上,脑瘤化疗的效果每因肿瘤和患者的不同而结果优劣各异,其中约 1/3 病例的病程不受任何治疗之惠。

细胞周期分为间期(G)和分裂期(M)间期又分为 DNA 合成前期(G_1)、DNA 合成期(S)、DNA 合成后期(G_2)。化疗应选用一些能作用于细胞分裂期或整个细胞周期的药物。目前认为,化疗药物综合使用比独用时收效更佳。选用综合化疗药物的前提是:两种药物之间必须无交叉毒性,而且有协同作用。血—脑脊液屏障和细胞膜均影响化疗药物的使用。在星形细胞瘤Ⅰ～Ⅱ级时,由于水肿而使血—脑脊液屏障遭到破坏,使水溶性大分子药物得以通过,故有人认为选用药物时可以扩大致水溶性分子。但实际上在肿瘤周围增生细胞密集处,血—脑脊液屏障的破坏并不严重。故选择的药物仍宜以脂溶性者为主。其化疗途径可根据所选择的药物使用口服、静脉、肌肉内、鞘内、动脉灌注及选择性动脉灌注等方法。此外瘤腔内给药不仅操作简便易行而且可使药物直接作用于肿瘤细胞并使瘤腔持续保持高浓度药物,是有一定发展前途的方法。

(1)VM26:鬼臼甲叉苷,商品名 Vumon(替尼泊苷),是鬼臼毒的半合成衍生物,分子量 656.7 Da。抗瘤谱广,高度脂溶性,能通过血—脑脊液屏障,为细胞分期性药物,能破坏 DNA,对 G_2 和 M 期起阻断作用。VM26 常用剂量为成人每日 120～200 mg/m²,连用 2～6 天。与 CCNU 合用时可酌减用量至每日 60 mg/m² 加入 10% 葡萄糖液 250 mL 内静脉滴注约 1.5 小时左右,连用 2 天,继续于第 3、4 天用 CCNU 口服二天,共 4 天为一疗程。以后每间隔 6 周重复一个疗程。不良反应:对骨髓抑制较轻,毒性较低;对心血管反应为低血压,故宜在静脉滴注时监测血压。

(2)CCNU:为细胞周期性药物,作用于增殖细胞的各期,亦作用于细胞的静止期。脂溶性好,能通过血—脑脊液屏障,故用于治疗恶性脑胶质瘤。毒性反应大,主要表现为延迟性骨髓抑制和蓄积反应,使其应用受到明显受限,每在 4～5 个疗程后血白细胞和血小板明显减少而被迫延期,甚至中断治疗。此外,消化道反应亦很严重,服药后发生恶心、呕吐以及腹痛者比率很高。对肝、肺等亦有影响。常用剂量为成人口服每日 100～130 mg/m²,连服 1～2 天,每间隔 4～6 周重复一次,可连服 5～6 次。有效率可达 60%。目前与 VM26 合用时可减量至每日 60 mg/m²。

(3)BCNU:用量为每日 80～100 mg/m²,或每日 2.5～3 mg/m²,溶于 5%～10% 葡萄糖或生理盐水 250～500 mL 中静脉滴入,连续 3 天。6～8 周后可再重复治疗。有效率可达 50% 左右。经颈动脉注射可提高局部药物浓度,疗效更好些。

(4)甲基 CCNU:用量为每次 170～225 mg/m²,服法同 CCNU,但毒性较小。

(5)丙卡巴肼(PCZ):属细胞周期性药物,系单胺氧化酶抑制剂。能通过血—脑脊液屏障,但神经毒性严重,骨髓抑制明显,伴免疫抑制作用,使其应用明显受限,渐被其他药物取代。口服每日 100 mg/m²,于 4～6 周的治疗期内最初 20 天服用。

(6)阿霉素(ADM):抗瘤谱广,能抑制 DNA 和 RNA 的合成,选择性作用于 S、G_1 期。但骨髓毒性严重,且在临床治疗恶性脑瘤时未能肯定其功效,故未被推广采用。用量为成年人每日 45 mg/m² 静脉滴注。一般与 VM26、CCNU 合用时,用于序列化疗之第一天。

(7)长春新碱(VCR):属细胞分期性药物,作用于 S、M 期。剂量为成人每日 1～2 mg/m²,静脉滴注每周一次。选用时可在 VM26、CCNU 化疗前先连用 4 周。至总剂量达 10～15 mg 时对周围神经系出现明显毒性,故其使用明显受限。

(8)达卡巴嗪(DTIC):类似嘌呤的作用,能抑制 DNA 的合成。与其他化疗药物合用时可增强疗效。有人主张用 DTIC 取代 CCNU 而与 VM26 合用。主要毒性为骨髓抑制,其他有消化道反应,以呕吐最常见。剂量为成人每日 250 mg/m²。

（9）尼莫司汀（ACNU）：为水溶性，经动脉注射刺激性小，毒副反应较 BCNU 低。用量为 100～200 mg/m² 静脉或颈动脉注射，每 6～8 周一次。最近有报告对恶性脑胶质瘤采用 ACNU、VCR 和尼卡地平同步放射化学治疗（放射剂量为 72 Gy）后再继以 ACNU 动脉灌注维持治疗（2 mg/kg/次，每次间隔 6～8 个月），患者生存期明显延长。

（10）替莫唑胺（temozolomide）：是一种新型的口服二代烷化剂－咪唑四嗪类衍生物，可透过血－脑脊液屏障，进入脑脊液，在中枢神经系统达到有效的药物浓度。在体内不需经过肝脏代谢即可分解为药物活性物质。适用于多形性胶质母细胞瘤或间变性星形细胞瘤。每一疗程 28 天，最初剂量为按体表面积口服一次 150 mg/m²，一日 1 次，在 28 天为一治疗周期内连续服用 5 天。最常见的不良反应为恶心、呕吐。可能会出现骨髓抑制，应定期地检测血常规。其他的常见的不良反应为疲惫、便秘和头痛、眩晕、呼吸短促、脱发、贫血、发热、免疫力下降等。

（11）伊立替康（irinotecan）：为经过化学修饰的天然喜树碱的衍生物，是拓扑异构酶 I 的特异性抑制剂。伊立替康和它的代谢产物对表达多药耐药的肿瘤仍然有效。推荐剂量为 350 mg/m²，每 3 周一次。

4.免疫治疗

免疫治疗是通过免疫方法，调动机体的防御能力，以达到抑制肿瘤生长的目的。主要有主动免疫治疗和过继免疫治疗两类。

主动免疫治疗是将切除的瘤组织制成混悬液，用 X 线或化疗药物处理后制成瘤苗，加入 Freund 佐剂，作皮下或肌内注射。过继免疫治疗即输入同血型健康人或患同类肿瘤患者致敏后的淋巴细胞。

胶质瘤患者免疫功能低下已被许多实验研究和临床研究所证实，但因未找到胶质瘤的特异性抗原，故特异性主动、被动免疫治疗均未取得重大进展。目前仍以非特异性免疫治疗为主。常用免疫制剂有卡介苗、云芝多糖 K、左旋咪唑、干扰素等。

5.其他药物治疗

对恶性胶质瘤可先给予糖皮质激素治疗，以地塞米松疗效最好，除可减轻脑水肿外，并有抑制肿瘤细胞生长的作用。对有癫痫发作的患者，术前术后应给予抗癫痫药物治疗，选用抗癫痫药物据发作类型而定。

6.激光治疗

对于大脑半球及小脑半球各部位的胶质瘤在手术大部或肉眼下全切除后均可应用光动力学疗法治疗。但对于其他部位的胶质瘤如脑干、视神经及斜坡等部位的肿瘤，目前尚未见有光动力学疗法治疗的报道。通过光动力学疗法治疗脑恶性肿瘤的动物实验和临床应用研究证明，光动力学疗法辅助手术治疗脑恶性肿瘤是有效的，可延长患者的生命，提高生存质量，是治疗脑恶性肿瘤疗效较好的一种方法。但应用光动力学疗法存在需避日照射 4 周、价格较贵、可能加重脑水肿及损伤血管内皮细胞等缺点。

7.基因治疗

基因治疗是近年来热门的研究课题。胶质瘤的发生和发展与癌基因的扩增或过表达及抑癌基因的突变或丢失有关。脑肿瘤基因治疗的原理和方法主要有：①利用基因工程表达抗肿瘤生物活性物质，进而杀伤肿瘤细胞。②在切除或灭活突变基因的同时，原位插入新的功能基因，或将具有特定功能的目的基因转移至宿主细胞（称基因置换或添加），通过目的基因的表达促使肿瘤细胞自杀。③将克隆好的抑癌基因（如P53、Rb 基因）转给肿瘤细胞，通过其表达来抑制肿瘤生长。除常用的反转录病毒载体介导的基因转移技术外，还可采用理化方法（如磷酸钙介导的 DNA 吸收、显微注射、电穿通等）和膜融合法（利用膜性载体如脂质体、原生质体、红细胞膜等包裹 DNA，输入机体与其受体发生融合而导入外源基因）。基因治疗仍处于实验研究阶段。

二、星形细胞瘤

星形细胞瘤（astrocytoma）是最常见的脑胶质瘤之一，约占全部脑胶质瘤的 17％～39.1％。根据病理及临床特点的不同,又可将此类肿瘤分为分化良好型及分化不良型两类,前者较多。在成年人中,星形细胞瘤多见于,顶、颞叶,少见于枕叶;儿童则常发生于小脑半球,也可见于蚓部、脑干、丘脑、视神经、脑室旁等部位。这种肿瘤主要由成熟的星形细胞构成。可浸润性生长,也可边界完整。临床上病程较长。浸润性生长的星形细胞瘤难用手术完全切除,但术后复发较慢。边界完整的星形细胞瘤手术可完全切除,全切除后能获痊愈。

(一)病理

根据病理形态,星形细胞瘤可分为三种类型,即原浆型、纤维型(又分为弥漫型和局灶型两种)和肥胖细胞型。原浆型和纤维型常混合存在,不易截然分开。

1.原浆型星形细胞瘤

原浆型星形细胞瘤是最少见的一种类型。属分化良好型星形细胞瘤。多位于颞叶。部位表浅,侵犯大脑皮质,使受累脑回增宽、变平。肉眼观察:肿瘤呈灰红色质软易碎。切面呈半透明均匀胶冻样。深部侵入白质,边界不清。肿瘤内部常因缺血及水肿而发生变性,形成单个或多个囊肿,囊肿的大小和数目不定,其四周是瘤组织也可一大的囊肿壁内有一小的瘤结节。

在镜检下,肿瘤由原浆型星形细胞构成,胞质丰富呈均匀一致的粉红色,可以见到胞质突起。核圆形,大小一致,位于肿瘤细胞中心或偏一侧,有时可以见到核小体,核分裂少见。细胞形态和分布都很均匀,填充于嗜伊红间质中。后者状如蛛网,无胶质纤维。很少见到肿瘤血管增生现象,较纤维型星形细胞瘤生长活跃。

2.纤维型星形细胞瘤

纤维型星形细胞瘤是常见类型。属于分化良好型星形细胞瘤。见于中枢神经系统的任何部位,以及各种年龄的患者。在儿童和青年中,较多见于小脑、脑干和下丘脑,在成人中多见于大脑半球。肿瘤中有神经胶质纤维,这是与原浆型的主要区别,并使肿瘤质韧且稍具弹性,有橡皮感。弥漫纤维型星形细胞瘤的切面呈白色,与周围脑白质不易区别,邻近皮质常被肿瘤浸润;色泽变灰变深,与白质的分界模糊。肿瘤中心可有囊肿形成,大小数目不定。局灶纤维型的边界光整,主要见于小脑,常有囊肿形成。有时囊肿巨大,使肿瘤偏于囊肿一侧,成为囊壁上的一个结节。这时囊肿实际不属于肿瘤。手术时只要将瘤结节切除,就已将瘤组织全部去除。有些囊肿位于肿瘤内,囊肿四周是肿瘤组织。

在镜检下,肿瘤细胞分化良好,如正常的星形细胞,形状、大小和分布都不均匀。细胞质很少或看不到,散在分布,细胞核大小相差不大,圆或椭圆形,核膜清楚,核内染色质中等。肿瘤内血管内皮细胞和外膜细胞增生,有时可以见到点状分布的钙化灶。间质中有丰富的神经胶质纤维,交叉分布于瘤细胞之间。

3.肥胖细胞型星形细胞瘤

这类肿瘤生长较快。属分化不良型星形细胞瘤。比较少见,占脑星形细胞瘤的1/4,多发生在大脑半球。肿瘤呈灰红色,切面均匀,质软。呈浸润性生长,但肉眼能见肿瘤边界。瘤内可有小囊肿形成。

镜检下见典型的肥胖细胞,体积肥大,呈类圆形或多角形,突起短而粗。分布致密,有时排列在血管周围,形成假菊花状。胞质均匀透明,略染伊红。细胞核卵圆形较小往往被挤到细胞的一侧,染色较浓。神经胶质纤维局限于细胞体周围。间质很少。

为便于临床掌握星形细胞瘤分化程度,Kernohan建议将星形细胞瘤按其组织细胞学分化程度分为四级。这种分级方法,尽管有一定的缺点,但有利于病理及临床的联系。

Ⅰ级:分化良好的瘤细胞。排列疏散均匀,细胞大小较一致,有的甚至与正常的组织细胞相似。

Ⅱ级:细胞较多,排列较密,部分细胞大小不等,形状不整,无核分裂象。

Ⅲ~Ⅳ级:明显恶性,细胞密集,分化程度低,核分裂象较多或细胞大小不等,形状不整,呈多形性胶质母细胞瘤的改变,有的可见瘤巨细胞。

(二)临床表现

高分化星形细胞瘤恶性度不高,生长缓慢。开始时症状很轻,进展亦缓慢,自出现症状至就诊时间较长,平均两年左右,有的可长达10年,可因囊肿形成而使病情发展加快,病程缩短,个别的可在一个月以内。一般位于幕下者出现颅内压增高较早,病程较短。症状取决于病变部位和肿瘤的病理类型和生物学特性。

各部位星形细胞瘤的症状表现有所不同。

1.大脑半球星形细胞瘤

(1)局灶原纤维型星形细胞瘤:占大脑星形细胞瘤的半数。性别分布相等。住院时平均年龄约35岁,以21~50岁为多见,占全数的70%。病变部位以额叶为多见(40%),其次是颞叶(10%)。病程2~4年。

(2)浸润性纤维型星形细胞瘤:占大脑星形细胞瘤的20%。性别分布相等。以31~40岁间为多见(占60%)。病变分布在颞、额、额顶诸叶的各占40%、30%、20%。平均病程3.5年。

(3)肥胖细胞型星形细胞瘤:占大脑星形细胞瘤的25%。男性占60%。住院时年龄大致平均分布于21~50岁间(共占全数的75%)。病变在额叶最多(40%),其次是颞叶(20%)。病程平均2年。

临床症状:①癫痫:约60%有癫痫发作,较生长快的其他神经胶质瘤为多见,肿瘤接近脑表面者易出现癫痫发作,一部分患者以癫痫发作为主要症状,可于数年后才出现颅内压增高症状及局部症状。癫痫发作形式与肿瘤部位有关,额叶肿瘤多为大发作,中央区及顶叶肿瘤多为局限性发作,颞叶肿瘤可出现沟回发作或精神运动性发作。②精神症状:额叶范围较广泛的肿瘤或累及胼胝体侵及对侧者,常有精神症状,表现为淡漠、迟钝、注意力不集中、记忆力减退、性格改变,不知整洁、欣快感等。少数颞叶、顶叶肿瘤亦可有精神症状。③神经系统局灶性症状:依肿瘤所在部位可出现相应的局部症状,在额叶后部前中央回附近者,常有不同程度的对侧偏瘫。在优势半球运动性或感觉性言语区者,可出现运动性或感觉性失语症。在顶叶者可有感觉障碍,特别是皮质感觉障碍。在顶叶下部角回及缘上回者,可有失读、失算、失用及命名障碍等。在颞枕叶累及视传导通路者可有幻视或视野缺损和偏盲。约1/5患者无局部症状,大多为肿瘤位于额叶前部颞叶前部"静区"者。④颅内压增高症状:一般出现较晚。位于大脑半球非重要功能区的肿瘤,颅内压增高可为首发症状。少数患者可因肿瘤内囊肿形成或出血而急性发病,且颅内压增高症状较严重。⑤其他:个别患者因肿瘤出血可表现为蛛网膜下隙出血症状。

2.丘脑星形细胞瘤

(1)丘脑性"三偏"症状:常有对侧感觉障碍,深感觉较浅感觉明显;丘脑性自发性疼痛并不常见;累及内囊时常伴有对侧轻偏瘫。丘脑枕部肿瘤可出现病变对侧同向偏盲。

(2)共济失调:小脑红核丘脑系统受损者,可出现患侧肢体共济失调。

(3)精神症状及癫痫发作:丘脑肿瘤时常出现精神症状(约占60%),表现为淡漠、注意力不集中、幼稚、欣快、激动或谵妄等,少见强迫性哭笑。约1/3患者可出现癫痫。

(4)颅内压增高症状:约2/3患者出现,多在早期出现,为肿瘤侵犯第三脑室影响脑脊液循环所致。

(5)其他症状:肿瘤向下丘脑发展时内分泌障碍较为突出,如影响到四叠体可出现瞳孔不等大,眼球上视障碍,听力障碍或耳鸣等症状。侵及基底核可有不自主运动。

3.小脑星形细胞瘤

小脑星形细胞瘤占星形细胞瘤的1/4。3/5位于小脑蚓部和第四脑室,2/5位于小脑半球。儿童或青少年多见,平均年龄14岁,男女之比为2:1。病程取决于病变部位:蚓部和第四脑室者引起脑积水,平均病程7个月;小脑半球者平均病程1.5年。

(1)颅内压增高:为最常见的症状,出现较早,头痛、呕吐、视盘水肿。

(2)后颅窝和小脑症状:位于小脑半球者表现患侧肢体共济运动失调,以上肢较明显,并有眼球震颤、肌张力降低、腱反射减弱等,位于蚓部者主要表现身体平衡障碍,走路及站立不稳。小脑肿瘤可有构音障碍及暴发性语言。亦常有颈部抵抗及强迫头位。晚期可出现强直性发作。常因急性严重颅内压增高引起,表现为发作性的去皮质强直,发作时意识短暂丧失,全身肌肉紧张,四肢伸直,呼吸缓慢,面色苍白,冷汗,一般数秒或数十秒即缓解。其发生原因可由于肿瘤直接压迫或刺激脑干,或小脑上蚓部通过小脑幕切迹向幕上疝出,引起脑干暂时性缺氧所致。

4.脑干星形细胞瘤

脑干星形细胞瘤占星形细胞瘤的 2%。70%的患者年龄在 20 岁以下。男女之比为 3∶2。病变多位于脑桥,常侵及两侧脑干。早期出现患侧脑神经麻痹,如位于中脑可有动眼及滑车神经麻痹,在脑桥可有外展及面神经麻痹,在延髓可有面部感觉障碍及后组脑神经麻痹。同时出现对侧肢体运动及感觉障碍。肿瘤发展累及两侧时,则出现双侧体征。颅内压增高症状在中脑肿瘤出现较早,脑桥肿瘤出现较晚且较轻。

5.视神经星形细胞瘤

视神经星形细胞瘤多见于儿童,亦见于成人。视神经呈梭形肿大,可发生于眶内或颅内,亦可同时受累,肿瘤呈哑铃形。发生于颅内者可累及视交叉,甚至累及对侧视神经及同侧视束。如继续增长可向第三脑室前部或向鞍旁发展。主要表现为患侧眼球突出,大多向外向下,视力减退。一般无眼球运动障碍。发生于颅内者可有不规则的视野缺损及偏盲。多产生原发性视神经萎缩,有的亦可出现视盘水肿。晚期可出现垂体下丘脑功能障碍。

(三)辅助检查

1.腰椎穿刺

多数脑脊液压力增高,白细胞计数多在正常范围,部分病例蛋白定量增高。

2.头颅 X 线平片

约 80%患者显示颅内压增高征,15%～20%可见肿瘤钙化。视神经肿瘤可见视神经孔扩大,并可致前床突及鞍结节变形。

3.脑室造影

幕上肿瘤显示脑室移位或并有充盈缺损。小脑肿瘤表现第三脑室以上对称扩大,导水管下段前曲,第四脑室受压移位。脑干肿瘤表现导水管及第四脑室上部向背侧移位。

4.脑血管造影

显示血管受压移位,肿瘤病理血管少见。

5.CT 扫描

大多显示为低密度影像,少数为等密度或高密度影像,边缘不规则,如有囊肿形成则瘤内有低密度区,周围常有脑水肿带,但较轻,脑室受压移位,亦多较轻,注射对比剂后肿瘤影像多增强。一般Ⅰ级星形细胞瘤为低密度病灶,与脑组织分界清楚,占位效应常显著;Ⅱ～Ⅲ级星形细胞瘤多表现为略高密度、混杂密度病灶或囊性肿块,可有点状钙化或肿瘤内出血。Ⅳ级星形细胞瘤显示略高或混杂密度病灶,病灶周围水肿相当明显,境界不清。增强扫描,Ⅰ级星形细胞瘤无或轻度强化,Ⅱ～Ⅳ级星形细胞瘤明显强化,呈形态密度不一的不规则或环状强化。

6.放射性核素扫描

可显示肿瘤区放射性核素浓集,但浓度常较低,影像欠清晰。

7.MRI

MRI 呈长 T_1、长 T_2 信号,信号强度均匀,由于血-脑脊液屏障受损不明显,周围水肿较轻,占位效应相对轻,肿瘤边界不清,不易与周围水肿鉴别。在 T_2 加权像甚至不易区别肿瘤的结构,但对肿瘤出血较 CT 显示为佳,同时由于蛋白渗出有时可见肿瘤在 T_1 加权像呈稍高斑片样信号异常。若做 Gd-DTPA 增强扫描,肿瘤多无对比增强。星形细胞瘤在 T_1 加权像呈混杂信号,以低信号为主,有时呈高信号表现,体现了瘤体内坏死或出血。T_2 加权像表现为高信号,信号强度一般不均匀。

(四)治疗及预后

治疗以手术切除为主。幕上者根据肿瘤所在部位及范围,作肿瘤切除术、脑叶切除或减压术。大脑半球表浅部位的星形细胞瘤手术切除范围要适度,以不产生偏瘫、失语、昏迷,而又能达到减压目的为限。大脑半球深部星形细胞瘤可作颞肌下减压术。视神经肿瘤经前额开颅,打开眶顶及视神经管,切除肿瘤。视神经交叉和第三脑室星形细胞瘤作手术切除时,要避免损伤下丘脑。脑干肿瘤小的结节性或囊性者可在显微技术下作切除术。脑干星形细胞瘤引起阻塞性脑积水者,可作脑脊液分流手术,解除颅内压增高。多数学者认为脑干外生性肿瘤或位于延颈髓交界处的肿瘤可行手术治疗。国内王忠诚提出脑干内局限性的星形细胞瘤应争取切除。浸润性的实质性小脑星形细胞瘤的手术原则与大脑半球表浅部肿瘤相似。小脑肿瘤一般作后颅窝中线切口,切除肿瘤。局灶性囊性的小脑星形细胞瘤如有巨大囊腔和偏于一侧的瘤结节,只要将瘤结节切除即可,囊壁不必切除。

多数星形细胞瘤难以做到全部切除,术后可给予化学治疗及放射治疗,以延长生存及复发时间。对大脑半球Ⅰ～Ⅱ级星形细胞瘤是否行术后放疗有争议。Leibel分析发现对未能全切除的Ⅰ～Ⅱ级星形细胞瘤手术加放疗的5年存活率为46%,而单纯手术者仅19%。但也有学者认为对Ⅰ～Ⅱ级星形细胞瘤术后放疗不能改善预后。对良性星形细胞瘤主张放疗的人认为可单纯行瘤床放疗,剂量30～45 Gy,疗程为6周。一般不主张预防性脊髓放疗。化疗的作用和治疗方案的选择目前尚处于摸索阶段,应用价值还有争议。

平均复发时间为2年半,复发者如一般情况良好,可再次手术。但肿瘤生长常加快,有的肿瘤逐渐发生恶性变,再次复发时间亦缩短。

术后平均生存3年左右。5年生存率为14%～31%,幕下者较幕上者疗效为好,5年生存率达50%～57%。如能完全切除肿瘤,可恢复劳动能力并长期生存,有报告术后生存已达18年者。经手术与放射综合治疗的患者,五年生存率为35%～54%。

影响其预后相关因素包括年龄、肿瘤大小、部位、组织学类型、病史长短及治疗等多个方面,而以肿瘤组织学性质、治疗情况等尤为重要。影响儿童Ⅰ～Ⅱ级半球星形细胞瘤预后的主要因素是年龄,婴幼儿就诊时肿瘤一般较大,患儿的一般情况不好,因而手术耐受性差,手术危险性相对较大龄儿童高,预后也不如大龄儿童。巨大的肿瘤手术难于切除,而且手术损伤较大,预后不能令人满意。Mercuri随访29例儿童星形细胞瘤5～27年,发现囊性星形细胞瘤预后最好。此外,病史较长,有癫痫发作及肿瘤有钙化者预后相对较好,因为这类肿瘤生长缓慢,瘤细胞分化较好,复发率较低。手术切除程度和术后是否放疗也是影响预后的主要原因之一。不论良、恶性星形细胞瘤只要能够达到全切除或近全切除,其术后生存期均明显长于部分切除肿瘤者。

三、多形性胶质母细胞瘤

多形性胶质母细胞瘤(glioblastoma multiforme),过去称为多形性成胶质细胞瘤。由于这种肿瘤的细胞形态复杂,并非单独含有成胶质细胞,为了避免与极性成胶质细胞瘤混淆,目前广泛使用多形性胶质母细胞瘤这个名称(简称胶母细胞瘤),需要注意的是,在胚胎发育中,并无胶质母细胞这种细胞。所谓胶母细胞瘤,只是这种肿瘤的称谓。按Kernohan的分类,属胶质细胞瘤Ⅳ级。其起源细胞可能是各种胶质细胞,但在肿瘤内已不再能找到起源细胞的原型。

胶母细胞瘤是最常见的脑胶质瘤之一,占脑胶质瘤的25%～50%,也是最恶性的一种。患者的年龄多较大,85%介于40～70岁;男性较多见,占55%～65%。成人胶母细胞瘤多位于额、顶、颞叶,枕叶少见,儿童多位于脑干。病程较短,肿瘤呈浸润性生长,生长迅速,手术切除肿瘤后复发较快。其预后是脑胶质瘤中最差的一种,是颅内肿瘤治疗上的一个重要研究课题。

(一)病理

胶母细胞瘤体积常较大,多起源于脑白质中,大脑的前半部是好发部位,特别常见于额叶,颞叶次之,枕叶少见。肿瘤常沿神经纤维或血管方向呈浸润性生长,常侵犯几个脑叶。可侵犯大脑皮质,并可与硬膜粘连,或侵及深部结构,胼胝体常成为肿瘤跨越中线的桥梁。当额、顶、枕叶的胶母细胞瘤经胼胝体侵犯到对侧大脑半球时,冠状切面内肿瘤具有蝴蝶形的分布范围。或侵及脑室壁,并可突入脑室内。突出脑表面或突入脑室者,瘤细胞可随脑脊液播散,个别的可向颅外转移至肺、肝、骨或淋巴结。颞叶胶母细胞瘤常侵犯基底核。基底核和丘脑的胶母细胞瘤常经中间块侵入对侧丘脑,或经底丘脑和大脑脚侵入中脑。小脑的胶母细胞瘤较少见。

肉眼所见肿瘤边界常较光整,但实际瘤细胞浸润的区域远远超过这一边界。较表浅的胶母细胞瘤常侵犯和穿过大脑皮质并与硬脑膜黏着,手术易被误认为脑膜瘤。深在者常穿过室管膜突入脑室中。瘤的切面形状多不规则;有酱红色的肿瘤区、灰黄色的坏死区和暗红色的出血区,并可有囊肿形成(个数和大小不一),有的瘤腔中含有乳白色黏稠液体,易误认为脓液,但在镜检下没有脓细胞,仅为粉末状坏死物质。瘤组织柔软易碎,血供丰富,易出血,分化较好的区域质地较韧。周围脑组织明显水肿和肿胀,边界不清。

镜检见组成细胞有多种:①多角形细胞:不同大小和形状,聚集成堆而无特殊排列。分裂象多而不正常。②梭形细胞:有细长突起,状如成胶质细胞,交织成束,有时排列成假栅栏样,放射形指向中央坏死区,细胞内有胶质纤维。③星形母细胞:常围绕血管呈假菊花样。④多核巨细胞:常与多角形细胞混杂,大概是异常核分裂的产物。⑤星形细胞:常位于肿瘤的周边部分,可能是肿瘤周围正常脑组织中的星形细胞发展而成。

胶母细胞瘤的一个形态特点是瘤内血管改变:①主要影响小血管,特别是微血管;②血管增多扭曲,状如肾小球,称肾小球化;③血管内膜显著增生,突入管腔形成小堆,并可见核分裂象,有些血管甚至被增生内膜所阻塞。这种病态血管易于形成血栓,造成肿瘤的部分坏死。

生长特性:①胶母细胞瘤有沿白质中的神经束生长到远处的倾向,例如沿额顶束自额叶长到同侧顶叶,沿胼胝体长到对侧大脑半球,沿钩束自额叶长到颞叶等。②肿瘤侵入脑室后,可经脑脊液转移接种于远处脑室壁上和蛛网膜下隙。这种转移灶并不多见。③多中心性生长,有 4.9%～20% 的胶母细胞瘤,由几个独立的瘤中心组成。个别瘤中心常聚集在一处,有些在肿瘤主体邻近有卫星灶形成。肿瘤中心相互远离(在不同脑叶或两个大脑半球)的病例较少见,仅占全部肿瘤的 2.5%。

(二)临床表现

胶母细胞瘤恶性程度很高。患者就医前的病程常在 1 年以内,其中 1 个月内者占 30%,3 个月内者占 60%,6 个月内者占 70%,偶尔也有病程较长者,超过 2 年者仅占 7%。这可能是由于肿瘤以较良性的类型开始,后演变为胶母细胞瘤。

在临床方面,除病程较短,症状发展较快外,并无特异的症状群。①颅内压增高:由于肿瘤增长迅速并有广泛脑水肿,颅内压增高症状明显。几均有头痛,大多有呕吐及视盘水肿,并多有视力减退。②癫痫:25%～30% 患者有癫痫发作。③精神症状:肿瘤多位于额叶,故常有精神症状,表现为淡漠、迟钝、智力减退、甚至痴呆等。④脑局灶症状:依肿瘤所在部位产生相应的症状,约一半患者有不同程度的偏瘫,亦常有偏侧感觉障碍、失语、偏盲等。儿童的胶母细胞瘤常发生在脑干,早期症状为脑神经麻痹(常为多发性)和长束征症状,由导水管阻塞引起的颅内压增高症状出现于晚期。个别由于瘤内出血可表现为卒中样发病。

(三)辅助检查

1.脑脊液检查

除压力增高外可有蛋白量及白细胞数增多。特殊染色有时可见瘤细胞。

2.放射性核素

局部放射性核素浓集较明显,见于 90% 以上病例。

3.头颅平片

头颅平片多显示颅内压增高征,少数由于病程短无颅内压增高表现。有的可见松果体钙化移位。

4.脑室造影

脑室造影可显示脑室有明显受压移位,有的可见充盈缺损。额叶肿瘤有的可压迫阻塞室间孔,致两侧脑室不通。

5.脑血管造影

脑血管造影可见脑血管受压移位。约 50% 显示肿瘤病理血管,粗细不匀,形式扭曲不整,呈细小点状或丝状,或扩张呈窦样,或有动静脉瘘早期静脉充盈。

6.CT 扫描

CT 扫描显示为形状不规则、边缘不整齐影像,多数为混杂密度,少数为高密度。瘤内有囊腔者显示有低密度区。周围脑水肿广泛,脑室移位显著。注射对比剂后影像增强,呈结节状或环状增强。

7.MRI

由于肿瘤发生间变,细胞密度及多形性增加,肿瘤血管增多,瘤内大片坏死并出血,T_1 加权图像上呈混杂信号,以低信号为主,间以更低信号或高信号,反映了瘤内坏死或出血;T_2 加权图像上呈高信号,强度不均匀,间有许多曲线状或圆点状低信号区,代表肿瘤血管;在长 TR 短 TE(质子密度加权)图像上,肿瘤信号低于周围水肿信号,但肿瘤内部坏死区信号高于周围水肿信号;在 T_2 加权图像上,肿瘤内部坏死区其信号强度近乎周围水肿信号强度,瘤体信号强度相对减低。

(四)治疗与预后

以手术治疗为主,切除肿瘤方法与星形细胞瘤相似,但无法做到全部切除,可尽量切除肿瘤,或同时作内或外减压术。肿瘤约 1/3 边界比较清楚,手术可做到肉眼全切除,另外 2/3 呈明显浸润性,如位于额叶前部、颞叶前部、枕叶者,可将肿瘤连同脑叶一并切除,这样效果较好。位于脑干,基底神经节及丘脑的肿瘤可在显微镜下切除,手术同时可做外减压术。术后给予放射治疗及化学治疗。术后症状复发时间一般不超过 8 个月,生存时间大多不过一年。术后同步放射化学治疗可延长生存期。

四、星形母细胞瘤

星形母细胞瘤(astroblastoma)也是星形细胞系的胶质瘤。其恶性程度介于星形细胞瘤与多形性胶质母细胞瘤之间,相当于 Kernohan 分类的星形细胞瘤 Ⅱ～Ⅲ级。这类肿瘤比较少见,占全数脑胶质瘤的 2%～5%。主要见于青年,多位于大脑半球,但小脑和视神经也有发生。

(一)病理

肉眼观肿瘤红色或灰红色柔软易碎与正常脑组织之间界限不清。多为实质性,可有囊腔形成。肿瘤中心部位可有出血坏死,呈浸润性生长,但可见肿瘤边界。

显微镜下肿瘤由不成熟的星形细胞构成。细胞密集,胞体较大,呈卵圆形多角形或锥形。核较大为圆形或卵圆形;染色质中等,核分裂象不常见。围绕血管的瘤细胞一端常有一粗长的细胞突引向血管壁,作放射形或假菊花样排列,为其主要特征。血管内皮细胞和外膜细胞常有增生。多核细胞、星形细胞和成胶质细胞也常见于肿瘤中。远离血管的肿瘤组织常有变性,可见到散在的出血和坏死灶。

(二)临床表现

星形母细胞瘤的临床特点介于星形细胞瘤与胶母细胞瘤之间。生长比星形细胞瘤快,平均病程在 1～20 个月。小脑星形母细胞瘤由于引起阻塞性脑积水病程要比大脑星形母细胞瘤短。症状包括颅内压增高和局灶性脑功能障碍,与其他颅内肿瘤无特殊差别,手术前一般难做出正确的病理诊断。

(三)治疗

与胶质母细胞瘤同。

五、毛发型星形细胞瘤

毛发型星形细胞瘤(pilocytic astrocytoma)又称极性成胶质细胞瘤(polar spongioblastoma)占脑胶质瘤的 2%。主要见于第三脑室附近神经束密集的部位(视神经及视交叉,胼胝体和下丘脑),亦可发生于小脑,偶见于脑干,罕见于大脑半球。以儿童为多。第三脑室附近至脑干型肿瘤患者的年龄较轻,见于 3～7 岁,平均 4 岁;女性略多于男性。小脑型肿瘤的年龄介于 10～15 岁,男女发病率相等。

(一)病理

极性成胶质细胞瘤生长缓慢较硬,常呈灰红色或灰黄色,与周围脑组织分界不清,切面有小囊腔形成或有钙化灶,和星形细胞瘤相似。在镜检下,瘤细胞很像单极和双极的成胶质细胞。彼此平行排列呈束状,有时颇似神经纤维瘤,但缺乏典型的栅栏状结构。细胞呈梨状或梭形;胞核呈长杆状,含多量染色质;胞质不多,内含嗜伊红棒状结构和粗而长的变性红染的胶质纤维,又称 Rosenthal 纤维,白细胞的一端伸到另一端。在肿瘤中有时能见星形细胞。极性成胶质细胞瘤血供较少。可有囊腔形成。

(二)临床表现

极性成胶质细胞瘤没有特征性的临床特点。病程较长。第三脑室型肿瘤引起头痛视力视野改变,性早熟或性功能减退,尿崩、肥胖或其他下丘脑症状。脑干型肿瘤引起相应的局灶症状,通常脑神经症状出现较早,颅内压增高症状出现较迟。小脑型肿瘤的平均病程 1~2 年。90%表现颅内压增高及小脑症状。视神经型肿瘤中,10%~50%作为多发性神经纤维瘤病的一部分病变出现。

(三)治疗

根据病变部位及临床症状,作肿瘤切除或脑脊液分流手术。术后辅以放射治疗。第三脑室区肿瘤切除困难,但由于肿瘤生长缓慢,且对放射敏感,所以治疗后的生存期较长:超过 5 年者占 1/3,有长达 20 年者。小脑型肿瘤可做肿瘤切除;肉眼全切除者 75%~100%获长期(30 年以上)生存。脑干型肿瘤不宜手术切除,疾病恶变比其他类型快。

六、少突胶质细胞瘤

少突胶质细胞瘤(oligodendroglioma)占脑胶质瘤的 4%~12.4%,占颅内肿瘤的 2.6%,由少突胶质细胞形成,平均年龄 40 岁。男性占 60%。90%位于幕上,其中 10%左右由丘脑长出,突入侧脑室或第三脑室;其余位于大脑白质内,半数位于额叶。肿瘤生长缓慢,病程较长。有时可见肿瘤钙化。肿瘤虽呈浸润性生长,但肉眼边界清楚,有利于手术切除。切除后复发较慢。复发后再切除仍可获较好效果。

(一)病理

肿瘤多位于皮质下,侵犯皮质和邻近的软脑膜;部位较深的可侵及脑室壁。亦可通过胼胝体侵至对侧。肿瘤多实质性,边界光整,可与正常脑组织分开,但无包膜,质地脆软,切面灰红色,常有钙化。有些肿瘤有黏液样变,质地如胶冻样。较大的肿瘤中心常有囊腔形成,也可有坏死,但多不显著。肿瘤钙化是少突胶质瘤的形态特点之一,钙盐多沉积在肿瘤的周边部分,比较均匀,不太致密。周围脑水肿较轻。

镜检下,肿瘤与四周脑组织分界不清,呈浸润性生长。细胞极丰富,形状均匀一致。胞核圆形,染色深。胞质少而透亮或染浅伊红色,胞膜清楚,故胞核似置于空盒之内。银染色能见少而短的细胞突起。细胞排列成条索状或片状。其中可杂有星形细胞或室管膜细胞。血管较多,可有内膜增生和血管周围结缔组织增生。血管壁可有钙化。典型少突胶质细胞瘤的组织学特点为:①细胞密集,大小一致,细胞浆呈空泡状,肿瘤细胞呈"蜂房"状排列在一起。②细胞核位于空泡状细胞浆的中央,大小一致,分化良好,细胞核内染色质丰富,故胞核染色极浓。③常可见到肿瘤细胞之间有球形或不规则形钙化物沉着,甚至可以形成大病灶状钙化。④肿瘤血管丰富,但均为细小的毛细血管,分支穿插于肿瘤细胞之间,瘤组织内很少见到粗大血管分布。⑤有时肿瘤细胞围绕血管生长而形成酷似假菊花团形态,注意同室管膜瘤相鉴别。

有的肿瘤分化不良,细胞及核形状不规则,核分裂较常见,称为间变性或恶性少突胶质细胞瘤,或称少突胶质母细胞瘤(oligodendroblastoma)。少突胶质细胞瘤和少突胶质母细胞瘤的不同之处在于,后者的组成细胞是少突胶质母细胞,与少突胶质细胞比较,少突胶质母细胞分化程度低,形状较圆,核较大而染色较浅,胞质较多,核分裂象常见。有时有巨细胞形成,血管内皮细胞增生及大片组织坏死。这类肿瘤并不少见,约占少突胶质细胞系肿瘤的 1/4。少突胶质细胞瘤是否恶性变,形成胶质母细胞瘤,意见尚不一致。也许后者起源于混在少突胶质细胞瘤内的星形细胞。

(二)临床表现

少突胶质瘤生长很慢,病程较长。症状取决于病变部位。自出现症状至就诊时间平均 2~3 年,侵入脑室阻塞脑脊液循环者则病程较短。

1.癫痫发作

癫痫发作为最常见的症状,见于52%～79%的病例,并常以此为首发症状。

2.精神症状

精神症状亦较常见。精神症状常见于额叶患者,尤其是广泛浸润,沿胼胝体向对侧额叶扩展者,以情感异常和痴呆为主。

3.偏瘫和偏侧感觉障碍

偏瘫和偏侧感觉障碍较常见,占1/3,是由于肿瘤侵犯运动和感觉区所引起。

4.颅内压增高症状

颅内压增高症状一般出现较晚,见于55%的患者除头痛、呕吐外,视力障碍和视盘水肿者约占1/3。间变型肿瘤生长较快,临床特征与胶质母细胞瘤相似。

(三)辅助检查

1.头颅X线平片

头颅X线平片约半数可见钙化,有的报告高达69%,呈絮状、片状或索条状。

2.气脑、脑室和脑血管造影

造影检查一般只能定位,显示的影像与其他胶质细胞瘤相似。但血管造影几乎看不到肿瘤血管影。

3.CT扫描

CT扫描多显示为低密度影,70%可见钙化,50%有周围脑水肿,但不广泛,注射造影剂后多数有不规则的影像增强。

4.MRI

MRI示长T_1长T_2信号,周围水肿易与肿瘤区分,若肿瘤内有较大的钙化,呈低信号。发生间变或恶性少突神经胶质瘤可有异常对比增强。在显示多灶性少突胶质瘤方面,MRI优于CT。

(四)治疗

以外科手术切除为主,手术方法和原则与其他脑胶质瘤相同。术后进行放射治疗和化学治疗。由于肿瘤呈浸润性生长,术后几乎都要复发,但间隔时间较长。复发后再手术,仍能获得较满意的效果。

(刘　松)

第四节　垂体腺瘤

一、概述

垂体腺瘤(pituitary adenomas)是发生于腺垂体的良性肿瘤,也是颅内最常见的肿瘤之一。根据肿瘤细胞的分泌功能,垂体腺瘤可分为分泌性(功能性)腺瘤和无分泌性(无功能性)腺瘤两大类。分泌性腺瘤约占垂体腺瘤的65%～80%,根据肿瘤细胞产生激素的不同又分为营养性激素腺瘤和促激素性激素腺瘤两类。营养性激素腺瘤肿瘤细胞分泌无周围靶腺的垂体激素,包括泌乳素(PRL)腺瘤和生长激素(GH)腺瘤两种;促激素性激素腺瘤肿瘤细胞分泌有周围靶腺的垂体促激素类激素,包括促肾上腺皮质激素(ACTH)腺瘤、促甲状腺激素(TSH)腺瘤和促性腺激素(GnH)腺瘤。无分泌性腺瘤占垂体腺瘤的20%～30%,肿瘤细胞无分泌激素功能或虽有分泌功能但目前技术尚不能检测。

近半个世纪特别是近二十年来随着垂体激素放射免疫检测、CT和MR的临床应用,特别是对垂体微腺瘤认识的深入,垂体腺瘤特别是泌乳素腺瘤的发病率逐年增加。一份流行病学调查表明泌乳素腺瘤的发病率在女性竟高达1：1050,在男性也高达1：2800;而尸体解剖研究发现泌乳素腺瘤的检出率为7%～21%。这些数据看起来有些危言耸听,但也确实从一个方面反映了垂体腺瘤发病率之高。

二、病理

1.垂体腺瘤的病理分类

1892年Schoneman根据HE染色将垂体腺瘤分为嫌色性、嗜酸性、嗜碱性及混合性腺瘤,这种方法一直沿用至今。1974年Trovillas将垂体腺瘤分为有分泌活性和无分泌活性腺瘤两类;1975年Sager又将垂体腺瘤分为嗜酸性、黏液性、嫌色性及瘤细胞瘤四类。根据免疫组化技术,垂体腺瘤分为泌乳素细胞腺瘤、生长激素细胞腺瘤、促肾上腺皮质激素细胞腺瘤、促甲状腺激素细胞腺瘤、促卵泡素、黄体生成素细胞腺瘤、多功能细胞腺瘤和无功能细胞腺瘤,这是最常用的分类方法。

根据超微结构特点,垂体腺瘤可以分为以下几种。

(1)生长激素细胞和泌乳素细胞腺瘤:分为颗粒密集型生长激素细胞腺瘤、颗粒稀疏型生长激素细胞腺瘤、颗粒密集型泌乳素细胞腺瘤、颗粒稀疏型泌乳素细胞腺瘤、混合性生长激素和泌乳素细胞腺瘤等。

(2)促肾上腺皮质激素细胞腺瘤:可分为伴有Cushing综合征的促肾上腺皮质激素细胞腺瘤、伴有Nelson综合征的促肾上腺皮质激素细胞腺瘤、静止的促肾上腺皮质激素细胞腺瘤等。

(3)促性腺激素细胞腺瘤:可同时产生促卵泡素和黄体生成素,但不一定相等。

(4)促甲状腺激素细胞腺瘤:免疫组化促甲状腺激素不一定阳性,原因不明,分泌颗粒电子致密核心与界膜之间有明显电子透亮空晕是其特征。

(5)其他:包括无特征性细胞腺瘤、嗜酸性粒细胞瘤、未分化腺瘤等。

2.垂体腺瘤的组织发生

目前认为垂体腺瘤来源于腺垂体细胞,在同一种细胞内具有能与生长激素和泌乳素两种激素抗体结合的颗粒,说明两种激素可以同时在同一垂体细胞内产生。促卵泡素和黄体生成素可由同一种细胞分泌。垂体内一种细胞不是只能分泌一种相应的激素。这类多激素细胞腺瘤,称之为"异源性垂体腺瘤"。其发生机制一般认为与瘤细胞的基因表达有关。

3.垂体增生

垂体增生是垂体病理中最有争议的问题,其是否能单独存在目前还不能肯定。垂体增生是非肿瘤细胞数量的增加,分弥散性增生和结节性增生,前者应与正常垂体区别,后者应与腺瘤区别。一般来说,垂体腺瘤与周围非肿瘤性腺垂体有明显分界,非肿瘤性腺垂体在腺瘤附近受挤压,网状纤维缺乏、不规则和退化。腺瘤除多激素来源的混合性腺瘤外,主要由一种细胞组成。在腺瘤的附近还可见到一些非肿瘤性细胞,而这些现象在垂体增生是不多见的。

4.恶性垂体腺瘤(垂体腺癌)

关于恶性垂体腺瘤尚无一致的看法。一般认为,凡肿瘤细胞有明显异型性,易见到核分裂,特别是侵及邻近脑组织和颅内转移者,应视为恶性垂体腺瘤。

三、临床表现

垂体腺瘤主要表现为内分泌功能障碍和局部压迫两组症状。

(一)内分泌功能障碍

垂体腺瘤的内分泌功能障碍包括分泌性垂体腺瘤相应激素分泌过多引起的内分泌亢进症状,和无分泌性垂体腺瘤及分泌性垂体腺瘤压迫、破坏垂体造成的正常垂体激素分泌不足所致的相应靶腺功能减退两组症状。

1.垂体肿瘤激素分泌过多产生的内分泌症状

见于分泌性垂体腺瘤,且随肿瘤分泌激素种类的不同而表现为相应症状。

(1)泌乳素腺瘤:女性泌乳素腺瘤:多见于20~30岁,典型临床表现为闭经、泌乳、不育三联症。①闭经:闭经或月经稀少几乎见于所有病例,这主要是由高泌乳素血症所致。青春期前发生泌乳素腺瘤可引起发育延迟和月经初潮延迟,随后月经稀少最终闭经;青春期后发生泌乳素腺瘤表现为继发性闭经,即早期为正常排卵性月经,随后发展为虽有排卵而黄体期缩短,进而出现无排卵月经,最后月经稀发、闭经。②泌乳:多数患者表现为自发性泌乳,部分患者则需挤压乳头后才出现少量乳汁;多数表现为双侧泌乳,少数患者并未自己觉察而在检查时发现。闭经伴泌乳素水平增高不一定有泌乳,有乳溢者也可无闭经。③不孕:泌乳素腺瘤目前已成为不孕症的最常见原因之一。④更年期症状:部分患者可因雌激素水平低落,出现面部阵发性潮红,性情急躁,性欲减退,阴道干燥,性感丧失,性交困难等。⑤其他症状:泌乳素腺瘤特别是病程较长的泌乳素腺瘤患者常常表现为肥胖和高血压,目前还不清楚是与泌乳素本身有关,还是其他因素所致。

男性泌乳素腺瘤:男性泌乳素腺瘤并不少见,由于临床症状较为隐袭,内分泌症状易于忽视,早期诊断较为困难,往往发展至大腺瘤时才做出诊断。早期主要症状为性功能减退,表现为性欲减退或缺失、阳痿、精子减少。可能与促性腺激素分泌不足或泌乳素影响雄性激素的生成和代谢以及对精子生成的直接干扰有关。部分患者表现为男性乳房发育、泌乳、不育、睾丸萎缩等表现。

(2)生长激素腺瘤:生长激素腺瘤在青春期以前发生表现为巨人症和肢端肥大症,在青春期以后发生则只表现为肢端肥大症。

肢端肥大症:女性略多于男性,常于30~50岁起病,病程一般较为缓慢,早期诊断较为困难。①肢端肥大:肢端肥大常常是患者最早出现的临床表现,由于肿瘤长期大量分泌生长激素,全身骨和结缔组织过度增生、组织间液增加,造成特征性的容貌改变和全身组织器官肥大。②内分泌代谢紊乱:肢端肥大症患者甲状腺常常肿大,但功能多为正常。基础代谢率往往增高,可能与生长激素的代谢促进作用有关。至疾病后期,伴发垂体功能减退时,基础代谢率降低。绝大多数女性患者表现有月经失调甚至闭经。患者一般无排卵功能,不能生育。男性患者在疾病早期可呈性欲亢进,生殖器增大,随着病程的进展,性欲逐渐减退以至完全消失,并逐渐出现生殖器萎缩。性腺功能减退及腺体萎缩的原因,可能与继发性垂体功能低下有关。约80%患者胰岛素耐受性增加,30%~60%患者糖耐量异常,30%患者患有糖尿病。少数患者血糖浓度可显著增高,但患者临床耐受性较好。糖尿病的发生主要与肿瘤细胞长期大量分泌的生长激素有关,多数随生长激素水平的控制而逐渐好转。

心血管系统表现:肢端肥大症患者全身脏器增生肥大,但心脏肥大的程度往往比其他脏器更为明显,心脏重量常在500 g以上。患者常有动脉硬化,尤其是冠状动脉粥样硬化。1/3患者存在肥大性心脏病,主要表现为左室肥厚、充血性心力衰竭、心律失常甚至心肌梗死。其发生的机制与合并糖尿病和异常高浓度生长激素直接作用于心脏有关。18%~48%的患者常伴高血压。

垂体性巨人症:生长激素腺瘤在儿童期起病表现为巨人症,在少年期起病者表现为肢端肥大性巨人症,即身体既高大,又有肢端肥大症的表现。

生长过度:在儿童期或少年期起病后,生长异常迅速,可持续到青春期以后,患者身高可达2 m左右。由于生长主要从长骨的骨骺开始,所以大多数患者肢体特别长,下部量较上部量为大。也可出现内脏增大及软组织增厚。至成年期骨骺闭合后,则出现肢端肥大症的表现。生长激素分泌过度和性激素分泌不足是造成肢体过度发育的原因。

(3)促肾上腺皮质激素腺瘤:库欣综合征又称皮质醇增多症,是由于肾上腺皮质激素分泌过多所产生的一组临床症状群,它可以由垂体促肾上腺皮质激素分泌增多、肾上腺皮质肿瘤、肾上腺皮质结节性增生、异位促肾上腺皮质激素或促肾上腺皮质激素释放因子(CRF)分泌性肿瘤等多种原因引起。其中因垂体促肾上腺皮质激素分泌增多导致双侧肾上腺皮质增生所引起的库欣综合征,称为库欣病(Cushing病)。本病多见于女性,男女之比为1:(3.5~8)。任何年龄均可发病,以20~40岁居多,约占2/3。起病大多缓慢,从起病到明确诊断一般2~5年。①一般表现:肥胖是最常见的临床表现(85%~96%),典型患者表现为以躯干为主的向心性肥胖、面部、颈部、躯干和腹部的皮下脂肪积聚导致满月脸、水牛背、锁骨上窝脂肪垫增厚和腹壁脂肪肥厚。重度肥胖比较少见。某些患者也可表现为全身性肥胖,儿童患者常表现为全身性肥胖和线性增长停滞。多数患者体重增加,某些患者虽然体重并不增加,但总是有向心性肥胖和特征性的脸部征象。75%~85%的患者有高血压,50%以上的患者舒张压>100 mmHg(13.33 kPa),高血压可以发生冠心病、脑卒中等并发症,是本病患者的主要死亡原因之一。水肿的发生率较低,约在 20％ 以下。②皮肤改变:表皮及皮下结缔组织萎缩导致面部潮红,皮肤菲薄透亮,皮下血管清晰可见。血管脆性增加使皮肤稍受外力即可出现瘀斑,静脉穿刺处有时也可出现广泛的皮下出血。紫纹的发生率约为 50％,最常见于下腹部,也可发生于大腿部、乳房、臀部、髋部和腋窝等处,表现为中间宽、两端细、表皮菲薄的紫色裂纹。然而这种紫纹也可见于短期内明显肥胖的年轻人。一般紫纹越宽、颜色越深,诊断意义越大。紫纹多见于年轻患者,老年患者相对少见。轻微的外伤及手术刀口愈合甚慢。50％ 的患者有表浅真菌感染。一般的细菌感染也不易局限,往往趋慢性经过或向周围扩散。由于高浓度的氢化可的松的作用,感染的症状和发热反应等常比同等感染程度的一般人为轻,应引起重视。多毛见于 65％～70％ 的女性患者,但程度一般不重,表现为眉毛浓黑,阴毛增多、呈男性分布,面颊和两肩毳毛增多,在须眉区或胸腹部也可出现粗毛。35％ 的患者有痤疮。但男性化少见,明显的男性化更常见于肾上腺肿瘤。皮肤色素沉着较少见,常在膝、肘及指间关节的伸侧面比较显著。明显的色素沉着常见于异位促肾上腺皮质激素分泌性肿瘤。③精神症状:85％ 的患者出现精神症状,可表现为情感障碍(抑郁症、欣快)、认知障碍(注意力和记忆力减退)和自主神经功能障碍(失眠、性欲减退)等。④性腺功能障碍:性腺功能减低是比较常见的症状,在病程较长的患者中尤为明显。75％ 的绝经期前患者有月经稀少或闭经,常常伴有不育。男性患者表现为性欲低下和阳痿,精子生成减少,但女性化极为少见。⑤肌肉骨骼症状:40％ 的患者有腰背疼痛,肌肉无力也比较常见。X 线检查,50％ 的患者可见骨质疏松,如果定量测量骨密度则高达 80％～90％。16％～22％ 有脊柱压缩性骨折。⑥代谢障碍:75％～90％ 的患者糖耐量降低,其中多数只表现为服用葡萄糖后 3 小时血糖水平不能恢复正常;20％ 有显性糖尿病,糖尿病性微血管病变和酮症较少见;10％ 的患者有肾结石,可能与氢化可的松诱导的高钙血症有关。10％ 的患者有多饮多尿,可能与高钙血症及糖尿病有关。

(4)促甲状腺激素腺瘤:真性促甲状腺激素腺瘤极为少见,临床表现为垂体性甲状腺功能亢进症,学者九百余例垂体手术仅见一例。多数为假性促甲状腺激素腺瘤,是由于原发性甲状腺功能减退,甲状腺激素对下丘脑的反馈性抑制减弱导致的垂体促甲状腺激素细胞的反应性增生。由于下丘脑分泌的促甲状腺激素释放激素(TRH)对泌乳素的分泌有很强的激动作用,临床除表现为甲状腺功能低下症状外,还有高泌乳素血症的典型表现,可误诊为泌乳素瘤。

2.腺垂体功能减退症状

分泌性垂体腺瘤和无分泌性垂体腺瘤均可产生腺垂体功能减退症状,这是由于肿瘤对正常垂体的压迫、破坏所造成的。研究表明,腺垂体破坏 50％ 一般情况下不产生明显垂体功能低下症状,破坏 60％ 产生轻微症状,破坏 75％ 产生中度症状,破坏 95％ 产生严重功能低下症状。因此垂体腺瘤必须达到一定体积,才能影响垂体功能出现垂体功能低下症状,所以明显的垂体功能低下多见于垂体大腺瘤特别是巨大腺瘤。

根据对正常人体生理功能影响的不同,腺垂体功能分为主要功能和次要功能。主要功能包括对肾上腺和甲状腺的调控,而次要功能则包括对性腺和生长等功能的调控。促性腺激素分泌不足,在男性表现为性欲减退、阳痿、外生殖器萎缩、睾丸和前列腺萎缩、精子量减少、第二性征不明显、皮肤细腻、体毛黄软稀少和阴毛女性分布;在女性则主要表现为月经稀少或闭经、不孕、子宫和附件萎缩、性欲减退、阴毛和体毛稀少。促甲状腺激素分泌不足主要表现为畏寒、疲劳乏力、精神不振、食欲减退、嗜睡。促肾上腺皮质激素分泌不足主要表现为虚弱无力、厌食、恶心、抵抗力差、血压偏低、低血糖;在急性严重肾上腺功能不足时表现为极度淡漠、无力、甚至急性腹泻水样便。生长激素分泌不足在儿童可影响生长发育。神经垂体激素分泌不足极为少见,垂体腺瘤术前出现尿崩极为罕见。

(二)局部压迫症状

1.头痛

头痛常位于双颞、前额或眼球后,呈间歇性发作或持续性隐痛。头痛与肿瘤大小有关,垂体微腺瘤头痛常常较为显著,可能是肿瘤刺激局部鞍膈和硬膜所致,一旦肿瘤明显鞍上发展,头痛也随之减轻;头痛也与肿瘤的分泌类型有关,生长激素腺瘤头痛常常较为显著,可能与生长激素异常大量分泌造成骨及软组织增生有关。

2.视力损害

由于鞍膈与视神经之间一般有 2~10 mm 的间距,因而垂体腺瘤需要达到一定体积、向鞍上发展到一定程度才能接触视神经,再继续发展一定程度才能因为直接压迫视神经、视交叉和视束的视觉传导纤维或影响视觉传导纤维的血液供应而造成视力障碍,因而视力损害主要见于垂体大腺瘤。初期主要表现为视野障碍,随后再出现视力受损。视野障碍的类型与肿瘤向鞍上生长的方式及视交叉的位置有关,当肿瘤在视交叉前下方向上压迫视交叉,则视野以颞上象限→颞下象限→鼻下象限→鼻上象限的顺序发展,双颞侧偏盲为最常见的视野障碍,两侧视野改变的程度可以并不相同,当肿瘤偏侧向鞍上发展时可表现为单侧视野障碍。视力减退:尽管多数肿瘤向鞍上生长的形态较为规则,然而视力减退几乎总是从一侧开始。视力减退可以是渐进性的,也可以是迅速发展的,经眼科治疗可以有一过性好转。眼底改变:垂体腺瘤的眼底改变表现为视神经萎缩。视神经萎缩的程度一般与视力损害的程度成比例。

3.邻近其他结构受压表现

肿瘤显著向海绵窦内发展,可以影响展神经或动眼神经出现患侧眼球内斜或患侧上睑下垂、瞳孔散大、眼球内斜。肿瘤显著向鞍上发展,可以影响下丘脑出现嗜睡、多食、肥胖、行为异常等症状。肿瘤向蝶窦和鼻腔发展,可出现鼻出血、脑脊液漏。但即使肿瘤体积巨大也极少引起颅内压增高和梗阻性脑积水。

四、诊断

(一)临床表现

垂体腺瘤的临床症状包括垂体功能障碍和垂体邻近结构受压两组症状。临床上对闭经、泌乳、不孕,阳痿、性功能障碍,身体过度发育、肢端肥大,氢化可的松增多表现,视力视野障碍、眼底萎缩,以及头痛等症状的患者,应该考虑有垂体腺瘤的可能,需要进行进一步的内分泌检查和神经影像学检查。

(二)内分泌学检查

内分泌学检查是诊断垂体腺瘤的重要依据。详细的内分泌学检查不仅可以检测异常增高的肿瘤激素,为定性诊断和判断病情提供依据;而且还可以了解正常垂体功能受肿瘤累及的程度,确定是否需要替代治疗。

1.分泌性垂体腺瘤的内分泌学检查

(1)泌乳素腺瘤:血清泌乳素水平检测是诊断垂体泌乳素瘤特别是泌乳素微腺瘤重要的内分泌学指标,也是判断疗效的可靠指标。明显升高(>200 ng/mL)的泌乳素水平可以肯定垂体泌乳素瘤的诊断。一般情况下血清泌乳素水平与肿瘤大小和内分泌症状之间有一定正相关关系,垂体微腺瘤患者血清泌乳素水平多为轻度升高,一般不超过 100 ng/mL,明显升高提示肿瘤向海绵窦内侵袭生长。在肿瘤坏死、出血、囊变时血清泌乳素水平则相应减低。

除垂体泌乳素瘤外,某些生理因素、药物和病理过程均可影响泌乳素的分泌,造成不同程度的高泌乳素血症。妊娠、哺乳,服用精神药物(多巴胺拮抗剂)、雌激素制剂、利血平等,患有原发性甲状腺功能减退、多囊卵巢综合征、空蝶鞍综合征等,均可导致高泌乳素血症。另外,泌乳素检测的实验室误差较大,对可疑患者应进行多次检测进行综合分析判断。

(2)生长激素腺瘤:基础生长激素水平是目前诊断垂体生长激素腺瘤和反映肿瘤活动程度的主要内分泌学指标。明显升高(>30 ng/mL)和显著降低(<2 ng/mL)的基础生长激素水平可以肯定或排除活动性肢端肥大症。正常人体在生理状态下生长激素也可呈阵发性大量分泌,所以轻度升高的生长激素水平也可见于正常人,特别是激烈运动、应激状态和睡眠时;另外,活动性生长激素腺瘤患者中 20% 生长激素浓度<10 ng/L,5% 生长激素浓度<5 ng/L。一般情况下血清生长激素浓度与肿瘤大小和疾病活动程度之间呈一定正相关关系。

(3)促肾上腺皮质激素腺瘤:过去内分泌学检查对垂体促肾上腺皮质激素腺瘤的诊断和鉴别诊断处于重要地位,通过促肾上腺皮质激素和氢化可的松的测定结合各种抑制和刺激试验,一般均可明确诊断。现在由于高分辨 CT 和 MRI 已可显示小至 3～5 mm 的微腺瘤,影像学检查也成为诊断垂体促肾上腺皮质激素腺瘤的重要方法。①库欣综合征的筛选试验:氢化可的松是肾上腺皮质束状带分泌的主要糖皮质激素,占肾上腺各种皮质类固醇总量的 81%,在血浆中以结合和游离两种形式存在,即一种和皮质类固醇结合球蛋白及清蛋白结合,占 90%,无生物活性,不能通过肾小球,不随尿液排出;另一种以游离形式存在,有生物活性,可从肾脏滤过,当血中游离氢化可的松增加到超过肾脏重吸收的阈值时,尿中游离氢化可的松的排泄量也增加。受促肾上腺皮质激素分泌节律的影响,氢化可的松的分泌也有昼夜节律。白天工作夜间睡眠的正常人,血浆氢化可的松有明显的变化节律,午夜含量最低,清晨 4 时左右开始升高,6～8 时达到高峰,以后逐渐下降,晚上入睡后逐渐降至最低水平。隔夜地塞米松抑制试验:隔夜地塞米松抑制试验比血浆氢化可的松的测定更有诊断价值。午夜口服地塞米松 1 mg 能够抑制 90% 以上的正常人清晨促肾上腺皮质激素的分泌,从而降低血浆氢化可的松浓度 50% 以上。尽管少数正常人血浆氢化可的松的抑制达不到这一水平,但几乎所有的库欣综合征患者均不能抑制到这一水平。综合文献,隔夜地塞米松抑制试验对库欣病的敏感性为 92%,特异性为 100%,诊断准确性为 93%。隔夜地塞米松抑制试验不能抑制的患者高度提示为库欣综合征,应进一步行库欣综合征的确诊试验。②库欣综合征的确诊试验:对隔夜地塞米松抑制试验不能抑制,或尿游离氢化可的松或氢化可的松代谢产物升高的患者,应进一步行小剂量地塞米松抑制试验以肯定或排除库欣综合征。也有人认为尿游离氢化可的松增高即可肯定诊断而无需行此试验。方法是试验前 1～2 天收集 24 小时尿测定尿游离氢化可的松和(或)17－羟类固醇、17－酮类固醇,试验第一天上午 9 点开始口服地塞米松 0.5mg,每 6 小时 1 次,共八次,同时收集 24 小时尿标本,正常情况下,服药第 24～48 小时的尿游离氢化可的松或氢化可的松代谢产物应抑制 50% 以上,如不能抑制,即可确诊为库欣综合征。

(4)促甲状腺激素腺瘤:详细的内分泌学检查是区别真性与假性促甲状腺激素腺瘤的重要步骤。真性和假性促甲状腺激素腺瘤患者血清促甲状腺激素均明显升高。然而,真性促甲状腺激素腺瘤患者在血清促甲状腺激素显著增高的同时,血清甲状腺激素水平也明显升高;假性促甲状腺激素腺瘤患者虽然血清促甲状腺激素也显著升高,但血清甲状腺激素水平却显著降低。

2.垂体功能检测

正常垂体功能检测包括垂体激素检测和促激素类激素靶腺功能检测两方面内容。目的在于反映正常垂体及其靶腺受肿瘤激素及肿瘤本身的直接破坏所造成的功能障碍和程度,为垂体功能评估和替代治疗提供依据。包括促肾上腺皮质激素和肾上腺功能(肾上腺皮质激素)检测、促甲状腺激素和甲状腺功能(甲状腺激素)检测、促性腺激素(黄体生成素 LH 和促卵泡素 FSH)水平检测、生长激素水平检测和泌乳素水平检测。

(三)垂体腺瘤的影像学表现

1.正常垂体的 CT 和 MRI 表现

熟悉正常垂体的影像学表现是诊断垂体微腺瘤等垂体微小病变的先决条件。垂体由腺垂体和神经垂体两部分组成。腺垂体又包括远侧部、结节部和中间部;神经垂体则包括漏斗部和神经部。远侧部又称垂体前叶,神经部称为垂体后叶,漏斗和结节部组成垂体柄。前叶约占垂体体积的 3/4,占据垂体窝的大部分,部分包绕中间叶和后叶。垂体的血液供应极为丰富,接受双侧垂体上动脉、垂体下动脉和下被囊动脉的供血。

(1)垂体高度:一般认为,正常垂体的高度男性≤5 mm,女性≤7 mm。垂体高度与年龄呈负相关,青春期或生育期由于内分泌功能活跃,垂体高度较高。一般认为正常垂体高度应≤8 mm,而垂体高度≥10 mm 则可肯定为异常。

(2)垂体密度(信号):正常垂体也可呈不均匀的混杂密度(信号),增强扫描垂体强化的程度主要取决于其血液供应,血供越丰富密度(信号)越高;其次,也与垂体的组织结构有关,组织结构越致密密度(信号)越高。前叶的血供较后叶丰富,且组织结构较后叶致密,因而密度(信号)较高。研究表明,64% 的正常垂体密度(信号)比较均匀,其中 26% 呈均匀一致的高密度(信号),38% 呈筛网状;36% 可出现局部低密度

(信号)区,其中多数极小而无法用光标测量。明显的低或高密度(信号)区常见于垂体的中后部。正常情况下局部异常密度(信号)区的大小应小于垂体体积的 1/3 或直径在 3 mm 以下。明显的局部低密度(信号)区常为一些先天性变异如中间部囊肿等。

(3)垂体上缘形态:正常垂体多数上缘平坦或稍微凹陷,少数上缘膨隆。研究表明,51%的正常垂体上缘平坦,31%上缘凹陷,18%上缘膨隆。垂体上缘膨隆多见于年轻女性,而上缘凹陷多见于老年人,且与鞍膈孔较大、鞍上池压迫垂体有关。

(4)垂体柄:一般认为,绝大多数垂体柄居中或稍微偏离中线。但详细的 MR 研究发现,46%的正常垂体柄可以或多或少地偏离中线。根据垂体与垂体柄及大脑中线(纵裂)的关系,垂体柄的位置可分为三种类型:①垂体居中,垂体柄无偏斜,占 54%;②垂体偏离中线,垂体柄仍在垂体中线进入垂体,致使垂体柄倾斜,占 34%;③垂体居中,垂体柄偏离垂体中线进入垂体,垂体柄因而偏斜,占 12%。由此可见,部分正常人的垂体柄也可稍微偏离中线,只有当垂体柄明显偏离中线,或伴有其他异常时才可以认为异常。

2.垂体微腺瘤的 CT 和 MRI 表现

(1)直接征象:垂体内低密度(信号)区是诊断垂体微腺瘤的可靠征象。低密度(信号)区在 3 mm 以上或超过垂体体积的 1/3 即可诊断为垂体微腺瘤。低密度(信号)区的显示与垂体及肿瘤的造影剂充盈方式有关。造影剂快速增强扫描时,由于垂体的血供极其丰富,且无血-脑脊液屏障,注入造影剂后可立即增强,其增强的程度与海绵窦及颈内动脉相接近。而肿瘤组织的血供不及垂体丰富,增强不及垂体迅速,肿瘤密度(信号)增加缓慢,因而在注入造影剂的一瞬间,肿瘤与邻近垂体组织或海绵窦相比呈低密度(信号)。随着时间的推移,循环血中的造影剂浓度逐渐降低,垂体与海绵窦的密度(信号)均逐渐下降,肿瘤组织逐渐呈等密度(信号)。因此,快速增强扫描可使低密度(信号)区的显示最佳,而延长注射造影剂至扫描完成的时间则会造成漏诊。少数微腺瘤表现为或高密度(信号)区,表现为等密度(信号)区的微腺瘤只能依据占位征象进行诊断。

(2)占位征象:①垂体增高和(或)上缘膨隆:垂体高度超过 8 mm 即提示可能存在微腺瘤。但正常垂体高度也可能>8 mm。另外,垂体高度正常也不能否定微腺瘤的存在,因此不能单纯用垂体高度作为微腺瘤是否存在的唯一标准,必须结合其他 CT 表现。垂体增高且上缘膨隆,则高度提示微腺瘤的存在,若垂体上缘的隆起不对称,则更支持微腺瘤的诊断。有人报道,垂体增高且上缘隆起不对称,91%有肿瘤存在。垂体上缘呈普遍性隆起只有部分病例中线区有肿瘤存在。因为正常垂体上缘也可膨隆,故观察垂体上缘形态也需结合其他征象。②垂体柄移位:肿瘤的占位效应可将垂体柄推向对侧,但在少数情况下,垂体柄也可向肿瘤同侧移位。另外,动态增强扫描可见垂体柄周围毛细血管丛,微腺瘤的占位效应也可导致此毛细血管丛的移位。垂体柄偏离中线 2 mm 以上,常常提示微腺瘤的存在。同样,在分析垂体柄的变化时也需结合其他 CT 征象,因为微腺瘤患者垂体柄可以不移位,而正常人的垂体柄又可略偏离中线。③神经垂体消失:冠状 CT 扫描在通过垂体后缘的层面上,在鞍背前方常可见到略低密度的卵圆形后叶;而 MRI 检查可更清晰地显示神经垂体。微腺瘤的占位效应常导致后叶受压缩小而不能显示,或被挤向一侧。但若肿瘤发生于前叶前部,体积又较小,其占位效应不重,则仍可见到后叶。故神经垂体消失常常提示有微腺瘤,而后叶显示良好也不能完全排除微腺瘤。④鞍底骨质的变化:微腺瘤可导致鞍底骨质的吸收或破坏,使鞍底两侧厚度不一,CT 表现为鞍底一侧变薄或破坏。但正常人鞍底厚度有较大变异,只有骨质改变伴有相应部位的其他异常表现时,才可认为异常。

总之,垂体是否异常或是否存在微腺瘤,应从垂体高度、上缘形态、内部密度(信号)、异常密度(信号)区的存在及其大小、密度(信号)及边界、垂体柄的移位、神经垂体及鞍底骨质的变化等几方面进行仔细观察,还应结合临床表现进行综合分析。如果临床有闭经-泌乳、肢端肥大或巨人症、库欣病等内分泌障碍的症状和体征,放免检查有相应激素的分泌异常,CT 或(MRI)检查显示垂体局部低密度(信号)区大小超过垂体体积的 1/3 或大小在 3 mm 以上;或垂体高度>8 mm,上缘呈普遍或不对称隆起,内部密度(信号)不均匀,即可诊断为垂体微腺瘤。垂体柄移位、后叶消失及鞍底骨质的变化,仅提示有微腺瘤存在。

3.垂体大腺瘤的 CT 和 MRI 表现

CT 和 MRI 检查是诊断垂体腺瘤最主要的影像学方法,不仅可以做出定性诊断,而且还可以了解肿瘤的大小、形态、质地以及与周围结构之间的关系,为治疗方法的选择提供依据。

非增强扫描可见蝶鞍扩大,鞍底和鞍背骨质吸收变薄、倾斜;肿瘤位于脑外,由鞍内向鞍上生长,占据鞍上池、第三脑室前部甚至达室间孔水平,但极少因此出现梗阻性脑积水;肿瘤可呈实体性或囊实性,无钙化,边界清楚,呈类圆形或哑铃形;两侧海绵窦受肿瘤推移挤压外移,少数肿瘤侵袭海绵窦腔包绕颈内动脉甚至使该侧海绵窦明显外移;有时肿瘤可明显向额叶或颞叶发展,或者突入蝶窦。增强扫描可见实体性肿瘤呈均一中度强化,囊性肿瘤呈周边强化,中小体积肿瘤在肿瘤周边可见残存垂体。

4.垂体腺瘤的放射学分类

(1)根据垂体腺瘤的大小将之分为微腺瘤(<10 mm)、大腺瘤(10～40 mm)和巨腺瘤(>40 mm)。

(2)根据垂体腺瘤蝶鞍断层表现,分为局限型和浸润型两种。

局限型:肿瘤限于蝶鞍硬膜的范围内,鞍底完整。

Ⅰ级:肿瘤≤10 mm,蝶鞍大小正常(小于 16 mm×13 mm),但可见一侧鞍底下沉或局部变薄、凹陷。肿瘤直径在 10 mm 以内,即微腺瘤。

Ⅱ级:蝶鞍不同程度扩大,但鞍底完整。

浸润型:肿瘤破坏鞍底突入蝶窦内。

Ⅲ级:蝶鞍不同程度扩大,但鞍底骨质有局限性侵蚀或破坏。

Ⅳ级:鞍底骨质弥散性侵蚀和破坏,蝶鞍诸壁轮廓不清而呈幻象蝶鞍。

(3)对于向鞍上发展的肿瘤,根据其向鞍上发展的程度分为四级。

A 级:肿瘤位于蝶骨平台上方 10 mm 以内,占据视交叉池,尚未推移第三脑室。

B 级:肿瘤位于蝶骨平台上方 10～20 mm,占据第三脑室前下部。

C 级:肿瘤位于蝶骨平台上方 20～30 mm,占据第三脑室前部。

D 级:肿瘤位于蝶骨平台上方 30 mm 以上,达室间孔水平;或 C 级伴有不对称的侧方或多处扩展。

(4)根据 CT、蝶鞍断层和其他神经放射学检查及临床症状,将垂体腺瘤分为两型六级。

局限型有 0～Ⅱ级。

0 级:肿瘤直径≤4 mm,蝶鞍大小正常,鞍结节角正常≥110°,CT、MRI 检查难以检出。

Ⅰ级(微腺瘤):肿瘤直径≤10 mm。蝶鞍大小正常,鞍结节角减小,鞍底有局限性骨质变薄、下凹,双鞍底,病侧鞍底倾斜。CT 可以发现肿瘤,此型仅有内分泌障碍症状。

Ⅱ级(鞍内型):肿瘤直径>10 mm。位于鞍内或轻度向鞍上生长,蝶鞍扩大,不对称,鞍结节角≤90°。鞍底局限性变化明显,病侧鞍底下沉呈双鞍底。CT 扫描显示肿瘤位于鞍内或扩展到鞍上池前部。临床可有内分泌症状,无视力、视野改变。

侵蚀型有Ⅲ～Ⅴ级。

Ⅲ级(局部侵蚀型):肿瘤直径>2 cm,向鞍上生长,蝶鞍扩大较著,鞍底骨质有局限性侵蚀、破坏。CT 扫描可见肿瘤扩展至视交叉池,第三脑室轻度抬高,临床有或无明显视觉障碍。

Ⅳ级(弥漫侵蚀型):肿瘤直径达 4 cm 左右,肿瘤向鞍上或蝶窦内生长,蝶鞍显著扩大,鞍壁骨质弥散性破坏,呈幻影蝶鞍,第三脑室前下部明显抬高。

Ⅴ级(巨大腺瘤):肿瘤直径>5 cm,肿瘤除向鞍上或蝶窦生长外,并可向前、中、后颅窝及海绵窦生长,第三脑室室间孔阻塞,有脑积水。

五、鉴别诊断

1.垂体腺瘤

垂体腺瘤多见于成年人;表现为闭经泌乳、肢端肥大、巨人症、氢化可的松增多症等特征性表现;少见于儿童及青少年,表现为闭经泌乳、巨人症、氢化可的松增多症等明显内分泌异常;视力损害多在中晚期出现,即在肿瘤体积达到相当程度以后才出现视力损害;早期表现为肿瘤激素亢进症状,晚期才出现垂体功能低下表现;颅内压增高和尿崩症状极为罕见,眼球运动障碍仅见于极少数病例;详细的内分泌学检查可见肿瘤激素增高,晚期才出现垂体功能低下;X线片蝶鞍球形扩大,骨质吸收破坏,肿瘤钙化极为少见;CT和MRI检查显示蝶鞍扩大,肿瘤由鞍内向鞍上发展,易囊变,但无钙化,实体部分呈等或略高密度,中等程度增强。

2.颅咽管瘤

颅咽管瘤多见于儿童,也可见于成年人;造釉细胞型颅咽管瘤可见于儿童和成人,特点是有钙化、易囊变;鳞状乳头型仅见于成人,无钙化和囊变。无垂体功能亢进症状,而表现为垂体功能低下如发育迟滞、性征发育不良等,1/3患者有尿崩,易出现颅内压增高症状;蝶鞍正常或呈盆性扩大,2/3患者有鞍上钙化斑块,蛋壳样钙化对确诊更有价值;CT和MRI检查肿瘤多发生于鞍上,向鞍上池、第三脑室和鞍内生长;70%～90%为囊性,壁薄呈环状强化,多有钙化。

3.鞍结节脑膜瘤

鞍结节脑膜瘤多见于中老年女性,内分泌症状阙如,以视力损害为突出表现,且视力损害的程度与肿瘤大小不成比例;蝶鞍无扩大,几无骨质破坏,肿瘤向鞍后发展显著时可见鞍背上端骨质吸收;CT呈高密度影像,显著均匀强化,由于肿瘤起源于鞍结节,因而肿瘤主要位于鞍上且偏前,肿瘤与垂体之间有间隙;矢状重建图像或MRI检查可见肿瘤位于鞍上池内、垂体上方,基底位于鞍结节,多数向鞍结节后上方发展较著,可见特征性的"燕尾征"。

4.鞍区动脉瘤

鞍区动脉瘤临床少见,偶见于中老年人;缺乏内分泌障碍表现,以眼球运动障碍和视力损害为主要表现,且视力损害的程度和眼球运动障碍的出现与病变大小不成比例;蝶鞍多无明显改变,偶尔可见扩大;CT扫描病变边缘清晰,显著增强,且与颈内动脉等脑底动脉关系密切;MRI扫描可见病变内部的流空效应,病变和脑底动脉环相连,可有附壁血栓;DSA检查可以明确诊断。但要警惕垂体腺瘤合并动脉瘤的情况。

5.脊索瘤

脊索瘤多见于成年人;无垂体功能亢进症状,可见垂体功能低下表现,眼球运动障碍较为显著,向鞍上发展较著时可出现视力损害。平片检查可见蝶鞍及邻近蝶骨体、蝶骨大翼和枕骨基底部广泛骨质破坏;CT和MRI检查显示肿瘤主要位于颅底,骨质破坏范围广泛,蝶窦、蝶鞍、斜坡等部位被肿瘤侵蚀破坏,呈低密度病灶,中度增强,内有残存的被破坏的碎骨片。

6.空蝶鞍综合征

本病未单独列出,在此略作介绍。空蝶鞍综合征(empty sella syndrome,ESS)是指鞍膈扩大或阙如,鞍上蛛网膜下隙疝入蝶鞍内,导致蝶鞍扩大、垂体受压变形而引起的临床综合征。多发生于中年肥胖及长期高血压的经产妇,病因及发病机制未完全明了,可分为原发性和继发性两类。原发性空蝶鞍综合征原因不明确,目前有多种学说,包括:①先天性鞍膈缺损;②垂体腺退化变性;③脑积水;④鞍内囊肿破裂;⑤垂体腺缺血坏死;⑥垂体淋巴炎等。继发性空蝶鞍综合征指发生于鞍区手术及放疗后患者。根据病变程度又将空蝶鞍综合征分为部分性(鞍内尚可见到腺垂体)和完全性(腺垂体完全消失)。

原发性空蝶鞍综合征绝大多数处于良性状态,患者无任何症状或仅有轻微症状。继发性空蝶鞍综合征通常呈良性过程,但易发生较严重并发症。其症状主要因蛛网膜下隙脑脊液冲击鞍区组织受牵拉、移位引起。其主要表现为:①偏头痛:为非特异性,一般认为由于鞍内脑脊液搏动,对硬脑膜及周围结构压迫和硬膜扩张引起。②视力下降、视野缺损:有时可在影像学上发现视神经、视交叉及视束经过鞍膈孔部分或完全陷入鞍内,造成视路结构压迫。导致视力下降、视野缺损。有的在影像学上没有视路下疝而出现视野缺损,或有视路下疝而视力正常。有人认为,此临床表现可能是由于牵拉垂体柄,使视觉通路或血管出现显微结构变化所致。③非创伤性脑脊液漏:长期脑脊液搏动压迫。使鞍底骨质受侵蚀、变薄,甚至出现脑脊液鼻漏、颅内感染。④垂体功能低下:腺垂体受挤压、萎缩严重,导致腺垂体激素分泌减少。⑤高泌乳素血症:为合并泌乳素腺瘤或腺垂体过度分泌所致。⑥尿崩:牵拉垂体柄,使抗利尿激素无法到达垂体所致。⑦合并垂体腺瘤时,可有肢端肥大、Cushing病等表现。

CT及MRI为诊断空蝶鞍综合征的可靠方法,尤其是MRI诊断准确率最高,其可清晰显示垂体受压变薄、向后下方移位,主要表现为:①蝶鞍增大或正常,鞍底下陷;②鞍内充满脑脊液信号,与鞍上池蛛网膜下隙相通;③垂体对称性受压变扁,高度<3 mm,紧贴于鞍底;垂体上缘凹陷,矢状面呈新月形,冠状面垂体柄与受压的垂体共同构成锚形;④平扫及增强扫描垂体内信号均无异常,也可仅见蝶鞍内均匀一致的长T_1、长T_2脑脊液信号充填,但看不到垂体信号显示(完全性空蝶鞍);⑤垂体柄延长直达鞍底,居中或后移;⑥视神经上抬,垂体与视神经的距离延长。X线平片结合气脑造影曾是空蝶鞍综合征的主要诊断方法,可见蝶鞍扩大呈球形或方形,骨质疏松,造影时气体可进入鞍内。

空蝶鞍综合征无症状者无需特殊处理,但应定期随访。有症状者应行对症治疗,包括激素替代治疗及用溴隐亭纠正高泌乳素血症等,必要时行手术治疗,其指征:①顽固头痛;②进行性视力下降或视野缺损;③脑脊液鼻漏;④明显的内分泌功能紊乱。手术方式为空蝶鞍填充术,手术可经额或鼻蝶入路行蝶鞍内填塞,以消除鞍内异常扩大的蛛网膜下隙,解除垂体受压,抬高隔鞍,减轻视神经张力,进而改善视力障碍、视野缺损。其目的为:①消除鞍内异常的蛛网膜下隙,解除脑脊液搏动对垂体组织及骨质的压迫;②抬高陷入鞍内的视路结构,减轻垂体柄的牵拉。鞍内填充物包括肌肉、脂肪、明胶海绵等,因生物材料可被吸收致空蝶鞍综合征复发,故有人采用惰性材料如可脱性球囊、硅橡胶等。有人采用肌肉－骨骼－肌肉制成的"三明治"样填充物,术后5年复查,未见明显吸收表现,短期疗效较显著,可即刻改善头痛、视野缺损等症状。长期疗效有待大组病例长期随访观察。

六、治疗

(一)经蝶窦切除垂体腺瘤

1.经蝶窦切除垂体腺瘤的适应证和禁忌证

近年来由于对蝶鞍局部解剖研究的深入、CT和MR的临床应用、经蝶窦垂体腺瘤切除手术经验的积累、手术显微镜和X线定位设备的临床应用,经蝶窦垂体腺瘤切除术变得相当安全和简单。绝大多数垂体腺瘤均适合经蝶窦手术切除;对垂体微腺瘤和侵蚀蝶鞍主要向蝶窦内生长的肿瘤更应该采用经蝶窦手术切除。

对显著向额叶或颞叶发展的垂体腺瘤、合并蝶窦急性化脓性炎症的垂体腺瘤,不适合经蝶窦手术。根据手术条件和经验的不同,蝶窦发育较差和合并蝶窦慢性炎症的垂体腺瘤应列为经蝶窦手术的相对禁忌证。

对显著向两侧海绵窦和邻近结构如上颌窦内侵袭生长的垂体腺瘤,经蝶窦手术不能全切;肿瘤向鞍上发展部分与鞍内部分连接处显著狭窄的垂体腺瘤,经蝶窦手术常常难以切除鞍上发展的部分,手术疗效不满意。但这两种情况采用经颅手术时在绝大多数情况下并不能比经蝶窦手术切除更多的肿瘤。鉴于两者在手术创伤、并发症等方面的悬殊差异,仍以采用经蝶窦手术为好。

垂体微腺瘤由于蝶鞍扩大不明显,术中蝶鞍定位要求较高,鞍底硬膜出血常常较剧烈,脑脊液漏和尿崩等并发症相对较多;主要向蝶窦内生长的垂体腺瘤和经蝶窦手术后复发的垂体腺瘤,由于局部解剖关系不清,比切除一般垂体腺瘤需要更娴熟的技巧。建议初次开展经蝶窦切除垂体腺瘤手术的医师,谨慎选择此类患者。

2.经蝶窦垂体腺瘤切除的术前准备

(1)X线平片和断层检查:X线平片可以提供蝶鞍局部骨质结构的全貌,应作为垂体腺瘤患者术前的常规检查,不能因为已进行CT或MRI检查而忽略。注意观察以下内容:①蝶鞍的大小、形态、左右及前后位的倾斜度,鞍底骨质的厚度及是否完整;蝶窦气化的类型,蝶窦与蝶鞍特别是蝶窦前上、后下与蝶鞍的相互位置关系。指导术中准确辨认蝶鞍;确定鞍底打开的前后位置。②观察蝶窦隔的位置、数目、形态、厚度,根据蝶窦隔与鞍底的相互位置关系,指导术中确定鞍底打开的左右位置。

（2）CT 扫描或 MRI 检查:CT 扫描或 MRI 检查能清楚显示肿瘤的直接征象及其与周围结构之间的关系,是垂体腺瘤患者最重要的影像学检查,注意观察以下内容:①对垂体微腺瘤要注意垂体的高度、上缘形态、垂体柄的位置,肿瘤的大小、位置、形态、与垂体前叶及后叶的位置关系、与海绵窦的关系。②对垂体大腺瘤要注意肿瘤大小、形态、内部质地;向鞍上发展的程度、方向;海绵窦受累的类型(推移挤压或侵袭窦腔)、位置、程度,肿瘤与颈内动脉的关系;蝶鞍周围脑池、视神经、鞍上动脉、间脑、脑干等受压的程度及其相互位置关系;残存垂体的位置、大小。③蝶鞍大小、形态、鞍底是否完整,蝶窦气化的类型、有无炎症息肉,蝶鞍与蝶窦的相互位置关系,蝶窦隔与鞍底的位置关系,肿瘤突入蝶窦的位置、大小,鼻腔内有无炎症息肉、鼻中隔有无偏曲、鼻甲是否肥大、两侧鼻腔的大小。

（3）垂体功能检查:详细的内分泌学检查一方面可以了解肿瘤激素分泌水平,为疗效判断提供依据;另一方面可以了解正常垂体功能情况,明确是否需要替代治疗,为手术创造安全条件。

（4）神经眼科学检查:检查视力、视野和眼底情况,了解患者术前视功能的损害程度,作为推断和观察手术疗效的依据。术前视力损害越重(如小于 4.0)术后恢复越慢且很难恢复至理想水平;如视力仅为光感或手动,少数患者术后视力有可能没有恢复甚至完全丧失。

（5）耳鼻喉科检查:了解鼻腔有无炎症、息肉,鼻中隔有无偏曲,鼻甲是否肥大,鼻窦有无炎症。

（6）鼻腔准备:如鼻腔、鼻窦内有炎症术前要予以控制;术前要剪鼻毛。

（7）控制并发症:高血压、糖尿病是垂体腺瘤常见的并发症,术前要仔细观察,系统治疗,待病情控制以后再考虑手术。

3.经口鼻蝶窦入路切除垂体腺瘤

（1）手术器械:双极电凝、手术显微镜或头灯、消毒钳、针持、枪状镊子、吸引器、拉钩、刀柄、剥离子、鼻腔牵开器、髓核钳、椎板咬骨钳、骨凿、锤子、刮钩、钩刀、刮匙、取瘤钳或取瘤镊。

（2）手术步骤:全麻→保护角膜→消毒面部,铺无菌巾→消毒双侧鼻腔、口腔→填塞口咽部→局麻上唇黏膜→上唇黏膜切口至上颌骨牙槽突骨膜→剥离上颌骨牙槽突骨膜至梨状孔→剥离鼻中隔前端→剥离双侧鼻中隔黏膜(或一侧鼻中隔软骨部、两侧骨部黏膜)至蝶窦腹侧壁→剥离双侧鼻底黏膜→放置鼻腔牵开器,修正方向→咬除鼻中隔(或仅咬除骨性鼻中隔)→开放蝶窦腹侧壁→切开蝶窦黏膜,探查鞍底位置,修正方向→扩大蝶窦腹侧壁开口,咬除蝶窦隔,显露鞍底→鞍底开窗→鞍内穿刺→切开鞍底硬膜及垂体→刮除肿瘤→止血→扩大切除微腺瘤→修补脑脊液漏→撤出鼻腔牵开器→复位黏膜,再次消毒鼻腔,双侧鼻腔填塞纱条。

（3）手术方法:①一般准备:全麻后平卧位,头略后仰。常规消毒面部皮肤,铺无菌单;放置手术显微镜;用1%威力碘消毒双侧鼻腔、口腔;湿绷带填塞口咽部。②上唇黏膜切口和显露梨状孔:用拉钩牵开上唇,用含有肾上腺素的局麻药或生理盐水注入上唇近齿龈部黏膜下和骨膜下;再经鼻前庭注入双侧鼻中隔和鼻底部骨膜下,以此将黏膜自骨和软骨表面分离。沿上唇距齿龈 0.5 cm 两侧犬齿间作横行切口,第一刀与黏膜垂直直达黏膜下,第二刀由黏膜下与上颌骨牙槽突表面垂直直达骨质表面。剥离上颌骨牙槽突骨膜至梨状孔下缘,然后剥离前鼻棘和鼻中隔前下缘的皮肤和黏膜,显露鼻中隔软骨前下缘,注意保持皮肤和黏膜的完整,以免形成面部瘢痕。③剥离鼻中隔和鼻底黏膜:紧贴软骨面于骨膜下剥离鼻中隔前下缘右侧黏膜至蝶窦腹侧壁,再沿梨状孔下缘于骨膜下剥离右侧鼻底黏膜,最后剥离右侧鼻中隔与鼻底黏膜交界处,即鼻中隔软骨与硬腭连接处。该处黏膜与骨质粘连紧密,应从前往后直视下自上而下(沿鼻中隔向鼻底)和自下而上(自鼻底向鼻中隔)逐渐剥离,必要时紧贴骨质表面锐性分离。采用相同的方法剥离左侧鼻中隔和鼻底黏膜。注意黏膜的剥离必须在骨膜下进行,尽量保持骨膜的完整,以防鼻中隔穿孔。为防治鼻中隔穿孔,可采用保留鼻中隔软骨的方法,即在剥离左侧鼻中隔黏膜时,从右侧将鼻中隔软骨与前鼻棘和硬腭骨质的连接处向左侧折断,直至鼻中隔骨部(犁骨),然后向上方将鼻中隔软骨与骨部(犁骨)连接处分离,将鼻中隔软骨和左侧鼻中隔黏膜作为一层结构与鼻底黏膜分离。有学者推荐采用保留鼻中隔软骨的方法。④扩大梨状孔和确定进路方向:绝大多数情况下不需要扩大梨状孔,但如牵开器太粗而患者梨状孔又太小,可咬除梨状孔下缘和外侧少许骨质扩大梨状孔。前鼻棘并不妨碍手术操作,应原位保留以防术后鼻小柱偏斜。根据以前鼻棘为基点硬腭与蝶鞍前壁之间的角度可以确定前鼻棘与蝶鞍前壁之间的连线，该线即大致为手术进路，沿此方向向后上方剥离鼻中隔黏膜即可到达蝶窦腹侧壁，自中线向外侧剥离蝶窦腹侧壁黏膜，在蝶窦前壁上份外侧可找到蝶窦口，沿此方向安放牵开器绝大多数情况下均可满足切除肿瘤的需要。犁骨恒定位于中线，牵开器前端距犁骨两侧的距离应该相等，以防侧向偏斜。少数患者蝶窦腹侧壁骨质菲薄，特别是肿瘤向蝶窦内生长时骨质吸收使蝶窦腹侧壁更为薄弱，剥离过程中容易捣碎蝶窦腹侧壁而难以准确确定蝶窦腹侧壁和蝶窦口，手术操作中应引起注意。⑤切除鼻中隔、进入蝶窦：用髓核钳咬除鼻中隔骨部（犁骨），注意保留犁骨后部作为确定中线的标志。如骨质较厚可用骨凿凿开，而不要用髓核钳左右摇曳以防将犁骨完全取下。咬除蝶窦腹侧壁骨质即可进入蝶窦，切开蝶窦黏膜，探查蝶鞍的位置，根据蝶鞍的位置确定蝶窦腹侧壁开窗的位置，一般蝶窦腹侧壁开窗达(1~1.5)cm×(1~1.5)cm即可满足手术切除肿瘤的需要。蝶窦隔的变异甚多，约半数患者蝶窦有多个纵隔、斜隔、甚至横隔，术前应根据影像学检查仔细分析，以免术中定位困难。蝶窦黏膜应尽量保留，学者近千例经蝶窦垂体手术尚未发现形成蝶窦粘液囊肿。⑥确定鞍底开窗的位置和大小：根据影像学显示的蝶窦隔与蝶鞍的相互关系，进一步确定中线和鞍底开窗的左右位置和大小，对偏于一侧生长的肿瘤特别是微腺瘤，鞍底开窗可向该侧适当扩大，但两侧尽量不要显露海绵窦；根据肿瘤与蝶鞍的相互关系，确定鞍底开窗的前后位置，一般应以蝶鞍前壁与下壁转折处为中心咬除骨质，或向后方略多于前上方，前上方不宜过高，应在鞍膈或鞍结节下方。垂体大腺瘤蝶鞍扩大骨质吸收变薄，咬除蝶窦隔时多可同时打开鞍底，垂体微腺瘤或鞍底骨质较厚时则需要用骨凿凿开，然后用椎板咬骨钳扩大鞍底开窗至(1~1.2)cm×(1~1.2)cm即可满足手术切除肿瘤的需要。核实手术方向及诊断：用长针选择鞍底中部无血管区穿刺鞍内，以排除鞍内动脉瘤（抽出新鲜动脉血液）或手术方向偏斜（抽出脑脊液或新鲜静脉血液），如穿出肿瘤组织或陈旧性血液或囊液则可明确诊断。⑦切除肿瘤：X形切开鞍底硬膜，在接近海绵窦时硬膜增厚不要损伤，海绵间窦出血可以电凝或压迫止血。切开硬膜以后，即可见质地细软的灰白色肿瘤组织涌出。用刮匙分块刮除肿瘤，先切除鞍内肿瘤，然后切除向两侧海绵窦发展的肿瘤，最后切除向鞍上发展的肿瘤。切除明显向海绵窦发展的肿瘤时常常可触及颈内动脉，注意轻柔操作以免损伤颈内动脉和展神经。对显著向鞍上发展的肿瘤，不要急于向鞍上搔刮，只要肿瘤鞍内与鞍上部分连接处不十分狭窄，在鞍内肿瘤切除后鞍上部分会自动垂落入鞍内，必要时可在鞍内肿瘤切除后通过增加颅内压的方法促使肿瘤进入鞍内。肿瘤切除后可见肿瘤上壁翻入鞍内，肿瘤较小时肿瘤上壁多为质地粗糙似横纹肌样的红色残存垂体和鞍膈；肿瘤较大时肿瘤上壁则为增厚并透射上方鞍上池灰暗色彩的蛛网膜，注意不要撕破造成脑脊液漏。⑧瘤床处理：肿瘤切除后大多数瘤床没有明显出血，少数出血用凝血酶盐水浸泡顷刻即可，个别仍有活动性出血者最好电凝出血点或用明胶海绵压迫。仔细观察有无脑脊液漏，如无脑脊液漏则无需填塞蝶鞍和蝶窦，如有脑脊液漏则取自体肌肉制成肌肉浆覆盖漏液部位，然后填塞明胶海绵。无需重建鞍底。不填塞蝶窦。⑨鼻腔处理：撤出牵开器，复位鼻中隔和鼻黏膜，清理鼻腔内分泌物，再次消毒鼻腔，双侧鼻腔内填塞油纱。⑩术后处理：术后预防性应用抗生素，全麻清醒后即可进食和下地活动，2~3天后拔除纱条。

4.经单侧鼻腔－蝶窦入路切除垂体腺瘤

经口鼻蝶窦入路切除垂体腺瘤是国内外经蝶窦切除垂体腺瘤的常规手术方式，也有由此派生的经鼻蝶入路等手术方式。虽然上述手术方式较开颅手术有很大的优越性，但仍存在手术创伤大、时间长、局部并发症多等缺点。学者1994年3月开始采用经单侧鼻腔蝶窦入路切除垂体腺瘤，取得了满意疗效。

(1)手术器械：经单侧鼻腔－蝶窦入路切除垂体腺瘤所需器械与经口鼻蝶窦入路切除垂体腺瘤类似。

(2)手术步骤：全麻→保护角膜→消毒面部，铺无菌巾→消毒双侧鼻腔，收敛手术侧鼻腔黏膜→沿手术侧鼻腔探查蝶窦下壁及前壁，寻找蝶窦口，确定进路方向→放置鼻腔牵开器→填塞鼻后孔→切开并剥离蝶窦腹侧壁黏膜→折断犁骨根部，剥离对侧蝶窦腹侧壁黏膜→开放蝶窦腹侧壁骨质→切开蝶窦黏膜，探查鞍底位置，修正方向→扩大蝶窦腹侧壁开口，咬除蝶窦隔，显露鞍底→鞍底开窗→鞍内穿刺→切开鞍底硬膜及垂体→刮除肿瘤→止血→扩大切除微腺瘤→修补脑脊液漏→取出鼻后孔棉条，再次消毒鼻腔→复位黏膜，撤出鼻腔牵开器→双侧鼻腔后上部填塞纱条。

(3)手术方法:①一般准备:全麻后仰卧位,头部略后仰,常规消毒面部皮肤,铺无菌单;放置手术显微镜;用1%威力碘消毒双侧鼻腔。②选择入路鼻腔:一般根据习惯选择左侧或右侧鼻腔入路,多数情况下学者习惯采用左侧鼻腔入路。但如肿瘤生长明显偏向右侧或左侧则分别选择左侧或右侧鼻腔入路,即选择肿瘤生长偏向的对侧鼻腔入路。③确定进路方向:经术侧鼻腔用剥离子沿鼻后孔向前上方触摸蝶窦下壁,沿蝶窦下壁继续向前上方即到达蝶窦前壁,再用剥离子在蝶窦前壁自下而上于中线外侧寻找蝶窦开口,确定蝶窦开口后沿此方向将牵开器徐徐放入,直至蝶窦腹侧壁,并使牵开器前端上缘位于蝶窦口附近。④扩大术野进入蝶窦:用牵开器前端自鼻中隔根部向对侧折断部分犁骨(鼻中隔根部),再向外侧折断同侧中鼻甲,撑开牵开器扩大术野。弧形切开鼻中隔根部和蝶窦腹侧壁黏膜后翻向外侧;咬除鼻中隔根部少许骨质即进入蝶窦,切开蝶窦黏膜,用刮匙确定蝶鞍前壁与下壁的转折处,然后修正牵开器的指向,使之正好指向蝶鞍前壁与下壁转折处。扩大蝶窦开窗至(1~1.5)cm×(1~1.5)cm,蝶窦开窗宜中线两侧等大或手术侧稍大,注意保留后下部犁骨作为确定中线的参考标志。

以下步骤与经口鼻蝶窦入路切除垂体腺瘤类似,不再赘述。

经口鼻蝶窦入路切除垂体腺瘤自上唇切口剥离上颌骨牙槽突骨膜达梨状孔,然后剥离双侧鼻底和鼻中隔黏膜至蝶窦前下壁,因而手术路径长、创伤大、定位难、出血多、时间长,不仅增加了手术难度,而且术后上切牙麻木、鼻中隔穿孔等局部并发症多。

与常规经蝶窦入路垂体腺瘤切除术相比,经单侧鼻腔蝶窦入路具有以下优点:①无需切开上唇黏膜,无需剥离双侧鼻底和鼻中隔黏膜,没有上切牙麻木、鼻中隔穿孔、鼻黏膜萎缩等并发症。②创伤极小,失血量明显减少,一般只有几十毫升。③手术时间明显缩短。④无需术中X线定位,免除了患者及医护人员的放射损伤与防护问题。⑤由于手术未剥离鼻底和鼻中隔黏膜,纱条仅填塞鼻腔后上部的上中鼻道即可,术后仍然可以用鼻腔呼吸,免除了鼻腔不通用口呼吸的痛苦,有利于术后呼吸管理;而且术后鼻腔纱条留置时间明显缩短,手术当天或次日即可拔除鼻腔纱条。⑥术后无明显刀口疼痛;全麻清醒后即可进食和下地活动。

5.经蝶窦切除垂体腺瘤术中蝶窦和蝶鞍定位技巧

准确定位蝶窦和蝶鞍是经蝶窦切除垂体腺瘤的先决条件。多年以来经蝶窦切除垂体腺瘤手术定位的常规方法为术中X线定位,以确保准确进入蝶鞍切除肿瘤。常规的X线定位设备为X线电视,可以进行实时动态的连续观察,手术定位十分简单;对于具有相当经蝶窦垂体手术经验的医师,也要求具备大功率床边X光机,以便必要时摄片定位。然而X线定位设备价格昂贵,这是经蝶窦垂体手术至今未能在国内普遍开展的主要原因;另外X线术中定位还涉及患者及医护人员的放射损伤与防护问题。

有学者1991年在没有任何术中X线定位设备的条件下,依靠蝶鞍局部的解剖关系,开展了经蝶窦垂体腺瘤切除术,除早期1例定位偏向斜坡并随即纠正外,其余病例均定位准确。利用局部解剖关系定位简单实用,分为蝶窦定位和蝶鞍定位两步。

(1)蝶窦定位:蝶窦的定位方法是:①在蝶鞍侧位片上以前鼻棘为基点,向蝶鞍前壁引一直线,即大致为手术进路,该线与硬腭之间的扇形区域即为经口鼻蝶窦入路时需要剥离的鼻中隔黏膜区域,该角度一般在30°~45°。②蝶窦口位于蝶窦前壁上份鼻中隔两侧、中鼻甲后上方,用弯头剥离子沿蝶窦前壁向外上方探查即可找到蝶窦口,找到蝶窦口即可准确进入蝶窦;蝶窦口是牵开器前端上缘的安放位置,也是蝶窦开窗的上缘界限。③用剥离子沿一侧鼻腔下鼻道向后方找到鼻后孔,沿鼻后孔向上方可触及水平位的鼻咽顶部即蝶窦下壁,沿蝶窦下壁向前上方移动可感到水平位的蝶窦下壁逐渐移行为呈垂直位的蝶窦前壁,多数情况下牵开器前端指向蝶窦前壁下部或中下部即可。④在鼻腔外侧壁由下向上依次辨别下鼻道、下鼻甲、中鼻道、中鼻甲和上鼻甲,多数情况下牵开器前端安放在适对中鼻甲后端或稍微偏向上方显露出部分上鼻甲即可。

大多数垂体腺瘤患者蝶窦气化良好,蝶鞍扩大,根据上述方法定位进入蝶窦基本可以满足打开蝶鞍切除肿瘤的需要。为进一步使蝶窦打开的位置更为适合切除肿瘤的需要,术前应根据影像学检查仔细分析肿瘤与蝶鞍、蝶鞍与蝶窦、蝶窦腔与蝶窦诸壁、蝶窦前下壁与鼻腔的相互位置关系,调整牵开器前端的安放位置。一般情况下如垂体腺瘤较小，蝶鞍扩大不明显，牵开器前端的安放位置宜稍微上移，如肿瘤体积较大，蝶鞍下沉较明显，牵开器前端的安放位置宜稍微下移。当然最重要的是打开蝶窦以后的调整。

(2)蝶鞍定位：蝶鞍的定位方法是：①根据蝶鞍矢状断层、CT矢状重建或矢状MR图像显示的蝶鞍与蝶窦的相互位置关系，进入蝶窦后首先探查蝶窦的最前上部和最后下部，即可确定蝶鞍的位置和鞍底开窗的高度及宽度。②犁骨恒定位于中线，是确定中线避免左右偏斜的主要解剖标志。③冠状CT和蝶鞍冠状断层图像可显示蝶窦隔与鞍底的相互位置关系，是确定中线的准确标志，对垂体微腺瘤可以利用这一定位关系仅仅打开局部鞍底，切除肿瘤。④鞍底硬膜总是具有一定的弧度，据此可进一步确定蝶鞍。如打开鞍底后见硬膜呈与影像学检查相符合的弧形，则可确定为鞍底硬膜；反之，如硬膜呈平坦而无蝶鞍弧形的冠状位或水平位，则可能偏斜至斜坡或蝶骨平台。对甲介型蝶窦，也可在准确安放牵开器后，用骨凿和咬骨钳去除未气化的骨质，到达蝶鞍。该处为松质骨因而易于切除，出血也不太多，可用骨蜡涂抹止血。根据硬膜形态的变化可以确定蝶鞍。

6.经蝶窦切除垂体腺瘤的术后处理

(1)一般处理：①吸氧：吸氧的主要原因是防止因全麻对呼吸的抑制所造成的缺氧，一般6～8小时即可。②体位：麻醉完全清醒以前取平卧位，麻醉清醒以后取自由体位。对少数眼睑肿胀较明显者取头高位，以利面部肿胀的消退。③应用抗菌药物预防感染。④经单侧鼻腔：纱条拔出以后注意观察鼻腔渗液的情况，对术中出现脑脊液漏者尤应注意观察有无脑脊液漏。纱条拔出以后鼻腔滴注氯麻液或呋麻液，以减轻鼻腔黏膜肿胀和预防鼻腔感染，注意每天清理鼻腔分泌物。⑤记尿量：对绝大多数垂体大腺瘤患者，术后尿崩的发生率极低，不需要记录尿量或仅记录术后第一天尿量即可。对垂体微腺瘤，特别是行垂体微腺瘤扩大切除的患者，则应记录每小时或每两小时尿量，以便为术后尿崩的诊断与治疗提供依据。同时还应注意尿液的颜色、比重甚至电解质含量等情况。尿液的颜色对诊断术后尿崩比尿量更为直观和方便。如尿液颜色正常或较深，则基本可以排除尿崩。⑥垂体激素检测：垂体激素检测应分别在术后不同时间重复进行。目的一是了解垂体肿瘤激素分泌是否恢复正常，或减轻的程度，为判断疗效和进行进一步治疗提供依据；二是了解手术对垂体功能的影响，为术后是否需要替代治疗提供依据。

(2)脑脊液鼻漏的诊断与处理：脑脊液鼻漏是经蝶窦垂体腺瘤切除术后最为常见的并发症，多见于垂体微腺瘤。脑脊液鼻漏如不及早愈合，有可能由此造成颅内感染。

原因：部分性空蝶鞍、鞍膈孔过大和鞍膈下方残存垂体太少是经蝶窦切除垂体腺瘤发生脑脊液漏的解剖学基础，手术操作本身对鞍上池蛛网膜的直接损伤是发生脑脊液漏的直接原因。因而脑脊液漏多见于垂体微腺瘤，常在术中用刮匙搔刮鞍膈下方肿瘤时发生，偶尔也发生在用组织钳或刮匙镊子进入鞍内取出肿瘤之时。垂体大腺瘤由于鞍上池蛛网膜显著增厚所以极少发生脑脊液漏。

预防：多数情况下脑脊液漏的发生是可以避免的，由于绝大多数肿瘤质地细软，术中轻轻搔刮即可切除肿瘤。所以搔刮鞍膈下方肿瘤时应尽量轻柔；先用刮匙将肿瘤刮到鞍外再用组织钳或刮匙镊子取出肿瘤；采用双极电凝替代机械切割的方法实行垂体微腺瘤扩大切除；特别是采用显微手术，术中早期发现鞍上蛛网膜及其深部呈灰蓝色的脑池，可最大程度地减少脑脊液漏的发生。

诊断：术中出现脑脊液漏，当蛛网膜漏口较小时，表现为鞍内持续流出暗色液体；漏口较大时，表现为术野中突然涌入大量暗色液体，此时不要误认为损伤了重要血管而惊慌失措，脑脊液的颜色较出血更为灰暗。用吸引器吸除术野内的液体，随之可见脑搏动，涌入术野内的脑脊液的量也逐渐减少。此时如没有处理完肿瘤可继续切除肿瘤，随后自患者股部取肌肉用针持反复钳夹成肌肉浆，填入漏口部位，如有组胶可将其注入肌肉浆周围。如瘤床较大可再填入明胶海绵。提高颅内压，观察无脑脊液漏后即可结束手术。单纯用明胶海绵或自体脂肪填堵脑脊液漏效果并不理想；由于漏口部脑脊液的存在，EC耳脑胶常常难以封闭漏口，或虽于术中堵住漏口，但术后患者喷嚏等动作时急剧的颅内压变化有可能使胶与漏口脱离而再次出现脑脊液漏。

一般只有在术中出现了脑脊液漏的情况下，术后才有可能出现脑脊液鼻漏；在罕见的情况下脑脊液鼻漏也见于术中无脑脊液漏的患者。术后是否存在脑脊液鼻漏需要在术后拔出鼻腔纱条以后才能做出诊断。表现为头部位置变化如由仰卧位变为侧卧位和坐位时由鼻孔连续滴出数滴无色或淡血性水样液体。但应与鼻腔渗出液和泪液两种情况相鉴别。

脑脊液鼻漏与渗出液的鉴别:由于对鼻腔及蝶窦黏膜的刺激和损伤,术后短期常有渗液自鼻腔流出,如经验不足可能难以与脑脊液漏鉴别。两者的鉴别要点是:①脑脊液鼻漏时流出的脑脊液为无色或淡血性的水样液体,而渗液为粘稠的黄色液体;②脑脊液鼻漏为间断性的,常与体位变化有关;而渗液为持续性的,与体位变化关系不大;③脑脊液鼻漏量较多,一次可能滴出数滴甚至更多;而渗液量较少,常为一滴黏稠液体缓慢向下流动;④脑脊液糖定性检查(用尿糖试纸)为＋～＋＋;而渗液糖定性为阴性。

脑脊液鼻漏与泪液的鉴别:由于手术消毒时对眼睛结膜的刺激使泪液产生增多,而鼻腔的手术操作及术后的鼻腔填塞又使泪液经鼻泪管由中鼻道的流出受到影响,因而脑脊液鼻漏还要与泪液鉴别。泪液也可呈间断外流,无色水样,但量较少,见于双侧。

处理:漏液较轻时1～2天后多可自行愈合,无需特殊处理。漏液较重或虽然漏液较轻但3天后仍未减轻或停止者,由于漏道周围组织浸泡在脑脊液中往往很难愈合,而一旦继发颅内感染则可能危及患者生命,因此应行腰穿蛛网膜下隙置管持续体外引流。

方法:将18号硬膜外麻醉穿刺针末端磨成30°锐角以利穿透硬脊膜。取 $L_{3\sim4}$ 或 $L_{2\sim3}$、$L_{4\sim5}$ 间隙常规腰椎穿刺,见有脑脊液通畅外流后向尾侧放置塑料或硅胶硬膜外麻醉导管,拔出穿刺针后蛛网膜下隙留管5～10 cm,用纱布覆盖穿刺点后胶布固定或直接用护肤膜覆盖,引流管外接常压闭式引流袋,调整引流袋高度即可调节脑脊液的引流量。引流袋平放于床平面时每天可引流脑脊液300～450 mL,如患者出现明显头痛、呕吐等低颅压症状则暂时夹闭并随后抬高引流袋高度,但不宜超过室间孔高度(相当于外耳孔和冠状缝连线)。

一般引流5天左右均可治愈脑脊液漏。引流期间平卧位,全身应用抗生素。引流管不通时多数将引流管向外拔出少许即可,偶尔被蛋白质凝块等堵塞可用盐水冲洗。一般置管引流后数小时脑脊液漏即停止,持续3天无脑脊液漏则抬高引流袋高度至接近室间孔水平,如24小时内仍无脑脊液外漏即可夹闭引流管,夹管24小时仍无脑脊液漏即可拔管,抬高和夹闭引流过程中一旦出现脑脊液漏则应再次低位引流。

腰穿蛛网膜下隙置管持续体外引流将脑脊液引流至体外,从而避免脑脊液对漏道周围组织的浸泡,促进漏口早日愈合,是处理术后脑脊液漏简单、安全、有效的方法。

对腰穿蛛网膜下隙置管不成功者,可再次行经蝶窦手术取自体肌肉修补。

(3)尿崩的诊断与处理:尿崩是经蝶窦垂体腺瘤切除术后比较常见的并发症,几乎均见于垂体微腺瘤。

原因:垂体微腺瘤由于瘤体较小,对垂神经体功能影响较轻,机体尚没有对后叶功能进行代偿。术中的机械性搔刮有可能损伤垂体下动脉、神经垂体甚至垂体柄而发生尿崩。更常见的原因是行垂体微腺瘤扩大切除、特别是采用机械性方法切割瘤周垂体时,直接切除神经垂体而发生尿崩。垂体大腺瘤由于瘤体较大,对神经垂体功能损伤较重,神经垂体功能已经代偿,因而术后尿崩较为少见。

预防:预防的关键在于避免损伤神经垂体、垂体柄和神经垂体供血血管。垂体腺瘤质地细软,轻轻搔刮即可切除,而神经垂体质地较韧,需用力搔刮才能切除,因而切除肿瘤时动作要尽量轻柔。采用显微手术很容易区别灰白色质地细软的肿瘤和浅黄色质地致密的神经垂体;在高倍放大下采取用双极电凝依次电灼瘤周垂体的方法替代机械性切割瘤周可能受肿瘤侵袭结构的方法,均可显著减少尿崩的发生或尿崩的程度。

诊断:尿崩的诊断主要依据尿量、脉搏血压变化、皮肤脱水情况和患者自觉症状来进行综合分析和判断。尿崩多见于术3小时以后,表现为尿量持续在300 mL/h以上,脉搏逐渐加快、血压逐渐降低、脉压逐渐缩小,皮肤黏膜弹性较差,患者自觉烦渴难忍。尿崩须与术后一过性多尿相鉴别,后者是由于入量过多所致,患者尽管尿量增多,但无明显口渴,脉搏血压平稳,无脱水征象。除观察尿量以外,尿液的颜色对诊断术后尿崩比尿量更为直观和方便,尿崩时尿液呈无色水样,如尿液颜色正常或较深,则基本可以排除尿崩。术后尿崩的诊断多年来一直存在认识上的误区,主要原因是对术后尿崩缺乏深入研究,没有发现术后尿崩的特殊性,生搬硬套一般尿崩症的诊断和治疗原则来处理术后尿崩问题。一般尿崩症患者由于长期尿崩,体内电解质大量丢失,尿液为低渗尿且氯化钠等电解质含量极低。然而术后尿崩为急性尿崩,体内电解质储备相对较好,再加上为纠正多尿、循环血量不足而大量补液,尿比重和尿液中电解质特别是氯化钠含量并不明显降低反而可能升高,因而在尿崩早期甚至尿崩已相当严重时仍不能做出正确诊断,延误治疗。

处理:对尿崩症的治疗多年来也存在认识上的误区,一是认为由于抗利尿激素缺乏,尿液浓缩功能障碍,尿液成分几乎均为水,电解质含量极低,因而治疗上单纯补充大量水分如5%葡萄糖溶液即可;二是认为术后尿崩为一过性,治疗上不宜使用垂体后叶粉等长效药物。有学者研究发现,术后尿崩患者尿液电解质(主要是氯化钠)含量约相当于血浆的一半。

术后尿崩多为一过性,如处理正确及时,多在1～3天内稳定、1～2周内好转。治疗中注意以下原则。①控制尿量:对轻度尿崩,口服氢氯噻嗪(25～50 mg,每天3～4次)可将尿量控制在4000 mL/d左右。氢氯噻嗪为噻嗪类利尿药,主要通过抑制磷酸二酯酶的活性来增加肾脏远曲小管和集合管细胞对水的通透性,因而能明显减少尿崩患者的尿量。②对中重度尿崩,则应使用长效尿崩停来控制尿量。长效尿崩停为油制鞣酸加压素,直接补充体内抗利尿激素的不足,因而作用迅速而显著。术后急性期用量30～60 U多可在1～2小时内将尿量控制正常,必要时可重复使用;注意从小剂量开始,如用量过大可用速尿等利尿药拮抗。根据术中情况估计术后肯定会发生尿崩时可于术后预防性应用小剂量垂体后叶粉。尿崩基本控制后改用氢氯噻嗪口服。③纠正水电解质紊乱:尿崩急性期即予以控制则一般不会发生水电解质紊乱。如尿量控制不满意,术后急性期按尿量的一半补充等渗电解质溶液即可将血浆渗透压控制在大致正常范围内;亚急性期由于患者长期多尿、大量电解质丢失,再加上口服和静脉补液时电解质补充不足,因而临床几乎均表现为低渗性脱水。对术后尿崩导致的低渗性脱水用等渗盐水很难纠正,必须用3%～5%高渗盐水才能产生良好效果。根据当日血浆氯化钠浓度计算出累计丧失量于当日一次或分次补给,可阻断低渗→多尿→低渗的恶性循环,水电解质紊乱,1～3天内即可纠正。在输注高渗盐水的过程中,伴随着血浆渗透压的提高,细胞内水分外移,尿量随之增多为正常现象,不必过多补液而影响高渗盐水的疗效。在补充氯化钠的同时还要注意钾的补充。

(4)其他并发症的处理:经蝶窦切除垂体腺瘤的常见并发症主要有脑脊液鼻漏和尿崩两种。其他并发症较为少见。眼球运动神经损害偶见于展神经,常发生在切除显著侵袭海绵窦腔特别是包裹颈内动脉和展神经的肿瘤之时,表现为患侧眼球内斜和复视,多于术后1～2周内好转。术后视力损害加重主要见于术前视力极差如光感或手动的患者,一般不能恢复。其他更为少见的并发症有误入海绵窦损伤颈内动脉造成大出血、动眼神经损伤、鞍上血管损伤、下丘脑损伤、垂体功能低下等。

(二)经颅切除垂体腺瘤

经颅入路切除垂体腺瘤包括经额下入路、翼点入路和额蝶入路切除垂体腺瘤。随着经蝶窦入路切除垂体腺瘤手术的逐渐普及,经颅切除垂体腺瘤的应用已越来越少。目前经颅切除垂体腺瘤主要用于不适合经蝶窦入路切除的垂体腺瘤如明显向额颞叶发展的垂体巨大腺瘤和蝶窦发育不良或伴发蝶窦炎症的患者;另外,在缺乏开展经蝶窦垂体手术条件的单位或缺乏开展经蝶窦垂体手术经验的医师仍采用这一传统的方法切除垂体腺瘤。

经颅切除垂体腺瘤的手术操作与一般开颅手术基本相似,但应注意以下几个方面技巧。

1.手术入路选择

额下入路是经颅切除垂体腺瘤的经典方法,优点是显露充分,能同时显露双侧视神经、视交叉和颈内动脉,具备切除肿瘤的良好角度;在前置位视交叉或视交叉前间隙狭小时,可以结合额蝶入路切除肿瘤。缺点是需要抬起额叶造成手术对脑组织牵拉较重,易于损伤嗅神经。翼点入路是近年来鞍区手术采用较多的手术入路,优点是通过打开侧裂池利用额颞叶之间的间隙进入鞍区,对脑组织的机械性牵拉较轻,不易损伤嗅神经;尽管也可以经视交叉前间隙和颈内动脉内外侧间隙切除肿瘤,但对肿瘤和邻近结构的显露和切除角度不如额下入路,手术技巧要求相对较高。

额下入路取双额冠状切口,骨窗下缘尽量与前颅底齐平以尽量减少对脑组织的牵拉;同时头后仰

15°~30°,使额叶借其重力自然垂落进一步减轻对额叶的牵拉。翼点入路骨窗宜略向前上方扩大以利于从视交叉前间隙切除肿瘤。

如肿瘤外形比较规则,常规采用右侧入路;如肿瘤明显向侧方扩展,则根据扩展部位的不同采用不同侧其他入路:肿瘤明显侵入一侧额颞叶脑内时行同侧入路;肿瘤明显侵入海绵窦时取对侧入路可能更有利于从视交叉前间隙切除肿瘤;肿瘤明显侵入双侧额颞叶脑内时行一侧或双侧入路。

在显露鞍区时,应首先缓慢放出脑脊液,降低脑压,避免过度牵拉脑组织。在嗅结节及前穿质附近,由额叶内侧至前脑内侧束的下行传导束及由隔区至中脑背盖的投射纤维紧靠脑表面走行,过度牵拉或损伤大脑前动脉的穿动脉,均可直接或间接损伤这些结构而出现意识障碍。

2.切除肿瘤的途径

在绝大多数情况下,均经视交叉前间隙切除肿瘤。当肿瘤向前上方发展较著时,此间隙显得较为狭小,当肿瘤被部分切除后,向前上方移位的视神经及视交叉复位,视交叉前间隙则明显扩大。如确为前置位视交叉,可以采用经额蝶入路切除肿瘤,或经颈内动脉-视神经间隙切除肿瘤。但应注意,颈内动脉在此发出一组垂体上动脉,主要分布于垂体柄和前叶,也发支分布于视神经、视交叉、视束前部、乳头体及灰结节等部,应尽量避免损伤以免出现供血区域的功能障碍。另外,颈内动脉在此段还发出后交通动脉和脉络膜前动脉,一旦损伤将产生严重后果。一般情况下不推荐经终板入路切除肿瘤。终板本身虽无重要结构,但终板周围存在许多调整人体体液平衡及生殖功能的高级中枢,视上核和穹窿柱位于视交叉后上方终板侧方,是重要的体液平衡中枢并参与记忆功能;终板血管器官位于前联合下方终板的中线部位,调节人体的体液平衡及生殖功能;穹窿下器官位于室间孔水平,也参与体液平衡的调节。上述结构的损伤均可产生严重的体液失衡,特别是水盐代谢障碍;穹窿柱及视上核的损伤还可出现记忆障碍,但可随尿崩的控制而改善。

3.切除肿瘤的方法

肿瘤切除的基本方法是先在鞍内分块切除,随着肿瘤鞍内部分的切除,向鞍上扩展的部分多可自动垂落进入鞍内。因此应耐心地于视交叉后下方分块切除鞍内各部位的肿瘤,最后再向上方切除上方残留的肿瘤。根据手术中的具体情况采用不同角度和大小的刮匙切除肿瘤。注意肿瘤本身并不形成瘤壁,所谓的瘤壁实际上是肿瘤周围的正常结构特别是垂体受肿瘤推移挤压而形成的,一旦切除将造成正常垂体功能的进一步损害。在切除蝶鞍后上方、入路同侧、前方的肿瘤时,可用不同角度和大小的间接鼻咽镜观察,以正确判断肿瘤存留的大小及与周围结构的关系。

4.手术并发症

(1)下丘脑损伤:垂体大腺瘤特别是巨大腺瘤均累及三脑室及其周围的下丘脑,下丘脑室周带的直接或间接损伤是垂体巨大腺瘤手术死亡的主要原因。因为调整人体生存及生殖的神经内分泌核团、调整人体水盐代谢及糖代谢的化学感受区均位于室旁带。神经内分泌核团主要包括室旁核、弓状核及视上核,室旁核是自主神经系统及内分泌系统的高级整合中枢,调整机体适应内外环境改变的神经肽及胺类几乎均产生于室旁核。因此,下丘脑,特别是双侧下丘脑的损伤必将影响人体基本生命活动的维持。由于肿瘤组织的长期压迫,下丘脑的功能代偿多有程度不同的障碍,术中过分牵拉或间接损伤下丘脑,势必加剧原有的功能障碍而出现基本生命活动的紊乱,因此在切除上部肿瘤时必须谨慎细致,突入鞍内的肿瘤上壁往往包括下丘脑的一部分,一定要妥善保护不可切除。下丘脑的间接损伤继发于供应下丘脑的血管损伤。脑底动脉各部几乎均发出穿动脉供应下丘脑及丘脑、基底核或内囊。在前穿质附近,有大量发自颈内动脉终末段、大脑中动脉主干、后交通动脉、大脑前动脉及前交通动脉的穿动脉穿经入脑;在下丘脑视束沟、灰结节外侧部以及视束、大脑脚与乳头体之间的区域集中了大量发自颈内动脉终末段、脉络膜前动脉、后交通动脉及大脑后动脉的穿动脉。这些穿动脉之间几乎没有吻合,其中任何一支损伤,接受供血的区域将发生梗死。垂体巨大腺瘤常常累及这些区域,由于这些穿动脉多数直径不足1 mm,应引起高度重视。

(2)脑底血管损伤:脑底血管损伤虽然少见,但常常造成术中难以控制的出血。少数颈内动脉海绵窦段可突入鞍内,尽管钝性操作一般不致损伤,但切除肿瘤之前鞍内穿刺时进入血管腔可抽得动脉血,不要将此误认为鞍内动脉瘤而放弃肿瘤切除。垂体巨大腺瘤合并鞍内动脉瘤极为少见。大脑前动脉近侧段越过视交叉或视神经上面行向内上方;在视交叉的前方、上方,少数在视交叉一侧与对侧大脑前动脉借前交通动脉相连,在解剖鞍上池特别是经颈内动脉内外侧间隙切除肿瘤时,应注意保护大脑前动脉、前交通动脉及其穿动脉。在处理蝶鞍前外侧部肿瘤时,应注意勿损伤眼动脉。垂体巨大腺瘤常常挤压或部分包绕眼动脉,而此处又为经颅入路的视线死角,容易遗漏肿瘤,可用刮匙反复搔刮,配合鼻咽镜下的间接观察,方可切除该处肿瘤而不损伤眼动脉。如肿瘤自海绵窦上方向额颞叶脑内生长,应注意勿损伤大脑前动脉、大脑中动脉、后交通动脉、脉络膜前动脉及其穿动脉。垂体大腺瘤常常累及海绵窦,其中多数为由内向外挤压海绵窦内壁,占据海绵窦内侧、前下、后上甚至外侧腔隙,少数侵蚀海绵窦内壁进入海绵窦腔包绕颈内动脉和展神经,重者海绵窦外壁可明显向外膨隆,但极少突破海绵窦壁进入脑内,出现海绵窦内神经症状者也较少。处理明显侵入海绵窦内的肿瘤是垂体巨大腺瘤手术的又一困难之处。在切除颈内动脉周围的肿瘤时应尽量使用钝性操作,用刮匙分块刮除,避免损伤颈内动脉海绵窦段及其分支。前下间隙肿瘤的切除最为困难,肿瘤常常侵入眶上裂,该处又为视线死角,应在间接鼻咽镜观察下反复搔刮,多能全切,一般不主张磨除前床突、切开海绵窦壁进入海绵窦腔。

(3)垂体功能障碍:多数术后垂体功能维持原状或略有好转,加重是术后较为少见的并发症。由于肿瘤组织的挤压,残存垂体位于肿瘤周边,特别是鞍膈下及鞍背前方;垂体柄多数位于肿瘤的后方或后外方;注意避免误切,尽量做到保留垂体的选择性全切或选择性次全切除。一般认为,如能保留正常垂体的1/3,即可维持一般的生理需要。

(4)术后视力障碍:加重并不多见。由于肿瘤体积巨大,鞍上扩展明显,视神经常严重受压、变扁、向前上方移位,有时可宽达1 cm,极薄,贴附于肿瘤表面而不易辨认,有时可误认为增厚的蛛网膜束带,从视神经管颅口处仔细观察可以辨别为视神经而避免损伤。有时肿瘤可自明显变宽的视神经或视交叉、视束中间向上突出,多数可从视神经下方切除。另外还应注意勿损伤视神经、视交叉及视束的供血血管,以免术后残存视力进一步下降。

(刘　松)

第十二章

椎管内肿瘤

第一节 椎管内神经纤维瘤

椎管内神经纤维瘤又称脊髓神经鞘瘤,实际椎管内肿瘤中最常见的良性肿瘤,约占椎管内肿瘤的45%,占髓外硬膜内肿瘤的70%以上。多起源于脊神经后根,8.5%肿瘤经椎间孔发展到椎管外呈哑铃形。脊髓神经纤维瘤多见于青壮年,30~50岁为好发年龄,老年人发病率低,儿童较少见。男性略多于女性。

一、病理

椎管内神经纤维瘤起源于脊神经鞘膜和神经束纤维结缔组织,大多发生于脊髓神经后根。肿瘤包膜完整,呈圆形或椭圆形,粉红色,大小多在1~10 cm,胸段肿瘤一般较小,马尾部的肿瘤多数较大。一般为单发,多发者多为神经纤维瘤病。常为实质性肿瘤,部分(约1/3)病例可发生囊性变。

神经纤维瘤由致密的纤维束交织构成。大致有两种组织类型,一种细胞核呈栅状排列,另一种组织稀松呈网状结构。2.5%的神经纤维瘤可发生恶性变,至少有一半发生在多发性神经纤维瘤病患者中。神经纤维瘤呈膨胀性生长,压迫脊髓;大部分位于髓外硬膜内的蛛网膜下隙,少数可发生在硬脊膜外,有的通过椎间孔向椎管外生长,呈哑铃状,哑铃状神经纤维瘤多发生于颈段,其次是胸段,腰骶部较少见。腰骶部的神经纤维瘤大多与马尾神经明显粘连。

二、临床表现

椎管内神经纤维瘤的临床表现也分为脊髓刺激期、部分压迫期和麻痹期三个阶段。其特点为:①肿瘤生长较缓慢,病程较长,平均为1.5年;如果肿瘤发生囊性变或恶变,病情可突然加重。②早期80%的患者表现为肿瘤所在相应的部位神经根痛,晚间卧床时加重;约85%的患者有下肢发冷、发麻和病变区束带感或下肢紧束感等感觉异常。③脊髓半切综合征比较典型。④晚期出现截瘫。

三、辅助检查

(一)腰椎穿刺及脑脊液检查

表现为细胞—蛋白分离现象及不同程度的蛛网膜下隙梗阻。腰穿放液后症状往往加重。

(二)X线平片检查

表现为肿瘤相应部位椎弓根变窄,椎弓根间距增宽。若肿瘤位于脊髓腹侧,侧位片可见椎体后缘有弧形硬化现象;若肿瘤呈哑铃形,可见椎间孔扩大。

(三)CT检查

表现为边界清楚、均匀或环状强化的椭圆形肿块,哑铃形肿瘤可见肿瘤通过扩大的椎间孔向椎管外发展(图 12-1A、B)。

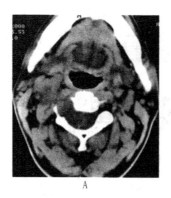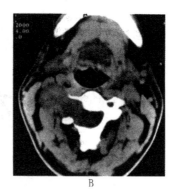

图 12-1　哑铃形神经鞘瘤的平扫 CT 表现

（四）MRI

MRI 是诊断椎管内神经纤维瘤的首选辅助检查。一般表现为边界清楚，T_1 为等或稍低信号，T_2 为高信号。增强扫描呈多样性强化，环状强化是椎管内神经纤维瘤的特征之一（图12-2A～C）。

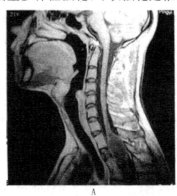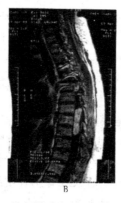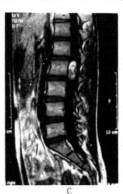

图 12-2　神经鞘瘤 MRI 表现
A:颈段;B:胸段;C:腰段

根据 MRI 表现可将椎管内神经纤维瘤分为三型。

（1）实体型:肿瘤是实质性肿块，无囊变、无坏死和液化，MRI 信号均匀。T_1 为等或稍低信号，T_2 为高信号;均匀强化。

（2）囊肿型:肿瘤弥漫性或多灶性囊变，T_1 极低信号，T_2 极高信号;单囊或多囊状强化，囊壁规则或不规则。

（3）混合型:肿瘤内有单发或多发小的坏死、液化区，形成局限性囊变。T_1 为不均匀的等或低信号，T_2 为不均匀高信号;不均匀强化。

四、诊断

青壮年缓慢发病，出现明显的神经根性疼痛，卧床时加重，运动、感觉障碍，自下而上发展，伴脊髓半切症状，应考虑椎管内神经纤维瘤的可能，要及时选择相关辅助检查以明确诊断。

五、治疗

手术是治疗椎管内神经纤维瘤的首选方法，一旦确诊尽早手术。多数患者手术切除能达到根治。对于哑铃形肿瘤，若椎管外的肿瘤不大，一次手术可完全切除;若椎管外部瘤组织较大，应二期另选入路切除。马尾部的神经纤维瘤全切除往往有一定困难，因为肿瘤包膜多与马尾神经粘连，勉强分离切除肿瘤包膜时，可能会损伤马尾神经，应注意避免。

硬脊膜外血肿、脊髓水肿及切口感染是手术的主要并发症,应注意防治。

六、预后

椎管内神经纤维瘤几乎都是良性肿瘤,多能完整切除,极少复发,预后良好。恶性神经纤维瘤,预后不良,生存期很少超过 1 年。

（周瑞涛）

第二节 脊膜瘤

脊膜瘤发病率位居椎管内肿瘤的第二位,约占椎管内肿瘤的 10%～15%。多见于中年人,好发年龄为 40～60 岁,青年人发病率低,儿童极少见。男女比例 1∶4。脊膜瘤多发生在胸段(81%),其次是颈段(17%),腰骶部较少(2%)。绝大多数脊膜瘤位于髓外硬膜内,约 10% 生长在硬脊膜内外或完全硬脊膜外。脊膜瘤多位于脊髓的背外侧,上颈段及枕骨大孔的腹侧或侧前方亦为常发部位,基底为硬脊膜。常为单发,个别多发。脊膜瘤绝大多数是良性肿瘤。

一、病理

脊膜瘤起源于蛛网膜内皮细胞或硬脊膜的纤维细胞,尤其是硬脊膜附近神经根周围的蛛网膜帽状细胞。肿瘤包膜完整,以宽基与硬脊膜紧密附着。肿瘤血运来自硬脊膜,血运丰富。瘤体多呈扁圆形或椭圆形,肿瘤组织结构较致密硬实,切面呈灰红色。

常见肿瘤亚型为:①内皮型:由多边形的内皮细胞嵌镶排列而成,有时可见有旋涡状结构,多起源于蛛网内皮细胞。②成纤维型:是由梭形细胞交错排列组成,富有网状纤维和胶原纤维,有时可见有玻璃样变,多起源于硬脊膜的纤维细胞。③砂粒型:在内皮型或纤维型的基础上散在多个砂粒小体。④血管瘤型:瘤组织由大量形态不规则的血管及梭形细胞构成,血管壁透明变性,内皮细胞无增生现象,丰富血管基质中见少量肿瘤性脑膜细胞巢。

二、临床表现

其特点为:①生长缓慢,早期症状不明显。②首发症状多为肢体麻木,其次是乏力,根痛居第三位。③晚期临床表现与神经纤维瘤类似。

三、辅助检查

(一)腰椎穿刺及脑脊液检查

脑脊液蛋白含量中度增高。压颈试验出现蛛网膜下隙梗阻。

(二)X 线平片

X 线平片的表现与神经纤维瘤基本相似,但脊膜瘤的钙化率比神经纤维瘤高,因此,有的可发现砂粒状钙化。

(三)CT

CT 平扫时肿瘤为实质性,密度稍高于正常脊髓,多呈圆形或类圆形,边界清楚,瘤内可有钙化点为其特点,肿瘤均匀强化。椎管造影 CT 扫描可见肿瘤处蛛网膜下隙增宽,脊髓受压向对侧移位,对侧蛛网膜下隙变窄或消失。

(四)MRI

MRI 检查具有重要的定位、定性诊断价值。MRI 平扫的矢状位或冠状位显示肿瘤呈长椭圆形,T_1 加权像多呈等信号或稍低信号,边缘清楚,与脊髓之间可有低信号环带存在。T$_1$加权像信号均匀,稍高于脊髓,钙化显著时信号也可不变质。肿瘤均匀强化,多有"硬脊膜尾征"为其特征性表现(图 12-3A、B)。

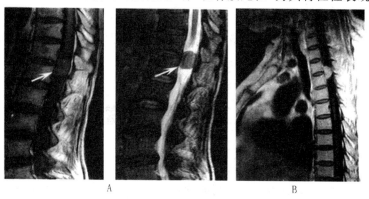

图 12-3 脊膜瘤
A:平扫 MRI 表现;B:强化 MRI 表现

四、诊断

中年以上妇女缓慢出现肢体麻木无力,应及时行辅助检查,明确诊断,以防误诊。

五、治疗

手术切除为首选治疗。

手术时应注意:①肿瘤附着的硬脊膜应一并切除,可防止复发。②应先断其基底,以减少出血。③脊髓腹侧肿瘤,应先行包膜内分块切除,肿瘤体积缩小后再切除包膜。

手术后并发症与神经纤维瘤相同。

六、预后

脊膜瘤为良性肿瘤,完全切除后,预后良好。

(周瑞涛)

第三节 椎管内转移瘤

椎管内转移瘤又称脊髓转移瘤,是身体其他部位的组织或器官的恶性肿瘤,通过血行转移到脊髓或脊髓附近的恶性肿瘤直接侵袭脊髓。通常起病急、发展快,短期内即可造成严重的脊髓损害。椎管内转移瘤约占椎管内肿瘤的 15% 左右。

常见的原发肿瘤为肺癌、乳腺癌、前列腺癌,其次为淋巴瘤、肉瘤、肾癌、黑色素瘤或脊柱恶性骨瘤直接侵入。淋巴瘤或白血病对脊髓侵袭多见于老年人和中年人。椎管内转移瘤多发生于胸段,其次为腰段,颈段和骶段相对少见。椎管内转移瘤,大都位于硬脊膜外,常破坏椎板而侵入椎旁肌肉组织中,椎体受累占 80% 以上。30%～50% 为多发转移灶。

一、临床表现

(一)起病方式

起病急,病情发展快,发病后多在 1 个月内出现脊髓休克,呈弛缓性瘫痪。

(二)首发症状

背部疼痛是最常见(80%～95%)的首发症状。可表现为三种类型。

（1）局部痛：最常见，多呈持续性、进行性，不受运动或休息影响。

（2）脊柱痛：疼痛可随运动而加重，随休息而减轻。

（3）根性痛：运动可使疼痛加重。根性痛以腰骶段病变多见（90％），其次为颈段（79％）、胸段（55％）。

（三）神经损害症状

一般在疼痛持续数天至数周后出现神经感觉、运动与自主神经功能障碍。多数情况下，一旦出现神经损害症状，病程即迅速发展，可在数小时至数天内出现截瘫。

二、辅助检查

（一）CT

可以显示脊柱局部骨质破坏，椎体膨大、塌陷或脊柱畸形等，强化扫描可见到不同程度强化的病灶。

（二）MRI

MRI是诊断椎管内转移瘤最佳检查之一。可以三维观察病灶，并有利于发现多发病灶之间的关系。除可显示椎体破坏、塌陷或脊柱畸形外，还可以显示脊髓受侵害的程度。多数椎管内转移瘤在MRI的T_1加权像上呈低信号，T_2加权像上呈高信号，并有不同程度的强化（图12-4A、B）。

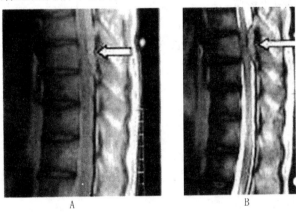

图12-4　椎管内转移瘤的MRI表现

A：T_1加权像；B：T_2加权像

（三）单光子发射计算机断层扫描（SPECT）

SPECT与派特一样，在诊断全身性转移瘤方面有其独特的优势，鉴于价格昂贵不能作为首选检查方法，只有在MRI不能确定时才考虑选择应用。SPECT在显示椎体外病灶（椎弓、椎板、横突、棘突）方面优于MRI，可同时显示多发性病灶，表现为放射性核素的局部集聚。

三、诊断

对于有肺癌、乳腺癌、前列腺癌、淋巴瘤等容易发生骨转移的恶性肿瘤患者，一旦出现背部疼痛或无肿瘤史，但新近出现局部疼痛或根性痛并伴脊柱压痛，卧床休息不能缓解，随后出现脊髓受压症状者，要高度怀疑椎管内转移瘤。应及时行辅助检查，明确诊断。早期诊断对椎管内转移瘤极为重要，若能早期诊断，97％的患者可保存运动功能。

四、治疗

（一）非手术治疗

对于放疗敏感的椎管内转移瘤，采取放疗加激素治疗不仅能缓解疼痛等临床症状，而且可以抑制病灶的发展，尤其是多发性病灶，更适合放射治疗。对于化疗敏感的肿瘤（如淋巴瘤、神经母细胞瘤）也可以进行化疗。

(二)手术治疗

椎管内转移瘤的手术治疗的意义与效果存在争议。多数人认为对普通放疗不敏感肿瘤,可选择手术治疗或"伽马刀"或"射波刀"等定向放疗"切除"。手术的目的有二:①根治性切除病灶,达到局部治愈。②缓解疼痛,保存神经功能,改善脊柱稳定性。但是,对于预计生存期有限的衰弱患者、广泛脊柱转移和重要脏器严重疾病以及胸膜或后腹膜疾病的患者,一般不考虑手术治疗。

手术方式根据不同病情,多选择局部病灶切除+脊髓减压术+脊柱固定术。手术后除继续应用激素外,还要根据情况配合放疗或化疗。

五、预后

患者的预后与发病快慢、进展速度、治疗前神经功能状态、原发肿瘤性质和部位、椎体受累数量、患者年龄、体质情况以及治疗方法等因素有关。

发病急、进展快者,预后不良;治疗前神经功能状态良好者,预后相对好;发生截瘫超过 24 小时者,运动功能预后差;单发转移灶者预后好于多发转移灶者;肾癌脑转移瘤优于乳腺癌、前列腺癌和肺癌脑转移瘤;乳腺癌脑转移瘤优于肺癌脑转移瘤。

放疗的效果通常与放疗前神经功能状态、病程进展速度和肿瘤对放疗的敏感性有关。

有报道手术治疗可使 82% 的患者术后病情改善,中位生存期为 16 个月,2 年生存率为 46%。

一组 72 例胸椎转移瘤进行前入路经胸椎体切除减压术加椎体重建与固定术中,术后 92% 疼痛缓解,52% 恢复正常肌力,1 个月内的死亡率为 3%,1 年生存率为 62%。在后入路手术加脊柱固定术的资料中,6 个月的生存率为 51%,1 年生存率为 22%。

部分儿童病例的预后相对较好,经综合治疗可获得长期生存。因此,对儿童脊柱转移瘤,特别是继发于神经源性肿瘤者,应采取积极治疗。

(周瑞涛)

第四节　神经鞘瘤

神经鞘瘤是椎管内最常见肿瘤,绝大多数位于髓外硬膜下,可以通过常规的椎板切开及显微技术得到很好的切除,对于受累及的神经根需要切断方能达到全切除。少部分病变波及椎间孔及椎旁软组织,术中暴露范围有时需要扩大到硬膜内外及其椎管外附属结构,应考虑到脊柱内固定技术。极少数神经鞘瘤呈恶性改变,手术切除后需要辅助放疗以巩固疗效及达到长期控制肿瘤复发的目的。

一、神经鞘的解剖

中枢神经系统向周围神经系统过渡变化的组织学结构改变发生在 Obersteiner-Redlich 区。在此处,中枢神经系统的基质支持细胞如星形细胞、少枝胶质细胞、小胶质细胞亦由组成周围神经的雪旺氏细胞、神经元周细胞及纤维细胞所替代。周围神经在横截面上,是有许多成束的纤维组成,谓之神经束。在每一神经束内,每一单个神经纤维均由雪旺氏细胞包裹。雪旺氏细胞镶嵌在一层疏松的结缔组织上,称为神经内膜,其细胞膜被基膜包裹,在神经损伤时,基膜即成为轴突再生及髓鞘再形成的模板,引导神经再生。每一神经束周围均有另外一层结缔组织包裹,称之为神经周膜,其作半透膜屏障作用,类似中枢神经系统的血脑屏障。雪旺氏细胞有助于调节神经束内的体液交换,并防止绝大多数免疫细胞进入神经内膜。神经外膜是一层致密的结缔组织,将多个神经束包绕于一体,组成周围神经。供应神经的营养血管均行走在神经外膜层里。在椎间孔部位,神经根袖套处硬膜与脊神经的外膜相融合。每一个节段的神经前根及后根的神经小枝,在鞘内行走过程中缺少神经外膜,比周围神经更加娇嫩。

二、神经鞘瘤的分类

神经鞘瘤的概念一直存有争议。现代有关神经鞘瘤的分类包括两种良性类型,雪旺氏细胞瘤和神经纤维瘤。虽然雪旺氏细胞和神经纤维瘤均被认为是起源于雪旺氏细胞,但它们仍表现出独立的组织学及其大体形态学的特征。

(一)雪旺氏细胞瘤

雪旺氏细胞瘤是最常见的神经鞘瘤。可发生于任何年龄组,但以 40～60 岁为高峰发病年龄组。无明显性别差异。虽然可以发生在周围神经的任何部位,但最常见部位是第 8 对颅神经的前庭神经部分和脊神经感觉根。

脊神经鞘瘤趋向于呈球状,包膜完整,完全占居神经小枝的起源部位。在硬膜外,特别是神经周围部,神经由神经周膜和神经外膜支持,肿瘤形状直接与其所在的空间相适应,如在椎间孔部位,可以呈球形,哑铃形。由于含有脂肪类物质,外观呈黄色,较大的肿瘤经常呈囊性变。组织学上,雪旺氏细胞瘤经典的分为 Antonni A 和 B 型。Antonni A 型,细胞致密排列成束状,多为双极细胞,胞核呈纺锤形,细胞质界限不分明,这些细胞平行成行排列,间隔区为无核的苍白的细胞质分布。Antonni B 型,细胞相对不规则,含有更圆更加浓缩的细胞核,背景呈现空泡样及微囊改变,偶见多核聚细胞和泡沫样脂肪沉积的巨噬细胞,血管过度增生常存在,但这并不意味恶性行为。免疫组化检查显示,雪旺氏细胞瘤因含 S-100 蛋白和 Leu-7 抗原,常浓染。

(二)神经纤维瘤

神经纤维瘤常见于多发性神经纤维瘤病 1 型(NF1)患者。发生于椎管硬膜内时,像雪旺氏细胞瘤,最常起源于脊神经感觉根。在硬膜外,其比雪旺氏细胞瘤更少形成囊变,经常表现为受累脊神经梭形膨大,呈串状的神经纤维瘤可波及多个邻近的神经小枝。由于神经纤维瘤经常广泛分布于神经纤维上,因此要完全保留受累神经功能,完全切除肿瘤往往极为困难。神经纤维瘤常由菱状雪旺氏细胞,编织成束排列,细胞外基质中富含胶原及粘多糖。在 Antonni A 区常缺乏规则的细胞构型,可见散在的轴突,纤维母细胞及其神经周围细胞亦常可见。免疫组化常见S-100蛋白强阳性反应。

(三)恶性神经鞘瘤

目前恶性周围神经鞘瘤的概念是指包涵一组起源于周围神经的一组不同类的肿瘤,有明确的细胞恶性变的证据,如多形性细胞、非典型细胞核及异形体,高度有丝分裂指数、坏死形成及血管增生等。组织学形态多变,可以包括菱形、箭尾形及其上皮样等不同细胞构型,亦偶见定向分化为横纹肌肉瘤、软骨肉瘤、骨肉瘤。组织化学染色 S-100、Leu-7 抗原及其髓基蛋白的反应亦是不稳定的。在超微结构水平,某些肿瘤显示出形成不良的微管及其雪旺氏细胞线性排列形成的基板结构。主要的鉴别诊断应考虑细胞型雪旺氏细胞瘤、纤维肉瘤、恶性纤维组织细胞瘤、上皮样肉瘤和平滑肌肉瘤等。

三、神经鞘瘤的分子生物学表现

相当多的观点认为肿瘤的发生及生长主要系基因水平的分子的改变所形成。许多癌症形成被认为是由于正常肿瘤抑制基因丢失及其癌基因激活所致。两种类型的神经纤维瘤病已被广泛研究。遗传学研究认为 NF1 和 NF2 基因分别定位于第 17 号和 22 号染色体长臂上。两种类型的神经纤维瘤病均以常染色体显性遗传,具有高度的外显率。NF1 发生率大约为 1/4 000 出生次,其中一半为散在病例,由更新的突变所引起。除脊神经纤维瘤外,NF1 临床表现包括咖啡色素斑、皮肤结节、骨骼异常、皮下神经纤维瘤、周围神经丛状神经瘤,并发某些儿童常见肿瘤,如视神经及下丘脑胶质瘤、室管膜瘤。椎管内神经纤维瘤远比发生在椎管外的神经纤维瘤少。NF1 基因编码的神经原纤维,是属于 GTP 酶激活蛋白家族的分子(220-KD)。GTP 蛋白由其配体激活参与 ras 癌基因的下调。目前推断 NF1 基因突变导致变异的基因产物形成,从而不能有效地引起 GTP 的脱氧反应,因此,促进 ras 基因上调,加强了生长因子通路的信号,最终导致 NF1 肿瘤的特征产物出现,形成了 NF1 肿瘤。

NF2 首次被公认独特的肿瘤类型始发于 1970 年。其发生率相当于 NF1 的 10%。双侧听神经瘤是其定义的特征,但其他颅神经、脊神经和周围神经的雪旺氏细胞瘤亦很常见。皮肤表现较少发生,与 NF1 "周围性"相比较,NF2 似乎更加"中枢性"。NF2 基因编码的蛋白质似乎是介导细胞外基质和细胞内构架之间的相互作用,有助于调节细胞分布与迁徙。这种肿瘤抑制功能的丧失似乎是隐性特征,需要在每个 NF2 等位基因上含有匹配的突变。零星发生的雪旺氏细胞瘤及脑膜瘤常在 22 号染色体上产生细胞行为异常。肿瘤形成的确切机制至今仍在研究中。Lothe 的新近研究表明某些恶性周围神经鞘瘤的形成是与 17 号染色体短臂上的 TP53 肿瘤抑制基因的失活相关。

四、临床表现和诊断

椎管内神经鞘瘤的患者常表现出局部疼痛、根性症状及与病变大小部位相关的脊髓损害征候群。由神经鞘瘤所引起的神经根性损害与脊柱退行性病变所致的损害临床上难以分辨。因为肿瘤经常位于椎管的侧方,脊髓半横贯综合征(Brown-Sequard 综合征)相对常见,大约 50% 的神经鞘瘤发生于胸段脊柱,其余分布在颈段至腰骶部椎管内。男女性别无明显差异,症状通常发生在 40~60 岁年龄组。产生症状至建立诊断平均时间为 2 年。当神经鞘瘤发生在年轻患者或者有多个病变时,应该高度怀疑存在神经纤维瘤的可能。在磁共振影像上,神经鞘瘤 T_1 加权像常表现为等密度,T_2 加权像为高密度。注入强化剂后,病变明显增强,边界清楚。侵袭性和破坏性变化不是肿瘤的特点,其存在提示有恶性倾向或其他诊断可能。MRI 能够构化出肿瘤与脊柱和毗邻关系。在颈椎部位,肿瘤和椎动脉的关系十分重要,因此可以在常规的 MRI 检查同时,加做 MRA 显示血管特征。如果 MRI 及 MRA 诊断仍不明确,或需要进行术前栓塞椎动脉,仍需要进行有创的脊髓血管造影检查。这些措施很少需要实施,但当处理恶性神经鞘瘤时,有时应考虑。虽然 CT 检查总体上比 MRI 包含的信息量要少,但在显示肿瘤钙化及其脊柱的骨性解剖结构时,仍具有优越性。这些检查优势在鉴别神经鞘瘤与脊膜瘤或起源于骨结构的肿瘤时尤为重要。在测量椎弓根大小,椎管直径及其椎体高度为植入硬件进行脊柱内固定时,CT 断层常为必需的检查。平片检查虽然能发现 50% 的患者有异常表现,但已不作为椎管神经鞘瘤的常规检查。放射学异常发现,如脊柱侧弯、椎间孔扩大、椎弓根或椎板变薄及椎体塌陷等,常缺乏特异性。

对硬膜内肿瘤,主要的鉴别诊断是脊膜瘤。脊膜瘤常好发于胸椎部位。但发病率女性明显高于男性。肿瘤很少生长至神经孔,并表现出椎旁肿块。对于肿瘤中心位于神经孔或椎旁软组织的病变,鉴别诊断应考虑到起源于交感链或背根神经节的神经节细胞瘤、神经母细胞瘤、副神经节细胞瘤或起源于局部的癌及肉瘤向心性扩展等病变。

五、外科治疗

(一)患者选择

从手术切除的角度看,仔细分析硬膜内外、椎旁及其多个节段的定位是十分必要的。术前得出准确结论有时比较困难,但这些考虑有助于外科医生决定是否扩大手术暴露或计划分期手术及其联合入路等。对于无症状的偶然通过影像学检查发现的肿瘤,通常采取系列的临床及放射学跟踪监测,这种情况在 NF2 患者中较为常见。较大的肿瘤压迫脊髓变形或在监测之下进行性增大,尽管患者无症状,但仍应该考虑手术治疗。除非特殊例外情况,有症状的肿瘤患者,应该考虑手术治疗。迄今认为良性脊神经鞘瘤对放疗和化疗均无效,手术为最佳选择。

(二)硬膜内肿瘤

绝大多数神经鞘瘤表现为硬膜下髓外病变,没有硬膜外扩展。通过常规的椎板切开,硬膜下探察,显微技术切除,肿瘤均能得到全切除。可采用俯卧位,这种姿势可以保证血流动力学稳定,减少脑脊液的流失,手术助手易于参与等优点。对于巨大的颈髓部位的肿瘤,在运送患者过程中,要特别注意姿势,防止引起脊髓损伤。鼓励在清醒状态下使用纤维光导引导下行麻醉诱导,患者俯卧位时,应保持颈椎中立位。我们习惯使用三钉头架固定头颅,防止眼球及其面部在较长时间的操作中受压。胸部和腹部中央应该悬空保持最佳通气状况并减少硬膜外静脉丛的压力。在颈部操作过程中,手术床的头部轻度提高,有助于静脉回流。使用能透放射线的手术床便于在行胸椎及腰椎的操作过程中使用术中透视进行术中肿瘤定位及其放置脊柱植入材料。在脊柱暴露的过程中,使用适量的肌松剂是有益的,但在分离邻近的神经组织时,应避免使用肌松剂,便于评估自发的肌肉收缩及其术中刺激所诱发的反应。术中监测感觉及运动诱发电对处理巨大的肿瘤有损害脊髓功能的潜在危险时具有一定价值。

在切开椎板之前准确的术中定位十分重要。在颈椎,由于第 2 颈椎棘突特别明显,定位不存在困难。在下颈椎水平及脊柱的其他水平,术中拍片或透视,识别标志为:第 1 肋或第 12 肋或腰骶联合部,比较术野中的节段水平与术前的定位是否相附和。椎板切除范围应该在嘴侧及尾侧涵盖整个肿瘤。脊椎侧块及其关节面连接应保留,除非需要做椎间孔探察时,才有可能做部分切除。较小的病变,位于椎管侧方者,可以通过单侧椎板切开,完成肿瘤的切除。在剪开硬膜之前,准确充分对硬膜外止血,便于有效使用手术显微镜。硬膜切开范围,应超过肿瘤两极,仔细的缝合固定将有利于硬膜外的止血。尽量减少对脊髓的牵拉及旋转。用较小的棉片分别置入肿瘤两极处的硬膜下腔。减少硬膜下腔的刺激。神经鞘瘤的起源是背侧感觉根,肿瘤不断生长,侵入侧方及侧前方的硬膜下腔,蛛网膜产生粘连增厚反应,包裹肿瘤,应尽力保留蛛网膜的完整。

一般很容易找到肿瘤与脊髓的界面,而在分离肿瘤与脊神经前根的界面时,当肿瘤巨大时,比较困难。背侧神经根进入肿瘤,需要切断之,偶尔可引起神经功能缺失。较大的肿瘤或粘连紧的肿瘤可以使用吸引、电凝、超声波及激光等技术,先做瘤内切除,再分离肿瘤与脊髓之间的粘连。通过不断改变瘤内瘤外的操作,即使较大的肿瘤亦易切除。在颈椎操作过程中,术者应注意保护嘴侧副神经的脊神经根,这些神经根往往位于肿瘤的前面。当证实肿瘤全切除后,获得绝对的硬膜下止血,严密缝合硬膜,通常可能需要自身筋膜作为硬膜修补,获得较为轻松的缝合。

呈哑铃状生长的肿瘤进入神经孔,通常需要较为广泛的暴露,甚至切除部分或全部的关节面。硬膜切开,可呈"T"型,暴露受累的神经根及其硬膜,某些病例,通过显微分离可以将受累的和未受累的神经束分离开,尤其对于侵犯臂丛或马尾神经的肿瘤,应仔细分离存在重要功能的神经根。术中使用神经刺激器直接刺激神经根,有助于对有功能的神经辨认。虽然有部分学者认为对受累的神经根如有重要功能,可采取保守的措施,保留神经根,但由于存在肿瘤复发的可能,因此在术前对于存在神经潜在损伤的危险时,应该对患者充分解释,力争全切除。对需要硬膜内外切除肿瘤,术后硬膜缝合是一大挑战,严密的缝合难以达到。有时在神经根出口水平的硬膜袖套处近端增厚,通常不需要缝合。此时可以通过游离的筋膜组织附上纤维蛋白胶粘贴在硬膜缺损处,其余层次的缝合一定要对位良好,防止术后脑脊液漏,如果术中修补特别薄弱,则可以放置腰部引流管数日。

起源于 C_1 和 C_2 神经根的神经鞘瘤由于其与椎动脉的关系,常出现特殊并发症,椎动脉走行在环椎横突孔,在 C_1 侧块后方的椎动脉切迹内走行,在枕骨大孔区硬膜内进入颅内。颈神经根向远端行走通过横突,通过椎动脉内侧,神经根和椎动脉的近端极易受损,术前应该重点评估,尤其在 C_1 和 C_2 水平,椎动脉常被肿瘤包裹,单纯后正中暴露,有时控制近心端椎动脉比较困难。可以考虑放置球囊导管于椎动脉近心端,然后切除侧块的尾侧部,暴露病变部位的椎动脉内侧,从而便于控制近端椎动脉。

(三)椎旁肿瘤和椎管内外肿瘤

硬膜下和椎间孔内肿瘤通过椎板切除和椎间孔切开均能有效地获得手术切除。肿瘤侵及颈部、胸腔或后腹膜时需要前侧方、侧方、或扩大的侧后方入路进行。如果较大的硬膜下肿瘤同时合并存在椎旁肿瘤,则可考虑联合入路或分期手术切除之。一般而言,对绝大多数病例,我们选择常规后正中入路首先切除硬膜内病变,这样保证脊髓和神经根能和残留的肿瘤分开,这样可减少随后的椎管外肿瘤手术切除时所造成的牵拉损伤。

在上颈椎，椎旁肿瘤没有显著压迫前方的椎动脉时，可以通过旁正中切口暴露中心为 C_1 和 C_2 棘突和横突中点，做 C_1 的半侧椎板切开术，暴露椎动脉的 C_0 至 C_1 段，对 C_1 神经根的病变，应联合较小的开颅，其前界为乙状窦侧方。对于肿瘤位于椎动脉前方者，从后方切除肿瘤，有较大的损害椎动脉的危险，故应选择侧方入路。可选用耳后"S"形切口，中心位于 C_1 至 C_2 横突。胸锁乳突肌应从乳突尖部离断，并向前方牵引。应该仔细分辨和保护副神经。椎动脉位于颈内静脉和胸锁乳突肌之间。

对胸椎椎间孔外的较大肿瘤，可以通过前侧方经胸腔入路，胸膜外入路或改良的肋骨横突切除后路进行肿瘤切除，虽然对相邻的胸膜要仔细保护，如果有所损伤，常规不需要放置胸管，除非合并相应部位的肺损伤时，导致了气胸，应做胸腔闭式引流。如果胸膜破损，应予以缝合或修补，这样做可以减少胸腔 CSF 漏。进入椎体内的肿瘤内容物可以使用剥离子将其完全刮除。由于一侧肋骨切除合并一侧椎旁切除及关节突切除，易形成侧弯畸形，因此，需要做后路钩棒或螺钉棒内固定术，恢复相应部位的脊柱稳定性。如果后路需要双侧暴露，则后路固定是必需的。

腰椎旁病变可以采用后腹膜外入路，但由于椎旁肌肉深在，髂骨覆盖，对腰骶部肿瘤的暴露显得较为困难。通过对椎旁肌肉的仔细分离能够保证其内侧及侧方均能牵引开，并且切除部分髂嵴骨质等措施，均能增加暴露。我们比较赞同采用直接后路暴露椎管内及椎间孔内外呈哑铃形的肿瘤，做手术切除，对于较大的椎旁肿物，采用联合的常规的后腹膜入路。通常首先进行后正中入路操作及其完成相应的脊柱稳定固定术。然后将患者去除消毒敷料，重新摆体位，侧屈俯位，保持椎旁病变位于最高点。这一入路可以直视上、中腰椎区域病变。如果切除第 12 肋，将有助于暴露 L_1 椎体和膈肌附着点结构。腰大肌向后游离，便于显露椎体前侧方和椎间孔，腰丛通常位于腰大肌深面，如果椎旁肌肉与肿瘤粘连紧密或者分离困难，通常容易引起神经损伤。如果肿瘤浸润在腰大肌，则通过囊内切除与囊外分离，阻断肿瘤与腰大肌的粘连结构。术中神经电刺激对于鉴别因肿瘤压迫变薄或拉长的神经组织与肌纤维组织有一定价值。

神经鞘瘤亦可位于骶管内或骶管前。原发于骶管内病变可通过后路骶管椎板切除，暴露肿瘤。肿瘤充满整个骶管并不常见，如果这样，则术中对未侵犯的神经根辨认和保留非常困难。术中直接电刺激和括约肌肌电图将有助于保护上述所及的神经组织。如果 S_2 到 S_4 神经根，至少一侧保留完整，则膀胱及直肠括约肌功能将有维持的可能。较小的骶骨远端病变可以通过后路经骶骨入路切除。在正中切开骶骨椎板后，识别并切除骶管内病变成分，然后切断肛尾韧带，这样便可以用手指分离远端骶前间隙，在分离好骶尾部肌肉后，切除尾骨与远端骶骨，用手指钝性分离，游离肿瘤与直肠结构基底周围的疏松组织，然后根据肿瘤大小和特征进行整块切除或块状切除。

（四）恶性神经鞘瘤

当脊柱脊髓发生恶性神经鞘瘤（MPNST）侵犯时，控制肿瘤的目的通常难以达到。如前所述，MPNST 可以散发，或为放疗的后期并发症，多达 50％ 的病例发生于 NF。脊柱 MPNST 的外科治疗目的主要为姑息性治疗，缓解疼痛和维持功能，然而由于肿瘤具有局部恶性破坏倾向，因此最佳治疗措施仍为大部切除加局部放疗。化疗无肯定疗效。患者的生存率为数月到一年左右。

（周瑞涛）

第十三章

先天性脑发育畸形

先天性脑发育畸形（congenital craniocerebral malformations）是一类出生前或胚胎期内在和外在致病因素造成的脑在发生和发育上的缺陷，致出生后脑组织及其被覆的被膜和颅骨的各种畸形和功能异常。这类疾病发病率不高，但种类繁多。其发生的原因和发病机制目前尚不十分清楚，目前一般认为是由于各种外在因素和内在因素所致的胚胎期发育异常。理论上应该容易与生产时脑损伤（分娩时窒息、脑产伤等）引起的发育失常区别，但实践中很难将两者截然分开，故本章所述脑发育畸形也包括这部分内容。脑发育畸形的致病因素有以下几种。

1.遗传因素

尽管遗传和变异是生物学的基本特征，但变异若偏离常态则可能导致遗传性疾病。随着分子生物学、分子遗传学和基因工程的发展，人们渐渐认识到染色体数目和结构的异常、基因突变等是遗传性疾病发生的根本原因。

2.环境因素

与遗传因素不同，这些致病因素来自外界而非由异常基因所决定的。一般认为在胎儿早期阶段（妊娠前3个月内）易受致畸因素的损害。致畸因素包括以下几种。

（1）物理因素：射线可以导致畸形，尤其在妊娠前4个月，母体下腹部X射线、γ射线照射后易产生小头畸形。羊水过多导致子宫内压过高时，也可导致畸胎。

（2）化学因素：已证实男性性腺激素、肾上腺皮质激素、眠尔通、抗甲状腺药物等均可导致胎儿畸形。一氧化碳中毒也可产生较高的畸胎率。

（3）生物因素：许多细菌、病毒和原虫能够通过胎盘产生宫内先天性感染。

（4）其他：妊娠期母体内糖代谢障碍、胎盘异位所致的胎儿营养不良也产生较高的致畸率。

3.遗传因素和环境因素共同作用

某些先天性脑发育畸形有遗传倾向，但不发病，在某种相关的环境因素作用下便可发病。

先天性颅脑发育畸形的分类方法很多，参照 DeMyer 的分类法，将其分成器官源性和组织源性两种，前者再按解剖结构分类，后者则再按细胞结构分类。尽管脑易发生各种发育畸形，但需要外科治疗者并不多。只有那些以现有的方法能够进行治疗者才考虑手术。

第一节　Arnold-Chiari 畸形

Arnold-Chiari 畸形（Arnold-Chiari malformation）又称 Chiari 畸形或小脑扁桃体下疝畸形，是后脑的先天性畸形。其病理特点为小脑扁桃体、下蚓部疝入到椎管内，脑桥、延髓和第四脑室延长、扭曲，并部分向椎管内移位。

一、历史回顾

1883 年,Cleland 最先发现 1 例菱脑畸形,并进行了文字记载。1891 年,Chiari 最先报道这种畸形,将之分为三型。1894 年,Arnold 报道 1 例患者,并详细作了描述。1896 年 Chiari 又对这种畸形重新作了更详细的报告,将小脑发育不全作为这种畸形的第四型。1907 年,Arnold 的学生 Schwalbe 和 Gredig 将这种畸形命名为 Arnold-Chiari 畸形。1935 年,Russell 和 Donald 报道了 10 例 Arnold Chiari 畸形患者,此后才引起人们对这种畸形的注意。

二、病理

1.病理解剖

Arnold-Chiari 畸形的病理改变包括:①小脑扁桃体通过枕骨大孔疝入到椎管内,有时可达第 3 颈椎,这是其基本的病理改变;②延髓变长,并疝入椎管内,第四脑室下半部也疝入椎管内,这也是本畸形的另一重要特征;③小脑扁桃体充满小脑延髓池,枕骨大孔区颅内结构粘连,蛛网膜下隙闭塞,有时形成囊肿;④由于小脑延髓池闭塞,第四脑室中孔粘连,有时中脑导水管粘连或闭塞,可造成梗阻性脑积水;⑤延髓和上颈髓受压变扁、扭曲;⑥颈髓向下移位,小脑下牵,使Ⅴ～Ⅺ对脑神经变长,上颈神经向外上方向进入椎间孔;⑦可有中脑下移;⑧可合并桥池、外侧池、环池闭塞。

2.病理分型

1891 年,Chiari 将这种畸形分为三型,即Ⅰ型:小脑扁桃体及下蚓部下疝到椎管内,延髓与第四脑室位置正常或有轻度下移;Ⅱ型:小脑下移进入椎管内,延髓和第四脑室延长并下移,疝入椎管内;Ⅲ型:延髓、小脑、第四脑室向枕部移位伴颈部脊椎裂及脊膜膨出。1896 年 Chiari 重新将之分为四型,即Ⅰ型:延髓伴随小脑扁桃体及下叶呈锥状向椎管内疝入,通常没有脑积水及脊椎裂;Ⅱ型:小脑下蚓部移位,脑桥、第四脑室、延髓向椎管内延长,可伴有脑积水及脊膜膨出,最常见;Ⅲ型:极为罕见,除具有Ⅱ型特点外,尚合并枕部脑膨出,为最严重的一种类型;Ⅳ型:罕见,小脑发育不全,不向下方移位。

3.合并畸形

Arnold-Chiari 畸形常合并其他颅底、枕骨大孔区畸形和脊髓脊膜膨出缺陷。包括脊髓空洞症(44%～56%)、颅骨脊椎融合畸形(基底凹陷症、短斜坡、Klippel－Feil 综合征)(37%)、蛛网膜粘连(41%)、硬脑膜束带(30%)、颈髓扭结(12%～60%)、脑积水(50%～90%)。其他畸形包括多小脑回畸形、灰质异位、脊髓积水、大脑导水管的胶质增生或分叉、四叠体 beak－like 畸形、颅顶骨内面凹陷、脊膜膨出、脊髓纵裂、第四脑室囊肿、胼胝体阙如等。

三、病因及发病机制

Arnold-Chiari 畸形的病因尚不清楚,可能发生于胎儿的第 3 个月,可能与神经组织过度生长或脑干发育不良及脑室系统－蛛网膜下隙之间脑脊液动力学紊乱有关。Arnold-Chiari 畸形的发病机制有不同观点,大致有以下三种学说:

1.牵引学说

这是 Lichtenstein 最早于 1942 年提出,是以往最为流行的观点。其基本内容为有脊髓脊膜膨出的患者,由于脊髓固定在脊柱裂的椎管处,在生长发育过程中,脊髓不能正常上移,又因脊柱和脊髓之间增长速度不同,只能借助脑组织下牵移位来补偿,因而,产生 Arnold-Chiari 畸形。但是,近年有人对缺损脊髓节段头端的各对脊神经走行方向进行了研究,结果发现邻近脊髓脊膜膨出处的脊神经走向呈异常角度,而相接连的脊神经走向正常,因此认为牵拉力只存在于脊髓脊膜膨出的几个节段内,故脊髓脊膜膨出不是 Arnold-Chiari 畸形的原因。

2.发生障碍学说

这是 List(1941)和 Russell(1949)提出的观点。Arnold-Chiari 畸形是延髓、小脑、脊髓、枕骨和脑的原发性畸形:①核团及纤维结构改变或发育不全;②神经组织过度生长,以致脑组织伸至颅后窝可利用的空隙;③脑桥弯曲形成过程中发生障碍。

3.脑积水学说

Gardner 和 Goodhall 于 1950 年提出这一学说。Chiari 亦认为是婴儿脑积水向下压迫所致。

四、临床表现

1.性别、年龄

女性多于男性。Ⅰ型多见于儿童及成人,Ⅱ型多见于婴儿,Ⅲ型常在新生儿期发病,Ⅳ型常于婴儿期发病。Saez(1976)报道 60 例 Arnold-Chiari 畸形,男性 22 例,女性 38 例,年龄 13~68 岁,平均 38 岁。

2.病程

有人报道从出现症状到入院时间为 6 周至 30 年,平均 4.5 年。

3.症状

本畸形最常见的症状为疼痛,一般为枕部、颈部和臂部疼痛,呈烧灼样放射性疼痛,少数为局部性疼痛,通常呈持续性疼痛,颈部活动时往往疼痛加重。其他症状有眩晕、耳鸣、复视、行走不稳及肌无力等。

4.体征

常见的体征有下肢反射亢进和上肢肌肉萎缩。约 50% 以上的患者有感觉障碍,上肢常有痛、温觉减退,而下肢则为本体感觉减退。眼球震颤常见,出现率为 43%。软腭无力伴呛咳者占 26.7%。视乳头水肿罕见,而有视乳头水肿者多同时伴有小脑或脑桥肿瘤。Saez(1976)根据其主要体征不同分为六型,各型表现如下。

(1)枕骨大孔区受压型:占 38.3%,为颅椎结合处病变累及小脑、脑干下部和颈髓。表现为头痛、共济失调、眼球震颤、吞咽困难和运动无力,以及皮质脊髓束、脊髓丘脑束和背侧柱的症状。各种症状综合出现,很难确定哪一结构是主要受累者。

(2)发作性颅内压力增高型:占 21.7%,其突出的症状是用力时头痛,头痛发作时或头痛后伴有恶心、呕吐、视力模糊和眩晕。神经系统检查正常或仅有轻微和不太明确的定位体征。

(3)脊髓中央部受损型:占 20%,其症状体征主要归于颈髓内部或中央部病变。表现为肩胛区的痛觉分离性感觉障碍、节段性无力或长束症状,类似脊髓空洞症或髓内肿瘤的临床表现。

(4)小脑型:占 10%,主要表现为步态、躯干、肢体的共济失调,眼球震颤,呐吃和皮质脊髓束征。

(5)强直型:占 67%,表现为强直状态,发作性尿失禁,肢体有中重度痉挛,下肢比上肢更明显。

(6)球麻痹型:占 35%,有后组脑神经功能单独受损的表现。Arnold-Chiari 畸形Ⅰ型主要表现为枕骨大孔区受压综合征,即后组脑神经症状、小脑体征、颈神经及颈髓症、颅内压增高和脊髓空洞症等表现。Ⅱ型为出生后可有喂养困难、喘鸣、窒息,可合并精神发育迟缓、进行性脑积水、高颅内压及后组脑神经症状。

五、辅助检查

1.腰穿

压力较低,压颈试验阳性,脑脊液蛋白含量增高,但很少超过 1g/L。腰穿要慎用,尤以颅内高压型。

2.气脑造影

小脑延髓池闭塞不充盈,小脑扁桃体向下超过枕骨大孔平面以下,表现为枕骨大孔下方呈圆形或三角形的软组织影,位于颈髓后面。

3.颅椎平片

颅骨及颈椎平片可显示其合并的骨质畸形,如基底凹陷症、寰枕融合、脊柱裂、Klippel-Feil 综合征等。

4.脑室造影

对于有颅内压增高者应谨慎采用腰穿和气脑造影,以防止发生枕骨大孔疝急剧加重,导致呼吸骤停而死亡。术前为了解脑室系统梗阻情况可行脑室造影。脑室造影发现第四脑室下降时可考虑此病。

5.椎动脉造影

小脑后下动脉向下呈弧形突出到枕骨大孔以下,即可诊断为本病。

6.CT

Ⅰ型:CT可显示小脑扁桃体疝入到椎管内伴脑积水,表现为小脑扁桃体在椎管内的低密度影及脑积水征象。

Ⅱ型:除Ⅰ型表现外,尚有颞骨岩部后部变平或凹陷,内耳道变短,枕骨大孔扩大,大脑镰发育不良或穿孔,四叠体与中脑呈鸟嘴状变形下移,颅后窝狭小,天幕孔扩大,小脑向幕上生长呈塔状。桥池与双脑桥小脑角池形成三峰状低密度影像。

7.MRI

MRI为无创伤性检查,可清楚地显示颅后窝解剖结构,并能直接观察脊髓空洞。因此,特别适于诊断Arnold-Chiari畸形,与CT相配合可发现其他骨质畸形。

(1)Ⅰ型:MRI诊断本病Ⅰ型主要依据小脑扁桃体疝入到椎管内。当小脑扁桃体低于枕骨大孔5mm以上即为病理状态。以正中矢状面T_1加权像最适于观察小脑扁桃体的位置及大小。其MRI表现为:①颅底颈椎融合畸形,基底动脉受压(23%～50%),颈椎与枕骨融合(1%～10%),C_2、C_3部分融合(18%),Klippel-Feil综合征(5%),颈椎隐性脊柱裂(5%～7%)。②小脑扁桃体通过枕骨大孔向尾端延长(4%),延长至C_1占62%,延长至C_2占25%,延长至颈3占3%。③枕大池极小,常与硬膜、蛛网膜、扁桃体及脊髓粘连(41%)。④合并脊髓空洞症(20%～73%)。⑤合并脑积水(20%～44%)。

(2)Ⅱ型:Arnold-Chiari畸形Ⅱ型的本身MRI表现为:①脊髓向下方移位,上颈部神经根升至其出口水平;②脑干显著延长,延髓突入颈椎管;③小脑发育不良,并向尾端延长,通过枕骨大孔而抵达C_1椎弓上缘;④狭窄的小脑舌状突出,通过C_1椎环,从延髓背侧下移至C_2和C_4水平,甚至抵达胸髓上端;⑤位于颈部的第四脑室部分有不同程度的扩张,有时形成泪点状憩室,在上颈髓背侧突入延髓。Ⅱ型合并其他神经系统的异常表现为:①颅骨与硬脑膜异常:颅顶骨内面凹陷(85%),斜坡与颞骨岩部扇贝样改变(90%),枕骨大孔增大及颅后窝增大,大脑镰部分缺失或穿孔(>90%),天幕发育不良(95%)。②中脑与小脑异常:顶盖呈烧杯状(89%),小脑呈塔状(43%),脑干与环绕的小脑重叠(93%),小脑缘前指(83%)。③脑室与脑池异常:第四脑室延长、下移、变扁(100%),中间块增大(47%～90%),透明隔阙如(50%),侧脑室不对称性扩大,颅后窝脑池受压(100%)。④其他异常:脑脊膜膨出、脊髓空洞症、脊髓纵裂、灰质异位、小脑回(12%～29%)、大脑导水管狭窄、胼胝体阙如(12%～33%)及第四脑室囊肿等。

1987年,Wolpert根据延髓小脑下疝的程度将Arnold-Chiari畸形Ⅱ型分为三级:Ⅰ级为第四脑室和延髓没有降至枕骨大孔水平,只有小脑下蚓垂降至枕骨大孔;Ⅱ级为第四脑室降至枕骨大孔水平,位于下蚓垂的前方;Ⅲ级为延髓降至颈髓前方,形成"扭结"、"马刺"样重叠,"马刺"一般不伸至颈$_4$水平以下。第四脑室下降超过枕骨大孔又可分为两个亚级:Ⅲa,第四脑室萎缩;Ⅲb,第四脑室扩大。

六、诊断与鉴别诊断

根据发病年龄、临床表现以及辅助检查,本畸形诊断一般不困难,尤其是CT或MRI的临床应用,使其诊断变得简单、准确、快速。本畸形需与小脑肿瘤、慢性颅后窝血肿、小脑脓肿等颅后窝占位性病变相鉴别。

七、治疗

1.手术指征

(1)有梗阻性脑积水或颅内压增高者。

(2)有明显神经症状者,例如因脑干受压出现喉鸣、呼吸暂停、发绀发作、角弓反张、Horner综合征、吞咽反射消失以及小脑功能障碍等。

2.手术目的

手术治疗是为了解除枕骨大孔和上颈椎对小脑、延髓、第四脑室及该区其他神经结构的压迫,以及在可能的范围内分离枕骨大孔和上颈髓的蛛网膜粘连,解除神经症状和脑积水。

3.手术方式

手术方式包括枕下开颅上颈椎椎板切除减压或脑脊液分流术。有人认为成人Ⅰ型可行枕下减压术,而Ⅱ型仅作分流术即可。一般作颅后窝充分减压术,即广泛切除枕骨鳞部及第1～3颈椎椎板,切开硬膜并分离粘连,探查第四脑室正中孔。对于有梗阻性脑积水手术未能解除者,可行脑脊液分流术。

4.手术疗效

手术治疗 Arnold-Chiari 畸形的疗效并不理想。小儿对手术耐受性差,术后并发症多,死亡率高。轻型手术疗效尚好,重型效差。有脑积水者,术后近期疗效较差,远期有一定效果。Saez(1976)报道60例 Arnold-Chiari 畸形的手术治疗结果,无手术死亡。他将手术疗效分为4组,即:①症状消失;②症状改善;③无变化;④症状恶化。术后随访最长达14年,60例中65%有效,20%症状消失,45%症状改善,18.3%有进行性恶化。在发作性颅内压增高或小脑功能障碍的病例中,80%以上恢复良好。在枕骨大孔受压的患者中,65%症状改善。颈髓变粗14例者,5例改善,4例无变化,5例症状恶化。脊髓塌陷者3例,其中2例改善,1例无变化。脊髓切开置入引流芯者5例,其中1例改善,2例无变化,2例恶化。2例在中央管上端放了栓塞物,术后均有改善。剩余4例仅作骨质和硬膜减压,1例无改变;3例恶化。手术疗效多在术后短期有效,不能持久,并且许多患者神经症状仍在进行。头痛多能获长期疗效,其后症状疗效改变依次为步态共济失调、膀胱功能障碍、视力模糊、吞咽困难,再次为颈和上肢疼痛,眼球震颤,感觉和运动障碍疗效最差。而脊髓中央部受损者,症状多在长时间内逐渐趋于恶化。有些学者提出早期手术可防止发生脊髓空洞症。不伴发脊髓空洞症比伴发脊髓空洞症的手术疗效要好得多。

(张云峰)

第二节　胼胝体畸形

一、胼胝体发育不全或阙如

(一)发生学

胼胝体是大脑两半球间最主要的一大块有髓纤维的集合体,连接着两侧大脑半球,并形成侧脑室的顶。它是从原始终板发生的前脑连合之一。胚胎期12～20周胼胝体出现并由前向后发育,逐渐形成横贯大脑半球的胼胝体。胚胎74天时可在胚胎上见到最早的胼胝体纤维,至115天胼胝体在形态上成熟。在此期间胚胎的发育过程中,早期宫内感染、缺血等原因可使大脑前部发育失常而发生胼胝体缺失,晚期病变可使胼胝体压部发育不良。但 Barkovich(1988)认为胼胝体发育不良是由于胼胝体形成的前驱阶段受损,并非发生于胼胝体形成期。胼胝体发育不良也有遗传基础。

(二)病理学

胼胝体发育不良或阙如(callosum corpus dysplasia or defect)自1812年 Rell 进行了尸解报告以来,Bull(1967)、Brun(1973)等也对其进行了详细描述。胼胝体发育不良可为完全或部分阙如。最常见的是胼胝体和海马连合完全性发育不良,而前连合得以保留。在胼胝体所保留的纤维束中,只有 Probst 束,这是向前后方向投射,不越过中线的纤维束。由于没有胼胝体纤维的约束力,第三脑室顶向背侧抬高,室间孔明显扩大,使第三脑室和侧脑室形成一个蝙蝠形囊腔。侧脑室后面向中间方向扩大。在胼胝体部分发育不全中,最常见的是压部缺失,但体部和嘴部的任何一部分均可受累。

胼胝体发育不全或缺失可合并其他脑发育畸形,包括异位症、大脑导水管狭窄、透明隔发育不良或缺失、穹窿阙如、蛛网膜囊肿、Chiari 畸形、Dandy-Walker 综合征、Aicardi 综合征、小脑回、脑裂畸形、脑神经阙如、脑穿通畸形、脑积水、脑膨出、独眼畸形、嗅脑阙如、前脑无裂畸形、小头畸形、脑回过多症、视－隔发育不良、半球间裂囊肿、脑萎缩以及 13、14、15、18 三体病和胼胝体脂肪瘤等。

（三）临床表现

胼胝体发育不良大多数为散发性，原因不明。但也有在姐妹兄弟中发病者，家族发病者呈 X-性染色体连锁隐性发病。其临床表现与其合并的其他脑畸形有关，因为先天性胼胝体发育不全或阙如的本身一般不产生症状。在成人患者中，用复杂的心理测定检查方法，可发现两半球间的信息传递有轻微障碍。新生儿或婴幼儿可表现为球形头、眼距过宽或巨脑畸形。多在怀疑脑积水行 CT 扫描检查时，才发现有胼胝体发育不良或阙如的特征性图像。可出现智力轻度低下或轻度视觉障碍或交叉触觉定位障碍。严重者可出现精神发育迟缓和癫痫。因脑积水可发生颅内压增高，婴儿常呈痉挛状态及锥体束征。X-性连锁遗传者的特点为出生后数小时有癫痫发作，并出现严重的发育迟缓。

（四）辅助检查

1.颅骨平片

颅骨无变化或增大，前囟膨出或呈舟状颅畸形，平片不能诊断。

2.气脑或脑室造影

气脑或脑室造影可以确诊，表现为特异性两侧侧脑室明显分离，侧脑室后角扩大，第三脑室背部延长，小脑延髓池扩大，并有其他脑畸形的表现。

3.脑血管造影

脑血管造影表现为：①大脑前动脉正常曲度消失、下移，然后屈曲迂回或呈放射状分支；②大脑中动脉正常或稍有上抬；③大脑内静脉及大脑大静脉变直或向上向后移位；④丘纹静脉和大脑内静脉分别重叠；⑤两侧大脑内静脉侧移位，离开中线；⑥大脑内静脉和下矢状窦之间距离变短；⑦胼周静脉和大脑内静脉距离变短。

4.CT

CT 表现为两侧脑室分离，第三脑室扩大、上移并向前延伸。冠状扫描可清楚地显示侧脑室前角呈人字形分离和扩大、第三脑室上移。

5.MRI

MRI 是目前诊断胼胝体发育不良或阙如的首选方法，表现如下。

（1）胼胝体全部或部分阙如。

（2）海马回、前联合或后联合全部或部分阙如。

（3）额回小，双额角分离，伴内侧凹陷，外侧面变尖。

（4）孟氏孔外侧延长。

（5）第三脑室增大并上抬。

（6）侧脑室体部增大变圆。

（7）侧脑室内侧壁分离，形成一个向前开放的角。

（8）脑沟沿脑室内壁呈放射状排列，顶枕裂与矩状裂不会聚，内侧裂与狭窄的半球下缘垂直。

（9）异常的矢状方向走行的胼胝体带，形成侧脑室体部与额角的内侧壁。

（10）大脑皮质形成异常，包括无脑回、巨脑回、多发小脑回及灰质异位症等。

（11）海马回形成异常伴开放扩张形颞角。

（12）完全交通性或多发分叶状半球间裂。

（13）胼周动脉与大脑内静脉因第三脑室上抬而向两侧分离。

（五）诊断

胼胝体发育不全或阙如单靠症状和体征难以诊断，气脑造影和 CT 扫描也只能靠第三脑室和侧脑室的形态间接判断。MRI 使其诊断变得清楚而容易。诊断时应注意发现是否合并有其他脑部畸形。

（六）治疗

有症状者可行对症治疗，有脑积水者可行分流术，目前无特殊治疗方法。

二、胼胝体脂肪瘤

脂肪瘤(lipoma)又称血管肌肉脂肪瘤，一般认为颅内脂肪瘤是先天性缺陷疾病。严格地说，颅内脂肪瘤不是真正的肿瘤而是异位的畸形病变，为颅内间叶组织发育障碍，实际上是一种错构瘤。Willis(1948)将它描述为多余的肿瘤样结构，由不适当的组织混合组成。脂肪瘤常伴有其他的发育障碍，例如胼胝体脂肪瘤常有胼胝体发育不全；肿瘤以脂肪为主，当伴发大量血管和纤维组织的增生时，有时还有肌肉和骨性组织等其他类型的间叶组织存在；无新生物的生物学特性。

（一）历史回顾

1956 年 Rokitansky 最早报道首例胼胝体脂肪瘤的尸解报告，以后人们对颅内脂肪瘤的尸解有陆续报告，1939 年 Sosman 报道首次生前诊断的胼胝体脂肪瘤，以后他对 X 线诊断本病进行了报告，1975 年 New 和 Scott 首次描述了胼胝体脂肪瘤的 CT 表现，从此人们对本病有了进一步的认识。

（二）发生率

脂肪瘤临床上十分罕见，除胼胝体脂肪瘤外，大多数的颅内脂肪瘤通常是在尸体解剖时偶然发现。大宗尸解报告中颅内脂肪瘤的发现率为 0.08％～0.64％。国外文献中报道颅内脂肪瘤占脑肿瘤的 0.09％～0.37％，占先天性脑肿瘤的 0.3％～3％。国内文献报道占脑肿瘤的 0.01％～0.2％。综合国内外 26 组颅内肿瘤资料，计 88421 例，先天性脑肿瘤 6802 例，颅内脂肪瘤 34 例，占颅内肿瘤的 0.0385％，占先天性脑肿瘤的 0.5％。近年来 CT 检查的普及，颅内脂肪瘤的意外发现增加，Faerber 和 Wolport 报告的 6125 例 CT 扫描中，发现 5 例脂肪瘤，占 0.08％；Kazner 的 40000 人次的 CT 扫描中，发现 14 例，占 0.035％。自 Rokitansky 于 1856 年首次报道至 1992 年，文献中记载不足 200 例。

（三）发病机制

颅内脂肪瘤的发病机制目前尚不能肯定。关于其发病机制有以下几种观点：①颅内脂肪瘤为类似于错构瘤的先天性肿瘤，系脂肪发育过程中组织异位畸形，并随着人体发育而生长形成，多数学者支持这一观点。颅内脂肪瘤常伴有神经管发育不全的畸形，支持上述观点。②并存的畸形不是颅内脂肪瘤的发生原因，二者之间存在着遗传因素，颅内脂肪瘤是与遗传有关的蛛网膜异常分化形成的。③颅内脂肪瘤是结缔组织中脂肪组织、神经胶质脂肪变性而形成的。总之，其发生机制有待于进一步研究。

（四）病理

脂肪瘤多位于软脑膜下或脑池内，界限不清，借助大量纤维和血管与神经组织交织在一起。胼胝体脂肪瘤可为一薄层。弥漫地覆盖在胼胝体上或纵卧于胼胝体的大脑正中裂内，组织学检查以完全分化成熟的脂肪细胞为主，亦有胎性脂肪组织，细胞内可有泡沫状粉染物质，不易见到细胞核，大小不一，没有恶性征象。常伴有其他结构，例如大量纤维组织和血管。血管的大小不一，排列较紊乱，可见管壁增厚，平滑肌增大，纤维组织内可有大量胶原纤维形成束带状。血管周围的间叶细胞增大堆积。有些尚含有横纹肌、骨和骨髓组织等。

（五）临床表现

1.年龄与性别

本病可发生在任何年龄，以青少年发病最多见，50％以上发病年龄在 30 岁以下，文献中年龄最小者为 3 天，最大者为 91 岁。男女之比为 2：1。

2.发生部位

颅内脂肪瘤好发于神经系统不同部位相连处，含有丰富蛛网膜的部位，多见于中线部位或中线旁部位。最常见的部位是胼胝体，占 28%～50%，其次为基底池或灰白结节、四叠体板，脑外侧各部及大脑凸部少见；位于岛叶者极为罕见，文献中迄今仅有 3 例记载。Hatashita 于 1983 年首先报道第 1 例岛叶脂肪瘤。Kreiner(1935)复习文献和根据自己的观察，指出颅内脂肪瘤的好发部位依次是环池、四叠体区、视交叉池及漏斗部、脚间池、外侧裂池、桥小脑角池、小脑延髓池、侧脑室和第三脑室的脉络膜、胼胝体池。

3.症状与体征

颅内脂肪瘤多数很小，多在 2 cm 以下，并且常在尸检或 CT 扫描时偶然发现。本病症状进展缓慢，病程较长，可达 10 年以上，偶可症状自行缓解。当脂肪瘤位于脑非重要功能区时一般不出现神经系统症状和体征。但 Kazner 报道 14 例患者，10 例有肿瘤引起的神经性症状。颅内脂肪瘤的临床表现缺乏特异性症状及体征。约 10%～50%患者无症状。

(1)癫痫：这是颅内脂肪瘤最常见的症状，约占 50%，可为各种类型癫痫，但以大发作为主。其癫痫发作可能与肿瘤邻近结构出现胶样变性刺激脑组织或脂肪瘤包膜中致密的纤维组织浸润到周围神经组织，形成兴奋灶有关；也可能与胼胝体发育不良或脂肪瘤本身有关。Kazner(1980)报道的 3 例患者均有癫痫，其中 2 例为大发作，1 例为精神运动性发作伴头痛。孙四方(1989)报道的 3 例胼胝体脂肪瘤均有癫痫，其中 1 例为大发作，2 例为小发作，以后发展成大发作，发作前常有幻觉。

(2)脑定位征：颅内脂肪瘤很少引起脑定位征，有时可压迫周围结构而出现相应的定位体征。如胼胝体脂肪瘤压迫下丘脑，出现低血钠、肥胖性生殖无能等间脑损害表现；桥小脑角脂肪瘤可出现耳鸣、听力下降、眩晕、三叉神经痛、眼球震颤、共济失调等；鞍区脂肪瘤可引起内分泌紊乱及视力、视野改变等。延髓颈髓背侧脂肪瘤可表现为肢体麻木无力，延髓麻痹，呈进行性加重，伴胸背肩颈枕一过性疼痛发作，大小便功能障碍，四肢肌张力增高，肌力下降，双侧病理征阳性；侧裂池或岛叶脂肪瘤可出现钩回发作、肢体无力等。

(3)颅内压增高症：脑室脉络丛脂肪瘤，可阻塞室间孔引起脑脊液循环受阻或四叠体区脂肪瘤压迫中脑导水管引起梗阻性脑积水而发生颅内压增高，如头痛、呕吐、视盘水肿等。

(4)其他症状：约 20%的患者有不同程度的精神障碍，甚至痴呆，可能是由于肿瘤累及双侧额叶所致，表现为淡漠、反应迟钝、无欲、记忆力下降、小便失禁等。胼胝体脂肪瘤精神障碍可达 20%～40%，轻瘫占 17%，头痛占 16%。

(5)伴发畸形：本病常伴发神经管发育不全的其他畸形，以胼胝体脂肪瘤最多见，48%～50%的胼胝体脂肪瘤伴有胼胝体发育不全或阙如。其他常见的畸形有透明隔缺失、脊柱裂、脊膜膨出、颅骨发育不全（额、顶骨缺损）、小脑蚓部发育不全等。少见的畸形有漏斗胸、硬腭高弓、心隔缺失、唇裂、皮下脂肪瘤或纤维瘤等。

(六)辅助检查

1.颅骨平片

典型的胼胝体脂肪瘤 X 线平片可见中线结构处"酒杯状"或"贝壳状"钙化影，这一典型征象可作为诊断颅内脂肪瘤的确诊依据。桥小脑角脂肪瘤有时可有内听道扩大及岩骨嵴缺损等。其 X 线断层片能清楚地显示脂肪瘤局部 X 线透过较多的透亮区。同时颅骨平片尚可显示合并的颅脑畸形，如颅骨发育不全、骨缺损等。

2.脑血管造影

颈内动脉造影时，胼胝体脂肪瘤可呈现大脑前动脉迂曲扩张，有时两侧大脑前动脉合二为一，胼缘动脉、胼周动脉也相应扩张，供应脂肪瘤的许多小分支成平行网状，大脑前动脉、胼缘动脉常被肿瘤包裹。桥小脑角脂肪瘤，在脑血管造影上可见小脑前下动脉及其分支迂曲扩张。脑血管造影还可同时显示并存畸形，如胼胝体发育不全、脑积水及静脉引流异常等。

3.CT 检查

脂肪瘤的 CT 表现为圆形、类圆形或不规则形的低密度区，CT 值为 -10～-110 Hu。其边缘清楚，低密度灶周围可有层状钙化。强化后低密度区不增强，CT 值无明显增加。低密度区直径多在 2 cm 左右。冠状扫描钙化层显示更清楚。钙化灶以胼胝体脂肪瘤多见，其他部位的脂肪瘤钙化少见。有时亦可发现多发性脂肪瘤,特别是在侧脑室脉络丛附近,25％的胼胝体脂肪瘤患者在脉络丛可见第二个脂肪瘤。Nabawi 报道的 5 例胼胝体脂肪瘤有 1 例合并双侧脉络丛脂肪瘤。Kriener 研究的 5 例胼胝体脂肪瘤,合并有侧脑室脉络丛小肿瘤;孙四方(1989)的 3 例胼胝体脂肪瘤亦有 1 例双侧侧脑室三角部脉络丛脂肪瘤。脂肪瘤的 CT 其他表现包括胼胝体发育不良、侧脑室分离、侧脑室脉络丛肿瘤等。

4.MRI

MRI 是目前诊断脂肪瘤最好的方法。T_1 加权像及 T_2 加权像上均呈高信号,脂肪瘤壁上的钙化有时呈无信号影。

大脑半球间裂(胼胝体)脂肪瘤的 MRI 显示:①位于中线几乎对称的脂肪肿块,占据半球间裂的局部区域,通常在胼胝体附近;②在胼胝体压部周围示不同程度的延展,经脉络裂到脉络丛,沿大脑裂分布;③37％～50％同时伴有胼胝体发育不良;④11％同时伴有皮下脂肪瘤;⑤包围半球间动脉使其形成梭状扩张;⑥脂肪瘤外周壳状钙化或其中含致密骨。

(七)诊断与鉴别诊断

由于颅内脂肪瘤临床上没有特异性表现,单靠其表现诊断十分困难。对于长期癫痫发作合并智力障碍的患者,应行神经放射学检查。根据其好发部位,CT 上脂肪样低密度区及 MRI 上 T_1 及 T_2 加权像均为高信号,诊断多能确立。

本病尚需要与皮样囊肿、表皮样囊肿、畸胎瘤、蛛网膜囊肿、慢性血肿、颅咽管瘤、胼胝体胶质瘤等相鉴别。皮样囊肿、表皮样囊肿、蛛网膜囊肿均表现为 CT 无强化的低密度区,但 MRI 上 T_1 加权像为低信号,与脂肪瘤表现不同。上皮样囊肿的 MRI 表现与脂肪瘤均为 T_1 及 T_2 加权像高信号,但前者多有岩骨嵴骨质破坏,CT 扫描可发现。畸胎瘤 CT 表现为不均匀的囊性肿物,其肿瘤直径多在 2.5 cm 以上。

(八)治疗

对于无症状的脂肪瘤一般不需要治疗。由于其生长缓慢、病程较长,多数人不主张直接手术治疗,对有头痛和癫痫者可给予对症治疗。不主张直接手术的理由有:①脂肪瘤组织中含有丰富的血管,弥散分布着致密的纤维组织,其胶质性包膜与周围脑组织粘连紧密,即使采用显微手术,也难以分离出肿瘤,不能达到全切除的目的;②颅内脂肪瘤所表现出的非特异性症状、体征,并非是脂肪瘤本身引起的,多为伴发的其他畸形引起,肿瘤切除后,不能圆满地改善症状;③颅内脂肪瘤生长缓慢,几乎不形成致命性颅内压升高。只有极少数患者有直接手术的指征,如引起梗阻性脑积水者、鞍区脂肪瘤引起视力、视野损害者、桥小脑角脂肪瘤引起耳鸣、耳聋者可考虑直接手术。合并脑积水者亦可以单行脑脊液分流术,解除颅内高压,缓解症状。胼胝体脂肪瘤完全切除十分困难,因为瘤内富含血管及致密纤维组织,后者覆盖胼周动脉及其分支上,而且大脑前动脉常常包裹在肿瘤内,囊壁与周围脑组织粘连,即使显微手术也难以保护这些血管,因此,多数情况下只能行肿瘤部分切除术。

(九)预后

文献中报告的手术疗效不能令人满意,大约半数患者术后仍有癫痫发作,甚至有人认为手术不能改善癫痫症状。Tahmouresie(1979)报道的 21 例脂肪瘤手术患者,10 例死亡,4 例无变化,1 例有严重神经功能缺失,仅 5 例术后有改善。孙四方(1989)报道 3 例经手术治疗胼胝体脂肪瘤,1 例术后癫痫无改善且遗有左侧轻偏瘫,1 例术后无变化,1 例术后癫痫不再发作并恢复原工作。Hatash ita(1983)报道 1 例岛叶脂肪瘤经手术部分切除,术后患者恢复良好。由于脂肪多数患者不出现致命性颅内压增高及致命性占位病变效应,故多数不必手术治疗。

(张云峰)

第三节　Dandy-Walker 畸形

一、命名与历史

Dandy-Walker 畸形(Dandy-Walker malformation)又称 Dandy-Walker 囊肿,先天性四脑室正中、外侧孔闭锁或 Dandy-Walker 综合征。

1914 年,Dandy 首先报道 1 例尸解报告,发现颅后窝有一巨大四脑室并形成囊肿,脉络丛在囊内,正中孔和外侧孔闭锁,脑室系统扩大,小脑两半球分离。1917 年,Dandy 又报告同样的 1 例。1921 年,Dandy 指出第四脑室正中孔、外侧孔发育不良是引起本病的主要原因。1942 年,Taggart 和 Walker 报道 3 例先天性四脑室正中孔和外侧孔闭锁,支持 Dandy 阐明的发病机制。1954 年,Benda 报告 6 例,首先用本病的第一个报道者 Dandy 和其积极支持者 Walker 为本病命名。1972 年,Hart 将其正式命名为 Dandy-Walker 综合征。1982 年,French 综合各学者对本病的起因研究,归纳为四点:①胚胎时期四脑室出孔闭锁;②胚胎时期小脑蚓部融合不良;③胚胎时期神经管闭合不全,形成神经管裂;④脑脊液流体动力学的变化。

二、病因学与发生机制

关于 Dandy-Walker 畸形的病因仍有争议,一般认为是胚胎发生异常所致,即第四脑室正中孔、外侧孔发生闭锁为其主要原因。以往认为是第四脑室正中孔和外侧孔的闭锁阻断了脑脊液从第四脑室到蛛网膜下隙的循环,致使囊肿形成并长大。但是,仅部分 Dandy-Walker 畸形患儿有正中孔和外侧孔的闭锁,另一些患儿则无闭锁。而且,因宫内反应性胶质细胞增生而引起正中孔或外侧孔缩窄的病儿,并不产生典型的 Dandy-Walker 畸形的病理表现。这些病例表现为广泛性脑室扩张,而无囊肿形成或无小脑蚓部发育不全。文献中报告 300 例,仅有 6 例有家族史,故可认为本病为非遗传性疾病。关于 Dandy-Walker 畸形的发病机制,目前认为是在第四脑室正中孔形成以前起始的。推测是由于来自菱脑顶部的斜形唇不能完全分化,来自翼板的斜形唇的神经细胞不能进行正常增殖和移行,造成小脑蚓部发育不全和下橄榄核的异位。

三、病理学

Dandy-Walker 畸形的病理学改变以第四脑室和小脑发育畸形为特点,患儿均有第四脑室的囊样扩张,而其他脑室也可能有某种程度的扩张,但侧脑室的扩张程度与第四脑室囊肿的大小不成比例。仅 25％Dandy-Walker 畸形患儿小脑蚓部完全不发育,但显微镜检查在囊肿壁上可发现小脑组织。其余 75％患儿仅为后蚓部发育不全,前蚓部仍存留附在小脑幕上。第四脑室囊肿的大小与蚓部发育不全的程度不成比例。

第四脑室囊肿的壁包括由室管膜组成的内层和由软脑膜与蛛网膜组成的外层。内外两层之间往往可发现小脑组织。第四脑室正中孔大多是闭锁的。但并不是所有患儿都是如此,50％患儿一侧或两侧的外侧孔仍然开放。50％以上的 Dandy-Walker 畸形患儿伴有其他脑部畸形,包括脑回结构异常、脑组织异位、中线结构发育不良(胼胝体、前连合、扣带回、下橄榄、脉络丛及大脑导水管发育不良等)、半球间裂囊肿。还有中线先天性肿瘤和脂肪瘤、畸胎瘤等,其中以胼胝体发育不良最常见(7.5％～17％)。还可伴有全身其他畸形,合并骨骼畸形者占 25％以上,包括多指、并指、颅裂、Klippel－Feil 综合征等。面部血管瘤占 10％。心脑血管异常为房室间隔缺损、动脉导管未闭、脑血管畸形、主动脉狭窄和右位心等。

四、临床表现

Dandy-Walker 畸形是脑积水的病因之一。本病很少见,约占所有脑积水的 2％～4％。本病多见于婴幼儿,生后即发现头大畸形,生后2个月即可发病。80%病例可在1岁以前得到诊断,约17.5%在3岁以后甚至成年才得到诊断,文献中最大的一例是59岁。本病女性稍多于男性,占53.5%~65%。

其临床症状、体征包括:①颅内压增高:表现为患儿兴奋性增强、头痛、呕吐等;②脑积水征:头围增大、颅缝裂开、前囟扩大隆起,头颅扩大以前后径长为特点,即颅后窝扩大;③小脑症状:行走不稳、共济失调、眼球震颤;④其他:运动发育迟缓、展神经麻痹、智力低下、头部不能竖起、坐立困难、痉挛性瘫痪、癫痫发作。严重者可出现痉挛状态,双侧病理征阳性,还可压迫延髓呼吸中枢,导致呼吸衰竭而死亡。

五、辅助检查

1.颅骨透光试验

颅骨透光试验适用于1岁以内的患儿。透光试验阳性,并有异常表现,透光区呈三角形,其侧部相当于小脑幕的附着处,尖端向上。

2.颅骨X线平片

颅骨X线平片具有诊断价值。侧位片上可见颅后窝扩大、颅骨变薄、骨缝分离、蝶鞍扩大、颅骨周围距离比例小于6(即鼻根点到枕外粗隆距离与枕外粗隆到枕骨大孔后唇距离之比小于6,正常等于6左右)、窦汇抬高。

3.放射性核素扫描

静脉法造影时在后前位观可见窦汇抬高,在中心处可见模糊黑团,称为Dandy-Walker独眼征。上矢状窦与两侧横窦形成的窦汇角呈倒Y字形,平均角度为110°,范围在88°~117°;而正常情况下呈倒T字形,平均角度162°,范围135°~182°。脑室法造影扫描时,可见放射性核素充满囊肿,不充填蛛网膜下隙。

4.脑室造影

脑室造影可见第四脑室明显呈囊状扩张,脑室系统对称性扩大,中线结构无侧移位,双侧脑室后角向上抬高,有时第四脑室极度扩张,可至枕骨内板向下突入椎管之内。

5.CT

颅后窝大部分为脑脊液密度囊肿所占据,脑干前移,小脑半球分离,所见很小,被推向前外侧且移位,蚓部萎缩和消失,两侧侧脑室及第三脑室对称性扩大。还可发现其他合并畸形。

6.MRI

Dandy-Walker畸形的MRI表现包括:①巨脑症伴脑积水;②颅后窝扩张,伴舟状脑及岩锥压迫性侵蚀;③天幕超过人字缝,伴有天幕切迹加宽,近于垂直;④小脑下蚓部阙如;⑤小脑后部的中间隔尚存在,为变异型Dandy-Walker畸形;⑥小脑半球发育不良,小脑上蚓部向上向前移位,进入天幕切迹;⑦小脑后部的中间隔阙如,为真正的Dandy-Walker畸形;⑧气球状第四脑室突入小脑后方的囊腔内,使小脑半球向前侧方移位,并压迫岩锥。

六、诊断与鉴别诊断

1.诊断

本病的诊断以往主要依靠脑室造影,现在CT或MRI的应用使其诊断变得简单而又准确。典型的Dandy-Walker畸形的诊断标准为:①第四脑室极度扩张或颅后窝巨大囊肿并与第四脑室交通;②小脑蚓部与第四脑室顶部发育不良;③合并脑积水。

变异型Dandy-Walker畸形为一种轻型的后脑畸形,其诊断标准为:①第四脑室上部与小脑上蚓部相对正常,可见袋状憩室从下髓帆发出,其大小及形态不一;②小脑溪加宽,下蚓部发育不全;③一般无脑积水。

2.鉴别诊断

本病主要需与颅后窝蛛网膜囊肿相鉴别。颅后窝蛛网膜囊肿与Dandy-Walker畸形的区别为:①CT扫描示颅后窝有界限明确的低密度影,囊肿不与第四脑室相通,第四脑室可因受压而变形、移位,脑积水不如 Dandy-Walker 畸形明显。②脑室造影示第四脑室不扩大，但可变形和移位。③放射性核素静脉法扫描示窦汇不抬高，上矢状窦与两侧横窦交叉后，图像为倒 T 字形；脑室法扫描通常囊肿和蛛网膜下隙均填充有放射性核素。④头颅 X 线平片示颅后窝不扩大，颅骨周围比例等于 6。⑤MRI 示窦汇与人字缝的关系正常，不发生逆转。

七、治疗与预后

主要为手术治疗，手术目的是为了控制颅内压增高，切除囊肿并在第四脑室和蛛网膜下隙之间建立交通。囊肿压迫去除后，症状立即得到缓解，但脑积水还会复发，并且 2/3 的患儿需要作脑脊液分流术。本病的手术方式概括起来有三种，即囊肿切除术、脑脊液或囊肿分流术以及囊肿切除加分流术。以往手术方法多采取侧脑室分流术或囊肿切除术，但问题并未得到很好的解决，术后容易复发，死亡率达40％～50％。

最早 Dandy 等采用颅后窝减压囊肿彻底切除术，以打通脑室与蛛网膜下隙的通道，但失败率为75％，且有 10％ 的死亡率，原因为术后再度粘连及患儿对手术耐受差，且婴幼儿蛛网膜下隙未发育完全。1944年，Walker 首次为 1 例 21 岁女性患者作颅后窝囊肿切除，8 个月后痊愈并恢复工作。1982 年，French 综合文献中 51 例行囊肿切除术者，死亡率达 11％，且只适用于大儿童或成人中、轻症患者。其后，不少学者采用侧脑室或囊肿分流术，也有人对晚期脑室极度扩张者行第三脑室造瘘术。1975 年，Udvarlzelyi 提出 3 岁以下者行分流术，3 岁以上者可先行囊肿切除术。1979 年，James 总结了 10 例手术治疗经验，6 例行脑室引流术，3 例行囊肿切除术，1 例行侧脑室及囊肿联合双分流术。结果 3 例颅后窝手术者，有 2 例在 1 月内复发，需作脑室分流术；6 例作脑室分流术者，术后有多次症状复发，最后行双分流术，症状很快消失。10 例中，有 4 例术后 2 周至 2 年死亡。死亡原因为分流装置故障 1 例，感染 2 例，侧脑室分流术后导致颅后窝囊肿上疝 1 例。存活者经追踪观察，除 4 例智力迟钝外，余良好。最后 James 指出，侧脑室囊肿双分流术是可取的，此法使颅后窝囊肿与幕上侧脑室同时得到减压，避免了单独侧脑室分流术导致小脑幕上疝的危险。1981 年，Samaya 报告 23 例，死亡 7 例，12 例作过 2 次以上手术，22 例作过分流术，8 例作过囊肿切除术。死亡 7 例中有 4 例为作过囊肿切除术。1985 年，Ser low 报道 7 例，其中 6 例作脑室和囊肿分流术，即双分流术，无死亡发生。为避免发生气体栓塞，宜用脑室－腹腔分流术。

（张云峰）

第四节　无脑畸形

无脑畸形（anencephaly）是指脑的全部或大部阙如，是由于神经管前端闭合障碍所致。常合并严重的脊柱裂或脊髓畸形。

一、发生率

无脑畸形比较常见，一般发生率约为 0.1％ 左右。无脑畸形呈世界性分布，见于各种民族。在美国一般每 1000 名活产婴儿中就有 1 例，英国每 1000 名活产婴儿中有 3 例，爱尔兰每 1000 名活产婴儿中达 5 例。此种畸形以东方民族的发生率为最低。如果已经生产过一个患有神经管缺损畸形的妇女，则以后再妊娠发生无脑畸形的可能性增加到 3％～5％。如果已经生产过两个病儿，则再有神经管闭合不全的小儿可能性增加到 10％～15％。在某一家族中同样畸形很可能重复出现。

二、病因

目前无脑畸形的病因仍不明确，很可能是多因素，既包括遗传因素又有环境因素。致病因素必须在胎龄 24 天以前就存在。遗传性无脑畸形属于多基因遗传性疾病。在早期胚胎的研究中发现，前脑泡的破裂是发生无脑畸形的先兆，在流产的胎儿中可看到胎膜粘连，前神经孔未闭合。放射线照射、氨基蝶呤等均可导致无脑畸形。

三、病理

无脑畸形外观可见头皮颅顶骨脑膜阙如,有的病例仅是颅底覆以膜样组织,含有丰富血管。阙如的程度很不一致,可能为全脑阙如,也可能仅大脑半球阙如,有的可残存有发育较差的小脑、间脑或垂体。大脑残基切面显示后脑保留最多,前脑存留最少,视神经和视交叉一般都完整,下丘脑阙如,垂体前部一般也存在,所有内分泌器官均小于正常。患儿基本上无头盖骨,在眶上嵴以上仅为一个窄的突起,颅前窝缩短,蝶鞍变平,垂体很难辨认。枕骨有时大部存在,但枕骨鳞部常完全阙如,没有枕骨大孔,椎管部分或全部开放,没有颈部。面部器官一般均已发育,但眼泡大,眼球突出,宽鼻阔嘴,状如青蛙,覆盖在颅底的组织有时为厚约几毫米到几厘米的紫红色无定形的团块状物,其间有不规则的脑组织。类似脉络丛的不规则乳头状结构很突出,表面常被覆薄层鳞状上皮。脑和脊髓的其他部分组织可与构成大脑半球的相似,或完全正常,偶尔小脑看来尚正常,小脑的部分组织疝入延髓是罕见的。显微镜下可见残余的脑组织呈蜂窝状,能找到分化程度不同的神经细胞、胶质细胞和室管膜等成分。

四、临床表现

1.性别

无脑畸形中,女性多于男性,男女之比为 1∶4,这可能是由于男性胚胎早期自然流产的发生率较高。无脑胎儿无论是男性还是女性,死胎的发生率都很高。

2.特殊外貌

颅骨穹窿阙如造成面部特征性外貌。头颅的缺损从顶部开始,可延伸到其与枕骨大孔之间任何部位。由于颅前窝变短变浅,眼眶变浅,使眼球向前突出,耳郭很厚,前突出于头的两侧,故无脑畸形的外貌呈非常奇特的蛙状脸。

3.母体羊水过多

在正常新生儿羊水过多的发生率低于 1%,然而在无脑畸形儿中几乎达 50%,这可能是由于正常新生儿吞咽大量羊水,而又将羊水转回母体循环中去,从而使羊水量保持恒定。但在无脑儿中吞咽反射障碍,并且由于颅骨和脊髓的开放,形成过多的脑脊液直接进入胎儿周围的液体中,结果羊水与母体循环之间失去正常联系,造成羊水过多。

4.其他畸形

无脑畸形可以是神经管前部闭合障碍的结果,也可以是影响整个胚胎正常发育的一部分,在后一种情况下,可伴发身体其他部位畸形。无脑儿常发生的畸形有腭裂、肾上腺过小、颈部脊柱裂、颈部畸形、胸腔狭小、胫骨和拇指阙如、上肢与下肢相比生长过度,并以近端比例失调最明显。

五、预防与预后

由于生产过神经管闭合不全患儿的妇女,再妊娠时该病再发的危险性增高,所以无脑儿和脊髓膨出的产前诊断应作为一项预防措施。出生前用 X 线或 B 超检查,如发现胎儿头颅异常,应终止妊娠。由于无脑畸形儿的蛛网膜下隙与羊水相通,脑脊液所特有的甲胎蛋白进入羊水中,如在孕期 14～16 周作羊水穿刺,用蛋白电泳进行检查,则可发现甲胎蛋白。母体血清中的甲胎蛋白含量也增高,可用放射免疫测定法进行产前过筛检查。无脑畸形为严重的畸形,多为死胎,仅 25% 的无脑儿为活产,但极少能存活 1 周,多数于生后数小时死亡。

(张云峰)

第五节　灰质异位症

一、定义

在胚胎发育过程中,成神经细胞没有及时地移动到皮质表面,而聚集在非灰质部位,即称为灰质异位症(heterotopic gray matter)。

二、发生学

成熟脑组织的所有神经元和胶质细胞都起源于胚胎脑室系统管腔周围的生发层,而且必须向外移行才能到达它们最终所在部位。神经元增殖的关键时期是胚胎第 10～18 周,胶质细胞增殖开始较晚,且一直要持续到出生以后。细胞移行主要按两条途径进行,即辐射方向的移行和切线方向的移行。辐射状移位是从生发层直接移行到最终所在部位,这是细胞分布到大脑皮质、基底神经节和大脑浦肯野氏细胞的主要机制。最终将定位于大脑皮质最深层的成神经细胞最先开始移行,而这些最后将组成表面皮层的成神经细胞必然要通过已定位于较深层的神经元才能到达自己的最终位置。小脑内颗粒细胞层是通过切线方向移行构成的,来自脑室周围区的成神经细胞首先移行到浅表部位,构成外颗粒层,然后再向内移行到达它们的最终位置。若神经元移行过程中发生障碍,不能通过已经定位于较深层的神经元,而在白质中异常积聚,即发生灰质异位症。

三、临床表现

本病常在青少年发病。小灶性灰质异位一般无症状,但可诱发药物难以控制的癫痫发作。大块的灰质异位常有精神异常、癫痫发作及脑血管异常。其中以癫痫发作为灰质异位症最常见的症状,往往是迟发性顽固性癫痫,药物难以控制。灰质异位症往往合并其他脑部发育畸形,包括小头畸形、透明隔阙如、巨脑回畸形、无脑回畸形、胼胝体发育不良或缺失、小脑发育异常、大脑导水管狭窄等。先天性心脏病及骨骼畸形也有发生。

四、诊断与鉴别诊断

凡有药物难以控制的顽固性癫痫发作者,均应想到本症的可能,确诊有赖于辅助检查。由于患者常有双侧半球损害,并有双侧脑电图异常,故需与原发性癫痫相鉴别。气脑造影可见脑室内悬垂状充盈缺损,异位的灰质悬在室管膜上突入脑室内,需与室管膜下瘤及结节性硬化的错构瘤相鉴别。

CT 扫描可证实其诊断,典型的灰质小岛位于脑室周围,呈结节状。可为局限性或弥漫性,也可位于脑深部或皮层下白质区,呈板层状。异位灰质的 CT 值与正常灰质相似,不强化,有时无法分辨肿瘤与异位的灰质。

MRI 检查具有高分辨和区别灰质及白质的特点,是灰质异位症的首选检查方法。异位的灰质在 MRI 图像上比 CT 更明显,表现为与灰质等信号的大块异位灰质,位于半卵圆中心,并有占位效应。异位灰质与皮层灰质的 T_1 和 T_2 像类似,在所有的脉冲序列中均为等信号。无症状的灰质异位症,CT 常误诊为脑瘤,而 MRI 可明确其诊断与鉴别诊断。

五、治疗

由于灰质异位症最主要、最常见的症状为癫痫,故对症治疗是必要的,但是抗癫痫药物常难以控制其重症的癫痫发作,故近来有人采取手术治疗癫痫。1989 年,Stearns 首次报告 1 例胼胝体切开治疗灰质异位症的难治性癫痫发作,并取得成功。他指出灰质异位症及类似的神经移位异常患者,其癫痫很难用药物控制,但可用病灶切除术,得到成功的治疗。灰质异位症导致癫痫者如能确定散在的癫痫灶,才能适合病灶切除术。如能仔细选择患者,胼胝体切断术可作为治疗临床上难治性癫痫伴多发性灰质异位症的方法。

(张云峰)

第六节 脑穿通畸形

一、定义

Heschl 于 1859 年最早提出脑穿通畸形这一术语。关于这种疾病的称呼十分混乱,人们对其认识不一,最初本病是指大脑半球脑实质先天性缺损并与脑室相通。以后许多学者也曾沿用过脑穿通畸形这一概念,由于人们的认识不同,所包括范畴也就不一样。文献中本病曾用过的名称有脑穿通囊肿、先天性脑空洞症、脑积水性空洞脑、脑憩室、良性脑囊肿等。1925 年,LeCount 将之定义为"与脑室相通的囊或表面覆盖蛛网膜的并由一薄层脑组织与脑室相隔的囊肿"。脑穿通畸形又分真性脑穿通畸形及假性脑穿通畸形。前者指大脑皮质原发性发育异常的囊肿,与脑室相通;后者即所谓的"良性脑囊肿",不与脑室相通,单发或多发脑空洞,主要是继发于脑血管闭塞,并常沿大脑中动脉分布区发生。目前,脑穿通畸形多指真性脑穿通畸形而言,一般定义为大脑半球内有空洞或囊肿与脑室相通,其内充满脑脊液,有时扩延至软脑膜,但不进入蛛网膜下隙的一种疾病。其囊壁为结缔组织。

二、发生率

脑穿通畸形的发生率很低。本病可为单发,也可为多发,绝大多数为单发,占 87% 以上。脑穿通畸形文献中报道约占颅内良性囊肿的 0.3%～0.9%。在 Draw 等(1948)报道的 30 例良性脑囊肿的病例中,仅有 1 例脑穿通畸形;Naef(1958)报道其发生率为 0.3%;Bisgaard-Frantzen(1951)则报道为 0.9%。早产儿、过期儿、难产儿的脑穿通畸形发生率高。

三、病因及发生机制

1.病因

脑穿通畸形的病因是多种多样的,大致可分为先天性及后天性两大类。

(1)先天性脑穿通畸形:一般认为先天性脑穿通畸形与胚胎期的发育异常或母体的营养障碍有关,也可能与遗传因素有关,家族性脑穿通畸形已有报道。1983 年,Berg 报道了一组 5 例家族性脑穿通畸形。1986 年,Zonana 报道 2 个家族中 6 个成员患婴儿偏瘫,其中 5 例有先天性脑穿通畸形。

(2)后天性脑穿通畸形:后天性脑穿通畸形是由各种原因引起脑组织破坏所致,包括产伤、颅脑外伤(尤其是颅脑火器伤)、颅内血肿、颅内炎症、窒息、脑部手术、脑梗死等各种造成脑血管循环障碍的疾病。另外,脑脊液循环障碍、脑室穿刺、脑积水、颅内良性囊肿自发破入脑室及脑变性疾病等,亦可能为其病因。产伤及新生儿脑外伤在病因学中的重要性,未成熟脑对腔隙形成具有敏感性,这一观点已被许多学者注意到。许多学者认为多数后天性脑穿通畸形是继发于血管病变。脑积水可能与脑穿通畸形有关,但解释不足,脑积水可能使在先前存在的裂隙扩大而形成囊肿。颅内蛛网膜囊肿自发破入脑室也可为本病的病因之一。

2.发生机制

一般认为上述诸因素造成脑组织的局限性软化坏死、吸收、脑脊液渗入,脑组织搏动及脑室内压增高,使脑室"疝入"囊腔内,即形成脑穿通畸形。反复多次脑室穿刺或造影,可造成脑组织缺损,亦可形成脑穿通畸形。脑积水、脑脊液循环障碍或先天性脑室系统阻塞引起的脑室内压增高,脑室颞角或第三脑室就会疝出,形成憩室样囊肿,在先存在有脑裂隙或脑室壁坏死的情况下,由于局部阻力变小,脑积水造成脑室压力增高,使裂隙或囊肿扩大而形成脑穿通畸形。Jaffe(1929)指出产伤中,由于脑组织坏死、软化、出血而发展成脑穿通囊肿,这种倾向随年龄的变大而减小,而在整个婴儿期似乎这一倾向很重要,在脑积水的患者中这种倾向更明显。出血性囊肿的扩大其机制与硬膜下血肿相似或者直接与脑室相通。Barret(1965)指出婴儿前囟不闭合亦是易感因素之一,存在两种危险性:一是导致脑室向脑组织缺损的区域畸形发育,并在前囟区更明显,脑室内的脑脊液搏动可加速前囟门区脑腔隙的形成;二是前囟门不闭合具有医源性危险,临床上常通过前囟门进行诊断性穿刺或治疗,而每次操作都是一次危险。因此前囟不闭合在脑穿通畸形的发生学上有一定意义。

四、临床表现

1.年龄与性别

脑穿通畸形可见于任何年龄。先天性脑穿通畸形多见于婴幼儿,尤其是早产儿、难产儿、过期儿。后天性脑穿通畸形可见于任何年龄,外伤性者多见于青壮年,脑血管性者多见于老年人。朱树干报道45例脑穿通畸形,年龄80天至58岁,平均14岁。本病男性多于女性,男女之比为3.5:1。

2.病程

本病病程长短不一,朱树干报道的45例,从发病到就诊时间为80天到22年,平均7年。个别病例可因外伤或囊内出血而急骤发病,酷似颅内血肿或脑血管病。

3.症状与体征

脑穿通畸形因其病因不同,症状体征亦不同。其临床表现主要取决于囊肿的大小、部位和紧张度。由于其表现多样化,加之发病率低,因此临床上认识有一定困难。Barret(1965)认为此病的特征表现为先天性偏瘫,偏瘫的对侧颅骨部分隆起,颅骨单侧明显透光阳性,脑电图示单侧明显低电压。脑组织缺损、脑萎缩、血栓形成及脑组织坏死可造成明显偏瘫。透光征阳性和单侧脑电图低电压,是继发于皮层萎缩及脑脊液聚集。局部颅骨隆起内板变薄,可能是由于脉络丛搏动传播到囊腔所致。

本病的主要症状和体征为智力低下(80%)、癫痫发作(3.6%)、语言不清或失语(76%)、颅内高压(22.2%)、脑积水(31%)、视力减退或失明(22.2%)、脑神经麻痹(42.2%)、双侧瘫或四肢瘫(36%)、偏瘫偏身感觉障碍(8.9%)、四肢不自主扭动(4.4%)、共济失调(5.1%)、病理征阳性(20%)等。

婴幼儿以头围增大、癫痫、颅骨畸形、肢体瘫痪为主要症状体征。儿童青少年患者以智力低下、脑性瘫痪、癫痫发作和脑积水的症状和体征更为明显。外伤性脑穿通畸形以颅内压增高为主。总之,颅骨局限性隆起、颅骨变薄及单侧颅骨透光阳性、脑电图明显病侧低电压为先天性脑穿通畸形的三大临床特征。

五、辅助检查

1.脑电图

主要显示为病变侧明显低电压。可能与脑组织缺损及局部脑萎缩和脑脊液聚集有关。

2.颅骨平片

除有颅内压增高征象外,尚有局限性颅骨隆起、颅骨板变薄、颅脑穹窿变小等。

3.脑血管造影

可表现为脑内无血管区占位性病变,易与脑内血肿相混淆。有时可见静脉窦扩大或动脉栓塞等表现。

4.气脑和脑室造影

在无CT的情况下,脑室造影为首选检查方法。多有不同程度的脑室扩大、变形或中线结构移位及脑积水等。若造影剂进入囊腔即可确诊,表现为与脑室相通的、不规则的、不等大的脑内囊肿。

5.CT扫描

不仅能确诊,而且对了解囊肿的大小、部位、形态、数目及治疗方案选择、预后估计、鉴别诊断等均有重要意义。CT扫描主要表现为脑实质内边界清楚的脑脊液性低密度区,并与脑室相通。其他表现有脑积水、脑皮层萎缩等。强化扫描不增强。

6.MRI

脑穿通畸形在 MRI 中呈长 T_1 和长 T_2 像,常与脑脊液一样,在 T_1 加权像上呈囊状低信号,在 T_2 加权像上呈高信号。

六、诊断与鉴别诊断

1.诊断

脑穿通畸形在 CT 问世以前,由于人们对这一病理改变认识不足,并且多病因及囊肿部位不同导致其临床表现变化莫测,因此单凭症状和体征难以诊断,确诊有赖于放射学检查,尤其是 CT 扫描。妊娠史、生产史及外伤史有助于诊断。约 85% 以上患者有早产、难产或产伤史,头外伤史等。

2.鉴别诊断

本病主要须与脑裂性空洞脑及良性脑囊肿等相鉴别。

(1)脑裂性空洞脑:是脑发生上的真正缺损,其特征是大脑皮质灰质异位、多小脑回和纤维变性,一般为双侧,对称性与脑室相通,也可与蛛网膜下隙相通,其囊壁为室管膜。而脑穿通畸形的囊壁为结缔组织,有时伴有淋巴细胞浸润。借此可将两者区别开来。

(2)良性脑囊肿:即所谓的假性脑穿通畸形,约占颅内占位性病变的 0.4%~1%。是一类不与脑室交通的单发性或多发性脑空洞,由透明的菲薄的膜包裹着无色清亮的液体。其病因可能为生产时脑血管损伤所致,多沿大脑中动脉分布区发生。借助 CT 可将两者鉴别出来。

七、治疗

目前脑穿通畸形尚无成熟的治疗方案。多数学者认为无颅内压增高和脑积水者可采用保守治疗,有颅内压增高症状者应考虑尽早手术治疗。早期引流可使囊腔不再扩大。尽管小儿的大囊肿的病变其最终结果可自行变小,但是,并非总是如此。脑穿通畸形作为一种良性病变,也存在着潜在性危险。因此,一般主张有症状者,一旦确诊,应早期手术。手术方式有以下几种。

1.单纯囊肿切除术

适用于较局限的单发者。

2.囊肿大部切除加脉络丛电灼术

此手术方式囊肿切除不完全,容易术后复发。

3.囊肿大部切除加分流术

此法疗效较好,亦可单纯行分流术,可采用脑室－心房分流术或脑室(囊腔)－腹腔分流术及脑室－膀胱分流术。

4.囊壁部分切除加脑皮层造瘘术

适用于脑穿通畸形较大,累及两个以上脑叶者。

5.囊腔持续引流术

适用于局限于一个脑叶的单发病变,一般引流 7~10 天。无论何种手术方式,术后都应常规放置囊腔外引流管,一般引流管放置 3~5 天,待体温正常及脑脊液变清时即可拔除引流管。对于术后复发者可行第二次手术,近年来亦有人采用上述某一治疗方式加脑组织移植术,疗效有待于进一步观察。

八、预后

脑穿通畸形的预后尚可,小儿患者可随年龄的增长,囊肿自行变小,或停止发展而终生无症状。伴有智力低下、偏瘫者,预后较差,无论手术与否其智力及偏瘫均不能明显改善。手术治疗只能改善症状,达到解剖治愈,对功能上的疗效有待于进一步研究。手术治疗有一定复发率。朱树干(1991)报道手术治疗 18 例,无手术死亡率,经术后随访 2 个月至 5 年,7 例好转,11 例治愈。

(张云峰)

第七节 颅内先天性蛛网膜囊肿

一、命名

颅内先天性蛛网膜囊肿(congenital intracranial arachnoid cyst)是指颅内先天存在的一类由透明菲薄的膜包裹无色透亮脑脊液的囊肿,属于非肿瘤性良性囊肿。蛛网膜囊肿由 Howship(1816)和 Bright(1931)最早报道,此后,文献中曾用不同名称命名这种病变,常用的名称包括囊性粘连性蛛网膜炎、蛛网膜下囊肿、局限性浆液性脑膜炎、慢性囊性蛛网膜炎、囊性增生性蛛网膜病、假性脑瘤、颞叶发育不全、颅内良性囊肿、囊性软脑膜炎、脑膜囊肿、蛛网膜憩室等。

二、发生率

颅内先天性蛛网膜囊肿临床上比较少见,在 CT 应用之前,文献中多为个案报道,缺乏大宗病例报告。随着 CT 的普及应用,无症状的颅内先天性蛛网膜囊肿发现增多,文献中报道其发生率约为颅内占位性病变的 0.1%~1.0%。

三、发病机制

颅内先天性蛛网膜囊肿是先天性胚胎发育异常或组织异位发育所致,故也称之为"真性蛛网膜囊肿"或"特发性蛛网膜囊肿"。其发病机制可概括为以下几个方面:①在胚胎期逐渐形成蛛网膜下隙的过程中,由于局部液体流动变化或小梁不完全断裂,形成假性通道或引流不畅的盲袋,逐渐增大形成蛛网膜囊肿。②胚胎发育期间室管膜或脉络膜组织异位于蛛网膜下隙,发育成退化的分泌器官,阻塞脑脊液循环形成囊肿。③先天性异常妨碍脑脊液循环也能产生蛛网膜囊肿。例如,Lilliequist 膜闭锁,阻断脚间池和视交叉池交通,可发生鞍上囊肿。覆盖 Luschk 氏孔的室管膜和软脑膜、蛛网膜退化不全可形成脑桥小脑角囊肿。④蛛网膜在胚胎期发育异常,分裂成二层,脑脊液在其中积聚而形成囊肿。⑤因脑发育延缓,蛛网膜下隙扩大,形成囊肿。如颅中窝蛛网膜囊肿,有时也称颞叶发育不全。⑥脑室系统原发性阻塞,如导水管阻塞,引起脑室内压增高,使侧脑室颞角、第三脑室前或后壁疝出,形成憩室样囊肿。⑦胎儿期脑损伤引起小量蛛网膜下隙出血,逐渐形成包膜和吸收水分发展成囊肿。⑧结缔组织疾病可引起蛛网膜弹性减小,如 Marfan 氏综合征,产生多发性脑、脊髓的蛛网膜囊肿。⑨出生后感染、外伤、出血等引起的蛛网膜粘连,脑脊液被包裹,为后天性的继发性蛛网膜囊肿。

蛛网膜囊肿增大的机制尚不清楚,目前有以下几种学说:①渗透学说:蛛网膜囊肿液与附近蛛网膜下隙中的脑脊液渗透压不同,特别是囊内出血后,脑脊液顺渗透梯度进入蛛网膜囊肿内而使之逐渐增大。②单向活瓣学说:蛛网膜囊肿与蛛网膜下隙间歇性单向交通,脑脊液可进入囊内,但不能流出,以致囊肿不断增大。③囊壁分泌学说:异位的脉络膜和室管膜组织具有分泌功能,因囊液增多而囊肿增大。④流体力学学说:因脑、脑脊液搏动压力,静脉性压力如咳嗽、用力等或沿血管的蠕动压力可引起脑脊液进入蛛网膜囊肿,使之逐渐增大。⑤滤过学说:脑脊液在蛛网膜颗粒中可以通过完整的膜进入硬脑膜静脉窦,同样脑脊液也可能经完整的囊膜进入蛛网膜内。⑥分房学说:局限性蛛网膜下隙扩大因出血或粘连引起分房而增大。

四、病理

1.发生部位

蛛网膜囊肿可发生在有蛛网膜的任何部位。最常见的部位是颞叶和外侧裂(占 35%~60%),大脑半球凸面亦常见(17.4%),其次是颅后窝(12.8%~30%),其他少见部位包括鞍上、鞍内、脑桥小脑角、大脑纵裂、脑室或斜坡等。

2.病理分类

一般将蛛网膜囊肿分为蛛网膜内囊肿和蛛网膜下囊肿两类。前者由蛛网膜分裂异常所致,完全由分裂成二层的蛛网膜包裹,与蛛网膜下隙不交通。软脑膜完整,囊壁与软脑膜直接相贴,其间的蛛网膜下隙可闭塞或潜在。后者因脑发育不全、胶质异位发育等原因引起,由蛛网膜和软脑膜组成其囊壁,本质上是局部的蛛网膜下隙扩大,与蛛网膜下隙可交通、不交通或间歇性交通。

3.组织学

蛛网膜囊肿一般呈圆形、卵圆形或不定形,其大小不一,小者可似花生米,大者可累及数个脑叶,直径可达 10 cm 以上。囊壁为半透明状,外观呈暗色或乳白色或混浊状态,内含脑脊液,囊液蛋白含量增高。局部脑组织或颅骨可因蛛网膜囊肿长期压迫而萎缩或变薄。

囊壁由扁平上皮细胞组成,常为单层,偶可多层,厚 $1\sim2~\mu m$,外层由致密胶原纤维加强。有时囊壁中可发现室管膜细胞或脉络膜组织。电镜下细胞具有囊泡、吞饮陷窝、张力微丝、多泡体和溶酶体等,游离面无绒毛和纤毛。细胞内桥粒相互连接。囊液的理化特征与脑脊液相同,少数可有囊液变黄、蛋白增高或迁移的白细胞等,可能是囊内出血的结果。

五、临床表现

1.年龄、性别

本病可见于任何年龄,但以儿童最为多见,青少年及成人亦不少见。文献中报道年龄最小者为 1 个月新生儿,年龄最大者为 79 岁,平均年龄 38 岁。男性多见,男女之比为 2∶1。

2.病程

多数患者的病程在数月至数年,有的长达数十年。有的可因囊内出血而突然发病。

3.症状与体征

绝大多数为慢性起病,个别因囊内出血突然起病。其临床症状和体征与蛛网膜囊肿的大小和位置有关。有的患者可终生无症状,仅在尸解或 CT 扫描时偶然发现,其囊肿直径多在 5 cm 以下。蛛网膜囊肿常见的症状和体征如下。

(1)颅内压增高征:主要是因囊肿逐渐增大引起占位效应或梗阻脑脊液循环通路导致脑积水所致,以颅后窝蛛网膜囊肿发生颅内压增高征的机会最多,达 58% 以上。颅内压增高征表现为头痛、呕吐、视乳头水肿等,婴幼儿常有颅缝裂开、前囟隆起等表现。

(2)脑积水:因囊肿压迫造成脑室系统阻塞发生梗阻性脑积水,尤其是颅后窝蛛网膜囊肿及脑室内蛛网膜囊肿。在部分患者中,脑积水亦与脑脊液吸收障碍有关。表现为头围扩大、前囟隆起、颅骨骨缝裂开等。

(3)局灶性神经功能障碍:囊肿压迫可产生癫痫、轻度运动或感觉障碍等。幕上小型蛛网膜囊肿可无明显局灶性体征,幕下者可因局部脑神经被挤压和粘连而引起一系列脑占位性病变的症状和体征,酷似小脑肿瘤。其局灶性神经功能障碍的表现与蛛网膜囊肿的部位关系密切,不同部位的蛛网膜囊肿可引起各异的症状、体征。例如,颅中窝蛛网膜囊肿主要表现为轻偏瘫、三叉神经痛等局灶性脑损害;鞍区蛛网膜囊肿可出现类似鞍区肿瘤的表现,即视力视野障碍、内分泌障碍等;大脑凸面蛛网膜囊肿以偏瘫、失语、癫痫为主要表现;脑桥小脑角蛛网膜囊肿可出现脑神经障碍,即耳鸣、耳聋、面肌痉挛、三叉神经痛等脑桥小脑角肿瘤表现;四叠体池蛛网膜囊肿可出现上视困难、瞳孔散大、听力障碍和平衡障碍等。

(4)头围增大或颅骨不对称畸形:常见于婴幼儿,约 37.5% 的小儿患者可出现头围异常增大。部分小儿患者可仅有头围增大或因囊肿局部压迫而致颅骨不对称发育畸形,而无其他异常表现。

(5)其他:小儿病例可出现癫痫及发育迟缓。Ciricllo(1991)报道 40 例儿童颅内蛛网膜囊肿,11 例(27.5%)有癫痫,12 例(30%)发育迟缓。鞍上蛛网膜囊肿可累及下丘脑或压迫第三脑室底部而出现性早熟,有时亦可出现共济失调、肢体震颤、舞蹈症及手足徐动症,个别病例发生"摆头洋娃娃征象"、发作性睡眠。先天性蛛网膜囊肿一般不引起智力障碍,仅在巨大型病例中,当囊肿占据多个脑叶时才有可能智力下降。

六、辅助检查

1.腰穿

由于蛛网膜囊肿可与蛛网膜下隙相通,因此,脑脊液压力可以正常。脑脊液蛋白定量多数正常,少数增高,但不超过 1 g/L,可有轻度细胞增多,以淋巴细胞为主。

2.脑电图

多呈现局灶性脑波抑制,有癫痫发作者可出现癫痫波。

3.颅骨平片

可出现颅内压增高和脑积水征象,尚可见局部颅骨膨起变薄,多呈圆形透光区。颅中窝蛛网膜囊肿,X 线颅骨平片出现颞骨变薄隆起、蝶骨小翼抬高、颅中窝扩大等;鞍区者表现为蝶鞍扩大(可不对称)、鞍背脱钙、颅穿窿部膨隆、内板变薄等;大脑凸面蛛网膜囊肿主要表现为颅骨内板局限性变薄。

4.脑血管造影

有较高的诊断价值。除脑积水的表现外,尚表现为无血管性的占位性病变,不同部位的蛛网膜囊肿各有其特点。鞍上蛛网膜囊肿可见到鞍上无血管区、双侧大脑前动脉水平段和基底静脉抬高、丘脑前穿支弯曲等脑室扩大的表现。大脑凸面者可见浅静脉在囊肿的外侧,而动脉与皮层一起移向囊肿的内侧,这是大脑凸面蛛网膜囊肿的特征性脑血管造影表现。位于小脑后的蛛网膜囊肿椎动脉造影示小脑后有一无血管区,小脑后下动脉及其分支前移,小脑染色正常,下蚓静脉向上前移位。四叠体池蛛网膜囊肿可见大脑后动脉抬高,小脑上动脉下移,丘脑后穿支伸直,脉络膜后动脉下移,小脑内静脉、Galen 静脉和直窦近侧段上移,小脑前中央静脉后移,基底动脉紧靠斜坡。

5.气脑或脑室造影

表现为脑积水征象,有时气体或造影剂进入囊肿内,则可确诊。鞍上蛛网膜囊肿可见第三脑室底部抬高及第三脑室内有充盈缺损或脑室变形等;脑室内者示脑室扩大伴脑室内充盈缺损;脚间池蛛网膜囊肿可表现为脚间池早期消失,导水管后移;四叠体池蛛网膜囊肿气脑造影示第三脑室后部充盈缺损,早期导水管呈弓状弯曲,松果体上陷窝保留,晚期闭塞。

6.CT

CT 扫描是目前诊断颅内蛛网膜囊肿最可靠的方法,既能定位,又可定性诊断。颅内蛛网膜囊肿在 CT 上表现为边界清楚的脑外低密度区,多呈圆形或卵圆形,有时为不规则形。CT 值在 3～5 Hu 之间,周围无水肿,当发生囊内出血时,可呈高密度或等密度改变。当伴有慢性硬膜下血肿时,CT 难以区别,如低密度区内发现有横行的增厚蛛网膜结构(囊肿与血管之间的壁),提示有血肿存在,此时脑血管造影或 MRI 的诊断价值更高。38.4%患者在 CT 上呈现有占位效应,囊肿周围皮层显示灰质明显受压。CT 同时可显示是否有脑积水及其程度。颅中窝蛛网膜囊肿出现脑积水的发生率为 19%,颅后窝蛛网膜囊肿脑积水的发生率为 58%,脑室内蛛网膜囊肿发病时几乎均伴脑积水。强化 CT 扫描一般无强化。在脑池造影的 CT 扫描中,可了解脑脊液动力学改变。与蛛网膜下隙相通的蛛网膜囊肿,CT 上的低密度区常被造影剂填充,廓清比邻近脑池要慢。有时在扫描晚期可见囊肿内密度稍有增高,这可能是由于造影剂经囊壁弥散入囊内或囊壁有间歇性交通的关系。

有人将颅中窝蛛网膜囊肿分为三型:①Ⅰ型:最轻,囊肿很小呈纺锤状,无中线结构移位;②Ⅱ型:囊肿中等大小,呈三角形或方形,一半有脑室系统中度受压变形改变;③Ⅲ型:囊肿最严重,较大,呈卵圆形或圆形,对大脑和脑室有明显压迫作用。CT 脑池造影时,对比剂可充盈Ⅰ、Ⅱ型,Ⅲ型无充盈,说明Ⅲ型为真正的非交通性囊肿,而Ⅰ、Ⅱ型则为蛛网膜憩室。术后复查 CT,Ⅰ、Ⅱ型囊肿完全消失和大脑再膨胀,但Ⅲ型囊肿未见完全消失,即使囊肿变小,占位效应完全消失,脑实质也不可能完全再膨胀。鞍上蛛网膜囊肿可与双侧侧脑室额角一起重叠,而出现特征性的小兔头阴影。

当颅后窝蛛网膜囊肿发生在胚胎 9 周之前时,可导致窦汇前移,在造影和强化 CT 扫描时可见窦汇、横窦上移,呈倒 Y 形,即所谓的等角征。

7.MRI

先天性蛛网膜囊肿典型的 MRI 表现为边界清晰的均一病灶,在 T_1 加权像、质子密度加权像与 T_2 加权像上,囊肿内均与脑脊液等信号,囊壁很薄,不易显影。

七、诊断与鉴别诊断

颅内先天性蛛网膜囊肿单靠临床表现难以确诊,凡出现颅内压增高、脑积水、癫痫,尤其是小儿患者,应想到患本病的可能。应及时行 CT 扫描或 MRI 检查以明确诊断,但最后确诊有赖于组织学检查。因该病在 CT 上与后天性囊肿、表皮样囊肿、皮样囊肿、脂肪瘤、胶样囊肿、出血后继发空洞、单纯囊肿以及梅毒瘤等类似,应注意鉴别。蛛网膜囊肿常见部位及脑脊液 CT 值的密度是其鉴别要点。

八、治疗

颅内先天性蛛网膜囊肿的治疗存在争议。有人认为鉴于手术有一定危险性及并发症,且手术治疗有时无效,对于无症状者不必手术,但须密切观察。近年来随着显微神经外科技术的应用,囊肿可以完全切除而治愈,不少学者反对保守治疗,因为蛛网膜囊肿是一种难以预测的潜在的致死性疾病,随时有出血的危险。先天性蛛网膜囊肿有时可以自行消失,但极为罕见。

(一)手术指征

Gonzalez 于 1982 年提出蛛网膜囊肿的绝对手术指征是:①颅内出血,如硬脑膜下出血或囊内出血;②有颅内压增高征;③有局灶性神经体征,如出现偏瘫、失语等;④对于无上述情况仅有头围增大或颅骨局部变形、占位效应、癫痫的儿童亦应考虑手术。

(二)手术方法

1979 年,Anderson 提出蛛网膜囊肿的手术原则是:①儿童一旦发现有蛛网膜囊肿应即行囊肿全切除或次全切除术,以控制颅内压;②幼儿仅在开颅术效果不佳时才考虑分流术;③成人,尤其是老年人应首先行囊肿-腹腔分流术;④术后 CT 随访 1~2 年,如囊肿未缩小,应作囊肿-腹腔分流术,如 CT 发现脑室进行性扩大,则应作脑室-腹腔分流术。其手术方法大致可分为两类,即囊肿直接手术和分流术。

1.囊肿直接手术

手术方式大致包括以下几种。

(1)囊肿穿刺抽吸引流术:这是 Katagiri 最先提出的治疗蛛网膜囊肿的方法,在囊肿穿刺抽吸引流后,常不久即复发,远期效果不佳,故临床上很少单独应用本法,多与立体定向术及分流术联合应用,适用于位置深在的蛛网膜囊肿,如四叠体蛛网膜囊肿。

(2)脑室囊肿袋形缝合术:这是 Sansregret 提出的治疗蛛网膜囊肿的手术方法。

(3)囊肿切除术:这是目前常用的手术方式之一,常与分流术联合应用。分囊肿部分切除、大部切除术与完全切除术。不同部位的囊肿手术入路不同。例如,鞍内蛛网膜囊肿应首先经蝶窦入路,鞍上者可取经额下、经侧脑室室间孔或经胼胝体入路等。囊肿切除术适用于各部位的囊肿,尤其是颅中窝、大脑凸面、鞍区、颅后窝、脑室内等部位的蛛网膜囊肿。部分囊肿切除术因囊肿壁切除不全,术后易复发。囊肿完全切除术是最理想的手术方式,但常因囊肿位置深在,周围有重要结构,局部粘连,难以做到全切除。显微技术使全切率提高。近年来亦有人采用脑室镜行蛛网膜囊肿切除术,因蛛网膜囊肿血运不丰富,尤适于脑室镜下手术。

(4)囊壁大部切除加囊肿-脑室或脑池分流术:这一手术方法已被肯定有效,术中应注意保护桥静脉,缓慢放液,以免脑突然塌陷或中线结构骤然移位造成严重后果。尽可能多切除囊壁,包括内层囊壁,建立囊肿与脑池或脑室之间的交通为手术原则,从而避免术后囊肿复发。

(5)囊壁大部切除加带蒂大网膜颅内移植术:采用大网膜颅内移植治疗的目的主要是利用其吸收功能。适用于巨大型难治性蛛网膜囊肿,尤其是术后复发者。

2.分流术

由于囊肿的位置及手术者技术和设备等原因,并非每例都能做到全切除,为防止蛛网膜囊肿复发或减少症状,人们常单用或与囊壁切除术联合应用囊肿-脑室/腹腔或心房分流术。适用于颅中窝、鞍上、脑室内、四叠体池、大脑半球间池、脚间池等部位的蛛网膜囊肿。通过立体定向术将分流管插入囊肿内的方法更为简便,避免了开颅,尤其适宜老年人。如有脑积水,可同时采用脑室-腹腔分流术。如果不考虑囊肿的位置,分流术成功率较其他术式为高。但对长期发育迟缓的改善不大。

(三)手术结果

大多数蛛网膜囊肿通过手术治疗可达到根治或消除症状及体征的目的。多数病例术后几天内症状就逐渐消失。病程较长,神经功能已有严重损害者,术后残余症状可持久存在,儿童可遗有发病时的反应迟钝或智力减退。有癫痫者术后部分患者消失或减轻。不同部位、不同手术方式的患者,其手术效果不同。Anderson(1979)报告 24 例幕上蛛网膜囊肿,术后效果优良率达 79.2%,无死亡。Little(1973)报告 20 例颅后窝蛛网膜囊肿,术后完全恢复 5 例,明显改善 11 例,死亡 4 例。Anderson(1979)报告 8 例在 6～15 个月年龄时行蛛网膜囊肿手术的小儿患者,在术后 6～19 年复查发现头围稍大,无明显神经功能障碍,但大多数有不同程度的学习困难和轻度性格缺陷;CT 示囊肿残腔缩小,不到原来大小的 10%,脑室无明显扩大,但不甚规则,脑沟稍增宽。Ciriello(1991)对 34 例手术治疗的蛛网膜囊肿患者进行随访,囊肿均有缩小,但仅有 10 例术后囊肿完全消失。

九、预后

由于蛛网膜囊肿属于颅内良性囊肿,只要能控制好颅内压,预后一般良好。能完全切除者,大多可达治愈的目的。手术死亡率在 0～20% 之间,平均在 4% 以下。

(张云峰)

第十四章

脑积水

第一节　成人脑积水

成人脑积水(hydrocephalus in adult)是指由于各种原因致使脑室系统内脑脊液不断增加,同时脑组织相应减少,脑室系统扩大。根据是否伴有颅内压力的增高而分为高压力性脑积水及正常压力脑积水。根据脑脊液循环梗阻的部位不同可分为梗阻性脑积水及非梗阻性脑积水(又称交通性脑积水),前者脑室与蛛网膜下隙不相通,后者脑室与蛛网膜下隙相通。此外,按临床发病的长短和症状的轻重可分为急性、亚急性和慢性脑积水,一般情况是指急性脑积水病程在1周以内,亚急性病程在1个月内,慢性病程在1个月以上。

一、高压力性脑积水

高压力性脑积水实质上是由于脑脊液循环通路上的脑室系统和蛛网膜下隙阻塞,引起脑室内平均压力或搏动压力增高产生脑室扩大,以至不能代偿,而出现相应的临床症状。

(一)病因

1.脑脊液循环通路的发育异常

以中脑导水管先天性狭窄、闭锁、分叉及导水管周围的神经胶质细胞增生为多见,导水管狭窄患者常因近端的脑积水将间脑向下压迫使导水管发生弯曲,从而加重狭窄和阻塞的程度。此外,Dandy-Walker综合征患者及Arnold-Chiari畸形患者均可有脑脊液循环通路的阻塞。脑脊液循环通路阻塞多为不完全性,完全性阻塞者难以成活。

2.炎症性粘连

脑脊液循环通路的炎症性粘连是引起脑积水的常见原因之一。部位多见于导水管、枕大池、脑底部及环池,也可发生于大脑半球凸面,部分患者可伴有局部的囊肿,引起相应的压迫症状。粘连可由于脑内出血、炎症及外伤引起,颅内出血可引起脑底炎症性反应,血液机化形成粘连或血液吸收阻塞蛛网膜颗粒,从而影响脑脊液的疏通循环及吸收。各种原因引起的颅内炎症,尤其是脑膜炎如化脓性脑膜炎或结核性脑膜炎,亦易引起颅内的粘连或阻塞蛛网膜颗粒而引起脑积水。颅脑手术患者亦可因术后颅内积血的吸收及炎症反应而导致脑积水。有些颅内肿瘤如颅咽管瘤、胆脂瘤内容物手术过程中外溢后的反应引起脑积水改变。

3.颅内占位性病变

凡是位于脑脊液循环通路及其邻近部位的肿瘤皆可引起脑积水,如侧脑室内的肿瘤及寄生虫性囊肿等阻塞室间孔可引起一侧或双侧侧脑室扩大;第三脑室内的肿瘤或三脑室前后部的肿瘤如松果体肿瘤、颅咽管瘤等可压迫第三脑室导致三脑室以上脑室系统扩大;四脑室及其周围区的肿瘤如四脑室肿瘤、小脑蚓部及半球肿瘤、脑干肿瘤、脑桥小脑角肿瘤可压迫阻塞四脑室或导水管出口引起四脑室以上部位的扩大；其他部位病变如半球胶质瘤、蛛网膜囊肿亦可压迫阻塞脑脊液循环通路引起脑积水。

4.脑脊液产生过多

如脑室内的脉络丛乳头状瘤或增生,可分泌过多的脑脊液而其吸收功能并未增加而发生交通性脑积水。此外,维生素 A 缺乏,胎生期毒素作用亦可导致脑脊液的分泌与吸收失去平衡而引起脑积水。

5.脑脊液吸收障碍

如静脉窦血栓形成。

6.其他发育异常

如无脑回畸形、扁平颅底、软骨发育不全均可引起脑积水。

以上各种原因中,以脑脊液在其循环通路中各部位的阻塞最常见,而脑脊液的产生过多或吸收障碍则少见。

(二)临床表现

成年人脑积水多数为继发性,可有明确的病因如蛛网膜下隙出血或脑膜炎等。常发生在发病后 2～3 周,在原有病情好转后又出现头痛、呕吐等症状,或症状进一步加重,多数患者原因不明或继发于颅内肿瘤等疾病。

成人脑积水的临床表现以头痛、呕吐为主要临床症状,此外可有共济失调。病情严重者可出现视物不清、复视等症状。患者的头痛、呕吐等症状多为特异性,头痛多以双颞侧为最常见。当患者处于卧位时,脑脊液回流减少,因此,患者在卧位后或晨起头痛加剧,采取卧位时头痛可有所缓解。随着病情的进展,头痛可为持续性剧烈疼痛。当伴有小脑扁桃体下疝时,头痛可累及颈枕部,甚至可有强迫头位。呕吐是成人脑积水除头痛外常见的症状,常伴有剧烈头痛而与头部位置无关,呕吐后头痛症状可有所缓解。视力障碍在脑积水患者中常见,多出现于病情发展的中晚期,由于眼底水肿所致,可表现为视物不清、复视,晚期可有视力丧失,复视主要由于颅内压力增高,使颅内行程最长的展神经麻痹所致。患者可出现共济失调,以躯干性共济失调为多见,表现为站立不稳、足距宽、步幅大,极少表现为小脑性共济失调。脑积水晚期患者可有记忆力下降,尤其是近记忆力下降、智力减退、计算能力差等。成年人脑积水有时可表现出原发病变的症状。如四脑室囊肿或肿瘤可有强迫头位或头位改变后症状好转等,松果体瘤引起的脑积水患者可有眼球上视困难,瞳孔散大或不等大,可伴有性早熟或性征发育迟缓。

(三)诊断

随着 CT 及 MRI 的广泛应用,脑积水的诊断已不困难,关键在于有头痛、呕吐等症状的患者,应引起足够重视及时行 CT 或 MRI 检查以早期诊断。CT 或 MRI 可确定脑室扩大及程度及皮层萎缩的程度,有时可同时了解引起脑积水的原因。此外,CT 或 MRI 还能了解脑积水是急性脑积水还是慢性脑积水,为临床处理措施的应用提供依据。在脑积水的诊断中,应注意与脑萎缩引起的脑室扩大相区别,后者脑室扩大的同时可明显地显示出侧裂或脑沟,甚至可有脑沟及脑裂的明显扩大。另外诊断脑积水应尽可能明确是梗阻性脑积水还是交通性脑积水。

(四)治疗

对于急性高压力性脑积水治疗应以手术治疗为主。手术方法根据可有以下三个方面:①针对病因的手术,如切除引起脑积水的颅内肿瘤等手术;②减少脑脊液产生的手术,如脉络丛切除术等,已少用;③脑脊液引流或分流术,是目前脑积水的主要治疗方法,下面重点介绍几种常用的手术方式。

1.脑室体外引流术

脑室体外引流术是治疗急性梗阻性脑积水应急措施。应用于因脑积水引起严重颅内压增高的患者,病情危重甚至发生脑疝或昏迷时,先采用脑室穿刺和引流作为紧急减压抢救措施,为进一步检查治疗创造条件。一般引流管保持 3～7 天为宜,及时拔管或行脑室－腹腔分流术彻底解除梗阻性脑积水病因或症状。

2.颅内分流术

颅内分流术适用于梗阻性脑积水,而交通性脑积水行颅内分流术无效。常用方法有第三脑室造口术和脑室－脑池分流术。前者现已较少采用,多用于引起脑积水的三脑室周围的肿瘤切除术后,同时行此手术以期解决肿瘤时引起脑积水。脑室－脑池分流术又称 Torkildsen 手术,此种术式最适用于良性导水管狭窄或阻塞,三脑室后部肿瘤如松果体瘤等。儿童一般不适合此种术式。

3.中脑导水管扩张术

成人脑积水中有相当部分患者是由于炎症引起中脑导水管粘连狭窄,此类患者有效的方法是重建脑脊液循环通路。Dandy 是最早开展中脑导水管扩张术的倡导者,但由于手术死亡率高而较少采用。近年来,应用此种手术的报道有所增加,效果亦较满意。

4.脑室－腹腔分流术

脑室－腹腔分流术是把一组带单向阀门的分流装置置入体内,将脑脊液从脑室分流到腹腔中吸收,简称 V－P 手术。Kausch 于 1905 年首次开展,20 世纪 50 年代始广泛应用。本术式适用于各种类型脑积水。本手术方法虽较简单,但术后易发生并发症,应引起注意。常见并发症有以下几种:①分流管不畅:是最常见的并发症,梗阻可发生于腹腔端,亦可发生于脑室端,后者主要由于脑脊液内蛋白含量过高而阻塞分流管或脑室缩小后近端插入脑实质内等。腹腔端阻塞最常可见于大网膜包绕,分流管扭曲、脱出等,为防分流管远端阻塞,临床医生采取多种方法,但各有优缺点。②感染:由于消毒不充分可引起腹腔炎及脑内感染,后果严重,因此分流管及器械应严格消毒。此外,术中应注意无菌操作,术后应用抗生素。③消化道症状:可于术后出现绞痛、腹胀、恶心、呕吐等消化道症状,主要是脑脊液对腹膜刺激所致,一般 1 周左右可消失。④脑室及脑内出血:较少见。主要由于反复穿刺所致,应争取穿刺准确。⑤腹腔脏器损伤:可由于腹腔分流管末端过硬而穿伤内脏或手术操作所致,除手术应轻柔、仔细外,尽可能选用较柔软的分流管。⑥硬膜下积液或血肿:主要原因为引流过度引起颅内压持续下降或桥静脉破裂,或脑脊液自分流管周围渗入蛛网膜下隙。为预防此并发症发生,可于术前根据患者颅内压情况选用适当压力分流管。

5.其他手术方法

除以上手术方法外,另有脑室－心房分流术、脑室－矢状窦分流术、腰蛛网膜下隙－肾脂肪囊分流术等多种方法,由于这些方法有些操作复杂,有些术后并发症多见且严重等,临床均已较少使用。

二、正常压力脑积水

正常压力脑积水亦称低压力脑积水或隐性脑积水,是一种脑室虽扩大而脑脊液压力正常(低于180 mmH$_2$O)的交通性脑积水综合征。在病因、症状等方面与高压力性脑积水有明显的区别。最常见的原因为颅内动脉瘤破裂所致的蛛网膜下隙出血,由于出血多聚积于脑底,阻塞蛛网膜颗粒而影响脑脊液的吸收,此外脑外伤、脑膜炎或颅脑术后由于出血或炎症在脑底机化及纤维化粘连,影响脑脊液循环而导致脑积水。其发生机制一般认为是脑积水形成的早期,由于颅内压力的增高,致使脑室扩大。当压力升高脑室扩大到一定程度,压力逐渐下降,扩大的脑室与颅内压力之间重新建立新的平衡而出现代偿状态,当颅内压力降至正常范围而脑室仍维持扩大状态从而形成正常压力脑积水。如不能代偿或代偿不充分,即发展为高压力脑积水。根据密闭容器原理,当脑室扩大而脑室壁面积增加时,脑脊液压力虽降至正常而施加于脑室壁的力仍与早期引起脑室扩大的力相等。如脑室缩小则压力又将增高,因而正常范围的压力仍能使脑室维持扩大时的状态不缩小,因此,症状不会减退。

正常压力脑积水见于成年人,自青年至老年皆可发生。多有蛛网膜下隙出血、脑炎、外伤等病史。主要症状为痴呆、运动迟缓障碍及尿失禁。智力障碍一般最早出现,但有时步态障碍较为明显,智力障碍多在数周至数月后之间逐渐进展和加重。脑外伤或颅脑术后急性期恢复不够满意者,应检查了解是否有脑积水发生的可能。

正常压力脑积水的诊断除常用 CT 及 MRI 表现出脑室扩大外,腰穿为重要的诊断方法,由于正常压力脑积水早期压力升高阶段症状不明显,就诊时已处于正常压力期,当腰穿测压或脑室穿刺测压低于

180 mmH$_2$O可明确诊断,同时放出部分脑脊液后,能使症状明显好转者,可预测分流术对患者治疗效果良好。正常压力脑积水应与脑萎缩相鉴别。二者的症状近似,但后者一般在50岁左右发病,症状发展缓慢,可达数年之久。而正常压力脑积水则多在数周至数月内症状即已明显,CT及MRI有助于区别二者。

正常压力脑积水最有效治疗方法为脑脊液分流术,但术前应慎重判断以确定手术指征,并预测术后效果。一般青年患者较老年患者效果好,放出部分脑脊液或脑室体外引流术后症状明显改善者,症状出现短于6个月者术后效果较好。最常用的手术方式为脑室—腹腔分流术,其他方法亦可应用。

(周瑞涛)

第二节　儿童脑积水

一、概念

脑积水是指过多的脑脊液在脑室和蛛网膜下隙内积聚。如果大量脑脊液积聚在大脑半球表面蛛网膜下隙,则称为硬膜下水囊瘤或硬膜下积液;脑室系统内过多的液体积聚称为脑室内脑积水。儿童脑积水(hydrocephalus in children)多见于新生儿及婴儿,常伴有脑室系统扩大、颅内压增高及头围增大。

二、发生率

据WHO在24个国家的统计结果,新生儿脑积水的发病率为0.87/1000,在有脊髓脊膜膨出史的儿童中,脑积水的发生率为30%左右。

三、病因

脑积水可以由下列三个因素引起:脑脊液过度产生、脑脊液的通路梗阻及脑脊液的吸收障碍。先天性脑积水的发病原因目前多认为是脑脊液循环通路的梗阻。造成梗阻的原因可分为先天性发育异常与非发育性病因两大类。

1.先天性发育异常

(1)大脑导水管狭窄、胶质增生及中隔形成:以上病变均可导致大脑导水管的梗阻,这是先天性脑积水最常见的原因,通常为散发性,性连锁遗传性导水管狭窄在所有先天性脑积水中仅占2%。

(2)Arnold-Chiari畸形:因小脑扁桃体、延髓及第四脑室疝入椎管内,使脑脊液循环受阻引起脑积水,常并发脊椎裂和脊膜膨出。

(3)Dandy-Walker畸形:由于第四脑室正中孔及外侧孔先天性闭塞而引起脑积水。

(4)扁平颅底:常合并Arnold-Chiari畸形,阻塞第四脑室出口或环池,引起脑积水。

(5)其他:无脑回畸形,软骨发育不良,脑穿通畸形,第五、六脑室囊肿等均可引起脑积水。

2.非发育性病因

在先天性脑积水中,先天性发育异常约占2/5,而非发育性病因则占3/5。新生儿缺氧和产伤所致的颅内出血、脑膜炎继发粘连是先天性脑积水的常见原因。新生儿颅内肿瘤和囊肿,尤其是颅后窝肿瘤及脉络丛乳头状瘤也常导致脑积水。

四、分类

1.按颅内压高低分类

按颅内压高低可分为高压力性脑积水及正常压力性脑积水。前者又称进行性脑积水,是指伴有颅内压增高的脑积水;后者又称低压力性脑积水或脑积水性痴呆,虽有脑脊液在脑室内积聚过多或脑室扩大,但颅内压正常。

2.按脑积水发生机制分类

按脑积水发生机制分为梗阻性脑积水及交通性脑积水两类。前者又称非交通性脑积水,是脑脊液循环通路发生障碍,即脑室系统及蛛网膜下隙不通畅引起的脑积水;后者又称特发性脑积水,脑室系统与蛛网膜下隙通畅,而是由于脑脊液的产生与吸收平衡障碍所致。

3.按脑积水发生的速度分类

按脑积水发生的速度分为急性和慢性脑积水两类。急性脑积水是由突发的脑脊液吸收和回流障碍引起,急性脑积水见于脑出血、脑室内出血、感染或导水管及第三、四脑室的迅速梗阻。慢性脑积水是最常见的脑积水形式,当引起脑积水的因素为缓慢发生且逐渐加重时,均可发生慢性脑积水。在梗阻引起脑积水数周后,急性脑积水可转变为慢性脑积水。

五、临床表现

1.高压力性脑积水

高压力性脑积水病程多缓慢,早期症状较轻,营养和发育基本正常。头围增大是最重要的表现,头围增大常于产时或产后不久就出现,有时出生时的头围即明显大于正常。头围增大多在生后数周或数月开始,并呈进行性发展,头围增大与周身发育不成比例。患儿由于颅内脑脊液增多而头重,致使患儿不能支持头的重量而头下垂。前囟门扩大,张力增高,有时后囟门亦扩大。患儿毛发稀疏,头皮静脉怒张,颅缝裂开,颅骨变薄,前额多向前突出,眶顶受压向下,眼球下推,以致巩膜外露,头颅增大使脸部相对变小,两眼球向下转,只见眼球下半部沉到下眼睑下方,呈落日征象,是脑积水的重要体征之一。

由于小儿颅缝未闭合,虽有颅内压逐渐增加,但随着颅缝的扩大,颅内压增高的症状可得到代偿,故头痛、呕吐等颅内高压表现仅在脑积水迅速发展者才出现。患儿可表现为精神不振、易激惹、抽风、眼球震颤、共济失调、四肢肌张力高或四肢轻瘫等。在重度脑积水中,视力多减退,甚至失明,眼底可见视神经继发性萎缩。晚期可见生长停滞、智力下降、锥体束征、痉挛性瘫痪、去脑强直、痴呆等。

部分患儿由于极度脑积水,大脑皮质萎缩到相当严重的程度,但其精神状态较好,呼吸、脉搏、吞咽活动等延髓功能无障碍,视力、听力及运动也良好。

少数患儿在脑积水发展到一定时期可自行停止,头颅不再继续增大,颅内压也不高,称为静止性脑积水。但自然停止的机会较少,大多数是症状逐渐加重,只不过是有急缓之差。最终往往由于营养不良、全身衰竭及合并呼吸道感染等并发症而死亡。

先天性脑积水可合并身体其他部位的畸形,如脊柱裂、脊膜膨出及颅底凹陷症等。

2.正常压力性脑积水

正常压力性脑积水,有时亦称代偿性脑积水,在婴幼儿中少见。有时可产生一些临床症状,如反应迟钝、智力减退、步态不稳或尿失禁等。其中智力改变最早出现,多数在数周至数月之间进行性加重,最终发展为明显的痴呆。行走不稳表现为步态缓慢、步幅变宽,有时出现腱反射亢进等。一般认为痴呆、运动障碍、尿失禁为其三联症,有运动障碍者手术效果较好。尿失禁仅见于晚期。以步态障碍为主者,手术效果比以痴呆为主者要好。正常压力性脑积水无分流手术指征,儿童中发生的正常压力性脑积水有时是颅后窝手术的并发症,分流术可能有效。

六、辅助检查

(一)高压力性脑积水

1.头围测量

脑积水小儿头围可有不同程度的增大。通过定期测量头围可发现是否异常。头围测量一般测量周径、前后径(直径)及耳间径(横径)。正常新生儿头周围径33～35 cm,6个月为44 cm,1岁为46 cm,2岁为48 cm,6岁为50 cm。当头围明显超出其正常范围或头围生长速度过快时,应高度怀疑脑积水的可能。

2.颅骨平片

可见头颅增大,颅骨变薄,颅缝分离,前、后囟门扩大或延迟闭合等。

3.头颅超声检查

中线波多居中,常见扩大的脑室波。

4.穿刺检查

是诊断和鉴别诊断先天性脑积水的一种简单方法。

(1)前囟穿刺:于前囟距中线 2 cm 处垂直刺入,测定是否有硬膜下积液及慢性硬膜下血肿,如果阴性,则缓慢刺向脑室,每进入 1～2 cm 即观察有无脑脊液流出。一旦发现有脑脊液流出,立即测定压力及脑皮层厚度。

(2)脑室、腰穿双重穿刺试验:同时作前囟及腰穿测定,将床头抬高 30°及放低 30°,分别记录两侧的压力。若为交通性脑积水,两侧压力可迅速达到同一水平;如为完全梗阻性脑积水,可见两侧压力高低不同;部分梗阻者,两侧压力变化缓慢。

(3)脑脊液酚红试验:可鉴别脑积水是梗阻性还是交通性。作脑室、腰穿双重穿刺试验测压力完成后,向脑室内注入中性酚红 1 mL。正常情况下,酚红在 12 分钟内出现在腰穿放出的脑脊液内。将腰穿放出的脑脊液滴在浸有碱性液体的纱布上,有酚红出现时颜色变红。如 30 分钟以上不出现,则提示为梗阻性脑积水。收集注入酚红后的 2～12 小时内的尿液,测定尿中酚红排出量,诊断梗阻的情况。

另一检查方法为向脑室内注入 1mL 靛胭脂,正常情况下,4～5 分钟即自腰穿针中滴出,如不能滴出即表示为完全性梗阻,10～15 分钟滴出者为部分性梗阻。

5.脑室或气脑造影

脑室造影可了解脑室的大小、脑皮层的厚度、梗阻部位、排除肿瘤等。气脑造影可了解脑底池和脑表面蛛网膜下隙的状态。

6.颈动脉造影

颈动脉造影可发现有无颅内占位性病变外,脑积水患儿颈动脉造影主要表现为大脑前动脉的膝段变圆、胼周动脉明显抬高、大脑中动脉走行略抬高、末梢血管普遍牵直等,但不能判断脑积水的类型及梗阻的部位等。对于婴儿脑积水,很少采用颈动脉造影。

7.放射性核素扫描

将放射性碘化血清清蛋白注入腰蛛网膜下隙或脑室内,若脑表面放射性碘化清蛋白不聚集,表明蛛网膜下隙被阻塞;若聚集在脑室内并时间延长,提示为梗阻性脑积水;基底池或大脑表面蛛网膜下隙有梗阻时,可见放射性核素进入脑室系统内,且可见到基底池扩大。

8.颅脑 CT

颅脑 CT 能准确地观察有无脑积水、脑积水的程度、梗阻部位、脑室周围水肿等,且可反复进行动态观察脑积水的进展情况。为判断疗效及预后提供必要的客观指标。颅脑 CT 判断有无脑积水以及脑积水的程度目前尚无统一的可靠指标。1979 年,Vassilouthis 提出采用脑室—颅比率来判断有无脑积水以及脑积水的程度,该比率为侧脑室前角后部(尾状核头部之间)的宽度与同一水平颅骨内板之间的距离之比,若脑室—颅比率小于 0.15 为正常,若脑室—颅比率在 0.15～0.23 之间为轻度脑积水,若脑室—颅比率大于 0.23 为重度脑积水。

颅脑 CT 能够明确许多后天性梗阻病因。

(1)脑室内梗阻性脑积水:一侧室间孔阻塞(室间孔闭锁)而引起单侧脑积水或不对称性脑积水时,则导致该侧脑室扩张。当双侧室间孔或三脑室孔阻塞而引起对称性脑积水时,则双侧脑室扩张。

导水管阻塞(导水管狭窄)可引起侧脑室和第三脑室扩张,而第四脑室的大小和位置一般正常。

第四脑室出口处梗阻(外侧孔和正中孔闭锁)则引起全脑室系统特别是第四脑室扩张,如第四脑室囊性变、丹迪—沃克囊肿。

(2)脑室外梗阻性脑积水:脑室外梗阻常引起脑室系统和梗阻部位近端的蛛网膜下隙扩张。梗阻部位通过气脑造影易于确定。甲泛糖胺脑池造影和脑室造影有助于判断梗阻部位。

（3）缩窄性脑积水：Chiari Ⅱ型畸形合并脊髓脊膜膨出时，菱脑向下移位可在颅－椎骨结合处和后颅窝形成狭窄而成为解剖学上的梗阻，其结果造成环绕菱脑的脑脊液循环障碍而发生脑积水。在这种情况下，四脑室向下移位，因之在正常位置上难以辨认，通常在颈椎管内被发现。

9.MRI

脑积水的 MRI 表现为脑室系统扩大，其标准与 CT 相同。在 MRI 上可根据以下表现来判断有无脑积水：①脑室扩大程度与蛛网膜下隙的大小不成比例；②脑室额或颞角膨出或呈圆形；③第三脑室呈气球状，压迫丘脑并使下丘脑下移；④胼胝体升高与上延；⑤脑脊液透入室管膜的重吸收征。Gado 提出用记分法来鉴别脑积水，若总分大于 3 分为交通性脑积水。

（二）正常压力性脑积水

（1）腰穿测压及放液试验：颅内压低于 1.73 kPa 是诊断本病的重要依据。1974 年 Wood 指出，若腰穿放出一定量的脑脊液后，脑脊液压力下降，临床症状有暂时好转，则预示分流术可望获得良好效果。

（2）颅骨平片：一般无异常发现，无慢性颅内压增高的改变。

（3）脑电图：可见对称性 θ 波及 δ 波，部分病例可见局灶性癫痫波。

（4）脑血管造影：脑血管造影可显示脑室系统扩大，动脉期可见大脑前动脉呈弓形移位，毛细血管期可见小血管与颅骨内板之间的距离正常。脑萎缩时，此距离常超过 3 mm，此点可鉴别正常压力性脑积水与脑萎缩。

（5）气脑造影：气脑造影是诊断正常压力性脑积水的最主要的方法之一。其典型改变为脑室系统（尤其是前角）扩大而大脑表面蛛网膜下隙充气不良，造影后 24 小时脑室常更加扩大，并且症状加重。气脑造影时以下迹象有助于诊断正常压力性脑积水：①在患者仰卧前后位的气脑造影上，其胼胝体夹角正常为 130°～140°，而有正常压力性脑积水时此角小于 120°。②在侧位相上脑室前角高度大于 32 mm。③基底池以上的脑脊液通路闭塞，因而引起基底池扩大，大脑表面蛛网膜下隙充气不良。④第四脑室前髓帆向上膨隆，第四脑室前半部球形扩张。

（6）脑脊液灌注试验：1970 年，Katzman 以腰穿针连接一个三通管，一端接脑脊液压力连续扫描器，另一端接注射器，并以一定速度向蛛网膜下隙内注入生理盐水，同时描记其压力的变化。正常人脑脊液吸收功能良好，其压力可保持在 3 kPa 以下；当脑脊液吸收功能障碍时其压力可急剧上升。因此，可根据其脑脊液压力描记曲线的变化来检查其脑脊液吸收的功能是否正常。1971 年，Nalson 将液体注入速度规定为 1.5 mL/min，压力上升不高于 0.2 kPa/min。正常压力性脑积水时，压力值常超过此值。

（7）放射性核素脑池扫描：将放射性核素碘化血清清蛋白 3.7 Bq 用脑脊液稀释后缓慢注入椎管内，然后定期行头部扫描检查，结果可分为三种类型：①正常型：注射后 30 分钟放射性放射性核素即可达到颈椎水平，1 小时后可见其围绕脑干，且枕大池及基底池开始显影，2 小时后进入大脑纵裂与外侧裂的脑池，并在此滞留 4 小时，直到 24 小时后达大脑半球表面，尤其是矢状窦两旁，常可见放射性示踪剂密集，而在基底池内者则已消失，在大脑半球表面的示踪剂在 48 小时后才完全消失。②脑室型：正常人脑室系统很少显影，而正常压力性脑积水时，由于脑脊液吸收障碍引起动力学改变。在注药后 30～60 分钟内就可在脑室内发现放射性示踪剂，并在此滞留 24 小时以上，直到全身放射性物质全部消失为止。在幕上大脑表面无放射性放射性核素或仅在外侧裂池有少量存在。③混合型：注药后 4～6 小时可见脑室显影，并持续存在 24 小时左右，大脑半球表面亦可见放射性放射性核素浓集。这提示为不典型的或部分存在正常压力性脑积水或为脑萎缩。

（8）连续颅内压描记：给脑积水患者行连续 48～72 小时颅内压监测描记，正常压力性脑积水者可发现有两种压力变化，其一为压力基本稳定或仅有轻微波动，平均颅内压在正常范围内；其二为颅内压有阵发性升高，呈锯齿状波或高原波，这种高原波出现的时间可占测压时间的 1/10 以上。第一种压力改变分流术效果不佳，第二种效果好。

（9）脑血流量测定：正常压力性脑积水，脑血流量减少约 40%，以大脑前动脉区减少明显。

（10）颅脑CT：正常压力性脑积水的颅脑CT表现特征为高度脑室扩大，包括第四脑室，而脑沟不受影响。

七、诊断与鉴别诊断

1.诊断

典型的先天性脑积水，根据病史、临床表现、头颅增大快速等特点一般诊断不难，但对于早期不典型脑积水，需要借助上述各辅助检查，以确定有无脑积水及其类型和严重程度。

2.鉴别诊断

高压力性脑积水需与以下疾病鉴别。

（1）慢性硬膜下积液或血肿：常有产伤史，病变可为单侧或双侧，常有视乳头水肿，落日征阴性。前囟穿刺硬膜下腔吸出血性或淡黄色液体即可明确诊断。脑血管造影、CT或MRI也可鉴别。

（2）新生儿颅内肿瘤：新生儿颅内肿瘤常有头围增大或继发性脑积水，脑室造影或CT扫描及MRI可确诊。

（3）佝偻病：头围可增大呈方形颅，前囟扩大，张力不高，且具有佝偻病的其他表现。

（4）先天性巨颅症：无脑积水征，落日征阴性，脑室系统不扩大，无颅内压增高，CT扫描可确诊。正常压力性脑积水主要需与先天性脑萎缩相鉴别。脑萎缩的脑血管造影毛细血管期可见小血管与颅骨内板之间距离大于3 mm；气脑造影时脑室与大脑半球的蛛网膜下隙均扩大，脑室胼胝体角大于140°，脑脊液灌注试验压力上升不超过0.2 kPa；CT扫描示脑室轻度扩大，脑沟明显增宽，而第四脑室多大小正常。

八、治疗

（一）非手术治疗

仅适用于最轻型的脑积水或静止型脑积水。其治疗措施包括抬高头位20°～30°，限制盐、水摄入量，中药利尿，给乙酰唑胺及针刺疗法等。上述方法仅能起到暂时缓解症状的作用。

（二）手术治疗

自1898年Ferguson提出脑积水的外科治疗以来，迄今手术治疗仍是目前治疗先天性脑积水的最主要的方法。

先天性脑积水的手术适应证目前尚无统一标准，一般认为应早期手术。患儿大脑皮质厚度不应小于1 cm，合并其他脑与脊髓严重先天畸形者应慎手术。术前应明确脑积水的类型、梗阻部位等。脑积水的外科治疗迄今已超过一个世纪，手术方法各种各样，但仍缺少疗效可靠的方法。手术方法大致可分为以下四种类型。

1.病因手术治疗

针对引起脑积水的病因手术，例如，大脑导水管狭窄行成行术或扩张术、Dan dy-Walker畸形行第四脑室正中孔切开术、扁平颅底和Arnold-Chiari畸形行后颅窝和上颈髓减压术、脉络丛乳头状瘤切除术等。

2.减少脑脊液产生的手术

主要用于交通性脑积水。

（1）脉络丛切除术：1918年，Dandy首先应用侧脑室脉络丛切除术治疗脑积水，因手术死亡率高而放弃。

（2）脉络丛电灼术：1922年，Dandy提出应用脑室内镜行脉络丛电灼术，以后Putman、Stookey和Scarff等都应用过此术式，但因效果不好，到20世纪50年代不再应用。

（3）脑脊液分流术：即将脑脊液通路改变或利用各种分流装置将脑脊液分流到颅内或颅外其他部位去。脑脊液分流术又分为颅内分流术和颅外分流术两类：颅内分流主要用于脑室系统内阻塞引起的脑积水，颅外分流术适用于阻塞性或交通性脑积水。

随着现代科技的发展,许多新技术、新产品被应用到医学领域,使脑脊液分流装置更加可靠、完善。现有的分流装置包括以下几部分:①脑室导管:脑室导管设计与应用的目的是为了减少管腔的堵塞,现代脑室管端的设计有三种型别,即盲端型:管壁有多个小孔;槽型:在管端槽壁上有数个侧孔;毛刺型或伴型。脑室管的开头有两种,一种是直型,直型引流管需通过一个接头与其他部件连接,而这种连接是在骨孔附近,常不能一次就把导管的位置放得满意。另一种为直角型,直角型引流管通过侧臂与其他部件连接,不仅操作简单,且特别适用于新生儿。因它的阀门可安放在分流系统的任何部位,如皮下组织丰厚的颈部和上胸部,而不像直形管那样易造成皮肤牵扯,甚至皮肤坏死。②阀门:20世纪50年代,美国机械师Holter最先发明了一种可向心房分流的阀门,以后几经改进成为目前常用的Holter-Spitz或Holter-Hausner阀门。现有四种结构不同的阀门,即裂隙形、僧帽形、球形和隔膜形,它们即有基本结构的差别,又有压力流量特性上的不同。阀门的性能常根据关闭的压力来分类,即高压型(0.88～1.23 kPa)、中压型(0.59～0.78 kPa)、低压型(0.29～0.39 kPa)和甚低压型(0.05～0.15 kPa)。先天性脑积水一般使用中、低压型阀门,正常压力性脑积水应选用低压型阀门。③贮液器和冲洗室。冲洗室一般用于远侧导管,属单个裂隙阀的分流装置,有单室和双室两种类型。除便于抽吸脑脊液和注入药物外,尚可了解分流系统是否通畅。如果加压无阻力,表示远侧导管通畅,压瘪后很快充盈,表示近侧端导管完好,贮液器有一个小室可供注射和脑脊液贮存,但不能用于冲洗。④远侧端导管:远侧端导管根据分流手术的需要安放有心房、腹腔等多个部位。分开放型和盲端型两种,其末端均有一个裂隙瓣以防逆流。辅助装置包括开关装置、抗虹吸装置、脑脊液流动测定装置、分流过滤器等。开关装置能用作间歇分流,并可了解分流装置的功能状态,为防止直立时脑室内脑脊液过度分流,以及虹吸力造成的脑室塌陷,引起裂隙状脑室综合征,可在颅底水平线外安装抗虹吸装置。当脑室系统出现负压时可自动关闭导管。抗虹吸装置可作为儿童脑积水分流术的首选系统。Hara在分流管内置入两个微型铂电极,再加上其他部件构成脑脊液流动测定装置,可无损伤,连续监测了解分流情况。脑脊液分流过滤器适用于肿瘤引起的阻塞性或交通性脑积水,可防止脱落的细胞扩散到颅外其他部位。

Ⅰ.侧脑室—枕大池分流术:主要适用于室间孔、第三脑室、大脑导水管和第四脑室及其出口等处发生阻塞的积水,1939年,Torkildson首先采用此法治疗第四脑室以上梗阻的脑积水,故又称Torkildson分流术。此术式最初主要用于成人脑积水,随后也应用到婴儿阻塞性脑积水中。

侧脑室—枕大池分流术是将一导管置入颅内,属颅内分流法。导管一端放入侧脑室中,另一端置入小脑延髓池内,使脑室内的脑脊液可通过导管流入小脑延髓池,进蛛网膜下隙吸收,此术式对于梗阻性脑积水一般手术效果较好。1962年,Scarff总结了136例采用此术式治疗的梗阻性脑积水病例,近期成功率为58%,手术死亡率为30%。近年来手术死亡率已大大降低。

Ⅱ.第三脑室造瘘术:亦属颅内分流法。主要适用于成人导水管、第四脑室或枕大池有阻塞的脑积水。婴儿常因脑及蛛网膜下隙发育尚未完善不宜采用此种术式。自1908年Von Bar mann报道了穿刺胼胝体将脑室内脑脊液可通过引流至蛛网膜下隙,不同的第三脑室造瘘术已有许多报道。

Ⅲ.大脑导水管成形术或扩张术:此术式仅适用于导水管梗阻是由膜性隔引起者。现已很少采用此术式。

Ⅳ.侧脑室环池造瘘术:此术式由Hidebrancl(1904)和Hynd man最早采用。手术方法是将侧脑室脉络丛在侧脑室三角区的附着点剥离下来,使侧脑室通过脉络裂与大脑半球内侧面后下方的环池相通。

Ⅴ.侧脑室—胼胝体周围脑池分流术:此术最早由Larzorthes于1953年所创造,即用塑料导管将侧脑室和胼胝体表面的脑池连通。

Ⅵ.侧脑室—腹腔分流术或腰蛛网膜下隙—腹腔分流术:侧脑室—腹腔分流术适用于梗阻性脑积水、交通性脑积水、正常压力性脑积水等各种类型的脑积水。蛛网膜下隙—腹腔分流术仅适用于交通性脑积水。但对于颅内感染未控制者、腹腔内有炎症或腹水者、妊娠期妇女、头颈胸腹部皮肤有感染者、脑脊液蛋白含量高或新鲜出血者均为此类术式的禁忌证。侧脑室—腹腔分流术是目前最为常用的一种较为有效的分流术。

Ferguson 于 1898 年首次报告腰蛛网膜下隙—腹腔分流术治疗先天性脑积水,但对于腰椎上钻孔放置一根银丝来沟通马尾周围的蛛网膜下隙与腹腔,治疗 2 例患者,但均未存活。1905 年,Kausck 首先施行侧脑室—腹腔分流术,但未成功。1908 年,Cushing 对 12 例脑积水患者进行腰蛛网膜下隙—腹腔分流术,其中 2 例发生肠套叠而死亡。1910 年,Hart well 首先报道 1 例侧脑室—腹腔分流术治疗脑积水获得成功。1914 年,Heile 首先报道采用静脉和橡胶管作为分流材料,但未获成功。1929 年,Davidoff 在实验中采用自体移植皮管作腰蛛网膜下隙—腹腔分流术,但未应用于临床。50 年前由于缺乏单向引流的分流装置,手术效果均不佳,直到高分子医用材料研制成功,才使脑室腹腔分流术或腰蛛网膜下隙—腹腔分流术取得成功。1963 年,Scarff 总结 230 例此类手术,55% 脑积水得以控制,但 58% 的患者分流管阻塞,死亡率为 13%。近年来侧脑室—腹腔分流术 1 年以上良好效果者达 70% 以上。手术死亡率已降至 0~4.7%。随着分流管及手术技术的改进,如抗虹吸阀门的设计能防止颅内压过度下降、腹腔导管置于肝脏上以防止导管被大网膜和小肠襻阻塞、微孔过滤器的应用以防止肿瘤通过脑脊液播散等,使手术死亡率大大降低,近年来已降低至近于零。虽然侧脑室—腹腔分流术已有许多改进,但其并发症仍影响着远期疗效。

侧脑室—腹腔分流术的并发症发生率为 24%~52%,其中各种并发症如下:分流管阻塞:发生率为 14%~58%,是分流失败的最常见的原因。脑室端阻塞多为脑组织、血块及脉络丛引起。腹腔端阻塞主要因大网膜包绕、管端周围炎症及异物等。在这种情况下,多需要再次手术更换分流管。

感染:发生率 12%,包括腹膜炎、分流管皮下通道感染、脑脊液漏继发感染等。1975 年,Leibrock 曾报道 1 例在分流术后,发生表现极似阑尾炎的腹膜炎。文献报道的大多数致病菌为表皮葡萄球菌和金黄色葡萄球菌。目前,对于分流感染尚未令人满意的处理方法,大多数神经外科医师认为必须除去已经感染的分流装置。常见公认的治疗方法包括除去感染的分流装置,并立即重新插入新的分流装置或除去感染的分流装置,施行脑室引流,感染控制后随即插入新的分流装置。

分流装置移位:最常见的是腹腔导管自腹部切口外脱出,其次有分流装置进入胸部、头皮下、硬膜内或脑室内。

腹部并发症:侧脑室—腹腔分流术的腹部并发症较多。文献报道导管脐孔穿出、腹水、脐孔漏、导管进入阴囊内、鞘膜积液、腹疝、大网膜囊肿扭转、腹腔假性囊肿、假性肿瘤、阴道穿孔、小肠穿孔、结肠穿孔、肠扭转、肌内囊肿、导管散落、肠套叠等。

颅内血肿:Aodi(1990) 报告 120 例脑室—腹腔分流术中,发生大块颅内血肿及脑室内出血 3 例(2.5%),慢性硬膜下血肿 2 例(1.7%)。硬膜下血肿在带阀门分流管的病例中,发生率为 5%,无阀门者更高。

裂隙脑室综合征:发生率为 1.6%,多发生在没有抗虹吸装置的分流病例中。因直立时脑室内压低于大气压,导致分流过度,造成引流管周围脑室塌陷,其结果造成分流系统不可逆的梗阻,使颅内压急剧升高。裂隙状脑室没有满意的处理办法,调换中等压力的分流瓣膜为高压分流瓣膜,或颞下减压可有帮助。

颅脑不称(比例失调):分流术后脑室缩小,致使膨隆的颅盖和脑的凸面之间形成死腔,该腔常常由脑脊液填充。由颅脑不对称面构成的死腔,随着颅缝和囟门以及脑的逐渐增长,此腔逐渐缩小。

孤立性第四脑室:当脑室系统邻近的导水管萎陷,而四脑室仍保持扩张,四脑室外孤立性扩张被认为是由导水管和四脑室出口的炎性梗阻所致。脑脊液引流只来自幕上的分隔间隙,形成双分隔间隙的脑积水,可出现小脑上蚓部突然向上疝入小脑幕切迹的危险。在这种情况下,或者另外插入一个分流管进入四脑室(双分流),或者四脑室开口,用强制性的措施对孤立性四脑室减压。

分流后颅缝早闭:在分流术后几个月之后,头围减少,直到脑生长充满由颅脑不称引起的死腔。如在脑生长到最大之前行分流术,可发生颅缝早闭,特别是矢状缝的骨性联合和增厚。

蛛网膜下隙分流术的并发症发生率为 25%。最近 Aoki(1990) 报道 207 例腰蛛网膜下隙—腹腔分流术患者,术后发生分流管阻塞者占 14%,神经根痛为 5%,术后感染为 1%,急性硬膜下血肿占 2%,慢性硬膜下血肿为 1%,颅内积气者 1%,术后呼吸困难及意识障碍为 1%。

Ⅶ.侧脑室—输卵管分流术或腰蛛网膜下隙—输卵管分流术:此手术对已有分娩史的女性患者较为适用。1954年,Harsh曾报道腰蛛网膜下隙—输卵管分流术治疗交通性脑积水。

Ⅷ.腰蛛网膜下隙—大网膜囊分流术:1956年,Picaze提出将腰蛛网膜下隙的脑脊液分流到大网膜后间隙,以避免导管被大网膜阻塞,该手术效果很好。如用腹腔镜将导管插到网膜囊,则手术较其他腹腔分流术为好。

Ⅸ.侧脑室/蛛网膜下隙—右心房/上腔静脉分流术:此类手术适用于各种类型的脑积水,包括阻塞脑积水、交通性脑积水和正常压力性脑积水。其禁忌证为颅内感染未控制者、脑脊液蛋白含量显著增高或有出血者、气脑造影气体尚未吸收完全者、脑室造影后非水溶性碘油仍在脑室内者、侧脑室体外引流术后近期有严重的循环或呼吸系统疾病者。

侧脑室—右心房分流术由Nulson(1952)和Pudenz(1957)首先采用。1955年,Pudenz开展一系列动物实验以确定分流到循环系统的可能性,同年他给一位导水管狭窄患者行侧脑室—心房分流术,但术后2年因分流管阻塞而死亡。自从Holter阀门问世后,使侧脑室—右心房分流趋于成熟。目前此手术方式仍是治疗脑积水的常用手术之一。腰椎蛛网膜下隙—右心房分流术由Friendman(1983)首先报道,他将此手术方式用于多次腹腔分流术失败的交通性脑积水的患者,取得一定效果。

侧脑室—右心房分流术的优点很多,有人报道其成功率达86%,但并发症也较多。

感染:发生率为11.4%,是心房分流术失败及患者死亡的主要原因之一,临床上包括脑室炎、脑膜炎、脑膜脑炎、败血症和分流管周围脓肿等。

分流管阻塞:这也是分流术失败的原因之一。分流管心脏端堵塞常见,主要原因为导管末端被结缔组织纤维包绕、血液逆流入导管内引起堵塞等;分流管脑室端堵塞的原因为组织、血块进入导管或脉络丛与导管粘连引起阻塞;脑脊液内蛋白量显著增高可引起分流管中间阻塞。轻度阻塞者,可向贮液器内注液冲洗或按压阀门中间的泵室,将堵塞排除;严重梗阻者常需要更换分流装置。

分流管脱落、断裂或分流装置移位:是一种常见的并发症。其原因为导管接头处结扎太松或结扎太紧将硅胶管勒断,脱落的导管可进入心脏或肺部血管内,遇到此情况常需心肺手术及时取出。

切口裂开及皮肤坏死:常发生在引流管阀门外。管道处的皮肤太薄时可发生皮肤坏死。阀门避开切口、头皮全层覆盖分流系统可减少这类并发症。

阀门功能失调:阀门功能不足使脑脊液分流不畅,阀门分流过速使颅内压过低可引起硬膜下血肿,有时会发生裂隙状脑室综合征或心力衰竭。

手术中并发症:将分流管向静脉及心房内插入时可发生空气栓塞;导管插入过深可引起心跳停止;导管进入右心室、肺动脉或下腔静脉可致分流失败。

硬膜下血肿:常因分流过速使颅内压过低所致。发生率为5%左右。小儿常易发生,且多为双侧。发生机制为颅内压过低使脑表面与硬膜之间的桥静脉拉紧,可因轻微振动而断裂发生硬膜下血肿。

上腔静脉血栓形成:是常见的并发症及残废原因。表现身体上部静脉怒张、皮肤发绀、呼吸困难及心力衰竭。感染、脑组织损伤释放凝血激酶等可能是其原因。

心包积液:很少见,因心脏收缩,分流管心脏端与心脏慢性摩擦,造成心房壁穿孔,使分流管进入心包腔,脑脊液在心包腔内积聚,导致心包积液。文献报道53例行脑室—心房分流术患者,尸检中有3例为心房穿孔而形成心包积液。其临床表现为呼吸困难、发绀、心音减弱等。确诊后应心包穿刺、拔除分流管、处理穿孔等。

弥漫性血管内凝血:为侧脑室—心房分流术罕见的晚期并发症。

Ⅹ.侧脑室—淋巴管分流术:侧脑室—淋巴管分流术最常选用胸导管分流。由于婴儿胸导管太细太脆,手术难以成功,故此术式不适用于婴幼儿。1977年,Kempe首先成功地将此术式应用于临床,结果62%的患者效果良好。其手术优点是无阀门分流管也可应用。胸导管阻塞为其手术失败的主要原因。

Ⅺ.侧脑室—静脉系统分流术:1806年,Gastner最早脑脊液引流到头颈部静脉内。目前临床上有时亦采用这类手术。

ⅩⅡ.侧脑室－胸膜腔分流术:1914年,Heile首先做了1例未获成功,工藤和植木等报告5例,仅1例成功。Ransonoff报告用该方法治疗脑积水开始时有效率达65%,后期常因分流管阻塞而需重新作分流。鉴于上述结果,这类手术迄今未能推广。

ⅩⅢ.侧脑室－静脉窦分流术:1907年,Payer首先用颞浅静脉或大隐静脉将侧脑室内脑脊液引流到矢状窦内,但患者术后4个月死亡。1913年Hey nes用橡皮管行枕大池－窦汇分流术,也未获成功。直到1965年,Sharkey采用单向分流装置行侧脑室－上矢状窦分流术治疗梗阻性脑积水,取得很好效果。此类手术大大缩短了引流途径,解决了其他分流术因身体生长需要换管的难题。

ⅩⅣ.侧脑室－帽状腱膜分流术:19世纪末及20世纪初,曾有人试图将脑室内脑脊液分流到帽状腱膜下,使脑脊液在此吸收,以期解决脑积水。1977年,Perret和Graf报道173例由各种原因引起的脑积水患者,在进行根治术之前,先做侧脑室－帽状腱膜分流术,以暂时解除脑积水引起的颅内高压。此法为暂时性措施,可避免脑脊液体外引流引起的颅内感染。目前已很少采用这种手术。

九、预后

由于先天性脑积水的各种手术方式疗效不够满意,常用的分流术仅能在几年内保持有效,且有效率低,仅达50%～70%,故预后欠佳。有人总结202例先天性脑积水分流术,仅127例(62.2%)存活,其中34例(26.7%)自行停止而不再依赖于分流,大多数仍不能自行停止。即使分流术效果良好,至成人期也常有智力发育障碍。

另外,脑积水的预后和手术治疗的效果取决于有否合并其他异常。单纯性脑积水(不存在其他畸形的脑积水)比伴有其他畸形的脑积水(复杂性脑积水)的预后要好。患单纯性脑积水的婴儿,如果在生后3个月内进行分流手术,有可能发育为正常。

（周瑞涛）

第十五章

脑神经疾病及功能性疾病

第一节 三叉神经痛

一、概述

三叉神经痛（trigeminal neuralgia，TN）又称 Fotergin 病，表现为颜面部三叉神经分布区域内，闪电式反复发作性的剧烈性疼痛，是神经系统疾病中常见的疾病之一。临床上将三叉神经痛分为原发性三叉神经痛和继发性（或称症状性）三叉神经痛两类：前者是指有临床症状，检查未发现明显的与发病有关的器质性或功能性病变；后者是指疼痛由器质性病变如肿瘤压迫、炎症侵犯或多发性硬化引起。三叉神经痛的年发病率约为 3～5/10 万人，随年龄的增长而增加。患病率国内外报道不一，约在 48～182/10 万之间。从青年人至老年人均可发病，但以 40 岁以上中老年人居多，约占患者的 70%～80%。女性发病率略高于男性，多为单侧发病，右侧多于左侧。以三叉神经 2、3 支分布区域为多见，累及第 1 支较少。

二、历史回顾

1.国外历史回顾

对三叉神经痛最早期的描述可能是 Jurjani（1066～1136）在 Zakhirehkhwar wzmshah 百科全书中的描述，他在书中写道："有一种类型的疼痛，其影响一侧牙齿和同侧上、下颌，具有面部阵发性疼痛，并伴有严重的焦虑；可以断定，疼痛是由牙根的神经引起，发作性疼痛和焦虑的原因是因为动脉靠近神经"。这段话简直就是一幅三叉神经痛的生动图画，既有阵发性面痛，又有对下次发作的担忧和焦虑，的确是对三叉神经痛的最佳描述。而"动脉靠近神经"又是对 900 多年后被广泛接受的三叉神经痛病因的预言。

最早发现图像描述三叉神经痛的是 Harris，他在英格兰 Somerset 威尔士大教堂门柱（约建于 1184—1191 年）上发现刻有"牙痛"图。一幅图中显示患者用舌头顶在痛牙上，大多数其他作品也用舌头或手指向一颗牙。

1544 年，Massa 在一封信中对三叉神经痛作了第一次描述。1677 年，John 在一封信中也记述了三叉神经痛的个案病例，他写道，"上星期四晚上，我应诊去看 Ambassadrice 女士，我见她有剧烈的面部疼痛发作，忍不住痛苦呼嚎，好像来自酷刑架上的叫声。疼痛波及整个右面和右口腔；该女士自己描述，发作时像有火闪电样射入上述部位，反复抽搐样疼痛。这种剧痛发作很快自止。说话有诱发发作的倾向，有时吃东西，尤其是她常感跳动的部位，接触该部位均可诱发发作。发作间期最长不超过半小时，常常更短"。John 在这封信中详细描述了三叉神经痛的疼痛程度、性质，发作形式，疼痛的部位，发作时限，诱发因素等，也是第一次描述扳机点激发疼痛发作者。

16 世纪，意大利解剖学家 Fallopius 首先认识了三叉神经。17 世纪，法国解剖学家 Vieussens 发现了半月神经节,他为了纪念 Gasser 医生将之命名为 Gasserian 节。1748 年,Meckel 首先研究了半月神经节与硬脑膜的关系而发现 Meckel 腔。

1756 年,Nicolaus Andre 首先将三叉神经痛列为一个单独的疾病,他也是第一个全面描述三叉神经痛的表现及治疗的人。他因成功地施行了眶下神经节切断术治疗三叉神经痛而获得了 Madame Mi gnon 奖。1821 年 Bell 发现了半月神经节的感觉根和运动根,他还首先提出三叉神经痛是第 5 对脑神经的病,而不是第 7 对脑神经的病。1884 年,Mcar 提出经颅底外方暴露卵圆孔,切断下颌支,刮除部分半月神经节治疗三叉神经痛,该术式由 Rose 于 1890 年首先实施成功。1891 年,Horsley 报告经颞开颅硬膜内入路切除半月神经节治疗三叉神经痛。1892 年,Hardley 又进一步报道了经颞开颅硬膜外入路切断三叉神经第 1、2 支及半月神经节治疗三叉神经痛。1896 年,Tiffany 首先在经颞行半月神经节切除术中保留了三叉神经第 1 支。1900 年,Hartly-Kraule 和 Cushing 也施行了半月神经节切除术治疗三叉神经痛。1901 年,Spiller 经颞开颅硬膜外入路行半月神经节切除术中不仅保留了三叉神经第 1 支,而且还保留了运动根。1903 年,Sch loesser 用酒精作三叉神经支内注射治疗三叉神经痛。1912 年,Härtel 和 Harris 等采用半月神经节封闭术治疗三叉神经痛。1917 年,法国外科医师 Doyen 首先描述了经枕下入路神经内镜下脑桥小脑角选择性三叉神经后根切断术治疗三叉神经痛。1921 年,Frazier 经颅中窝行三叉神经感觉根切断术治疗三叉神经痛。1925 年,Dandy 经枕下入路行选择性三叉神经后根切断术治疗三叉神经痛,由于该术式有利于保存面部触觉和三叉神经运动根,且复发率低,临床上得以广泛应用。1931 年,Sjöqvist 报告三叉神经脊髓束减压术,同年 Kirschner 首先介绍了神经节电热凝术治疗三叉神经痛。1942 年,Berg-ouignan 发现第一个真正对三叉神经痛有效的药物——苯妥英钠。1958 年,King 报道氨基甲酚甘油醚治疗三叉神经痛,疗效优于苯妥英钠。1962 年,Blom 首次报告卡马西平治疗三叉神经痛效果优良。两种药物的发现为三叉神经痛药物的现代治疗奠定了基础。1952 年,Taarnhj 报告切开半月神经节及三叉神经固有膜行三叉神经后根减压术治疗三叉神经痛,但因复发率高而未能推广。1966 年,Jannetta 报告显微血管减压术治疗三叉神经痛,1978 年,Hakanson 试用 ^{60}Co 放射三叉神经半月节治疗三叉神经痛,至此,三叉神经痛的外科治疗进入一个新时代。

2.国内历史回顾

中国古代医学对三叉神经痛早有认识,对其诊断和治疗也有独到之处。2000 年前诞生的《黄帝素问》在"奇病论"中就含有对三叉神经痛的描述,而《黄帝内经素问·举痛论》则是世界上医学中最早阐述疼痛病因病理的专著之一。据传说,三国时期,魏王曹操患头风,头面部疼痛剧烈,名医华佗曾要为曹操行开颅手术,曹操当时患的即为三叉神经痛,当然,这已无法考证。元朝张从政的《儒门亲事》、李杲的《东垣十书》、宋朝的徐淑微的《本事方》,均对三叉神经痛的表现与治疗进行过论述。

我国现代医学对三叉神经痛的认识在 20 世纪 30 年代已有文献记录。1932 年,关颂韬发表了《三叉神经痛的诊断和治疗》。1951 年,朱琏报告针刺治疗三叉神经痛。1958 年,史玉泉等详细介绍了三叉神经痛药物治疗、物理疗法、发热疗法、组织疗法、针灸疗法、注射疗法及手术疗法。1959 年,沈鼎烈等报告用苯妥英钠治疗三叉神经痛。20 世纪 60 年代卡马西平在我国临床应用,使药物治疗进入一个新阶段。1983 年,王忠诚等率先开展半月神经节射频热凝治疗三叉神经痛。1986 年,左焕琮、李龄开展显微血管减压术治疗三叉神经痛。1989 年,孟广远等报告他们于 1984 年采用射频热凝术治疗 325 例三叉神经痛。1986 年,吴承远开展选择性射频热凝术治疗三叉神经痛。2001 年,吴承远开展了三维 CT 导向卵圆孔定位射频热凝治疗三叉神经痛。2002 年,刘玉光等报道电视脑室镜下经乙状窦后入路微侵袭手术治疗三叉神经痛;2003 年,吴承远等开展神经导航下射频热凝三叉神经半月节治疗三叉神经痛,进一步提高了有效率。

三、病因与发病机制

1.原发性三叉神经痛的病因与发病机制

原发性三叉神经痛的发病机制目前尚不十分明确,对其发病机制有多种理论,但至今仍没有一个理论可以完整解释它的临床特征。近年来研究发现本病是由多种因素导致的,且各因素并非孤立存在,而是相互影响、相互作用、共同致病。传统上有中枢病变学说和周围病变学说。近年随着研究技术和方法的不断改进,发现免疫和生化因素也与三叉神经痛密切相关。

(1)中枢病变学说:1853 年,Trousseau 记述了癫痫样三叉神经疼痛的临床症状、发作特征、用抗癫痫药物治疗有效以及在疼痛发作时可在中脑处记录到癫痫样放电,提出了在中枢神经病变假说。有人通过动物实验表明三叉神经痛的病理机制为三叉神经脊束核内的癫痫样放电。有学者提出闸门控制学说:所有来自皮肤的传入冲动,一方面抵达脊髓背角的第一级中枢传递细胞(简称 T 细胞),另一方面又与胶质细胞建立突触联系。这种闸门控制机制的胶质细胞起着在传入冲动前控制 T 细胞传入的作用。由于中枢的病变(三叉神经脊束核的损伤)造成胶质细胞控制 T 细胞的作用减弱,T 细胞的活动加强,失去了对传入冲动的闸门作用,使得 T 细胞对传入的疼痛刺激的调节作用失代偿而引起疼痛发作。也有实验证明三叉神经痛与脑干中三叉神经核的兴奋性改变有直接关系。刺激扳机点引起的病理性刺激通常是由三叉神经周围支到达脑干,通过三叉神经感觉核和网状结构迅速总和起来,而引起三叉神经痛的发作。采用脑诱发电位和临床对卡马西平治疗癫痫的研究中发现,丘脑感觉中继核和扣带回等大脑皮质在三叉神经痛发病机制中亦起着重要作用。虽然上述的这些研究结果均支持三叉神经痛的中枢病变学说,但是仍不能用它完全解释三叉神经痛的临床症状。例如,为何三叉神经痛的发作范围并不是在整个三叉神经范围内而多数发生在单侧,甚至为单支。临床上也很少发现三叉神经痛患者脑干三叉神经核病变。而脑干内许多病变也不一定引起三叉神经痛,为何三叉神经痛患者无明显神经系统体征等。三叉神经痛的发作性疼痛应用某些抗癫痫药物治疗无效等等,这些现象都难以用中枢神经系统病变学说来解释,这些还有待进一步研究。

(2)周围病变学说:1967 年,Kerr & Beave 首先提出三叉神经痛主要病理改变是三叉神经的脱髓鞘改变,现已得到越来越多学者的认同。有学者依此提出短路理论,认为脱髓鞘的轴突与邻近的无髓鞘纤维发生"短路",轻微的触觉刺激即可通过短路传入中枢,而中枢的传出冲动亦可再通过短路而成为传入冲动,如此很快达到一定的总和而引起三叉神经痛的发作。目前,对三叉神经痛手术标本行病理学研究已经证明,三叉神经根受血管压迫部位发生脱髓鞘改变,经血管减压术后,三叉神经痛症状立即消失。对三叉神经痛患者的三叉神经超微结构的观察也支持周围病变学说,被广泛接受的引起三叉神经痛重要发病机制是持续(静态)的或搏动的微血管压迫使三叉神经根感觉神经轴突脱髓鞘。在三叉神经根受血管压迫部位,电镜显示神经根脱髓鞘和髓鞘再生,有时伴轴突消失等病理改变。血管压迫是造成神经纤维损伤原因的最有力学说。

1934 年,Dandy 首次提出血管压迫神经根是三叉神经痛的病因之一,但未提及减压问题。大量的研究发现,三叉神经根附近动脉的迂曲走行,压迫三叉神经,从而动脉的搏动造成对三叉神经的不断刺激。对正常人和三叉神经痛患者的三叉神经根周围血管观察也发现存在明显差异。但是部分三叉神经痛患者并无迂曲血管压迫三叉神经根,目前还无法用血管压迫理论来解释。其他结构的异常如局部骨质压迫、蛛网膜粘连对三叉神经根的压迫同样有可能引起三叉神经痛。慢性炎症、缺血等病变可致神经的脱髓鞘改变,也可致三叉神经痛的发生。

(3)免疫因素:近年来研究认为三叉神经痛脱髓鞘病变均是一种细胞免疫介导的疾病。神经内巨噬细胞、肥大细胞、T 细胞和血管内皮细胞破坏和吞噬轴索,促进炎症的发展,加速和加重脱髓鞘的发生和发展。有人对 50 例三叉神经痛患者的三叉神经标本进行脱髓鞘染色和免疫组化观察分析后认为,巨噬细胞、肥大细胞、T 细胞和血管内皮细胞对三叉神经脱髓鞘改变有作用。

(4)神经肽的研究:近来发现多种神经介质类和神经肽类物质在三叉神经痛发作有密切关系。三叉神经系统内含有多种神经肽,与疼痛有关的包括 P 物质(SP)、谷氨酸(Glu)、降钙素基因相关肽(CGRP)、生长抑素(SOM)、血管活性肠多肽(VIP)等。SP 和 Glu 最可能是伤害性信息传递信使,也有人认为甘氨酸在伤害性信息调控过程中起着重要作用。但 SP 作为伤害性信息传递信使的理论更为经典。SP 在半月节内与 CGRP、SOM 共存。CGRP 促进初级感觉纤维释放 SP,促进痛觉传递。

临床研究结果显示,三叉神经痛患者 CSF 和血液中 SP 含量明显升高。三叉神经痛发作时,痛支神经可能快速过度释放 SP 导致阵发性剧烈疼痛,随着 SP 的耗竭而疼痛消失;在外周 SP 还可引起血管扩张,腺体分泌,刺激各种炎性介质的释放,导致致痛、致炎物质的积聚,进一步刺激传导伤害性信息的传入纤维,待神经元内 SP 合成到一定程度时再次暴发新一轮的疼痛。

CGRP 是 1983 年人类首次用分子生物学方法发现的一种由降钙素基因表达的新神经肽。广泛分布于神经、心血管、消化、呼吸、内分泌等系统,参与机体许多功能的调节。三叉神经痛发作时,患者血液中 CGRP 含量显著升高,并伴有 SP 升高。胡世辉等以原发性三叉神经痛患者为研究对象,用放射免疫法检测患者疼痛发作时患侧颈外静脉血中 CGRP 的含量,并与外周血、术后颈外静脉血、健康者颈外静脉血中的 CGRP 含量相比较,用免疫组织化学法标记患者痛支与非痛支神经切片中 CGRP 免疫反应阳性颗粒,用高清晰度彩色病理图文分析系统定量分析 CGRP 免疫反应阳性颗粒的数量、面积、平均光密度和平均面积。结果发现疼痛发作时患侧颈外静脉血中 CGRP 含量显著升高,与肘静脉血、术后患侧颈外静脉血及健康对照组颈外静脉血中的 CGRP 含量相比,差异非常显著,后三者相比差异均不显著;痛支神经组织中 CGRP 免疫反应阳性颗粒的数量、面积均显著多于、大于非痛支神经组织中的 CGRP 免疫反应阳性颗粒。认为三叉神经痛发作时局部确有 CGRP 的参与,三叉神经痛的痛支神经过度合成和释放 GGRP 可能促进了局部 CGRP 浓度升高,导致痛阈下降,促进 SP 向中枢传递痛觉导致阵发性剧烈疼痛发作,并增强 SP 在外周的神经源性炎症作用,而长期的神经源性炎症使得痛阈降低,致使颌面部轻微的触觉刺激也能产生伤害性刺激信息。

通过实验证实,三叉神经痛发作时颈外静脉的 SP、CGRP 含量确实高于术后缓解期,认为三叉神经痛发作时痛支神经过度合成和释放 CGRP。尽管表明神经肽参与三叉神经痛,但有关神经肽与三叉神经痛的关系,神经肽之间的相互关系和调节还有待于进一步研究。

2.继发性三叉神经痛的病因与发病机制

近年来,人们对继发性三叉神经痛的病因有了新的认识,对继发性三叉神经痛的诊断率也明显提高。继发性三叉神经痛常由其所属部位和邻近部位的各种病灶引起,如各种肿瘤、炎症、血管病变或血管压迫、蛛网膜粘连等引起。

(1)脑干内部的病变:延髓及脑桥内部的病变,如脊髓空洞症、脑干肿瘤、血管病变、多发性硬化、炎症等。

(2)颅后窝的病变:如脑桥小脑角的肿瘤(表皮样囊肿、神经鞘瘤、脑膜瘤等)、蛛网膜囊肿或粘连等,均可引起三叉神经痛的发作。

(3)颅中窝病变:颅中窝底后部肿瘤以脑膜瘤、三叉神经节神经纤维瘤、表皮样囊肿和颅底转移瘤多见,肿瘤生长累及位于 Meckel 囊内的三叉神经节,出现三叉神经痛症状。颅中窝底前部肿瘤以脑膜瘤、表皮样囊肿和颅底转移瘤多见。肿瘤累及眶上裂、圆孔,出现相应症状。

(4)三叉神经周围支病变:眶内的肿瘤、蝶骨小翼区的肿瘤、海绵窦的病变及眶上裂的病变,均可累及或侵犯三叉神经根,引起继发性三叉神经痛。鼻窦的病变以及牙源性的病变也可引起三叉神经痛。

四、临床表现

1.性别、年龄、病程与合并症

男女之比为 1∶1.18。从青年人至老年人均可发病,10 岁以下少见,84.4% 的患者发生在 40 岁以上,平均为 52 岁。病程为 2 个月至 40 年,平均为 6 年 4 个月。主要合并症有高血压、冠心病、肺心病、慢性支气管炎、结核病、糖尿病、癌症、脑血管病等其他慢性疾病。

2.发病部位

疼痛发作仅线于三叉神经分布区(图 15-1)。

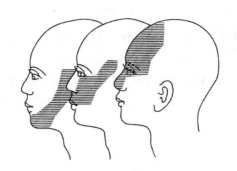

图 15-1　三叉神经各支分布区

3.原发性三叉神经痛的典型表现

约 65% 的患者具有典型的三叉神经痛表现,即:①三叉神经痛分布区域出现短暂的、剧烈的、闪电样疼痛,反复发作;②存在扳机点;③相应区域皮肤粗糙、着色或感觉下降。

(1)疼痛的诱发因素与扳机点:疼痛发作绝大多数有明显的诱发因素,少数病例无诱发因素即可疼痛发作。常见的诱发因素包括咀嚼运动、刷牙、洗脸、剃须、说话、打呵欠、面部机械刺激、张嘴、笑、舌头活动、进食、饮水、风、声、光刺激等。64.5% 的病例中存在明显扳机点,扳机点多发生在上唇、下唇、鼻翼、鼻唇沟、牙龈、颊部、口角、舌、眉、胡须等处。

(2)疼痛的性质:患者描述疼痛的性质常为难以忍受的电击样、刀割样、撕裂样、火烧样疼痛,并伴有面部特有的极其痛苦的情感表情。疼痛常达到如此剧烈,以至于患者要停止谈话、饮食、行走,以双手掩住面部,严重者咬牙,用力揉搓面部,并且躲避开谈话的人,颜面发红,咀嚼肌和面肌抽搐,故称单面肌痛性肌痉挛现象或称痛性抽搐。疼痛可骤然消失,在两次发作期间完全无痛,如同正常人。在患者发病初期,疼痛发作次数较少,常在受凉感冒后出现,间歇期长达数月或几年。自行停止而自愈的病例很少。以后发作逐渐频繁,疼痛加重,病程可达几年或数十年不一。严重者发作日夜不分,每日可达几十次,甚至数百次,不能进食、喝水,体质消瘦,患者终日处于疼痛难耐状态,表情沮丧痛苦,乃至失去生活信心而轻生。有些患者早期,呈季节性发作,疼痛在每年的春天或秋天的一定时间,呈周期性发作,而且每次发作持续时间 1～3 个月不等,然后无任何原因的自然消失,直到下一年的同一季节开始发作。

(3)疼痛持续的时间:绝大多数疼痛持续数秒至数分钟,一般为 1～5 分钟,个别病例疼痛可持续半小时以上。发作间歇期,疼痛可消失,间歇期随病情的进展而缩短,一般为数十分钟至数小时不等。重者可每分钟内都有发作。白天发作多,晚上发作少,亦可日夜不停发作。

(4)其他症状:由于疼痛使面部肌肉痉挛性抽搐,口角可向患侧歪侧。发病初期,患者面部、眼结合膜充血发红、流泪、流涕等。发病后期,患者可有结合膜发炎、口腔炎等。有的患者在疼痛发作时,用手掌握住面颊并用力地搓揉,以期缓解疼痛。久而久之使患侧面部皮肤变粗糙、增厚,眉毛稀少甚至脱落。

(5)神经系统体征:神经系统查体,原发性三叉神经痛,除有部分患者角膜反射减弱或消失之外,均无阳性体征发现。少数患者,发病后期,多因采用过酒精封闭及射频治疗后,患侧疼痛区域内感觉减退,以至部分麻木。对于这种情况应作详细神经系统查体,以排除继发性三叉神经痛。

4.继发性三叉神经痛的表现

继发性三叉神经痛因其病因不同,临床表现不完全相同。

(1)脑桥旁区及桥小脑角肿瘤:此区肿瘤多见于胆脂瘤,其次为听神经瘤、脑膜瘤及三叉神经鞘瘤,因肿瘤发生部位与三叉神经的关系不同其临床表现不同。三叉神经鞘瘤和胆脂瘤的面部疼痛多为首发症状,而听神经瘤和脑膜瘤首发症状多为耳鸣、头痛,而肿瘤后期多表现为脑桥小脑角综合征,作 CT、MRI 等辅助检查,可明确诊断。

(2)蛛网膜炎:多见于颅底部蛛网膜,面部疼痛特点多为持续性钝痛,无间歇期,查体可有面部疼痛区域感觉减退或消失。同时炎症可累及相邻的脑神经出现相应受损害体征。

(3)颅底恶性肿瘤:常见于鼻咽癌,少见于转移瘤、肉瘤等。表现多为同侧发作性或持续性面部疼痛,伴有原发肿瘤和广泛脑神经损害的体征。

(4)多发性硬化症:大约1%患者出现三叉神经痛。患者多较年轻,多呈双侧性的,疼痛特点也多不典型,神经系统查体、CT、MRI可查到多发性病灶。

(5)带状疱疹:由于患颜面带状疱疹后引起的神经痛,多为老年人,患三叉神经第1支痛后发生,呈持续性的灼痛,无触发点,患病区域有疱疹,或者疱疹消退后持续数月乃至数年,最终多可自然缓解。

五、诊断与鉴别诊断

1.诊断

(1)采集病史:询问颜面部疼痛性质、部位及伴随的症状等。

(2)因患者惧怕疼痛发作,不敢洗脸、刷牙、进食等而致面部及口腔卫生很差,全身营养状况差,消瘦,精神抑郁,有悲观消极情绪。

(3)有些慢性患者,因经常疼痛发作时,用手揉搓、摩擦面部皮肤,致使患侧面部皮肤粗糙呈褐色,眉毛稀少或阙如。

(4)由于多数患者患三叉神经2、3支痛,触发点在牙龈,疑为牙痛,不少患者曾有拔牙史,患侧常牙齿阙如。

(5)原发性三叉神经痛神经系统查体可无阳性体征,继发性三叉神经痛大都有阳性体征,主要表现为脑桥小脑角综合征。

(6)特殊检查:原发性三叉神经痛患者多无明显的神经系统阳性体征,也要特别注意继发性三叉神经痛的可能,尤以遇到面部感觉减退者,要详细检查有无其他神经系统体征,并进行必要的特殊检查,如头颅X线内听道摄片、电测听、前庭功能试验、脑神经的诱发电位、脑脊液化验、CT、MRI、MRA、DSA等检查,以明确诊断。

2.鉴别诊断

除继发性三叉神经痛外,应注意与以下几种疾病相鉴别。

(1)牙痛:牙痛也是一种非常疼的一种疾病,有时特别是发病的初期,常常到口腔就诊,被误诊为牙痛,许多患者将牙齿拔掉,甚至将患侧的牙齿全部拔除,但疼痛仍不能缓解。一般牙痛特点为持续性钝痛或跳痛,局限在齿龈部,不放射到其他部位,无颜面部皮肤过敏区,不因外来的因素加剧,但患者不敢用牙齿咀嚼,应用X线检查或CT检查可明确牙痛。

(2)三叉神经炎:可因急性上颌窦炎、流感、额窦炎、下颌骨骨髓炎、糖尿病、梅毒、伤寒、酒精中毒、铅中毒及食物中毒等疾病引起。多有炎性感染的病史,病史短,疼痛为持续性的,压迫感染的分支的局部时可使疼痛加剧,检查时有患侧三叉神经分布区感觉减退或过敏。可伴有运动障碍。

(3)中间神经痛:中间神经痛患者表现特点:①疼痛性质:为发作性烧灼痛,持续时间长,可达数小时,短者也可数分钟。②疼痛部位:主要位于一侧外耳道、耳郭及乳突等部位,严重者可向同侧面部、舌外侧、咽部以及枕部放射。③伴随症状:局部常伴有带状疱疹,还可有周围性面瘫,味觉和听觉改变。

(4)蝶腭神经痛:本症病因不明,多数人认为副鼻窦炎侵及蝶腭神经节引起。①疼痛部位:蝶腭神经节分支分布区域的鼻腔、蝶窦、筛窦、硬腭、齿龈及眼眶等颜面深部位。疼痛范围较广泛。②疼痛性质:疼痛为烧灼或钻样痛,比较剧烈,呈持续性或阵发性的加重或周期性反复性发作,发作时一般持续数分钟到几小时。伴有患侧鼻黏膜肿胀,出现鼻塞、鼻腔分泌物增加,多呈浆液性或粘液性。可伴有耳鸣、耳聋、流泪、畏光及下颌皮肤灼热感和刺痛。疼痛可由牙部、鼻根、眼眶、眼球发生,尔后扩展至齿龈、额、耳及乳突部,均为一侧性。严重者向同侧颈部、肩部及手部等处放射,眼眶部可有压痛。③发病年龄:常在40～60岁之间,女性较多。④本病可以用1%普鲁卡因作蝶腭神经封闭或用2%～4%丁卡因经鼻腔对蝶腭神经节作表面麻醉,可使疼痛缓解。

(5)偏头痛:偏头痛也称丛集性头痛,它是一种以头部血管舒缩功能障碍为主要特征的临床综合征。病因较为复杂,至今尚未完全阐明。但与家族、内分泌、变态反应及精神因素等有关。临床表现特点:①青春期女性多见，多有家族史。②诱发原因多在疲劳、月经、情绪激动不安时诱发，每次发作前有先兆，如视物模糊、闪光、暗点、眼胀、幻视及偏盲等。先兆症状可持续数分钟至半小时之久。③疼痛性质为剧烈性头痛，呈搏动性痛、刺痛及撕裂痛或胀痛，反复发作，每日或数周、数月甚至数年发作一次。伴随有恶心、呕吐、大便感、流泪、面色苍白或潮红。发作过后疲乏嗜睡。④查体时颞浅动脉搏动明显增强，压迫时可使疼痛减轻。在先兆发作时应用抗组胺药物可缓解症状。⑤偏头痛还有普通型、特殊型（眼肌麻痹、腹型、基底动脉型）偏头痛，均需要加以鉴别。

（6）舌咽神经痛：本病分为原发性和继发性两大类。它是一种发生在舌咽神经分布区域内的阵发性剧痛，发病年龄多在 40 岁以上，疼痛性质与三叉神经痛相似。临床表现有以下特点：①病因方面，可能为小脑后下动脉、椎动脉压迫神经进入区有关，除此之外，可见于脑桥小脑角处肿瘤、炎症、囊肿、鼻咽部肿瘤或茎突过长等原因引起。②疼痛部位在患侧舌根、咽喉、扁桃体、耳深部及下颌后部，有时以耳深部疼痛为主要表现。③疼痛性质为突然发作、骤然停止，每次发作持续为数秒或数十秒，很少超过两分钟。亦似针刺样、刀割样、烧灼样、撕裂样及电击样的剧烈性疼痛。若为继发性的疼痛则发作时间长或呈持续性，诱因和扳机点可不明显，且夜间较重。④诱因因素，常为吞咽、咀嚼、说话、咳嗽、打哈欠时诱发疼痛。⑤扳机点，50% 以上有扳机点，部位多在咽后壁、扁桃体舌根等处，少数在外耳道。若为继发性的，扳机点可不明显，同时可有舌咽神经损害症状，如软腭麻痹、软腭及咽部感觉减退或消失等。⑥其他症状，吞咽时常常引起疼痛发作，虽然发作间歇期无疼痛，但因惧怕诱发疼痛而不敢进食或小心进些流汁。患者因进食进水少，而变得消瘦，甚至脱水。患者还可有咽部不适感、心律紊乱及低血压性昏厥等。⑦神经系统查体，无阳性体征。若为继发性的，可有咽、腭、舌后 1/3 感觉减退，味觉减退或消失，腮腺分泌功能紊乱。也可有邻近脑神经受损症状，如Ⅸ、Ⅹ及Ⅺ对脑神经损害以及 Horner 征表现。

（7）其他面部神经痛：如青光眼、屈光不正及眼肌平衡失调等眼部疾病；如颞颌关节疾病、颞下颌关节紊乱综合征（Costen 综合征）及颞颌关节炎和茎突过长等。因其病因和表现不同可以与三叉神经痛鉴别（表 15-1）。

表 15-1 原发性三叉神经痛的鉴别诊断

鉴别要点	原发性三叉神经痛	偏头痛	牙痛	舌咽神经痛	青光眼	Costen 综合征	中间神经痛	蝶腭神经痛
年龄	多见于 40 岁以上	青年	中老年人	40 岁以上多见	青年	中青年	中老年人	中年人
性别	男多于女	女多	男多	男多于女	女多	男多	女多	女多
疼痛诱因	说话洗脸	精神紧张	冷风吹	进食、进水	精神紧张	咀嚼开口时	紧张	不安
有无先兆	无	常有	无	无	红视	无	无	无
疼痛部位	三叉神经分布区	一侧或双侧	患牙部	舌咽神经分布区	额眼部	颞颌关节处	耳道	牙根部
疼痛性质	针刺样	胀痛	跳痛	闪电样	胀痛	锐痛	灼痛	灼痛
持续时间	短暂	长	较长	短暂	长	长	短	短
发作时间	日间	上午	夜间	日间	日间	日间	日间	日间
发作频数	不一	多日	持续	较少	持续	持续	不一	不一
伴随症状	面肌痉挛、流泪	恶心、呕吐	牙周病	消瘦、心悸	恶心、呕吐	下颌运动困难	带状疱疹	鼻塞、流涕
发作表现	痛苦、以手握面	安静、卧床	紧张	痛苦紧张	紧张	不安	紧张	紧张
压痛点	无	广泛	有	无	有或无	下颌关节处叩痛	无	无
触发点	有	无	有或无	有	无	无	有或无	有或无
家族史	无	有	无	无	有或无	无	无	无
治疗反应	卡马西平有效	抗组胺药有效	止痛药有效	卡马西平有效	降眼压药有效	止痛药有效	卡马西平有效	卡马西平有效

六、治疗

三叉神经痛的治疗方法有多种,大致可归纳为药物治疗、周围支封闭与撕脱治疗、半月神经节射频治疗、微血管减压术治疗、γ-刀与X-刀治疗等。

(一)药物治疗

目前应用最广泛,最有效的药物有卡马西平、苯妥英钠等药物。

(1)卡马西平:亦称痛痉宁、痛可宁等,本药系属于抗惊厥药。卡马西平可使70％以上的患者完全止痛,20％患者疼痛缓解。可长期使用此药止痛,为对症治疗药,不能根治三叉神经痛,复发者再服仍有效。约1/3患者可因出现恶心、头晕等症状而停药。用法:开始剂量0.1 g,每日2～3次,以后逐日增加0.1 g,每日最大剂量不超过1.6 g,取得疗效后,可逐日逐次的减量,维持在最小有效量。本药不良反应有眩晕、嗜睡、药物疹、恶心、胃纳差、复视、共济失调、骨髓抑制及肝功能障碍等。服药初期应检查白细胞、肝功等,服用期间对以上不良反应要注意观察。

(2)苯妥英钠:苯妥英钠为一种抗癫痫药,有的学者认为三叉神经痛为癫痫样放电,使用抗癫痫剂有一定疗效。长期以来,被列为治疗三叉神经痛的首选药物。初期服0.1 g,每日2～3次,以后逐日增加0.1 g,取得疗效后再减量,亦以最小剂量维持。最大剂量不超过每日0.8 g。本药疗效不如卡马西平,止痛效果不完全,长期使用止痛效果减小或减弱,因此,目前已列为第二位选用药物。不良反应有共济失调、视力障碍、牙龈增生及白细胞减少等其他不良反应,应注意观察。

(3)七叶莲:有片剂和针剂,应用片剂每次3片,每日3～4次;应用针剂,每次4 mL,每日2～3次,肌内注射。一般用药4～10天见效。与其他药物合用可提高疗效。本药治疗有效率可达60％以上。

(4)其他药物:①氯硝安定,1 mg,每日2～3次;②维生素B_{12},500 μg,每日1次,肌肉注射;③野木瓜注射液,2 mL,每日1～2次,肌肉注射;④654-2(山莨菪碱),5～10 mg,每日3次,口服;注射剂,10 mg,每日1次,肌肉注射。

(5)中医中药治疗:①毛冬青(毛披树),注射剂,每日2 mL,每日1～2次,肌肉注射;片剂,每次2～6片,每日3次,口服;冲剂,每次1包,每日2～3次,口服。②颅痛宁,由川芎和荜茇提取的灭菌制剂,每次4 mL,每日3次,肌内注射,疼痛缓解后可半量维持。③白芷4.5 g,丹参5 g,陈皮4.5 g,全蝎粉3 g,僵蚕10 g,炒蔓荆子10 g,生石膏20 g,炒元胡15 g。每日1次,水煎分早晚服。

(二)三叉神经周围支封闭术

封闭治疗的原理是将药物直接注射于三叉神经周围支或半月神经节内,使其神经纤维组织凝固、变性以致坏死,从而造成神经传导中断,神经分布区内痛觉及其他感觉均消失,以麻木代替疼痛。而半月节封闭是药物破坏节内的感觉细胞,由于节细胞再生困难,并有一定的并发症,如神经性角膜炎或因药物注入蛛网膜下隙而损害脑神经及其他症状。常用注射药物有无水酒精、5％石炭酸溶液、无水甘油、4％甲醛溶液以及用热水、维生素B_1、维生素B_{12}等。封闭部位临床上采用主要是选择三叉神经各分支通过的骨孔处(图15-2),即眶上孔、眶下孔、颏孔、翼腭窝、卵圆孔等处。由于出圆孔的上颌支、出卵圆孔的下颌支及出眶上裂的眼支的封闭方法简单安全,容易操作,疗效可达3～8月之久,复发后可以重复注射。可用于全身情况差、年老体弱者,也可对诊断不明的病例,作封闭术以帮助明确诊断。本项技术以往是治疗三叉神经痛的常用方法之一。目前,三叉神经周围支封闭术大有被射频热凝术替代之势。

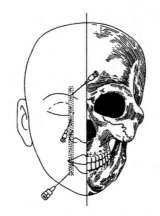

图 15-2　三叉神经各支封闭穿刺点

（三）三叉神经射频热凝术

尽管 Kirschner 早在 1931 年就介绍了半月神经节电凝术治疗三叉神经痛,但射频热凝治疗三叉神经痛真正为世界各地医师所广泛采用是在 1974 年 Sweet 和 Wepsic 对射频热凝术在设备和技术进行了一系列改进之后。经改进后的射频热凝术疗效较以前明显提高,并发症显著降低,成为目前治疗三叉神经痛的主要手段之一。Sweet 和 Wepsic 对射频热凝的改良主要包括以下几项:①射频发生器的应用:提供了精确的可控制的热源;②微型热敏电阻的应用:可监测毁损区温度的改变,以便调整电流;③神经安定镇痛剂的应用:能减轻患者的紧张、焦虑情绪;④短时麻醉剂的应用:在电凝时使患者暂时意识丧失,避免电凝时引起的剧痛,热凝后患者又能立即清醒及时行感觉检查;⑤置入电极后用电刺激来确定电极位置:以便有选择地破坏痛觉束,保留其他束支。

1.热凝治疗仪的基本结构

热凝治疗仪一般包括振荡器、温控仪、刺激器和毁损针四部分。其工作原理是热凝治疗仪产生的射频电流由电极针经神经组织构成回路产生热量,通过毁损病灶和靶点达到治疗目的。电极针内装有热传感器,可测出被毁损区组织的温度,同时将温度传递给自动控制系统,当温度和时间达到预定参数时,电流即自动断开。射频仪还可以产生刺激方波,用来定位,确定电极的位置。

2.射频治疗三叉神经痛的理论依据

三叉神经纤维的粗细与其传导速度密切相关。感觉神经纤维分为有髓鞘的 A 纤维与无髓鞘的 C 纤维两种。A 纤维按粗细又分为 α、β、γ 和 δ 四种。它们的传导速度、刺激阈值等各不相同。在外周神经纤维中,只有传入与传出的有髓鞘的 A 纤维和传入的无髓鞘的 C 纤维。一般认为传导痛觉传入冲动的是 A_δ 和 C 类纤维,传导触、温感觉冲动的是直径较大的 A_α 和 A_β 纤维。现在证实较细的 A_δ 和 C 类纤维对射频电流和热的刺激比直径粗的 A_α 和 A_β 纤维敏感。在射频电流的影响下,传导痛觉的纤维一般在70 ℃～75 ℃发生变性,停止传导痛觉冲动,而粗的有髓纤维在这一温度下不会被破坏。因此,利用射频和逐渐加热的方法,可以选择性破坏感觉神经的痛觉传导纤维而相对保留粗触觉传导纤维,达到既可以解除疼痛,又可部分或全部保留触觉的目的。

3.手术适应证、禁忌证及优点

（1）射频治疗三叉神经痛适应证:①经严格、正规药物治疗无效或不能耐受药物不良反应的三叉神经痛患者;②乙醇封闭、甘油注射或其他小手术治疗无效的三叉神经痛患者;③各种手术后复发的三叉神经痛患者;④射频热凝治疗后复发的三叉神经痛患者,可以重复治疗;⑤年龄大不能耐受或不愿接受开颅手术治疗的三叉神经痛患者。

（2）禁忌证:①面部感染者;②肿瘤压迫性三叉神经痛患者;③严重高血压、冠心病、肝肾功能损害者;④凝血机制障碍,有出血倾向者。

（3）优点:①手术比较安全,严重并发症发生率和死亡率较低;②年老体弱多病者有时也可施行治疗;

③操作简便,疗效可靠;④消除疼痛,触觉大部分存在;⑤初次手术不成功,还可重复进行。复发后也可再次治疗,仍然有效;⑥手术费用低廉,治疗成功后可停止药物治疗。

4.手术方法

①患者取仰卧位,卵圆孔半月神经节定位穿刺时一般采用 Hartel 前入路穿刺法,即在患者患侧口角外下 3 cm(A)点,患侧外耳孔(B)点及同侧瞳孔(C)点三点作 AB 及 AC 连线。②常规消毒、铺巾,用 1%普鲁卡因行局部浸润麻醉(过敏者改用利多卡因)。③取 A 点为进针穿刺点,使用前端裸露0.5 cm的 8 号绝缘电极针,针尖对准同侧卵圆孔,针身保持通过 AB、AC 两线与面部垂直的两个平面上,缓慢进针,直到卵圆孔。④当针头接近或进入卵圆孔时,患者可出现剧痛,穿刺针有一种穿透筋膜的突破感。再进针0.5~1 cm,即可达三叉神经半月神经节,如果针尖抵达卵圆孔边缘而进针受阻,可将针尖左右或上下稍加移动,即可滑过骨缘而进入卵圆孔,一般进针深度为 6~7 cm。⑤在针尖确实进入卵圆孔后,拔出针芯大多数可见有脑脊液流出,也可拍X线平片或行CT扫描证实。此时拍侧位片,可见针尖位于斜坡突出处最高处。有条件者,全部过程最好在 X 线荧光屏监视下进行。⑥根据疼痛分布区的不同调整针尖的位置。⑦先给予每秒 50 次的方波,延时 1 毫秒,电压 0.1~0.5 V 进行脉冲电流刺激。如相应的三叉神经分布区出现感觉异常或疼痛,证实电极已达到相应的靶点,否则应重新调整。若需要超过 2 V 的电压刺激才能引起疼痛,提示针尖位置不理想,术后可能效果不佳。在刺激过程中如发现有咬肌或眼球颤动,提示电极接近三叉神经运动根或其他脑神经,也需重新调整电极,直至满意为止。⑧在电极位置确定准确后,以温控射频热凝对靶点进行毁损,逐渐加温,温度控制在 60 ℃~75 ℃,分 2~3 次毁损,持续时间每次 0.5~1 分钟。对同时多支疼痛者可以多靶点热凝。⑨若患者仅患有单纯性三叉神经第 1、第 2、第 3 支疼痛,也可以实行疼痛发作区域的眶上神经、眶下神经或侧入路三叉神经第 3 支的射频热凝治疗。

5.定位方法

选择性射频热凝治疗三叉神经痛的操作关键是靶点定位要准确。能否准确地穿刺到半月神经节内是 Hartel 前入路治疗成功的首要环节。但徒手卵圆孔定位存在着一定的困难,Melker Lindquist 认为,大约10%的病例在徒手卵圆孔定位时存在困难。而且射频温控热凝术穿刺过程中可能有一定的危险性,也有导致患者死亡的报道。定位方法可概括为以下四种。

(1)临床症状、体征定位:当针头接近或进入卵圆孔时,患者三叉神经分布区可出现类似疼痛发作样剧痛;在射频热凝时,可在三叉神经的相应皮肤支配区出现红斑。据此有助于确定三叉神经的位置。

(2)电生理定位:将热敏电极针插入套管,连接射频热凝治疗仪。

(3)X 线及三维 CT 定位半月神经节射频术手术步骤同上,即在认为穿刺针穿入卵圆孔后进行 X 线摄片或颅底 CT 薄层扫描。CT 扫描时层厚 2 mm,扫描平面经过卵圆孔,然后进行三维 CT 重建,对卵圆孔进行精确定位,根据三维 CT 图像及疼痛分布区调整穿刺针的位置和进针深度,一般不超过 1 cm。

(4)卵圆孔定位装置的应用:为了精确定位,可利用卵圆孔定向装置,该装置对于初学者来说,对卵圆孔定向定位都有很大帮助。为了解决卵圆孔定位技术存在的困难,Kirschner 于 1931 年设计了世界上第一个卵圆孔定位设备,并将其应用于三叉神经半月神经节的电凝治疗。该学者于 1936 年和 1942 年分别报告了 250 例和 1113 例治疗经验。此后,国内外学者们设计了多种卵圆孔定位设备。虽然这些设备的形状各异,但原理大致相同。大部分设备均由头部固定装置和定位测量装置两部分组成。根据解剖学和几何学原理,按测量结果固定游标,凭借游标上面的定向浅槽,对穿刺深度和方位角进行定位,而不会随患者的体位的变化而变化。

6.手术注意事项

①术中严格操作规程,慎重掌握穿刺方向和深度。在前入路行半月神经节射频热凝治疗时,穿刺深度一定要控制在 6~7.5 cm,不得过深,否则可能伤及颈内动脉、静脉或眶上裂,引起严重的并发症。②对三叉神经第 2 支疼痛者,从卵圆孔外侧进针较好;对三叉神经第 3 支疼痛者,从卵圆孔中间进针较好。③对三叉神经第 1 支疼痛者进行射频热凝治疗时,加热要缓慢,注意保护角膜反射。④射频热凝加热后,应仔细进行面部感觉检查。⑤在射频热凝时,可在三叉神经的相应皮肤支配区出现红斑。系神经根受热损伤,

痛觉丧失的表现。一般情况下,红斑通常在低于产生热凝损伤的温度时即出现。红斑的出现可以作为观察射频治疗是否成功地限于受累三叉神经分布区的客观标志之一。⑥热凝毁损后,如果痛觉消失,说明手术成功,否则应增加温度,延长时间30秒,直至出现满意的感觉减退为止。⑦如果电凝温度达到80℃,持续时间不应超过30秒。⑧患者出现感觉减退后,应观察15分钟,以便确定破坏是否稳定。

7.手术效果

国外有人统计多家医院6205例射频温控热凝术、1217例甘油注射术、759例球囊压迫术、1417例微血管减压术、250例部分三叉神经根切断术的三叉神经痛患者,并比较其治疗效果后认为,射频温控热凝术和微血管减压术的初期疼痛缓解率和远期满意率均最高。

一般认为,射频热凝治疗三叉神经痛的疼痛即刻缓解率在91%～99%之间。由于电极针不能穿入卵圆孔,或反复穿刺使患者不能耐受或由于其他原因迫使手术停止者占6%,很少有死亡发生。

8.手术并发症

射频治疗三叉神经痛的术后并发症发生率为17%。主要并发症有以下几种。

(1)面部感觉障碍:发生率为94%,大多数患者表现为触觉减退或麻木。这也证明,疼痛消失也仅能在三叉神经分布支配区的感觉明显减退或消失时才能得到。

(2)眼部损害:以角膜反射减退为主,其发生率为3%～27%,而明显的神经麻痹占1%～5%。角膜反射一旦消失,应立即带眼罩或缝合眼睑。复视的发生率为0.3%～3%。

(3)三叉神经运动支损害:主要表现为咬肌或翼肌无力,咀嚼障碍。这种情况一般在6～9周后恢复。

(4)带状疱疹:一般经面部涂用龙胆紫术后可痊愈。

(5)颈内动脉损伤:少见,但十分危重,一旦发生,应立即停止手术,密切观察,出血严重者应手术治疗。

(6)脑脊液漏:很少见。多在腮部形成皮下积液,经穿刺抽吸、加压包扎一般可治愈。

(7)其他:包括脑神经麻痹、动静脉瘘、脑膜炎、唾液分泌异常等。

并发症发生的原因之一是穿刺方向错误。在进入卵圆孔之前,如穿刺方向过于朝前极易刺入眶下裂,造成视神经和相关脑神经损伤,方向过于朝后,可刺伤颅外段颈内动脉,甚至可刺至颈静脉孔,致后组脑神经损伤。如刺入卵圆孔过深或太靠内侧,可损伤颈内动脉和海绵窦及其侧壁有关脑神经。尽管这类并发症发生率很低,但仍应高度警惕。

总之,射频热凝术的并发症有的是难以避免的,严重的并发症少见。并发症出现的原因是多方面的,穿刺不准和穿刺过深以及反复穿刺是其主要原因。在射频治疗研究过程中对部分难治性三叉神经痛患者采用X线、三维CT和导航进行卵圆孔定位,可提高穿刺成功率及疗效,降低并发症发生率。

9.复发率

由于各位学者的复发标准和随访时间长短不一,因而所报道的复发率也不一样。一般来讲,随访的时间越长,复发率越高。非典型三叉神经痛较典型三叉神经痛复发率高。文献中报道术后复发率在4.3%～80%,平均28%,一般在18%～25%之间。大部分病例在射频热凝治疗术后1～2年后复发。一般认为,复发与半月神经节或后根纤维的破坏程度有关。另外,三叉神经后根中约30～40条神经束间有丰富的迷走支,当某一束支被破坏时,可通过迷走支得到补充。另外,三叉神经运动支中含有感觉纤维,其中15%～20%为无髓鞘纤维,这些可解释三叉神经痛术后复发率高的问题。

10.其他手术方法

(1)侧入路三叉神经射频热凝治疗:适用于三叉神经第3支疼痛。患者取侧卧位,患侧在上,常规消毒、铺巾,局部浸润麻醉。进针点在外耳屏前2～3cm,颧弓中点下方约1cm,其进针方向斜行向后下,于矢状面呈110°～115°,与冠状面保持80°～90°,斜行穿刺,进针4～5cm,于翼外板后方触及的颅底即为卵圆孔附近,刺中下颌神经后即出现神经分布区的放射性疼痛,然后行温控射频热凝治疗(图15-3)。穿刺时严格掌握针尖的方向和深度,以求准确刺中目标,否则有刺伤耳咽管、脑膜中动脉、颈内动脉之危险。

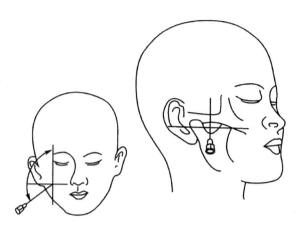

图 15-3　半月神经节封闭侧方穿刺点及穿刺方向

（2）眶上神经射频热凝治疗：适用于三叉神经第 1 支疼痛。患者取仰卧位，于眶上缘中、内 1/3 交界处，扪及眶上孔（或眶上切迹），无菌操作下用 1% ～ 2% 利多卡因做皮肤浸润麻醉。用左手固定眶上孔周围的皮肤，右手将电极针刺入眶上孔，刺中神经后可产生额部的放射性疼痛。然后行温控射频热凝治疗。

（3）眶下神经射频热凝治疗：适用于三叉神经第 2 支疼痛。眶下孔位于眶下缘中点下方 1 cm，稍偏鼻翼外侧处，其管腔向上后外侧倾斜，故皮肤进针点稍低于 1 cm 稍内侧。患者取仰卧位，常规消毒、铺巾，局部浸润麻醉后，左手摸到眶下孔，右手持针，于鼻翼稍偏外侧处进针，刺入眶下孔 0.2 ～ 0.5 cm，然后行温控射频热凝治疗。有时在寻找眶下孔时，因上颌骨较薄可误刺入上颌窦内，应予注意。

（四）经皮半月神经节球囊压迫术

Hartel 前方入路法，在侧位 X 线透视、荧光屏指引穿刺进入卵圆孔，针尖抵达卵圆孔时撤出针芯，通过导管针将球囊导管推送至 Meckel 囊处，注入少量造影剂（常用 Omnipaqne），观察球囊导管尖端的位置，如正确，继续注入 0.5 ～ 1 mL 以充盈球囊直至凸向后颅窝。根据周围的骨性标志（斜坡、蝶鞍、颞骨岩部）来判断球囊的形状及位置；必要时排空球囊并重新调整导管位置。如出现乳头凸向后颅窝的梨形最为理想。球囊呈梨形提示 Meckel 囊与球囊体积相匹配，三叉神经节及三叉神经在其入口处部分受压。球囊压力为 800 ～ 2000 mmHg（106.65 ～ 266.64 kPa），维持时间 3 ～ 10 分钟，然后排空球囊，拔出导管及穿刺针，穿刺点压迫 5 分钟。

（五）三叉神经周围支撕脱术

三叉神经周围支撕脱术是可以解除三叉神经相应部位分布区疼痛的一种手术方法，尤适用于第 1 支痛患者。分眶上神经撕脱术、眶下神经撕脱术和下齿槽神经撕脱术。手术较简捷，可在基层医院实施，且比较安全，年老体弱者或其他不能耐受较大手术的患者均可接受。术后易复发，止痛效果可达半年左右，但可反复实施以缓解疼痛。

（六）三叉神经痛的开颅手术

三叉神经痛的常用的开颅术有以下几种。

1.三叉神经后根切断术

三叉神经后根切断术的作用原理是根据华韧神经退变定律，即切断神经的节后纤维则其中枢段发生退变，神经不会再生，是治疗三叉神经病的有效手术方法之一。1901 年 Spiller 首先提出，同年 Frazier 经颞部入路首先获得成功，称为 Spiller-Frazier 手术，开始时将后根（感觉根）全切断，后逐渐改进为选择性部分切断。1925 年，Dandy 改用经枕下入路行三叉神经后根切断术，因其暴露简便，且能发现局部病变，并有利于保存面部的触觉，称为 Dandy 手术。此两种手术方法各有其优缺点，至今仍被广泛应用，尤其 Dandy 手术，由于切口部位的入路改进，减少了并发症的发生，疗效有明显提高。

（1）经颞入路三叉神经后根切断术（Spiller-Frazier 手术）：适用三叉神经疼痛限于第 2、3 支；第 2、3 支痛为主,并伴有第1支痛者。经颞部入路三叉神经感觉根切断术,术后疗效较好,本手术方法较经颅后窝三叉神经感觉根切断术(Dandy 手术)或三叉神经脊髓束切断术(Sjǒquist 手术)较简便,安全性高,术后反应亦较小。对高龄患者或伴有动脉硬化者亦可采用此种手术方法。但该手术的复发和并发症发生率较高。

(2)经枕下入路三叉神经后根切断术(Dandy 手术):Dandy(1925)首次经枕下入路在三叉神经感觉根进入脑桥前不远处切断,取得了良好治疗效果。本手术方法长期以来未被广泛采用的原因是手术野深,危险性大,有一定死亡率。而近几年来由于神经外科技术的不断发展,尤其显微外科的应用和各学者们对本术式切口入路的改进,从而本手术方法又被重视和采用。本手术方法适用于年龄较轻的三叉神经痛患者,三叉神经所有分支的疼痛,尤其疑有脑桥小脑角的继发性病变,如肿瘤等。手术注意事项有:①在显露三叉神经感觉根的全过程中,要轻柔牵拉小脑半球组织,以免损伤和压迫脑干。②应特别注意处理好岩静脉,因为一旦发生出血,若处理不当,不但影响手术的继续进行,且可增加并发症的发生,甚至能危及患者的生命。③注意勿要损伤运动根,在切断感觉根时,一定要靠近脑桥处(一般认为在感觉根出脑桥 0.5~1 cm),在感觉根后外侧行部分切断,一般不会损伤运动根。注意保护第Ⅶ、Ⅷ、Ⅸ、Ⅹ 对脑神经,因 Dandy 手术切口较向下,且切口较大,易显露此组脑神经,为避免损伤,应用棉片加以保护。

经枕下入路在接近脑桥处行感觉根部分切断术(Dandy 手术),疗效较其他术式理想,效果较好早已被公认。经颅后窝入路手术,已证明发现继发性病因的机会多(肿瘤)。本手术方法是在靠近脑桥的地方行三叉神经感觉根部分切断术,此部位疼痛纤维已大部分分离出来,故在此部位切断能较可靠的避免或减少运动根的损伤。由于三叉神经的痛觉纤维主要位于感觉根的后下 2/3,故可保留部分触觉的存在。

(3)耳后小切口三叉神经感觉根切断术:Dandy 经颅后窝入路作三叉神经感觉根切断术,其主要缺点是手术野较深,手术中易损伤岩静脉而引起出血,故发生并发症的机会和危险性大。采用耳后小切口入路(乳突后),可缩短探查感觉根和Ⅶ、Ⅷ脑神经的距离,因改变了手术角度,一般不易损伤岩静脉,故不需处理岩静脉,从而缩短了手术时间,减少了并发症的发生。手术适应证与步骤同 Dandy 手术。

(4)迷路后入路三叉神经感觉根切断术(Hitselberger 手术):适应证同 Dandy 手术。

2.三叉神经脊髓束切断术(Sjǒquist 手术)

经延髓三叉神经脊髓束切断术治疗三叉神经痛,为 Sjǒquist(1936)首创。其解剖生理基础是三叉神经三个分支的痛、温及部分触觉纤维,均通过三叉神经脊髓束,终止于三叉神经脊束核的尾侧核,当三叉神经脊髓束下行经过延髓下段时,位于延髓脊束外侧的表浅部位。在此切断三叉神经脊髓束(即感觉传导束),即能解除疼痛,又能保留面部触觉,从而防止角膜溃疡,避免口腔内食物残留或咬破颊黏膜。但三叉神经脊髓束同时也接受来自中间、舌咽和迷走神经的痛、温觉纤维,如将此束切断,将造成上述神经分布区域的痛、温觉丧失,包括同侧面部皮肤、口、舌、鼻、咽喉和眼球黏膜,同侧耳郭、外耳道、鼓膜和耳后乳突表面范围。手术适用于:①三叉神经分布区域均痛者;②曾经非手术和其他手术方法未能治愈的顽固性三叉神经痛的患者;③年龄较轻或健侧眼已失明,如采用其他手术方法有可能发生角膜营养变性、角膜溃疡的患者。④三叉神经痛同时合并舌咽神经痛的患者,此手术方法可消除三叉神经痛,同时又可解除舌咽神经痛。

本手术方法的疗效问题,各学者报告不一,White 与 Sweet 报告 12 例完全成功,无复发,无死亡,止痛持续到 5~6 年;Mckenizie 报告术后疼痛完全消失者约占 75%。Guidett 报告 124 例,复发者占 37.1%。孟广远等报告 46 例,其中 40 例术后疼痛完全消除,2 例疼痛减轻。本手术能保存患者面部及角膜的触觉,避免角膜炎和面部的麻木。一次手术可治疗双侧性三叉神经痛,但可引起中间、舌咽和迷走神经分布区域的痛、温觉丧失。

3.三叉神经微血管减压术(MicrovascularDe compression,MVD)

20 世纪 60 年代,Gardner 提出血管对三叉神经节的压迫是引起疼痛的主要原因之一,并采用了血管减压的方法进行治疗。1970 年,Jannetta 进一步发展了脑神经微血管减压术(microvascular depression of cranial nerves),并作为治疗一些脑神经痛的根治性外科治疗方法,并逐步得到了承认。理想的减压材料包括乙烯基海绵(Vinyl,Sponge)、聚四氟乙烯、特氟隆(Teflon)等。此外,国产的涤纶片(Polyester fiber)、尼龙棉、尼龙布(用于作人造血管较厚的尼龙布)、明胶海绵也具有较好的减压效果。本手术方法根据各学者报告总有效率在90%以上,疼痛复发率为15%。

适应证:①保守治疗或其他手术方法治疗无效的原发性三叉神经痛患者;②三叉神经第1支痛或第1、2、3支痛,或双侧性三叉神经痛的患者;③三叉神经痛伴有面肌抽搐(痉挛)者;④不愿切断感觉根遗留面部麻木者;⑤年龄在65岁以下,全身重要脏器无严重疾患者,全身情况良好。

4.神经内镜下三叉神经后根切断术或血管减压术

(1)历史回顾:内镜手术是一种古老的手术,脑桥小脑角内镜技术早期主要是用于治疗脑桥小脑角功能性疾病,例如三叉神经后根切断术治疗三叉神经痛和前庭神经切断术治疗眩晕等。1909年,第十六届国际医学代表大会上已有关于应用内镜进行三叉神经根切断的报告;1917年,法国外科医师Doy en首先描述了经枕下入路内镜下脑桥小脑角选择性三叉神经后根切断术治疗三叉神经痛;1978年,Fukushima最先对10具尸头的Meckel囊、枕大池及脑桥小脑角等结构进行了内镜研究;1979年,Op pel和Mulch采用类似的手术入路行内镜下三叉神经后根切断术;1979年,Oppel和Mulch采用类似的手术入路行内镜下三叉神经后根切断术;1981年,Oppel和Mulch又报道1例内镜下切断三叉神经感觉根、舌咽神经和迷走神经治疗上颌骨肿瘤引起的面部顽固性疼痛;1993年,Magnan报道经乙状窦后入路内镜微血管减压术治疗三叉神经痛;1994年,Khodnevich根据神经血管接触方式不同设计了四种显微神经保护器进行显微手术及内镜下脑神经血管减压术;2001年10月,美国洛杉矶Gedars-Si nai医学中心为1例69岁的男性三叉神经痛的患者施行了内镜下血管减压术治疗三叉神经痛,术后第二天患者即出院,由此可见该项技术的微创性。

(2)手术疗效:由于神经内镜技术治疗原发性三叉神经痛能够发现显微镜不能观察到的死角处的异常,可以发现更多的病变,因此,神经内镜血管减压术或三叉神经后根部分切断术治疗原发性三叉神经痛,其疗效等于或优于显微镜下微血管减压术或三叉神经后根部分切断术。神经内镜血管减压术治疗原发性三叉神经痛总有效率在82%～100%。部分患者无效的原因可能是术中未发现责任血管,因为有3%～12%的原发性三叉神经痛患者在行微血管减压术时术中未发现有血管压迫;而在首次未发现有责任血管的病例中,在第二次手术时10%～65.5%发现有血管压迫;9.4%的责任血管靠近Meckel囊,而这类患者由于颞骨岩部的遮挡使显微镜下难以发现。多角度的内镜辅助显微手术可提高术中责任血管的发现率。

(3)并发症:微血管减压术术后并发症包括小脑梗死、肿胀、听力丧失(2%～10%)、脑脊液漏(9%)等。听力丧失的原因多为术中牵拉小脑所致。神经内镜技术避免了术中牵拉小脑,可更好地观察内听道以及乳突小房以及随后的乳突小房封闭,使神经内镜血管减压术的术后并发症更少,几乎不发生脑神经损伤。在术后康复时间、住院天数以及手术费用等方面均优于常规显微手术。

(郭成永)

第二节　舌咽神经痛

舌咽神经痛(glossopharyngeal neuralgia)是一种出现于舌咽神经分布区的阵发性剧烈疼痛。疼痛的性质与三叉神经痛相似,Harris(1921)提出舌咽神经痛是另一种独立的神经痛之前,它和三叉神经痛常被混为一谈。本病远较三叉神经痛少见,约为三叉神经痛的1/70～1/85。男女发病率无差异,多于40岁以上发病。

一、病因与病理

原发性舌咽神经痛的病因,迄今不明,多无明确的病理损害,可能为舌咽及迷走神经的脱髓鞘性病变引起舌咽神经的传入冲动与迷走神经之间发生短路的结果。以致轻微的触觉刺激即可通过短路传入中枢,中枢传出的冲动也可通过短路再传入中枢,这些冲动达到一定总和时,即可激发上神经节及岩神经节、神经根而产生剧烈疼痛。近年来神经血管减压术的开展,发现舌咽神经痛患者椎动脉或小脑后下动脉压迫于舌咽及迷走神经上,解除压迫后症状缓解,这些患者的舌咽神经痛可能与血管压迫有关。舌咽神经根在进出脑桥处,即中枢与周围神经的移行区,有一段神经缺乏施万细胞的包裹,平均长度为 2 mm,简称脱髓鞘区,该部位血管搏动性压迫、刺激即可出现舌咽神经分布区阵发性疼痛。造成舌咽神经根部受压的原因可能有多种情况,除血管因素外,还与脑桥小脑角周围的慢性炎症刺激有关,后者致蛛网膜炎性改变逐渐增厚,使血管与神经根相互紧靠,促成神经受压的过程。因为神经根部受增厚蛛网膜的粘连,动脉血管也受其粘连发生异位而固定于神经根部敏感区,致使神经受压和冲击而缺乏缓冲余地。舌咽神经根部与附近血管紧贴现象是本病的解剖学基础。而颈内静脉孔区蛛网膜增厚粘连造成舌咽神经根部的无法缓冲,受其动脉搏动性的压迫是病理学基础。继发性原因可能是脑桥小脑角或咽喉部肿瘤、颈部外伤、茎突过长、茎突舌骨韧带骨化等压迫刺激舌咽神经而诱发。

二、临床表现

舌咽神经痛的部位一般分为两型:①痛区始于咽壁、扁桃体窝、软腭及舌后 1/3,而后放射到耳部,此型最多见;②痛区始于外耳、耳道深部及腮腺区,或介于下颌角与乳突之间,很少放射到咽侧,此型少见。偶尔疼痛仅局限在外耳道深部,这是只影响到舌咽神经的鼓支之故。可因吞咽、讲话、咳嗽、打呵欠、打喷嚏、压迫耳屏、转动头部或舌运动等刺激诱发疼痛。疼痛多骤然发生,呈阵发性电击、刀割、针刺、烧灼、撕裂样剧烈疼痛。发作短暂,一般持续数秒至数分钟,每日发作从几次到几十次不等,尤在急躁紧张时发作频繁。总的趋势是越发越频,持续时间越来越长,常有历时不等的间歇期,在此期内患者如一常人。有时在疼痛发作时尚伴有大量唾液分泌或连续不止的咳嗽,发作时患者低头不语。可伴有面红、出汗、耳鸣、耳聋、流泪、血压升高、喉部痉挛、眩晕,偶伴有心律紊乱如心动过速、过缓,甚或短暂停搏,以及低血压性昏厥、癫痫发作等症状。在外耳、舌根、咽后及扁桃体窝等处可有扳机点,刺激时即可发病,故患者不敢吞咽、咀嚼、说话和做头颈部转动等。疼痛亦可放射至颈或肩部。双侧舌咽神经痛者却极为罕见。神经系统检查常无异常发现,是此病的一个特征。

三、诊断

据疼痛发作的性质和特点,不难做出本病的临床诊断。有时为了进一步明确诊断,可刺激扁桃体窝的扳机点,视能否诱发疼痛。或用 1%丁卡因喷雾咽后壁、扁桃体窝等处,如能遏止发作,则足以证实诊断无误。如果经喷雾上述药物后,舌咽处的疼痛虽然消失,但耳痛却仍然如前,则可封闭颈静脉孔,若能收效,说明不仅为舌咽神经痛而尚有迷走神经的耳后支参与。呈持续性疼痛或有阳性神经体征的患者,应当考虑为继发性舌咽神经痛,应作进一步检查明确病因。

四、鉴别诊断

临床上应与三叉神经痛、喉上神经痛、膝状神经痛、蝶腭神经痛、颈肌炎病和颅底、鼻咽部及脑桥小脑角肿瘤等病变引起者相鉴别。

1.三叉神经痛

两者的疼痛性质与发作情况完全相似,部位亦与其毗邻,第 3 支痛时易和舌咽神经痛相混淆。二者的鉴别点为:三叉神经痛位于三叉神经分布区,疼痛较浅表,扳机点在睑、唇或鼻翼,说话、洗脸、刮须可诱发疼痛发作;舌咽神经痛位于舌咽神经分布区,疼痛较深在,扳机点多在咽后、扁桃体窝、舌根,咀嚼、吞咽常诱发疼痛发作。

2.喉上神经痛

喉深部、舌根及喉上区间隙性疼痛,可放射到耳区和牙龈,说话和吞咽可以诱发,在舌骨大角间有压痛点,用 1%丁卡因卷棉片涂抹梨状窝区及舌骨大角处,或用 2%普鲁卡因神经封闭,均能完全制止疼痛可相鉴别。

3.膝状神经节痛

耳和乳突区深部痛常伴有同侧面瘫、耳鸣、耳聋和眩晕。发作后耳屏前、乳突区及咽前柱等处可出现疱疹,疼痛呈持续性。膝状神经节痛者,在咀嚼、说话及吞咽时不诱发咽部疼痛,但在叩击面神经时可诱起疼痛发作,无扳机点。

4.蝶腭神经节痛

此病的临床表现主要是在鼻根、眶周、牙齿、颜面下部及颞部阵发性剧烈疼痛,其性质似刀割、烧灼及针刺样,并向颌、枕及耳部等放射。每日发作数次至数十次,每次持续数分钟至数小时不等。疼痛发作时多伴有流泪、流涕、畏光、眩晕和鼻塞等,有时舌前 1/3 味觉减退,上肢运动无力。疼痛发作无明显诱因,也无扳机点。用 1%丁卡因棉片麻醉中鼻甲后上蝶腭神经节处,5～10 分钟后疼痛即可消失。

5.颈肌部炎性疼痛

发病前有感冒发烧史,单个或多块颈肌发炎,引起颈部或咽部痛,运动受限,局部有压痛,有时可放射到外耳,用丁卡因喷雾咽部黏膜不能止痛。

6.继发性舌咽神经痛

颅底、鼻咽部及脑桥小脑角肿物或炎症等病变均可引起舌咽神经痛,但多呈持续性痛伴有其他脑神经障碍或其他的神经系局限体征。X 线颅底拍片、头颅 CT 扫描及 MRI 等检查有助于病因诊断。

五、治疗

1.药物治疗

凡治疗原发性三叉神经痛的药物均可应用于本病,可使疼痛发作次数减少或减轻,有的可消失。如卡马西平 100 mg,每日 3 次,以后每日增加 100 mg,直至疼痛停止。

最大量不应超过 1000 mg/d,以后逐渐减少,找到最小有效量,维持服用。不良反应有眩晕、思虑、恶心,部分有皮疹、白细胞减少等。苯妥英钠 100 mg,每日 3 次,最大量每日不超过 600 mg。七叶莲片 3～4 片,每日 3 次,其他镇静镇痛剂亦有疗效。

2.局部注射疗法

经药物治疗效果不理想或症状严重者,可进行药物神经注射治疗。药物可应用无水乙醇 0.5～1 mL、654－2 溶液 10～40 mg,维生素 B_{12} 1000～4000 μg/次。注射方法有以下两种。

(1)咽部入路:咽部喷以 1%～2%丁卡因,取长针头,用标志定出 2 cm 长针尖,经扁桃体上极外及钩状突下方进针,如注射右侧,则空针应位于左上双尖齿下方,先进针 1 cm,后再缓慢刺入 1 cm,刺中后患者即感剧烈耳痛,然后注入 2%普鲁卡因 1～2 mL,10 分钟后检查局部疼痛消失,而又无其他脑神经麻痹时,再注入药物。

(2)乳突尖端入路:患侧朝上侧卧位,常规消毒,于同侧下颌角与乳突连线的中点。以 2%普鲁卡因 2～5 mL 垂直注射于皮下 1.0～1.5 cm 深处后,用 9 号腰穿针垂直或稍向前方刺入,深度 4～5 cm,穿刺时患者可感同侧口角、舌、下唇、下颌或咽及颞部稍有麻木感。用空针抽吸无血液后,注入少量 2%普鲁卡因,5～10 分钟后可出现同侧咽壁不同程度瘫痪及感觉障碍,吞咽困难,声嘶,出现同侧 Horner 征或出现同侧抬肩及胸锁乳突肌无力等。再缓慢注入药物。注 654－2 及维生素 B_{12} 时每周治疗 2～3 次,10 次为一疗程。

3.射频电凝术

Isamat 等(1981)与 Salar 等(1983)报告穿刺颈静脉孔用射频电凝舌咽神经,治疗舌咽神经痛。具体方法是:患者仰卧于放射摄片台上,术中在血压及心电监护下施行,当出现血压下降和心率下降时,表明发生了必须予以避免的迷走神经受累。电极作用面积 7 mm²,穿刺的进针点在口角外侧 35 mm,下方 0.5 mm。术者将定标放在患者口腔控制电极穿刺方向,当遇到骨组织时,摄侧位片和沿电极方向的斜位片。根据摄片中颈静脉孔的位置,在电视下纠正穿刺方向,使电极尖到达颈静脉孔神经部。先用 0.1～

0.3 V低电压刺激,若出现半侧咽、扁桃体和外耳道感觉异常,且无副神经反应和血压与心电图改变,表明穿刺部位正确。于是缓缓持续增温,若无迷走神经反应出现,升温至 65 ℃～70 ℃,电凝 60 秒即可造成孤立的舌咽毁损灶。若在升温过程中出现迷走神经反应,应立即停止电凝,并给阿托品 0.5～1 mL,数分钟内可恢复,复发后可重复电凝。

4.手术治疗

舌咽神经痛严重,而保守治疗无效者应考虑手术治疗。

(1)延髓束切断术:20 世纪 60 年代初,有人应用延髓束切断术来治疗舌咽神经痛,当时疗效满意。因为这些神经纤维下降的水平不确定,如在近四脑室下段切断,可产生共济失调步态,靠下则可能得不到需要的麻木范围,故未被普遍采用。

(2)舌咽神经根切断术:局麻或全麻下耳后切口,乙状窦下缘入路开颅。打开硬脑膜,放出脑脊液减压,抬起小脑,暴露出颈静脉孔,辨认汇集在该孔的舌咽、迷走及副神经。舌咽神经位于最前方,单根较粗,与迷走神经之间有明显的狭窄间隙。迷走神经由数根细小纤维束所组成。局麻时分离迷走神经时可引起呕吐,用神经钩将舌咽神经钩起,这时将引起剧烈疼痛,如疼痛部位与临床相符,可用钩刀或微型剪刀将神经切断。如疼痛部位涉及外耳深部,为迷走神经耳支影响所致,应同时切断迷走神经前方 1～2 根根丝。切断舌咽神经时少数可有血压上升,切断迷走神经时有时可心脏发生期外收缩、血压下降、心跳停止等不良反应,手术时应密切观察。神经切断后疼痛不再发作,同侧舌后 1/3 味觉丧失,软腭、扁桃体区及舌根部麻木,咽部干燥不适,轻度软腭下垂及短暂性吞咽困难。自神经血管减压术应用临床后,不仅解除了疼痛,又保留了神经的完整,优点较多。但有的患者术中未发现压迫的血管,手术仍有一定的复发率,故神经切断术仍然是本病治疗的有效方法之一。

(3)神经血管减压术:麻醉、切口、骨窗形成和硬脑膜切开均与面肌痉挛微血管减压术相同。显露颈静脉孔和舌咽、迷走、副神经,将小脑半球向内上方牵开,刺破蛛网膜,放出脑脊液,待脑压降低后,将小脑半球向后内和上方牵开,找出颈静脉孔和舌咽、迷走、副神经。舌咽和迷走两神经自脑干发出后,向前、向内走行至颈静脉孔,副神经根与脑桥小脑角处向前行走。舌咽神经仅一根,且较迷走神经粗大,单独自蛛网膜包裹,独自穿过一个硬脑膜孔,很容易与迷走神经的根区别。显露压迫神经的血管襻,多在舌咽、迷走神经出脑干处,可见椎动脉或小脑后下动脉压迫神经。在显微镜下细心游离压迫神经的动脉,并在神经与血管间填入适当大小的涤纶片或特氟隆棉(Teflon)。对与舌咽神经粘连的增厚蛛网膜和小脑亦应进行松解。然后使患者试咽口水或饮少许液体,如疼痛消失,手术即告成功。

六、预后

舌咽神经痛如不给予治疗,一般不会自然好转,疼痛发作逐渐频繁,持续时间越来越长,严重影响患者的生活及工作。

(郭成永)

第三节　痉挛性斜颈

一、概述

痉挛性斜颈(spasmodic orticollis)是肌张力障碍在颈部的表现,又称颈部肌张力障碍。患者的颈肌受到中枢神经的异常冲动造成不可控制的痉挛或阵挛,患者十分痛苦,严重患者几乎陷于残疾状态,生活不能自理。这种异常冲动起源于锥体外系统,或者起源于某处经过锥体外系统传递到周围神经。

痉挛性斜颈是锥体外系统一种独立性疾病,属于局限性肌张力障碍范畴,其发病率为 15/30 万。

二、简史

16 世纪 Rabelais 首先研究此病,描述这是一种比死都难受的疾病,命名为"斜颈"。18 世纪 Wepfer (1992)撰文报道本病,称其为一种"特殊性抽搐"。20 世纪初法国学者 Cruchet 认为斜颈是一种精神源性疾病。20 世纪 40 年代在 Wilson 所著神经病学中依旧认为"精神变态是本病最重要的病因"。

1929 年,Foerster 提出斜颈由纹状体病变引起。1941 年,Hyslop 提出一种折中意见:斜颈的病因究竟属精神性抑或器质性,可能各占天秤的一端。

1959 年,Folz 用脑定向术在猴脑干被盖中红核旁作一毁损灶,立即能造成猴持久性痉挛性斜颈后,于是人们一致承认本病是一种器质性病变,结束了两种不同观点的长时间争论。

1929 年,Foerster,Dandy 创立颈硬脊膜下双侧第 1～3 或 4 颈神经前根及副神经根切断术来解除颈肌痉挛。尽管手术疗效差,并发症多,半个世纪来几乎在各国的神经外科著作中都视为一种传统的"标准手术"。

20 世纪 50 年代随着脑定向术的兴起,各国学者企图采用定向术来改变斜颈的疗效,先后在苍白球、丘脑探索治疗靶点,但结果令人失望。1999 年,有学者率先提出斜颈由一组特定的颈肌痉挛引起,不需要作双侧神经根麻痹术,介绍一种手术方法,即头夹肌切断及副神经切断术,1991 年,他提出斜颈的四种临床类型和四种相应手术方法(选择性颈肌切除及神经切断术),手术优良率为 83.3%,降低了并发症,还保留了头的正常运动。1982 年,加拿大蒙特利尔大学 Bertrand 也赞同上述观点,提出另一种手术方法即选择性周围神经切断术,并取得较满意的疗效。

20 世纪 80 年代,Hornykiewicz 和 Jankovic 等根据少数肌张力障碍患者的尸解脑基底核的生化分析,提出本病的病理生理与神经介质有关,进行了药物治疗研究,选用的药物有抗胆碱能药、多巴胺能药、抗多巴胺能药等,但成效甚微。令人振奋的是几乎在同一年代,甲型肉毒毒素用于临床,改变了药物治疗局限性肌张力障碍的局面,只要对颈部主要痉挛肌肉作局部注射便能暂时缓解斜颈症状,被认为是治疗局限性肌张力障碍一项重要进展。

20 世纪 90 年代陈介绍三联术(一侧头夹肌或肩胛提肌切断,颈神经$_{1～6}$后支切断和对侧副神经切断)治疗严重旋转型和侧屈型斜颈。到 1998 年手术病例累积达 362 例,是迄今国际上治疗这种疾病最大的病组。

三、病因及病理

痉挛性斜颈在临床可分为原发性和继发性两种。原发性的病因至今尚不明。

斜颈虽然至今尚无明确的病理基础,但斜颈患者的临床表现几乎与一些病理已明确的锥体外系器质性疾病相同。例如异常运动可在入睡后消失,情绪紧张时加重,用手指抵触下颌或头部其他位置时,肌痉挛便会松弛下来,头位迅即转正,症状随之消失(本体感受反射)。

原发性斜颈当前多认为是一种基底核病变,究竟是器质性抑或功能性,至今仍未查明。然而多数倾向于基底核内神经介质活动障碍,引起脑干内中间神经元网状组织失控。

四、临床表现

在 381 例斜颈病例中,男女之比为 1.41:1.51,患者多在 30～49 岁之间起病,平均发病年龄是 39 岁,多数患者(75.3%)隐匿起病(原发),其中一部分患者在发病前 1～2 个月内有精神创伤、焦虑、忧伤等病史。少数患者有明确的诱因(继发性),如严重颅脑外伤(2.6%)、高热(1.7%)、CO 中毒(0.3%)和服抗精神病药物(2.6%)。

多数患者缓慢起病,在出现斜颈前有颈部发僵、胀痛、"落枕"等先兆症状,1～2 周后逐渐出现头向一侧偏斜,或由旁人指出后才发现。少数患者可急性起病。

斜颈患者的临床症状一般是晨起轻,午后重,活动或情绪波动时加剧,这种症状起伏规律与其他锥体

外系统疾病类似。根据有学者381例分析,斜颈的临床表现可分成五种类型:

1.旋转型(75.6%)

旋转型是斜颈中最常见的一种类型,表现为头绕身体长轴向一侧作强直性或阵挛性旋转。依据头与长轴有无倾斜可细分为三种亚型。

(1)水平旋转:单纯的旋转,头与长轴无倾斜,颈前和颈后旋转肌力均等。

(2)前屈旋转:头的姿势由旋转和后仰两种成分组成,颈的后伸旋转肌的肌力大于前屈旋转肌。

(3)后仰旋转:头的姿势由旋转和前屈两种成分组成,颈的前屈旋转肌的肌力大于后伸旋转肌。

三种亚型中以水平型多见,后仰型次之,前屈型少见。这三种型别与肌肉的痉挛强度、分布多寡有关。

2.头双侧后仰型(7.5%)

头双侧后仰型又称后仰痉挛,患者表现为间歇性头向背侧中线作强直性后伸,颜面仰天,行走时尤为困难,因视线不能扫及地面必须用双手扶枕对抗痉挛肌群,一松手头便如弹簧般迅速向后过伸。患者为了腾出双手常常将后枕部使劲顶在墙上,待不支时头又向后拉了过去,如此这般周而复始,坐卧不宁,度日如年,机体几乎完全陷于残废之中。

3.侧屈型(12.8%)

头的长轴向一侧侧屈,耳向肩峰靠近,很多患者伴随同侧肩部向上抬举,加近了两者的距离,鼻基本上不离身体长轴。依据头有无向前或向后倾斜可细分为三种亚型。

(1)单纯侧屈型:头向肩峰正向侧屈,无向前或向后倾斜,颈前和颈后侧屈肌肌力均等。

(2)前屈侧屈型:头的姿势由侧屈和前屈两种成分组成,颈的前屈侧屈肌(斜肩肌、胸锁乳突肌等)肌力大于后伸侧屈肌(肩胛提肌、夹肌等)。

(3)后仰侧屈型:头的姿势由侧屈和后伸两种成分组成,颈的后伸侧屈肌肌力大于前倾侧屈肌。

4.头双侧前屈型(1.3%)

头持续向前屈曲,颏紧贴胸前。重者除头前屈外尚有向前移伸现象,且伴随双肩上举,构成一种特殊姿态。阵挛型者表现为一种持续不断的"点头"状态。

5.混合型(2.8%)

混合型是一种以两种型别相间出现的斜颈,常见的是旋转和后仰,患者间而旋转、间又后仰。

在临床症状学中根据肌肉收缩的频率又可划分为强直型和阵挛型两种。强直型者头持久地偏向一侧;阵挛型者头有节律的反复抽动。少数患者在强直或阵挛的基础上还混有震颤,个别表现为急促的、猛的一抽,有的在强直基础上加杂有阵挛。

成人起病的斜颈一般都比较稳定,肌痉挛始终局限在颈部,属于局限性肌张力障碍范畴。然而,少数患者的肌痉挛可向颈的邻近部位扩散,称为节段性肌张力障碍,向上向脸部肌肉扩散者称为颈—颅型;向下向肩及上肢肌肉扩散称为颈—臂型;累及胸背部肌肉者称为颈—体轴型。个别患者在严重颅脑损伤后可出现颈、躯干同向一侧侧屈(偏身侧屈症)。

此外,成人起病的斜颈极大多数表现为一种慢性病程,一般经过一段时间的演变,临床症状就停留在某个水平上,处于一种静止状态,如有所改善也是暂时的。有一部分患者的病程中可出现症状自动消失(8.4%),缓解期往往长短不一,可自数月至数年,最后不免复发。在结束缓解期后多数患者仍保持起病初期时的型别,少数则改变为另一种型别(6.3%),或更换类别(1.5%),或加型(0.3%)。有一部分患者手术后告别了原来的型别,令人烦恼的是经过一定时日,对侧又出现和原来相同的病型,或表现为另一种病型,如旋转型改为双侧后仰型。

五、诊断

痉挛性斜颈患者由于颈无休止的不随意运动,颈、肩部肌肉特别肥厚,望诊时便能得到颈部特别粗壮、肌肉发达的初步印象。

颈部触诊是确定一些比较浅表痉挛肌肉最可靠的方法,如胸锁乳突肌、夹肌、肩胛提肌、斜方肌和头半棘肌等,可以根据各肌的走向和体表投影位置用手指扪触、捏夹。例如旋转型斜颈,尤其是消瘦的患者,一侧胸锁乳突肌多有肥厚增粗,触之张力高、失弹性,犹如拉紧了的弦。随头位转正,肌肉转为松软,恢复弹性。待痉挛再起,又复出现上述现象。在对侧乳突内下方可触及隆起的夹肌。也表现为粗厚、张力高,失弹性,触之如同软骨。早期或轻型患者,此肌一旦被捏紧时可出现头位自动复正现象(捏夹试验阳性)。颈部肌电图描记可以帮助医生了解哪些肌肉参与痉挛。检查时分别了解松弛时和随意收缩时的肌电活动,双侧同名肌同时描记可以更清楚地显示左右活动情况,可以发现一些拮抗肌组完全处于废用后抑制状态,特别是胸锁乳突肌,可以提醒医生术后要对这些肌肉进行体疗,发挥其原有的旋头功能。肌电图检查还可以帮助医生发现一些不曾被怀疑的肌肉,如侧屈型中的斜方肌,前屈旋转型中的同侧胸锁乳突肌等,必要时可对这些肌肉用1‰利多卡因溶液(不加肾上腺素或甲型肉毒毒素)作暂时性麻痹,了解它们在头的异常运动中所起的作用。有时对一些复杂的混合型斜颈患者,如侧屈-后仰型可以试对颈后肌群作局部封闭,可以了解对侧伸肌群在头后仰中的作用,以便医生设计手术方案,调整手术内容。又如侧屈型斜颈,如怀疑同侧斜方肌也参与痉挛,可以在肌电图监视下进行封闭,以了解此肌在举肩、固定肩胛活动中的作用。

斜颈患者的神经系统检查,不论是脑神经、锥体系统、锥外系统、共济运动及周身感觉系统均在正常范围之内。EEG及脑脊液检查都在正常范围之内。

病情分级法:不论是何种型别的斜颈都是两组(痉挛肌群和拮抗肌群)肌力强度差异的结果。参与痉挛的肌肉越多,分布范围越广,时日越长,或者拮抗侧肌力越弱,废用的时间越久,头的偏斜越甚,病情越重,纠正的能力便越差,最后造成脊柱、关节失去正常弧度,半脱位或前庭功能障碍,致使恢复困难。

六、鉴别诊断

1.继发性肌张力障碍

继发性肌张力障碍的临床特征是异常运动常在静止时显现,运动时反见好转。引起肌张力障碍的常见的疾病有脑炎、颅脑外伤、进行性豆状核变性(威尔逊病)、围生期脑损伤(窒息)、核黄疸、脑瘤、舞蹈病、基底核梗死或出血、多发硬化、帕金森病、中毒(锰、一氧化碳、甲醇中毒等)等。

2.药物引起的斜颈

也可归类在继发性肌张力障碍范畴内,是一种医源性运动性疾病,可分为急性和迟发性两种。急性运动障碍患者多因摄入过量治疗神经系统疾病的药物或大剂量止吐药后,常到服药后数小时至数天出现间歇性或持久性肌痉挛,临床除了表现有斜颈外,眼睑、脸部及咽喉也可出现症状,如舌连续重复运动、外伸、卷曲、扭转,双唇作撅嘴、吸引、咂嘴、咀嚼和做鬼相,其他如躯干、肢体不随意运动较少见,以儿童和年轻成人较多。轻微患者常被忽视。治疗可用抗胆碱能药物作静脉滴注或肌内注射可迅速控制。轻型患者口服苯海拉明和地西泮一样有效,待症状消失后再维持1～2天。

另一种为迟发性运动障碍,是长期(3～6个月)用大剂量抗精神病药阻滞了基底核多巴胺受体引起,常见的药物如下:吩噻嗪类(氯丙嗪、三氟拉嗪、奋乃静)、丁酰苯类(氟哌啶醇、氟哌利多)、硫杂蒽类(氯普噻吨、三氟噻吨)和舒多普利等,临床症状往往在停药或减量后出现。如肌痉挛局限在颈部则与原发性斜颈毫无区别,症状持久不消。肌痉挛也可在周身、颜面和四周出现。

3.急性感染性斜颈

自1959年以来,国内发现一种以感染和斜颈为特征的发作性疾病,截至1985年底文献报告共312例。本病以春、秋发病较高,女性略多于男性。前驱期一般为上呼吸道感染症状和消化道症状,持续1～4天。临床最重要的症状是发作性痉挛性斜颈,包括头后仰痉挛、旋转痉挛,每次发作数分钟至半个小时,重者可持续1天。身体其他部位也可出现肌痉挛,常伴随自主神经系统功能紊乱及精神症状。病程一般为3～10天,痉挛后不留后遗症,一般认为该病与肠道病毒感染有关,主要侵犯锥体外系及下丘脑,阻抑多巴胺受体,胆碱能系统功能增强,多巴胺与乙酰胆碱平衡失调所致。

4.癔症性斜颈

本病多与精神创伤连在一起,其特征是骤然发病,头的位置或异常运动变化多端,不论是临床或肌电图检查确也存在肌痉挛现象,即使临床表现是一种固定的型别,但常夹杂一些额外的、相矛盾的、不协调、不合乎生理解剖的动作,而且症状在某一些背景下易变。癔症性斜颈常常在无人注意时、思想涣散或高度集中场合(打牌、骑车)时症状缓解,头位自然复正。斜颈症状也可被一些暗示所抑制,患者对某种新的治疗常报着极大的希望和信心,例如一种"特殊的静脉输液"暗示和心理治疗可能会收到戏剧性疗效。相反,情绪波动、紧张和焦虑会使症状扩张、升级。癔症性斜颈有时很难与原发性斜颈鉴别,病程可延绵很久,必须作系统的观察。

5.假性斜颈

假性斜颈泛指非由颈肌痉挛引起的斜颈,可因脊柱骨骼畸形、眼外肌麻痹、颈肌挛缩等造成。常见的疾病有:先天性短颈、先天性寰椎-枕骨融合症、颈椎楔形畸形、自发性寰枢椎半脱位、先天性肌性斜颈、先天性眼性斜颈和代偿性斜颈等,可均表现为斜颈。

七、治疗

痉挛性斜颈目前有三种治疗方法:药物、甲型肉毒毒素注射及外科手术。

(一)药物治疗

药物治疗的目的是重建平衡,由于肌张力障碍的神经生化、神经药理尚不明了,当前药物治疗尚处于摸索阶段。

1.抗胆碱能药物

抗胆碱能药物是一种抗副交感神经药物,可对抗纹状体内乙酰胆碱系统的兴奋功能,阻断中枢毒蕈碱型乙酰胆碱受体,相应提高多巴胺的效应,缓解肌张力障碍。

(1)盐酸苯海索(安坦):对成人局限性肌张力障碍的疗效不明显。Burke对儿童期起病的患者用大剂量安坦,平均 40 mg/d(5~120 mg),有62%患者获改善。

(2)苯甲托品:Lal对13例斜颈用苯甲托品 2 mg 静脉注射作急性治疗试验,结果6例进步,其中5例在以后继续作口服治疗中取得进步。

(3)二环己丙醇(安克痉):Povlsen用本品 2~2.5 mg 静脉注射治疗成人肌张力障碍,50%患者取得客观进步。成人肌张力障碍经过急性治疗试验后改用抗胆碱能药治疗时必须用大剂量才能取得一些疗效(9%~40%),不论是儿童或成人服药后只要不出现不良反应,坚持治疗便能从抗胆碱能药物中获得最大效果,剂量宜逐渐增加,急速加量会引起昏睡、意识模糊等。抗胆碱能药物品种繁多,剂量各家差异很大,没有统一准则,如安坦的量,儿童可自 5 mg/d 到 120 mg/d,又如爱普杷嗪成人剂量可自 50 mg/d 到 800 mg/d,平均为 283 mg/d。抗胆碱能药物周围不良反应如瞳孔散大、视力模糊、便秘、口干、面红、出汗及尿潴留,大剂量可引起青光眼发作。治疗可用吡斯的明或匹罗卡品眼药水。中枢不良反应包括近记忆力障碍、神志模糊及精神症状,使剂量受到限制,有的患者可出现烦躁不安、舞蹈动作,使原抽搐加重,抗胆碱能药的疗效儿童优于成人,可能儿童承受大剂量的能力较好,症状性肌张力障碍(迟发性和产伤后)如果患者能承受大剂量也能取得一定疗效。

2.多巴胺能药物

应用多巴胺能药物治疗肌张力障碍,在部分患者中有效。常用药物有左旋多巴(500~900 mg/d)、脱羧酶抑制剂(平均 250 mg/d)、溴隐亭(80 mg/d)、金刚烷胺(200 mg/d)和麦角乙脲(1~3 mg/d)等。Lang广泛收集世界文献综述了有关多巴胺能药治疗肌张力障碍的疗效:全身肌张力障碍的治疗结果,进步35%,很少取得显著进步,恶化19%;局限性肌张力障碍(斜颈、Meige综合征)的治疗结果为进步11%,恶化9%。Lang的结论认为,肌张力障碍可试用多巴胺能药物,可能有效,可能无效,可是儿童起病的Segawa变异性肌张力障碍用左旋多巴治疗效果确切,用量宜逐步增大直到出现疗效或不良反应时,多数患者能耐受多巴胺能药物,少数患者可发生恶心、直立性低血压、神志模糊,幻觉及多巴源性运动障碍。

3.抗多巴胺能药物

当体内多巴胺过剩、乙酰胆碱功能减退时临床可出现肌张力障碍,用抗多巴胺能药物使之恢复平衡,抗多巴胺能药可分两类:一种是阻滞多巴胺受体的药物,常用的如丁酰苯类中的氟哌啶醇及酚噻嗪类中的氯丙嗪、奋乃静及哌米清;第二种是阻止中枢储藏多巴胺的药物,如利血平及丁苯喹嗪。

(1)氟哌啶醇:氟哌啶醇回顾性疗效为 46％(Green),超过其他多巴胺拮抗药(20％)或丁苯喹嗪(11％)(Lang)。但不少患者因不能承受药物反应中止治疗。

(2)哌米青:治疗斜颈的量为 4～6 mg/d,结果进步为 44％(4/9);另一组用 6 mg/d,双盲评分,结果只有 1 例进步,2 例恶化,余都无效(Girotti)。

(3)丁苯喹嗪(多巴胺耗竭剂):各家报道的疗效不一,收集文献中随访超过一年的病例,用量为 25～300 mg/d,结果如下:全身性患者进步为 53％(10/19 例),颅面部为 26％(16/62 例),局限性为 24％(6/25 例),Lang 用量为 25～2000 mg/d,显效仅为 11％(4/35 例)。Asher 的量为 175 mg/d,显效 2 例,进步 11 例,恶化 1 例。

(4)联合疗法:Marsden 报告用三种药物组合在一起治疗严重肌张力障碍,剂量如下。哌米清 6～25 mg/d,丁苯喹嗪 15～150 mg/d、苯海索 6～20 mg/d。结果成人的显效为 75％(9/12 例),儿童显效 1例,都持续超过 2 年。一般认为症状性肌张力障碍用抗多巴胺能药物较有利,而迟发肌张力障碍以多巴胺耗竭剂如利血平、丁苯喹嗪较好。经验证明抗多巴胺能药物较多巴胺能药物有效(Segawa 变异性肌张力障碍除外),不过,一切抗多巴胺能药物(丁苯喹嗪例外)都会阻断基底核的 D2 受体引起锥体外系症状,如帕金森病,表现为静坐不能、急性肌张力反应、抑郁症、淡漠嗜睡、直立性低血压,迫使治疗中断,不幸的是服药后肌张力障碍未见好转,却反增加了药物性帕金森病,临床症状较原来更坏,在原有的肌张力障碍基础上又增添了迟发性肌张力障碍,不过要鉴别是疾病本身进展的结果抑或药物引起,小剂量也许是一种姑息的预防措施。一旦发生,可在减量的基础上适量加用抗胆碱药,如金刚烷胺或左旋多巴等。丁苯喹嗪至今尚未见有发生迟发性综合征的报道,利血平的效果与丁苯喹嗪一样有效,但直立性低血压是常见的不良反应,近发现氯氮平对迟发性肌张力障碍效果很好,并发迟发性综合征和帕金森综合征的机会很小。

4.苯二氮䓬类

常用的是地西泮(100 mg/d)和氯硝(4～6 mg/d)。氯硝西泮对成人和儿童肌张力障碍疗效为 14％,地西泮及其他苯二氮䓬类为 16％。

5.巴氯芬

巴氯芬是 GAGB 的衍生物,可以降低脊髓内中间神经元及运动神经元的兴奋性。Fahn 用巴氯芬治疗成人肌张力障碍(面肌痉挛及 Meige 综合征),剂量 78.5 mg/d,结果 47％获进步,随访中有 17 例(21％)因疗效欠佳或不良反应停药中止治疗。只剩下 18％(11/60 例)患者因继续用巴氯芬治疗,平均剂量为105 mg/d。经过平均 30.6 月的治疗,11 例中有 9 例需要增加其他药物。其他学者的治疗结果与上相仿。

6.卡马西平

卡马西平在治疗癫痫过程中偶会出现肌张力障碍,令人费解的是它确能改善 segawa 变异性肌张力障碍,但不能达到左旋多巴那种疗效水平,个别患者对左旋多巴无效,却对卡马西平有效。剂量是 300～1200 mg/d,发作性运动源性肌张力障碍(paroxy mal kinesigenic dystonia)用卡马西平、苯妥英钠或其他抗惊厥药效果十分明显。

7.其他药物

文献中曾试用过如下药物:三环抗忧郁药,硝苯呋海因(肌松药),普萘洛尔,苯妥英钠,可乐宁,单胺氧化酶(MAO)抑制药物,巴比妥类,苯丙胺,GABA 能药物,抗组胺药物,赛庚啶,5-羟色胺及锂等。

(二)A 型肉毒毒素治疗

80 年代初,A 型肉毒毒素(BTX-A)在治疗斜视及其他眼外肌痉挛取得成功后,适应证逐渐延伸至神经系统疾病,如局限性肌张力障碍、偏侧面肌痉挛及痉挛性斜颈,也用治疗锥体外系疾病的肌张力障碍及锥体束病损引起的肌痉挛,如脑瘫引起的肢体肌强直、括约肌功能障碍、肌痛以及药物引起的迟发性肌张力障碍。注射后可暂时缓解症状。BTX-A 被认为是近年来治疗局限性肌张力障碍的重要进展。

1.作用机制

A 型肉毒毒素由一条单一的多肽链组成,经过蛋白水解而激活裂解为重链(分子量 10000 Da)和轻链(分子量 5000 Da)。重链羟基端先与胆碱能神经末梢的突触前膜受体结合,其氨基端为通道形成区域,随着轻链进入细胞内,借助酶效应抑制乙酰胆碱囊泡的量子性释放使肌肉收缩力减弱,在有痉挛的肌腹内直接注射微量 BTX-A 便能使症状得到暂时缓解。但 BTX-A 对乙酰胆碱的阻滞作用是短暂的、可逆的,突触性乙酰胆碱传递通过关键的突触前蛋白的逆转或轴突末端芽生与同一肌纤维发生新的突触联系得以恢复,一般约数月。

2.注射肌肉的选择

BTX-A(商品名 Botox)为冻干水融性结晶,每支 100 U,置于低温冰箱保存,使用时用生理盐水稀释至 25U/mL 浓度。

(1)旋转型:参与旋转型斜颈的痉挛肌肉是由头旋向侧颈后肌($C_{1\sim6}$)及对侧胸锁乳头肌(副神经)组成,其中以一侧头夹肌、头半棘肌和对侧胸锁乳突肌为主要旋头肌,是 BTX-A 重点注射对象,在 EMG 导引下每条肌肉用 BTX-A 注射 2～3 个点。

(2)后仰型:参与头双侧后仰型斜颈的痉挛肌肉是由左、右颈后伸肌群组成,其中以双侧头夹肌及头半棘肌为主要仰头肌,是 BTX-A 重点治疗对象。如果效果不理想,可在一周后在向颈半棘肌追补注射一次。

(3)侧屈型:参与侧屈型斜颈的痉挛肌肉是由一侧头侧屈肌群组成,其中以肩胛提肌、夹肌或胸锁乳突肌为主要侧屈肌,是 BTX-A 重点注射对象,肩胛提肌位置较深,可在 EMG 仪导引下注射。

(4)前屈型:参与前屈型斜颈的痉挛肌肉可由双侧胸锁乳突肌、舌骨上、下肌、斜角肌、头及颈最长肌,其中以双侧胸锁乳突肌为 BTX-A 重点注射对象,深层肌肉注射极易并发咽下困难,一般不推荐。

(5)混合型:混合型斜颈临床两种表现。其一,患者的临床症状是两种型别相间出现,如旋转和后仰,可先对严重一型的痉挛肌肉进行注射,而后再治疗残余痉挛肌肉,参与这种混合型的痉挛肌肉中往往有一部分是公共的,兼参加两种不同型别的运动,例如在旋转运动时由头夹肌与对侧胸锁乳突肌联合收缩可引起头的旋转,夹肌与对侧同名肌的联合收缩则又引起头后伸。其二,临床症状由两种型别融合在一起出现如旋转前屈型,它的临床表现兼有旋转和前屈两种成分,又如旋转后仰型,侧屈后仰型和侧屈前倾型,往往是参与痉挛肌肉的前、后组合中肌痉挛程度不等或肌肉分布多寡所造成,对它们的分析请参见临床表现和手术设计方案一节。

3.剂量和疗效

BTX-A 治疗痉挛性斜颈是一种简单、安全、有效的方法,虽然疗效是在暂时的,但它确能缓解患者痛苦。注射剂量应参照痉挛肌肉的大小、数量、痉挛强度及治疗的反应决定,一般每条肌肉的剂量不多于 100 U,每次总量不超过 38 U,多数患者在注射后一周内起效,症状逐步改善,约 2～4 周左右达疗效平台期,少数可延迟至 4 周后,疗效平均持续约 23 周,绝大多数患者需要重复注射,间隔时间须 3 个月以上,注射频率约 1 年 2 次,个别患者注射后的缓解期特长,超越药物效用的期限,估计是痉挛肌肉暂获得静息后,原来的病理神经冲动的反射弧弱化,特别是感觉整合机制参与的结果。

4.疗效评估

下面介绍各型斜颈疗效评估的方法。

(1)旋转:中立位时头的前后矢状线投影在颈椎左右水平线上构成一直角关系,旋转型斜颈患者头扭向一侧,矢状正中线与颈椎水平线间形成一病理角,病理角的大小随头的异常运动范围决定。病理角越大,病情越重。BTX-A 或手术治疗后病情缓解,头的异常运动范围改善,病理角随之缩小,治疗前、后的角度差可作为评价疗效的依据。

(2)侧屈:中立位时颅—颈长轴投影在颈椎水平线(左—右)上构成一直角关系,侧屈型斜颈患者头向一侧侧屈,颅—颈长轴与颈椎水平线间形成一病理角,病理角的大小随头的异常侧屈范围决定,角度越大,病情越重。治疗后头的异常侧屈改善,病理角也随之缩小,前后的角度差可作为评价疗效的依据。

(3)前屈型:评估方法同后仰型,改后伸为前屈。

以上评分可自患者静态(端坐、站立)和动态(行走)情况下取得,但主要以动态评估中取得的评分为准。疗效评定的时间:BTX-A 注射后第 14 周,手术后为第 26 周。

5.不良反应

斜颈患者用 BTX-A 注射治疗后的主要并发症是暂时性咽下困难或语言困难,可持续数周,发生的原因估计与注射在胸锁乳突肌肌肉内的量有关。如果剂量限制在 100 U 或更少可减少这并发症的发生。11%斜颈患者在做 BTX-A 注射前已存在吞咽困难症状;22%患者吞钡 X 线检查时已有食管蠕动异常;注射后有 33%患者出现新的咽下困难,50%患者 X 线下表现有蠕动异常(comella)。此外,少数患者除并发严重咽下困难外还伴发对侧声带麻痹(koay)。

其他并发症为局部疼痛和颈肌乏力,一般程度不重,疼痛均在数天内消失,颈肌乏力约在数周内自行缓解,个别患者在注射后数天内出现皮疹。

(三)手术治疗

痉挛性斜颈当其症状进展到一定程度时,一切保守疗法很少见效,药物的不良反应常迫使治疗中断,肌肉松弛剂只能起到暂时缓解作用。斜颈的手术治疗尚处于发展阶段,成功的关键是建立在对痉挛肌群的认识。1981 年,有学者将斜颈划分成四种临床型别,提出四种选择性解除痉挛肌群的手术方法,结合具体病例辩证地增减手术内容,选择地解除痉挛肌,收到良好效果。

患者选择:病情稳定,临床型别固定在 1 年以上,经药物或甲型肉毒毒素治疗无效可考虑手术治疗。接受 BTX-A 注射治疗 4 个月后方可考虑手术。

旋转型和侧屈型斜颈适合作三联术,头双侧后仰型斜颈适合作枕下肌群选择性切断术,头前屈型斜颈如经 1%利多卡因溶液阻滞双侧副神经能改善症状者可考虑作双侧副神经胸锁乳突肌分支切断,前屈型斜颈如痉挛肌群累及颈前深肌(颈脊神经前支支配),可作颈脊神经前支($C_{2\sim4}$)切断。

八、预后

斜颈本身不会致死,但斜颈是一种十分痛苦的疾病,严重患者几乎处于残疾状态,精神受到很大的折磨。

斜颈患者除少数可自愈外,多数的病程可延绵终生,有学者报告术前病程最长者可达 31 年,少数患者可出现缓解期,但不免再次复发。多数患者的病情进展到一定程度后便停留在稳定状态,少数病例逐步严重,痉挛肌群增加,并向邻近肌肉扩展,如脸、肩及臂等,但成人起病的颈部局限性肌张力障碍一般不会发展成全身性肌痉挛。有学者 362 例手术中无死亡。术后原肌痉挛症状消失,头位复正,保留头的各种生理运动,包括头的旋转、侧屈、前屈和后伸。

由于本病的病因不明,药物治疗效果差,不良反应大,手术普及也存在一定困难,上述因素都影响了本病的预后。

(郭成永)

第十六章

中枢神经系统感染

第一节　脑蛛网膜炎

脑蛛网膜炎是一种继发于颅内非化脓性感染的组织反应性改变,以蛛网膜增厚、粘连和囊肿形成为主要特征。脑蛛网膜因浆液性炎症发生增厚、粘连和囊肿,引起对脑和脑神经的压迫和供血障碍。好发于中青年。其主要病理改变是局限性或弥漫性蛛网膜与软脑膜的慢性反应性炎症,蛛网膜增厚、粘连,部分脑组织、脑血管、室管膜和脉络丛也可有不同程度的炎症改变。因此,以往文献中又称浆液性脑膜炎、局限性粘连性蛛网膜炎、假性脑瘤和良性颅内压增高症。

一、病因与分型

(一)病因

1.感染

(1)颅内感染细菌、真菌、病毒和各种寄生虫病等引起的各种类型脑膜炎、脑脊髓膜炎脓肿等均可引起蛛网膜炎,其中最常见为结核性感染。

(2)颅脑邻近病灶感染蝶窦、额窦等的感染灶易引起视交叉部位的蛛网膜炎,中耳炎与乳突炎易引起颅后窝蛛网膜炎,尚有扁桃体炎、上呼吸道感染等,亦可引起蛛网膜炎。

(3)全身感染可由感冒、风湿热、盆腔炎、败血症等引起。

2.外伤

颅脑损伤、颅脑手术后等。

3.颅内原发病灶并发症

如脱髓鞘疾病、脑血管硬化等血管病变及脑表浅肿瘤。

4.医源性因素

鞘内注射某些药物,如抗生素、抗肿瘤药物、造影剂、麻醉剂等均可引起蛛网膜炎。

(二)分型

1.根据不同病程中组织形态学改变分为3型

(1)炎症型:主要在急性期,表现为炎性细胞浸润,有轻度纤维增殖。

(2)纤维型:多见于亚急性期,主要以网状层纤维增殖为主要表现。

(3)增殖型:主要为内皮细胞增殖,多见于慢性期,此型多见。

2.根据手术所见分为3型

(1)斑点型:蛛网膜上散在白色斑点或花纹。

（2）粘连型：蛛网膜呈不规则增厚，并与软脑膜、脑表面及血管、神经呈片状或条索样粘连。

（3）囊肿型：在蛛网膜粘连的基础上形成囊肿，内含无色透明脑脊液，或黄绿色囊液，囊内可有间隔，囊肿增大可出现占位效应。

上述 3 型可同时存在，或以某一型为主要表现。

二、临床表现

（一）起病方式

可呈急性、亚急性和慢性起病。

（二）炎症表现

急性、亚急性的患者可有不同程度的发热、全身不适及脑膜刺激征等症状，慢性起病者炎症表现不明显。

（三）脑部受损表现

脑蛛网膜炎的部位不同，临床表现也不同。

1.视交叉区蛛网膜炎

这是颅底蛛网膜炎最常见的受累部位，表现为额部及眶后疼痛，视力、视野障碍，视盘呈炎性改变、水肿，原发性或继发性萎缩，累及丘脑下部时可有垂体机能异常，如嗜睡、轻度尿崩、性机能减退等。多数颅内压正常。

2.颅后窝蛛网膜炎

约占脑蛛网膜炎的 1/3，又分为 3 亚型。

（1）中线型：最常见，侵犯枕大池区，粘连阻塞中孔、侧孔或枕大孔，引起梗阻性脑积水导致颅内压增高症，病程发展快，一般病情较重。累及延髓时可发生真性球麻痹。

（2）小脑凸面型：病程可达 1～3 年，表现为慢性颅内压增高征及小脑体征。

（3）桥小脑角型：出现桥小脑角综合征，如眩晕、眼震、病侧耳鸣及耳聋、周围性面瘫、颜面疼痛及感觉减退、共济失调等。如累及颈静脉孔区，可出现病变侧颈静脉孔综合征，即同侧舌咽、迷走及副神经受累。颅内压增高较少。病程较缓慢，可长达数年。

3.大脑半球凸面蛛网膜炎

病变发展慢，可反复发作，可长达数月或数年，主要累及大脑半球凸面及外侧裂，表现为头痛、精神症状及癫痫发作。无或轻度偏瘫、偏侧感觉障碍及失语等。

4.混合型

以上各型蛛网膜炎可混合存在，如大脑凸面、颅底和环池等广泛粘连，引起交通性脑积水，主要表现颅内压增高征，局灶性体征不明显。

（四）脊髓受损表现

脑蛛网膜炎可并发脊髓蛛网膜炎，出现相应的脊髓症状。

三、辅助检查

（一）腰椎穿刺

早期可压力正常，多数患者脑脊液压力有轻度升高，有脑积水者压力多显著增高。急性期脑脊液白细胞计数多稍有增加（50×10^6/L 以下），以淋巴细胞为主，慢性期可正常。蛋白定量可稍增高。

（二）CT 扫描

可显示局部囊性低密度改变，脑室系统缩小、正常或一致性扩大。通过扫描可排除其他颅内占位性病变。

（三）MRI 扫描

对颅底、颅后窝显示比 CT 扫描更清晰，排除颅内占位性病变，有助于本病的诊断。

四、诊断

单独依靠临床表现诊断不易，须结合辅助检查、综合分析才能明确诊断。在诊断时，应了解患者是否有引起蛛网膜炎的原发病因如颅内外感染、颅脑损伤及手术、蛛网膜下腔出血等病史。症状常有自发缓解或在感冒、受凉和劳累时加重或复发，局灶体征轻微或呈多灶性，症状多变等特点。

五、鉴别诊断

（一）颅后窝中线区肿瘤

颅后窝中线型蛛网膜炎须与该区肿瘤相鉴别，包括小脑蚓部肿瘤、第四脑室肿瘤。该区肿瘤儿童多见，且常为恶性髓母细胞瘤，症状发展快、病情严重，可出现脑干受压征、小脑体征、脑积水及双侧锥体束征。

（二）桥小脑角区肿瘤

桥小脑角型蛛网膜炎应与该区肿瘤相鉴别，该区肿瘤多为听神经瘤、脑膜瘤及表皮样囊肿。听神经瘤及脑膜瘤，可早期出现听神经损害症状，随后出现面神经、三叉神经及小脑损害症状；表皮样囊肿早期多出现三叉神经痛症状。颅骨 X 线片，听神经瘤可出现内听道口破坏与扩大，脑膜瘤可有岩骨破坏及钙化。CT 或 MRI 扫描可确定诊断。

（三）鞍区肿瘤

视交叉部位的蛛网膜炎须与该区肿瘤相鉴别，该区最常见肿瘤为垂体腺瘤、颅咽管瘤及脑膜瘤。垂体腺瘤绝大多数早期出现内分泌障碍，眼底及视野改变比较典型；颅咽管瘤多见于儿童，X 线平片鞍上可有钙化；鞍结节脑膜瘤，表现为视神经慢性受压的视力减退和视野障碍，后期出现原发性视神经萎缩。这些病变经 CT 和 MRI 扫描，各有病变特点，鉴别不难。

（四）大脑半球凸面肿瘤

大脑半球凸面蛛网膜炎与大脑半球表浅胶质瘤、血管瘤、转移瘤及结核球等病变相鉴别，这些病变绝大多数可通过 CT 或 MRI 扫描，做出明确诊断。

六、治疗

（一）非手术治疗

1.抗感染治疗

可根据感染灶的部位和感染性质，选择恰当的抗生素治疗。对于结核引起的蛛网膜炎应常规给予抗结核药物治疗。激素也有明显的抗炎作用，并且对预防和治疗蛛网膜粘连均有较好的疗效，尤其是在蛛网膜炎的早期，在应用抗生素的同时，应给予激素治疗，包括适量鞘内应用地塞米松。

2.降低颅内压力

根据颅内压增高的程度，选择口服或静脉应用脱水剂。重复腰椎穿刺，每次缓慢放液 $10\sim20$ mL，也有降低颅内压与减轻蛛网膜粘连的作用。

3.其他药物

适当选择改善脑组织营养及血运的药物，如 ATP、辅酶 A、维生素 B_6、维生素 C、烟酸、地巴唑、山莨菪碱(654-2)、曲克芦丁(维脑路通)等。

(二)手术治疗

1.开颅蛛网膜粘连松解切除术

对颅后窝中线型蛛网膜炎有第四脑室正中孔和小脑延髓池粘连者,可手术分离、松解、切除,疏通正中孔,必要时可切开下蚓部,保证正中孔通畅。对脑桥小脑角和小脑半球的蛛网膜粘连和囊肿,可行剥离松解、切除。对于视交叉部位的蛛网膜炎,经非手术治疗效果不佳或病情恶化者,可开颅行粘连及囊肿分离,切除绞窄性纤维带和压迫神经的囊肿,有效率为30%～40%,故术后仍应继续各种综合治疗。

2.脑脊液分流术

对于枕大池广泛粘连,无法剥离,可试行第四脑室-枕大池分流术,或先行枕肌下减压术,最后再作脑室-腹腔分流术。弥漫性蛛网膜炎导致梗阻性或交通性脑积水明显者,可行脑室-腹腔分流术。

3.单纯蛛网膜囊肿切除术

此适用于蛛网膜囊肿引起癫痫、颅内压增高或其他神经功能障碍者。

4.腰椎穿刺

术后应反复腰椎穿刺释放脑脊液,并应用激素。每次10～20mL,亦可同时注入滤过氧或空气10～20mL。

七、预后

各种治疗方法均有一定疗效,但病灶完全消退者少见。可自行缓解或治疗后好转又复发。因此,患者可能长期存在一些症状,时轻时重。一般不会影响生命。

(张云峰)

第二节　脑脓肿

脑脓肿是指各种病原菌侵入颅内引起感染,并形成脓腔,是颅内一种严重的破坏性疾患。脑脓肿由于其有不同性质的感染、又生长于不同部位,故临床上表现复杂,患者可能是婴幼儿或老年,有时有危重的基础疾病,有时又有复杂的感染状态。因此,对脑脓肿的判断,采用什么方式治疗,以何种药物干扰菌群等,许多问题值得探讨。

一、流行病学趋向

在21世纪开始之初,有人将波士顿儿童医院的神经外科资料,对比了20年前脑脓肿的发病、诊断和疗效等一些问题,研究其倾向性的变化。他们把1981-2000年的54例脑脓肿病例和1945-1980年的病例特点进行了比较,发现婴儿病例从7%增加到22%,并证实新出现以前没有的枸橼酸杆菌和真菌性脑脓肿,前者现在见于新生儿,后者则是免疫抑制患者脑脓肿的突出菌种。过去的鼻窦或耳源性脑脓肿从26%下降到现在的11%,总的病死率呈平稳下降,从27%降至24%。

过去罕见的诺卡菌脑脓肿、曲霉菌脑脓肿发病率也有增加,而艾滋病(AIDS)患者的神经系统弓形虫病则报道更多,其中少数也形成脑脓肿,甚至多发性脑脓肿。这表明一些原属于机会性或条件性致病菌(病原生物)现在变得更为活跃。另一方面,在广谱抗生素和激素的广泛使用中,耐药人群普遍增加,同时,大量消耗病、恶性病患者的免疫功能受损、吸毒人群增加等,脑脓肿的凶险因素在增加,脑脓肿菌群变化的概率也在上升。

二、病原学

(一)脑脓肿病菌的变化

脑脓肿的病原生物虽有细菌、真菌和原虫,但主要病原是细菌。在过去50年中,脑脓肿的致病菌有较大的变化,抗生素应用以前,金黄色葡萄球菌占 25%～30%,链球菌占 30%,大肠杆菌占 12%。20 世纪 70 年代葡萄球菌感染下降,革兰阴性杆菌上升,细菌培养阴性率达 50% 以上。认为此结果与广泛应用抗生素控制较严重的葡萄球菌感染有关。国内的这方面变化也类似。天津科研人员调查,从 1980—2000 年的细菌培养阳性率依次为链球菌 32%,葡萄球菌 29%,变形杆菌 28%,与 1952—1979 年的顺序正好相反,这主要与耳源性脑脓肿减少有关。

其次,20 世纪 80 年代以来厌氧菌培养技术提高,改变了过去 50% 培养阴性的结果。北京研究人员曾统计脑脓肿 16 例,其中厌氧菌培养阳性 9 例,未行厌氧菌培养 7 例,一般细菌培养都阴性。厌氧菌培养需及时送检,注意检验方法。目前,实际培养阳性率仍在 48%～81%。

(二)原发灶与脑脓肿菌种的关系

原发灶的病菌是脑脓肿病菌的根源。脑脓肿的菌种繁多,南非最近一组 121 例脓液培养出细菌 33 种,50% 混合型。但各种原发灶的病菌有常见的范围。耳鼻源性脑脓肿以链球菌和松脆拟杆菌多见;心源性则以草绿色链球菌、厌氧菌、微需氧链球菌较多;肺源性多见的是牙周梭杆菌、诺卡菌和拟杆菌;外伤和开颅术后常是金黄色葡萄球菌、表皮葡萄球菌及链球菌(详见表 16-1)。事实上,混合感染和厌氧感染各占 30%～60%。

表 16-1　原发灶、病原体、入颅途径及脑脓肿定位

原发灶、感染途径	主要病菌	脑脓肿主要定位
一、邻近接触为主		
1.中耳炎、乳突炎;邻近接触;血栓静脉炎逆行感染	需氧或厌氧链球菌、松脆拟杆菌(厌氧)、肠内菌群	颞叶(多)、小脑(小)(表浅、单发多);远隔脑叶或对侧
2.筛窦炎、额窦炎(蝶窦炎)	链球菌、松脆拟杆菌(厌氧)、肠内菌群、金色葡萄球菌、嗜血杆菌	额底、额板(垂体、脑干、颞叶)
3.头面部感染(牙、咽等)	牙周梭杆菌、松脆拟杆菌(厌氧)、链球菌	额叶多(多位)
二、远途血行感染		
1.先天性心脏病(心内膜炎)	草绿链球菌、厌氧菌、微需氧链球菌(金色葡萄球菌、溶血性链球菌)	大脑中动脉分布区(可见各种部位)深部,多发,囊壁薄
2.肺源性感染(支气管扩张、脓胸等)	牙周梭杆菌、放线菌拟杆菌、星形诺卡菌	同上部位
3.其他盆腔、腹腔脓肿	肠内菌群、变形杆菌混合	同上部位
三、脑膜开放性感染		
1.外伤性脑脓肿	金色葡萄球菌、表皮葡萄球菌	依异物、创道定位
2.手术后脑脓肿	链球菌、肠内菌群、梭状芽孢杆菌	脑脊液瘘附近
四、免疫源性脑脓肿		
1.艾滋病、恶性病免疫抑制治疗等	诺卡菌、真菌、弓形虫、肠内菌群	似先心病
2.新生儿	枸橼酸菌、变形杆菌	单或双额(大)
五、隐源性脑脓肿	链球菌、葡萄球菌、初油酸菌	大脑、鞍区、小脑

(三)病原体入颅途径和脑脓肿定位规律

1.邻近结构接触感染

(1)耳源性脑脓肿:中耳炎经鼓室盖、鼓窦、乳突内侧硬膜板入颅,易形成颞叶中后部、小脑侧叶前上部脓肿最为多见。以色列一组报道中提到,15 年 28 例中耳炎颅内并发症 8 种,依次是脑膜炎、脑脓肿、硬膜外脓肿、乙状窦血栓形成、硬膜下脓肿、静脉窦周脓肿、横窦和海绵窦血栓形成。表明少数可通过逆行性血栓性静脉炎,至顶叶、小脑蚓部或对侧深部白质形成脓肿。

(2)鼻窦性脑脓肿:额窦或筛窦炎易引起硬膜下或硬膜外脓肿,或额极、额底脑脓肿。某医院 1 例小儿筛窦炎引起双眶骨膜下脓肿,后来在 MRI 检查发现脑脓肿,这是局部扩散和逆行性血栓性静脉炎的多途径入颅的实例。蝶窦炎偶尔可引起垂体、脑干、颞叶脓肿。

(3)头面部感染引起:颅骨骨髓炎、先天性皮窦、筛窦骨瘤、鼻咽癌等可直接伴发脑脓肿;牙周脓肿、颌面部蜂窝织炎、腮腺脓肿等可以通过面部静脉与颅内的吻合支;板障静脉或导血管的逆行感染入颅。斯洛伐尼亚1例患者换乳牙时自行拔除,导致了脑脓肿。

2.远途血行感染

(1)细菌性心内膜炎,由菌栓循动脉扩散入颅。

(2)先天性心脏病,感染栓子随静脉血不经肺过滤而直接入左心转入脑。

(3)发绀型心脏病,易有红细胞增多症,血黏度大,感染栓子入脑易于繁殖。此类脓肿半数以上为多发、多房,少数呈痈性,常在深部或大脑各叶,脓肿相对壁薄,预后较差。

(4)肺胸性感染,如肺炎、肺脓肿、支气管扩张、脓胸等,其感染栓子扩散至肺部毛细血管网,可随血流入颅。

(5)盆腔脓肿,可经脊柱周围的无瓣静脉丛,逆行扩散到椎管内静脉丛再转入颅内。最近,柏林1例肛周脓肿患者,术后1周出现多发性脑脓肿,探讨了这一感染途径。

3.脑膜开放性感染

外伤性脑脓肿和开颅术后脑脓肿属于这一类。外伤后遗留异物或脑脊液时,偶尔会并发脑脓肿,常位于异物处、脑脊液瘘附近或在创道的沿线。

4.免疫源性脑脓肿

自从1981年发现艾滋病的病原体以来,其普遍流行的程度不断扩大,影响全球。一些艾滋病患者继发的机会性感染,特别是细菌、真菌、放线菌及弓形虫感染造成的单发或多发性脑脓肿日渐增多,已见前述。这不仅限于艾滋病,许多恶性病和慢性消耗病如各种白血病、中晚期恶性肿瘤、重型糖尿病、顽固性结核病等,其机体的免疫力低下,尤其是在城市患者的耐药菌种不断增加,炎症早期未能控制,导致脑脓肿形成的观察上升。

5.隐源性脑脓肿

临床上找不到原发灶。此型有增加趋势。天津一组长期对照研究,本型已从过去10%上升到42%,认为与抗生素广泛应用和标本送检中采取、保存有误有关。一般考虑还是血源性感染,只是表现隐匿。另外,最近欧美、亚洲都有一些颅内肿瘤伴发脑脓肿的报道,似属隐源性脑脓肿。

鞍内、鞍旁肿瘤合并脓肿,认为属窦源性;矢状窦旁脑肿瘤,暗示与窦有关;1例颞极脑膜瘤的瘤内、瘤周白质伴发脓肿,术后培养出B型链球菌和冻链球菌,与其最近牙槽问题有关,可能仍为血行播散;小脑转移癌伴发脓肿,曾有2例分别培养出初油酸菌、凝固酶阴性型葡萄球菌,其中1例,尸检证实为肺癌。

三、病理学基础

脑脓肿的形成因细菌毒力不同有很大差异。斯坦福大学的Britt、Enrmann等分别以需氧菌(α-溶血性链球菌)和厌氧混合菌群(松脆拟杆菌和能在厌氧条件下生长的表皮葡萄球菌)做两种实验研究,并以人的脑脓肿结合CT检查和临床进行系统研究。认为脑肿瘤的分期系自然形成,各期紧密相连而重点有别,但影响因素众多,及早而有效的药物可改变其进程。

(一)需氧菌脑脓肿4期的形成和发展

1.脑炎早期(1~3d)

化脓性细菌接种后,出现局限性化脓性脑炎,血管出现脓性栓塞,局部炎性浸润,中心坏死,周围水肿,周围有新生血管。第3天CT强化可见部分性坏死。临床以急性炎症突出,卧床不起。

2.脑炎晚期(4~9d)

坏死中心继续扩大,炎性浸润以吞噬细胞,第5天出现成纤维细胞,并逐渐成网包绕坏死中心。第7天,周围新生血管增生很快,围绕着发展中的脓肿。第5天CT扫描可见强化环,延迟CT,10~15min显强化结节。临床有缓解。

3.包囊早期(10～13d)

10天形成薄囊,脑炎减慢,新生血管达最大程度,周围水肿减轻,反应性星形细胞增生,脓肿孤立。延迟CT的强化环向中心弥散减少。

4.包囊晚期(14d以后)

包囊增厚,囊外胶质增生显著,脓肿分5层:①脓腔;②成纤维细胞包绕中心;③胶原蛋白囊;④周围炎性浸润及新生血管;⑤星形细胞增生,脑水肿。延迟强化CT增强剂不弥散入脓腔。临床突显占位病变。

(二)厌氧性脑脓肿的3期

从厌氧培养的专门技术发现,脑脓肿的脓液中厌氧菌的数量大大超过需氧菌。松脆拟杆菌是最常见的责任性厌氧菌,是一个很容易在人体内形成脓肿和造成组织破坏的细菌。过去从鼻旁窦、肺胸炎症、腹部炎症所造成的脑脓肿中分离出此细菌,但最多是从耳源性脑脓肿中分离出来的,其毒力很大,显然不同于上述需氧性链球菌。

1.脑炎早期(1～3d)

这一厌氧混合菌组接种实验动物后,16只犬出现致命感染,是一种暴发性软脑膜炎,甚至到晚期都很重。其中25%是广泛性化脓性脑炎,其邻近坏死中心的血管充血及血管周围出血,或血栓形成,周围积存富含蛋白的浆液及脑炎早期的脑坏死和广泛脑水肿。

2.脑炎晚期(4～9d)

接着最不同的是坏死,很快,脑脓肿破入脑室占25%(4～8d),死亡达56%(9/16),这在过去链球菌性脑脓肿的模型中未曾见到,表明其危害性和严重性。

3.包囊形成(10d以后)

虽然在第5天也出现成纤维细胞,但包囊形成明显延迟,3周仍是不完全性包囊,CT扫描证实,故研究人员在包囊形成阶段不分早晚期,研究的关键是失控性感染。另外,松脆拟杆菌属内的几个种,能产生β-内酰胺酶,可以抗青霉素,应引起临床医师的重视。

四、临床表现

脑脓肿的症状和体征差别很大,与原发病的病情,脑脓肿的病期,脑脓肿的部位、数目,病菌的毒力,宿主的免疫状态均有关。

(一)原发病的变化

脑脓肿都是在常见原发病的基础上产生的,故在耳咽鼻喉、头面部、心、肺及其他部位的感染,或脓肿后出现脑膜刺激症状,就应提高警惕,特别应该引起重视的如原来流脓的中耳炎突然停止流脓,应注意发生有脓入颅内的可能性。

(二)急性脑膜脑炎症状

任何脑脓肿都是从脑膜脑炎开始,最早可表现为头痛伴发高热,甚至寒战等全身不适和颈部活动受限。突出的头痛可占70%～95%,常为病侧更痛,局部叩诊时有定位价值,更多的是全头痛,药物难以控制。半数患者可伴颅内压增高,表现尚有恶心、呕吐,常有嗜睡和卧床不起。

(三)脑脓肿的局灶征

在脑脓肿取代脑膜脑炎的过程中,体温下降,精神好转,不数日,因脓肿的扩大,又再次卧床不起。一方面头痛加重、视盘水肿、烦躁或反应迟钝;另一方面局灶性神经体征突出,50%～80%出现偏瘫、语言障碍、视野缺损、锥体束征或共济失调的小脑病变特征。依脓肿所在部位突出相应额、顶、枕、颞的局灶征,少部分患者出现癫痫,极少数脑干脓肿可表现在本侧脑神经麻痹、对侧锥体束征。发生率依次为脑桥、中脑、延脑。近年增多的不典型"瘤型"脑脓肿可达14%,过去起伏2周的病期,可延缓至数月,大部分被误诊为胶质瘤,值得注意。

（四）脑脓肿的危象

1.脑疝综合征

脑疝是脑脓肿危险阶段的临界信号，都是脑脓肿增大到一定体积时脑组织横形或纵形移位，脑干受压使患者突然昏迷或突然呼吸停止而致命。关键是及早处理脑脓肿，识别先兆症状和体征，避免使颅内压增高的动作，避免不适当的操作，特别要严密和善于观察意识状态。必要时应积极锥颅穿刺脓肿或脑室，迅速减压。

2.脑脓肿破裂

脑脓肿的脑室面脓肿壁常较薄，在不适当的穿刺或穿透对侧脓壁时，可自发性破裂，破入脑室或破入蛛网膜下腔。出现反应时，伴有头痛、高热、昏迷、角弓反张等急性室管膜炎或脑膜炎症状，应及时脑室外引流，积极抢救，以求逆转症状。

五、特殊检查

（一）CT 和 MRI 扫描

1.脑炎早晚期（不足 9d）

CT 平扫，1～3d，就出现低密度区，但可误为正常。重复 CT 见低密度区扩大。CT 增强，3d 后即见部分性强化环。MRI 扫描长 T2 的高信号较长 T1 的低信号水肿更醒目。4～9d，CT 见显著强化环。延迟 CT 扫描（30～60s）强化剂向中心弥散，小的脓肿显示强化结节。

2.包囊晚期（超过 10 d）

CT 平扫，低密度区边缘可见略高密度的囊壁，囊外为水肿带。MRI T1 见等信号囊壁，囊壁内外为不同程度的长 T1；T2 的低信号囊壁介于囊壁内外的长 T2 之间，比 CT 清晰。CT 增强，见强化囊壁包绕脓腔。延迟 CT（30～60s），强化环向中央弥散减少，14d 以后不向中央弥散。T1 用 Gd-DTPA 增强时，强化囊壁包囊绕脓腔比 CT 反差更明显。

3.人类脑脓肿的 CT 模式

早年 8 例不同微生物所致人类脑脓肿的 CT 模式可供参考。上述图型各取自系列 CT 扫描之一，但处于脑脓肿的不同阶段。①不同微生物：细菌性脑脓肿（A、D、E、G、H）；真菌性脑脓肿（C、F）；原虫性脑脓肿（B）。②不同时期：脑炎早期（A、B、C）；脑炎晚期（D）；包囊早期（E、F）；包囊晚期（G、H）。③不同数量：单发脑脓肿（D～G）；多发脑脓肿（A～C、H）。④各种脑脓肿：星形诺卡菌脑脓肿（A）；弓形虫性脑脓肿（B）；曲霉菌脑脓肿（C）；肺炎球菌脑脓肿（D）；微需氧链球菌脑脓肿（E）；红花尖镰孢霉菌脑脓肿（F）；牙周梭杆菌脑脓肿（G）；分枝杆菌，绿色链球菌，肠菌性多发性后颅凹脑脓肿（H）。

（二）DWI 及 MRS 检查

1.弥散加权磁共振扫描（DWI）

脑脓肿的诊断有时与囊性脑瘤混淆。近年来，有多篇报道用 DWI 来区别。土耳其一组研究人员收集脑脓肿病例 19 例，其中 4 例 DWI 是强化后高信号，由于水分子在脓液和囊液的弥散系数（ADC）明显不同，脓液的 ADC 是低值，4 例平均为 (0.76 ± 0.12)mm/s；8 例囊性胶质瘤和 7 例转移瘤的 DWI 是低信号，ADC 是高值，分别为 (5.51 ± 2.08)mm/s 和 (4.58 ± 2.19)mm/s，$(P=0.003)$。当脓液被引流后 ADC 值升高，脓肿复发时 ADC 值又降低。

2.磁共振波谱分析（MRS）

这是利用磁共振原理测定组织代谢产物的技术。脑脓肿和囊肿都可以检出乳酸，许多氨基酸是脓液中粒细胞释放蛋白水解酶，使蛋白水解成的终产物；而胆碱又是神经脂类的分解产物，因此，MRS 检出后两种即标志着脓肿和肿瘤的不同成分。印度一组研究显示，42 例脑部环状病变，用 DWI、ADC 和质子MRS（PMRS）检查其性质。29 例脑脓肿的 ADC 低值小于 (0.9 ± 1.3)mm/s，PMRS 出现乳酸峰和其他氨基酸峰（琥珀酸盐、醋酸盐、丙氨酸等）；另 23 例囊性肿瘤的 ADC 高值 (1.7 ± 3.8)mm/s，PMRS 出现乳酸峰及胆碱峰。结果表明脓肿和非脓肿显然不同。

（三）其他辅助检查

1.周围血象

白细胞计数、血沉、C-反应蛋白升高,属于炎症。

2.脑脊液

白细胞计数轻度升高,蛋白升高显著是一特点。有细胞蛋白分离趋势。

3.X 线 CR 片

查原发灶。过去应用的脑血管造影、颅脑超声波、同位素扫描等现已基本不用。

六、诊断及特殊类型脑脓肿

典型的脑脓肿诊断不难,一个感染的病史,近期有脑膜脑炎的过程,发展到颅内压增高征象和局灶性神经体征,加上强化头颅 CT 和延时 CT 常可确诊。必要时可做颅脑 MRI 及 Gd-DTPA强化。对"瘤型"脑脓肿,在条件好的单位可追加 DWI、MRS 进一步区别囊型脑瘤。条件不够又病情危重则有赖于直接穿刺或摘除,以达诊治双重目标。脑结核瘤,都有脑外结核等病史,可以区别。耳源性脑积水、脓性迷路炎都有耳部症状,无脑病征,CT 无脑病灶。疱疹性局限性脑炎,有时突然单瘫,CT 可有低密度区,但范围较脓肿大,CSF 以淋巴增高为主,无中耳炎等病灶,必要时活检区别。

鉴于病原体的毒力、形成脑脓肿快慢、患者的抵抗力等有很大差异,特别是近年一些流行病学的新动向,简单介绍几种特殊类型的脑脓肿,便于加深对某些特殊情况的考虑和鉴别。

（一）硬脑膜下脓肿

脑膜瘤是脑瘤的一种,硬脑膜下脓肿也应该是脑脓肿的一种,但毕竟脓肿是在硬膜下腔,由于这一解剖特点脓液可在腔内自由发展,其速度更快,常是暴发性临床表现,很快恶化,在 1949 年前悉数死亡,是脑外科的一种严重急症。

硬膜下脓肿 2/3 由鼻旁窦炎引起,多见于儿童。最近,澳洲一组报道显示 10 年内颅内脓肿 46 例,儿童硬膜下脓肿 20 例(43%),内含同时伴脑脓肿者 4 例。

典型症状是鼻旁窦炎、发热、神经体征的三联征。鼻旁窦炎所致者眶周肿胀(P=0.005)和畏光(P=0.02)。意识变化于 24～48h 占一半,头痛、恶心、呕吐常见,偏瘫、失语、局限性癫痫突出,易发展到癫痫持续状态,应迅速抗癫,否则患者病情很快恶化。诊断基于医生的警觉,CT 扫描可能漏诊,MRI 冠状位、矢状位能见颅底和突面的新月形 T2 高信号灶更为醒目。英国 66 例的经验主张开颅清除,基于:①开颅存活率高,该文开颅组 91% 存活,钻颅组 52% 存活。②钻颅残留脓多,他们在 13 例尸检中 6 例属于鼻窦性,其中双侧 3 例,在纵裂、枕下、突面、基底池周围 4 个部位残留脓各 1 例。另 1 例耳源性者脓留于颅底、小脑桥脑角和多种部位。③开颅便于彻底冲洗,他们提出,硬膜下脓液易凝固,超 50% 是厌氧菌和微需氧链球菌混合感染,用含氯霉素1g/50mL 的生理盐水冲洗效果较好。另外,有医师认为症状出现后 72h 内手术者,终残只有 10%;而 72h 以后手术者,70% 非残即死。有一种亚急性术后硬膜下脓肿,常在硬膜下血肿术后伴发感染,相当少见。

（二）儿童脑脓肿

儿童由于其抵抗力弱,一旦发生脑脓肿较成人更危险。一般 15 岁以下的小儿占脑脓肿总数的 1/3 或小半。据卡拉其、Atig 等的报道儿童脑脓肿的均龄在(5.6±4.4)岁。北京一组病例显示平均为 6.68 岁,小于 10 岁的可占 4/5,两组结果类似。以上两组均以链球菌为主。

儿童脑脓肿的表现为发热、呕吐、头痛和癫痫的四联征。北京组查见视盘水肿占 85%,显示儿童的颅内压增高突出,这与小儿病程短(平均约 1 个月)、脓肿发展快、脓肿体积大有关(3～5cm 占 50%,大于 5～7cm 占 32%,大于 7cm 占 18%)。另外,小儿脑脓肿多见的是由发绀型先天性心脏病等血行感染引起,可占 37%。加上儿童头面部吻合静脉逆行感染及肺部感染,或败血症在 Atig 组就占 23%,故总的血源性脑脓肿超过 50%，因而多发性脑脓肿多达 30%～42%，这就比较复杂。总之，由于小儿脑脓肿的自限能力差，脓肿体积大，颅内压高，抵抗力又弱等特点，应强调早诊早治。方法以简单和小儿能承受的为主。手术切除在卡拉其的 30 例中占 6 例，但 5 例死亡。故决定处理方式应根据经验、技术条件、患者情况等全面考虑。

(三)新生儿脑脓肿

新生儿脑脓肿在 100 年前已有报道，但在 CT 启用后发现率大增。巴黎研究人员一次报道新生儿脑脓肿 30 例，90% 为变形杆菌和枸橼酸菌引起。有人认为此种新生儿脑脓肿是上述两菌所致的白质坏死性血管炎，脑坏死是其特殊表现。另外，此种新生儿脑脓肿 67%(20/30)伴广泛性脑膜炎，43%(13/30)伴败血症。由于脑膜炎影响广泛，所以较一般新生儿脑脓肿(链球菌、肠内菌引起)更为严重。

新生儿脑脓肿在生后 7d 发病占 2/3(20/30)，平均 9 d(1～30d)。癫痫为首发症状占 43%，感染为首发症状占 37%，而急性期癫痫增多达 70%(21/30)，其中呈持续状态占 19%(4/21)，说明其严重性。脑积水达 70%(14/20)，主要是脑膜炎性交通性脑积水。CT 扫描 28 例中多发性脑脓肿 17(61%)，额叶 22(79%)，其中单侧 12 例，双侧 10 例，大多为巨大型，有 2 例贴着脑室，伸向整个大脑半球。

处理：单纯用药物治疗 5 例，经前囟穿吸注药 25 例(83%)。经前囟穿吸注药 1 次治疗 56%(14/25)，平均 2 次(1～6 次)。其中脑内穿刺 15 例(60%)，仅 20% 合并脑积水；脑后穿刺 10 例，内 70% 合并脑积水。单纯用药 5 例(不穿刺)，其中 4 例发展成脑积水。上述巴黎的 30 例中，17 例超过 2 年的随访，只有 4 例智力正常，不伴发抽风。CT 扫描显示其他患者遗留多种多样的脑出血、梗死和坏死，均属于非穿刺组。从功能上看，早穿刺注药者预后好，不穿刺则差。关于用药，新型头孢菌素＋氨基糖苷的治疗方案是重要改进，他们先用庆大霉素＋头孢氨噻，后来用丁胺卡那＋头孢三嗪，均有高效。新德里最近用亚胺培南/西司他汀(泰能)对 1 例多发性脑脓肿的新生儿治疗，多次穿刺及药物治疗，4 周改变了预后。

(四)诺卡菌脑脓肿

诺卡菌脑脓肿原来报道很少，但近 20 年来，此种机会性致病菌所致的脑脓肿的报道增加很快。诺卡菌可见于正常人的口腔，革兰阳性，在厌氧或微需氧条件下生长。属于放线菌的一种，有较长的菌丝，发展缓慢而容易形成顽固的厚壁脓肿，极似脑瘤，过去的病死率高达 75%，或 3 倍于其他细菌性脑脓肿。但由于抗生素的发展，病死率已迅速降低。

诺卡菌有百余种，引起人类疾病的主要有 6 种，但以星形诺卡菌最为多见，常由呼吸道开始，半数经血播散至全身器官，但对脑和皮下有特别的偏爱。20 世纪 50 年代有人综合 68 例中肺占 64.7%，皮下 32.3%，脑 31.8%，互有并发，心、肾、肝等则很少。威斯康星 1 例 13 岁女孩，诊为风湿热，脑血管造影定位，整块切除，脓液见许多枝片状菌丝，术后经青霉素治愈。

时至今日，CT、MRI 的强化环可精确定位。墨西哥 1 例 DWI 的高信号，PMRS 检出乳酸峰、氨基酸峰，可定位与定性，用磺胺药(TMP/SMZ)可治愈。欧美有些报道从分子医学定性，通过 16S rDNA PCR 扩增法，及 hsp 65 序列分析，属诺卡菌基因。

处理：TMP/SMZ 可透入 CSF，丁胺卡那、亚胺培南/西司他汀(泰能)、头孢曲松、头孢噻肟均有效。由于为慢性肉芽肿性脑脓肿，切除更为安全。

(五)曲霉菌脑脓肿

曲霉菌是一种广泛存在于蔬菜、水果、粮食中的真菌，其孢子可引起肺部感染，是一种条件致病菌，当机体抵抗力低下时，可经血循环播散至颅内，造成多发或多房脑脓肿。最多见的有烟曲霉菌和黄曲霉菌，可发生于脑的任何部位。广州于近 3 年报道了 2 例肺和脑的多发性烟曲霉菌脑脓肿。纽约报道 1 例眶尖和脑的多发性烟曲霉菌并诺卡菌脑脓肿。此两患者都先有其他疾病，说明抵抗力降低在先。广州的病例先有胆管炎、肺炎、伴胸腔积液，后来发现脑部有 11 个脑脓肿(2～3cm 居多)。纽约的病例先有脊髓发育不良性综合征、贫血和血小板缺乏症，以后眶尖和脑部出现许多强化环(脑脓肿)，先后活检，发现不同的致病菌。病程相当复杂，均出现偏瘫，前者曾意识不清，多处自发性出血；后者有失控性眼后痛，发展成海绵窦炎,表现出第Ⅳ～Ⅵ对脑颅神经麻痹,中途还因坏死性胆管炎手术1次。处理结果尚好,两者都用两性霉素,前者静脉和鞘内并用,脓肿和脑室引流,后者加用米诺环素和亚胺培南/西司他汀(泰能),分别于4个半月和半年病灶全消,但后者于2年后死于肺炎。

曲霉菌脑脓肿的CT、MRI检查与其他脑脓肿类似。麻省总医院曾研究6例,其DWI为高信号,但ADC均值较一般脑脓肿为低,(0.33±0.6)mm/s,此脓液反映为高蛋白液。

处理:主张持积极态度。过去在免疫缺陷患者发生曲霉菌脑脓肿的死亡率近乎100%。加州大学对4例白血病伴发本病患者,在无框架立体定向下切除多发脑脓肿及抗真菌治疗,逆转了病情,除1例死于白血病外,3例有完全的神经病学恢复。最近,英国1例急性髓性白血病伴发本病,用两性霉素,伊曲康唑几乎无效,新的伏立康唑由于其血脑屏障(BBB)的穿透力好,易达到制真菌浓度而治疗成功。

(六)垂体脓肿

垂体脓肿自首例报道至1995年已经约有100例的记载。最近10年,仅北京两单位报道就有12例。

从发病机制来看,有两种意见,一类是真性脓肿,有人称原发性垂体脓肿,通过邻近结构炎症播散,或远途血行感染,或头面部吻合血管逆行感染,使正常垂体感染形成脓肿,或垂体瘤伴发脓肿;另一类是类脓肿,即继发性垂体脓肿,是指垂体瘤、鞍内颅咽管瘤等情况下,局部血循环紊乱,瘤组织坏死、液化,也形成脓样物质,向上顶起鞍隔,压迫视路,似垂体脓肿,但不发热,培养也无细菌生长,实际有所不同。

垂体脓肿常先有感染症状,同时有鞍内脓肿膨胀的表现,剧烈头痛和视力骤降是两大特点。Jain等指出视力、视野变化可占75%～100%。最近,印度1例12岁女孩,急性额部头痛,双视力严重丧失,强化MRI诊断,单用抗生素治疗。但垂体脓肿大多发展缓慢,1年以上的占多数,突出表现是垂体功能衰减,尤其是较早出现垂体后叶受损的尿崩症多见。协和医院7例垂体脓肿患者中5例有尿崩,天坛医院2例垂体脓肿患者在3个月以内就出现尿崩,其中1例脓液培养有大肠杆菌。日本有1例56岁男性,垂体脓肿,同时有无痛性甲状腺炎、垂体功能减退和尿崩症,Matsuno等认为是漏斗神经垂体炎或淋巴细胞性腺垂体炎,但在术前和组织病理检查前鉴别诊断是困难的。这是慢性的真性垂体脓肿。由于垂体瘤的尿崩症只占10%,故常以此区别两病。另外,垂体脓肿的垂体功能普遍减退是第3个特点,协和医院一组的性腺、甲状腺、肾上腺等多项内分泌功能检查低值,更为客观,并需用皮质醇来改善症状。

重庆今年报道1例月经紊乱、泌乳3个月,催乳素(PRL)457.44ng/mL,术中抽出黏稠脓液,镜检有大量脓细胞,病理见垂体瘤伴慢性炎症,最后诊断是继发于垂体瘤的垂体脓肿。

鉴别垂体瘤囊变或其他囊性肿瘤,MRI的DWI和ADC能显示其优越性。处于早期阶段,甲硝唑和第3代头孢菌素就可以对付链球菌,拟杆菌或变形杆菌,若已成大脓肿顶起视路,则经蝶手术向外放脓,电灼囊壁使其皱缩最为合理。

七、处理原则

(一)单纯药物治疗

理想的治疗是化脓性脑膜脑炎阶段消炎,防止脑脓肿的形成。最早是1971年有报道单纯药物治疗成功。1980年加州大学(UCSF)的研究,找出成功的因素是用药早、脓肿小、药效好、CT观察好。该组8例的病程平均4.7周。成功的6例直径平均1.7cm(0.8～2.5cm),失败的则为4.2cm(2～6cm)($P<0.001$),故主张单纯药物治疗要小于3cm。该组细菌以黄色葡萄球菌、链球菌和变形杆菌为主,大剂量(青、氯、新青)三联治疗[青霉素1000万U,静脉注射,每日1次,小儿30万U/(kg·d);氯霉素3～4g,静脉注射,每日1次,小儿50～100mg/(kg·d);半合成新青Ⅰ、新青Ⅲ大于12g,静脉注射,每日1次,4～8周,对耐青者],效果好。CT观察1个月内缩小,异常强化3个半月内消退,25个月未见复发。

他们归纳指征:①高危患者;②多发脑脓肿,特别是脓肿间距大者;③位于深部或重要功能区;④合并室管膜炎或脑膜炎者;⑤合并脑积水需要脑脊髓液(CSF)分流者。方法和原则同上述成功的因素。

(二)穿刺吸脓治疗

鉴于上述单纯药物治疗的脑脓肿直径都小于2.5cm,导致推荐直径大于3cm的脑脓肿就需要穿刺引流。理论是根据当时哈佛大学有学者研究,发现穿透 BBB 和脓壁的抗生素,尽管其最小抑菌浓度已经超过,但细菌仍能存活,此系抗生素在脓腔内酸性环境下失效。故主张用药的同时,所有脓液应予吸除,特别在当今立体定向技术下,既符合微创原则,又可直接减压。另外,还可以诊断(包括取材培养),且能治疗(包括吸脓、冲洗、注药或置管引流)。近年报道经 1~2 次穿吸,治愈率达 80%~90%。也有人认为几乎所有脑脓肿均可穿刺引流和有效的抗生素治疗。钻颅的简化法——床旁锥颅,解除脑疝最快,更受欢迎。

（三）脑脓肿摘除术

开颅摘除脑脓肿是一种根治术,但代价较大,风险负担更重。指征是:①厚壁脓肿;②表浅脓肿;③小脑脓肿;④异物脓肿;⑤多房或多发性脓肿(靠近);⑥诺卡菌或真菌脓肿;⑦穿刺失败的脑脓肿;⑧破溃脓肿;⑨暴发性脑脓肿;⑩脑疝形成的脓肿。开颅后可先于穿刺减压,摘除脓肿后可依情况内、外减压。创腔用过氧化氢(双氧水)及含抗生素溶液冲洗,应避免脓肿破裂,若有脓液污染更应反复冲洗。术后抗生素均应 4~6 周。定期 CT 复查。

（四）抗生素的联用

脓肿的微生物性质是脑脓肿治疗的基础,脓液外排和有效抗生素的应用是取得疗效的关键,由于近年来大量广谱抗生素的问世,对脑脓肿的治疗确实卓有成效,病死率大为降低。同时,因为脑脓肿的混合感染居多,目前采用的三联、四联用药,疗效尤其突出。

早年的抗生素(青霉素、氯霉素、新青霉素),对革兰阴性、革兰阳性、需氧、厌氧菌十分敏感,从心、肺来的转移性脑脓肿疗效肯定。对耳、鼻、牙源性脑脓肿同样有效。现在常用的抗生素(青霉素、甲硝唑、头孢),由于甲硝唑对拟杆菌是专性药,对细菌的穿透力强,不易耐药,价廉,毒副作用少,在强调厌氧菌脑脓肿的今天,此三联用药已成为首选,加上第三代头孢菌素对需氧混合感染也是高效。上两组中偶有耐甲氧西林的金黄色葡萄球菌(MRSA),可将青霉素换上万古霉素,这是抗革兰阳性球菌中最强者,对外伤术后的脑脓肿高效。用甲硝唑、头孢治疗儿童脑脓肿也有高效。伏立康唑治霉菌性脑脓肿,磺胺(TMP/SMZ)治疗诺卡菌脑脓肿,都是专性药。头孢三嗪及丁胺卡那治枸橼酸菌新生儿脑脓肿也具有特效,已见前述。亚胺培南/西司他汀(泰能)对老年人、幼儿、免疫力低下者,对绝大多数厌氧、需氧、革兰阴性、革兰阳性菌和多重耐药菌均具强力杀菌作用,是目前最广谱的抗生素,可用于危重患者。脑脓肿破裂或伴有明显脑膜炎时,鞘内注药也是一种方法,其剂量是丁胺卡那 10mg/次,庆大霉素2 万 U/次,头孢三嗪(罗氏芬)25~50mg/次,万古霉素20mg/次,半合成青霉素苯唑西林10mg/次,氯唑西林 10mg/次,小儿减半,生理盐水稀释。

（张云峰）

第三节　脑真菌性肉芽肿

脑真菌性肉芽肿是一种深部真菌感染,虽不是新生物,但属于颅内占位性病变,所以也引起颅内压增高及局限性脑定位征。真菌感染比细菌感染少见得多,但随着广谱抗生素、肾上腺皮质激素和免疫抑制剂的广泛、长期应用,真菌感染的发生率已有所提高。

一、病因

脑真菌性肉芽肿由引起深部组织感染的真菌侵入脑内而形成。真菌侵入脑的方式,常先从呼吸道吸入,形成肺部病灶,再由肺经血行播散于全身器官和入颅。少数真菌(如曲霉菌、放线菌和芽生菌)可经口腔、鼻腔、鼻旁窦、眼眶、脊椎骨等处的病灶直接侵入中枢神经系统,个别病例可经腰穿、手术植入而发生脑部真菌感染。患有单核吞噬细胞系统恶性肿瘤、糖尿病等患者较易发生本病。

引起脑真菌性肉芽肿的真菌较多,如放线菌、念珠菌、隐球菌、新型隐球菌、粗球孢子菌、星形诺卡菌、荚膜组织孢浆菌及曲霉菌等。以新型隐球菌及曲霉菌等较多见。其感染主要有 3 种形式:脑膜炎、脑膜脑炎和肉芽肿。脑膜炎主要影响脑基底部,炎症侵入血管周围间隙即构成脑膜脑炎。当真菌侵入脑内时即形成肉芽肿,常为多发,肉芽肿周围可有包膜。

二、临床表现

(一)年龄、性别

本病可发生于任何年龄,但 2/3 病例发生在 30～50 岁,男性多于女性。

(二)病程

本病多慢性或亚急性发展,病程数周至半年,偶有超过 1 年者,少数病例可有缓解和复发。未经治疗者多死亡。

(三)症状、体征

大多数患者在原发病变症状尚不明显时,即出现神经系统症状。临床表现酷似颅内肿瘤,有颅内压增高和局灶性神经体征。患者一般有低热,首发症状多为头痛,伴恶心、呕吐,有颈项强直等脑膜刺激征,严重者可出现意识障碍,常伴因颅底蛛网膜粘连引起的交通性脑积水。

三、辅助检查

(一)腰椎穿刺和脑脊液检查

大多数压力增高,脑脊液可呈无色透明或黄色混浊状,白细胞增多,以淋巴细胞为主,一般在 300×10^6/L以下,蛋白增高,糖和氯化物皆降低。脑脊液涂片,墨汁染色可找到隐球菌。补体结合试验和乳胶凝集试验,可测定患者脑脊液或血清中抗原和抗体,如脑脊液中含抗原而无抗体,提示病变仍属活动期。

(二)CT 扫描

隐球菌脑膜炎可表现脑基底池模糊变形,不对称,强化明显。脑实质内肉芽肿呈等密度或高密度影。强化扫描显示大小不一、多发、边界清晰的中等强化结节,或呈不均匀性强化或环形强化,周围脑水肿不明显,有时伴有钙化。

(三)MRI 扫描

表现为脑基底池 T1 和 T2 弛豫时间略缩短,而脑池的信号增强,强化扫描表现为基底池明显强化,与低信号的脑组织形成明显对比,此为隐球菌性脑膜炎的特点。

四、诊断

本病的重要诊断依据是脑脊液涂片染色、培养和接种或脑组织和肉芽组织标本的病理检查发现病原菌。真菌皮肤试验阳性反应,其他器官、组织发现真菌感染等有辅助诊断价值。根据临床表现,起病缓慢,病程较长,伴有脑膜刺激征、颅内压增高症等改变,结合其他辅助检查,可做出诊断,若脑脊液涂片找到真菌即可确诊。

五、鉴别诊断

本病的临床表现和脑脊液检查与结核性脑膜炎相似,故应反复作脑脊液检查和涂片,如查到真菌有助于鉴别诊断。

六、治疗

(一)手术治疗

真菌感染一旦形成肉芽肿,则药物治疗难以消除,手术切除为主要手段,但手术前后都需要用抗真菌药物治疗,并对原发感染灶进行系统治疗。

(二)药物治疗

目前治疗真菌的药物有两性霉素 B、氟康唑、氟胞嘧啶等。

对不同的真菌需用不同的药物,可以合并用药,如两性霉素 B 对隐球菌、球孢子菌、念珠菌等效果较好,制霉菌素对隐球菌、念珠菌等效果较好,克霉唑对念珠菌、球孢子菌等有效,两性霉素 B 和氟康唑合用治疗隐球菌致病疗效更佳,大剂量青霉素、林可霉素、氯霉素对放线菌感染有效。

两性霉素 B 仍是目前治疗中枢神经系统隐球菌感染的首选药物,首次剂量 1mg/d,静脉滴入,注意本药禁溶于生理盐水中。以后根据患者的耐受性每日增加 2~5mg,直至 1mg/(kg·d),但浓度不能超过0.1mg/mL,每次静脉滴入的时间至少 6h,并避光。新型隐球菌合成荚膜时需要硫胺,故应用两性霉素 B 治疗过程中避免使用硫胺,并注意低硫胺饮食 3 个月以上。由于本药不易透过血脑屏障,故常同时鞘内给药。

咪康唑为广谱抗真菌药,毒性低,较安全,可鞘内注射,1 次用量为 20mg,3~7 d 1 次。

5-氟尿嘧啶由于能通过血脑屏障,可与两性霉素 B 合用。两性霉素 B 的剂量为0.3mg/(kg·d),不但可减少两性霉素 B 的毒性,还可减少耐药性。全疗程 6 周。此药的不良反应是抑制骨髓,一旦出现,则只能停用。

上述药物应用的期限要根据脑脊液常规、生化、涂片检查和培养结果决定是否停药。

(张云峰)

第十七章

锥体外系疾病

第一节 帕金森病

一、概述

帕金森病(Parkinson disease,PD)或称震颤麻痹(paralysis agitans),是一种多发于中老年期的中枢神经系统变性疾病。首先由英国医生帕金森(James Parkinson)于 1817 年报道,1960 年,科学家在实验动物中偶然发现利血平可引起类似帕金森病的一系列症状,受这一事实的启发,他们对震颤麻痹死亡之病例的脑组织进行了单胺类物质的测定,才了解到这种患者纹状体内多巴胺含量较正常人为低。从此,该病的研究大大加速。目前,已知黑质和纹状体中多巴胺能神经元变性是本病的主要病理变化。震颤、肌强直和运动障碍为其主要特征。

本病在欧美国家 60 岁以上人群患病率 1‰,在我国为 81/10 万,目前我国有帕金森患者 120 万,患病率随年龄增长而增高。患者寿命明显缩短,起病后 10 年内约有 2/3 患者严重残废或死亡,主要死亡原因是支气管肺炎和尿路感染。

二、病因与分类

目前虽然已查明本病的主要病变是黑质变性,但引起黑质变性的原因至今不明,临床上常称此类帕金森病为原发性帕金森病;将那些因为感染、中毒、创伤、肿瘤、药物以及其他因素所致的帕金森病称为继发性帕金森病;而遗传变性和多系统变性等亦可产生与帕金森病类似的症状和病理改变,将此统称为帕金森综合征(Parkisonism)或震颤麻痹综合征。

三、病理

主要病理改变在黑质、苍白球、纹状体和蓝斑。黑质和蓝斑脱色是其肉眼变化特点。显微镜下最明显的变化是神经细胞变性和减少,黑色素细胞中的黑色素消失,胞体变性,黑质和纹状体中多巴胺含量显著减少,其减少与黑质变性的程度成正比,同时伴有不同程度神经胶质细胞增生。据报道,纹状体多巴胺含量下降到 50％以上时才出现症状。残留的神经细胞胞内有 Lewy 小体形成,所有这些改变以黑质最明显,且黑质的致密带改变比网状带重。另一病理变化是进行性弥漫性脑萎缩,有脑萎缩者占 90％以上,并且脑萎缩程度与年龄的大小、疾病的严重程度、类型和病程的长短有明显关系。

免疫细胞化学也揭示黑质多巴胺能神经元减少。帕金森病不仅多巴胺含量减少,而且基底核中多巴胺代谢产物高香草酸(homovanillic acid,HVA)、多巴胺合成的限速酶(酪氨酸羟化酶)和多巴胺脱羧酶也明显减少。脑内多巴胺能神经元大量丧失,多巴胺含量下降,使多巴胺绝对和相对不足而乙酰胆碱的兴奋作用相对增强,引起震颤麻痹。

四、临床表现

1.震颤

为静止性、姿势性震颤,多从一侧上肢的远端开始,后渐扩展到同侧下肢及对侧上、下肢。早期随意运动时震颤减轻,情绪激动时加重,睡眠时消失。手部可形成搓丸样(pill-rolling)动作。

2.肌强直

因患肢肌张力增高,关节被动运动时,可感到均匀的阻力,称为"铅管样强直";若合并有震颤则似齿轮样转动,称为"齿轮样强直"。躯干、颈面部肌肉均可受累,患者出现特殊姿势,头部前倾,躯干俯屈,上肢之肘关节屈曲,腕关节伸直,前臂内收,下肢之髋及膝关节均略为弯曲。手足姿势特殊,指间关节伸直,手指内收,拇指对掌。

3.运动障碍

平衡反射、姿势反射和翻正反射等障碍以及肌强直导致的一系列运动障碍。运动缓慢和减少,不能完成精细动作,出现"写字过小征(micrographia)"。步态障碍甚为突出,首先下肢拖拽,然后步伐变慢变小,起步困难,一旦迈步则向前冲,且越走越快,出现慌张步态(festination)。

4.其他

自主神经系统症状可表现为大量出汗和皮脂腺分泌增加,且出汗仅限于震颤一侧。食管、胃以及小肠的运动障碍导致吞咽困难和食管反流,患者可有顽固性便秘。精神异常可表现为忧郁、多疑、智能低下及痴呆等。有时患者也有语言障碍。少数患者可有动眼危象。

五、诊断

1.诊断要点

原发性帕金森病的诊断主要根据以下几点:①至少具备四个典型症状和体征(静止性震颤、少动、强直和位置性反射障碍)中的二个。②是否存在不支持诊断原发性帕金森病的不典型症状和体征,例如锥体束征、失用性步态障碍、小脑症状、意向性震颤、凝视麻痹、严重的自主物神经功能障碍、明显的痴呆伴有轻度锥体外系症状等。③脑脊液中多巴胺的代谢产物高香草酸减少。

2.诊断分级

目前分级的方法有多种,如 Hoehn 和 Yahr 修订分级、Schwab 和 England 日常活动修订分级、联合帕金森病评分分级和 Webster 评分。临床常用以评价病情程度和治疗效果较客观全面的是 Web ster 评分法,其详细内容如下。

(1)手部动作和书写:0 分,无异常。1 分,患者自述在拧毛巾、系衣扣、写字时感到困难,检查时手内转外转动作缓慢。2 分,明显或中等程度手的轮替动作缓慢,一侧或双侧肢体有中等程度的功能障碍,书写明显困难。3 分,严重的轮替动作困难,不能书写,不能系衣扣,应用食具明显困难。

(2)僵硬:0 分,未出现。1 分,可出现颈肩部僵硬,反复运动后僵硬增加,一侧或双侧上肢有轻度休止状态下的僵硬。2 分,颈肩关节中等度僵硬,患者在不服用药物情况下有休止性全身性僵硬。3 分,颈肩严重僵硬,全身的休止性僵硬用药后也不能控制。

(3)震颤:0 分,未出现。1 分,休止状态下手、头部震颤,振幅<1 英寸。2 分,振幅<4 英寸,但患者能采取某种姿势控制震颤。3 分,振幅>4 英寸,持续不能控制(小脑性意向性震颤除外),不能自己进食。

(4)面部:0 分,正常,无惊恐、嘴紧闭、忧郁、焦虑等表情。1 分,面部表情障碍,嘴紧闭、忧虑、焦虑。2 分,中等程度的面肌运动障碍,情绪变化引起面部表情变化迟钝,中等程度的焦虑、忧郁,有时出现张口流涎的表情。3 分,面具脸,张口程度仅能张开 1/4 英寸。

(5)姿势:0 分,正常,头部前倾,离开中线不超过 4 英寸。1 分,驼背,头部前倾,离开中线超过 5 英寸。2 分,开始上肢屈曲,头前屈明显,超过 6 英寸,一侧或双侧上肢曲线形,但腕关节的水平位置低于肘关节的水平位置。3分,猿猴样步态,手呈屈曲样,指间关节伸直,掌指关节屈曲,膝关节屈曲。

(6)上肢摆动:0分,双上肢摆动正常。1分,一侧上肢摆动不如对侧(行走时)。2分,一侧上肢在行走时无摆动,另一侧摆动变弱。3分,行走时双上肢无摆动。

(7)步态:0分,步幅18~30英寸,转身不费力。1分,步幅12~18英寸,转身缓慢,时间延长,走路有时脚跟碰脚跟。2分,步幅6~12英寸,两脚跟拖地。3分,拖拽步态,步幅<3英寸,有时走路常停步,转弯时非常慢。

(8)皮脂腺分泌:0分,正常。1分,面部出汗多,无粘性分泌物。2分,面部油光样,为粘性分泌物。3分,头面部皮脂腺分泌明显增多,整个头面部为粘性分泌物。

(9)语言:0分,声音清楚、响亮,别人可以理解。1分,声音开始嘶哑,音量、音调、语调变小,但能理解。2分,中等度嘶哑,声音弱,音量小,语调单调,音调变化迟缓,别人理解困难。3分,明显声音嘶哑,无力。

(10)生活自理能力:0分,正常。1分,能自己单独生活,甚至从事原来的工作,但缓慢。2分,生活自理能力减退(尚能缓慢地完成大多数日常工作),在软床上翻身困难,从矮椅上站起困难等。3分,生活不能自理。

以上各项分为正常(0分)、轻度障碍(1分)、中度障碍(2分)及严重障碍(3分)。临床病情轻重程度按总分值可分为:轻度(1~10分)、中度(11~20分)、重度(21~30分)。

六、治疗

帕金森病治疗的原则是使脑内多巴胺-乙酰胆碱系统重获平衡,或是补充脑内多巴胺的不足,亦或是抑制乙酰胆碱的作用而相对提升多巴胺的效应,或二者兼用,以达到缓解症状的目的。临床医生根据这一原则采用药物治疗和手术治疗。

(一)药物治疗

1.多巴胺替代疗法

此类药主要是补充多巴胺的不足,使乙酰胆碱-多巴胺系统重新获得平衡,而改善症状。多巴胺本身不能通过血-脑脊液屏障,故选用其能够通过血-脑脊液屏障的前体——左旋多巴,或者应用多巴胺脱羧酶抑制剂。

左旋多巴(Levodopa)可透过血-脑脊液屏障,经多巴胺脱羧酶脱羧转化为多巴胺而发挥作用。开始应用时,125 mg/次,每日3次,在一周内渐增至250 mg/次,每日4次,以后每日递增125 mg,直至治疗量达3~6 g/d。不良反应有食欲差、恶心、呕吐、低血压及心律不齐。服药期间禁止与单胺氧化酶抑制剂和麻黄碱同时应用,与维生素 B_6 或氯丙嗪合用将降低疗效。

(2)卡比多巴(Carbidopa,又称 α-甲基多巴肼)外周多巴胺脱羧酶抑制剂,本身不透过血-脑脊液屏障,从而使低剂量的左旋多巴即可产生有效的多巴胺脑内浓度,并降低外周多巴胺的不良反应。主要与左旋多巴合用(信尼麦 Sinemet,卡比多巴:左旋多巴=1:4 或者 1:10)治疗帕金森病。有 10/100、25/250 和 25/100 三种片剂,分别含左旋多巴 100 mg、250 mg 和 100 mg,以及卡比多巴 10 mg、25 mg 和 25 mg。开始时用信尼麦 10/100 半片,每日 3 次,以后每隔数日增加一片,直至最适剂量为止。苄丝肼(benserazide)也是多巴胺脱羧酶抑制剂,与左旋多巴合用(美多巴 Madopar,苄丝肼:左旋多巴=1:4)治疗帕金森病,美多巴的用法与信尼麦类似。强直、呕吐、恶心、厌食、失眠、肌痉挛、异常动作为其不良反应。妊娠期间避免使用卡比多巴和左旋多巴。

长期服用左旋多巴可产生开关现象(on-off phenomenon)等不良反应,"开"是指多动,"关"是指本病三主征中的不动,出现开关现象的患者可于原来不动状态中突然变为多动,或于多动中突然变为不动。产生该现象的原因尚不清楚,但多巴胺受体状况的改变是值得注意的。因为多巴胺受体一方面神经超敏,另一方面又失敏。超敏很可能是突触后多巴胺受体(D2)亚型增多,失敏可能是突触前多巴胺受体(D3)亚型丧失,失去反馈调控功能,不能调节多巴胺的适度释放。目前对这类患者的有效药物是多巴胺受体激动剂麦角碱类衍生物。其中溴隐亭较常用,其作用机制不同于左旋多巴。溴隐亭作用时程较长,减少开关现象出现机会;它能有效地直接兴奋突触后多巴胺受体,而不涉及突触前多巴胺受体功能;溴隐亭是伴有部分阻滞作用的混合型激动剂,有多巴胺受体激动剂与阻滞剂的双重特性,这种混合型作用可能有助于阻滞多巴胺受体出现低敏反应。

2.抗胆碱能药物

此类药物抑制乙酰胆碱的作用,相应提升多巴胺的效应。常用的有:安坦(Artane)2 mg,每日 3 次,可酌情适量增加;开马君(Kemadrin)5～10 mg,每日 3 次;东莨菪碱(Scopol amine)0.2 mg,每日 3～4 次;苯甲托品(Benytro pine)2～4 mg,每日 1～3 次。苯甲托品通过阻滞纹状体突触对多巴胺的重摄取而起作用,治疗强直的疗效比震颤好,运动不能的疗效最差。此类药有头昏、眩晕、视力模糊、瞳孔散大、口干、恶心和精神症状等不良反应。老年人偶有尿潴留。青光眼和重症肌无力患者忌用。

3.溴隐亭(Bromocriptine)

激动纹状体的多巴胺受体,其疗效比左旋多巴差,但可用于对左旋多巴失效者。现多与左旋多巴或复方多巴合用,作为它们的加强剂。与左旋多巴合用时可产生幻觉。开始时每日 0.625 mg,缓慢增加,但每日量不超过 30 mg。不良反应有恶心、头痛、眩晕、疲倦。肝功能障碍时慎用,禁用于麦角碱过敏者。

各种药物治疗虽然能使患者的症状在一定时间内获得一定程度好转,皆不能阻止本病的自然进展。长期服用药物均存在疗效减退或出现严重不良反应的问题。另外约 15% 患者药物治疗无效。

(二)外科治疗

对于药物治疗无效的患者,常采用外科治疗。学者们曾进行脊髓外侧束切断术、大脑脚切断术、大脑皮质区域切除术、脉络膜前动脉结扎术、开颅破坏豆状襻和豆状束等手术,终因手术风险大、疗效差而废弃。立体定向手术治疗帕金森病始于 20 世纪 40 年代,丘脑腹外侧核毁损术和苍白球毁损术曾是治疗帕金森病的热门手段,但疗效不能够长期维持,且双侧损毁术并发永久性构音障碍和认知功能障碍的几率较高,逐渐被脑深部电刺激术取代。脑深部电刺激术是 20 世纪 70 年代发展起来的,它最早用于疼痛的治疗,具有可逆性、可调节性、非破坏性、不良反应小和并发症少等优点,可以通过参数调整达到对症状的最佳控制,长期有效,不存在复发问题,并保留新的治疗方法的机会,现已成为帕金森病外科治疗的首选方法。该技术于 1998 年在国内开展并逐渐推广,取得了良好的临床效果。

1.丘脑毁损术

(1)手术原理:毁损丘脑腹外侧核可阻断与帕金森病发病相关的两个神经通路。一个是苍白球导出系即从苍白球内侧部,经豆状襻、豆状束、丘脑腹外侧核前下部到达大脑皮质(6 区)。阻断此通路,对解除肌强直有效。另一个来自对侧小脑,经结合臂核丘脑腹外侧核后部,到达大脑皮质(4 区)。阻断此通路,对解除震颤有效。根据帕金森病的发病机制,肌强直系因 γ 运动系统受抑制所致,震颤系因 α 运动系统亢进所致。阻断此两通路可恢复 α 和 γ 运动系统的平衡,达到治疗效果。这两个系统均经丘脑下方 Forel 区,然后向上和稍向外,进入丘脑腹外侧核的下部。此区为毁损灶所在。

(2)手术适应征:①诊断明确的帕金森病,以震颤为主,严重影响生活和工作能力。②躯体一侧或双侧具有临床症状。③一侧曾行 Vim 损毁手术的,另一侧可行电刺激手术。④年龄在 75 岁以下,无重要器官严重功能障碍。⑤无手术禁忌证。

(3)手术禁忌证:①严重精神智能障碍、自主神经功能障碍及有假性球麻痹者。②严重动脉硬化、心肾疾病、严重高血压、糖尿病、血液系统疾病及全身情况很差者。③主要表现为僵直、中线症状以及单纯的运动减少或运动不能者。④症状轻微,生活及工作无明显影响者。

(4)术前准备和评价:手术前应注意进行全面的体格检查。在手术过程中需要患者的完全配合,因此,对于言语表达能力困难的患者,术前应进行必要的训练,以便在手术过程医生和患者之间能顺利交流。由于手术在局麻下进行,可不给予术前用药,以保证整个手术过程中观察患者症状。一般在术前 1 天停药,对用药剂量大、对药物有依赖性的患者,可逐渐停药或不完全停药,只要在术中观察到症状即可;如果即使在"开"状态下患者症状仍然非常明显,则没有必要停药。术中应进行监护,保持生命体征平稳。术前应进行 PD 的震颤评分。

（5）手术步骤：靶点选择：丘脑腹外侧核包括腹嘴前核（Voa）、腹嘴后核（Vop）和腹内侧中间核（Vim），一般认为毁损 Voa 及 Vop 对僵直有效，毁损 Vop 及 Vim 对震颤有效，靠近内侧对上肢效果好，外侧对下肢效果好。靶点选择一般在 AC-PC 平面，后连合前 5～8 mm，中线旁开 11～15 mm。

靶点定位：①安装立体定向头架：患者取坐位将立体定向头架固定于颅骨上，安装时要使头架不要左右倾斜，用耳锥进行平衡；前后方向与 AC-PC 线平行。②MRI 扫描：安装好定位框后，将患者头部放入 MRI 扫描圈内，调整适配器，使扫描线与头架保持平行。进行轴位 T_1 和 T_2 加权像扫描，扫描平面平行于 AC-PC 平面。扫描层厚为 2 mm，无间隔，将数据输入磁带或直接传输到计算机工作站。③靶点坐标计算：各种立体定向仪的靶点计算方法不尽相同，可以用 MRI 或 CT 片直接计算，但较繁琐，可采用先进的手术计划系统（Surgiplan System），这套系统具有准确、直观和快速的特点。④微电极记录和电刺激：微电极技术可以直接记录单个细胞的电活动，可以根据神经元的放电类型，提供良好的丘脑核团生理学分析基础。

一般认为，丘脑内治疗震颤有效的部位是：①聚集着自发放电频率与震颤频率一致的神经元（震颤细胞）；②电极通过时，机械的损伤或小的电流刺激能够抑制震颤。试验性的靶点位置位于生理学资料确定的 Vim 核。由于 Vim 核被认为是运动觉的中继核，Vim 核高频刺激引起对侧肢体的感觉异常。刺激 Vim 核还可引起对侧肢体的运动幻觉，如果电极针位置太低，也可引起其他特殊感觉，如眩晕、晕厥或恐惧等。判断电极针是否位于正确的另一参数是震颤的反应，在 Vim 核内低频刺激（2 Hz）方可引起震颤加重，而高频刺激则可使震颤减轻，如果高频刺激在 1～4 V 电压范围内使震颤减轻，则表明电极针位置良好。在 Vim 核内存在由内到外的体表部位代表区，Vim 的最靠内侧为口面部代表区，最外侧即靠近内囊部位是下肢代表区，中部为上肢代表区。靶点位置应与震颤最明显的肢体部位代表区相对应，因此上肢震颤时位置应稍偏内，下肢震颤时偏外，靠近内囊。

麻醉、体位和手术入路：患者仰卧位于手术床上，头部的高低以患者舒适为准，固定头架，常规消毒头部皮肤，铺无菌单，头皮切口位于冠状缝前中线旁开 2.5～3 cm，直切口长约 3 cm，局部 1% 利多卡因浸润麻醉，切开头皮，乳突牵开器牵开。颅骨钻孔、电灼硬脑膜表面后，"十"字剪开，电灼脑表面，形成约 2 mm 软膜缺损，用脑穿针试穿，确定无阻力，以使电极探针能顺利通过，将立体定向头架坐标调整至靶点坐标后，安装导向装置。

靶点毁损：核对靶点位置后，先对靶点进行可逆性的毁损，射频针直径为 1.1 mm 或 1.8 mm，长度为 2 mm，加热至 45 ℃，持续 60 秒，此时要密切观察对侧肢体震颤是否减轻，有无意识、运动、感觉及言语障碍。若患者症状明显改善，而又未出现神经功能障碍，则进行永久性毁损，一般温度为 60 ℃～85 ℃，时间 60～80 秒，超过上述温度和时间，毁损灶也不会增大。毁损从最下方开始，逐渐退针，根据丘脑的大小，可毁损 4～6 个点，毁损期间仍要密切注意患者肢体活动、感觉及言语情况，一旦出现损害症状，立即终止加热。毁损完毕后，缓慢拔除射频针，冲洗净术野，分层缝合皮肤。

术后处理：手术结束后，在手术室内观察约 30 分钟，若无异常情况，将患者直接送回病房。最初 24～72 小时内，继续进行心电监护及血压监测，并观察患者瞳孔、神志及肢体活动情况，直至病情稳定为止。应将血压控制在正常范围，以防颅内出血。患者可取侧卧位或仰卧位，无呕吐反应者可取头高位。手术当日即可进食，有呕吐者暂禁食。切口 5～7 天拆线，患者一般术后 7～10 天出院。

术后是否服药应根据具体情况，若手术效果满意，患者本人认为不用服药已经可达到满意效果，即使另一侧仍有轻微症状，也可不服药或小剂量服用非多巴胺类制剂。当然，如果另一侧症状仍很明显，严重影响患者生活，则需继续服用抗帕金森病药物，其服药原则是以最小剂量达到最佳效果。

（6）手术疗效：丘脑毁损术能改善对侧肢体震颤，在一定程度上改善肌强直。而对运动迟缓、姿势平衡障碍、同侧肢体震颤无改善作用。各家报道震颤消失的发生率在 45.8%～92.0%，41.0%～92.0% 患者的肌强直得以改善。

（7）手术并发症：①运动障碍：运动障碍多为暂时性，但少数可长期存在。偏瘫发生率约 4%，平衡障碍约 13%，异动症发生率 1%～3%。多因定位误差、血管损伤、血栓和水肿等累及邻近结构所致。②言语障碍:术后发生率为 8%～13%。言语障碍表现为音量减小、构音障碍和失语症三种形式,多见于双侧手术与主侧半球单侧手术患者。言语功能障碍的发生与否,与术前言语功能无关。它们多为暂时性,常于数周后自行改善或消失。不过不少患者长期遗留有命名困难、持续言语症、言语错乱等。③精神障碍:发生率为 7%～8%。④脑内出血可因穿刺时直接损伤血管或损毁灶局部出血,CT 检查可及时确诊得到相应处理。

2.苍白球毁损术

(1)手术原理:在 PD 患者,由于黑质致密部多巴胺能神经元变性,多巴胺缺乏使壳核神经元所受到的正常抑制减弱,引起壳核投射于外侧苍白球(Gpe)的抑制性冲动过度增强,从而使 Gpe 对丘脑底核(STN)的抑制减弱,引起 STN 及其纤维投射靶点内侧苍白球(Gpi)的过度兴奋。STN 和 Gpi 的过度兴奋被认为是 PD 的重要生理学特征。这已被 MPTP 所致猴 PD 模型上的微电极记录和 2-脱氧葡萄糖摄取等代谢研究所证实。在 PD 患者也发现了类似的生理学和代谢改变。Gpi 过度兴奋的结果是通过其投射纤维使腹外侧丘脑受到过度抑制,从而减弱丘脑大脑皮质通路的活动,引起 PD 症状。一般认为 Gpi 电刺激术同苍白球毁损术(Posteroven tral Pallidotomy,PVP)的作用原理一样。也是通过减弱内侧苍白球的过度兴奋或阻断到达腹外侧丘脑的抑制性冲动而实现抗 PD 作用的。

(2)手术适应证:①原发性帕金森病至少患有下列四个主要症状中的两个:静止性震颤、运动迟缓、齿轮样肌张力增高和姿势平衡障碍(其中之一必须是静止性震颤或运动迟缓)。没有小脑和锥体系损害体征,并排除继发性帕金森综合征。②患者经过全面和完整的药物治疗,对左旋多巴治疗有明确疗效,但目前疗效明显减退,并出现症状波动(剂末和开关现象)和(或)运动障碍等不良反应。③患者生活独立能力明显减退,病情为中或重度。④无明显痴呆和精神症状,CT 和 MRI 检查没有明显脑萎缩。⑤以运动迟缓和肌强直为主要症状。

(3)手术禁忌证:①非典型的帕金森病或帕金森综合征。②有明显的精神和(或)智能障碍。③有明显的直立性低血压或不能控制的高血压。④CT 或 MRI 发现有严重脑萎缩,特别是豆状核萎缩,脑积水或局部性脑病变者。⑤近半年内用过多巴胺受体阻滞剂。⑥伴有帕金森病叠加症状如进行性核上性麻痹及多系统萎缩。⑦进展型帕金森病迅速恶化者。⑧药物能很好控制症状者。

(4)术前准备和评价:患者要进行全面的术前检查,所有患者术前应进行 UPDRS 评分、Schwab 和 England 评分、Hoehn 和 Yahr 分级,还应对患者进行心理学测试、眼科学检查,术前常规进行 MRI 检查,以排除其他异常。术前 12 小时停用抗帕金森病药物,以便使患者的症状能在手术中表现出来,至少术前 2 周停用阿司匹林及非激素类抗炎药物。全身体检注意有无心血管疾病,常规行血尿常规、心电图、胸透等检查,长期卧床及行动困难的患者,应扶助下床活动,进行力所能及的训练,以增强心功能。高血压患者应用降压药物使血压降至正常范围。如果患者精神紧张,手术前晚应用适量镇静药物。

(5)手术步骤:靶点选择和定位:MRI 检查的方法基本上与丘脑电刺激术相同。由于 Gpi 位于视乳头后缘水平、视束外侧的上方,为了精确的计算靶点,MRI 检查要清楚地显示视束。为使 MRI 能够很好地显示基底核的结构,可将 Gpe 和 Gpi 分别开来。在轴位像上,Gpi 通常占据一个矩形的前外侧的三角部分,这个矩形的范围是中线旁开 10～20 mm,在前后位像上 Gpi 从前连合一直延伸到前连合后 10 mm。Gpi 的靶点坐标是 AC-PC 中点前方 2～3 mm,AC-PC 线下方 4～6 mm,第三脑室正中线旁开 17～23 mm。

微电极记录和微刺激:微电极记录和微刺激对于基底核的功能定位是一种重要手段。利用微电极单细胞记录的方法先后在猴和人证实,苍白球内、外侧核团的放电特征不同,并发现 PD 患者通常在苍白球腹内侧核放电活动明显增加。因此,通过记录和分析单细胞放电特征、主被动关节运动和光刺激对细胞放电影响以及电刺激诱发的肢体运动和感觉反应,可以确定电极与苍白球各结构及与其相邻的视束和内囊的关系及其准确部位。微电极记录通常在预定靶点 Gpi 上方 20～25 mm 就开始,根据神经元的不同放电形式和频率,可以确定不同的神经核团和结构(如内、外侧苍白球)。根据由外周刺激和自主运动所引起的电活动,可以确定 Gpi 感觉运动区的分布,而且微电极记录可以确定靶点所在区域神经元活动最异常的部位。微电极还可以被用于微刺激以确定视束和内囊的位置。应用微电极和微刺激在不同部位(内、外侧苍白球,视束,内囊)可记录到特征性电活动,通过微刺激所诱发的视觉反应(如闪光、各种色彩的亮点)和所记录到的闪光刺激诱发的电活动,可以确定视束的位置。微刺激所引起的强直性收缩、感觉异常等表现则可用于内囊的定位。

体位、麻醉与入路:基本同丘脑毁损术,头皮切口应为中线旁开 3~3.5 cm。

靶点毁损:基本同丘脑毁损术。

术后处理:术后处理同丘脑电刺激术。

(6)手术疗效:苍白球毁损术对帕金森病的主要症状都有明显改善作用,尤其对运动迟缓效果好,它一般对药物无效或"关"期的症状效果明显,它对药物引起的症状波动和运动障碍也有很好的效果,对步态障碍也有作用。苍白球毁损术能够改善帕金森病患者个人生活质量,提高其生命活力和社会功能,而又不引起明显的认知和精神障碍。

(7)手术并发症:最近的许多研究表明,苍白球毁损术是一种死亡率和致残率较低的相对比较安全的手术。苍白球毁损术有可能损伤视束及内囊,因为这些结构就在苍白球最佳毁损位点附近,发生率约为 3%~6%。苍白球毁损术急性并发症包括出血、癫痫、视觉障碍、术后语言困难或构音障碍、意识模糊、感觉丧失、偏瘫、认知障碍等;远期并发症很难预测,需定期随访和仔细询问。

3.脑深部电刺激术(deep brains timulation,DBS)

(1)手术原理:①丘脑腹中间内侧核(Vim)电刺激术:由于 DBS 核毁损术作用于 Vim 都能减轻震颤,因而有人认为 DBS 可能是通过使受刺激部位失活发挥作用,而这种失活可能是通过一种去极化阻滞的机制而发生的。此外,DBS 可能是激活神经元,但这种激活可能通过抑制或改善节律性神经元活动来阻滞震颤性活动。②苍白球内侧部(Gpi)电刺激术:Gpi 电刺激术治疗帕金森病的机制可能与丘脑电刺激术类似。Gpi 电刺激术引起的帕金森病运动症状的改善,很可能是因 Gpi 输出减少引起的。而 Gpi 输出的减少是通过去极化阻滞直接抑制(或阻滞)神经元活动,或者是激活对 Gpi 神经元有抑制作用的其他环路(即逆行激活)而产生的。③丘脑底核(STN)电刺激术:与 Gpi 电刺激术类似。

STN 电刺激术对帕金森病的治疗作用也有几种可能的机制,包括:①电刺激直接使 STN 失活。②改变 Gpi 的神经元活动来激活 STN,这种改变可能是降低,也可能是阻滞其传导或使其活动模式趋于正常化。③逆行激动 Gpe,从而抑制 STN 及(或)丘脑的网状神经元,并最终导致丘脑神经元活动的正常化。

(2)电刺激装置与手术方法:①脑深部电刺激装置的组成:脉冲发生器(IPG),它是刺激治疗的电源。刺激电极由 4 根绝缘导线统成一股线圈,有 4 个铝合金的电极点。每个电极长 1.2 mm,间隔 0.5 mm。延伸导线连接刺激电极和脉冲发生器。程控仪和刺激开关(磁铁)。②手术方法:局麻下安装头架。CT 或MRI 扫描确定把点坐标。颅骨钻孔,安装导向装置。微电极进行电生理记录及试验刺激,进行靶点功能定位。植入刺激电极并测试,然后固定电极。影像学核实电极位置。锁骨下方植入脉冲发生器并连接刺激电极。③刺激参数的设置:DBS 的刺激参数包括电极的选择,电压幅度、频率及宽度,常用的刺激参数为:幅度为 1~3 V,频率为 135~185 Hz,脉宽为 60~90 μsec。患者可以根据需要自行调节,以获得最佳治疗效果而无不良反应或不良反应可耐受。可以 24 小时连续刺激,也可以夜间关机。

(3)脑深部电刺激术的优点:①高频刺激只引起刺激电极周围和较小范围(2~3 mm)内神经结构的失活,创伤性更小。②可以进行双侧手术,而少有严重及永久性并发症。③通过参数调整可以达到最佳治疗效果,并长期有效,即使有不良反应,也可通过调整刺激参数使之最小化。④DBS 手术具有可逆性、非破坏性。⑤为患者保留新的治疗方法的机会。

(4)脑深部电刺激术的并发症:①设备并发症:发生率为 12%,其中较轻微的并发症占了一半以上。感染的发生率仅 1%,而且仅在手术早期出现。设备完好率为 99.8%。②手术本身的并发症:与毁损手术并发症类似,但发生率低于毁损手术。③治疗的不良反应:包括感觉异常、头晕等,多较轻微且能为患者接受。

(5)脑深部电刺激术的应用:Vim 电刺激术,患者选择:以震颤为主的帕金森患者是 Vim 慢性电刺激术较好的适应证,双侧或单侧 DBS 手术都有良好的效果,Vim 慢性电刺激术对帕金森综合征患者的运动不能、僵直、姿势和步态障碍等症状是无效的。对一侧行毁损手术的患者,需要进行第二次另一侧手术以控制震颤,也是慢性电刺激术一个较好的适应证。术前准备:同丘脑毁损术。手术步骤:丘脑 Vim 慢性电刺激术的靶点选择和定位程序与丘脑毁损术是完全一致的,只是在手术的最后阶段,当靶点已经确定并进行合理验证之后,采用了另外两种不同的技术。丘脑 Vim 慢性电刺激术的手术程序可以分为四个步骤:①影像学解剖定位;②微电极记录和刺激;③电极植入并固定;④脉冲发生器的植入。

靶点选择:同丘脑毁损术一样,进行丘脑刺激术时其刺激电极置于丘脑 Vim,其最初解剖靶点位置为 AC-PC 平面、AC-PC 线中点后方 4～5 mm,中线旁开 11～15 mm。由于丘脑的解剖位置中存在个体差异,手术过程中还需对靶点进行生理学定位。

靶点定位:同丘脑毁损术。DBS 电极植入:将一个经过特殊设计的 C 形塑料环嵌入骨孔,这个 C 形环上有一个槽,可以卡住 DBS 电极,并用一个塑料帽将电极固定在原位。将一个带针芯的套管插入到靶点上 10 mm 处,套管的内径略大于 DBS 电极针。拔出针芯,将电极针通过套管内插入,经过丘脑的脑实质推进剩余的靶点上 10 mm 到达靶点。用一个电极固定装置,用于当拔出套管时将 DBS 电极固定在原位,保证 DBS 电极不移位。去除套管后,电极嵌入骨孔环上的槽内,用塑料帽将电极固定在原位。在这一阶段,电极针通过一个延伸导线连接在一个手持式的脉冲发生器上,并进行刺激,以测试治疗效果和不良反应。在许多情况下,由于植入电极时对靶点的微小的机械性损伤,有时出现微毁损效应,即患者的症状减轻或消失,这说明靶点定位准确。如果在一个很低的阈值出现不良反应,应该将电极重新调整到一个更加适当的位置。当保证电极位于满意的位置时,将 DBS 电极连接在一个经皮导线上,待术后调试,也可直接进行脉冲发生器的植入。

脉冲发生器的植入:常用的脉冲发生器是埋入式的,可程控的,配有锂电池,可以发送信号维持几年。其植入的程序类似于脑室腹腔分流,患者全麻,消毒头皮、颈部及上胸部皮肤,术前给予静脉应用抗生素,患者取仰卧位,头偏向对侧,在锁骨下 3 cm 处作一长 6 cm 的水平切口。在锁骨下切口与头皮之间做一皮下隧道,将电极线从锁骨下切口经皮下隧道送到皮下切口。电极线用 4 个螺钉与脉冲发生器相连并固定,在头皮切口处将 DBS 电极与电极线相连,缝合切口。

手术并发症:DBS 治疗震颤的并发症主要有三类:①与手术过程有关的并发症;②与 DBS 装置有关的并发症;③与 DBS 刺激有关的并发症。

立体定向手术导致的颅内出血发生率仅为 1%～2%。与 DBS 装置有关的并发症是机器失灵、电极断裂、皮肤溃烂及感染,这些并发症并不常见,发生率大约为 1%～2%。

与 Vim 刺激有关的并发症有感觉异常、头痛、平衡失调、对侧肢体轻瘫、步态障碍、构音不良、音调过低、局部疼痛等。应该注意的是,这些并发症是可逆的,而且症状不重。如果刺激强度能良好地控制震颤,这些并发症也是可以接受的。实际上,Vim 慢性电刺激术的不良反应本质上与丘脑毁损术的并发症相似,二者最大的区别是由 DBS 引起的不良反应是可逆的,而丘脑毁损术的不良反应是不可逆的。

手术效果:与丘脑毁损术相比,DBS 的优点是其作用是可逆性的。治疗震颤所用电刺激引起的任何作用,可以通过减少、改变或停止刺激来控制。DBS 另一个重要特征是可调整性,完全可以通过调整刺激参数使之与患者的症状和体征相适应。因此,DBS 技术的应用为药物难以控制震颤的手术治疗提供了新的手段。

Vim 刺激的效果已得到充分的证实,对帕金森病患者,控制震颤是 Vim 刺激唯一能够明显得到缓解的症状。治疗震颤最佳的刺激频率是 100 Hz 以上,抑制震颤的刺激强度为 1～3V,在 Grenoble(1996)报道的一大宗病例中,Vim 刺激使 86% 的帕金森病患者震颤在术后 3 个月消失或偶尔出现轻微的震颤;6 个月时帕金森病患者震颤控制为 83%。Benabid 对 80 例 PD 患者行 118 例(侧)电极植入,随访 6 个月至 8 年,震颤的完全和近完全缓解率为 88%。

Gpi 电刺激术:靶点选择和定位同苍白球毁损术。Gpi 位于 AC-PC 中点前 2～3 mm,AC-PC 平面下方 5～6 mm,中线旁开 17～21 mm 处。研究发现,STN 活动的增强及其导致的 Gpi 活动增强在帕金森病中起重要的作用。应用苍白球腹后部切开术(PVP)对运动不能及僵直进行的有效治疗中得到证实,一组117例患者综合分析显示,UPDRS运动评分改善率为29%~50%。Laitinen(1992)统计苍白球切开术的并发症发生率为14%,主要有偏瘫、失用、构音困难、偏盲等。双侧苍白球切开术更易致严重不良反应及并发症。而应用微电极记录及刺激术只能使这些并发症的发生率略有下降。尽管如此,用双侧Gpi刺激术治疗左旋多巴引起的运动障碍或开关运动症状波动时,所有患者的运动障碍都有改善。因此,Gpi刺激术为双侧苍白球切开术的一种替代治疗,但Gpi刺激术后患者抗帕金森药物用量无明显减少。

STN电刺激术:STN电刺激术的靶点参数为AC-PC中点下方2~7mm,中线旁开12~13mm,但因为STN为豆状,体积小(直径约为8mm),而且周围没有标志性结构,故难以将刺激电极准确植入STN。

Benabid及其同事对有严重僵直及运动迟缓的患者进行STN刺激术证实,包括步态紊乱的所有PD特征性症状均有明显效果。一组58例病例综合分析,在双侧刺激下,UPDRS运动评分改善率为42%~62%,单侧者为37%~44%。双侧STN刺激还可缓解PD患者书写功能障碍,一般认为STN是治疗PD的首选靶点。

STN电刺激术较少有严重的不良反应。年老及晚期的帕金森病患者术后可能有一段意识模糊期,偶尔也伴有幻觉,时间从3周到2个月不等。近年来,STN刺激术已被用于临床,与丘脑电刺激术及苍白球电刺激术相比,STN刺激术似乎能对帕金森病的所有症状都起作用,还可以显著减少抗帕金森病药物的用量,并且其治疗效果比Gpi电刺激术更理想,STN电刺激术主要适应证是开关现象,也能完全控制震颤。

总之,应用DBS治疗帕金森病,应根据需治疗的症状选择靶点。DBS仅仅是在功能上阻滞了某些产生特殊帕金森病症状中发挥重要作用的靶点,但由于它具有疗效好、可逆、永久性创伤轻微、适于个人需要、能改变用药等优点,DBS正成为立体定向毁损手术的替代治疗方法。

(郭良波)

第二节　肌张力障碍

肌张力障碍(dystonia)又称扭转性肌张力障碍、变形性肌张力障碍、豆状核性肌张力障碍。临床上以肌张力障碍和四肢、躯干甚至全身缓慢而剧烈的不随意的扭转为特征。按病因可分为原发性和继发性两型,以前一型为常见。

一、病因和病理

1.原发性扭转痉挛

原发性扭转痉挛又称变形性肌张力障碍(dystonia musculorm deformans,DMD)。病因不明,多为散发,但少数病例有家族史,呈常染色体显性、常染色体隐性或X连锁隐性遗传。

2.继发性扭转痉挛

可能是感染或中毒引起,其次是胆汁色素沉着于基底核。外伤、基底核区肿瘤、血管畸形亦可诱发。

病理尚未发现特殊形态学改变。非特异性的病理改变包括基底核的尾状核和壳核的小神经元变性和萎缩,基底核的脂质及脂色质增多。生物化学上认为,中枢神经系统多巴胺能活性增加或减少都可以引起发病。

二、临床表现

本病常见于7~15岁之间儿童和少年,40岁以上发病罕见,主要是躯干和四肢的不自主痉挛和扭转,但这种动作形状又是奇异和多变的。起病缓慢,往往先起于一脚或双脚,有痉挛性跖屈。一旦四肢受累,近端肌肉重于远端肌肉,颈肌受侵出现痉挛性斜颈。躯干肌及脊旁肌的受累则引起全身的扭转或作螺旋形运动是本病的特征性表现。运动时或精神紧张时扭转痉挛加重,安静或睡眠中扭转动作消失。肌张力在扭转运动时增高,扭转运动停止后则转为正常或减低,变形性肌张力障碍即由此得名。病例严重者口齿不清,吞咽受限,智力减退。一般情况下神经系统检查大致正常,无肌肉萎缩,反射及深浅感觉正常,少数患者因扭转发生关节脱位。

三、诊断和鉴别诊断

扭转痉挛是以颈部、躯干、四肢、骨盆呈奇特的扭转为特征,因而诊断可一目了然。但本病应与下列疾病鉴别。

1.肝豆状核变性

多发生在 20～30 岁之间,病程进展缓慢不一,继之出现肢体震颤,肌张力增高,构音困难。肝豆状核变性时肢体震颤多为意向性震颤,有时为粗大扑翼样。肌张力增高为逐渐加剧,起初多限一肢,以后扩散至四肢和躯干。若肌强直持续存在,可出现异常姿势。此类患者常伴有精神症状,角膜上有 K－F 氏环。

2.手足徐动症

若为先天性多伴有脑性瘫痪,主要是手足发生缓慢和无规律的扭转动作,四肢的远端较近端显著,肌张力时高时低,变动无常。扭转痉挛主要是侵犯颈肌、躯干肌及四肢的近端肌,而面肌与手足幸免或轻度受累,其肌张力时高时低,变动无常。症状性手足徐动症,常由脑炎后、肝豆状核变性或核黄疸引起。

3.癔症

癔症性的不自主运动容易受暗示的影响,而且往往有精神因素为背景。再者,症状的长期持续存在可有力的排除癔症的可能性。

四、治疗及预后

1.药物治疗

目前尚无肯定的有效药物。有助于缓解肌张力障碍的药物包括镇静剂、肌松剂、抗震颤麻痹药等。

2.手术治疗

药物治疗无效者可使用立体定向毁损术或脑深部电刺激术。早在 20 世纪 50 年代,人们就开始用损毁术治疗某些肌张力障碍性疾病并获得了一定疗效,其损毁的靶点为丘脑腹外侧核和苍白球腹后部。单侧损毁术对肌张力障碍有一定的治疗作用,但双侧损毁术因并发构音障碍和认知功能障碍的几率较高,现已很少应用于临床。随着 DBS 治疗 PD 取得满意疗效,DBS 也逐渐成为治疗肌张力障碍首选方法。

患者的选择方面,一般认为原发性者术后效果较好,尤其对由于 DYT1 基因突变引起的肌张力障碍患者能得到显著疗效。对于继发性肌张力的患者,DBS 的疗效不一,其中对于产伤、弥漫性缺氧导致的肌张力障碍,DBS 疗效相对较差,而对于外伤和药物引起的肌张力障碍(也称迟发性肌张力障碍)的改善非常显著。国外选择的 DBS 刺激部位主要为 Gpi 和 Vim。其中,Gpi 被认为是治疗肌张力障碍的首选靶点,刺激双侧苍白球可以改善各种类型的严重的肌张力障碍患者的症状。但也有选择非传统部位进行刺激的范例,Ghika 等报道了应用双侧丘脑腹前核(Voa)的高频 DBS 刺激(Voa-DBS)显著改善了患者症状。国内近年采用 STN-DBS 治疗肌张力障碍也取得显著疗效,开创了脑深部电刺激 STN 治疗肌张力障碍的先河。

3.并发症及后遗症

立体定向靶点毁损术的有效率为 42%～77%,Cooper 统计,手术并发症发生率在 18% 左右,主要表现为术后肌张力明显下降、行走不灵活,特别是下肢行走有拖拉步态。少数患者出现言语更不清晰。脑深部电刺激术后并发症同帕金森病治疗。

4.预后

原发性肌张力障碍的转归差异较大,起病年龄和部位是影响预后的两个主要因素。起病年龄早(15岁以前)及自下肢起病者,大多不断进展,最后几乎都发展为全身型,预后不良,多在起病若干年后死亡,自行缓解甚少。成年期起病且症状自上肢开始者预后较好,不自主运动趋向于长期局限于起病部位。常染色体显性遗传型预后较隐性遗传型好,因为前者起病年龄晚且多自上肢起病。

(郭良波)

第三节　慢性进行性舞蹈病

慢性进行性舞蹈病(Huntington chorea,HC)又称 Huntington 舞蹈病,是以慢性进行性舞蹈动作和痴呆为特征,是基底核和大脑皮质变性的一种显性遗传性疾病。

一、病因和病理

本病为典型的常染色体显性遗传性疾病。新近分子遗传学研究(重组 DNA 技术)发现异常的基因位于第 4 号染色体,每一代的平均患病率为 50%,男、女同样受累。家族中可能有其他神经系统疾病,如智能低下、癫痫、强迫性抽搐和偏头痛等。

病变主要侵犯基底核和大脑皮质,尾状核及壳核萎缩最严重。小神经节细胞严重破坏和减少,并发脱髓鞘改变,且常伴有明显的胶质细胞增生。大脑皮质的突出变化是皮质萎缩,特别是第 3、5 和 6 层的神经节细胞丧失及合并有反应性胶质细胞增生。在组织学改变之前,PET 检查可发现上述部位的葡萄糖的利用减少。

1957 年 Carlson 等提出基底核多巴胺(DA)含量过多引起多动症。亦有人发现纹状体中多巴胺与乙酰胆碱(Ach)受体的数目减少。还有认为本病患者纹状体中生长抑素(somatostatin)增多等不同看法。

二、临床表现

本病可于 20~50 岁之间起病,最常发生于 35~45 岁之间的成年人。成年人发病后病情不断恶化。首先是间歇性耸肩或手指抽搐等不自主动作,可侵犯面肌、躯干肌及四肢肌。主要表现为慢性进行性舞蹈样动作,动作缓慢而粗大,同时伴有智力衰退和性格改变。舞蹈样动作和精神症状可以先后相差数年出现。舞蹈动作是迅速、跳动和多样无目的的不自主运动,但绝不是刻板不变的。由于肢体不规则的屈伸,行走常跌倒。舞蹈样动作不能自行克制,情绪紧张时加重,静坐或静卧时减轻,睡眠时消失。除舞蹈样动作外,可有肌张力减低,各关节过度伸直,肌力减低,腱反射亢进、减低或暂时消失。另外精神衰退逐渐明显,如记忆力下降、注意力不集中,最后痴呆。个别患者除了不典型的慢性进行性舞蹈病外,尚可出现癫痫(包括肌阵挛性发作)、遗传性共济失调、偏头痛及肌病等。

三、诊断和鉴别诊断

根据患者的舞蹈样动作及阳性家族史,可考虑慢性进行性舞蹈病。主要依据:①有遗传史;②中年(35~45 岁)起病;③舞蹈症状进行性加重;④进行性痴呆;⑤头颅 CT 检查因尾状核严重萎缩而显示脑室扩大,侧脑室形态呈特征性的蝴蝶样;⑥用 18-氟脱氧葡萄糖作 PET 检查可发现患者或其后代的尾状核及壳核的葡萄糖代谢降低。但必须注意与以下一些疾病相鉴别:

(1)风湿性舞蹈病:多见于儿童与青年,常伴发于风湿病。多在 5~15 岁之间发病,女多于男。患儿除舞蹈样动作外,很少见于活动性关节炎的患儿。其他化验亦可无显著异常,常于 1~3 个月后好转,偶有延续年余者。Huntington 舞蹈病病程长,为进行性加重。

(2)电击样舞蹈病(Bergeron):患者肌肉像触电样运动,引起头、肩、前臂、小腿、舌等猛烈动作,每分钟 3~6 次,一般在数天至数周内自愈。

(3)系统性红斑狼疮:有时并发舞蹈病,亦有以舞蹈病为首发症状者,但是系统性红斑狼疮常伴有皮肤损害,并且呈对称性,80% 伴有关节痛,临床上经历了一个器官受累到多器官受累的表现。

（4）Lesch－Nyhan综合征：是由核酸代谢障碍所致的疾病。为性连锁隐性遗传,通过女性携带病态基因。神经系统方面的表现有智力衰退、痉挛性脑性瘫痪、不自主运动（舞蹈——手足徐动）及特别显著的自伤行为。同时由于体液中尿酸盐含量增高而可发展为泌尿系结石和痛风性关节痛。全身也可能有贫血、营养不良及骨骼、消化道的先天畸形。患儿脑中次黄嘌呤－鸟嘌呤磷酸核糖基转移酶活性降低或消失。

（5）脑炎、肝豆状核变性、脑血管病患、缺氧和铅、镁、汞等慢性中毒时也会发生症状性舞蹈病,应注意鉴别。此外,各种甲状旁腺功能低下时,也可伴有发作性舞蹈——手足徐动的不自主动作。

四、治疗及预后

1.药物治疗

（1）对抗多巴胺功能的药物：因HC患者中枢DA功能加强,Ach功能减弱,故可用DA对抗剂。如丁酰苯类中的氟哌啶醇、酚噻嗪类中的氯丙嗪与奋乃静等。或阻止中枢储藏DA的药物,如利血平及丁苯喹嗪药物。

（2）增加中枢GABA含量的药物：如异烟肼、丙戊酸钠等。

（3）GABA激动剂：蝇蕈醇（muscimol）属此类药物。

（4）加强Ach的药物：如水杨酸毒扁豆碱。

上述药物虽然可取得一定疗效,但是不令人满意。

2.手术治疗

对于舞蹈症状特别严重而智能下降较轻者,可行立体定向手术治疗。手术适应证:凡年龄在16岁以下,65岁以上,病程超过一年以上;在各种治疗下无效,又无其他特殊性疾病,可考虑定向手术。禁忌证:由风湿、妊娠引起的急性脑炎症状;肿瘤引起的舞蹈动作;有明显智能低下者。常采用的毁损靶点有VL（Voa Vop）、Pm和Forel－H区。安徽省立体定向神经外科研究所对6例患者行VL毁损,术后舞蹈动作均显著减少,无并发症发生。Kandel（1989）报道17例HC治疗效果,其中7例良好,5例改善,3例无效,2例不详。

3.预后

本病进行性发展,终末期痴呆多甚明显,病程一般可持续10～20年。平均于起病后15～16年死亡。

（郭良波）

第十八章

癫痫的外科治疗

第一节　癫痫外科治疗的基本原理

癫痫的基本原因是脑皮质内出现高幅的爆发性的放电区域,称"产痫灶"。在未发作时,产痫灶好像是一簇火种,不断地发出单位放电,在脑皮质上或头皮上可以记录到尖波或棘波。在合适的条件下产痫灶的活动突然活跃起来,向周围扩展,引起邻近神经元的同样放电,并沿着一定的神经通路传向远处,于是引起一次癫痫发作。因此对于产痫灶的深入了解,特别是关于它的生物学特性、确切的位置及界线、放电时的能量来源、放电活动的扩散及传播途径的规律等,将对手术控制癫痫发作具有重大实际意义。

一、间歇期的活动

在头皮上或暴露的脑皮质上做脑电波描记可以见到棘波活动,一般认为是鉴定癫痫的一个标志。这种棘波电位来自神经元的突触后活动,与神经元体部、轴突的动作电位关系不大,胶质细胞不参与这种电位的形成。因此,用脑电图中棘波活动来确定脑皮质中病灶的定位及手术中确定癫痫灶的位置是有一定价值的。但是在任何神经元的集结点上,对同步的突触输入都可用放发棘波的形式来反应,因此单凭这点还有不足,还可出现误解。例如,在脑皮质上的某一小范围内用番木鳖碱处理,可使该区诱发棘波,表面上看它与痫性棘波十分相似。如果记录是在远离发放点的脑皮质上进行,那么就很难区别这是番木鳖碱诱发的皮层放电,还是由远处产痫灶经单突触投射扩散而来的棘波。因此,除了棘波发放以外,还需要增加其他的鉴定标准,这就要求对"产痫灶"内各神经元群(神经核)或各个别神经元进行检查。采用微电极技术在猴的实验性癫痫中已经取得很多线索,可以见到在产痫灶的神经元中有多种过度活动形式。其中最常见的是间隙期单位放电。这是一种有规则的、反复的动作电位爆发,其频率高达 200 次/秒以上,甚至可达 900 次/秒,在一次爆发过程中频率往往只有增高而不减少,爆发常于 1s 内重复 5～15 次,比较刻板;在每一阵爆发中很少再有棘波发放。爆发还有一个特征就是每一阵的第一个放电后面都随有一较长的间歇。另外,其随后的放电波都具有一波切迹。见到这些特征即可以肯定地认为这是棘波灶的发源地或称起步点。产生这爆发波的神经元称起步神经元。在治疗癫痫的手术过程中,对产痫灶中的神经元,也进行了同样的检查,证实人的癫痫与猴的实验性癫痫中所见的情况完全相似,高频率的爆发性放电与在猴的实验性癫痫中所见的完全一样,而且第一个波后有一较长的间歇。由于正常脑内神经元不会出现这样的高频爆发,可以预料这种放电信号将对邻近的神经元引起超出寻常的影响。以正常脊髓运动神经元为例,如果它的许多突触终端中有 2% 受到不同步的传入信号影响,就能使它从静止状态下变为能产生慢节律的放电细胞,或使它原有的放电频率大大增加。据估计,运动神经元的输入中只要有 8% 达到 20 次/秒频率,就可使该神经元变为有较高放电频率的细胞。癫痫神经元的放电频率远远超过 20 次/秒,常常可达到 200～900 次/秒。若将癫痫发作时的频率按 200 次/秒计算,那么只需要它投射到另一神经元的 80 个突触点上,就可使该神经元发生突触后高频放电。每一个脑皮质神经元约有 6 万个突触点,这样只要有不到 0.2％的突触点受到癫痫放电的兴奋就可以成为另一个放电细胞。由此可见,癫痫爆发放电的传布比正常脑皮质神经元的放电形式其效率要高得多。在产痫灶内可以有一群这样的原发癫痫爆发神经元,它们与四周正常神经元的突触联系相当广泛,使正常神经元不断地参与到癫痫灶内从而扩大了产痫灶的范围。这就造成即使在细胞水平,仍不容易区别出哪一个神经元是癫痫的起始者,哪一个是跟随者。

产痫灶在形态上也有其特征。灶内神经元的数目减少,保留的神经元体积变小,为增生的星形细胞所隔开。在 Golgi 染色中可见树突的数量大为减少,树突的外形也变得异常。这种变化越离产痫灶远越不明显。这与电生理记录到的情况是完全一致的,在产痫灶区内可以记录到最大的过度单位活动,离开该区数毫米处活动就渐趋正常了。从癫痫神经元的形态改变及它不能被通常所用的方法所激发,提示这种神经元是失去部分神经突触的神经元。正如肌肉失去了神经支配很容易发生过度收缩一样,去神经的神经元极易产生过度活动。在癫痫患者中常可见脑部有因外伤、肿瘤、血管病变、缺氧性改变所引起的瘢痕,这引起神经元群失去部分树突。有证据表明,癫痫的起步活动是始于这有病变的树突。正常神经元的突触活动使局部突触后膜去极化。而起于病变树突的缓慢突触电位降低了细胞体膜电位,使低阈的轴丘膜被激化而触发了一动作电位。在癫痫神经元中,去神经的病损突触处发生"漏电"并形成一定电位。另外,机械的变形也可引起局部去极化而形成电位。这些电位合在一起可触发轴突近端或始端的反复放电。另一种可能是动作电位可发生于癫痫神经元膜以外的其他不正常部位,其中最可能的是树突。当余下的突触冲动输入到这神经元时可以触发一阵放电。树突的异常包括膜的变化,有钾的漏出。如组织间液钾的浓度超过了阈值,即可触发一重复的放电过程。病灶处的瘢痕改变或星形细胞的代谢活动都可使细胞外钾离子浓度维持于高水平,故都趋向于加重这一过程。此外,参与反复活动的细胞轴突终端兴奋性也有改变,单独一个棘波发放就可使轴突发生一连串反复的动作电位。有人认为这可能是由于能形成电位的钠泵被激活的结果。这种反复的轴突发放也使肌肉及脊髓内单突触反射发生反复放电。钾离子的增加加剧了这一过度极化过程。已经证实在癫痫灶内确有大量钾离子的渗入。目前公认的抗痫药苯妥英钠的药理作用就在于抑制脊髓内的强直后放电及强直后电位。以上机制提供了见于癫痫灶内的一些放电类型,并解释了癫痫爆发的第 1 个棘波后面有一较长的间歇的特征。

癫痫神经元是处于连续不断地活动着并间歇地爆发放电,其动作电位经轴突传递到下一个神经元。在间歇期可记录到的异常脑电活动只是在偶然的条件下才发展成临床上的抽搐。抽搐时所产生的信号足以阻断邻近正常神经组织的功能。这便是为什么切除了产痫灶后常反而可使运动功能改善的原因。间歇期的连续活动对正常脑活动的影响具有一定临床意义。当药物控制了癫痫发作,在脑电图上仍能记录到间歇期的脑电活动特征,伴同的行为变态亦可继续存在。再增加药量使脑电活动进一步好转,则行为变态亦将明显好转。由此可见间歇期的癫痫波活动并非毫无作用的。在动物实验性癫痫中已经查明这种间歇期癫痫放电活动需要较多的能源,因此它可引起神经元结构上的改变,甚至促使它早些死亡。在实验性癫痫中还见到在癫痫发作过程中有些癫痫灶邻近的神经元可以死亡。由此可以了解积极寻求癫痫发作的有效治疗是十分迫切的。

二、发作期的活动

上述间歇期活动不定期的变得强烈起来,终于发展成一次癫痫抽搐,这时的活动称发作期的活动。发生这种活动的机制尚不很清楚。精神紧张、代谢紊乱,均可能具有作用;女患者的经期中亦较易引起发作;饮酒常为促使发作的诱因。很多发作出现于睡眠的某些周期,可能与脑皮质的兴奋性在这些周期中有增高之故。通过癫痫神经元单细胞电活动记录,可以发现原来间歇期爆发放电的频率不断增加,直至达到 1000 次/秒,于是就引起该癫痫神经元的强直性放电,癫痫发作即告开始。

癫痫灶内的爆发放电循两个途径传布:快速地将癫痫放电通过皮层的投射径路传向远处组织,这一传布方式称弥漫性或全身性传布。较缓慢地在局部传布至邻近大脑皮质,称局部传布。

局部传布最显见的实例为 Jackson 的扩散型癫痫。在脑皮质上局部放电范围扩散的速度约为

5mm/min。因此,它引起邻近皮层的放电常需数分钟。这种扩散的机制很可能与癫痫神经元于过度活动时释放出大量钾离子入组织间液,引起邻近神经元的去极化,使癫痫阈值降低有关,但亦不排除局部神经元之间的突触间传布的可能性。

全身性传布是通过癫痫神经元的轴突将发作初期的信号广泛地扩散到脑的各部,包括所有与该轴突有直接联系的结构,如皮层下核群、基底核、丘脑、中脑的网状结构等。远离病灶区的神经元在受到高频的传入冲动后,出现膜的过度去极化及发放强直性动作电位的反应,通过它们的轴突投射又激发了另一批神经元,这样使发作过程变为全身性。临床的表现形式将取决于最初发放的神经元。做癫痫神经元细胞内电记录可发现有强直与阵挛两种过程,随着出现一较持续的过度极化现象,在这以后有一特征性的发作后电静止现象。产生这种抑制现象的机制尚不很清楚,但有学者提出这可能是丘脑内侧或中脑网状结构抑制环路积极活动的结果,也是癫痫发作所以能突然自行停止的机制。

三、其他改变

当癫痫发作不久,受到影响的皮层区域血流量明显地增加,同时脑部能量的消耗大于它的补充,因此脑内能量储备显著减少。尽管此时葡萄糖的摄取增加并迅速转化为乳酸等代谢产物,但距需要仍有不足,因此当发作停止后,脑内出现反应性充血。过去曾一度认为代谢的不足是癫痫后发生抑制的原因,在近年的研究中未能得到令人信服的证据。同样,能量代谢的改变是癫痫发作的基础一说亦存在很多疑问。从形态上及生理上看许多迹象都表明膜的异常可能与产痫灶内神经元的特性改变有关。神经元内外单价阳离子在分布上的差别主要是依据镁的成分及钠、钾三磷酸腺苷酶系统。细胞的呼吸代谢对维持这一系统起着重大的作用,因有 $30\%\sim50\%$ 的细胞能量是由阳离子转移速度来控制的。在产痫灶内神经元膜的稳定性具有一些缺陷,相信不久在这方面可能会引出新的结论来。

四、遗传因素

癫痫具有遗传因素已为一般所公认,特别是失神性小发作及颞叶癫痫,往往是由不规则的常染色体显性基因传递。曾有人调查脑电图中显示有棘慢波癫痫患者的后代,发现同胞中在脑电图中出现有棘慢波改变者高达 37%。而正常对照组患者的后代同胞中只有 5% 有这现象。另外,调查局灶性癫痫而手术的患者的家族及其子代同胞,发现在脑电图上出现异常的比例要比对照组显著增高。此外,癫痫患者尚有家族性低"惊厥阈值",任何皮层损害都较容易触发癫痫发作。

(李 崇)

第二节 癫痫的分类

长期以来,出于人们对于各种癫痫发作的确切机制不够清楚,脑部涉及的解剖部位不够明确,引起发作的原因又各不相同,致使癫痫发作的统一分类难以决定。临床医师往往根据各自的需要制订了按年龄、发作表现、脑电图改变、解剖部位、病因、药物治疗的反应等各种分类方法。这些方法至今尚有较大实用意义。自 1964 年以来,在国际抗癫痫协会的努力下曾集合部分专家意见制订了一套癫痫统一分类的国际方案,1969 年又做了修订。这套分类虽被认为是国际上通用的标准分类,但仍有许多方面未能被普遍接受。1979 年 10 月我国的部分神经病学工作者与脑电图专业人员在青岛举行了癫痫座谈会,对癫痫的分类做了讨论,最后在国际统一分类的基础上,提出了我国的分类意见。这些分类将于下面逐一介绍。作为神经外科医师在开展癫痫的手术治疗时,必须对它有所了解。但在外科实践中以起病年龄及病因的分类仍有较大用处,亦予一并介绍。

一、根据癫痫起病年龄的分类

起病年龄的不同癫痫的病因亦有不同,因此可根据患者起病的年龄大致推测病因,有助于做出临床诊断(见表18-1)。

表 18-1　根据癫痫起病年龄分类

起病年龄(岁)	癫痫名称	常见病因(按次序排列)
0～2	新生儿癫痫	围产期损伤、代谢紊乱、先天畸形
3～10	儿童期癫痫	围产期损伤、发热惊厥、脑损伤、特发性癫痫
11～20	青少年期癫痫	特发性癫痫、脑损伤、围产期损伤
21～35	成人期癫痫	颅脑损伤、脑肿瘤、围产期损伤
36～55	中年期癫痫	脑肿瘤、颅脑损伤、动脉粥样硬化
56～70	衰老期癫痫	动脉粥样硬化、颅内新生物

二、根据癫痫发作的病因分类

(一)有大脑病变者

(1)扩张性病变:新生物、脑脓肿、脑寄生虫病。

(2)脑瘢痕形成:脑损伤、脑部感染后。

(3)脑局部萎缩:脑受压、脑缺血、脑部感染后。

(4)脑内囊变:脑血管栓塞后、脑出血后。

(5)弥漫性脑病变:脑变性病、脑感染后、脑硬化。

(6)脑血管病:脑动脉粥样硬化、脑动静脉血管畸形、脑梅毒。

(7)其他:脑先天畸形。

(二)未能查见脑部病变者

(1)脑中央性癫痫(特发性癫痫):脑皮质下功能紊乱。

(2)中毒及发热性癫痫:脑外原因。

(3)低血糖性癫痫:脑外原因。

(4)其他:血管神经及循环中断等。

三、根据癫痫灶部位分类

局灶性大脑癫痫(症状性癫痫)放电部位主要为大脑半球灰质、大脑皮质;脑中央性癫痫放电部位为脑干上部、脑中央系统;非局限的大脑性癫痫放电部位弥漫分散,或脑外原因。

四、根据发作时的表现及脑电图特征分类

大发作脑电图中脑波节律较快,精神运动发作脑电图中脑波节律缓慢,小发作快活动与慢活动交替出现(每秒3次波),变异性小发作不典型的快波与慢波结合。

五、国际统一分类

(一)部分性发作或开始于局部的发作

1.部分性发作表现为简单的症状

(1)运动性症状(包括Jackson扩展型、阵挛型、强直型、逆转型及姿势性发作)。

(2)感觉性症状(包括躯体感觉、特殊感觉如视、听、旋转、味、嗅等)。

(3)自主神经性症状(如胃肠、血管、呼吸、泌尿生殖系症状)。

(4)综合性症状(以上各种症状的综合)。

2.部分性发作表现为复杂的症状

(1)有意识障碍。

(2)精神运动性包括自动症、复杂行为等。

(3)精神感觉性包括幻觉、错觉、妄想等。

(4)自主神经性如自主神经功能紊乱、性功能改变等。

(5)思维性如意识紊乱、记忆减退、识别障碍、强迫思维、朦胧状态等。

(6)情绪性如恐惧、欣快、抑郁、攻击性反应、儿童行为问题等。

3.部分性发作有继发的全身性扩展

多数为强直阵挛性。

(二)全身性发作起病时就有两侧对称性发作

(1)失神简单的及复杂的。

(2)强直阵挛性发作即大发作。

(3)婴儿痉挛发作(又称过度节律紊乱)。

(4)阵挛性发作。

(5)强直性发作。

(6)强直阵挛性发作。

(7)无张力性发作(又称垂头发作)。

(8)不动性发作。

(三)单侧或以单侧为主的发作

见于新生儿或婴幼儿,临床及脑电图表现与上述婴儿痉挛相同,但放电活动主要限于一侧。

(四)不能分类的发作

由于资料或记录不全的发作都包括在内。

六、我国1979年制订的癫痫分类方案

(一)部分性(局灶性)发作

1.具有简单症状的部分性发作

单纯运动性、单纯感觉性、特殊感觉性、扩延性(Jackson型发作)、局限发作继发全身性发展,其他如转侧性、躯体抑制性、失语性等。

2.具有复杂症状的部分性发作

复杂部分性发作(颞叶癫痫发作)包括单纯意识障碍、精神运动性发作(行为自动症、口咽自动症)、精神感觉性发作、情感障碍及以上各类的综合。

(二)全身性发作

1.全身性惊厥发作

强直阵挛性发作(大发作),强直性发作(儿童多见),阵挛性发作(儿童多见),肌阵挛发作,婴儿痉挛,变异性小发作(Lennox-Gastaut综合征)。

2.全身性非惊厥性发作

典型失神小发作、失张力性发作、自主神经性发作、混合性发作、其他如癫痫持续状态、反射性癫痫及以上不能分类的发作。

注意不要将失神小发作与大发作的不完全发作相混淆。

(李　崇)

第三节　癫痫的临床表现

神经外科医师在选择病例进行手术治疗之前,必须对各种不同类型的癫痫有一概要的认识。在临床上许多局灶性发作尽管在脑电图记录中可见到不正常放电灶,但通过仔细的检查却找不到病因;反之在全身性发作中尽管脑电图中没有明确的局灶性放电灶,但有的却病因明确。为此这里将把较常见的癫痫类型的表现做一简要介绍。

一、婴儿期癫痫

在此期内婴儿大脑发育尚未成熟,脑神经元的兴奋阈值比较低,发生惊厥的机会极为普遍。如在此期内发作频繁,可使脑的发育受阻,脑内正常神经元的数目减少,脑重量不足,引起患儿的智力发展迟缓,癫痫的机会增多。在这期内发病率最高的是 4 个月之前,此后则发病率渐次减少。发作的表现常为眼、口角、脸部或肢体的分散抽搐,很少为全身性抽搐。如出现全身性抽搐则常同时伴有呼吸抑制。这种抽搐发作的预后较差,约 1/4 的患儿最终将导致死亡,另有半数则发作反复出现。因此对这类癫痫发作应力求找出原因并加以纠正,尽快地控制发作,每多发 1 次都可给婴儿造成不可逆的损害而导致痴呆。这时期癫痫发作的常见病因如下。

(一)代谢紊乱或中毒

代谢紊乱或中毒见于血钙过低、低血糖、低血镁、血钠过低或过高、血胆红素过高、碱中毒、维生素 B 缺乏症、窒息、血氨过高症等。

(二)遗传因素

遗传因素常见于精胺酸尿症、苯丙酮尿症、酪胺酸尿症、多发性神经纤维瘤病、结节硬化症、家族性脾性贫血(Gau-Cher 病)、家族性黑矇性白痴(Tay-Sachs 病)、类脂质细胞增多症(Niemann-Pick 病)、先天性大脑发育畸形及第 13/16 染色体三倍畸形等。

(三)损伤性病变

损伤性病变如分娩时的颅内出血、窒息等。

(四)脑血管性病变

脑血管性病变如非损伤性颅内出血、维生素 K 缺乏、血小板缺乏性紫癜、脑动静脉血管畸形、先天性颅内动脉瘤、主动脉弓先天狭窄、特发性蛛网膜下隙出血等。

(五)感染性病

感染性病如脑脊髓膜炎、脑炎、败血症、脑脓肿、弓形体脑瘤等。

二、婴儿性痉挛

常发生于 5～6 个月以后的婴儿。主要表现为发作时患儿头颈部及躯体突然前屈,伴有两臂外展,亦可相反,头及躯体向后伸。如发作较晚,患儿已能坐起时,则常引起向前跌倒。发作一般历时短暂,但较频繁,甚至可数秒即发作 1 次。发作对脑损害很大,可导致患儿的智力发育迟缓,甚至退步。在脑电图上可见高度的节律紊乱,常有较多的棘波或连续多个棘波发放,甚至阵发的棘波或棘慢复合波,中间夹杂较正常的波形。本发作常于 3～4 岁时自动停发而代之以其他类型的癫痫。临床上这种发作可分为隐原性及症状性两类。后者的主要病因:①围产期的脑损伤;②预防接种如百日咳疫苗接种后;③其他如先天畸形、代谢障碍、中枢神经感染、结节硬化等。预后取决于发病年龄的早晚。发病晚者患儿已有相当智力,如诊断及处理及时,则预后常较良好。反之则预后不良。后遗症中常见者为痉挛性双侧瘫或四肢瘫,或脑发育不全。治疗用大剂量促肾上腺皮质激素(AGTH)常有较好效果,安定类药物[如硝西泮(硝基安定)、氯硝西泮(氯硝基安定)]亦能控制发作,不需手术治疗。

三、Lennox-Gastaut 综合征

Lennox-Gastaut 又称变异性小发作,多发生于 1 岁后的幼儿,婴儿痉挛如迁延不愈,到这时常不易与本综合征相鉴别。主要表现为患儿突然做点头的发作伴有堕跌及不典型的失神。有各种自动症如喃喃自语、吞咽动作或手的短暂摆动等。睡眠中出现发作者较多,并常有短暂的阵挛或抽搐。脑电图上可见每秒 1.5～2 次的棘慢复合波,但有时亦可与婴儿痉挛的脑电图很相似。患儿的智力发育可受障碍,甚至退步。安定类药物效果良好,皮质类固醇类药物及 ACTH 亦有良效。但治愈后仍可复发。

四、肌阵挛性发作

多见于 3 岁以上的儿童,其主要表现为全身或部分的肌阵挛性抽搐伴有跌倒,头部或躯干常突然倾倒。本病的发生机制可能是由于神经系统内抑制作用损害后引起的释放现象,常为大脑弥漫性病变后的结果。但如病变只局限于一侧大脑半球则表现只出现于单侧。脑电图改变很像典型的小发作,可见反复发生的不典型棘慢波或多个棘慢复合波,频率 1.5～2 次/秒。气脑检查时约有半数不到的患儿有脑室系统的扩大,脑皮质活检常可证实有亚急性硬化性全脑炎、慢性非特异性脑炎或脑脂质沉积症等。肌阵挛发作一般可分为 3 类。

(一)意向性肌阵挛

意向性肌阵挛由运动或动作所诱发,少数亦可由光、声音或感觉刺激所诱发。肌肉的抽搐很短暂,好像腱反射中的肌肉跳动一样。

(二)反复性肌阵挛

反复性肌阵挛没有任何诱因,肌肉的抽搐时发时止,没有规律性。

(三)大群肌阵挛

阵挛主要影响躯干的大群肌肉,使身体突然前屈如鞠躬状,有些像婴儿痉挛中的"Salaam"发作。

五、典型小发作

典型小发作属全身性癫痫的一种,主要见于儿童,常发生于 3 岁以上的儿童,至 15 岁以后则又渐趋少见。本病具有较明显的遗传倾向,由常染色体显性基因遗传。主要表现为短时间的意识丧失伴有轻微运动症状。发作突然,常无先兆。终止亦很突然,不留有任何后遗症状。发作时脸部及眼睑有节律性跳动,可能有尿失禁,历时短暂,一般 5～30s 不等。患者都能维持当时姿势,很少倒地。瞬即恢复意识,患者自觉如入梦境。发作一般每日 1～2 次,但频繁时可多达百余次,甚至有连续发作者,称之为小发作持续状态。脑电图中可见典型的弥漫性 3 次/秒棘慢复合波,过度换气时更易出现。本症预后较好,至青春期发作常自行停止。如发病起于 5 岁以前的小儿,其智力常低于正常儿童,发现于 5～10 岁者,智力常无影响。发病在 10 岁以后者则发作可持续较久,50%患者可转变为大发作。典型小发作需与颞叶癫痫中的失神发作相鉴别。后者发作不规则常伴有自主神经紊乱症状、嗅及味幻觉,舔舌、咀嚼、吞咽等动作。脑电图中有不规则棘波发放起源于颞叶,向他处扩散。治疗以乙琥胺或三甲双酮为主。两者均有效,但以前者毒性较小,故应首先选用。

六、特异性大发作

特异性大发作又名强直阵挛性发作,是最多见的全身性癫痫发作,多见于 5 岁以后的儿童及青少年。发作没有先兆,抽搐从一开始就起源于全身。其特征为先有一阵全身肌肉的突然强直性收缩,伴有喉头尖声鸣叫,随即意识丧失,倒地。接着肌肉逐步松弛,5～10s 后出现肢体伸屈性阵挛,同时并有自主神经功

能紊乱如血压升高、瞳孔散大、面部潮红、呼吸暂停、发绀、流涎出汗、立毛肌收缩、喉头分泌增多等。随着喉头肌肉的抽动,口中涌出白沫或血性泡沫。在肌肉短暂松弛期中膀胱括约肌亦放松,在以后的阵挛抽搐中小便即自动流出。在整个发作期中意识是昏迷的,发作停止以后意识仍不会马上恢复。这一意识昏迷阶段称发作后期,可持续数分钟至数十分钟不等。

七、发作停止期

阵挛抽搐突然停止,全身肌肉放松,甚至完全松弛。心跳变慢、瞳孔恢复至正常状况并出现光反应。全身肌肉又慢慢恢复张力,并出现反射。皮肤反射亦再度出现,双侧出现 Babinski 征。患者意识渐渐恢复,如发作历时短暂,可于数分钟内清醒,如发作历时较长则常有较长时间的深睡眠状态,需数小时甚至十余小时才能完全清醒。清醒后患者常感疲惫乏力、头痛,甚至精神错乱或行为失常,称癫痫后精神症。一般于休息后均较快恢复。功能恢复以感觉、运动及语言功能恢复较快。记忆功能恢复较慢,过去记忆恢复在先,近期记忆恢复在后。

大发作时左右两侧一般应是对称性的,但有时两侧可不一致,这种不同步的发作可认为是两种发作凑合在一起,是癫痫大发作中的一种变异。

引起大发作的诱因常见的有强光刺激、突然中断巴比妥类药物治疗、戒酒、各种代谢障碍、外毒素等。不像部分性癫痫,这种发作发生于深度睡眠中者较少,即有发生多数是在慢睡眠中,而不是在快速张动期中。

脑电图表现是比较典型的。在发作前常先出现多次弥漫的多棘慢波发放,接着有一短暂的低活动期历时 1～3s。发作时在整个头皮上都可记录到分布弥漫、波幅对称的并不断递增 10 次/秒波。以后其频率可减慢至 8 次/秒以下。由于此时患者全身肌肉抽搐,大量的肌电活动干扰着真正的脑电活动。当发作停止,脑电活动出现一休止期,波幅变为平坦,可历时数十秒钟以上,以后逐渐又恢复到发作前或间歇期活动。

大发作的治疗一般用苯妥英钠、苯巴比妥、卡马西平等,一般不做外科治疗。

八、成年期的癫痫发作

成年期的癫痫发作又称晚发性癫痫,一般指首次发作在 20 岁以上的成人癫痫,约占癫痫总数的 17％～33％。患者脑部多数可有局部结构上的病变或受到某些生化、生理、病理上的影响,常被称是症状性癫痫。但在各项详尽的检查下仍可有 27％～36％不能明确其病因。在已查明的病因中有肿瘤、损伤、产伤,血管性疾病包括脑动静脉血管畸形、动脉粥样硬化、急性脑缺血,感染、炎症(梅毒或结核)、寄生虫病、变性疾病、慢性酒精中毒等。癫痫的发作类型以各种局灶性感觉与运动性癫痫及精神运动性癫痫为多。根据统计,由于肿瘤及脑血管性病变引起者 50％～60％为局灶性发作,由损伤引起者约 40％为局灶性发作。

九、局灶性发作

常先有某一局部的主观感受如针刺、发麻或痉挛感等称之为先兆,它的性质及出现部位有助于推测病灶的所在位置。此时患者常无意识障碍,但实际上这已是痫性发作的起始。逐步这种感受扩散,其传布途径常沿着中枢神经的功能分布进行,并出现运动性或肌肉阵挛性抽搐,扩散多限于一侧半球,产生偏身的进展性抽搐,又称 Jackson 发作。一般历时半至数分钟即行停发。发作肢体有暂时性瘫痪,称 Todd 瘫痪。有时发作亦可扩散至全脑,引起全身抽搐,这时一如上述大发作患者意识丧失,全身抽动,称局限性发作有继发性全身扩散。在脑电图中可在局部记录到局灶性发放灶,以棘波或尖波形式出现,没有 3 次/秒的棘慢波发放。神经系统检查包括神经放射学检查及 CT 扫描,常可明确局部病变,但也有只能见到脑室的扩大或局部脑皮质萎缩,有 1/4～1/3 的病例仍可完全无病变发现。对于这后一类病例常需继续追踪观察,定期复查,以免遗漏微小而一时发现不了的病变。局灶性发作的临床类型很多,常根据首发症状的表现来命名,可分为感觉性发作、感觉运动性发作、运动性发作、旋转性发作、姿势性发作、语言抑制性发作、内脏性发作及精神运动性发作等。

十、内脏性发作

内脏性发作是局灶性发作中的一种特殊类型,病灶主要涉及脑岛及其邻近的颞叶组织。发作以出现内脏紊乱为主要表现,有腹部不适、心悸、多汗、胃纳不佳、恶心、呕吐、呼吸急促或迟缓甚至暂停、小便失禁及瞳孔变化等。

十一、精神运动性发作

精神运动性发作是局灶性癫痫中较常见的形式,占癫痫总数的 20%～30%。病变多数位于颞叶的内侧部故又称颞叶癫痫。近年来,由于开展了大量颞区的电刺激研究,对颞叶的生理作用有了新的认识,促进了对颞叶癫痫的理解。为便于对颞叶癫痫的描述,有必要先介绍颞叶的功能。

(一)颞叶的解剖生理

颞叶外侧及内侧的皮层具有译义及听觉的功能,在优势侧的颞叶外侧皮层尚有语言功能。颞叶内侧部的海马结构、杏仁核均属于边缘系统并与自主神经功能及行为的调节有关。颞叶皮质与杏仁核及海马结构有纤维相互联系。海马结构与杏仁核之间也有纤维相互联系。在与颞叶以外的结构联系中颞叶皮质与颞叶内侧结构有较大差异。颞叶皮质与丘脑的背部联系,其通路经内囊。颞叶内侧结构则与膈区、视前区、下丘脑及中脑盖部联系,其通路有二:①背侧终纹从背侧绕过内囊及基底核背侧;②腹侧束,经内囊及基底核腹侧达无名质,使杏仁核与丘脑内侧发生联系。另外,额叶眶区皮质有纤维进入杏仁核,并从杏仁核与丘脑的背内侧核相连接。左侧丘脑受损时,这一通路将对记忆的缺损具有重大作用。海马结构包括齿状回、Ammon 角及穹窿柱,与膈区、下丘脑前部及乳头体有相互纤维联系,并通过上升与下降通路与下丘脑的其他区域及中脑盖的正中部相连。这样,海马与杏仁核都与脑干的网状结构、下丘脑相连,并以下丘脑成为这一系统的交接点。感觉冲动传到海马的路径是很不明确的,多数是经脑干的网状结构,且为非特异性的。从以上描述可见颞叶的外侧皮质与杏仁、海马结构在功能上是有很大区别的。

(二)临床表现

颞叶癫痫的产痫灶可位于不同部位,放电区域不仅可涉及颞叶外侧皮层并可涉及岛叶皮质、杏仁核、海马结构及与这些结构相联系的中线及脑干内核群,甚至还可涉及对侧的同名区域,因此其临床表现复杂多样。一般可分为下列 4 种类型。

1.自动症及精神运动性发作

表现为意识障碍及精神错乱,但对环境尚能保持接触,开始时可有简单的症状如幻嗅、幻味、幻听、眩晕及自主神经功能紊乱如血压波动、出汗、面红、流泪、瞳孔改变等。接着患者有记忆障碍,常有"熟悉感"或"陌生感",或出现强迫性意念或梦境状态,然后出现自动症,患者在无意识状态下做各种似有目的的动作如游走、登高、驾车、饮食或其他习惯活动。发作大多持续数分钟至数十分钟,也有持续达数小时或数日者,可反复发作,但很少有出现持续状态者。发作后常有历时较长的精神错乱或嗜睡状态。醒后患者常完全不能回忆发作时的情况,或仅凭经验知道自己已经发过病。

2.错觉或幻觉性发作

其表现与上述自动症开始前的先兆相似,但发作仅止于此而不再扩展为自动症。幻错觉常为刻板性并可反复发作。熟悉感或梦境状态较为突出,常伴有视物缩小或视物放大。听觉或视觉的灵敏度亦有改变。

3.内脏及自主神经性发作

常伴随自动症发作,包括内脏感觉异常如胃气上升、腹痛、胸闷、心悸、头痛、头胀、血压升高、心动过速、肠鸣增多、皮肤变色、瞳孔改变等。

4.情绪及情感障碍

主要表现为恐惧、莫名的忧虑或欢乐、暴躁发怒、忧郁或悲伤,可伴有上述自主神经的功能失调。

（三）发病机制

引起颞叶癫痫的主要病变为颞叶内侧部的瘢痕形成,称切迹硬化。其致病原因是由于幼年时曾患有缺氧缺血或临产期曾发生颅脑损伤而有过脑切迹疝的结果。小儿多次反复的发热惊厥,可导致痫阈很低的颞叶内部结构的缺氧或缺血而形成切迹硬化。在后天的病变中最常见的是缓慢生长的肿瘤、脑动静脉血管畸形及各种局部退行性病变。除海马及杏仁核可经常发现病变外,有时还可在小脑、丘脑的背内核及颞叶以外的脑皮质中也见到病变。

脑电图表现主要为局灶性的 4～6 次/秒的棘波、尖波或棘慢波,位于一侧颞叶或额颞部及侧裂的前部,有时亦可见于双侧,特别是慢性长期病例。如有局灶性慢波活动则一般均指示有局部病理改变存在。但往往有许多病例在间歇期头皮上记录不到脑电异常活动,这时有必要做特殊电极描记。如蝶骨电极,将针形电极插入蝶骨的底面来描记脑电活动;咽喉电极,将电极置于鼻咽部内做描记或脑深电极描记,将针形多股电极插入脑内做描记,常能取得有助于诊断的记录。声、光及过度换气可以诱发,但采用致病剂诱发则不属常规,仅于迫不得已时采用之。确诊颞叶癫痫并找出其产病灶常需做反复多次的脑电描记。只有在多次记录中取得了同样的结果,并结合临床才能做出较正确的结论。除此以外,为了明确是否有颞部病灶存在尚应做各种神经放射学检查,包括脑血管造影及 CT 扫描等。

十二、外伤性癫痫

外伤性癫痫是头部外伤后最严重的并发症之一,它可出现于伤后早期即伤后数日之内,也可出现于伤后晚期即几个月甚至几年以后。由于它的频繁发作及难以控制,加上本症对患者所带来的身心痛苦及严重的心理影响,常驱使患者迫切求医,强烈要求治疗。本病的发生率各家统计数字不等。据估计,约有 30％的头部损伤将发生此并发症。火器性损伤较闭合性损伤更为常见,前者约 42.1％发生癫痫而后者约 14.3％。损伤的部位、范围及昏迷时间的短长为发生癫痫的重要因素。脑膜破损者特别是额叶及顶叶者机会更多。由于近代战伤外科的进展,头部火器伤的一次清创彻底性较前提高很多,对减少头部火器伤的死亡率起了相当大的作用,但对于外伤性癫痫的发生率则并未显示有大幅度的下降,可能是由于术后的存活率增多,使癫痫病例也有相应的增多之故。

非火器性头部损伤发生癫痫多见于较严重的病例,患者在伤前都无癫痫史,伤后可出现大发作、小发作或精神运动性发作,也有只表现为短暂的意识丧失。早期出现的癫痫多出现于伤后的 1 周以内,最早者甚至可在伤后 1h 之内。儿童较成年人为多见,有颅骨骨折、局灶性神经功能障碍者及颅内血肿者,早期发生癫痫者较多。晚发的外伤性癫痫其发生率约为 5％,但在有急性颅内血肿的病例其发生率可达 31％。另外,约有 1/4 的早发癫痫将晚发癫痫。有颅骨凹陷骨折者 15％将有晚发癫痫。此外,硬脑膜破裂及有局灶性神经功能障碍的病例均有较高的发生率。晚发癫痫多数发生于伤后 1 年以内,但有 25％可发生于伤后 4 年以后。发作类型以局限性发作为多,约占 40％。颞叶癫痫次之约占 25％。

早发癫痫脑电图改变常以广泛的慢活动较常见,正常频率受抑制并有高幅的慢活动,后者被认为是外伤性癫痫的特征。在晚发癫痫中则可见有局灶性棘波,但并非每 1 例都如此,约有 1/4 的患者在脑电图中从不出现异常波形,另有约 20％的患者头 3 个月内没有脑电图异常,因此脑电图检查只有在反复多次的检查中才能提供诊断上的帮助。外伤性癫痫的预防应重于治疗,对开放性颅脑损伤应争取尽早进行彻底清创,将血肿、异物及失去生机的脑组织碎块、碎骨片统统清除。塌陷的骨片应予整复或切除。硬脑膜破损应予修补并严密缝合使之不漏液,这样可使脑皮质减少瘢痕形成。清创术虽从统计上未能明确使癫痫的发生率下降,但它至少使伤后的其他颅内并发症减少从而从理论上有预防癫痫的作用。预防性应用抗癫痫药物如苯妥英钠的单独使用或与苯巴比妥合并使用,或加用地西泮(安定)、扑癫酮(麦苏林)等,目前尚有争论,不能作为常规方法。对绝大多数外伤性癫痫,药物治疗仍然是首选方法。只有在发作频繁、药物失效及病灶定位明确的情况下可行产痫灶切除及局部皮层切除术。

十三、反射性癫痫

在对癫痫发作过程的详细了解时,常可发现发作可由种种不同的诱因所激发,其中颇多为不寻常的因素,于是就有人给以各种命名,如动作诱发性癫痫、声音诱发癫痫、弈棋性癫痫、闭眼诱发性癫痫、接触性癫痫、阅读性癫痫等等,但总的这类癫痫发作都是由于患者脑部某些神经元的痫阈较低,遇到较特殊的稍强大的刺激时,可循一定的通路传至这些敏感易发的神经元引起一次痫性放电,因此可概称反射性癫痫。

(一)光敏性癫痫

光敏性癫痫多见于儿童、强光如日光,或突然从暗处到达亮处如从电影院出来最易引起发作。但也有在观看电视时为电视屏的光所诱发。闪动的光源较之普通静止的光更具刺激性。发作形式常见的是失神性小发作或肌阵挛性发作,但也可为不典型的大发作。服用相应的抗癫痫药可以阻止其发作。

(二)阅读性癫痫

阅读性癫痫发生于阅读书报以后,可在阅读开始数分钟或阅读了相当时间后发生。一般都先有下颌关节出现摩擦声或感到下颌颤动,阅读即受干扰,随着颤动越来越剧烈,终于扩散及全身,引起全身性大发作。并非每次阅读都能诱发,当疲劳、情绪不佳时则发作机会增多。阅读时过分集中注意或精神紧张亦易引起发作,但一般对刊物的内容无甚关系。阅读时出现下颌颤动或出现脑电图改变者对诊断最有帮助。本发作的基本原理认为是与阅读过程中眼球运动所引起的反复的本体感觉冲动激发了脑干网状结构的不正常活动及三叉神经运动核的兴奋放电,产生下颌肌的肌阵挛样活动。这种刺激冲动的叠加导致了一次大发作。大声朗读更容易引起发作,因这时本体感觉冲动的兴奋性更为强烈,持续集中注意也具有同样的强化作用。这种患者多数为脑中央型癫痫,但也有报道有后枕部局灶病变的继发性癫痫可出现这种发作。

(三)运动或动作诱发性癫痫

运动或动作诱发性癫痫多数发生于儿童,发作常是在一次突然的动作后发生,且大多发生在休息阶段,发作以下肢开始为多,先有一阵强直性痉挛,可影响全身,然后局限于动作的肢体。在站立的情况下突然开步,或在步行时突然加快步伐如从步行进入跑步时都较易引起发作。发作时患肢强直痉挛,呈半屈曲状,痉挛很快向同侧上肢扩展引起跌倒。患者意识不丧失,也没有阵挛发生。产生这种癫痫的原理是由肌腱及肌纤维来的本体感觉冲动循上升束传至丘脑的腹后核。这里的神经元处于过度兴奋状态,很易受传入冲动而放电,这又使皮层下结构如基底核等发生不正常放电,从而引起发作。在间歇期的脑电图中可见到慢波与棘波。给予抗痫药可使发作停止或频率及程度减少。本病常有遗传倾向,呈显性遗传。

(四)听觉诱发性癫痫

突然的声响引起各种癫痫发作,惊吓虽也起着作用,但发作常对声响的频率具有高度的选择性,例如有的患者只听到教室内的钟声才发病,有的只听到音乐而发病,后者又称音乐诱发型癫痫。大多数这类患者在脑皮质上,特别是颞叶区有不正常的产痫灶。有时患者听到声响后有情感上的反应。

(五)其他

有报道当患者看到特殊物品如别针等即可引起发作。也有单纯触觉可引起发作,如擦一侧脸部,甚至只要谈及擦脸就可引起发作。其他曾报道过的反射性癫痫的诱发因素有闭眼、啼哭、笑、弈棋、咳嗽等。

(李　崇)

第四节　癫痫的手术治疗

一、脑皮质切除术

手术的目的在切除脑皮质中的产痫灶。手术的疗效与产痫灶切除得是否完全关系密切。根据产痫灶所在的部位不同做不同的切口。除要求能暴露产痫灶的部位外,尚需将大脑半球的中央区(中央前回及后回),及大脑的外侧裂也暴露,便于在手术中做脑皮质电刺激及脑皮质电波描记,因此切口都偏向于大些。脑皮质电刺激的目的是在确定脑皮质的不同功能部位,特别是运动中枢及语言中枢的位置,以便手术中避免损伤它。脑皮质电波描记的目的在于确定产痫灶的位置,只有将产痫灶的位置详加标明以后才能做到恰如其分地完全切除,从而取得最佳的手术效果。本手术适用于各种局灶性难治性癫痫,其中最常见者为损伤后的癫痫。

(一)手术步骤

1.术前准备

术前 3d 适当减少抗痫药的用量,使脑电图中的改变容易显示,但剂量亦不宜减得过多以致引起癫痫的发作而妨碍手术的进行。在手术当天早上不再服抗痫药,但小量苯巴比妥作为术前的镇静剂仍可照服。术前 24h 开始口服地塞米松或考的松,术中及术后均用静脉滴注维持药量,直至患者能恢复口服为止。

2.麻醉

除儿童病例及极少数不能合作的病例需用静脉麻醉外,其他 15 岁以上的患者都可采用局部麻醉或针刺麻醉。在手术前晚应使患者睡眠良好。入手术室时给皮下注射阿托品 0.4mg。如做静脉麻醉,用氟哌啶醇及芬太尼滴注,使之入睡。在做电刺激及脑皮质电图描记时,需叫醒患者并不断与其讲话,以保持清醒并取得合作。

3.切口

做头皮切口前先用 0.25% 普鲁卡因溶液做头皮浸润。切口应根据术前脑电图所示的产痫灶位置来设计。如产痫灶位于额叶,可用"C"字形切口,其内侧可暴露中线,外侧到达侧裂,后面要暴露出中央前回。如产痫灶位于脑中央区,可做"Ω"形切口,以暴露中央前回及后回为主,但还需暴露出外侧裂,以便对岛盖部皮层进行电刺激及电描记。如产痫灶在大脑半球的后半部,则可用 C 字形切口,但前面仍要暴露出脑中央区。一般皮肌瓣是作为一层掀开的,颅骨瓣则做成游离的,以后用金属丝固定。

4.脑皮质电刺激

在暴露的脑皮质上先用矩形脉冲波行单极或双极刺激。刺激的参数为波宽 2ms,频率 60 次/秒,强度以能引起患者最明确的反应为度,不能太大以免诱发出抽搐。可先从 1V 开始(或 0.5mA 开始),然后以 0.5V 的幅度递增,直至出现明确的运动反应(表现肌肉的抽动或跳动)或感觉反应(表现为局部的针刺或跳动异样感)为止。在每一刺激点上贴上数码小纸片作为标记并记录其相应的部位,刺激完毕后摄像记录。在优势侧半球需标记出语言中枢的位,为此在刺激过程中让患者不断诉数或重复讲一句话。发现语言中断时即表明该点为语言有关区,用数字小纸片标记。电刺激后即随以脑皮质电图描记,在每一刺激点附近都可记录到神经元的后放电现象,如放电幅度特高、持续时间特长者或有棘波放电者均表明为与癫痫发作可能有关的产痫区。但这时的电刺激的强度应回复到低值,再逐渐递增,如能诱发出患者惯常所感觉的先兆时,则该区即为发作的产痫灶。但能取得这样明确的定位是不多的,多数只是在皮层电图上出现棘波发放。在这些发放区贴上醮以 γ-羟基-β-氨基丁酸(GABOB)溶液的棉片,棘波发放立即消失则更明确表明它与产痫灶有关。如用 GABOB 后不能消除棘波发放表明该处的异常电波可能来自深部,需要进行深部电极描记。

5.皮层切除

根据脑皮质电图及脑深部电图中棘波灶的部位确定需手术切除的范围。原则是既要尽可能地完全切除产痫灶,又必须保全脑的重要功能区。因此在切除时应先从小范围开始,逐步补充扩大。先用白丝线将计划切除的部位圈出,摄像记录。尽量将切除的边界限于脑沟,将不拟切除的部位用塑料薄膜癫痫保护。用双极电凝将切除区脑表面的软脑膜电灼切开。切口向周围延伸直达切除圈的边缘,环绕此边缘将软脑膜都切开。再切开脑皮质直达脑白质。用细吸引管将皮层切口顺切除圈伸延。在灰白质交界面将整块皮层切除。亦可用吸引器逐步将该区内的皮层灰质吸除。遇较大的供应动脉可用银夹止血,一般均用双极电凝止血。

6.切除后脑皮质电图记录

将电极放于切除区周围的脑皮质上,重复脑皮质电图记录如上述。如仍有较多尖棘波存在,表明产痫灶切除不够,应再扩大切除范围。手术常需多次反复,逐步扩大切除范围,每次切除后都应重复脑皮质记录,一直到消除产病灶为止。但如切除范围已牵涉到脑功能区时,则应采取保守态度,以免术后造成严重残缺。切除完成后应再摄影记录。

7.缝合

缝合前止血应十分彻底。脑皮质切面的碎块组织均需清理干净,并将软脑膜边缘覆盖脑皮质的切面。硬脑膜要严密缝合,硬脑膜外用橡皮软管或橡皮条引流24h。

8.术后护理

抗病药应继续应用,术后头3～4d可经静脉或肌内注射给药,以后仍恢复口服。剂量应根据药物血浓度测定来调节。补液量在术后初期每天限制于1 500mL。除有较剧烈的呕吐外,一般可于术后第2天进流质饮食。术后继续静脉给地塞米松或氢化可的松,头3～4d可给大量,以后逐渐递减,7～10d后完全停用。

(二)晚期处理

抗痫药应继续维持,可常规应用苯妥英钠300mg/d及苯巴比妥120mg/d,至少2年,或按药物血浓度调节到有效剂量后维持2年。每3～6月复查脑电图1次。如术后没有癫痫发作,脑电图中亦未再见棘波灶,则第3年开始可将苯妥英钠减至200mg/d,苯巴比妥60mg/d,如仍然未发作,则于第3年末完全停药。如减药期中癫痫复发,则立即恢复原有剂量。

(三)手术合并症及并发症

本手术安全性高,手术死亡率低。

二、颞前叶切除术

本手术适用于颞叶癫痫。在术前检查中已证明患者的产痫灶位于一侧颞叶,但术前至少应有3次以上的检查记录符合这一结论。为了使诊断更为明确,常需加做颅底电极及蝶骨电极记录并采用过度换气、声光刺激及睡眠记录,有时尚需用戊四氮诱发试验。

手术前准备、麻醉、术前及麻醉前用药与脑皮质切除术时相同。

(一)手术步骤

切口用大"C"形皮瓣状,暴露范围后达中央前回,内侧到达正中线旁2～3cm处,前达颞叶尖及额极,下至颧弓。暴露脑皮质后,先用电刺激鉴定出中央前回,如手术是在大脑的优势半球,还需鉴定出额叶的岛盖部语言区,方法与皮层切除术中所介绍者同。分别将各部位用数字或字母小纸片标记,然后用电刺激及脑皮质电图记录寻找产痫灶。因颞叶癫痫的产痫灶多数位于外侧裂深部岛盖皮层或杏仁核周围的灰质内,故常需用深电极才能将它揭示出来。在确定此产痫灶时必须多次重复,只有每次反应都能重现时,才可肯定下来。电刺激及脑皮质电图中的产痫灶都应正确地记录于消毒的脑解剖图上,以便留作日后分析与评价手术疗效之用。同时这种脑图对于疗效不满意的病例是否需再次手术也是一种重大的参考性资料。在这种脑图上应记录手术区的范围、各功能区的位置、切除的范围等,切除颞前叶的方法与上述脑皮质切除术基本相同,但切除的组织要比脑皮质切除多很多。为了使切除的标本较为完整,以便研究其病理改变,可按以下程序进行。先将大脑外侧裂的蛛网膜切开,顺外侧裂将大脑额叶与颞叶分开。将进入颞叶前部的小动脉及静脉分支——电凝切断。注意搜索大脑中动脉并妥加保护,不使受到影响。从大脑外侧裂的静脉中鉴定出Labbe静脉。这是一支较大的交通静脉,越过颞叶外侧面皮层,导入横窦。在这静脉的前方切开颞叶外侧面上的软脑膜,用细吸引管将颞叶皮层行冠状切开,逐渐深入,直达侧脑室的下角。此切口需切经颞叶的上中下三回,并将此三回均切断。在侧脑室下角内可见到脉络丛。从侧脑室下角的内侧壁切入,另一方面从大脑外侧裂的底部向外切开。两个切口终于沟通,这时颞前叶部与岛叶之间连接部已被切断。向外侧牵开已部分断离的颞前叶外侧部皮层,可暴露出颞叶内侧部的钩回、海马及杏仁核等结构,与更内侧的视束及中脑的外侧膝状体仅有薄层蛛网膜及脉络膜沟相隔开。在脉络膜沟内可见到大脑后交通动脉、脉络膜前动脉及基底静脉,再向后可见到大脑脚的外侧部。这些结构均需小心保护,勿使受伤。仔细看清此时颞前叶与大脑半球基底部相连的颞叶干的下半部。自前向后将它断离,即可取下整块颞前叶,包括它内侧的杏仁、海马结构。经这样切除的病例不仅能看到切除标本内的主要病变,而且产痫灶亦切得比较完全,术后疗效亦较理想。重复脑皮质及脑深部结构的电波描记,证实产痫灶确已消除后即可摄像记录,并缝合切口。

(二)术后疗效的评定

评定颞前叶切除术的手术疗效有两种方法,各有其优缺点,可以相互补充,以臻完善。

1.脑电图记分法

脑电图记分法是比较患者术后与术前脑电图的阳性率所得到的比值。在每次脑电图检查中根据是否有癫痫异常波将脑电图分为阳性与阴性。阳性脑电图占所有脑电图检查总数的比率,即为脑电图的阳性率。手术后的脑电图阳性率与手术前的阳性率之比即为评价疗效的客观指标。如这比值为0,则表示所有术后记录均为阴性,疗效优异。一般这数值介于0~1表示术后有进步。如此值为1表示不变,如数值大于1表示恶化。在第1类有进步的病例中又可根据数值的大小分为优、良、可、微等级。<0.1者为优,0.1~0.25为良,0.26~0.5为可,0.5以上者为微效。

2.临床记分法

临床记分法是根据对患者术后定期随访所得的结果判定的。如术后患者完全停发,记1分;如发作次数显著减少,记2分;发作不变,记3分,发作增多或加剧,记4分。将患者历年随访检查所得的记分总和除以随访的年数即可得一指数,按数的大小可分为5级,代表5种不同疗效。指数为1,表示术后从未发作过,属优。指数为1.01~1.39,表示发作很少或仅偶有发作,属良。指数为1.40~1.79,表示发作显著减少,属可。指数为1.80~1.99,表示发作中度减少,属微效。指数>2,表示发作依然或甚至增多,属无效。

(三)手术合并及并发症

本手术较安全,手术总死亡率约1.4%。多数患者术后恢复顺利,但亦有少数出现并发症。其中以无菌性脑膜炎、硬脑膜下血肿、短暂语言障碍、轻偏瘫、同向性偏盲或象限盲、记忆减退及精神症状等较常见。多数可自行逐渐恢复,亦有一部分成为终身遗患。

(四)手术疗效

对癫痫发作的控制取决于产痫灶的切除是否完全。产痫灶全切除的病例术后约有33%癫痫发作完全停止,只有20%左右手术失败。而产痫灶切除不全的病例癫痫发作完全停发者只占5%,手术失败约占50%。对患者的社交及经济问题的改善情况由于患者术前伴有精神或人格失常,术后约30%这种症状保持不变,33%症状消失,另37%仍有症状但改变形式。另外术前原来没有精神症状或人格改变的病例,约有23%可出现这类症状,由此可见术后有精神障碍的总人数将没有大的改变。对脑电图改变的效果,与临床效果大致一致,在术后癫痫发作停止的患者中约半数病例术后EEG中的异常减少,另有42.5%患者的EEG异常完全消失。在术后无效的患者中,只有5%患者的EEG完全正常,而67%的EEG保持不变或有加重。

三、选择性杏仁核海马切除术

由于颞前叶切除术的效果与颞叶内侧部结构切除得是否完全有很大关系,且在颞前叶切除的标本中发现病变多数限于颞叶内侧面,而颞叶外侧面的脑皮质大多都属正常且具有一定的功能,使人们提出能否单纯只做颞叶内侧部结构即杏仁海马的切除而保留颞叶外侧的皮层。近年来,显微神经外科的发展,解决了这一问题。在显微外科的特殊暴露及良好照明下,杏仁核海马结构可以得到清晰的暴露,使切除更为彻底,疗效更为理想。

（一）手术步骤

手术准备、麻醉及术前用药同前。头部需用特制头架固定。在患侧翼部作一小切口，下端到达颧弓前端，将颞肌与颅骨分离，紧靠颞叶颅底做一游离骨瓣。硬脑膜做半圆形切口，用缝线将硬膜牵开，即可暴露出外侧裂的前端。分裂外侧裂的蛛网膜，吸去脑脊液，使脑组织逐渐下缩，增加颅内空间。找到颈内动脉、大脑中动脉、大脑前动脉及大脑中动脉的分支颞极动脉、颞前动脉，并注意识别大脑后交通动脉及脉络膜前动脉。在颞上回的内侧面上相当于颞极动脉与颞前动脉之间做一长 1.5～2.0cm 长的切口，用脑针穿刺侧脑室下角，穿到后沿针切入侧脑室下角，并将切口向后深入 2cm。在脑室内确定脉络丛、海马结构、脉络丛沟及血管等结构，用微组织钳将杏仁核的上、前、外及内侧基底部组织做小块活检，标本送病理及生化检验。在软脑膜下先将沟回切除。此时透过透明的软脑膜及蛛网膜可以看到大脑脚的外侧部、动眼神经、视束、后交通动脉、脉络膜前动脉及基底静脉。小心切开脉络丛沟，防止损及脉络膜前动脉及其供应视束的分支。将视束小心地与海马结构分开，在脑室颞角底上自前方沿海马脚做一弧形的切口，向后切到三角汇合区。将来自颞后动脉的供应海马及海马旁回的血供——电凝切断。最后在接近外侧膝状体平面处将海马回横断，整块取出杏仁核海马结构。局部用罂粟碱溶液敷贴以防止动脉痉挛。切除的组织约长 4cm、宽 1.5cm、厚 2cm，去除颞叶前方的牵开器后，颞叶即自动复位，覆盖切除部位。从颞叶的外表面看，一点也看不到颞叶内侧面的手术痕迹。在 CT 图像上，相当于颞叶内侧面可见有一条状低密度区。术后处理与脑皮质切除术同，抗痫药应继续服用，如术后 2 年不再发作，第 3 年起可改用单味药再观察 1 年，如仍保持不发可逐渐停药。

（二）手术疗效

有学者曾报道此手术 27 例，均为长期应用抗痫药（平均 13 年）治疗而失效者，患者发作频繁而丧失社交与劳动能力。术后随访了 6～73 个月，平均随访期 21 个月。有 22 例癫痫完全停发，2 例发作明显减少，另 3 例保持不变，没有 1 例加重者。术后脑电图及神经心理学检查证实神经功能良好，半数以上患者智力进步，没有明显的神经功能障碍。

四、大脑半球切除术及大脑半球次全切除术

这是 1950 年 Krynauw 首先创用的治疗婴儿性脑性瘫痪的手术方法。对于脑部有多发的产痫灶或产痫灶活动广泛，累及整个半球的病例亦可用此法治疗。对于婴儿性脑性瘫痪的病例，常有较明显的偏瘫、完全性同向偏盲、智力发育迟缓，并有反复发作的顽固性癫痫。通过检查如发现一侧大脑半球尚完好，即可考虑行病侧半球切除术来治疗。手术对癫痫的效果最好，但对偏瘫及偏盲不会有明显的改善，暴躁的性格可以变得温顺，智力在消除癫痫发作的长期影响、停服抗痫药及加强术后的教育与训练下亦可较术前容易取得好转或进步的效果。本手术亦适用于除婴儿性脑性瘫痪以外的其他大脑半球弥漫性病变。有人亦用于治疗广泛的面脑血管瘤病。

术前为了确定患儿一侧大脑半球比较正常，应进行一系列检查及记录，包括出生时的窒息情况、发病情况、治疗经过、抗痫药的种类及剂量、神经系统检查、反复多次的脑电图记录、气脑造影、脑血管造影、神经心理学检查及 CT 扫描等。常可发现患侧大脑半球有脑回萎缩、脑室扩大、脑室巨大穿通畸形、蛛网膜囊及在脑动脉造影中有时出现大脑中动脉闭塞等情况。一旦诊断确定，手术宜早做，可以减少病变大脑对正常脑的抑制作用。如患者有智能不断退步、性情暴躁、行为不正等情况时宜更抓紧早日手术。

（一）手术步骤

全身麻醉，采用广大皮骨瓣切口，但不需跨越中线。切除主要为大脑半球的皮层，要保留基底核及丘脑。进入颅腔后，先分开外侧裂，找出大脑中动脉，在此动脉分叉的近侧用银夹阻断。保留纹丘动脉。自前向后将脑表面的大脑上静脉——电凝切断，牵开大脑半球，阻断并切断大脑前动脉。暴露胼胝体，并予以切断。在大脑半球后半部的内侧面上，顺大脑后动脉的主要分支追踪到大脑后动脉，在它从天幕裂孔边缘跨入幕上处，予以夹闭切断。分离进入横窦及乙状窦的各静脉分支。在切断的胼胝体下面进入侧脑室，

确认尾状核沟,在此沟内切入,绕过豆状核切经内囊,最终与脉络丛沟相连。整块取出大脑半球。保留尾状核、丘脑及豆状核。将其表面之脉络丛用电灼烧去。缝合前颅内应仔细彻底止血,硬脑膜严密缝合以防术后脑脊液漏。术后处理同颞前叶切除术。术后常见的并发症为创口感染、颅内出血及急性脑干移位等。抗痫药应继续应用 2 年,如 2 年后癫痫已不发作,可逐渐减量,最后达到停药。术后 1～2 年可开始矫治因偏瘫或神经功能障碍所造成的缺陷或畸形。晚期的并发症中最常见的是大脑表面慢性含铁血黄素的沉积。

(二)手术效果

根据文献报道的 116 例完全性半球切除的结果,93 例癫痫停发或显著减少,性格脾气及智力障碍亦均有不同程度的好转。5 例术后早期死亡,另有 5 例术后 1 年内因进行性脑功能障碍加重而死亡。手术死亡率 4.3％。在做次全切除的 48 例中,28 例癫痫停发或显著好转。另 12 例癫痫发作次数减少约 50％。1 例术后早期死亡。手术死亡率 2.1％。

五、大脑联合切断术

连接左右两大脑半球的白质纤维称联合纤维,包括胼胝体、海马联合、前联合、穹窿及丘脑的中间块等,切断这些联合纤维称大脑联合切断术,曾被用以治疗难治性癫痫。在少量临床试治中发现具有令人可喜的疗效。由于脑的联合纤维特别是胼胝体是癫痫放电从一侧半球扩散到另一侧的主要通路,如切断此通路将使产痫灶发放的高幅棘波局限于病侧半球而不再传播到对侧,从而使全身性抽搐转变为部分性抽搐。另外,由于沿途的神经元未被产痫灶的"火种"所"点燃",放电神经元的总数减少,使全身性或部分性抽搐的阈值提高,因而抗痫药的需要量相应减少,原来属于难治性的癫痫,转变为易于控制,这就是大脑联合切断术的理论依据。将大脑的联合纤维包括胼胝体、海马联合、前联合、穹窿等都切断称完全性联合切断术,如只切断上述神经束的一部分称部分性联合切断术。在早期认为切断越完全疗效越佳,但这样做都需将脑室切开,术后患者常发生无菌性脑室炎,患者有长时期发热反应。现根据患者发作的情况不同,可以行选择性的联合切断术,同时改用显微神经外科技术进行手术,可以避免切开脑室的室管膜,减少了无菌性脑炎的机会,使手术的疗效得到了改善。

(一)手术适应证

(1)患有顽固性癫痫多年经正规药物治疗未能得到满意控制,患者每月至少仍有 4 次以上白天发病,使其不能正常生活者。

(2)患者对本手术的后果有充分的理解,并愿做此手术者。

(3)术后有恢复工作能力的可能者。

(二)手术方法

术前准备同其他癫痫手术。为了能进一步弄清此手术是否能引起神经心理功能紊乱,术前应有较深入的全面检查,以便对术后的"裂脑"情况做对照。

手术在气管内麻醉下进行,体位用仰卧或半坐位均可。头部略向前屈,用头架固定头位。静脉内快速滴入 20％甘露醇。

1.切口

在顶后部右侧中线旁做一长 9cm 头皮切口,用牵开器撑开创口。在暴露的颅骨上用一直径 5cm 的环锯做锯孔,孔的内缘应跨越矢状窦,其前缘应位于鼻点与枕骨粗隆连线的中点之后约 2cm。瓣状切开硬脑膜。将大脑顶叶向外侧牵开,分离大脑纵裂内两大脑半球间的粘连及胼胝体表面的蛛网膜,放入自动牵开器。然后在放大 16 倍的显微镜下用细吸引管切割胼胝体的纤维束,自压部开始向前方伸展,深达侧脑室顶部的室管膜,但慎勿切开此膜。向后应完全切开胼胝体压部,并见到大脑大静脉。向前应切得越远越好,然后放入一块棉片作为标记。再做此手术第 2 部分。

将头部微仰,在鼻点后 9cm 处为中心另做一切口。用同样大小的环锯在暴露的颅骨上做锯孔,孔的后缘要位于冠状缝之前。切开硬脑膜后,用同上的方法将胼胝体膝部、喙部纤维切断,向下将前连合亦切断,然后向后切,一直切到与胼胝体后部的切口相连,取出放置于该处的棉片标记。冲洗、止血后分别缝合前后两切口。

如患者的产痫灶位于大脑半球的前部,则只需做额联合切断术,上述手术的第一部分可以免去。位于其他部位的产痫灶则均需做联合完全切断术。

术中静脉连续滴入地塞米松10mg,术后继续用此药,每6小时4mg,3d后改为口服,并逐渐减量,第7天停药。术后继续用抗痫药,苯妥英钠每天300mg。苯巴比妥每天90mg或仍按血药浓度来调整抗痫药的剂量。

2.术后情况

本手术损伤小,术后恢复迅速,很少并发症。人格行为方面亦不致有重大改变。做特殊"裂脑"的神经心理学检查时,可发现或推测胼胝体切割是否完全。在神经病学的临床检查中常不能发觉患者对认识、记忆、行为、思维等方面有明显的改变。

3.疗效

本手术能改善癫痫发作的量和质,但不能使癫痫完全停发,因此它只是一种辅助性治疗,不能完全代替抗痫药。经联合切断术后癫痫发放的传播通路受阻,但仍可通过脑干内的联合纤维传达到对侧。

六、癫痫的立体定向性手术

用脑立体定向手术治疗癫痫的原理主要为:①确定脑内产痫灶的部位,然后用立体定向手术加以破坏,以控制癫痫的发作;②破坏皮层下某些传导癫痫的通路,以阻止癫痫的放电向远处传播。目前对这种手术治疗癫痫的认识还很不统一;损毁的目标结构,各有所好;制造损毁的手段,各不相同,加上人脑的解剖学上的差异,目标结构的空间坐标又很不统一,立体定向仪的本身误差等因素,使立体定向手术中所制造的损毁实际部位与假想中的部位存在着差距,这些因素都给手术疗效的评价造成困难。故有关这方面的工作尚有待继续研究发展,这里就不再赘述。

七、小脑电刺激术

Cook等在实验中发现刺激大脑皮质所引起的后放电可用刺激小脑皮质、小脑顶核、下橄榄核、脑桥脚或小脑脚等部位加以阻断。反之,切除或破坏小脑的这些部位则可使原来存在的慢性癫痫增加发作。这表明小脑具有对癫痫发作的抑制机制。用小脑电刺激来控制癫痫发作是利用机体内存在的自身抑制机制。近年来研究苯妥英钠的药理作用,发现在静脉注射苯妥英钠后,小脑内浦肯野细胞的放电速度及幅度均有增加,注药90min后到达高峰,并可持续达数小时之久。在长期喂饲苯妥英钠的动物中也可看到浦肯野细胞的高幅放电。因此认为苯妥英钠的抗痫作用很可能是由于它增强了小脑对癫痫发放的抑制作用。如切除动物的小脑,苯妥英钠的抗痫作用就显得减弱了。由此可以推测,如果采用电刺激方法来增强小脑的输出,将有利于对癫痫发作的控制。

八、脑冷冻技术

Moseley等发现产痫灶内的癫痫神经元对低温较为敏感,这一特点主要是癫痫神经元的细胞膜上的异常所导致的。实验证明降低脑的局部温度可使正在放电的神经元停止放电,于是癫痫发作亦停止了。复温以后癫痫也不复发。这一发现充分解释了Tokuoka等的报道,在3例有全身性癫痫及精神运动性癫痫发作的病孩,用5℃～10℃的冷水灌洗脑室1h,使癫痫完全停发。冷水灌洗可限于硬脑膜下或同时与脑室一起灌洗。水温5℃～15℃,时间1h。癫痫停发后复温,也不会使癫痫复发。如以后癫痫复发,可再继续用药物控制。

（李　崇）

参考文献

[1] (英)萨曼杜拉.神经外科医师手册[M].长沙:湖南科学技术出版社,2014.

[2] (美)阿伯德洛夫.脑血运重建 颅内外血管搭桥手术技术[M].北京:北京大学医学出版社,2015.

[3] (美)努斯鲍姆.颅内动脉瘤手术视频图谱[M].上海:上海科学技术出版社,2015.

[4] (美)罗伯特 M.赫登.神经疾病分级评分量表[M].北京:化学工业出版社,2010.

[5] (美)谢卡尔.神经外科手术技术图谱[M].济南:山东科学技术出版社,2012.

[6] (德)Michael Salcman,Roberto C.Heros,Edward R.Sonntag,等.Kempe 神经外科手术图谱[M].北京:中国医药科技出版社,2010.

[7] (德)格林伯格.神经外科手册[M].原书第 7 版.南京:江苏科学技术出版社,2013.

[8] Kenneth W Lindsay,Ian Bone,Geraint Fuller. 图解神经医学及神经外科学[M].第 5 版.台湾:台湾爱思唯尔有限公司,2012.

[9] 卫生部医政司.神经外科临床路径[M].北京:人民卫生出版社,2012.

[10] 王文福.实用神经外科疾病学[M].北京:中国海洋大学出版社,2009.

[11] 王汉东.神经外科手术彩色图解[M].南京:江苏科学技术出版社,2013.

[12] 王拥军.神经病学[M].北京:北京大学出版社,2009.

[13] 北京协和医院医务处.神经外科诊疗常规[M].北京:人民卫生出版社,2012.

[14] 刘玉光.神经外科速查[M].济南:山东科学技术出版社,2012.

[15] 孙西周.颅脑损伤现代诊疗学[M].上海:上海交通大学出版社,2010.

[16] 孙涛,王峰.神经外科与癫痫[M].北京:人民军医出版社,2015.

[17] 李春辉,邱辉,王佳良,等.神经外科手术治疗学[M].上海:第二军医大学出版社,2010.

[18] 杨俊.脊髓神经外科手术技术图谱[M].北京:北京大学医学出版社,2012.

[19] 张永红.神经外科常见疾病诊治指南及专家共识[M].兰州:兰州大学出版社,2016.

[20] 张建宁.神经外科重症监护[M].北京:人民卫生出版社,2013.

[21] 张玲霞,周先志.现代传染病学[M].北京:人民军医出版社,2010.

[22] 张品元,侯凯,陈潇,等.神经外科疾病病例解析[M].上海:第二军医大学出版社,2011.

[23] 陈茂君,蒋艳,游潮.神经外科护理手册[M].北京:科学出版社,2011.

[24] 陈忠平.神经系统肿瘤[M].北京:北京大学医学出版社,2009.

[25] 陈晨.神经系统少见病诊断与治疗[M].北京:人民军医出版社,2010.

[26] 罗其中,江基尧,邱永明.罗其中神经外科精粹[M].上海:上海科技教育出版社,2013.

[27] 周良辅.现代神经外科学[M].上海:复旦大学出版社,2015.

[28] 周定标,卜博,徐蔚.英文神经外科病例集萃[M].北京:人民军医出版社,2014.

[29] 周建新.神经外科重症监测与治疗[M].北京:人民卫生出版社,2013.

[30] 赵继宗.神经外科[M].北京:中国医药科技出版社,2014.

[31] 赵德伟,陈德松.周围神经外科手术图解[M].沈阳:辽宁科学技术出版社,2015.

[32] 高宜录.中枢神经系统急症[M].北京:科学出版社,2011.

[33] 粟秀初,黄远桂,赵钢.新编神经病学[M].西安:第四军医大学出版社,2009.

[34] 程华.图解神经外科手术配合[M].北京:科学出版社,2015.

[35] 雷霆.神经外科疾病诊疗指南[M].第 3 版.北京:科学出版社,2013.

[36] 薛洪利.神经外科锁孔手术[M].北京:人民卫生出版社,2015.

[37] 程扬,赵克建,王金童,等.老年高血压性脑出血的治疗体会[J].中华神经外科杂志,2016,32(5):499 —501.

[38] 冯华,孟辉,陈志,等.重视脑积水的临床诊治与转化研究[J].中华神经外科杂志,2011,27(4):425 —427.

[39] 李钢,史克珊,曹作为,等.立体定向辅助切除基底节邻近部位病灶[J].海南医学,2011,22(10):93 —94.

[40] 罗安志,龙鸿川,吴云,等.神经外科患者临床感染细菌分布和耐药性检测[J].中国民族民间医药杂志,2011,20(10):5—6.

[41] 莫祖娥,魏德胜.神经外科手术中局部喷洒注射用血凝酶的效果分析[J].局解手术学杂志,2016,25(3):199—201.

[42] 吴云,陈隆益,龙鸿川,等.神经外科微创技术的临床应用[J].中国民族民间医药杂志,2011,20(10):10—11.

[43] 羽云燕,黄石群,李莲英.神经外科侧卧手术体位安置的改进对颅脑手术效果影响的研究[J].护理研究:上旬版,2016,30(6):2009—2011.